U0746256

中药材品鉴精要

下册

联合编写

甘肃省药品检验研究院
（国家中药材及饮片质量控制重点实验室）

中国食品药品检定研究院
（国家中药质量研究与评价重点实验室）

主　编 ◎ 宋平顺　魏　锋
主　审 ◎ 马双成　杨平荣

中国健康传媒集团
中国医药科技出版社

内 容 提 要

《中药材品鉴精要》分为上、下两册，共收载 239 味中药材（包括植物类 170 种、动物类 33 种、矿物类 32 种和其他类 4 种），涉及正品（国家标准收载）312 种、混伪品包括地方品种（地方标准收载）420 种、类似品种（民间药，与正品功效相近）862 种、伪品（与正品功效不同或来源不同）405 种以及人为造假 52 种，共计 2051 种来源，配以高清彩色图片 3474 幅。

本书以"品种"和"图典"为主线，立足于中药材的复杂混乱品种问题进行收集和整理，总结了中药材真伪鉴别要点和配制了精美图谱。本书独创了"六纲二十一目"编写体例，以"标准沿革、商品质量、特征识别、本草探源、品种动态和图文辨析"为六纲，每纲下列出数个条目，共计二十一目。

本书条目清晰，层次分明，内容翔实，具有很高的专业性、学术性和实用性。可供从事中医药教学、科研、生产和检验以及广大的中医药爱好者使用。

图书在版编目（CIP）数据

中药材品鉴精要. 下册 / 甘肃省药品检验研究院，中国食品药品检定研究院组织编写. — 北京：中国医药科技出版社，2024.9

ISBN 978-7-5214-4578-7

Ⅰ.①中… Ⅱ.①甘… ②中… Ⅲ.①中药材－品种鉴定 Ⅳ.① R282.5

中国国家版本馆 CIP 数据核字（2024）第 079848 号

美术编辑	陈君杞
版式设计	也 在

出版 **中国健康传媒集团** | 中国医药科技出版社

地址 北京市海淀区文慧园北路甲 22 号

邮编 100082

电话 发行：010-62227427 邮购：010-62236938

网址 www.cmstp.com

规格 889×1194 mm $\frac{1}{16}$

印张 35

字数 1047 千字

版次 2024 年 9 月第 1 版

印次 2024 年 9 月第 1 次印刷

印刷 天津市银博印刷集团有限公司

经销 全国各地新华书店

书号 ISBN 978-7-5214-4578-7

定价 480.00 元

获取新书信息、投稿、为图书纠错，请扫码联系我们。

版权所有 盗版必究

举报电话：010-62228771

本社图书如存在印装质量问题请与本社联系调换

主编简介

宋平顺

　　1986 年毕业于原兰州医学院。一级主任药师、硕士生导师、国家药典委员会委员。1999 年入选省卫生厅中青年学术技术带头人，2002 年入选省"555"科技创新人才工程第二层次，2002 年破格晋升主任药师，2009 年入选省领军人才第二层次，并两次续聘；2012 年获人民日报社、中国医药报社"全国十大药监之星"提名奖。曾任甘肃省药品检验所中药一室主任、省药检院总检验师、省药检院渭源路分院院长，2021 年任国家中药材及饮片质量控制重点实验室主任。

　　长期从事中药和民族药资源开发利用、中药材检验及质量评价、中药饮片炮制、中药材生产加工、中药新产品研发和质量标准起草，以及药材道地性和中药种植区划研究。

　　主持和参与各级科研项目 36 项，获省、市（厅）级奖 21 项，其中获省科技进步二等奖 4 项（第一主持人完成 3 项）、三等奖 5 项。主持完成国家中藏药药材标准提高项目 62 个，主持或参与甘肃中药材产地加工、鲜制加工技术规范和规格等级标准 40 余个、主持完成中药饮片补充检验方法 4 个。主参编著作 9 部，主编《甘肃道地药材志》《甘肃中药材商品志》《中药趣味文化》，担任《甘肃省中药材标准》《甘肃省中药炮制规范》《中药真伪质量快速影像鉴定》（上、下册）和《本草纲目补正》副主编。获中国药学会优秀论文 2 篇，发表学术论文 167 篇。获授权专利 7 件，其中发明专利 3 件。

　　原国家食品药品监督管理总局首届 GAP 认证员、中国中药协会中药质量与安全专业委员会副主任委员、中华中医药学会中药炮制委员会副主任委员、中检院民族药专家委员会副主任委员、中国药学会药史委员等。甘肃省地理标志产品保护标准化技术委员会主任委员、甘肃科技成果项目鉴定委员、甘肃农发办项目评审组专家、甘肃省农村干部人才能力提升项目培训专家、甘肃省中药鉴定师培训专家、定西市、岷县人民政府特聘中药材产业发展专家、甘肃中医药学会中药鉴定委员会副会长等社会兼职；《西部中医药》杂志编委。

魏　锋

　　北京中医药大学中药学博士，美国国家天然产物研究中心博士后。现任中国食品药品检定研究院中药民族药检定所副所长、研究员。为北京中医药大学、北京协和医学院博士生导师，中国食品药品检定研究院、中国药科大学、沈阳药科大学硕士生导师。国家药典委员会委员（第十一届、十二届）。国家药品监督管理局中药质量研究与评价重点实验室主任，药品审评中心中药质量分析及中药材专家咨询委员会委员，国家保健食品、化妆品审评专家，国家药品 GMP 高级检查员，农业农村部、国家药品监督管理局中药材 GAP 专家指导组成员，科技部"中药质量与安全标准研究"创新团队核心成员，欧盟 EDQM 传统药物国际专家委员会委员。全国中药标准化技术委员会（TC477）委员。

　　主要从事中药检验、中药质量控制和评价、中药质量标准研究等工作。先后负责并参与了国家科技部、国家自然基金委等科研课题多项。承担了 100 多项国家药品标准制修订及技术复核工作。在国内外发表学术论文 260 余篇，编著 25 部。

马双成

香港中文大学哲学博士（Ph. D），研究员，博士研究生导师。现任国家药典委员会副秘书长、世界卫生组织传统医药合作中心（WHO CC）主任、药品监管科学全国重点实验室副主任、《药物分析杂志》执行主编、国家科技部重点领域创新团队"中药质量与安全标准研究创新团队"负责人、第二批国家"万人计划"科技创新领军人才。

主要社会兼职：中国药学会常务理事、国家药典委员会委员（第九届、十届、十一届、十二届）、第十届国家药典委员会标准物质专业委员会副主任、第十一届、十二届国家药典委员会中药风险评估专业委员会主任、美国药典委员会东亚专家组专家、欧盟 EDQM 传统药物国际专家委员会委员、国家中药保护品种审评委员会委员、中国兽药典委员会委员等。

主要研究领域和方向：①中药民族药检定和质量标准的制定与修订；②中药中外源性有害残留物和内源性有毒有害物质的检测技术方法、限量标准和风险评估研究；③中药民族药化学成分、有效成分及药品标准物质、数字化中药标准物质、标准物质替代及数字化中药标准研究；④中药民族药检定新技术、新方法和新标准等研究。

先后主持和参加了国家十四五"重点研发计划"、国家十三五、十二五、十一五"重大新药创制"专项、国家自然科学基金、国家发改委项目、国家标准化项目、香港药材标准项目等 40 多项课题的研究工作。已在国内及国际 SCI 收录的著名专业期刊发表论文 500 余篇，SCI 论文 190 余篇。主编著作 28 部，参编著作 30 部。

2008 年享受国务院政府特殊津贴；2009 年获中国药学发展奖杰出青年学者奖（中药）；2012 年获中国药学发展奖食品药品质量检测技术奖突出成就奖；2013 年获第十四届吴阶平 – 保罗·杨森医学药学奖；2013 年国家科技部重点领域创新团队"中药质量与安全标准研究创新团队"负责人；入选 2014 年国家百千万人才工程入选人员名单，并被授予"有突出贡献中青年专家"荣誉称号；2016 年入选第二批国家"万人计划"科技创新领军人才人选名单；2019 年获第四届中国药学会—以岭生物医药创新奖；2020 年获中国药学会最美科技工作者荣誉称号。

杨平荣

1994 年毕业于兰州大学，医学学士学位。正高级工程师，国务院政府特殊津贴获得者，曾获聘兰州大学、甘肃中医药大学兼职教授，硕士生导师。现任甘肃省药品监督管理局党组成员，副局长，兼任甘肃省药学学会理事长。

主要工作经历：长期从事药品监管及研究工作，曾担任省食品药品监督管理局技术标准处处长，省药检院院长（兼任国家药监局中药材及饮片质量控制重点实验室主任）等职务。熟悉食品、药品、检验研究及质量管理，擅长实验室管理及药品质量标准提高和药物分析研究。近年来在国家核心期刊以主要作者或通讯作者发表论文 28 篇、SCI 论文 6 篇；曾获得甘肃省科技进步二等奖 1 项，多项成果获甘肃药学发展一、二、三等奖；主要科研学术成果和论著：主持参与国家级科研项目 6 项，主持省级重大专项《甘肃省地方药材质量标准提升及产业化应用》；主持完成《甘肃省医疗制剂规范汇编》，主编出版专著《甘肃道地药材志》《藏药制剂微生物限度检查方法适用性研究汇编》，担任副主编出版《最新药品微生物限度检查方法适用性研究汇编》，主持修订颁布《甘肃省中药材标准》（2020 版）、《甘肃省中药炮制规范》（2022 版）、主持起草颁布甘肃中药材产地片加工技术规范及质量标准。

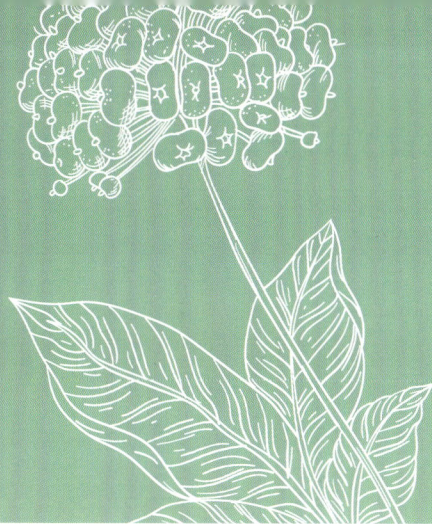

编委会

主 任 委 员　杨平荣

委　　　员　马双成　魏　锋　郭朝晖　宋平顺　程显龙　郭依田
　　　　　　徐　东　刘连根　杨　洋

策　　　划　杨平荣

主　　　审　马双成　杨平荣

主　　　编　宋平顺　魏　锋

副 主 编　马　潇　倪　琳　郭朝晖　谢　楠　程显龙　马中森
　　　　　　柴国林　靳子明　李喜香　孙　莺　丁永峰　王道兴
　　　　　　余坤子　刘连根

编　　　者　（以姓氏笔画为序）
　　　　　　丁永峰　于立伟　马　潇　马中森　马新换　王丽梅
　　　　　　王道兴　刘书斌　刘连根　刘富强　孙　科　孙　莺
　　　　　　李冬华　李喜香　杨　洋　杨平荣　肖吉元　邱国玉
　　　　　　何英梅　余坤子　宋平顺　宋治荣　张明童　张贵财
　　　　　　欧阳晓玫　罗定强　孟武威　柴国林　倪　琳　郭晓霞
　　　　　　郭朝晖　黄清杰　韩士凯　程显龙　谢　楠　赖　晶
　　　　　　靳子明　靳婉君　雷春鸣　蔺瑞丽　魏　锋

样品及鉴定　宋平顺

拍　　　照　刘富强　宋平顺

图 像 处 理　张明童　蔺瑞丽

理 化 实 验　靳婉君　王丽梅

校 对 编 辑　倪　琳　何英梅

序

中药材品种复杂与混乱由来已久，质量良莠不齐长期存在，严重影响了中医药防治疾病的临床疗效。长期以来，中国食品药品检定研究院中药民族药检定所组织全国药检系统的中药检验和研究培训工作，持续推动和指导中药材标准起草、中药材检验技术和中药标本馆建设等各项工作，为服务中药检验和监管贡献出力量，取得了丰硕的成果。随着市场经济的发展，中药资源不断开发利用，经营品种不断增加，中药材品种混乱程度日趋复杂，急需要对新形势、新业态下中药材品种进行一次全面、系统的整理工作，以提高广大药品从业人员的鉴别能力和视野水平，更好地服务于药品检验工作。

中国食品药品检定研究院中药民族药检定所和甘肃省药品检验研究院有着长期中药检验研究合作基础，2017年联合成立了"中藏药质量控制与安全评价联合实验室"，经过双方不懈努力，联合开展中药材混乱品种整理的条件成熟，组织和策划了《中药材品鉴精要》专著的编写工作。编写组人员深入中药材专业市场和药材产区调查，收集实物样品和采集标本，发现300种药材存在3100余种混淆混乱品种，本书介绍了239味中药材共计2051种的混淆误用品种。

《中药材品鉴精要》以传统的性状鉴定为主，博采诸家之长，编写体例采用"标准收载、商品质量、特征识别、本草探源、品种动态和图文辨析"六纲体例编写，体现了继承和创新相结合的原则。药品标准是我国的技术法典，概况了每个品种的修订完善过程，突出了标准的时效性；介绍了全国中药材评价性检验的研究成果，展示了我国中药材及饮片质量不断提升的过程和质量现状；记载历史上和现实中形成的"同名异物""同物异名"现象，突出中药材市场不断出现的"新异品种"；重点介绍了形状鉴别方法，内容详尽，配有精美的药材图片。对于部分疑难品种，增加了显微鉴别、薄层鉴别、PCR鉴别、红外光谱和X射线衍射等现代分析技术进行研究，加以印证。本书可以说是迄今为止的高水平中药材真伪鉴别专著。

《中药材品鉴精要》从立项、内容设计、样品收集和鉴定、编写到统稿历时七年，主要编写人员以对中药事业高度负责态度，坚韧执着的精神，克服各种困难条件，不仅系统总结中药检验工作的实践经验，在研究思路与技术方法方面也提出了不少创新表述和大胆的探讨，展示了作者在中药鉴定方面的深厚功底，是值得给予肯定的。

　　《中药材品鉴精要》其内容编排和图片是编委会原创，全书纵横分析，深研细究的论述，有别于已经问世的其他中药材学术专著或教科书，是一部集实用性、学术性和资料性于一书的佳作。期许该书的出版能够使广大的中医药工作者从中受益，在药品检验中发挥重要的指导作用。故乐为之序。

博士　研究员

国家药典委员会　副秘书长

世界卫生组织传统医药合作中心（WHO CC）主任

药品监管科学全国重点实验室　副主任

中国药学会药物分析专业委员会　名誉主任委员

2024 年春节于北京

前　言

我国中草药资源丰富，长期的药用习惯形成了"同名异物""同物异名"现象；随着商品经济的发展，"地区性习用药材、民间药和民族药"应用范围不断扩大，走向全国范围的流通；同时，一些不法商贩以假乱真、肆意做假掺假屡见不鲜。就目前来看，影响我国中药材及饮片质量的各种因素依然存在。做好中药材鉴定工作，对于提高药材质量、保证临床用药安全有效具有十分重要的意义。

古人非常重视中药材质量，中药鉴定贯穿于我国历代本草医典的发展史，正如清代郑肖岩在《伪药条辨》序中所言"虽有良药，而药肆多伪药，则良医无济于事，故良医良药，互相互辅而行。"在 20 世纪 60 年代，原卫生部药品生物制品检定所（今更名为中国食品药品检定研究院，简称中检院））曾组织相关单位在全国进行了中药材打假治乱、正本清源的清理工作，于 1979 年编写出版《中药鉴别手册》（共三册）；后陆续编写了系统内部的培训资料，1986 年《十六种药材正品与伪品鉴别资料汇编》和 1989 年《十五种药材及其伪品鉴别参考资料》等。长期以来，中检院组织全国药检系统开展中药鉴定技术提升及经验交流，培养了一支中药行业不可或缺的中药鉴定专业技术队伍，在保证中药材质量方面发挥了积极的作用。与此同时，20 世纪 60 年代甘肃省药品检验研究院也在日常检验和监管工作基础上总结编写了《中药材混乱品种整理初稿》（油印本），2010 年以来作者参与了甘肃省药品监督管理局组织的全省中药鉴定师的培训工作，编写了 200 余种药材的培训材料，同时由作者主持完成的《甘肃省中药材复杂品种调查和鉴定及质量研究》获 1999 年甘肃省科技进步二等奖。

中药检验工是我国职业技能分类中的重要门类，在我国中药产业链中具有十分重要的地位和作用。目前，我国中药行业的从业人员很多，其专业背景和技术能力参差不齐，中药材鉴定知识储备不够。鉴于当下中药质量问题的现实性和紧迫性，撰写一部适合广大中医药从业人员的，既通俗易懂，又能突出实用性、专业性、学术性的中药材鉴定书籍显得尤为迫切。2017 年时任甘肃省药品检验研究院院长杨平荣提出，并与时任中检院中药民族药检定所所长马双成研究员、中药材室主任魏锋研究员协商和沟通，达成编著《中药材品鉴精要》一书的意向，以两家单位的中药鉴定技术人才为骨干，联合相关单位的技术人员，期间经过多次论证和材料审核，历经七年编著而成此书，也是作为两家共建"中药质量控制与安全评价联合实验室"的重要学术成果之一。

近年来，我们做了大量的产地和市场调查工作，共计收集了300余种药材3100余份药材及饮片样品或植物、动物标本，查阅了历史文献，筛选出239味常用中药材品种编写本书。中药材鉴定是一门理论性、实践性和专业性很强的学科门类，"没有调查，就没有发言权"，只有掌握了大量的第一手材料，才能做到胸有成竹，如实反映中药材质量现状。传统的药材性状鉴定是中药界先辈通过长期实践总结出来的简便实用方法，在科学技术飞速发展的今天，仍然具有现实意义。中药鉴定的技术手段视具体问题和情况需灵活掌握各种技术方法的综合应用，如一些疑难品种，除了常见的性状鉴别外，还需显微鉴别、薄层色谱鉴别、分子生物学鉴别等技术，矿物药常应用光谱图、X射线衍射图谱等对照鉴别，力求做到鉴别的可靠性和实用性。本书的编写中我们以"品种"和"图典"为主线，遵照"有比较，才能鉴别"的方法论，对正品与混伪品种进行了以基原鉴定、性状鉴定为主，显微鉴定、理化鉴定、色谱或光谱鉴定等为辅的编写思路。概括起来，本书有如下几个特点：

1.体例新颖 体例是一本书的灵魂，在史料性、实用性、学术性、应用性和可读性方面进行深入挖掘，提出"六纲二十一目"的编写体例，是本书的创新特点之一。

2.内容丰富 本书从中药材检验的实际出发，以快速提高鉴定技能为目标，全面、系统介绍了中药材品种与质量的基本现状，把历史沿革与现代商品贯穿起来，涉及内容广泛，介绍中药材混伪品的种类齐全，反映了药用市场的现实情况。

3.重点突出 介绍中药材真伪鉴别要点和简单易行的鉴别方法，采用必要的鉴别图注和趣味鉴别歌诀，突出对传统经验的传承和总结，同时将传统鉴别与现代技术相结合，针对性和实用性强。全书收载了3474幅实物写真的精美图片，并突出微观性状鉴别特征。

4.推陈致新 本书介绍了中药材标准沿革、中药材商品变化、生产加工技术和中药质量现状诸多问题，以期比较完整地了解中药材日臻完善的演变过程。

由于中药材品种多，混乱品种多且不断变化，加之作者的水平有限，不足和疏漏在所难免，敬请广大读者批评指正。

《中药材品鉴精要》编辑委员会

2024年5月1日

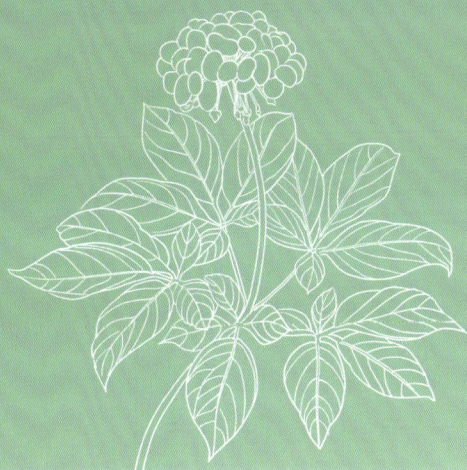

编写说明

本书共收载 239 味中药材，介绍正品（国家标准收载品种）、混伪品（指一味药材存在的同名异物或同物异名情况，包括正品、地方品种、混淆品、伪品和伪造品）共计 2051 种来源。采用"标准沿革、商品质量、特征识别、本草探源、品种动态和图文辨析"六纲体例编写，每纲下列出数个条目。

1. 标准沿革 收录《中国药典》中"来源、药用部位、采收加工和性状"增补、删除的完善过程。以首次记载该品种的药典内容为起点，介绍其后各年版药典对上版药典的修订过程，列出主要修订内容，内容相同的药典不再介绍。

2. 商品质量 收录"商品规格、品质论述、产地、质量分析和市场点评"条目。简要介绍目前的规格等级，产地加工（包括鲜制加工）；介绍传统评价中药材的质量要求；介绍主产区或一般产区，列出商品来源；简述全国中药材及饮片评价或监督检验的基本情况；视具体品种以来源、栽培技术、产地加工、商品规格、市场销售或检验检测等热点话题概述可能存在的问题，提出相关建议。

3. 特征识别 收录"性状鉴定、鉴别歌诀、识别要点和性状探微"条目。性状鉴定以［形状］［大小］［颜色］［纹饰］［质地］［断面］和［气味］分类描述，本次以实物为依据，有关描述可能与现行标准或文献有出入；配药材特征图注以突出性状特征；为了提高清晰度，药材图片多数采用体视解剖镜拍照，对重要特征配以放大图；以歌诀形式介绍每一种药材的鉴别要点，兼顾文字可读性和药材特性，达到易懂好记；对每一种药材主要识别要点加以概括，引用行业的经验鉴别术语，以帮助理解和掌握；受制于各种因素，如何准确描述药材性状较难把握，中药鉴定学教材及文献等的描述存在差异，作者基于实物的基础上对可能存在的问题进行分析和提出建议。

4.本草探源 收录"混乱品种、掺伪做假"条目。通过考证或引用文献，记录每一种药材历史上出现的混淆品、混乱品以及人为掺伪做假的情况。

5.品种动态 收录"品种概述、混伪品"条目。以谢宗万先生《中药材品种论述》并结合作者对相关文献统计，介绍每味药材的混淆误用的品种数，重点突出商品情况；所涉及品种以混伪品（正品、地方品种、类似品种、伪品和伪造品等）介绍；地方品种以地方标准的名称为准，不同地方标准收载同一个来源的药材名称及拉丁学名不一致情况，进行必要的整合、注释或直接采用动植物名称，其他品种以文献记载的药名为准，没有药用记载的直接列出动植物名称，来源不清楚的以伪品1、伪品2等依次介绍。

6.图文辨析 收录"性状鉴定、显微鉴定、色谱鉴定和市场速览等"条目。本书所用的中药材及饮片样品大部分近年购置于药材市场和产地，部分为编写单位存留的样品，通过重点实验室专项经费从全国各地采集标本、收购药材样品或委托当地药农收集样品，突出中药材的地域性、复杂性及真实性，反映市场的流通情况，部分在书中标明产地、时间等必要的注释；排列顺序及其名称与品种动态对应，属于不同产地、质量可疑或来源不确定的以市售品1、市售品2等名称介绍，部分进行了注释；书中列出主要的区别要点，对个别性状鉴定难以解决的品种，采用显微鉴别、薄层色谱鉴别或基因测序，一些矿物药采用磨片和X射线衍射鉴别，矿物都附有红外光谱图（同类来源的红外光谱相近，应用时需要注意）；切片是作者对原药材自行切制加工。

目录

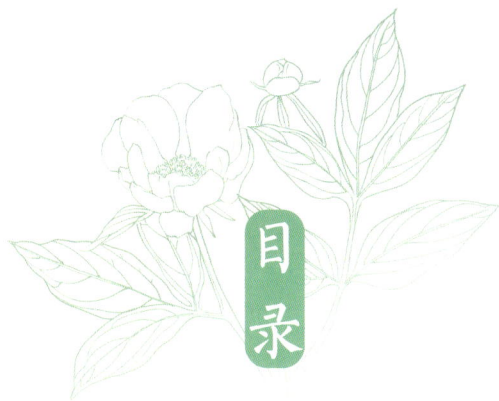

一、植物类药材

二、动物类药材

三、矿物类药材

四、其他类

一、植物类药材

🌿 101. 八角茴香 ANISI STELLATI FRUCTUS

🌿 标准沿革

【来源】1963 年版《中国药典》以八角茴香（大茴香）收载，为木兰科植物八角茴香 *Illicium verum* Hook. f.。1977 年版《中国药典》删除大茴香副名。

【药用部位】1963 年版《中国药典》规定为"干燥成熟果实"。

【采收加工】1963 年版《中国药典》规定为"春、秋二季果实成熟后采摘，用微火烘干既得"。1977 年版《中国药典》修订为"秋、冬二季果实由绿变黄时采摘。置沸水中略烫后干燥或直接干燥"。

【性状】1963 年版《中国药典》描述为"通常有 8 瓣小果集成，每瓣上部均有一裂缝呈小艇状，瓣的基部着手于一个共同的中轴上，成星状排列；中轴下面有一个钩形弯曲的果柄"。1977 年版《中国药典》按照果实的形态特征描述，修订为"为聚合果，多由 8 个蓇葖果组成，放射状排列于中轴上"。

🌿 商品质量

【品质论述】药材以果实大、完整、色红棕、油性大、香气浓郁者为佳。

【产地】主产于广西、广东、云南；亦从越南等国进口。商品来自栽培品。

【市场点评】由于八角茴香的不同采收时间和加工方式，质量存在差异，市场常出现劣质商品。①春八角：冬季开花后第二年春季结成果实，习称春果，个头瘦小，外表淡红色，香味较淡。质量差。②冬八角：由于自然因素或管理不当造成果实发育缓慢，果实成熟延迟在冬季；外表红中带青色，几无香味，质量很差。③落地八角：受天气变化特别是台风影响，造成大量八角果落下；或是八角产新结束后期因水分和营养不够而结的果实；外表暗红或淡红，个较小，质轻，无香味或者微香。图 101-1。

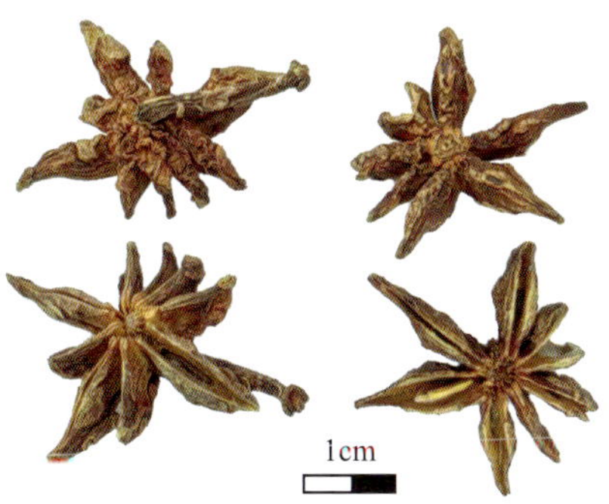

图 101-1　八角茴香（劣质品）

🌿 特征识别

【性状鉴定】[形状] 多由 8 个蓇葖果放射状排列于中轴上，顶端钝或钝尖，上侧多开裂，果梗残留；种子 1 粒，呈扁卵圆形。[大小] 蓇葖果长 1~2cm，宽 0.3~0.5cm，高 0.6~1cm；种子长约 6mm。[颜色] 蓇葖果外表面红棕色，内表面淡棕色，平滑，有光泽；种子红棕色或黄棕色。[纹饰] 蓇葖果表面具不规则皱纹；种子光亮。[质地] 质硬而脆。[断面] 胚乳白色，富油性。[气味] 气芳香，味辛、甜。图 101-2。

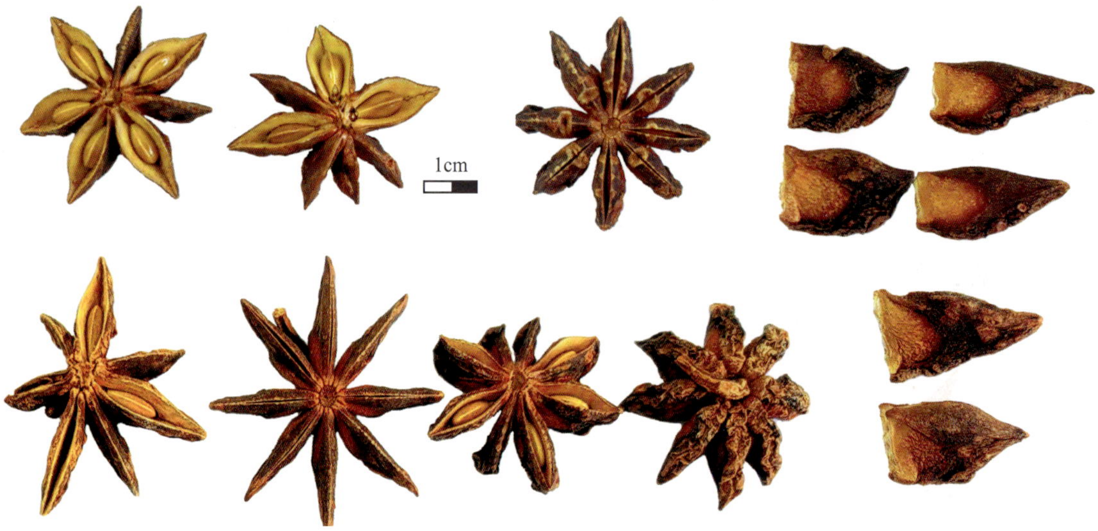

图 101-2　八角茴香

【鉴别歌诀】
蓇葖分果似小船　八瓣相聚同轴生
外表红棕显皱纹　味辛后甜香气浓

【识别要点】 八角属（Illicium）植物的蓇葖果形状、个数和气味方面有明显差别。八角茴香的蓇葖果通常 8 个，有时可见 7 或 9 个，单一果呈小艇状，发育均匀，果皮厚，饱满而肥厚，先端钝或钝尖而平直；具特殊浓郁的香气、味甜为特征。

🌱 本草探源

【混乱品种】 明《本草品汇精要》记载"以木蟹为伪"。有学者考证为木兰科植物莽草。

🌱 品种动态

【品种概述】 国内各地称为"八角茴香"的有八角属（Illicium）7 种植物，均存在商品流通，特别在 20 世纪 70~90 年代常常冒充或掺假八角茴香。为防止发霉变质，有的八角茴香采用了硫黄熏蒸，应注意鉴别。

目前，商品八角茴香为正品八角茴香；时见混伪品种流通或误用。

【混伪品】（1）莽草：为木兰科植物莽草 *Illicium lanceolatum* A. C. Smith 干燥成熟果实。民国《本草药品实地之考察》记载有人食用八角茴香引起中毒，该书作者怀疑误食了混有莽草的八角茴香。

（2）其他：为木兰科植物红茴香 *Illicium henyi* Diels、短柱八角 *Illicium brevistylum* A. C. Smith 和野八角 *Illicium majus* Hook. f. et Thoms. 干燥成熟果实。

🌱 图文辨析

【性状鉴定】（1）莽草：蓇葖果 10~13 个，单一果瘦瘪，果皮较薄，先端呈长尖而向后弯曲的钩状，形似鸟啄状。有特异香气，味淡或微甜，久嚼麻舌。有毒性。图 101-3。

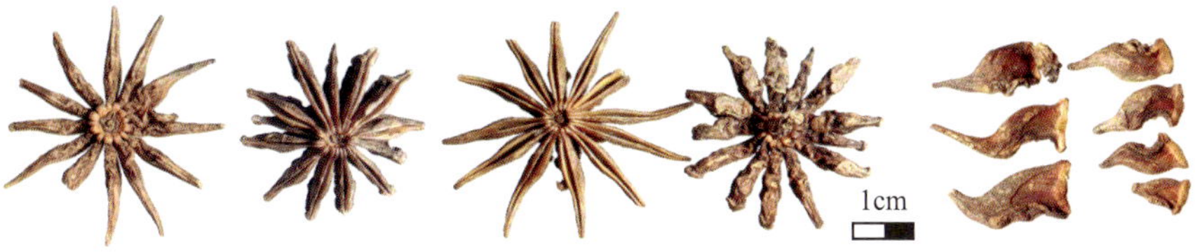

图 101-3　莽草

（2）红茴香：蓇葖果 7~9 个，单一果扁平、瘦瘪，果皮较薄，先端较尖，略呈鸟喙状。有特异香气，味酸后甜。有毒性。图 101-4。

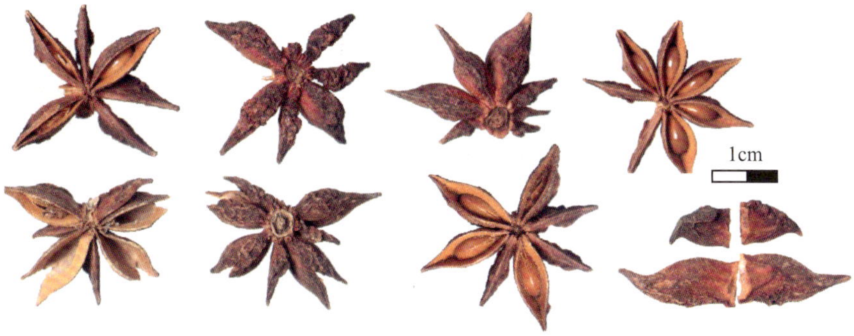

图 101-4　红茴香

（3）短柱八角：蓇葖果 10~14 个，单一果瘦瘪，果皮略厚，先端短渐尖。略有香气，味微甜而后麻舌。有毒性。图 101-5。

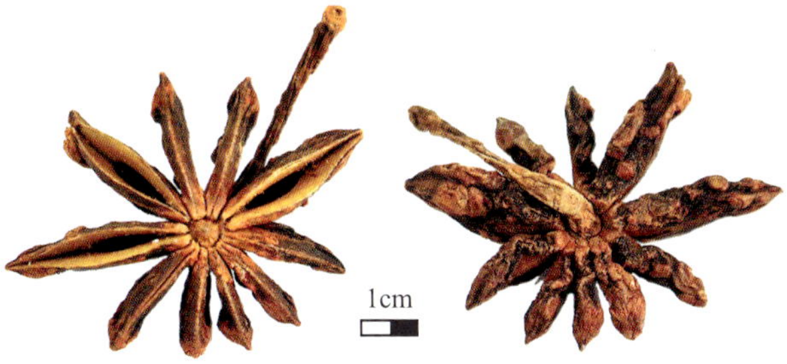

图 101-5　短柱八角

【**市场速览**】八角属（Illicium Linn.）其他野生植物（果实多含有剧毒）仍在市场流通，误用引起中毒事故时有发生。新近作者收集一批八角茴香，样品由多种以上非正品八角茴香组成。图 101-6。

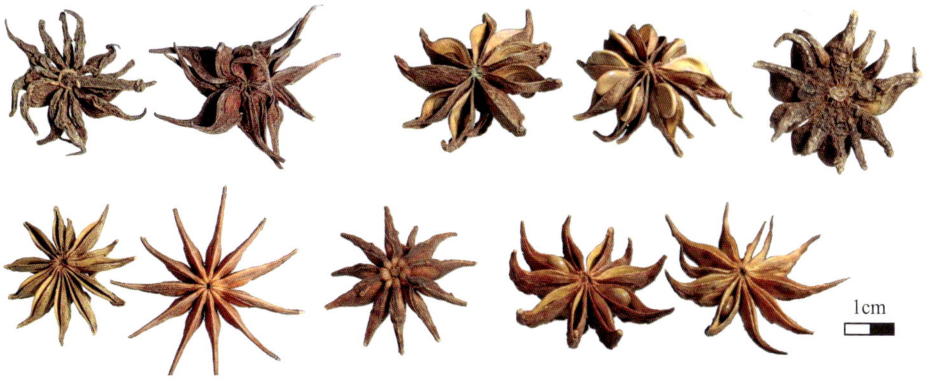

图 101-6　市售八角茴香

102. 九节菖蒲 ANEMONES ALTAICAE RHIZOMA

标准沿革

【来源】1963 年版《中国药典》收载为毛茛科植物阿尔泰银莲花 *Anemone altaica* Fisch。1977 年版《中国药典》拉丁学名修订为 *Anemone altaica* Fisch. ex. G. A. Mey.。其后历版药典未收载。1992 年版《卫生部药品标准中药材》收载。

【药用部位】1963 年版《中国药典》规定为"干燥地下根状茎"。1977 年版《中国药典》修订为"干燥根茎"。

【采收加工】1963 年版《中国药典》规定为"5~6 月间采挖，除去茎叶，洗净泥土，干燥，晒干后搓去细毛，簸去杂质既得"。1977 年版《中国药典》修订为"夏季采挖，除去泥沙，干燥，再除去须根及杂质"。

【性状】1963 年版《中国药典》描述为"表面黄色或黄棕色，上有多数横向半环状突起的节即鳞叶痕，节上常有尖形小疙瘩状的根痕；断面白色或浅黄色，有粉性"。1977 年版《中国药典》修订为"表面棕黄色至暗棕色，具多数半环状突起的节（鳞叶痕），节上 1~3 个突起的根痕；断面白色，可见淡黄色小点（维管束）6~9 个，排列成环"。

商品质量

【品质论述】药材以表面色棕黄、断面色白者为佳。

【产地】主产于陕西、河南、甘肃；山西、湖北和辽宁等地亦产。商品来自野生，或有家种商品。

特征识别

【性状鉴定】［形状］呈长纺锤形，略弯曲。［大小］长 1~6cm，直径 0.3~0.5cm。［颜色］棕黄色至暗棕色。［纹理］具多数半环状斜向突起的节（鳞叶痕），节上 1~3 个突起的根痕。［质地］质硬而脆，易折断。［断面］平坦，白色，有粉性；可见淡黄色小点（维管束）6~10 个，排列成环。［气味］气微，味微酸。图 102-1。

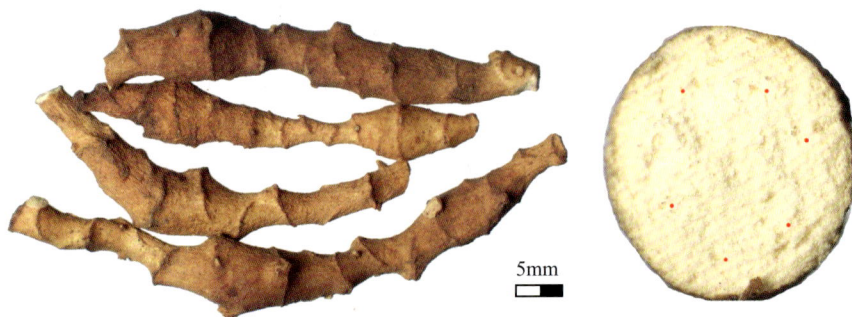

图 102-1　九节菖蒲（甘肃，断面红色点示维管束）

【鉴别歌诀】　　　纺锤形状色棕黄　半环节状交互生
　　　　　　　　　　质硬而脆有粉性　小点多数排成环

【识别要点】 九节菖蒲的形状、环节排列和气味是其识别点。（1）形状：根茎呈长纺锤形，有时连珠状纺锤形。（2）环节：半环状突起的节环明显，绕根茎的1/2~2/3，上一个环节两端朝下一个环节斜方向延伸，相隔环节基本保持相同方向排列。（3）气味：微有淡淡的酸味。图102-2。

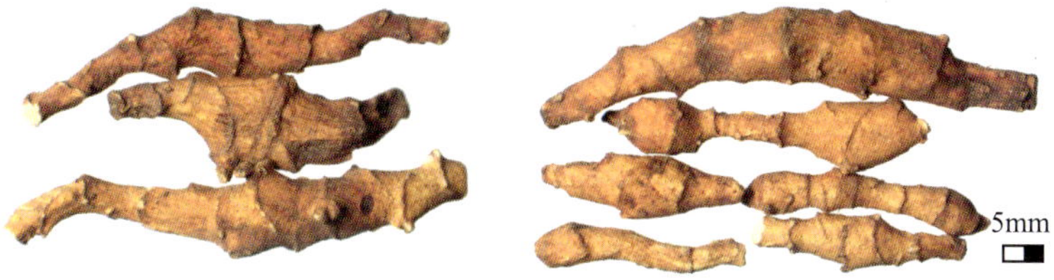

图102-2　九节菖蒲

🌱 品种动态

【品种概述】 国内市场发现称"九节菖蒲"的有2科6种植物，均有商品。

【混伪品】（1）反萼银莲花：为毛茛科植物反萼银莲花 *Anemone reflexa* Stephan 的干燥根茎。20世纪80年代在陕西秦岭一带收购的九节菖蒲中混有反萼银莲花，近年市场亦见商品。

（2）多被银莲花：为毛茛科植物多被银莲花 *Anemone raddeana* Regel 的干燥根茎。1990年版《中国药典》以两头尖收载。市场常误以为九节菖蒲。

（3）铁破锣：为毛茛科植物铁破锣 *Beesia calthifolia*（Maxim.）Ulbr. 的干燥根茎。本品称"黄连或土黄连"入药。早年发现个体农户误以九节菖蒲收购。

（4）白花碎米荠：为十字花科植物白花碎米荠 *Cardamine leucantha*（Tausch）O. E. Schulz 的干燥根茎。20世纪90年代西北个别地方收购的九节菖蒲中混有该品种。

🌱 图文辨析

【性状鉴定】（1）反萼银莲花：呈长纺锤形、细长圆柱形，稍弯曲，有时具短分枝。长1~4cm，直径0.2~0.3cm。表面黄白色、棕黄色或棕褐色；较光滑，具稀疏半环状突起节（有时突起较弱），绕根茎的1/2~2/3，上一个环节两端朝下一个环节斜方向或平行延伸，相隔环节保持相同或不同方向排列。节上可见点状根痕或鳞叶痕。质脆。折断面黄白色，显粉性或角质状，可见4~10个筋脉小点（维管束）。气微，味淡。图102-3、图102-4。

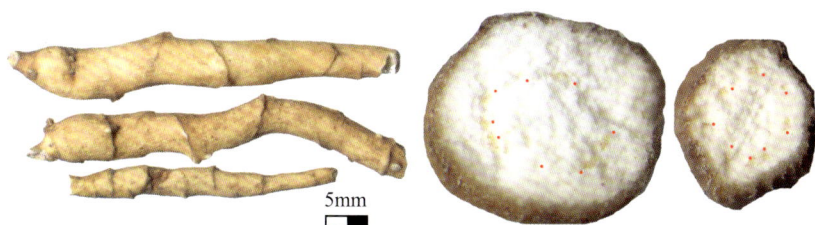

图102-3　反萼银莲花（断面红色点示维管束）

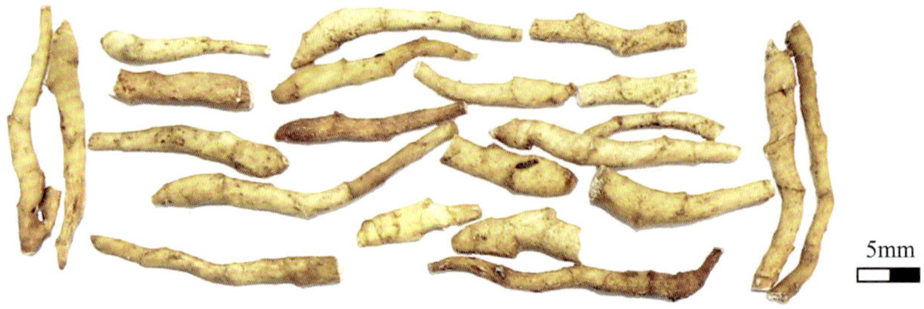

5mm

图 102-4　反萼银莲花

（2）铁破锣：根茎呈短圆柱形，常有分枝，弯曲。长短不等，直径 0.3~0.7cm。节明显，其上有残留的根痕，节间长 0.3~1.6cm。表面呈黄棕色至暗棕色，有纵皱纹。质坚硬。断面平坦，呈浅黄色至黄棕色。气微，味苦、辛。图 102-5。

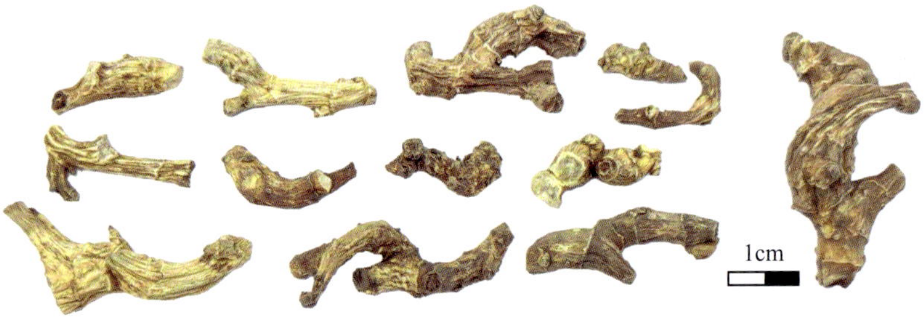

1cm

图 102-5　铁破锣

103. 三棱 SPARGANII RHIZOMA

标准沿革

【来源】1977 年版《中国药典》收载为黑三棱科植物黑三棱 *Sparganium stoloniferum* Buch.–Ham. 的干燥块茎。

【药用部位】1977 年版《中国药典》规定为"干燥块茎"。

【采收加工】1977 年版《中国药典》规定为"冬季至次年春采挖，洗净，削去外皮，晒干"。

【性状】1977 年版《中国药典》描述为"呈圆锥形，略扁。表面黄白色或灰黄色，有刀削痕，小点状须根痕略呈横向环状排列。无臭，味淡，嚼之微有麻辣感"。1990 年版《中国药典》将须根痕修订为"须根痕小点状，略呈横向环状排列"。2005 年版《中国药典》将气味修订为"气微，味淡，嚼之微有麻辣感"。

商品质量

【商品规格】产地加工分为个子统货、统片。

【品质论述】明《本草蒙筌》记载"黄白体重者美"。药材以个匀、体重、质坚实、去净外皮、色黄白为佳。

【产地】主产于浙江、安徽、江西、山东、河南等地。商品来自野生或栽培。

特征识别

【性状鉴定】［形状］呈圆锥形或倒卵形，表面有刀削痕，而显棱状。［大小］长 2~6cm，直径 2~4cm。［颜色］黄白色或灰黄色。［纹饰］具点状须根痕，略呈横向环状排列。［质地］体重，质坚实。［断面］黄白色或灰白色，内侧颜色较深；具不明显的筋脉点。［气味］气微，味淡，嚼之微有麻舌感。图 103-1。

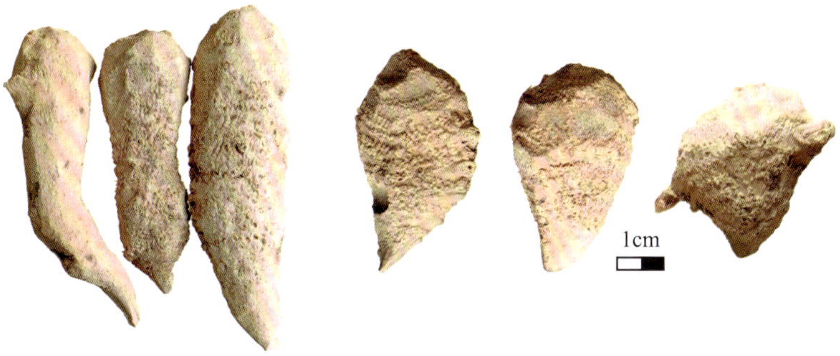

图 103-1 三棱

【鉴别歌诀】
圆锥形状削外皮　圆形饮片色灰黄
切面黄白筋脉点　气弱味淡麻舌感

【识别要点】（1）形状：三棱块茎经过产地削去外皮的初加工而成药材，呈圆锥形或卵圆形，刀削痕迹明显，上圆下尖；未削净外皮的残留棕色斑。（2）质地：质坚体重，不易击破，沉于水。（3）气味：气弱味淡，或微有甜味，嚼之稍有麻舌感。图103-2。

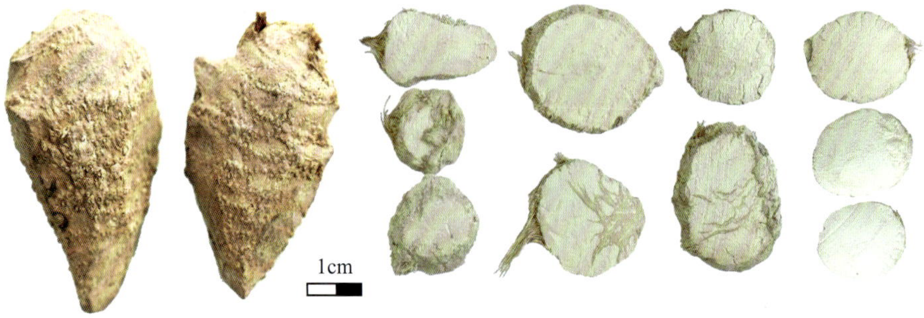

图103-2　三棱

【性状探微】三棱传统的产地加工是要趁鲜削去外皮，表面有刀削痕。现时普遍采用机器撞去须根和粗皮；近年，一些产地趁鲜加工成饮片。应该关注产地加工方法的改变引起的性状差异。关于气味"微有麻辣感"的表述宜修改为"微有麻舌感"。

🌱 本草探源

【混乱品种】唐《本草拾遗》记载"三棱总有三四种。但取根似乌梅，作漆色"。宋《图经本草》记载"京三棱…，削去皮须，黄色，状如鲫鱼；黑三棱，大小不常，其色黑"。明《本草原始》记载"荆三棱状如鲫鱼，黄白体重；黑三棱色若乌梅轻松，去皮则白"。古代所述三棱包括黑三棱 *Sparganium stoloniferum* 和荆三棱 *Scirpus yagara* Ohwi 两种来源。

清《本草易读》有"今举世所用，皆淮南红蒲根也，其体重坚，茎叶花不复有三棱，刻削鱼形，因缘差失，不复辨别"记载。所述疑似一种伪品。

🌱 品种动态

【品种概述】国内各地称为"三棱"的有2科5种植物，约3种在商品流通中发现混淆或误用。中药三棱商品习称荆三棱，原植物是黑三棱；而商品黑三棱原植物是荆三棱。两种药材和植物名称刚好相反，应注意区别。

目前，商品三棱来自正品三棱；市场鲜见混伪品。

【混伪品】黑三棱：为莎草科植物荆三棱 *Scirpus yagara* Ohwi 的干燥块茎。辽宁、内蒙古、四川和山东地方习用药材。历史上为三棱的来源之一，商品习称"泡三棱"。

🌱 图文辨析

【性状鉴定】（1）黑三棱：呈类球形、卵圆形或不规则倒圆锥形。长1~4cm，直径1~3cm。表面黑褐色或灰棕色，有皱纹，具不明显的数个环节，可见纵向的条纹；顶端有疤状的茎痕及多数小突起（须根痕）；或用刀削去外皮，呈灰黄色，有残余的根茎疤痕及残留外皮黑斑。体轻，浮于水。断面黄白色或棕黄色，致密，散在筋脉小点。气微，味淡，嚼之微辛。图 103-3、图 103-4。

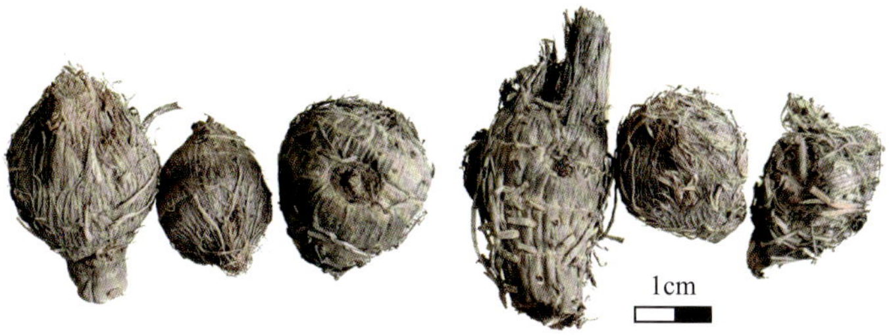

图 103-3　黑三棱（带外皮）

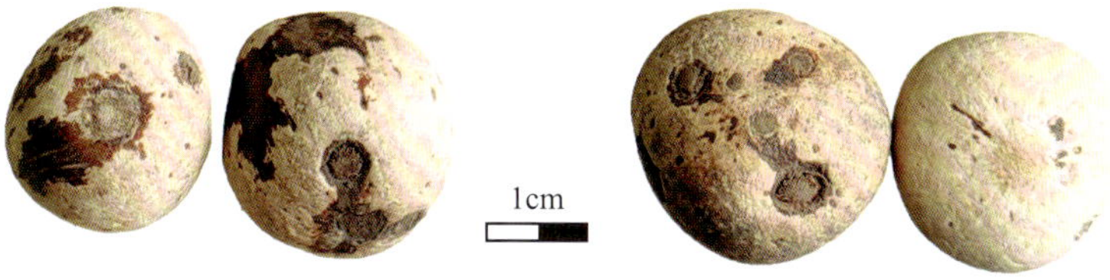

图 103-4　黑三棱（撞掉外皮）

（2）未知物（伪品）：呈类圆形片。直径 1~2cm，厚约 2mm。表面黑褐色，残留须根痕；切面灰棕色或紫褐色，散在筋脉小点。质较硬。气微，味淡。图 103-5。

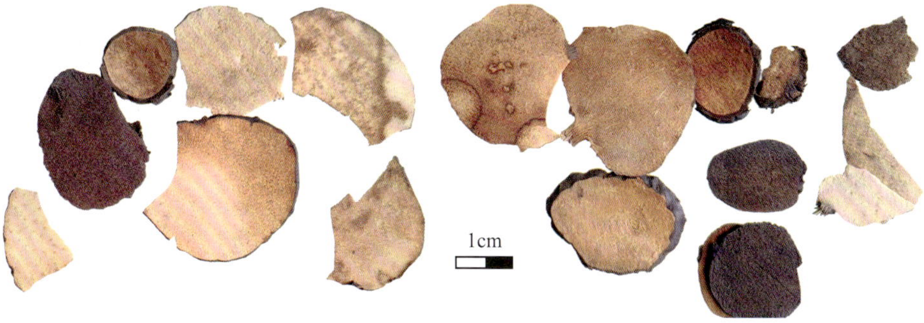

图 103-5　市售三棱（伪品）

104. 广藿香　HERBA POGOSTEMONIS

标准沿革

【来源】1963 年版《中国药典》以藿香收载，为唇形科植物广藿香 *Pogostemon cablin*（Blanco）Benth.。1977 年版《中国药典》修订为广藿香收载。

【药用部位】1963 年版《中国药典》规定为"干燥地上部分"。

【采收加工】1963 年版《中国药典》规定为"夏、秋二季在枝叶茂盛时割下地上部分，暴晒后堆放，反复至干既得"。1977 年版《中国药典》修订为"枝叶茂盛时采割，日晒夜闷，反复至干"。

【性状】1963 年版《中国药典》描述为"老茎方圆形，表面灰棕色或灰绿色，毛茸较少；嫩茎略呈方形，密被毛茸；叶完整者卵圆形；香气浓郁，味微苦而辛"。1977 年版《中国药典》修订为"表面灰褐色、灰黄色或带红棕色，被柔毛；老茎类圆柱形，被灰褐色栓皮；平展后叶片呈卵形或椭圆形，两面被灰白色茸毛；其香特异，味微苦"。1985 年版《中国药典》再次对其颜色、气味修订，同时增加了石牌广藿香和海南广藿香描述。2005 年版《中国药典》删除了上述产地的性状描述。2010 年版《中国药典》将之前的茎上的柔毛和叶片茸毛统一为柔毛。

商品质量

【品质论述】以叶多、叶片厚、香气浓郁者为佳。

【产地】主产于广东、海南和广西。商品来自栽培品。

特征识别

【性状鉴定】[茎形状]茎略呈方柱形，多分枝；老茎呈类圆柱形。[叶形状]叶对生，完整叶片呈卵形或椭圆形，先端短尖或钝圆，基部楔形或钝圆，边缘具大小不规则的钝齿。[大小]茎长 30~60cm，直径 0.2~0.7cm，老茎直径 1~1.2cm；叶长 4~9cm，宽 3~7cm；叶柄长 2~5cm。[颜色]茎呈灰棕色、棕褐色，有的略带紫色；叶面灰绿色或绿褐色，叶背灰黄绿色或灰黄色。[纹饰]茎表面被茸柔毛；叶两面均被灰白色柔毛。[质地]茎质较脆，易折断；叶薄质脆。[断面]茎断面中部有髓。[气味]气香特异，味微苦。图 104-1、图 104-2。

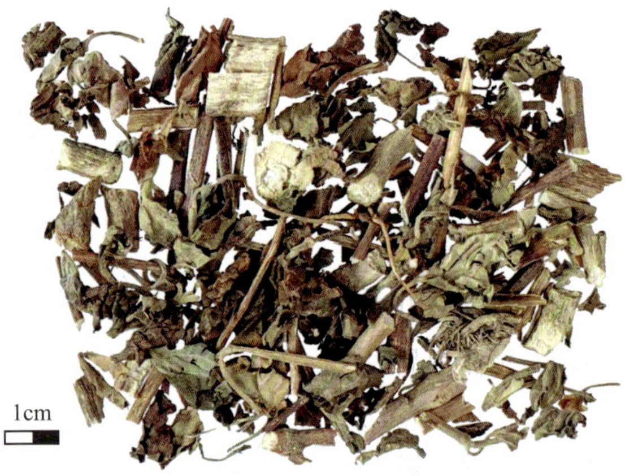

1cm

图 104-1　广藿香

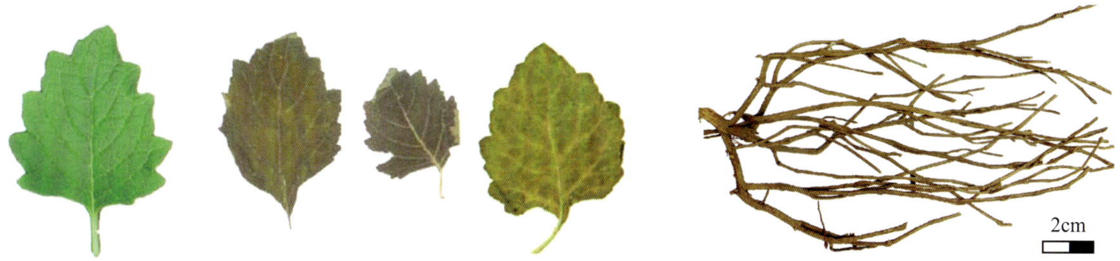

图 104-2　广藿香（叶片及茎）

【鉴别歌诀】　茎呈圆柱和方形　叶呈卵形具钝齿

茎叶被毛叶对生　气香特异味微苦

【识别要点】（1）茎：基部老茎强烈木质化，呈类圆柱形，而中、上部茎枝呈类方柱形，可见略膨大的节；表面呈灰棕色、棕褐色，上部茎枝有的略带紫色。（2）叶：叶片形状、叶齿、叶脉和被毛情况是识别点。图 104-3。

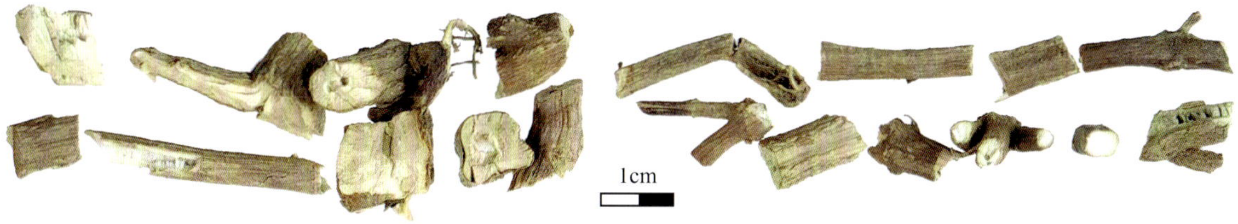

图 104-3　广藿香

本草探源

【混乱品种】明《医林正印》称"自种者真"。明《折肱漫录》记载"藿香须自种为真"。明《本草原始》谓"藿香茎圆，叶颇类茄叶而小。古人惟用其叶，不用枝梗，今人并枝梗用之，因叶多伪故也"。清《古今医统》谓"棉花梗形似藿香"。清《本草易读》亦有"今人并梗枝用之，因叶多伪故耳"记载。

【伪造做假】宋《本草衍义》记载"土人每以排草叶伪充，最难辩别"。明《本草蒙筌》记载"市蒙多挽棉花叶、茄叶假充"。

品种动态

【混乱品种】国内各地称为"藿香"的有 2 科 11 种，6 种有商品流通。

目前，主流商品为正品广藿香；市场鲜见混伪品。

【混伪品】（1）藿香：为唇形科植物藿香 *Agastache rugosa*（Fisch. et Mey.）Q. Ktze. 的干燥地上部分。甘肃、河北、贵州地方习用药材。民间亦称土藿香。市场存在商品。

（2）茄梗（叶）：为茄科植物茄 *Solanum melongena* L. 的干燥茎叶。20 世纪初，市场销售的广藿香中有掺假茄子茎叶的现象，造成非常恶劣的影响。

（3）其他：早年亦将唇形科植物萼果香薷 *Elsholtzia densa* Banth var. *calycocarpa*（Diels）C. Y.

Wu. et. S. C. Huang、木香薷 *E. stauneoni* Benth. 等植物全草误作"藿香"入药。

图文辨析

【**性状鉴定**】（1）藿香：茎呈方柱形，长短不等，直径 0.2~1cm；表面绿色或黄绿色，四角有棱脊，四面平坦或凹入成宽沟；质脆，易折断，髓部中空。叶对生，破碎，完整者展开后呈卵形或长卵形，长 2~8cm，宽 1~6cm；先端尖或短渐尖，基部圆形或心形，边缘有钝锯齿。偶见穗状轮伞花序。气香而特异，味淡、微凉。图 104-4、图 104-5。

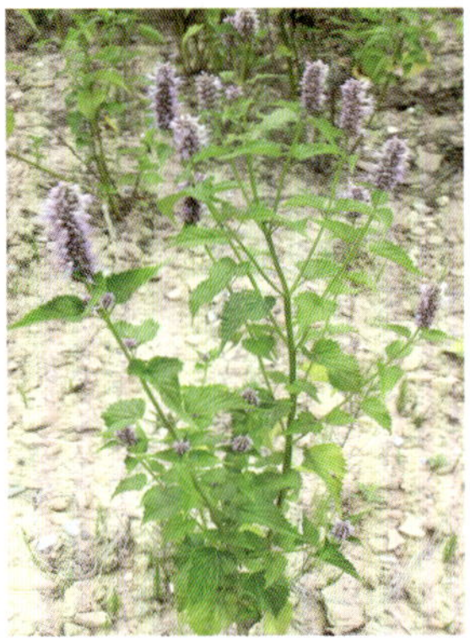

图 104-4　藿香（甘肃种植）

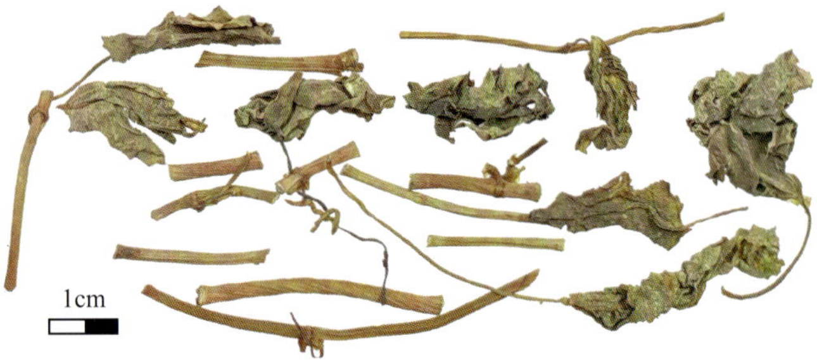

图 104-5　藿香（甘肃商品）

（2）茄梗（叶）：茎类圆形。长短不等，直径 0.2~0.7cm。表面黄绿色、黄棕色或浅紫色。易折断，髓部中空。叶互生，破碎，完整者展开后呈卵形或长圆状卵形，先端钝，基部不对称，密被柔毛。气微，味淡、微苦。图 104-6。

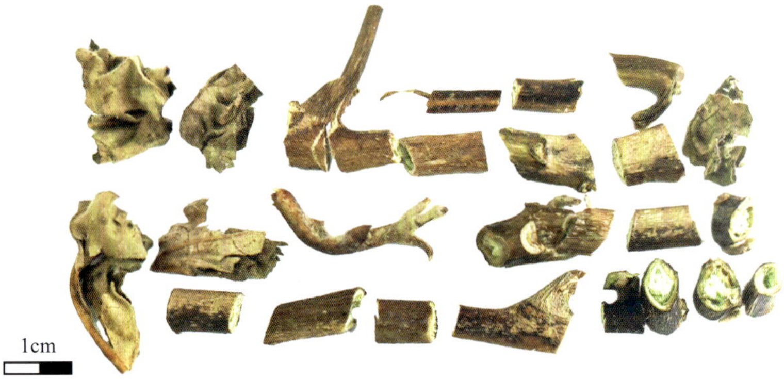

图 104-6　茄梗（叶）

105. 马勃 LASOSPHAEAR CALVATIA

标准沿革

【来源】1963 年版《中国药典》收载为马勃科植物马勃菌 *Lasiosphaera nipponica*（Kawam.）Y. Kobaynsi。1977 年版《中国药典》修订为灰包科真菌脱皮马勃 *Lasiosphaera fenzlii* Reich，大马勃 *Calvatia gigantea*（Batsch ex Pers.）Lloyd 或紫色马勃 *Calvatia lilacina*（Mont. et Berk.）Lloyd。

【药用部位】1963 年版《中国药典》规定为"干燥子实体"。

【采收加工】1963 年版《中国药典》规定为"7~9 月四采收，在梅雨季节生长很快，4~5 日即成熟，注意适时采收，晒于即得"。1977 年版《中国药典》修订为"夏、秋二季子实体成熟时及时采收，除去泥沙，干燥"。

【性状】1963 年版《中国药典》描述为"呈扁圆球形。外皮为棕褐色、灰棕色或灰紫色。皮薄，质软，易于撕下。除去外皮的表面为棕褐色或灰紫色。质松发泡，细软光滑，有弹性，似海绵，以手拍打，孢子呈灰尘样飞扬。气似尘土，无味"。1977 年版《中国药典》按脱皮马勃、大马勃和紫色马勃分别描述，不再赘述。

商品质量

【品质论述】药材以个大、皮薄、饱满、松泡者为佳。

【产地】主产于辽宁、吉林、黑龙江、内蒙古、河北、山东、河南、广西、贵州等地。商品来自野生。

特征识别

【性状鉴定】（1）脱皮马勃:［形状］呈扁球形或类球形，无不孕基部。［大小］直径 15~20cm。［颜色］包被灰棕色至黄褐色；孢体灰褐色或浅褐色。［质地］包被纸质，常破碎呈块片状，或已全部脱落；孢体紧密，有弹性，用手撕之，内有灰褐色棉絮状的丝状物；触之则孢子呈尘土样飞扬，手捻有细腻感。［气味］气似尘土，无味。图 105-1。

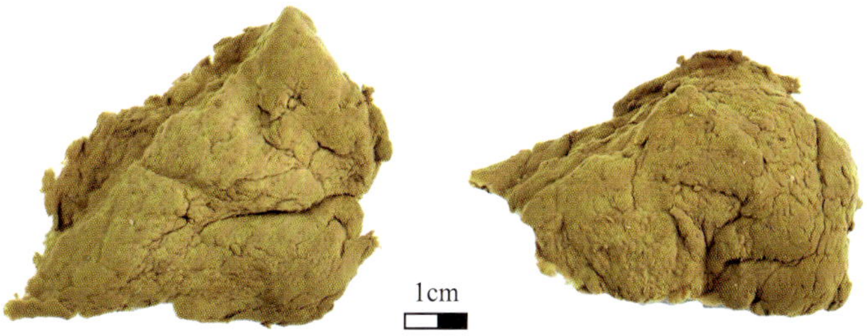

图 105-1 脱皮马勃

（2）大马勃:［形状］呈扁球形或类球形，不孕基部很小或无。［颜色］残留的包被由黄棕色的膜状外包被和较厚的灰黄色的内包被组成；孢体浅青褐色。[纹饰]包被光滑。[质地]包被纸质，硬而脆，呈不规则开裂，成块脱落；孢体手捻有润滑感。图105-2、图105-5。

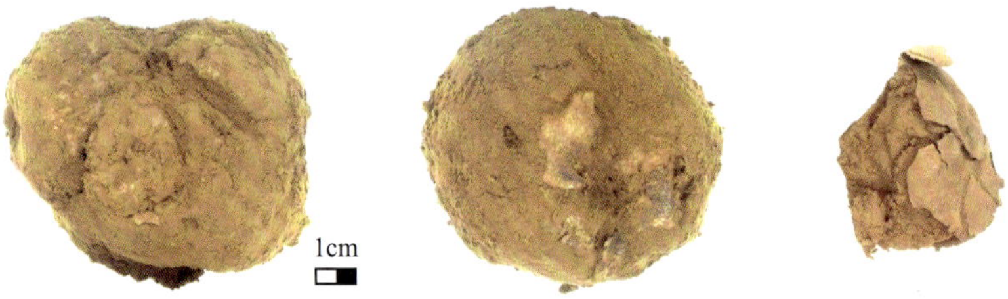

图 105-2　大马勃

（3）紫色马勃：[形状]呈陀螺形，或已压扁呈扁圆形，上部常裂成小块或已部分脱落；不孕基部发达。[大小]直径6~12cm。[颜色]包被薄两层，呈紫褐色；孢体紫色。[纹饰]包被粗皱，有圆形凹陷。图105-3、图105-6。

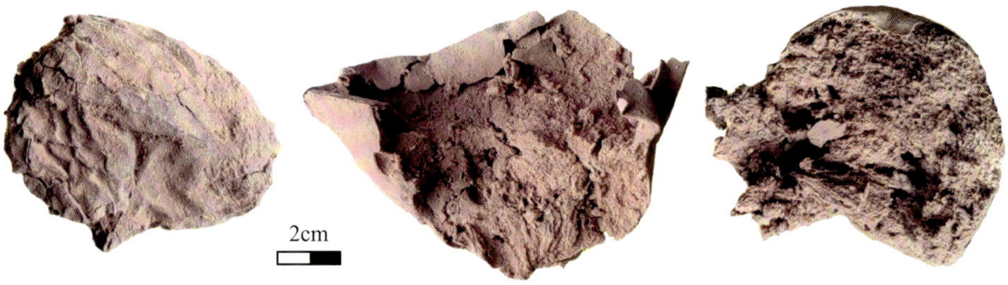

图 105-3　紫色马勃

【识别要点】马勃应从形状、不孕基部有或无、包被质地和颜色、孢体颜色进行识别。市售马勃常常破碎不完整，有的残留部分孢被，甚至全部是孢体，性状鉴定真伪难度较大，显微鉴别为不可或缺的技术手段。

【显微鉴别】担孢子和孢丝在不同真菌类群中形态差别较大，为其重要的分类特征。担孢子观察形状、表面光滑或有小疣、小刺、小沟或网纹方面的差异；孢丝观察厚壁、有无隔、主杆或分支方面的差异。图105-4。

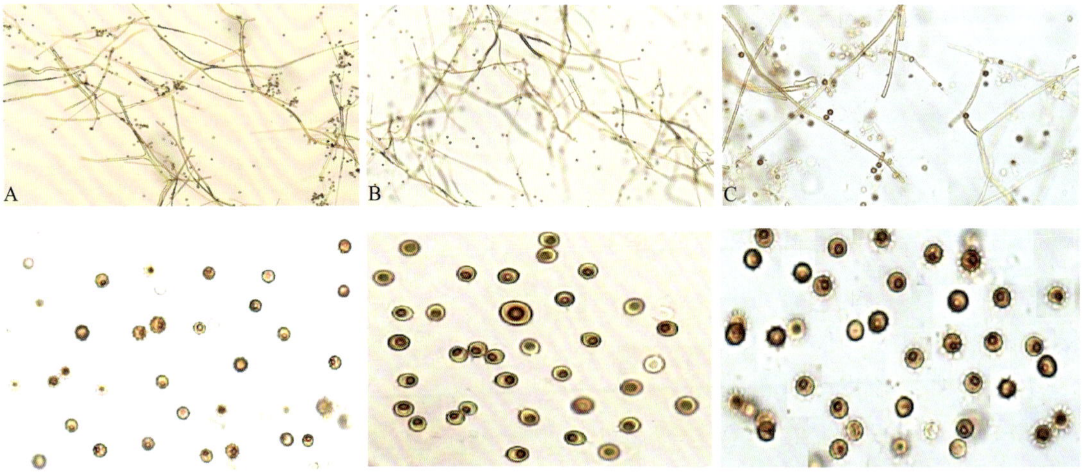

图 105-4　三种马勃孢丝及孢子显微特征
（A. 脱皮马勃；B. 大马勃；C. 紫色马勃）

脱皮马勃孢丝长，有分枝，相互交织，孢子球形，有小刺。大马勃孢丝稍分枝，有稀少横隔，孢子光滑或有的具微细疣点。紫色马勃孢丝分枝，有横隔，孢子紫色，有小刺。

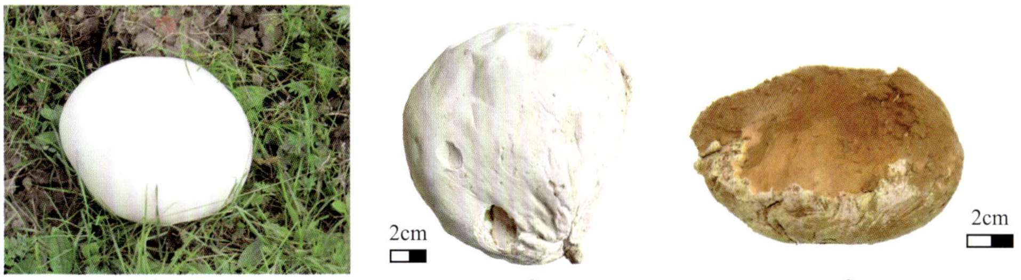

图 105-5 大马勃
（1. 甘肃采集鲜品；2. 采集药材；3. 商品）

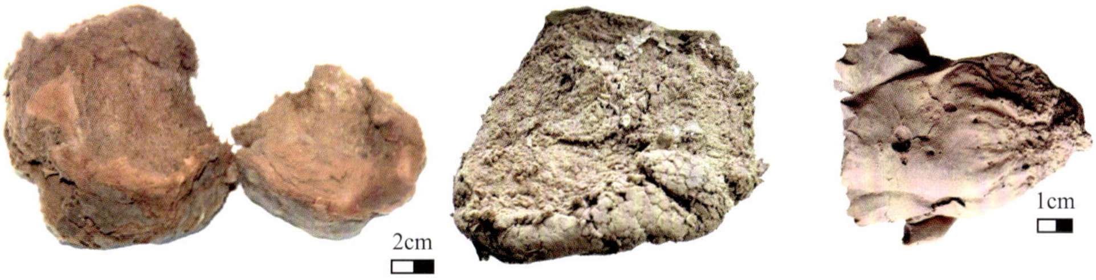

图 105-6 三批紫色马勃

品种动态

【品种概述】国内各地称为"马勃"的有3科8属20余种真菌。市售马勃品种比较复杂，以长根静灰球、大口静灰球菌最为常见，栓皮马勃和白秃马勃较常见，这四种常形成单一的商品流通，其他品种的商品量较少或很少，属民间药，一般不会形成单一的商品，多数是混杂在马勃商品中销售。

目前，市场流通的正品马勃较少见，商品主要来自静灰球类。

【混伪品】（1）白马勃：为灰包科真菌大口静灰球菌 *Bovistella sinensis* Lloyd. 或长根静灰球菌 *Bovistella radicata*（Mont.）Pat. 的干燥孢体。甘肃（白马勃）、四川（川西马勃）地方习用药材。主产于东北、华北等地，商品常以马勃或灰马勃销售。

（2）栓皮马勃：为灰包科真菌栓皮马勃 *Mycenastrum corium*（Guess.）Desv. 的干燥孢体。内蒙古地方习用药材。

（3）其他：常见的混伪品主要有小马勃 *Lycoperdon pusillum* Batsch ex Pers.、网纹马勃 *L. perlatum* Pers、粗皮马勃 *L. aspernm*（Lèv.）de Toni、梨形马勃 *L. pyriforme* Schaeff es Pers.、多形马勃 *L.polymorphum*，豆包菌 *Pislithus tiuctorius*（Pers.）Coker&Couch.，头状秃马勃 *Calvatia craniiformis*（Schw.）Fries.、白秃马勃 *C. candida*（Rostk.）Hollos、褐孢马勃 *C.saccata*，铅色灰球菌 *Bovista plumbea* Pers.，多根硬皮马勃 *Scleroderrna polyrhizum* Pers.、大孢硬皮马勃 *S. bovista* Fr.、龟裂秃马勃 *Handkea utriformis*，粗皮静灰球 *Bovistella longi-pedicellata*、白皮静灰球 *B. echinella* 和尖顶地星 *Geastrum triplex* 等。

图文辨析

【性状鉴定】（1）大口静灰球：子实体陀螺形、半球形，上部不规则开裂成大口；不孕基部小或无。直径 6~12cm。外包被表面较光滑，呈浅黄褐色至浅烟色，易脱落；内包被膜质，柔软，浅灰绿色，具光泽。孢体浅黄色至烟色，海绵状，具弹性。孢子卵球形，孢子柄长约为孢子直径的 2 倍，孢体呈树状分枝。图 105-7。

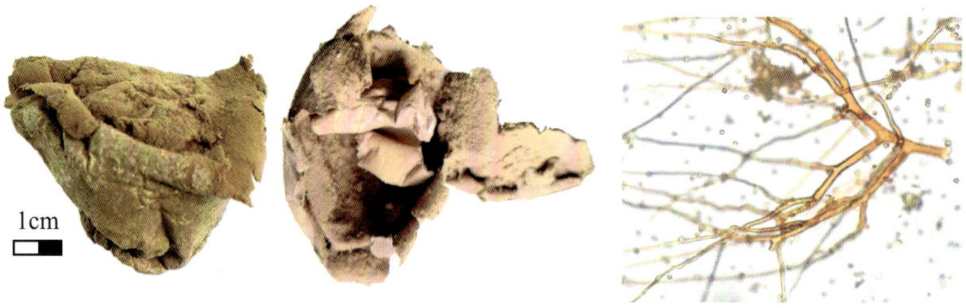

图 105-7　大口静灰球及孢子与孢丝

（2）长根静灰球：与大口静灰球相近。唯不孕基部较长，约占全体的 1/3，常中部断裂，仅存部分不孕基。成熟时子实体尖部开口小。孢体与孢丝也与大口静灰球相近。图 105-8。

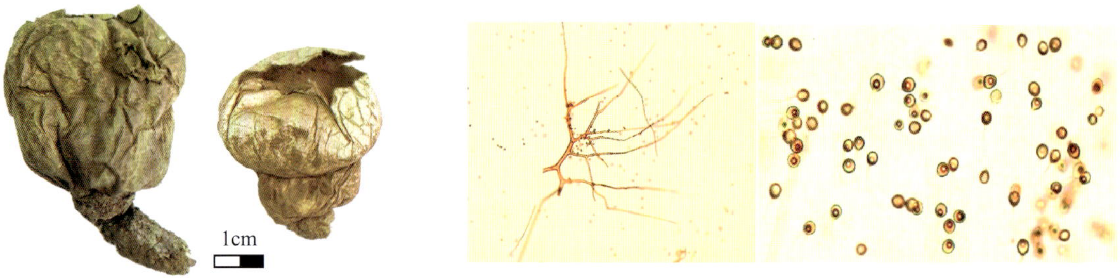

图 105-8　长根静灰球及孢丝与孢子

（3）白皮静灰球：与大口静灰球相近。包被表面具明显的细小颗粒状疣，成熟时子实体尖部开小口。孢体灰褐色。孢体与孢丝也与大口静灰球相近。图 105-9。

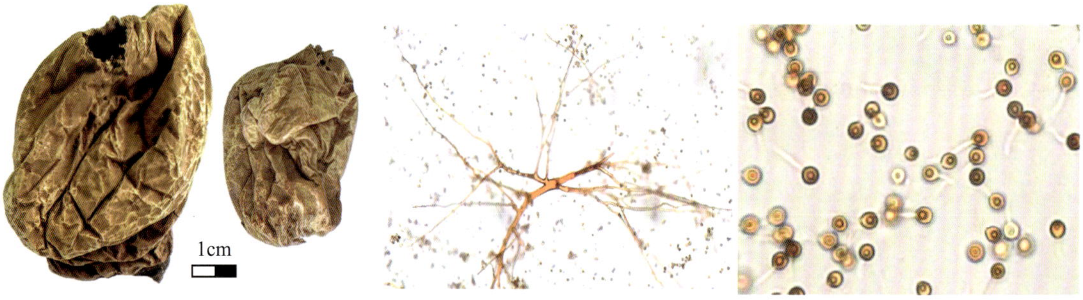

图 105-9　白皮静灰球及孢丝与孢子

（4）白秃马勃：呈类球形、陀螺形及不规则形压扁状，不孕基部小或无。直径 3~6cm。包被厚纸质，多较硬，多为灰白色至黄色，少数灰揭色。孢丝呈灰白色至灰黄色海棉状物或灰褐色棉絮状丝物；孢子较少。图 105-10。

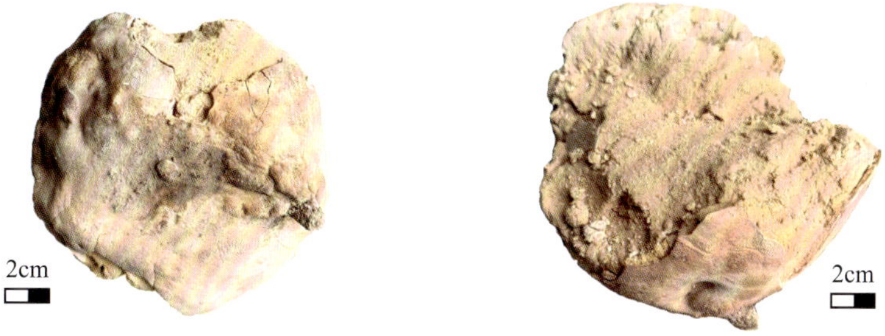

图 105-10　白秃马勃

白秃马勃孢子表面光滑或微有小疣，常有长柄；孢丝多单一或具分枝。图 105-11。

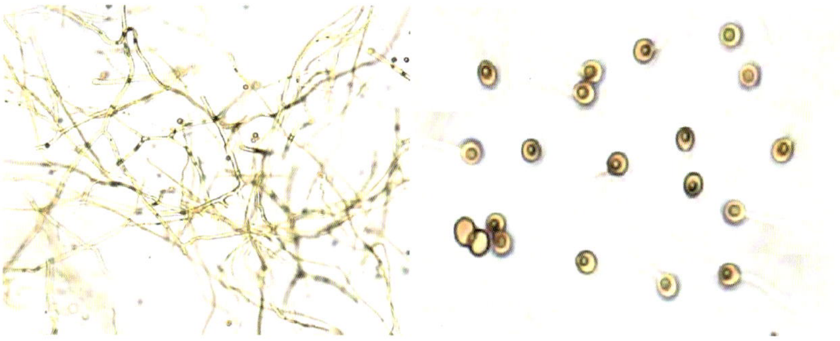

图 105-11　白秃马勃孢丝与孢子

（5）网纹马勃：子实体呈倒卵形至陀螺形，高 3~8cm，宽 2~6cm。包被灰黄色至黄色，不孕基部发达或伸长如柄；外包被具无数小疣，间有较大易脱的刺或刺脱落后斑点。孢体褐色。图 105-12。

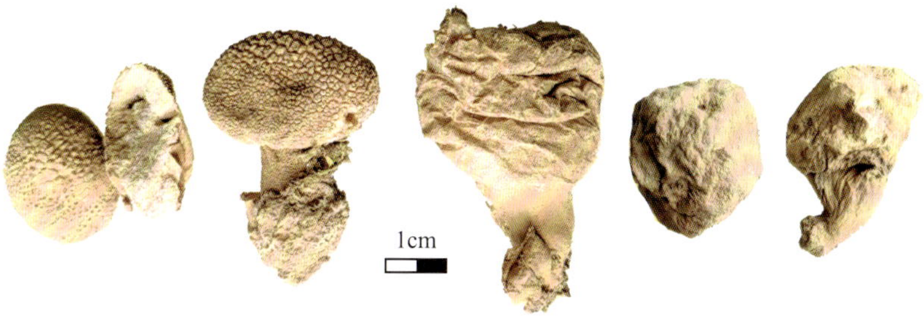

图 105-12　网纹马勃

（6）栓皮马勃：近球形。直径 5~13cm。不孕基部小。外包被白色渐脱落，残留物鳞片状，内包被厚，栓皮质，厚约 2mm，上部不规则星状开裂。图 105-13。

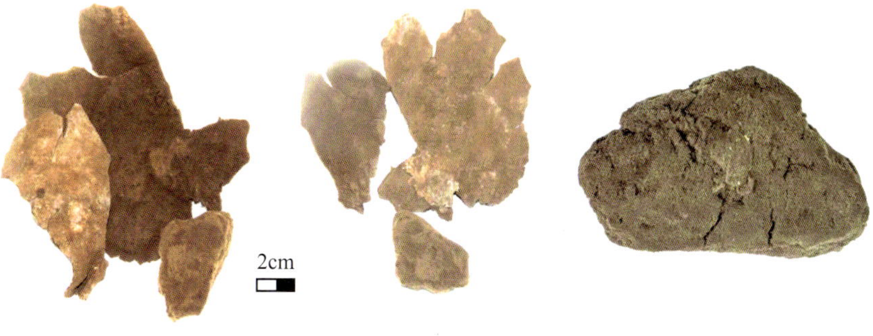

图 105-13　栓皮马勃

孢丝树状分枝，具小刺，孢子类球形，具小疣。图 105-14。

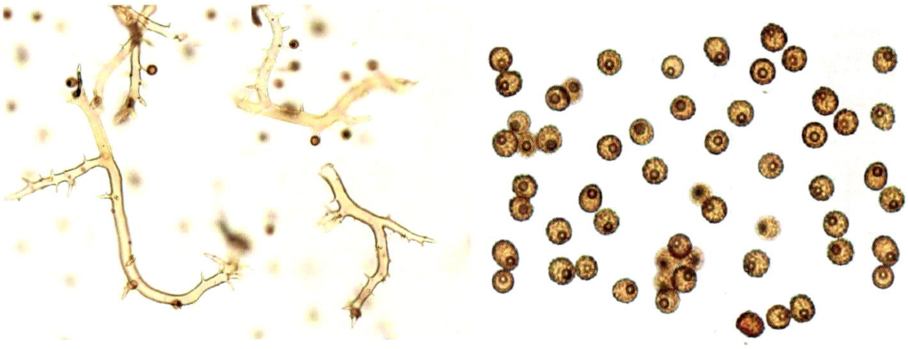

图 105-14　栓皮马勃孢丝与孢子

（7）铅色灰球：子实体近球形，不孕基部发达。直径 2.5~4.5cm。包被呈茶褐色至浅烟色，孢体褐色。图 105-15。

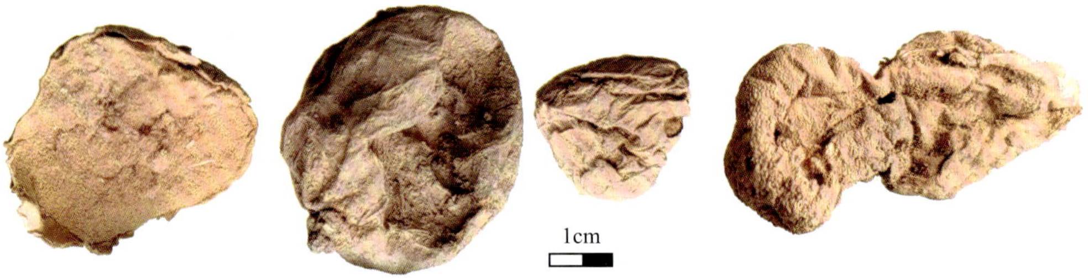

图 105-15　铅色灰球

（8）豆包菌：外形呈近球形或不规则球形，直径 2~6.5cm。包被薄而脆，极易破裂，初期米黄色，最后变成暗青褐色；有不规则球形或扁球形的小包，褐色，埋藏在粘胶物质中。图 105-16。

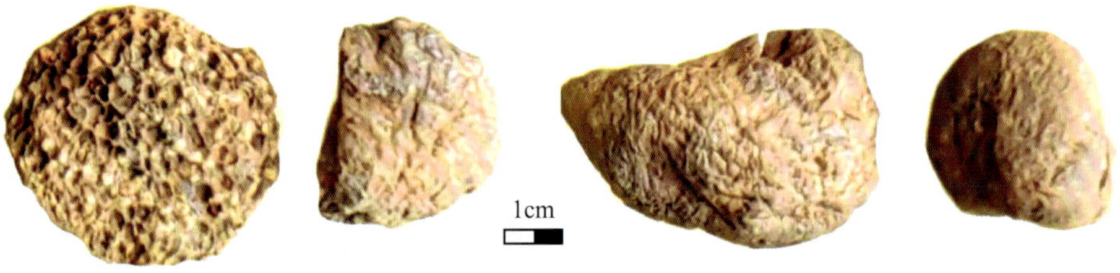

图 105-16　豆包菌

（9）龟裂秃马勃：子实体半肉质，扁半球形或条状。表面黄白色、棕色或灰褐色，具不规则沟纹。菌肉黄白色。气微香，味淡。图 105-17。

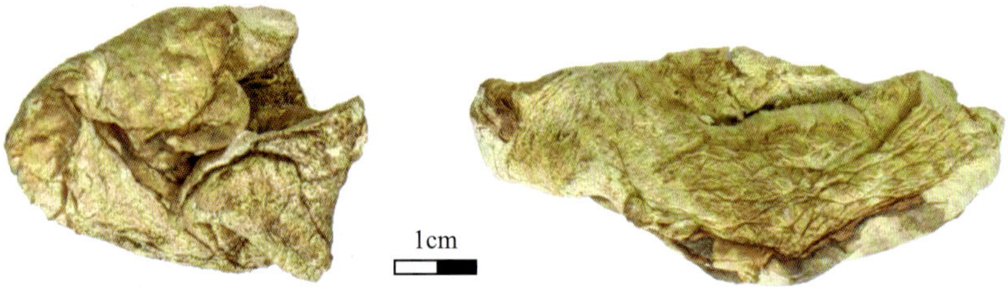

图 105-17　龟裂秃马勃（四川市售白马勃，经 ITS 序列鉴定）

（10）市售马勃（未知菌类）：子实体呈不规则条块形，大小 2~5cm。表面土黄色或灰黄色。无明显的包被、孢体和孢丝。图 105-18。

图 105-18　市售马勃（伪品）

【**市场速览**】从市场收集一批没有包被的马勃，孢体黄褐色、灰褐色，杂乱堆放。显微鉴别发现存在两种孢丝、三种孢子。应是三种不同的马勃勾兑而成。图 105-19、图 105-20。

图 105-19　市售马勃（三种不同马勃类复合体）

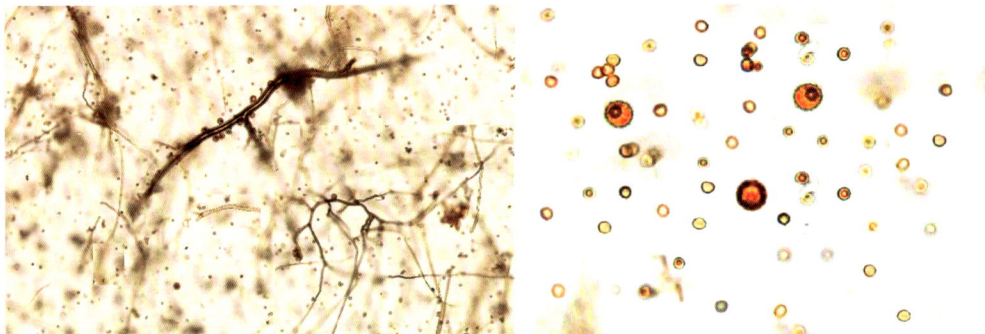

图 105-20　市售马勃（三种不同类型孢丝、孢子复合体）

106. 山楂 CRATAEGI FRUCTUS

标准沿革

【来源】1963 年版《中国药典》收载为蔷薇科植物山楂 *Crataegus pinnatifida* var. *major* N. E. B 或野山楂 *Crataegu cuneata* Sieb. et Zuce.。1977 年版《中国药典》对来源及拉丁学名进行修订，为山里红 *Crataegus pinnatifida* Bge. var. major N. E. B、山楂 *Crategus pinnatifida* Bge. 或野山楂 *Crataegu cuneata* Sieb. et Zuc，前二种习称"北山楂"，后一种习称"南山楂"。1990 年版《中国药典》仅收载"北山楂"。1992 年版《卫生部药品标准中药材（第一册）》，收载南山楂。

【药用部位】1963 年版《中国药典》收载为"干燥成熟果实"。

【采收加工】1963 年版《中国药典》规定为"秋季果实成熟时采摘，北山楂采摘后横切成 0.5~1 公分厚的片，立即烈日下晒干，南山采摘后，晒干即得"。1977 年版《中国药典》修订为"秋季果实成熟时采收，北山楂切片，干燥；南山楂置沸水中略烫后干燥或直接干燥"。

【性状】1963 年版《中国药典》北山楂描述为"为圆形横切片，外皮红色，显皱纹，有灰白色小斑点，果肉粉色或浅棕色，切面可见黄色果核 5~6 粒"。1977 年版《中国药典》修订为"圆形片，皱缩不平。果肉深黄色至浅棕色。中部横切片具 5 粒浅黄色果核"。

1963 年版《中国药典》南山楂描述为"呈圆球形，间有压扁呈饼状，表面灰棕色，有细皱纹及小斑点"。1977 年版《中国药典》修订为"类球形，有的压成饼状。表面棕色至棕红色，并有细密皱纹"。

商品质量

【商品规格】产地加工为统货和选货，有的进一步分为带籽货与无籽货。

【品质论述】北山楂以片大、皮红、肉厚者为佳。南山楂以个均匀，色棕红者为佳。

【产地】主产于山东、山西、河北和天津等地。商品为栽培品，少有野生品。

特征识别

【性状鉴定】（1）山楂：[形状] 呈类球形，皱缩不平，一端可见短而细的果梗，另一端缩萼呈突起的环状或平坦，中央凹陷。[大小] 直径 1~1.8cm。[颜色] 外皮红色或暗红色；果肉深黄色至浅棕色。[纹饰] 外皮具皱纹，有灰白色小斑点。[断面] 果肉较薄；具 3~5 粒浅黄色果核（种子），有时脱落，果核近肾形，背部微隆起，内两侧面有一浅沟。[质地] 果肉较脆。[气味] 气微清香，味酸、微甜。图 106-1。

（2）山里红：[形状] 常纵切横切呈圆形厚片，边缘多内卷；灰白色斑点较大而稍密。[大小] 直径 1.2~2.5cm，厚 0.2~0.4cm。[断面] 果肉较厚。

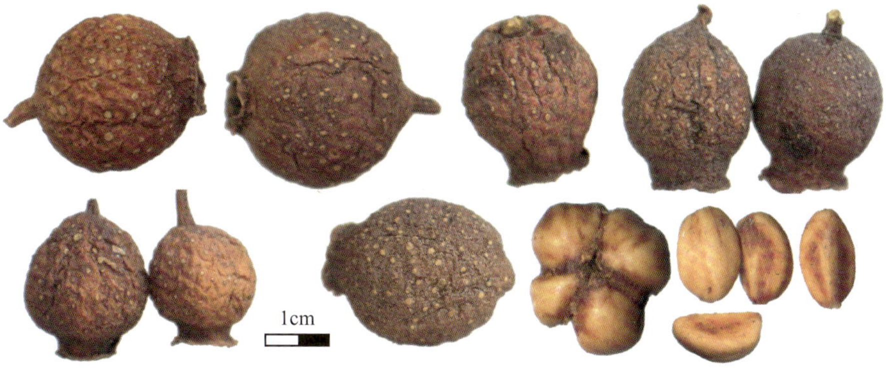

图 106-1　山楂
（野生个子货，1. 果实；2. 种子）

【鉴别歌诀】　　　　圆形厚片圆球形　　外皮红色有皱纹
　　　　　　　　　　　密布灰白小斑点　　果核木质三五粒

【识别要点】 山楂是广泛使用的食药同源植物，普通到老幼皆知，要说出识别特征，还需要专业知识。（1）果实：呈红色或暗红色，有灰白色小斑点。（2）果核：果实中央无隔膜，为3~5粒种子，木质化，外面稍具突起的纵棱，内面两侧平滑。这也是与混伪品的区别点。图 106-2。

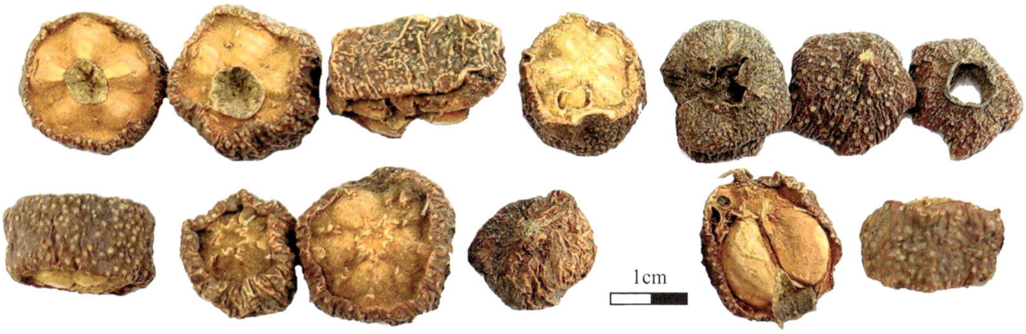

图 106-2　山楂

市场流通一种食用山楂，除净果核中央空心。又称山楂圈。不符合药用山楂的规定。图 106-3。

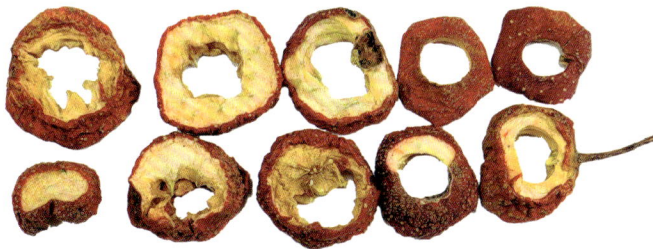

图 106-3　山楂（食用山楂）

🌱 **本草探源**

【混乱品种】 明《本草纲目》记载"一种大者，山人呼为羊机子，树高丈余，花叶皆同，但实稍大而色黄绿，皮涩肉虚为异尔，初甚酸涩，经霜乃可食，功应相同，而采药者不收"。所述非山楂属

（Crataegus L.）植物，古代记载的山楂确有伪品。

品种动态

【品种概述】国内各地称为"山楂、野山楂"的有蔷薇科20余种植物，约8种存在商品流通，混伪品来自蔷薇科山楂属（Crataegus L.）、苹果属（Malus Mill.）和移依属（Docynia Dcne.）植物。

目前，主流商品山楂为正品山楂；常有南山楂、广山楂混淆情况。

【混伪品】（1）南山楂：为蔷薇科植物野山楂 *Crataegu cuneata* Sieb. et Zuc 的干燥成熟果实。1992年版《卫生部药品标准中药材（第一册）》收载。主产于河南、广西等地，商品量较大，常以山楂销售。

（2）甘肃山楂：为蔷薇科植物甘肃山楂 *Crataegus kansuensis* Wils. 或华中山楂 *Crataegus wilsonii* Sarg. 的干燥成熟果实。甘肃地方习用药材。近年商品较少。

（3）广山楂：为蔷薇科植物台湾林檎 *Malus doumeri*（Bois.）Chev. 或光萼林檎 *Malus leiocalyca* S. Z. Huang 的干燥成熟果实。广西（台湾林檎、光萼林檎）、贵州（台湾林檎）地方习用药材。

（4）陇东海棠：为蔷薇科植物陇东海棠 *Malus kansuensis*（Batal.）Schneid. 的干燥成熟果实。在甘肃南部民间称为"野山楂"，曾经收购而有商品流通。

（5）山楂果：为蔷薇科植物云南山楂 *Crataegus scabrifolia*（Franch.）Rehd. 或湖北山楂 *Crataegus hupehensis* Sarg. 的干燥成熟果实。四川地方习用药材。

（6）云南山楂：为蔷薇科植物云南山楂 *Crataegus scabrifolia*（Franch.）Rehd. 的干燥成熟果实。云南地方习用药材。

图文辨析

【性状鉴定】（1）南山楂：类球形。直径 0.8~1.4cm。表面棕色至棕红色，并有细密皱纹，顶端宿萼呈突起环，中间凹陷，基部有果梗或已脱落。质硬。果肉薄。果核4~5枚，内两侧面平坦。味。微酸、涩。图106-4、图106-5。

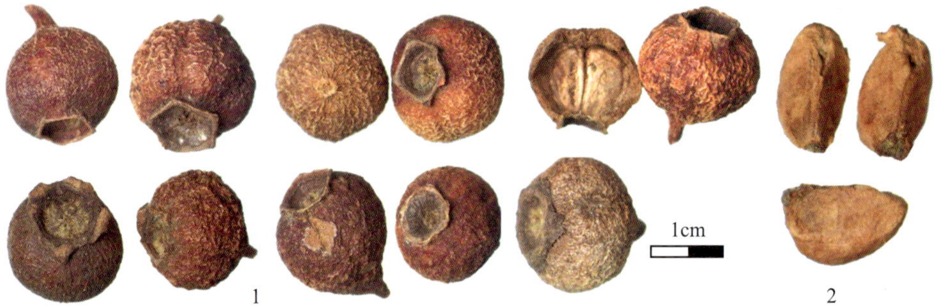

图 106-4　南山楂
（河南，1. 果实；2. 种子放大）

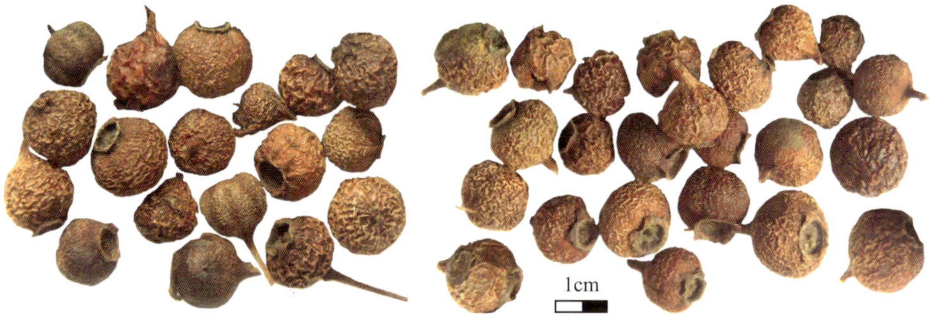

图 106-5 南山楂（安徽）

（2）甘肃山楂：近球形。直径 0.5~1.2cm。表面棕褐色、棕红色或暗红色，微具光泽，顶端具宿存花萼呈环状突起，中央凹陷；基部具果柄痕或果柄残基。果肉较薄，呈黄棕色。果核 1~3 枚，浅黄色，内两侧面凹陷。质坚硬。气微香，味酸、微涩。图 106-6。

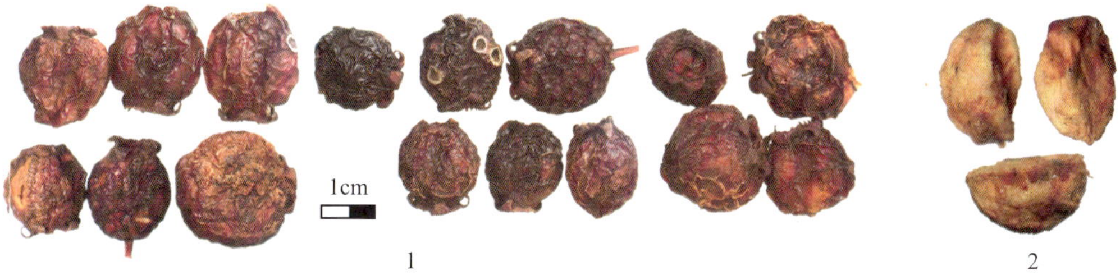

图 106-6 甘肃山楂
（甘肃，1. 果实；2. 种子放大）

（3）广山楂：类圆形厚片。直径 1.5~4.5cm，厚 0.3~1cm。外皮棕红色至紫褐色，具细皱纹，边缘略内卷。宿存萼筒突起。果肉厚，淡棕黄色，可见 3~5 个子房室，有硬隔膜，内有种子多数，或已脱落，种子呈浅棕色，皮薄而易碎。气微，味酸、微涩。图 106-7。

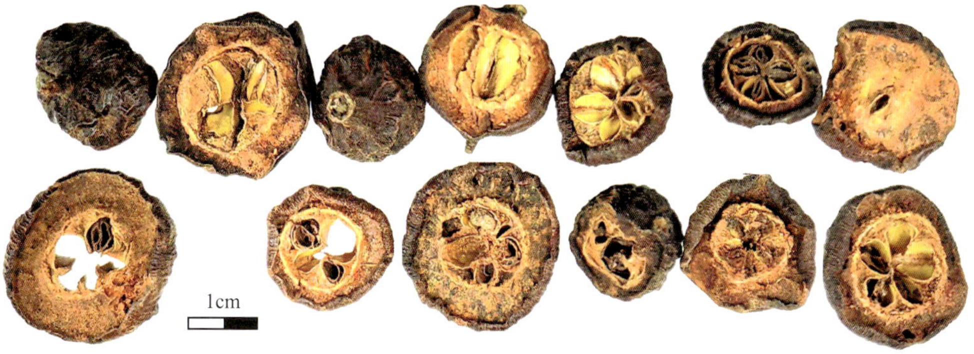

图 106-7 广山楂

（4）陇东海棠：类圆形厚片。直径 1~1.5cm，厚 0.3~0.5cm。外皮暗红色，具深皱纹，边缘略内卷。宿存萼筒突起，果柄长 2.5~4cm。果肉厚，淡黄棕色；可见 3~5 个子房室，种子多已脱落，种子呈微弯曲的肾形，黄棕色，光滑，皮薄而易碎。气微，味微甜、后微酸、涩。图 106-8。

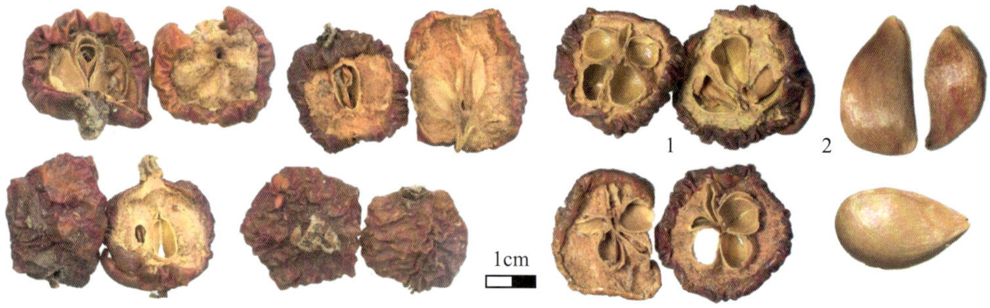

图 106-8　陇东海棠
（甘肃，1. 果实；2. 种子放大）

【市场速览】早年，市场上山楂的伪品较为普遍，为蔷薇科苹果属（Malus Mill.）多种植物的果实。图 106-9、图 106-10。

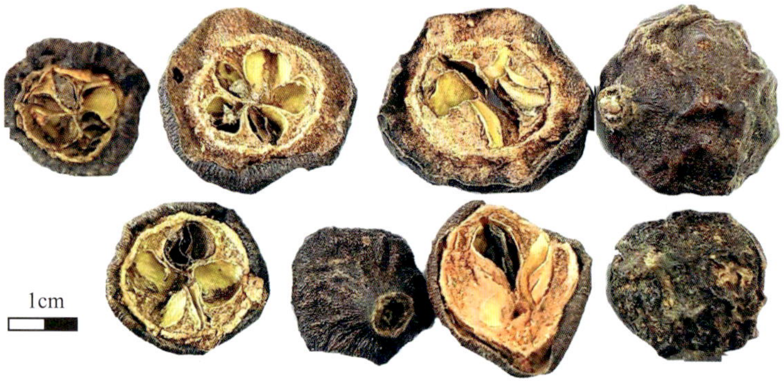

图 106-9　市售山楂（伪品）

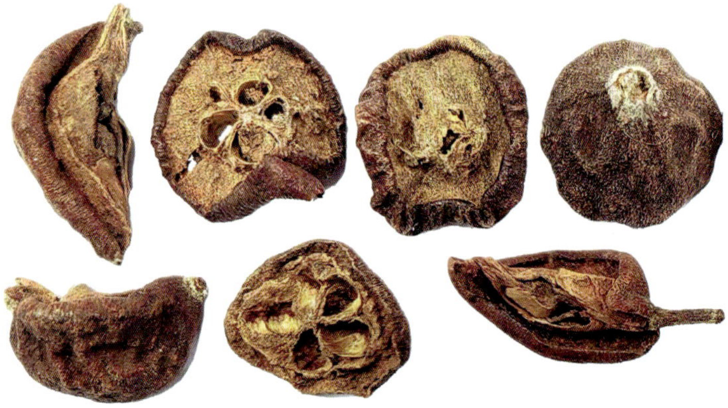

图 106-10　市售山楂（伪品）

107. 山茱萸 CORNI FRUCTUS

标准沿革

【来源】1963 年版《中国药典》收载为山茱萸科植物山茱萸 *Cornus officinalis* Sieb. et Zucc.。

【药用部位】1963 年版《中国药典》规定为"干燥成熟果肉"。

【采收加工】1963 年版《中国药典》规定为"秋、冬二季果实颜色变红后采摘。用文火赔烘适宜，冷后，取下果肉，再晒干或用文火烘干既得"。 1977 年版《中国药典》修订为"秋末冬初果皮变红时采收果实。用文火烘或置沸水中略烫后，及时除去果核，干燥"。

【性状】1963 年版《中国药典》描述为后未见明显修改。

商品质量

【商品规格】产地加工为统货和选货。

【品质论述】明《炮炙大法》记载"圆而红润肉厚者佳"。药材以色紫红、果肉肥厚、油润，无核者为佳。

【产地】主产于河南、陕西、浙江，安徽、山西、甘肃和山东等地亦产。商品来自栽培品，市场亦见野生品。

【质量分析】2015 年全国山茱萸（肉）专项检验，抽验 210 批，不合格率为 40%，不合格项目是"杂质、总灰分、性状"。

特征识别

【性状鉴定】［形状］呈不规则的片状或囊状；顶端有圆形宿萼痕，基部有果柄痕。［大小］长 1~1.5cm，宽 0.5~1cm。［颜色］深红色、紫红色至紫黑色。［纹饰］表面有不规则皱纹，具光泽；内表面有少数纵脉纹。［质地］质柔润。［气味］气微，味酸、涩、微苦。图 107-1。

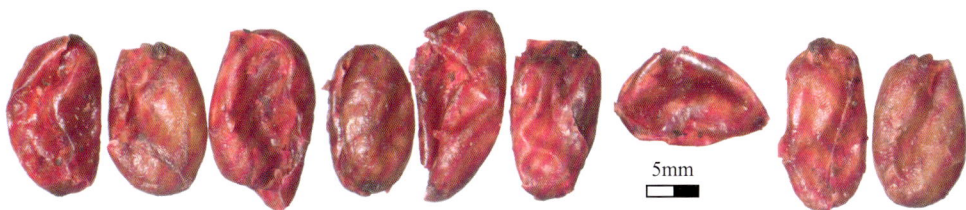

图 107-1 山茱萸

【鉴别歌诀】
果肉片状或囊状　　表面皱缩显光泽
紫红色或紫黑色　　味酸微苦后又涩

【识别要点】山茱萸的形状、颜色和气味是识别要点。

【性状探微】采收时间和加工方法影响山茱萸颜色，商品呈深红色、紫红色，存放时间过久，颜色变成紫黑色，同时表面会析出少量"白霜"（白色粉状物），质量较次。图107-2、图107-3。

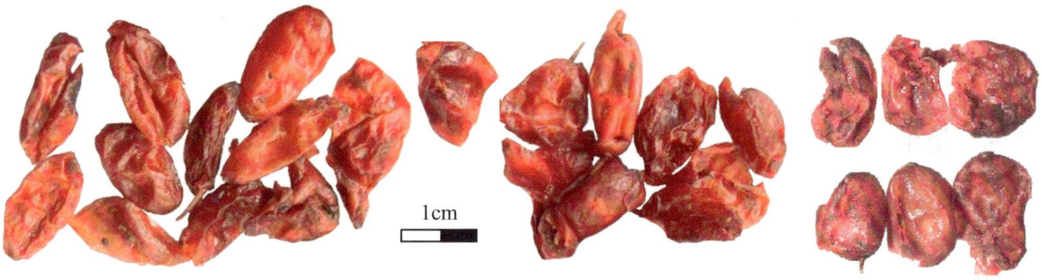

图107-2 山茱萸（2批商品）

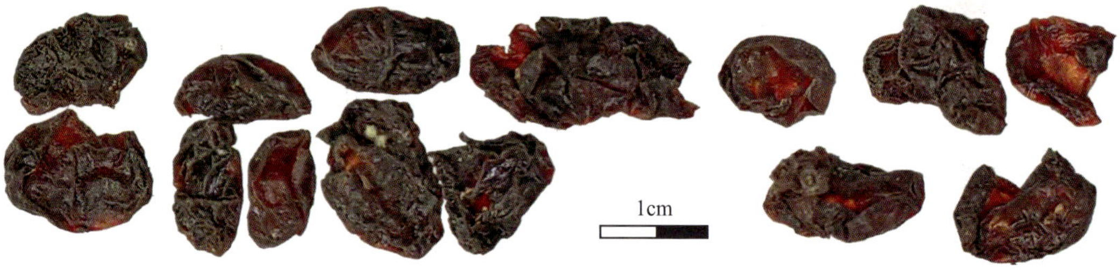

图107-3 山茱萸

本草探源

【混乱品种】《雷公炮炙论》记载"勿用雀儿酥，真似山茱萸，只是棱八棱，不入药用"。今考证，雀儿酥为胡颓子科植物胡颓子 *Elaeagnus pungens* Thunb.，其果实、叶和根药用，现代未发现误作山茱萸使用。

品种动态

【品种概述】国内各地称为"山茱萸"的有5种植物，均有商品流通。早年山茱萸的伪品冲击市场，近年出现染色、增重和非药用部位超标等质量问题。

目前，商品山茱萸为正品山茱萸；质量问题时有发生。

【混伪品】（1）理枣皮：为鼠李科植物滇刺枣 *Ziziphus mauritiana* Lam. 的成熟果皮加工品。

（2）葡萄皮：为葡萄科植物葡萄 *Vitis vinifera* L. 的成熟果皮加工品。早年市场多次发现以葡萄皮染色后冒充的山茱萸销售。

（3）伪造加工品：山茱萸提取后药渣染色、增重，有时掺入异物等现象时有发生。①山茱萸提取化学成分的药渣，染色后重新投入市场。②将白矾、蜂蜜、食盐加适量水喷淋在枣皮中以提高重量。③把啤酒、醋酸喷洒在陈货或霉变枣皮中，改善色泽度和增加重量。

此外，不合格山茱萸中果核普遍在5%~20%之间是主要的质量问题。

🌱 **图文辨析**

【性状鉴定】（1）伪品1：外果皮呈不规则片状或近似囊代状。大小0.7~2cm，厚约0.5mm。呈棕红色、褐红色，呈半透明，具光泽，有微小点状突起；一端可见花萼残基，另一端有果柄痕。质脆。气微，味微苦。图107-4。

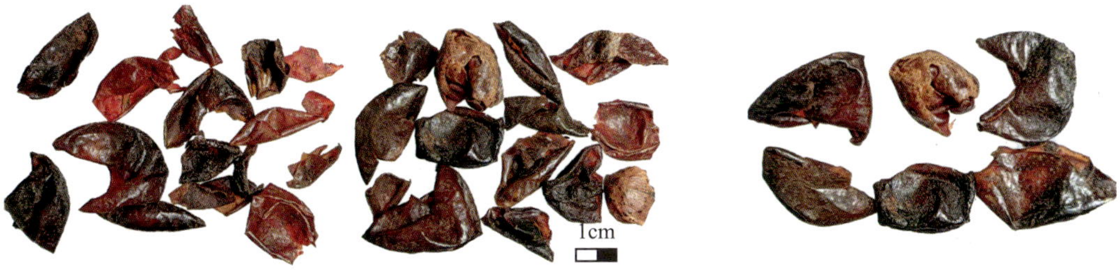

图107-4　伪品1（2013年市售山萸肉）

（2）伪品2：略呈卵圆形或不规则片状。大小0.7~1.3cm，厚约0.5cm。呈棕褐色或紫褐色，可见宿萼及果柄残基，不透明。质脆。气微，味酸、涩。图107-5。

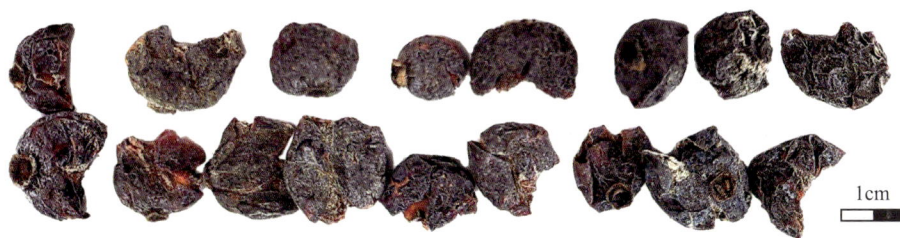

图107-5　伪品2（2017年市售山萸肉）

108. 女贞子 LIGUSTRI LUCIDI FRUCTUS

标准沿革

【来源】1963 年版《中国药典》收载为木犀科植物女贞 *Ligustrum lucidum* Ait.。

【药用部位】1963 年版《中国药典》规定为"干燥成熟果实"。

【采收加工】1963 年版《中国药典》规定为"冬季果实成熟时采收，除去枝叶，晒干，或将果实略熏后，晒干既得"。1977 年版《中国药典》修订为现行加工方式。

【性状】1963 年版《中国药典》描述为"呈卵形或椭圆球形，有的微弯曲。外皮灰黑色，具皱纹。质坚而体轻。横面破开后大部分为单仁，如为双仁，中间有隔瓤分开。仁椭圆形，两端尖，外面呈紫黑色，里面灰白色"。1977 年版《中国药典》修订为"呈卵形、椭圆形或肾形。表面黑紫色或灰黑色，皱缩不平。体轻。外皮薄，果肉较松软，易剥离；果核黄棕色，具纵棱"。1985 年版《中国药典》将"果肉较松软"修订为"外果皮较松软"。1990 年版《中国药典》将"果核黄棕色"修订为"内果皮木质，黄棕色"。2000 年版《中国药典》将之前"无臭"修订为"气微"。

商品质量

【商品规格】产地加工为统货和选货，也有以果实形状分鸡腰型和圆型。

【品质论述】药材以粒大、饱满、色黑紫者为佳

【产地】产于河南、山东、江苏、陕西和四川等地。商品来自栽培或野生品。

【市场点评】女贞子的质量与果实成熟度和产地加工有很大的关系。形状是卵圆形、椭圆形或肾形，并以前两者为主，如样品以后者为主，基本属于未完全成熟，结合颜色可以判定质量优劣。文献记载的女贞子加工方法较为宽泛，据作者研究，以蒸（6min）加工的样品中红景天苷、特女贞苷含量最高，其次是煮（5min），而烘干、晒干阴干含量较低，时间以 11 月采收为好。

特征识别

【性状鉴定】[形状] 呈卵圆形、椭圆形或肾形，一端具宿萼，另一端有果梗痕或果梗；种子常 1 枚，呈肾形，两端尖。[大小] 长 6~8mm，

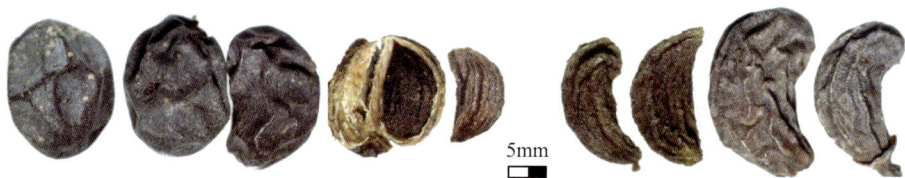

5mm

图 108-1 女贞子（两种类型果实及种子）

直径 3~5mm。[颜色] 外果皮呈黑紫色或紫褐色，内果皮黄棕色；种子紫黑色。[纹饰] 外果皮抽缩呈纵皱纹或形成凹凸不平的皱纹，内果皮具纵棱；种子浅纵纹。[质地] 中果皮较松软，易剥离；内果皮木质。[断面] 种子油性。[气味] 气微，味辛、微苦涩。图 108-1。

【鉴别歌诀】　　　　果实肾形卵圆形　　表面黑紫皱缩纹
　　　　　　　　　　　　果核较硬具纵棱　　种子肾形苦辛味

【识别要点】（1）形状：女贞子仅 1 枚种子发育（瘦型）的果实从幼果至成熟前期均呈肾形（习称鸡腰形、茄子形），随着果实成熟而逐渐饱满，肾形不明显，部分后期呈椭圆形；2 枚种子发育（胖型），果实从幼果至成熟前时基本呈卵圆形，随着果实成熟而逐渐饱满呈椭圆形。种子发育和成熟度决定了形状差异，果实表面抽缩纵纹是内果皮的纵棱。（2）颜色：果实成熟后外表皮呈黑紫色或紫褐色；直接晒干的颜色较浅，皱缩少；而蒸后晒干的颜色较深，皱纹多。（3）种子：成熟种子呈肾形，具纵棱；未成熟呈扁平状。图 108-2、图 108-3。

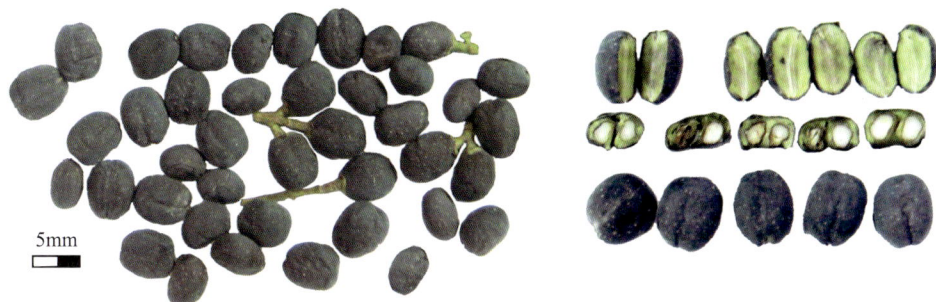

图 108-2　女贞子（2021 年 12 月甘肃鲜品，绝大多数果实成熟，多为 2 粒种子）

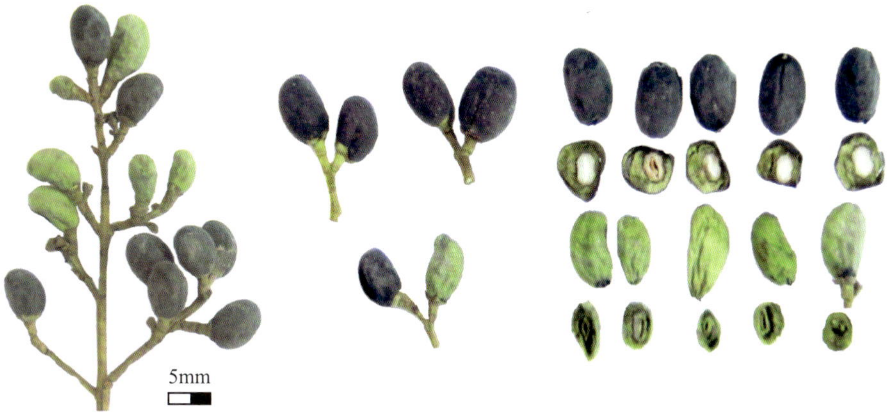

图 108-3　女贞子（2021 年 10 月甘肃鲜品，多数果实成熟，多为 1 粒种子）

🌱 **本草探源**

【混乱品种】明《本草纲目》记载"东人因女贞茂盛，亦呼为冬青，与冬青同名异物，盖一类二种尔"。清《本经逢原》记载"其子黑者，为女贞实。若红色者，即冬青，非女贞也"。

🌱 **品种动态**

【品种概述】国内各地称为"女贞子"的有 4 科 7 种植物之多，均是商品中发现混淆或误用。目前，正品女贞子主流商品，而"抢青"采集的劣质品较多，偶见混用品种。

【混伪品】（1）鸦胆子：为苦木科植物鸦胆子 *Brucen javanica*（L.）Merr 干燥成熟果实。由于外形相似引起的混淆，也不排除故意使假。

（2）小叶女贞：为木犀科植物小叶女贞 *Ligustrum quihoui* Carr. 的干燥成熟果实。早年甘肃、四川等地曾经误以为女贞子收购，因植株矮小，习称小女贞子。

（3）荚蒾果：为忍冬科植物陕西荚蒾 *Viburnum smansiianum* Maxim 等近缘植物的果实。早年，在陕西、内蒙古、山西等个别地方地误以女贞子采收。

🌱 图文辨析

【性状鉴定】 小叶女贞：呈近球形、椭圆形。长 5~8mm，直径 4~6mm。外表呈紫黑色，果皮皱缩不平。基部残留果柄。中果皮较松软，内果皮纸质，剥之易碎。种子 1~2 粒，呈椭圆形。图 108-4。

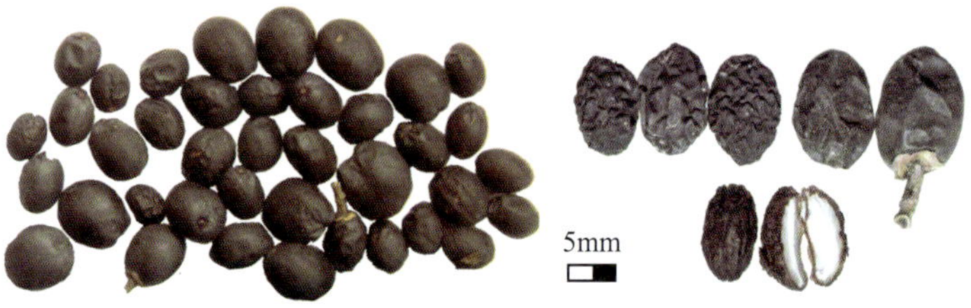

图 108-4　小叶女贞

【市场速览】 早年市场发现一种木犀科女贞属植物的果实，具体来源不详。果实表面具细密的网纹，种子肾形，1 或 2 枚（其中 1 枚未发育）。图 108-5。

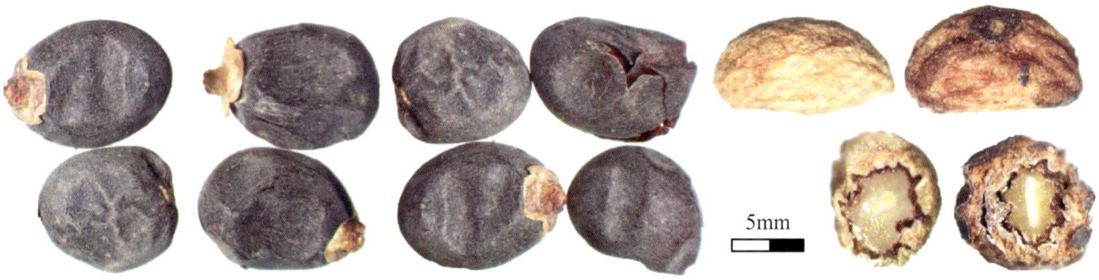

图 108-5　市售女贞子（1998 年，待定）

女贞子未成熟果实，呈椭圆形或肾形。表面灰棕色或灰褐色。图 108-6。

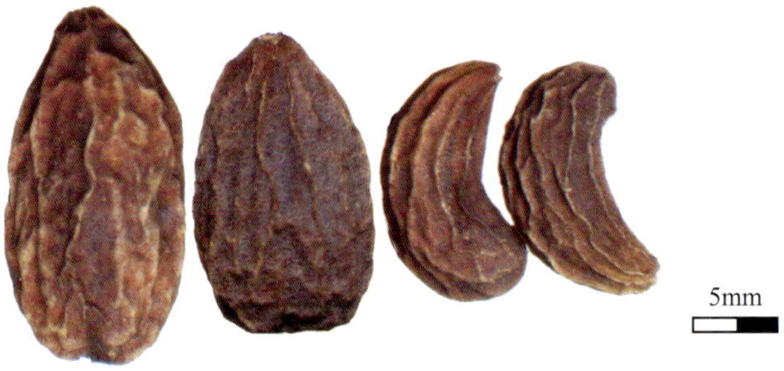

图 108-6　女贞子（未完全成熟）

109. 天冬 ASPARAGI RADIX

标准沿革

【来源】1963 年版《中国药典》以天门冬（天冬）收载，为百合科植物天门冬 *Asparagus cochinchinensis*（Lour.）Merr.。1977 年版《中国药典》删除天门冬名称，以天冬收载。

【药用部位】1963 年版《中国药典》规定为"干燥块根"。

【采收加工】1963 年版《中国药典》规定为"秋、冬二季采挖，洗净泥土，剪去根头和须根，按大小分别入沸水中煮或蒸至透心，捞出，浸入清水中，趁热除去外皮，洗净，微火烘干，或用硫磺熏后再烘干，剪去头尾即可"。1977 年版《中国药典》简化加工工序，并删除硫熏加工，修订为"秋、冬二季采挖，洗净，除去根头和须根，置沸水中煮或蒸至透心，趁热除去外皮，洗净，干燥"。

【性状】1963 年版《中国药典》描述为"呈长圆纺锤形，中部肥满；黄白色或浅黄棕色，呈油润半透明状；干透者硬而脆，未干透者质柔软；断面蜡质样，黄白色，中间有不透明的白心；味臭，味甘、微苦"。 1977 年版《中国药典》删除"干透……柔软"，并修订为"呈长纺锤形或圆柱形；黄白色至黄棕色，半透明；对光照视，有 1 条不透明的细心；质硬或柔软，断面角质样，中柱黄白色；气微，味甜、微苦"。 1985 年版《中国药典》的修订涉及性状、颜色、质地、断面和气味，为"呈长纺锤形；黄白色至淡黄棕色"，删除"对光照视，有 1 条不透明的细心"的描述。

商品质量

【品质论述】明《本草原始》谓"肥大明亮者佳"。药材以肥满、致密、色黄白、半透明者为佳。

【产地】主产于四川、贵州、广西、浙江等地。商品来自栽培和野生品。

【质量分析】2017 年、2019 年全国天冬专项检验，分别抽验 200 批、279 批，不合格率分别为 30%、16%，不合格项目是"性状、水分、总灰分、二氧化硫残留量"，不合格主要原因是加工炮制不规范。

【市场点评】近年，市场流通的天冬大多数为条块、片或段状，有横切也有纵切，一些地方炮制规范收载"长段、中段或薄片"饮片规格，这类"片型"已在全国市场流通，国家标准规定的"薄片"在市场已很难见到，成为检验和进货验收中的一大困惑。人工种植天冬多由本地商贩收购、加工和销售，天冬产地加工与饮片的不规范性、随意性值得高度重视。图 109-1。

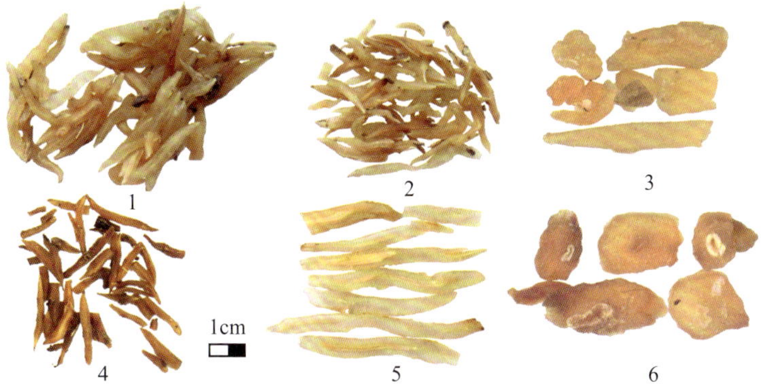

图 109-1 市售天冬
（1、2. 纵切节；3. 切段；4. 厚片；5. 纵切薄片；6. 小节）

特征识别

【性状鉴定】［形状］呈长纺锤形，略弯曲，两端渐细或钝尖。［大小］长5~18cm，直径0.5~2cm。［颜色］淡黄棕色或黄白色，半透明。［纹饰］具深浅不等的纵沟纹，偶有残存的灰棕色外皮。［质地］质硬或质坚韧，有黏性。［断面］角质样，呈淡黄色至淡黄棕色，中柱黄白色。［气味］气微，味微甜、微苦。图109-2。

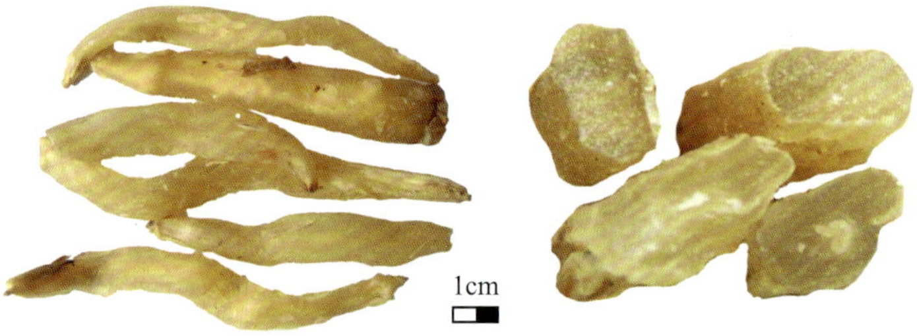

图109-2 天冬药材及断面放大

【鉴别歌诀】

纺锤形状具沟纹　外表黄棕半透明

断面角质显白心　味甜后苦有黏性

【识别要点】（1）形状：呈长纺锤形，两端渐细或呈钝尖，有抽缩的纵沟纹。（2）色泽：呈淡黄棕色、黄白色，或颜色较深；多数呈半透明，对光可见浅色的中柱（俗称硬心或白心）。（3）质地：质硬而脆者居多，少数柔软具黏性。（4）气味：味甜、后微苦。图109-3、图109-4。

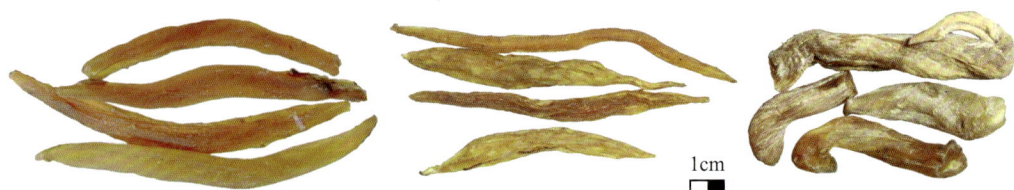

图109-3 天冬药材（3批不同药材）

【性状探微】天冬加工后表面会抽缩，具深浅不等的纵沟纹，少有光滑者；色泽也有深浅差异，存放会变深。

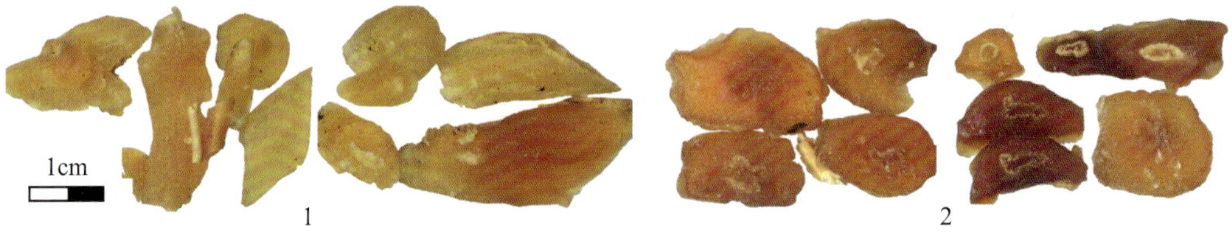

图109-4 天冬饮片

（1. 小段；2. 厚片）

据报道，天冬块根的皮层外侧中石细胞分布存在不确定性。作者观察了云南、四川产地的3批带皮天冬鲜品，结果未发现石细胞，只在根部（未膨大部分）可见少量石细胞。图109-5、图109-6。

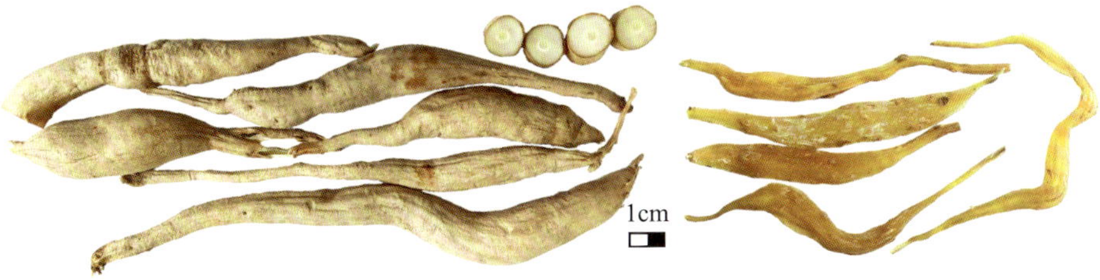

图 109-5　天冬（云南鲜品根及加工品，无石细胞）

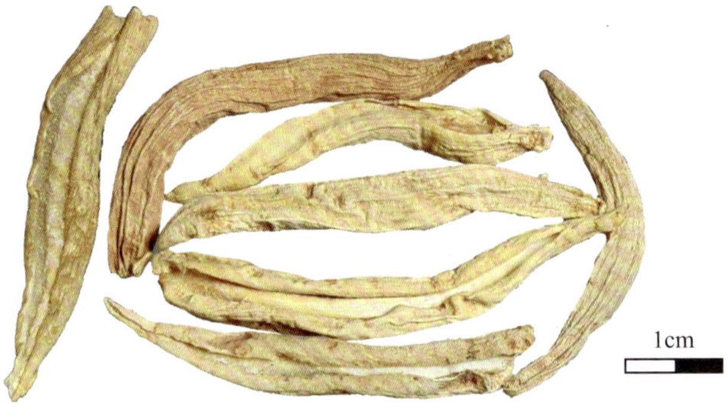

图 109-6　带皮天冬（2023 年四川，无石细胞）

🌿 本草探源

【混乱品种】古代的天冬不止一种。宋《图经本草》记载的"梓州天冬"与百合科密齿天冬 *Asparagus meioclados* 相符，"温州天冬"与羊齿天冬 *A.filicinus* 相符。清《植物名实图考》提到"有大小两种"，所绘一种与西南天冬 *A. munitus* 相符。由此可见，百合科天门冬属多种植物在古代当作天冬使用。

此外，有学者考证认为，宋《图经本草》记载的"兖州天冬"与百部相符，说明古代百部与天门冬也有混淆现象。

【伪造做假】清《伪药条辨》记载"闻有用福州小番薯饮熟晒干伪充，良可概也"。

🌿 品种动态

【品种概述】国内各地称为"天冬"的有 12 种百合科天门冬属植物，其中 6 种存在商品流通，在产地和市场与天冬混淆或误用。此外，市场也发现天冬用红糖水浸泡增重情况。

目前，主流商品为正品天冬；一些地方仍有混淆品流通或误用。

【混伪品】（1）羊齿天门冬：为百合科植物羊齿天门冬 *Asparagus filicinus* Ham. ex D. Don. 的干燥块根。20 世纪 60 年代以来的商品中发现冒充天冬，习称小天冬。

（2）密齿天门冬：为百合科植物密齿天门冬 *Asparagus meioclados* Levl. 的干燥块根。四川地方标准以小天冬收载。

（3）山文竹：为百合科植物山文竹 *Asparagus acicularis* Wang et S. C. Chen 的干燥块根。早年湖南等地误以天冬收购。

（4）短梗天门冬：为百合科植物短梗天门冬的 *Asparagus lycopodineus* Wall. ex Baker 干燥块根。贵州、云南等地称为天冬收购。

（5）戈壁天门冬：为百合科植物戈壁天门冬 *Asparagus gobicus* Ivan. ex Grubov 的干燥块根。分布西北地区，甘肃曾以天冬收购。

图文辨析

【性状鉴定】（1）羊齿天门冬：呈纺锤形，常瘦瘪状。长 2~8cm，直径 0.5~1cm。表面灰黄色、黄棕色或棕褐色，具深纵沟纹。质硬脆。断面类白色或黄白色，有时呈空壳状。气微，味微苦、后稍麻舌。图 109-7。

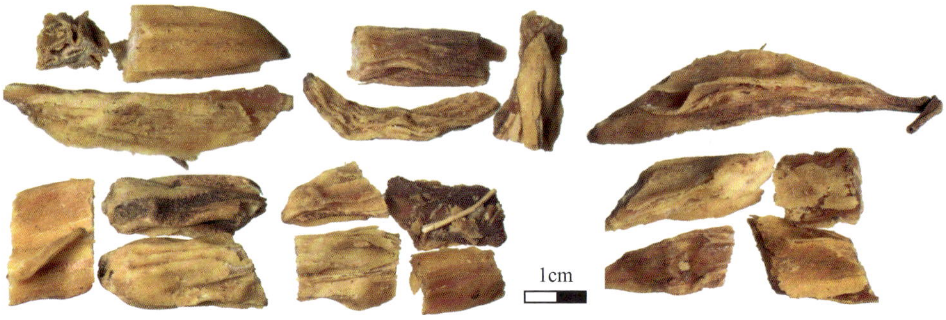

图 109-7　羊齿天门冬（无石细胞）

（2）戈壁天门冬：呈细长纺锤形。长 2~7cm，直径 0.2~1.6cm。表面黄棕色或棕褐色，具深纵沟纹。质硬脆。断面黄棕色，木心黄白色或浅黄色。气微，味微苦、后稍麻舌。图 109-8。

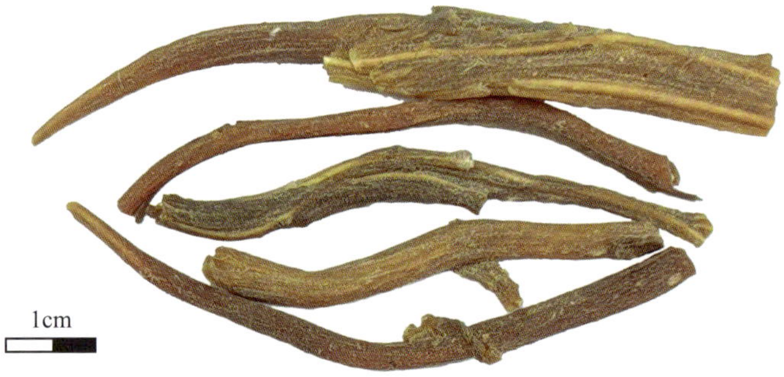

图 109-8　戈壁天门冬

【附注】收集四川人工种植天门冬鲜品，经基因测序为正品。显微镜下观察，在中间膨大部分横切面中未见石细胞，而两端可见少量散在的石细胞。图 109-9。

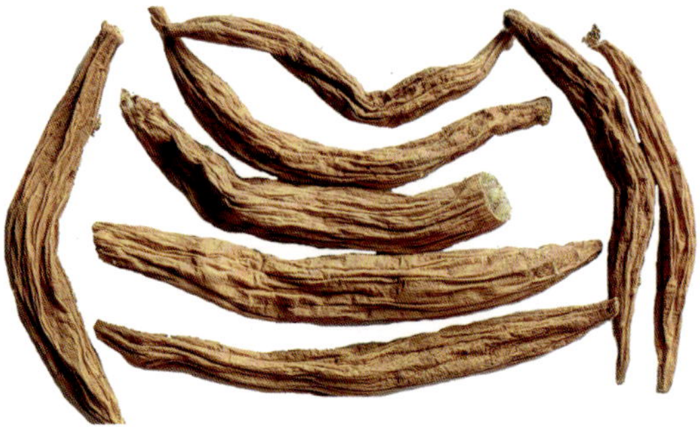

图 109-9　天门冬（四川鲜品）

110. 五味子 SCHISANDRAE CHINENSIS FRUCTUS

标准沿革

【来源】1963 年版《中国药典》收载为木兰科植物五味子 *Schisandra chinensis*（Turcz.）Baill.。1977 年版《中国药典》增加华中五味子 *Schizandra spenanthera* Rehd.et Wils.。2000 年版《中国药典》又将华中五味子以南五味子单列收藏。

【药用部位】1963 年版《中国药典》规定为"干燥成熟果实"。

【采收加工】1963 年版《中国药典》规定为"秋季果实完全成熟时采摘，拣去果枝及杂质。晒干既得"。1977 年版《中国药典》修订为"秋季果实成熟时采摘。晒干或蒸后晒干，除去果梗及杂质"。

【性状】1963 年版《中国药典》描述为"呈不规则圆形或扁圆形颗粒，有的数个粘连；种子肾脏形；果肉气微弱而特殊，味酸"。1977 年版《中国药典》修订为"呈不规则的球形或扁球形；种子肾形；果肉气微，味酸"。删除"有的数个粘连"，增加"种皮薄而脆"。

商品质量

【商品规格】产地加工为统货与选货。

【品质论述】明《本草纲目》记载"南产者色红，北产者色黑。入滋补药，必用北产者乃良"。药材以色紫红、粒大、肉厚、有油性者为佳。

【产地】主产于辽宁、吉林、黑龙江，内蒙古、山西、北京和河北等地亦产。商品来自野生和栽培，以栽培品为主。

特征识别

【性状鉴定】［形状］呈不规则的球形或扁球形；种子 1~2 枚，呈圆肾形或肾形。［大小］直径 5~8mm。［颜色］果肉红色、紫红色或暗红色，有的表面出现"白霜"；种子棕黄色。［纹饰］果肉肥厚，皱缩；种子光滑，具光泽，种脐明显凹入成"U"形。［质地］果肉柔软，显油润。［气味］果肉味酸，种子破碎后，有香气，味辛、微苦。图 110-1。

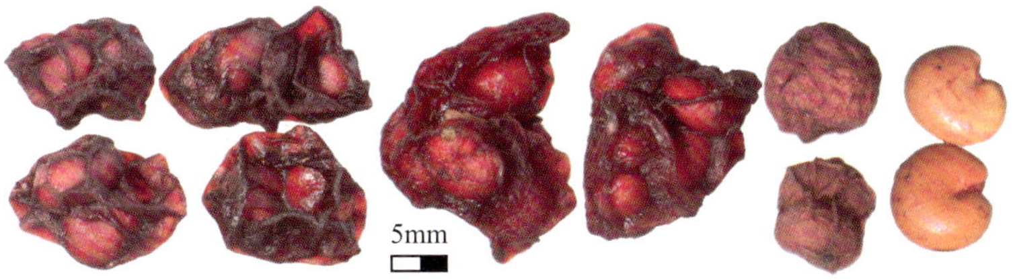

图 110-1 五味子及种子放大

【鉴别歌诀】　　　　　　　扁球形状显皱缩　果皮紫红果肉厚
　　　　　　　　　　　　　种子棕黄圆肾形　气微味酸后辛苦

【识别要点】（1）颜色：成熟度好的呈紫红色，显油性（油果），成熟果实呈红色（熟果），久存呈暗红色、黑红色，并出现"白霜"；同一颗树上的五味子由于光照条件不一样，颜色有深浅差异。（2）果肉：肥厚柔软，深度皱缩，显油润。（3）种子：五味子的种子呈圆肾形或肾形，光滑是其特征之一。种子表面有无瘤状突起是五味子属植物重要的分类特征。图110-2。

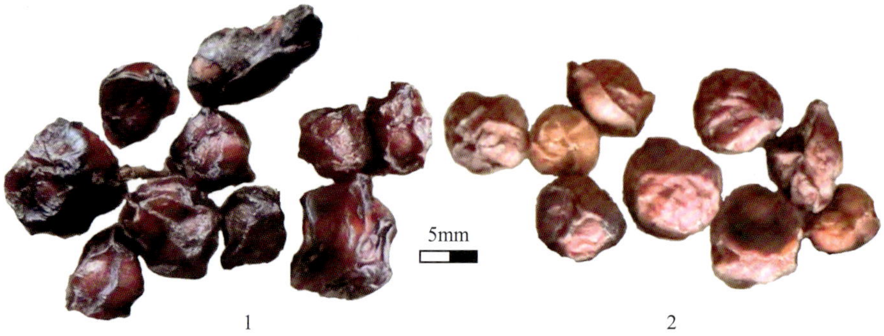

图 110-2　五味子
（辽宁，1. 油果；2. 熟果）

【性状探微】五味子的种子描述"肾形，有光泽"并不准确，"呈圆肾形或肾形，表面光滑，并具光泽"更符合实际特征。近年国内不少地方引种五味子，性状稍有差异。图110-3。

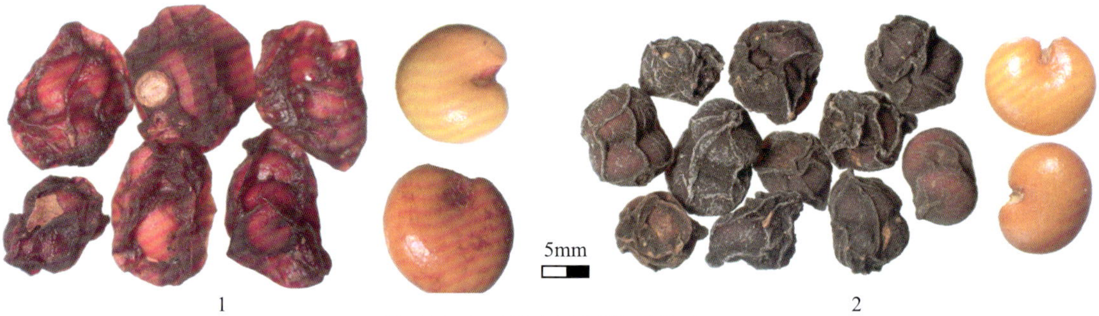

图 110-3　五味子及种子放大
（1. 吉林；2. 河北）

🌱 本草探源

【混乱品种】宋《图经本草》记载"今有数种，大抵相近，而以味甘者为佳"。明《本草蒙筌》记载"南北各有所长，藏留切勿相混"。古代的五味子来源不止一种，五味子 *S. chinensis* 和华中五味子 *S. sphenanthera* 分别是本草记载的北、南五味子的品种来源。

🌱 品种动态

【品种概述】国内各地称为"五味子"的有4科18种植物，其中，五味子科五味子属（Schisandra）14种植物，约7种形成商品，其余主要在西南地区民间使用。市场多次发现五味子的掺假、染色商品。

目前，主流商品为正品五味子（北五味子）；南五味子常混淆为五味子。

【混伪品】（1）南五味子：为木兰科植物华中五味子 *Schisandra sphenanthera* Rehd. et Wils. 的干燥

成熟果实。2000 年版《中国药典》单列。主产于陕西、河南、甘肃。本品常与五味子混淆，这是造成五味子不合格的主要原因之一。

（2）小檗果实：为小檗科植物小檗 *Berberis amurensis* 等同属植物的成熟果实加工品。早年市场发现冒充五味子。

（3）野葡萄：为葡萄科植物葡萄属（Vitis L.）未成熟果实晒干后染色冒充。

图文辨析

【**性状鉴定**】（1）南五味子：呈球形或扁球形。直径 4~6mm。表面棕红色、暗棕色或棕褐色，干瘪，皱缩，果肉薄而脆，常紧贴于种子上。种子圆肾形，呈棕黄色、棕褐色，具光泽，种脐凹陷成斜"V"形，表面不光滑，尤其在背脊处有少量的小瘤状突起。气微，果肉味微酸。图 110-4、图 110-5。

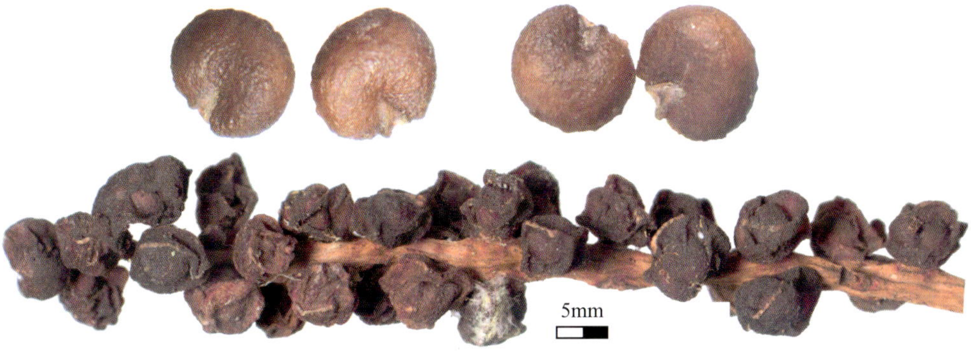

图 110-4　南五味子（甘肃采集，果穗及种子放大）

（2）小檗果实：呈椭圆形、卵形或近球形。直径 4~6mm。表面呈蓝黑色，果皮抽缩成不规则纹理。种子 2 粒，黄褐色，具密集的凹陷点。图 110-6。

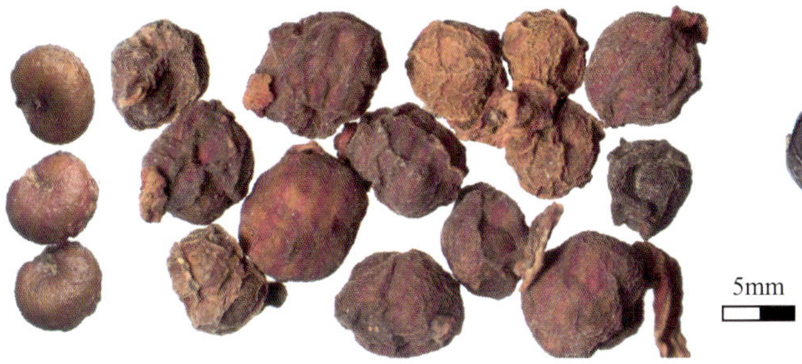

图 110-5　南五味子（甘肃） 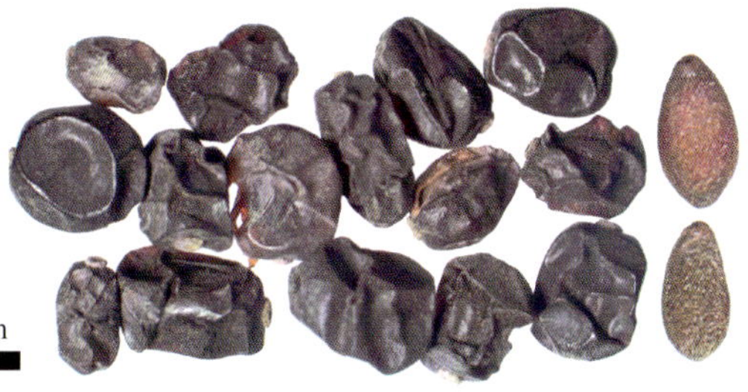　　　　图 110-6　小檗果实（市售五味子）

111. 片姜黄 WENYUJIN CONCISA RHIZOMA

标准沿革

【来源】1963 年版《中国药典》收载为姜科植物郁金 *Curcuma aromatica* Salisb.。1977 年版和 1985 年版《中国药典》未收载。1990 年版《中国药典》修订为温郁金 *Curcuma wenyujin* Y. H. Chen et C. Ling。

【药用部位】1963 年版《中国药典》规定为"干燥地下根状茎"。 1990 年版《中国药典》修订为"干燥根茎"。

【采收加工】1963 年版《中国药典》规定为"冬季苗枯萎时采挖，除去须根，洗净泥土，立即纵切成约 2 分厚的片，晒干即得"。 1990 年版《中国药典》中加工方法修订为"趁鲜纵切厚片，晒干"。

【性状】1963 年版《中国药典》描述为"呈长圆形或形状不规则的片状，大小不一。外皮灰黄色，粗糙皱缩，有时可见环节及须根痕，切面黄白色或灰黄色，有一圈环纹及多数筋小点散在。质坚实，粉质，有筋脉。有姜香气，味苦而辛凉"。 1990 年版《中国药典》将切面颜色修订为"黄白色至棕黄色"，增加断面颜色"灰白色至棕黄色"，修订气味为"气香特异，味微苦而辛凉"。

商品质量

【品质论述】药材以片大、色黄白、质坚实、起粉者为佳。

【产地】主产于浙江，福建、云南等地亦产。商品来自栽培品。

【市场点评】我国姜黄属（Curcuma L.）4 种植物，均属药用植物，根茎加工为莪术（3 种来源）、姜黄和片姜黄，块根则加工为郁金（4 种来源）；片姜黄是温郁金 *C. wenyujin* 的根茎趁鲜加工的干燥品，温莪术又是温郁金 *C. wenyujin* 的根茎经过蒸或煮至透心干燥加工品。姜黄属植物的药用部位与中药材关系错综复杂，来源高度重合，堪称中药界的"一大奇葩"。

片姜黄主产于浙江，近年市场流通福建、云南等地商品，前者更受市场的青睐，价格是后两者的数倍，市售片姜黄外观差异较大，其中的原因值得研究。

特征识别

【性状鉴定】［形状］呈类圆形、长圆形或不规则厚片。［大小］长 3~6cm，宽 1~3cm，厚 0.1~0.4cm。［颜色］外皮灰黄色或浅棕黄色；切面灰白色、黄白色或棕黄色；断面黄白色或棕黄色。［纹饰］外皮粗糙皱缩，可见环节及须根痕；有一圈环纹及多数筋脉小点。［断面］略显粉质。［质地］质较坚实，易折断。［气味］气香特异，味微苦而辛凉。图 111-1。

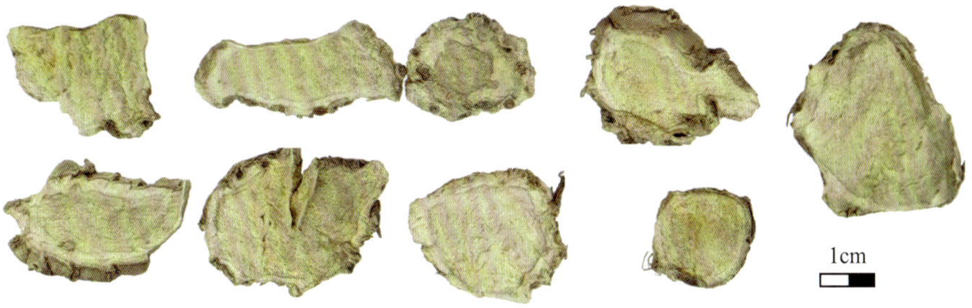

图 111-1　片姜黄（浙江）

【鉴别歌诀】　　不规则或类圆形　外皮灰黄呈厚片

切面黄白至棕黄　味苦辛凉气特异

【识别要点】据《中国植物志》及相关研究，温郁金、莪术的鲜品根茎断面呈黄色，蓬莪术呈浅黄绿色至浅蓝色，广西莪术则呈白色或淡黄色。片姜黄切面呈黄白色或棕黄色，以偏黄色为主。蓬莪术、莪术切面呈白色、棕黄色或局部浅灰蓝色。由于颜色识别的主观性较强，性状真伪鉴别存在难度。

【性状探微】目前，市场流通的片姜黄多呈黄白色，鲜见棕黄色；质地较硬而坚实，断面略显角质状而非粉质。图 111-2。

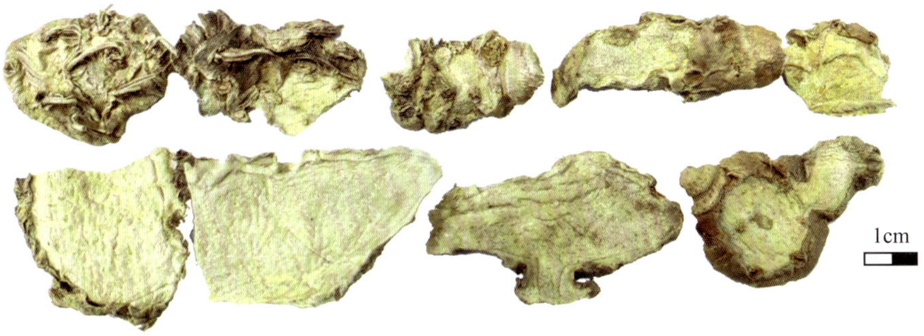

图 111-2　片姜黄（浙江）

🌿 **本草探源**

【混乱品种】清《伪药条辩》记载"（片姜黄）今肆中有伪品，即姜黄假充，粒大皮粗，味辣，内不结润，非片子也，勿用为是"。民国《增订伪药条辩》记载"片姜黄与子姜黄，大小块色皆不同。片姜黄比子姜黄大六七倍，切厚片，色淡黄兼黑，边有须根。广东潮州、浙江温州俱出"。

本草中有关片姜黄的植物来源并不清楚，其植物来源可能不同。

🌿 **品种动态**

【品种概述】国内各地称为"片姜黄"包括姜黄属（Curcuma L.）4 种植物，均有商品流通。片姜黄是来源单一而实际品种较为混乱的药材，蓬莪术是片姜黄的主要混伪品。

【混伪品】（1）蓬莪术：为姜科植物蓬莪术 C. *phaeocaulis* Val. 的干燥根茎。有报道，市场流通的"片姜黄"主要来自蓬莪术。

（2）广西莪术：广西莪术 C. *kwangsiensis* S. G. Lee et C. F. Liang 的干燥根茎。

图文辨析

【**性状鉴定**】（1）蓬莪术：呈类圆形或椭圆形厚片。外表面灰黄色或浅黄绿色，有须根痕。切面暗黄色、浅黄绿色，可见点状或条状筋脉纹。断面浅黄绿色或暗黄色。气微香，味苦而辛凉。图111-3。

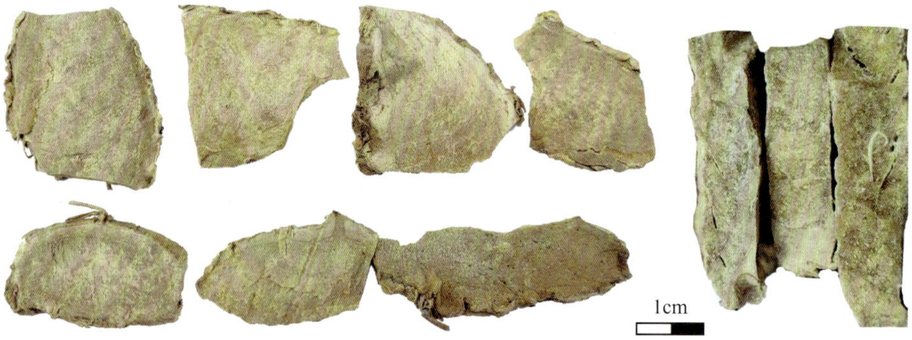

图 111-3　市售片姜黄（福建，疑似蓬莪术）

（2）广西莪术：基本同蓬莪术。切面黄白色或黄绿色。断面黄绿色或黄白色。气微香，味苦而辛凉。图111-4。

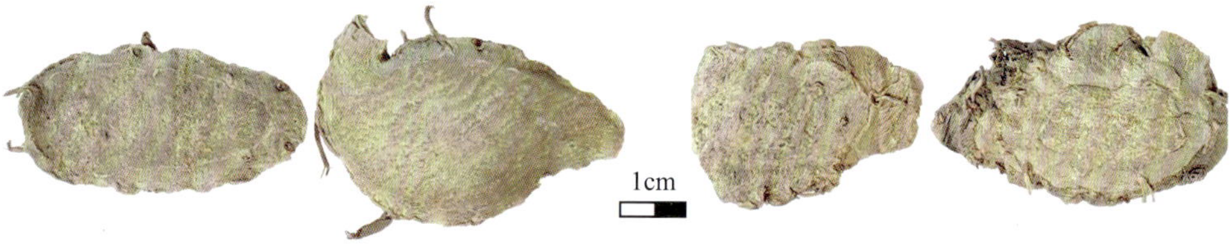

图 111-4　市售片姜黄（广西，疑似广西莪术）

【**市场速览**】广西片姜黄与浙江片姜黄两者非常相近，前者颜色偏淡、苦味重，后者偏黄色、辛味重，图111-5。

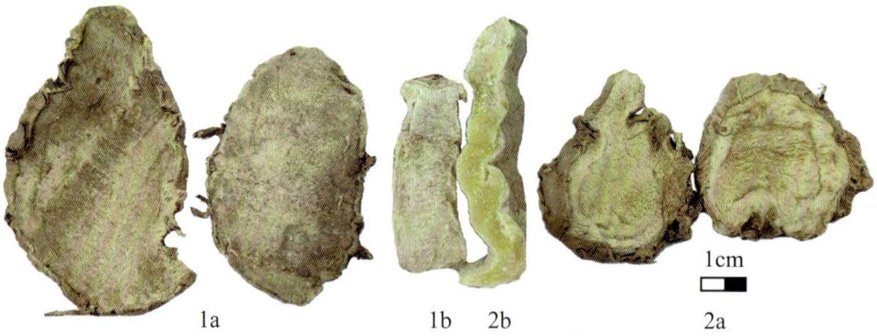

图图 111-5　市售片姜黄（1. 广西；2. 浙江；a. 切面 b. 断面）

112.牛膝　ACHYRANTHIS BIDENTATAE RADIX

标准沿革

【来源】1963 年版《中国药典》收载为苋科植物牛膝 *Achyranthes bidentata* Bl.。1977 年版《中国药典》以牛膝（怀牛膝）收载。1990 年版《中国药典》以牛膝收载，删除怀牛膝副名。

【药用部位】1963 年版《中国药典》规定为"干燥根"。

【采收加工】1963 年版《中国药典》规定为"冬季茎叶枯萎时采挖，除去地上茎、须根和泥沙，捆成小把，晒至干皱后，用硫磺熏数次，将顶端切齐，晒干"。2000 年版《中国药典》删除"硫磺熏"。

【性状】1963 年版《中国药典》描述为"表面黄白色或灰黄色，有微细纵皱纹和稀疏的侧根痕。断面平坦，微呈半透明状，中间有明显的黄白色木心，其周散有许多筋脉小点。臭微，味微甜"。1977 年版《中国药典》修订为"表面灰黄色或淡棕色，有略扭曲而微细纵皱纹、横长皮孔及稀疏的细根痕。断面微呈角质样而油润，木部黄白色，其周围有多数点状的维管束，排列成 2~4 轮。气微，味微甜而稍苦涩"。1990 年版《中国药典》将"木部黄白色"修订为"中心维管束木部较大，黄白色"。2005 年版《中国药典》将断面维管束修订为"外周散有多数黄白色点状的维管束，断续排列成 2~4 轮"。

商品质量

【商品规格】产地加工为统货和选货。

【品质论述】药材以条粗长、皮细、色灰黄者为佳。

【产地】主产于内蒙古、河南和河北等地。商品来自栽培品。

特征识别

【性状鉴定】［形状］呈细长圆柱形，挺直或稍弯曲。［大小］长 15~70cm，直径 0.4~1cm。［颜色］表面灰黄色或淡棕色，有微扭曲的细纵皱纹、排列稀疏的侧根痕和横长皮孔样的突起。［质地］质硬脆，易折断，受潮后变软。［断面］较平坦，淡棕色，略呈角质样而油润中；心维管束木质部较大，黄白色，其外周散有多数黄白色点状维管束，断续排列成 2~4 轮。［气味］气微，味微甜而稍苦涩。图 112-1。

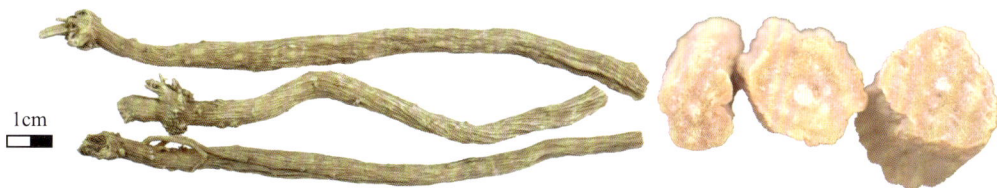

图 112-1　牛膝（河北）

【鉴别歌诀】 圆柱形状色灰黄　受潮变软是特点
中央木心常两点　筋脉环点味较甜

【识别要点】（1）木心：初生木质部二原型，中央常见两个相对排列的木心，其外围维管束（筋脉点）断续排列成2~4轮。（2）气味：气微，味微甜而稍苦涩。（3）质地：潮润时柔软，微有弹性。（4）断面：岔口较平坦，略呈角质样而油润。图112-2、图112-3。

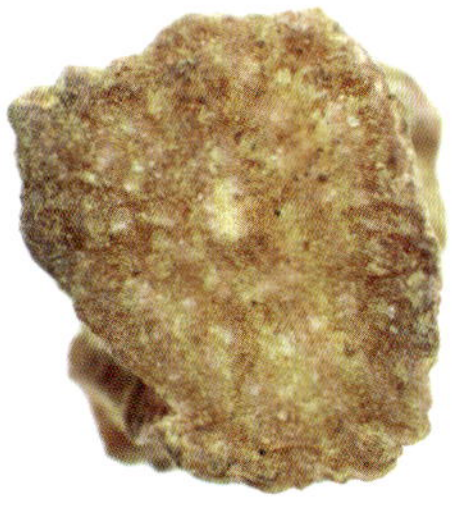

图112-2　牛膝

5mm

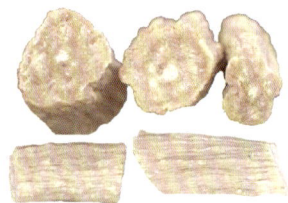

图112-3　牛膝（2批饮片）

品种动态

【品种概述】国内各地称为"牛膝、土牛膝、白牛膝、红牛膝"的有15科50余种植物，民间称谓非常复杂和混乱，在市场流通或误用的有10余种。

目前，商品牛膝来自正品牛膝（怀牛膝）；川牛膝、麻牛膝常混淆为牛膝。

【混伪品】（1）川牛膝：为苋科植物川牛膝 *Cyathula officinalis* Kuan 的干燥根。2010年版《中国药典》收载。主产于四川、重庆、湖北、湖南等地。

另据报道，四川一些地方将川牛膝 *Cyathula officinalis* 和头花杯苋 *Cyathula capitata* 在同一个田地杂交种植，形成杂交牛膝，市场称为"红牛膝"。本品加工成饮片以川牛膝或掺假川牛膝中销售。

（2）麻牛膝：为苋科植物头花杯苋 *Cyathula capitata* Moq. 的干燥根。分布于四川、云南等地，习称白牛膝、麻牛膝。历史上麻牛膝与川牛膝混用。

（3）土牛膝：为苋科植物柳叶牛膝 *Achyranthes longifolia* Mak.、粗毛牛膝 *Achyranthes aspera* L. 的干燥根和根茎。分布于湖南、湖北、四川、云南、贵州等地。湖北（柳叶牛膝和粗毛牛膝）、湖南和贵州（粗毛牛膝）地方习用药材。

（4）白牛膝：为石竹科植物狗筋蔓 *Silene baccifer* L. 的干燥根。云南地方习用药材。

（5）味牛膝：为爵床科植物腺毛马蓝 *Strobilanthes forrestii* Diels 或 未膝马蓝 *Strobilanthes nemorosus* R.Ben 的干燥根茎及根。湖北（腺毛马蓝）、四川（未膝马蓝）地方习用药材。

图文辨析

【性状鉴定】（1）川牛膝：呈长圆柱形，根头较小，下部少有分枝，扭曲。长短不等，直径0.3~3cm。表面灰褐色或棕黄色，具纵皱纹及皮孔。质柔韧，不易折断，初生木质部二原型，淡黄色维管束排列成2~6轮同心环。气微，味微甜，后微涩。图112-4、图112-5。

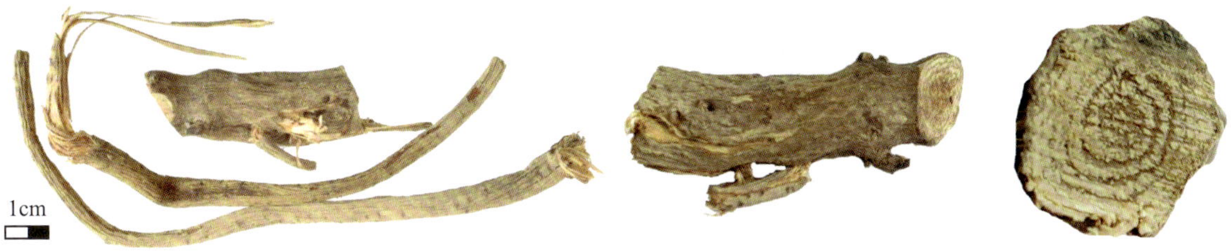

图 112-4　川牛膝及断面（四川）

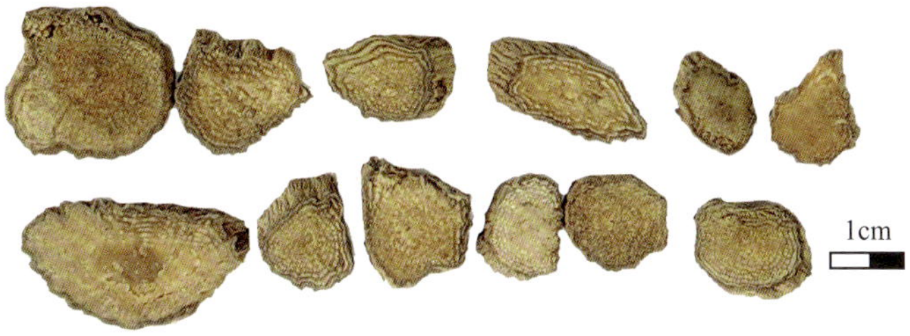

图 112-5　川牛膝饮片（四川）

（2）麻牛膝：根圆锥状，根头显著膨大，在根头部分枝较多。直径 0.6~1.4cm。表面棕褐色或棕黄色，具纵皱纹及皮孔。质脆，易折断。初生木质部二至六原型，淡黄色维管束排列成 3~8 轮同心环。气特异，味苦、麻舌感持久，有的微甜，后苦、麻舌。（外观与川牛膝相近，气味差异较大，嚼之有芹菜味）。图 112-6、图 112-7。

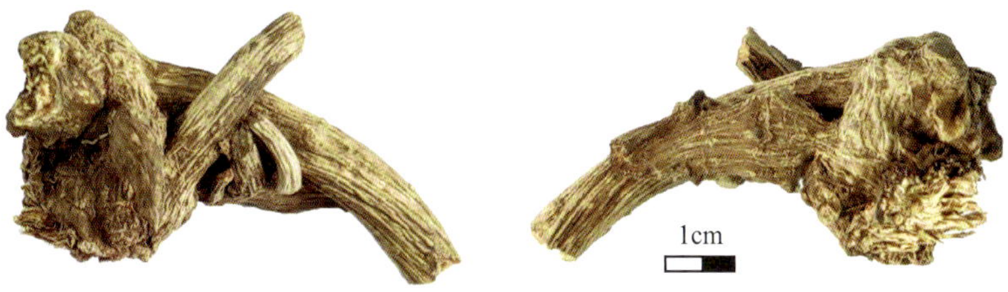

图 112-6　麻牛膝（云南）

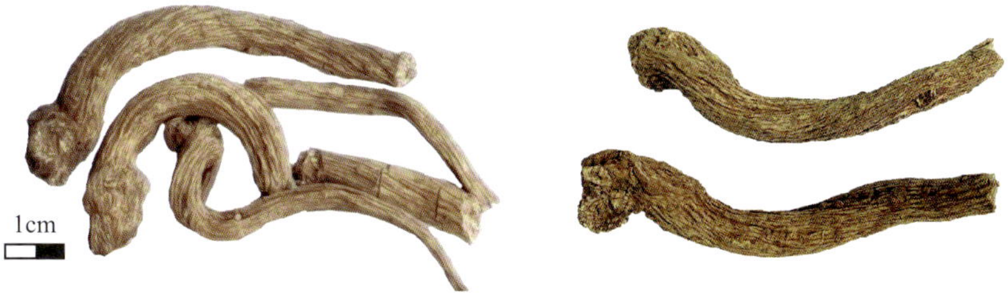

图 112-7　麻牛膝（四川）

（3）伪品 1：呈类圆形厚片或短柱形。直径 0.3~1cm，厚（长）0.2~0.8（1.6）cm。表面棕褐色，有纵沟及横长的皮孔样突起。切面类白色、浅黄白色，皮部窄，木部放射状纹理明显，有裂隙。气微，味微苦、涩。图 112-8。

（4）伪品 2：根呈圆柱形。表面暗棕色、灰棕色，有明显细纵沟纹及横向突起皮孔。质坚硬。断面褐色韧皮部与浅棕色木部呈相间的数个环纹，中央为木心，木部导管孔明显。气微，味微酸涩、后麻舌。图 112-9。

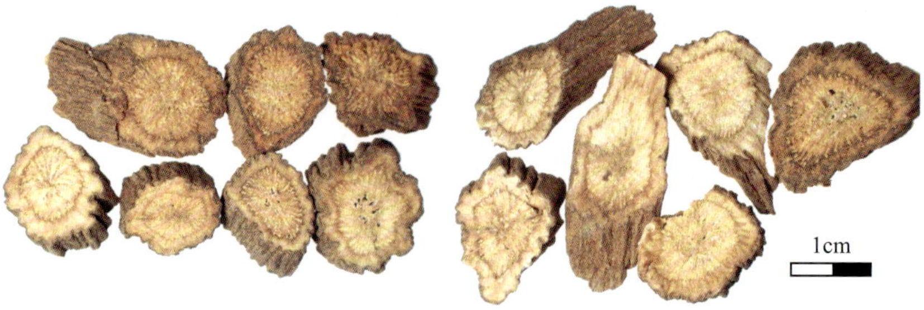

图 112-8　伪品 1（2007 年市售牛膝，为赤芍饮片）

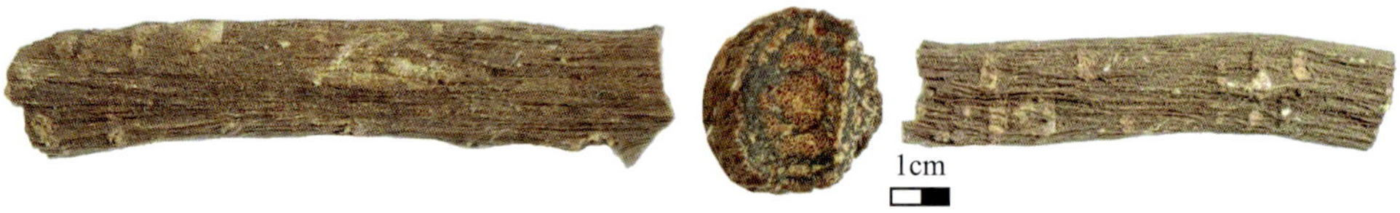

图 112-9　伪品 2（1998 年市售牛膝）

【市场速览】市场流通一种土牛膝饮片。根茎短粗，残留地上茎。根表面灰黄褐色、灰黄色，断面多数点状维管束散在。气微，味微甜、后苦涩。为牛膝残茎。图 112-10。

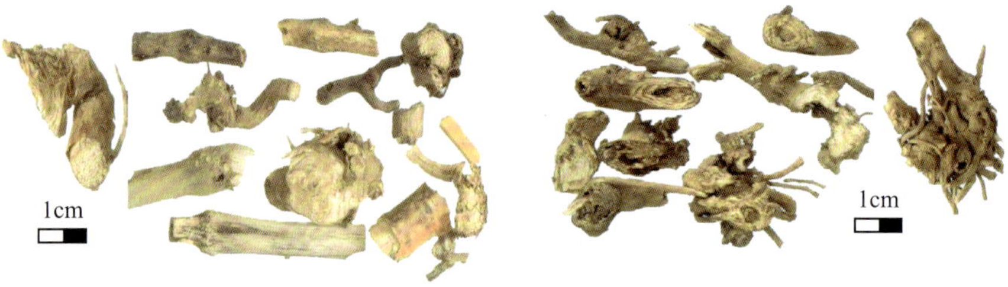

图 112-10　市售土牛膝（2 批样品，为牛膝非药用部位）

2023 年收集 1 批市售红牛膝，为麻牛膝，图 112-11。

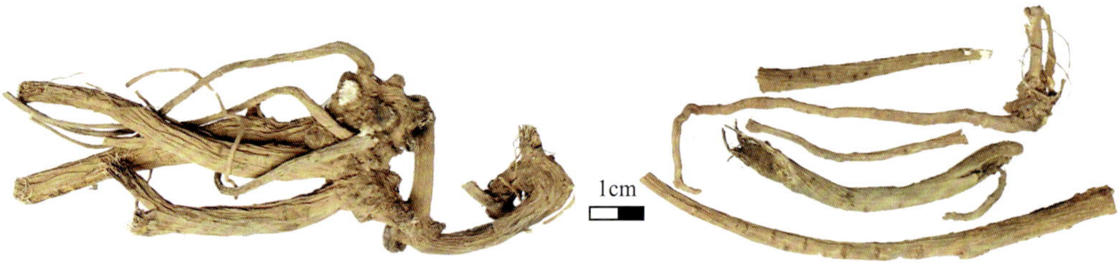

图 112-11　市售红牛膝（麻牛膝）

2022 年收集 1 批市售野生牛膝样品，经鉴定为野生牛膝。图 112-12。

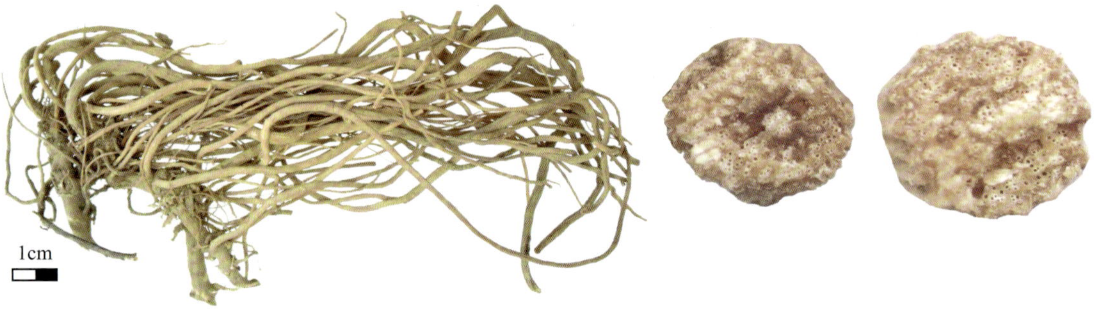

图 112-12　市售野牛膝（2023 年湖北，野生牛膝）

113. 丹参 SALVIAE MILTIORRHIZAE RADIX ET RHIZOMA

标准沿革

【来源】1963 年版《中国药典》收载为唇形科植物丹参 *Salvia miltiorrhiza* Bge.。

【药用部位】1963 年版《中国药典》规定为"干燥根部"。1977 年版《中国药典》修订为"干燥根及根茎"。

【采收加工】1963 年版《中国药典》规定为"秋季采挖，除去茎叶，洗净泥沙，晒干既得。"1977 年版《中国药典》修订为"春、秋二季采挖，除去泥沙，干燥"。

【性状】1963 年版《中国药典》规定为"根呈圆柱形，上部膨大；外皮疏松，易剥落；断面不平坦，外层色较深，呈紫黑色或砖红色，内层有显著的筋脉白点；无臭、味甘、味苦，咀嚼时唾液染成红色"。 1977 年版《中国药典》修订较大，删除"上部膨大和咀嚼时唾液染成红色"，增加"老根外皮疏松，多呈紫棕色，常呈鳞片状剥落；断面疏松，有裂隙或略平整而致密"，将断面修订为"皮部棕红色，木部灰黄色或紫褐色，可见白色点状的维管束"，将气味修订为"气微，味微苦涩"。 1985 年版《中国药典》将"可见白色点状的维管束"修订为"导管束黄白色，呈放射状排列"。1977 年版《中国药典》增加丹参栽培品的性状描述。

商品质量

【商品规格】产地加工为丹参条、丹参片、丹参段，分为统货、选货（大、中和小等级，或 0.4~1.0 不同筛号等级）。

【品质论述】陈仁山《药物出产辨》记载"丹参产四川龙安府为佳，名川丹参；有产安徽、江苏，质味不佳。"药材以条粗、色紫红、完整者为佳。

【产地】主产于陕西、山东、四川，河南、河北、山西、安徽、甘肃、内蒙古等地亦产。商品来自栽培或野生品，以栽培品为主。

【质量分析】2015 年全国丹参专项检验，抽验 561 批，不合格率为 40%，不合格项目是"浸出物、性状、水分、含量测定"，不合格主要原因是人工种植丹参的质量不达标。2019 年丹参专项检验发现，市场仍然存在染色丹参。

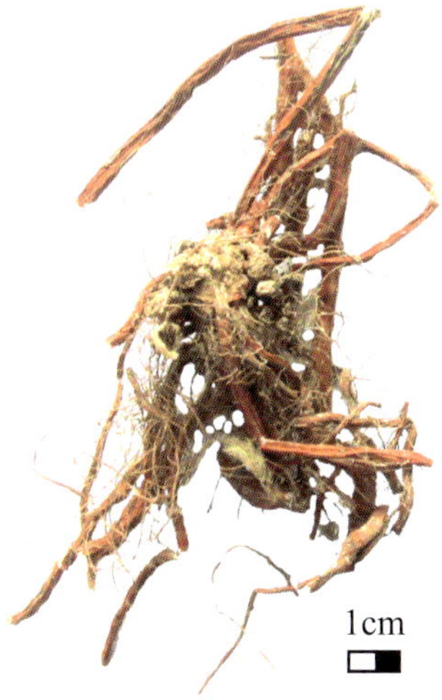

1cm

图 113-1 野生丹参

特征识别

【性状鉴定】（1）野生品：［形状］根茎短粗，顶端有时残留茎基；根数条，长圆柱形，略扭曲，多分枝，并具须状细根。［大小］根长 10~20cm，直径 0.3~1cm。［颜色］红棕色或暗红色，老根多显紫棕色。［纹饰］表面具纵皱纹；老根的栓皮疏松，手捻易脱落。［质地］质硬而脆。［断面］不平整，疏松或较致密；皮部棕红色，木部灰黄色或紫褐色，导管束黄白色，呈放射状排列。[气味] 气弱，味微苦涩。图113-1。

（2）栽培品：[形状] 根长圆柱形，少有分枝。[大小] 直径 0.5~1.8cm。[颜色] 红棕色或棕褐色。[纹饰] 具较疏的纵皱纹，外皮紧贴不易剥落。[断面] 较平整，略呈角质样；多呈黄白色，可见放射纹理。图113-2、图113-3。

图 113-2　栽培丹参（药材及丹参段）

【鉴别歌诀】　　野生品　根茎粗短根数条　外表红棕皮疏松
　　　　　　　　　　　　　皮部棕红味苦涩　木部灰黄放射纹
　　　　　　　　栽培品　根条肥壮呈圆柱　外表红棕紧贴根

【识别要点】（1）形状：野生品根茎呈斜升或横生状，根散生于根茎周围，栓皮常成疏松状；栽培品根茎短小，主根多数，有分枝，产地加工除去须根，商品呈圆柱形。（2）颜色：外表面呈红棕色、暗红色或紫红色。（3）断面："发汗"者皮部棕红色，木部灰黄色或紫褐色，导管束呈放射状排列，直接晒干者茬口黄白色。

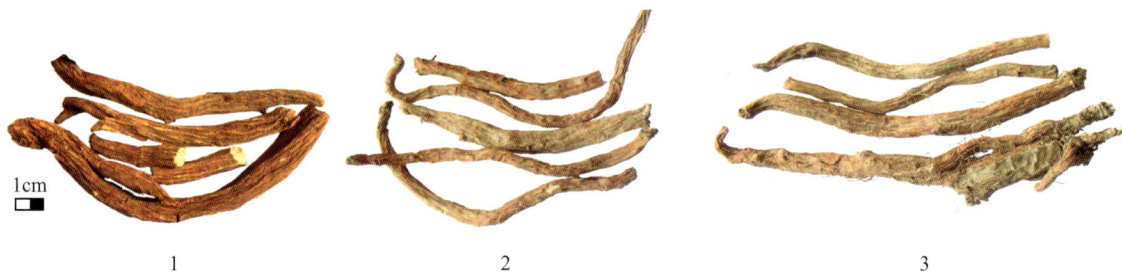

图 113-3　栽培丹参（1. 四川中江；2. 河北；3. 山东）

🌱 本草探源

【混乱品种】本草记载的丹参不止一种。明《滇南本草》记载的丹参为云南鼠尾草 *Salvia yunnanensis*。清《植物名实图考》所载小丹参亦为云南鼠尾草。

【伪造做假】明《炮炙大法》记载"卖家多染色，须辨之"，明代已有不法商人染色造假。清《伪药条辨》记载"近今市肆一种土丹参，不知何种草根混充，殊可恨也"。中药成为商品和谋生手段，难免一些商人产生见利忘义之心。

🌱 品种动态

【品种概述】国内各地称为"丹参"的计4科26种植物，唇形科鼠尾草（Salvia）就有20余种植物在民间药用或称谓，约10种形成商品，一些成为地方习用药材。

目前，主流商品为人工栽培丹参；地方习用品仍在产地流通使用。

【**混伪品**】（1）紫丹参：为唇形科植物甘西鼠尾草 *Salvia przewalskii* Faxim.、褐毛甘西鼠尾草 *Salvia przewalskii* Maxim. var. *mandarinorum*（Diels）Stib. 的干燥根及根茎。甘肃地方习用药材。商品以紫丹参、甘肃丹参或丹参销售。

（2）滇丹参：为唇形科植物云南鼠尾草 *Salvia yunnanensis* C.H.Wright. 的干燥根及根茎。云南地方习用药材。《河北省中药炮制规范》以紫丹参收载。

（3）南丹参：为唇形科植物南丹参 *Salvia bowleyana* Dunn. 的干燥根及根茎。安徽地方习用药材。

（4）牛蒡根：为菊科植物牛蒡 *Arctium lappa* L. 的干燥的根。近年发现染红切片后冒充丹参或掺入丹参饮片中。

（5）高乌头：为毛茛科植物高乌头 *Aconitum sinomontanum* Nakai 的干燥根。甘肃民间药。早年甘肃个别地方误以为紫丹参（甘肃丹参），未见流通使用。

（6）芍药根茎：为毛茛科植物芍药 *Paeonia lactiflora* Pall. 的干燥根茎。有报道，芍药的根茎加工染色后掺入丹参饮片中。

（7）提取丹参：将丹参饮片提取后重新投入市场；尚发现染色的丹参饮片。

🌱 图文辨析

【**性状鉴定**】（1）紫丹参：根呈圆锥形，根头部常由一至数个茎基合生，根部数个根错综交织呈辫子状或扭曲状。长 10~20cm，直径 1~4cm。外表面暗红褐色，外皮常有部分脱落而显红褐色。质松而脆，易折断。断面极不整齐，黄白色点状异形维管束散列。气微弱，味微苦、涩。图 113-4 至图 113-6。

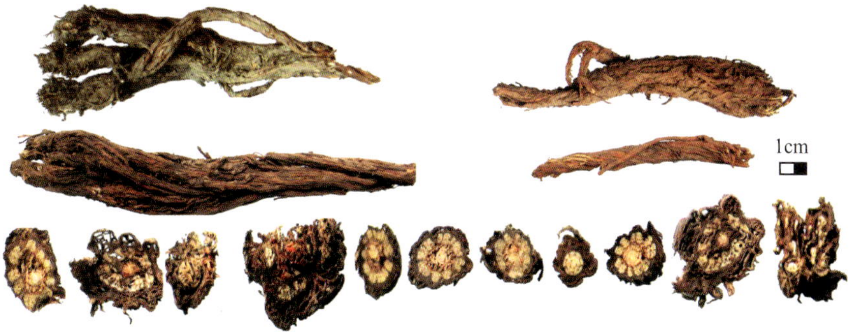

图 113-4 紫丹参（甘肃野生，药材及饮片）

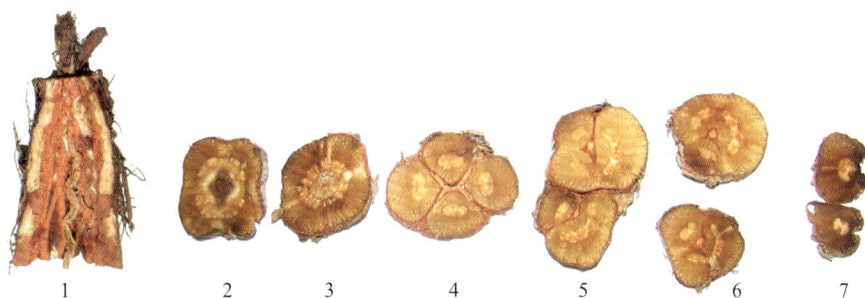

图 113-5 紫丹参
（1. 鲜品纵切面；2~7. 鲜品从根茎、根头到支根不同部位横切片）

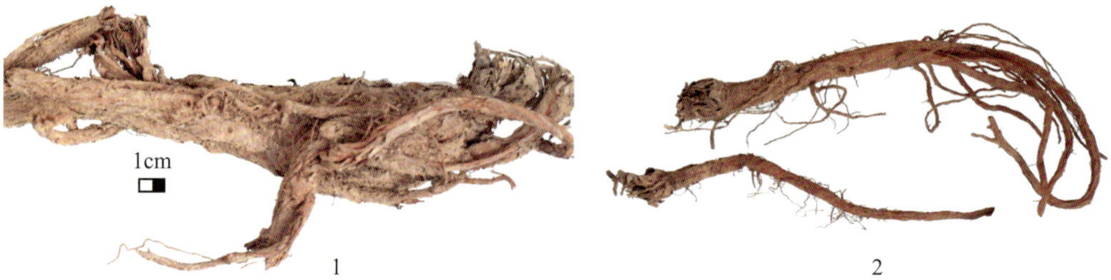

图113-6　紫丹参

（甘肃栽培，1.5年生；2.2年生）

（2）滇丹参：根茎横生而粗短，可见数个残茎。根多呈纺锤形，少有分枝，常一至数个着生。长6~15cm，直径0.3~1cm。外表暗红棕色。图113-7。

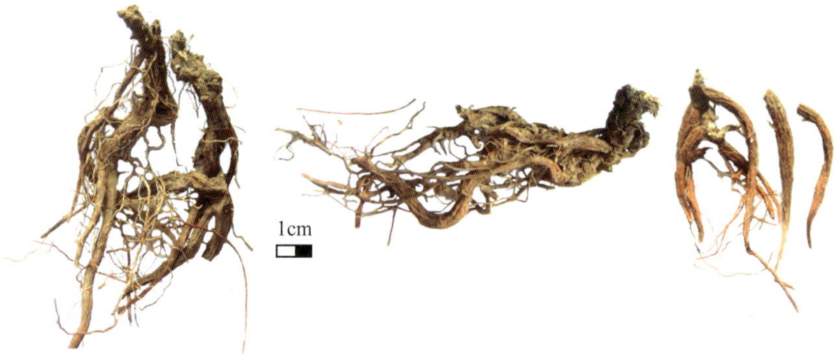

图113-7　滇丹参（云南）

（3）南丹参：根茎横生而短粗，有时残留茎基。根数条着生，呈长圆柱形。长6~13cm，直径0.3~0.7cm。外表灰棕色、浅棕红色。图113-8。

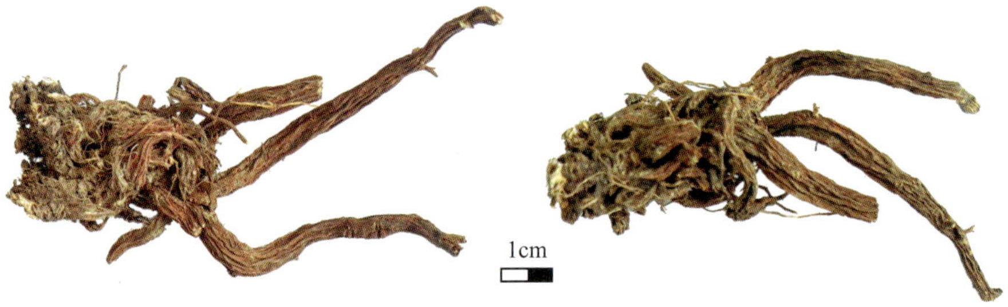

图113-8　南丹参

（4）高乌头：呈倒圆锥形或不规则柱状，扭曲。表面棕褐色至棕黑色，粗糙，多纵沟由多个细根缠绕呈绳状或辫子状。质轻而松脆，易折断。断面淡黄棕色，有的根中央已枯朽成空洞状。气微，味辛、苦、微麻。图113-9。

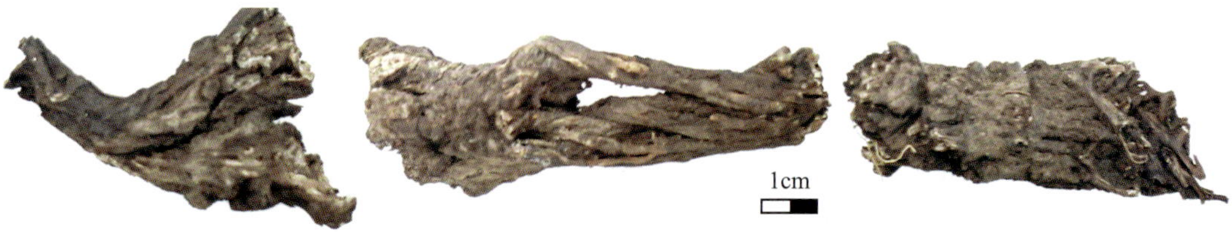

图113-9　高乌头（甘肃）

114. 乌梅 MUME FRUCTUS

标准沿革

【来源】1963 年版《中国药典》规定为蔷薇科植物梅 *Prunus mume*（Sieb.）Sieb. et Zucc.。

【药用部位】1963 年版《中国药典》规定为"干燥未成熟果实"。1977 年版《中国药典》修订为"干燥近成熟果实"。

【采收加工】1963 年版《中国药典》规定"夏、秋二季采摘后，置烘炕上用低温烘干既得"。1977 年版《中国药典》修订为"夏季果实近成熟时采收，低温烘干后闷至色变黑"。

【性状】1963 年版《中国药典》描述"核坚硬，椭圆形，棕黄色；内含淡黄色种仁一粒，其形状、气味与苦杏仁相似；果肉稍有特异的酸气，味极酸"。1977 年版《中国药典》在果核上增加"表面有凹点"，种子修订为"内有淡黄色种子 1 粒"，气味修订为"气微，味极酸"。1985 年版《中国药典》中种子修订为"种子卵圆形"。

商品质量

【商品规格】产地加工为统货与选货，市场亦有熏制货与烘干货，甚至去核的乌梅肉商品。

【品质论述】药材以个大、肉厚、柔润、外皮乌黑、味酸者为佳。

【产地】主产于四川、湖北、福建，云南、浙江、江苏、湖南、广东等地亦产。商品来自栽培品。

【市场点评】自古以来乌梅就有熏、蒸、烘、晒等方法，还有加辅料方法。明《本草纲目》记载"梅实半黄者，以烟熏之为乌梅"，这种乌梅可入药。

20 世纪 80 年代之前商品乌梅普遍熏制加工，现时熏制法减少，取而代之的是烘干法，个别的采用晒干法。熏制乌梅色黑、肉厚、油润；烘干和晒干乌梅暗棕色或棕褐色、干瘪、果肉薄，不同加工方法对乌梅性状影响较大。研究认为，传统熏制法加工成的乌梅质量优于其他方法，并且有机酸含量也以熏制法的乌梅相对略高。现行标准规定的"低温烘干后闷至色变黑"方法，在实际生产中如何使产品色泽、气味等符合标准的规定，应进一步研究和规范产地加工技术。

特征识别

【性状鉴定】［形状］呈类球形或扁球形，果肉深度皱缩，基部有果柄痕；果核椭圆形；种子扁卵圆形。［大小］直径 1.5~3cm。［颜色］果肉乌黑色或棕黑色。果核黄棕色；种子淡棕黄色。［纹饰］果皮疏生棕色毛茸；果核表面有众多的小凹点。［质地］果肉质柔软或稍硬，可剥离；果核坚硬。［气味］有特异的酸气，味极酸。图 114-1。

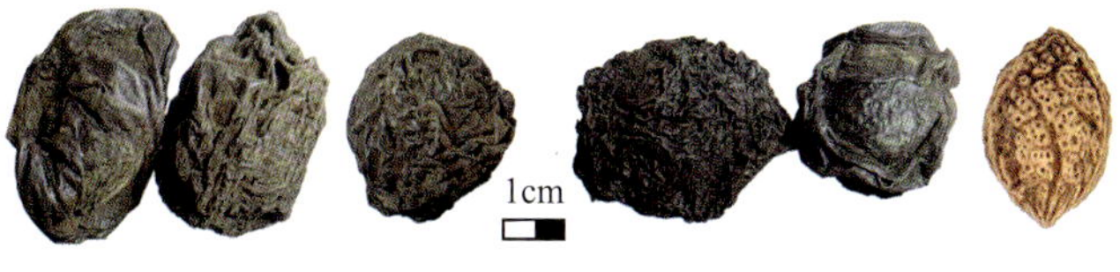

图 114-1 乌梅（果实及果核）

【鉴别歌诀】　　　果皮乌黑类球形　果肉皱缩质柔软

　　　　　　　　　　果核棕黄有凹点　种子卵形味极酸

【识别要点】（1）果皮：外表乌黑色或棕黑色而油润。（2）果肉：质柔软而深度皱缩。（3）果核：表面有许多凹点，一侧的边缘两面各有一弧状浅沟，这是真伪鉴别的关键。（4）气味：传统熏制的具烟熏气；果肉味极酸，闻之有一定的特异酸气。图114-2。

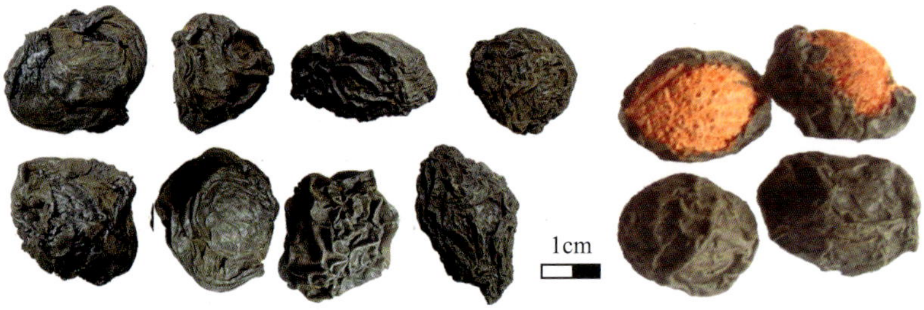

图 114-2　乌梅

本草探源

【伪造做假】清《伪劣条辨》记载"近有小李伪造充售，则无益而有害也"。

品种动态

【品种概述】国内各地称为"乌梅"的有2科6种植物，20世纪90年代之前乌梅资源紧缺，商品较为混乱，市场发现李、杏和桃未成熟果加工后冒充乌梅使用或掺假。

　　目前，主流商品为正品乌梅；市场鲜有伪品发现。

【混伪品】为蔷薇科植物李 Prunus salicina Lindh、杏 Prunus armeniaca L.、山杏 Prunus armeniaca L.var. ansu Maxim.、桃 Prunus persioa（L.）Batsch 和山桃 Prunus davidiana（Carr.）Franch. 的干燥未成熟果实加工品。

图文辨析

【性状鉴定】（1）李：呈椭圆形或卵球形。外表面灰褐色、灰黑色或红黑色。果肉薄而皱缩，紧贴果核。果核表面较光滑，无凹点。种子呈扁卵圆形。气微，味酸。图114-3。

　　（2）杏：呈类圆形或扁球形。外表面灰棕色或灰褐色。果肉薄皱缩。果核表面光滑，无凹点，具一沟状的边缘。种子呈不对称的扁卵形。气微，味酸。图114-4。

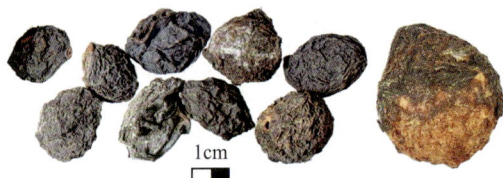

图 114-3　李 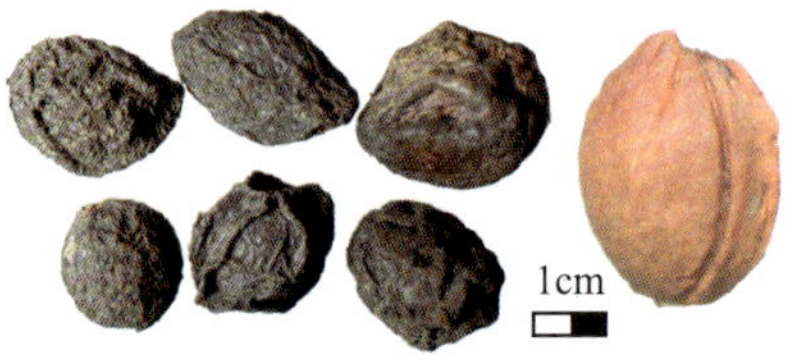　　　　　　　　　　　图 114-4　杏

115. 龙眼肉 LONGAN ARILLUS

标准沿革

【来源】1963 年版《中国药典》以龙眼肉（桂圆肉）收载，为无患子科植物龙眼 *Dimocarpus longan* Lour.。1990 年版《中国药典》删除了桂圆肉名称，以龙眼肉收载。

【药用部位】1963 年版《中国药典》规定为"假种皮"。

【采收加工】1963 年版《中国药典》规定为"7~10 月果实成熟时采摘，选取质量好的果实直接晒干或烘干，然后剥皮取核，取肉晒至干爽不粘时既得"。1977 年版《中国药典》修订为"夏、秋二季采收成熟果实，干燥，除去壳、核，晒至干爽不粘"。2000 年版《中国药典》中修订"粘"字，为"晒至干爽不黏"。

【性状】1963 年版《中国药典》描述为"为纵向破裂的不规则片状；棕黄色，一面皱缩不平，一面光亮而有细纵皱纹；微有香气，味浓甜而特殊"。1977 年版《中国药典》修订为"棕褐色；气微香，味甜"。2010 年版《中国药典》中修订幅度较大，涉及形状、颜色、表面纹理和质地，如颜色修订为"棕黄色至棕褐色"，其余不再赘述。

商品质量

【商品规格】产地加工分为统货和选货。

【品质论述】药材是以肥厚、柔润、色棕黄、甜味浓者为佳。

【产地】主产于广东、福建、广西和海南，亦从越南、泰国进口。商品来自栽培品。

【市场点评】作者考察了号称"中国龙眼加工第一镇"的广东茂名市高州区分界镇，深刻感悟到中药材产地加工标准化、规范化的重要性，和所有的中药材一样，产地加工深刻影响着产品质量。从 2010 年版《中国药典》对龙眼肉性状的较大幅度修订，可见产地加工的不断发展对中药标准制定无不是推动或前期"预告"作用。

从广东、广西和福建产地加工的龙眼肉性状差异性，市场更需要规范生产加工技术标准，以保证龙眼肉质量；而从产地加工到市场流通的龙眼肉质量再次变化，时刻彰显监管的重要性。

特征识别

【性状鉴定】［形状］为纵向破裂的不规则片状或呈囊状。［大小］长约 1~1.5cm，宽 2~4cm，厚约 1mm。［颜色］棕黄色至棕褐色。［纹饰］外表面皱缩不平，微呈网状，内表面有细密的纵皱纹。［质地］质柔润或稍硬，有时相互粘结。［断面］半透明。［气味］气微香，味甜。图 115-1。

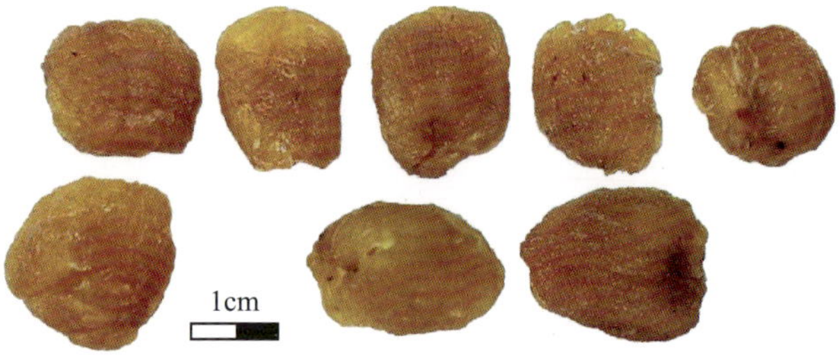

图 115-1　龙眼肉（广东）

【鉴别歌诀】　　　　形似囊状或片状　果肉棕黄半透明
　　　　　　　　　　表面皱缩有细纹　质地柔润味香甜

【识别要点】（1）形状：假种皮形状自然，外表面略显皱缩，内表面纹理清晰。现在已有机器取假种皮。（2）质地：假种皮光亮、半透明、有韧性、不肥胖、不粘手。（3）气味：具有桂圆特有的香甜味。图 115-2。

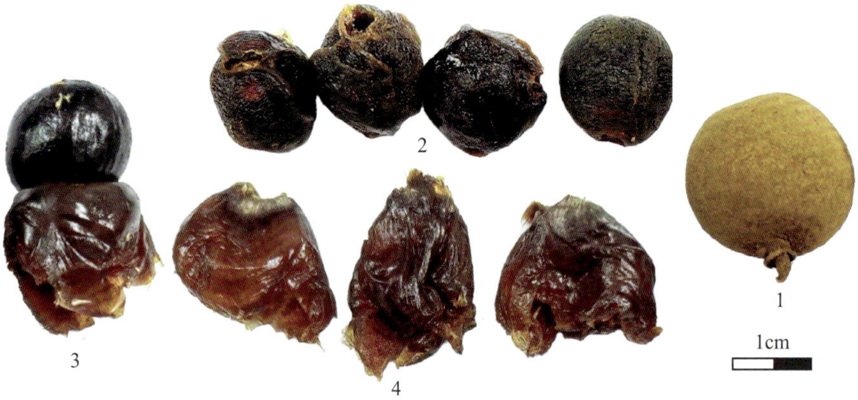

图 115-2　桂圆及自制龙眼肉
（福建，1. 熏制干燥桂圆；2. 带假种皮的种子；3. 种子及假种皮；4. 龙眼肉）

【性状探微】传统加工桂圆果实的有直接晾晒和炭火烤干，前者果肉（假种皮）多呈浅黄色、浅棕黄色，后者常呈棕褐色。图 115-3。

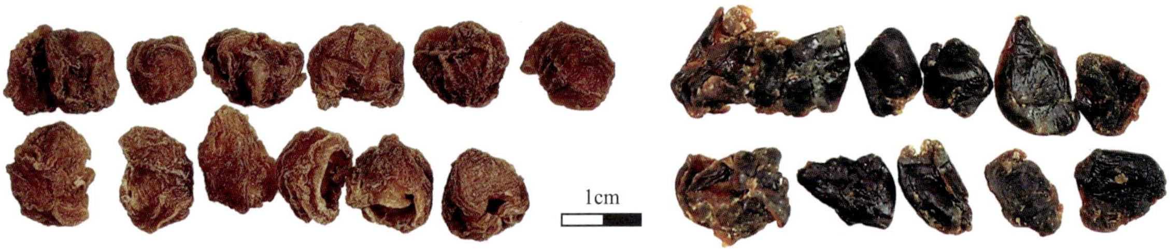

图 115-3　龙眼肉（2 批市售品）

🌱 品种动态

【品种概述】市售的龙眼肉常有劣质品和人为掺假。通常掺入果酱、果脯等形状、色泽相似的食用果肉品，经加工后以假乱真；也有用红糖水浸泡，以增加重量，谋取暴利。

20 世纪 90 年代，市场发现无患子科植物荔枝 *Litchi chinennsis* Sonn. 的假种皮冒充龙眼肉。

✔ **图文辨析**

【**性状鉴定**】（1）掺果脯：呈不规则片状，大小不一。呈棕黄色至棕褐色，没有细密的纵皱纹，常数片粘结一起。掰开粘结一起的龙眼肉常会发现有果酱在肉心中。气微香，味甜，粘手，有湿润感，易吸潮。图115-4。

（2）掺果干：将葡萄干、樱桃干等果干经染色加工而成。呈不规则片状，大小不一，有人为加工的痕迹。呈棕黄色至棕褐色。常数片粘结成块，表面皱缩不平。气微香，味微酸涩。

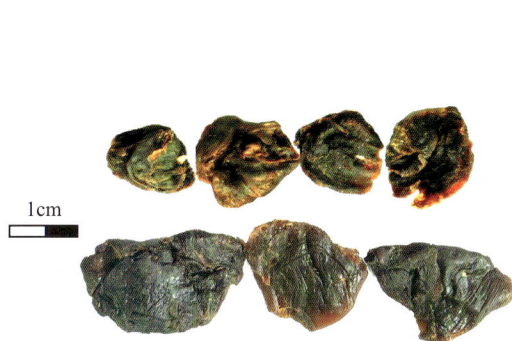

图 115-4　市售龙眼肉（掺果脯）

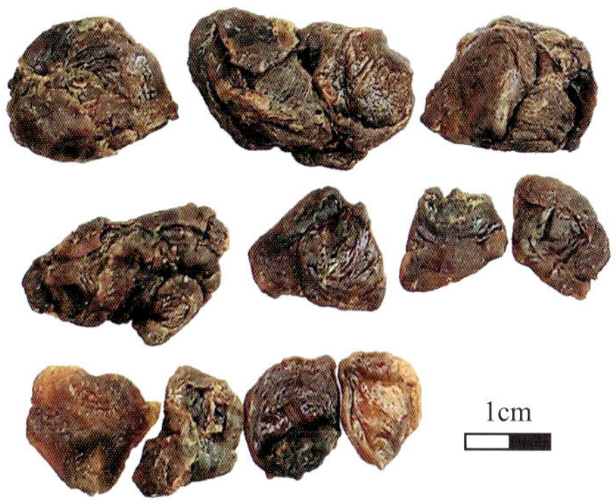

图 115-5　市售龙眼肉（劣质品）

（3）劣质龙眼肉：用浓度高的红糖水浸泡而成，质量较重。形状类似龙眼肉，常数片粘结一起。外表呈暗棕色至棕褐色，肉厚1.5~2mm。掰开粘结在一起的龙眼肉中会发现包裹有糖质。气微香，糖味重，粘手，易吸潮。图115-5。

（4）荔枝肉：形似龙眼肉，常呈宽大的片状。表面黑褐色、棕褐色，不透明，外面皱缩不平，内面有较宽细皱纹。果肉较厚，有光泽，有黏性，柔润感差。气微香，味较甜而微酸。图115-6。

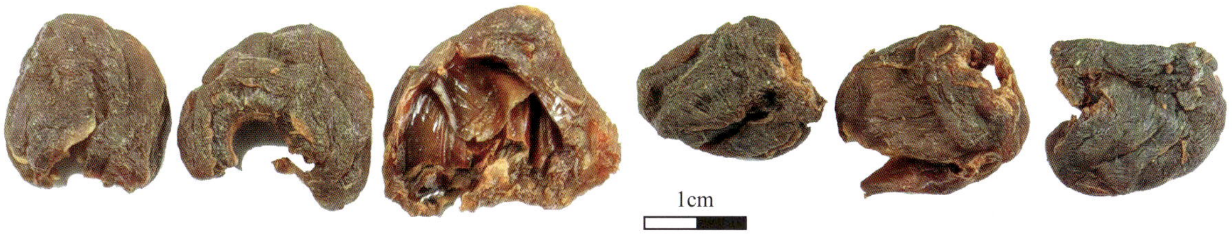

图 115-6　荔枝肉

116. 龙胆 GENTIANAE RADIX ET RHIZOMA

标准沿革

【来源】1963 年版《中国药典》收载为龙胆科植物龙胆 Gentiana scabra Bge. 或三花龙胆 Gentiana triflora Pall.。1977 年版《中国药典》增加条叶龙胆 Gentiana manshurica Kitag.、坚龙胆 Gentiana rigescens Franch.，分别称为"龙胆"和"坚龙胆"。

【药用部位】1963 年版《中国药典》规定为"干燥根部"。1977 年版《中国药典》修订为"干燥根及根茎"。

【采收加工】1963 年版《中国药典》规定为"春、秋二季均可采挖，以秋末产者为佳，挖取根部，除去地上残茎，洗净泥土，晒干既得"。1977 年版《中国药典》修订为"春、秋二季采挖，洗净，干燥"。

【性状】1963 年版《中国药典》描述为"顶端有小形根头，其下丛生数十条细根；表面黄色或黄棕色；断面类圆形或类三角形，周边弯曲，黄白色或黄棕色，中心有数个筋脉花点。味极苦"。1977 年版《中国药典》将"顶端有小形根头"修订为"根茎"，颜色修订为"淡黄色或黄棕色"，断面修订为"皮部黄白色或淡黄棕色，木部色较浅呈点状排列"，气味修订为"味甚苦"。1985 年版《中国药典》再次修订断面为"木部色较浅，呈点状环列"。

商品质量

【商品规格】产地加工为统货和选货（分为一级、二级和三级）。

【品质论述】药材以根条粗长、色黄或黄棕色、苦味重者为佳。

【产地】龙胆（北龙胆）主产于黑龙江、吉林、辽宁和内蒙古等地，坚龙胆（南龙胆）主产于云南、贵州、四川等地。商品来自野生和栽培品，辽宁等地家种龙胆（龙胆 G. scabra）成为商品重要来源。

【质量分析】2018 年某省龙胆专项检验，抽验 52 批，不合格率为 15%，不合格项目是"水分、总灰分"，不合格主要原因是非药用部位较多的劣质品。

特征识别

【性状鉴定】（1）龙胆：［根茎形状］根茎呈较长的结节状，横生或直生，上端有茎痕或残留茎基。［根形状］根多数，着生于根茎周围和下端；呈细长圆柱形，略扭曲。［大小］根茎长 1~3cm，直径 0.3~1cm；根长 10~20cm，直径 0.2~0.5cm。［颜色］根茎表面暗灰棕色或深棕色；根表面淡黄色或黄棕色。［纹饰］根上部多有显著的环纹，下部较细，有纵皱纹及支根痕。［质地］根质脆，易折断。［断面］皮部黄白色或淡黄色，木质部数个点状环列。［气味］气微，味甚苦。图 116-1。

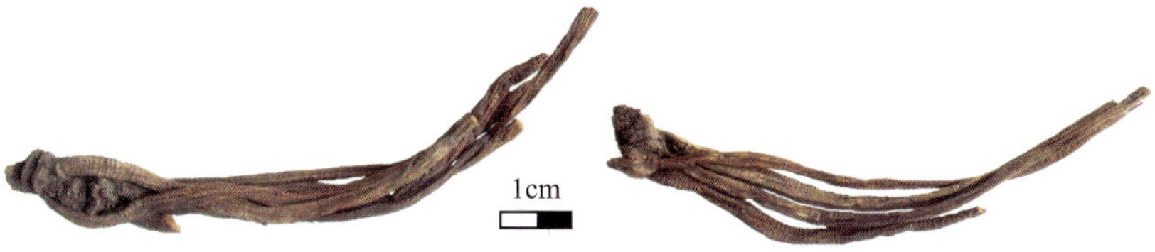

图 116-1　龙胆（条叶龙胆）

（2）坚龙胆：[根茎形状]呈短小的团块状，有多数残茎。[根形状]呈细长的纺锤形。[颜色]根表面黄棕色或黄褐色。[纹饰]根表面无环纹，具纵皱纹，在根头部常具灰白色膜质表层，或已脱落（根头残留膜质鳞叶）。[断面]皮部灰棕色，根中央有灰白色木心。图 116-2。

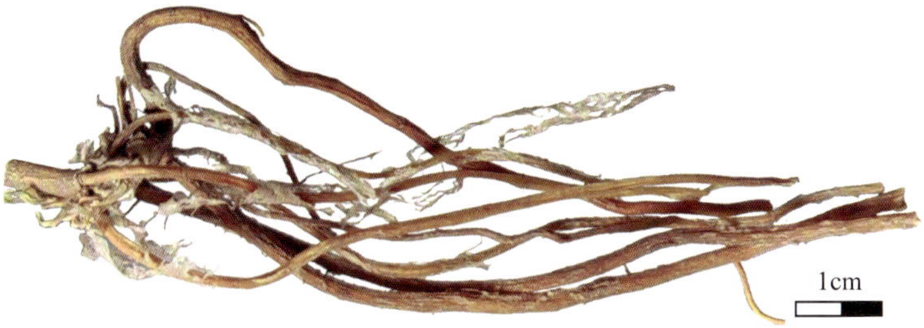

图 116-2　坚龙胆（云南）

【鉴别歌诀】　　　龙胆　根茎结节根簇生　根似马尾色黄棕

环纹密集有纵纹　木部花点味甚苦

坚龙胆　残留膜质无环纹　根部中央小木心

【识别要点】（1）形状：在根茎下端簇生数条至数十条根，形似马尾状。根茎粗短及生长方向、根条数在不同品种间存在差异。（2）断面：龙胆的维管束有数个，故木质部呈点状环列，而坚龙胆的维管束仅有一个，木质部呈黄白色。（3）气味：味道很苦的药材不多，龙胆首当其中。图 116-3。

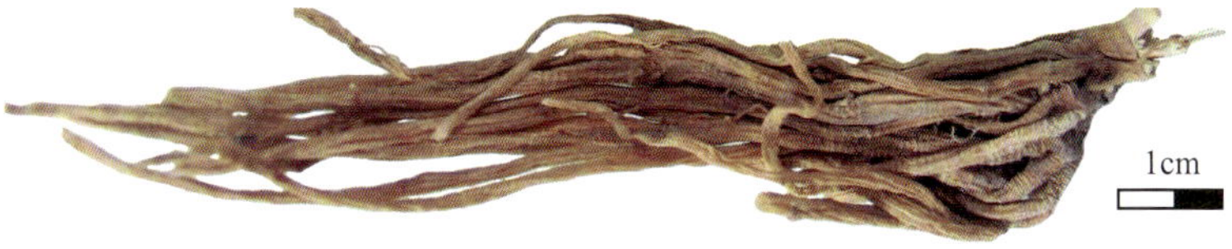

图 116-3　龙胆　（三花龙胆）

【性状探微】坚龙胆有"外皮膜质，易脱落，木部黄白色，易与皮部分离"描述，在现时商品中坚龙胆的皮部与木部易分离的情况并不多见，表面可见灰白色呈脱落的膜质表层，外皮膜质容易引起误解；断面只有一个维管束的特征应该明确。

🌿 品种动态

【品种概述】国内各地称为"龙胆"的计 8 科约 40 种植物，18 种为龙胆属（Gentiana）植物，大部分为民间药或民间误称，近 10 种存在商品流通。近年龙胆饮片的掺假问题比较严重，已发现有牛膝、威灵仙、当归尾、白薇和麦冬须根等不同程度的掺入，肆意作假非常猖獗。

【混伪品】（1）桃儿七：为小檗科植物桃儿七 Sinopodophyllum emodii（Wall.）Ying 的干燥根及根

茎。桃儿七为20世纪80~90年代的主要混乱品，国内多次发现服用龙胆引起中毒和死亡的现象，后发现是龙胆饮片中掺假桃儿七。

（2）牛膝：为苋科植物牛膝 *Achyranthes bidentata* Bl. 的干燥细根。近年曾发现掺入龙胆饮片。

（3）掺假：近年曾发现以下药材掺入龙胆饮片，须仔细辨认。①麦冬：为百合科植物麦冬 *Ophiopogon japonicus*（Thunb.）Ker-Gawl. 的干燥须根。②秦艽：为龙胆科植物小秦艽 *Gentiana dahurica* Fisch. 等同属植物的干燥须根。③当归：为伞形科植物当归 *Angelica sinensis*（Oliv.）Diels 的干燥细根。④白薇：为萝藦科植物白薇 *Cynanchum atratum* Bge. 或蔓生白薇 *Cynanchum versicolor* Bge. 的干燥根。⑤威灵仙：为毛茛科植物威灵仙 *Clematis chinensis* Osbeck. 等同属植物的干燥根。

🌱 图文辨析

【性状鉴定】（1）桃儿七：根茎呈不规则的块状，上端可见凹陷的茎痕。根簇于根茎下面，呈圆柱形，直径2~3mm。表面灰褐色，平坦或具细纵纹。质硬而脆。断面皮部白色，木心黄色。气微，味苦。图116-4。

冒充或掺假的牛膝多为桃儿七饮片。呈圆柱形，长短不等。

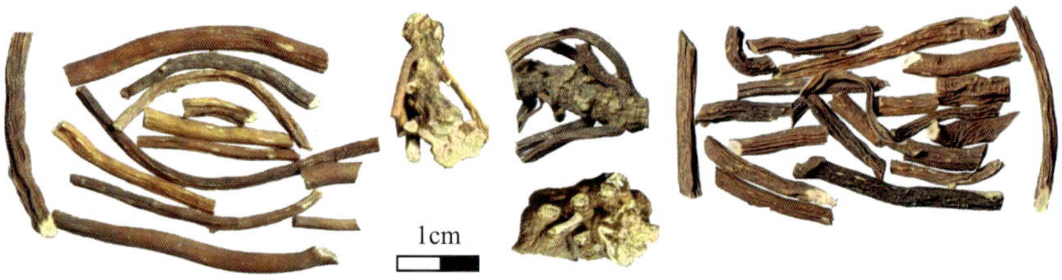

图116-4　桃儿七（市售龙胆中的掺假）

（2）牛膝：根呈圆柱形，直径2~3mm。表面灰黄色或黄棕色，有细纵纹。味微甜，后稍苦涩。图116-5。

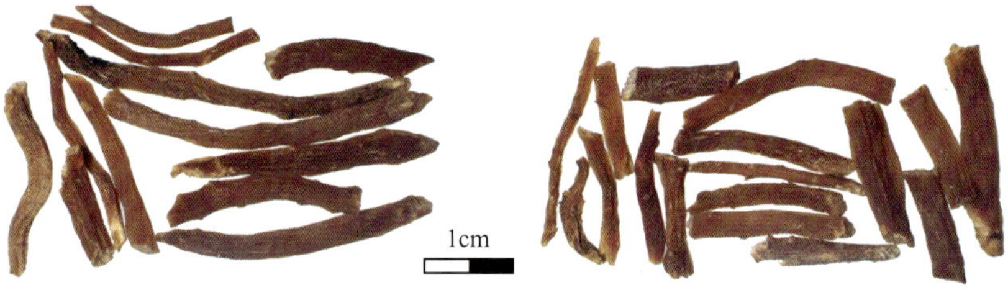

图116-5　牛膝（市售龙胆中的掺假）

【市场速览】早年，发现市场流通的龙胆为其地上茎部分，图116-6。大量掺假牛膝的细根，图116-7。

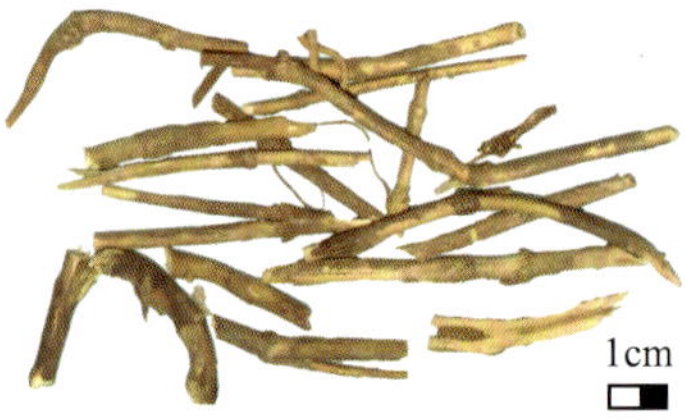

图116-6　市售龙胆（2011年，掺假地上茎）

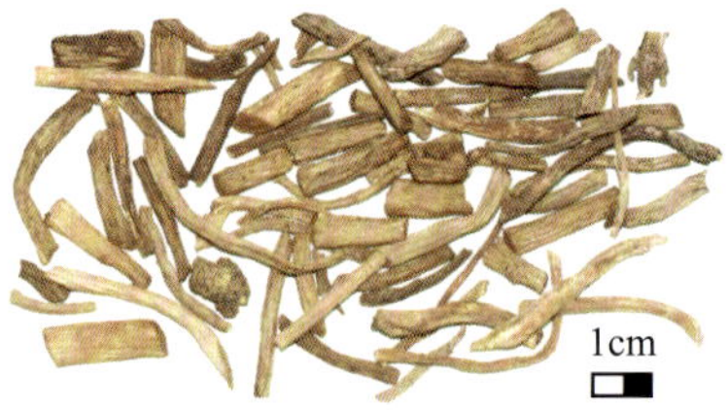

图116-7　市售龙胆（2011年，掺假牛膝细根）

117. 北沙参　*GLEHNIAE RADIX*

标准沿革

【**来源**】1963 年版《中国药典》收载为伞形科植物珊瑚菜 *Glehnia littoralis* Fr. Schm.。1977 年版《中国药典》中珊瑚菜拉丁学名修订为 *Glehnia littoralis* Fr. Schmidt ex Miq.

【**药用部位**】1963 年版《中国药典》规定为"干燥根"。

【**采收加工**】1963 年版《中国药典》规定为"秋季采挖，除去地上部分及须根，洗净泥土，略凉，置沸水中烫后去皮，及时晒干或烘干"。1977 年版《中国药典》对采收时间和加工方法分别修订，为"夏、秋二季采挖"和"干燥"。1990 年版《中国药典》增加了"或洗净直接干燥"。

【**性状**】1963 年版《中国药典》描述为"细长圆柱形，中间较粗，两头细，……根头渐尖，头细，有的略带有棕黄色茎基。质紧密而脆，易折断，断面细腻，中间有黄色圆心。无臭，味甘"。1977 年版《中国药典》对形状进行整合描述，将质地、断面和气味修订为"质脆，易折断。断面皮部浅黄白色，木部黄色。气特异，味微甘"。1990 年版《中国药典》增加不去外皮的"表面黄棕色"描述。

商品质量

【**品质论述**】药材以质地紧密、色白者为佳。

【**产地**】主产于辽宁、河北、山东、江苏、浙江等地。商品来自栽培品。

特征识别

【**性状鉴定**】［形状］细长圆柱形，偶有分枝，上端稍细，中部略粗，下部渐细。［大小］长15~45cm，直径 0.4~1.2cm。［颜色］淡黄白色，不去外皮的表面黄棕色。［纹饰］有细纵皱纹和纵沟，并有棕黄色点状细根痕。［质地］质脆，易折断。［断面］皮部浅黄白色，木部黄色。［气味］气特异，味微甘。图 117-1。

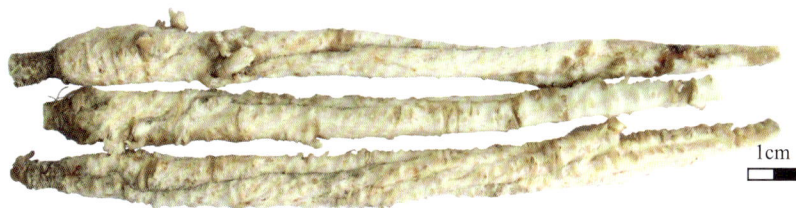

图 117-1　北沙参

本草探源

【**鉴别歌诀**】

根呈圆柱而细长　表面纵沟细根痕

去皮黄白质较脆　气稍特异味微甘

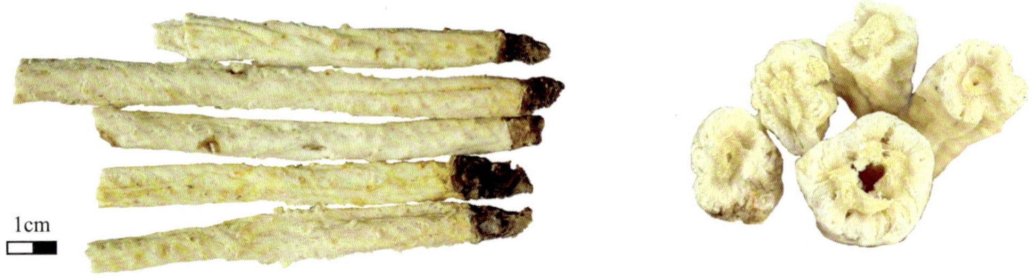

图 117-2　北沙参（药材及断面）

【识别要点】北沙参的形状、颜色、质地和气味特征明显，易于识别。图 117-3。

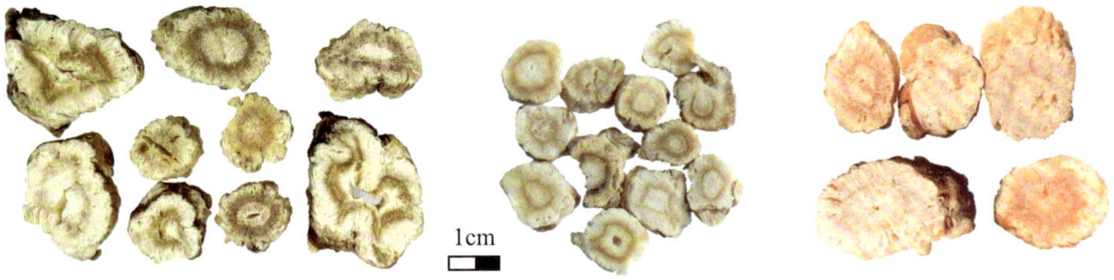

图 117-3　北沙参（3 批饮片）

🌿 本草探源

【混乱品种】明《本草乘半偈雅》记载"世俗新用者皆伪，不知为何许物"。

🌿 品种动态

【品种概述】国内市场发现称"北沙参"的 3 科 8 种植物，均有商品。

目前，北沙参的主流商品为正品沙参；在西南市场存在混伪品。

【混伪品】（1）明党参：为伞形科植物明党参 *Changium smyrnioides* Wolff 的干燥根。《中国药典》收载。产于江苏、安徽、湖北等地。《中药志》（1959 年）称为粉沙参，一些地方混淆为北沙参使用。

（2）川明参：为伞形科植物川明参 *Chuanminshen violaceum* Sheh et Shan 的干燥根。收载于《饮片从新》明党参项下。四川地方标准收载，湖南、安徽和重庆炮制规范收载。主产于四川。民间又称白沙参、沙参、明参，市场常混伪为北沙参。《中药志》（1959 年）将其列为明党参的植物来源，市场也与明党参混淆不分。

（3）迷果芹：为伞形科植物迷果芹 *Sphallerocarpus gracillis*（Bess.）K.–Pol. 的干燥根。青海地方标准收载。市场亦称黄参，近年有发现加工成饮片后冒充或掺假北沙参。

早年，曾有伞形科植物硬阿魏 *Ferula bungeana* Kitagawa、石竹科植物山女娄菜 *Melandrium tatarinowii*（Regel）Tsai 和桔梗科植物石沙参 *Adenophora polyantha* Nakai 的干燥根冒充北沙参的报道。

🌿 图文辨析

【性状鉴定】（1）明党参：呈长圆柱形、长纺锤形或不规则条块，顶端呈收缩状。表面黄白色或淡黄棕色，光滑或有纵沟纹和须根痕，有的具棕色点或横线。质硬而脆。断面角质样，半透明，皮部黄白色或类白色，有时可见 2~3 个白色断续同心环纹，环纹与韧皮射线等宽，木部类白色，折断时皮部与木部易分离。气微，味淡。图 117-4、图 117-5。

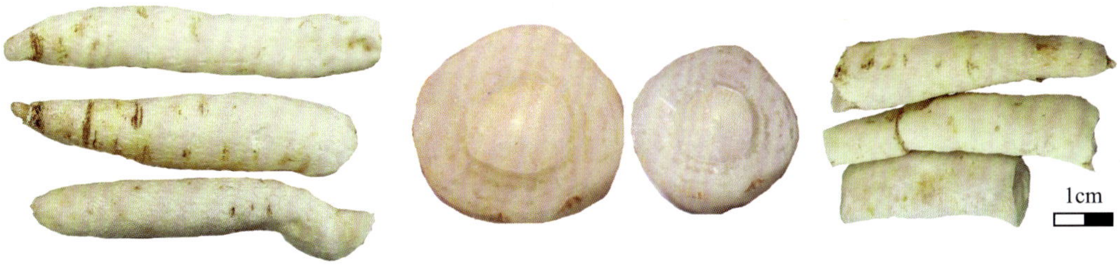

图 117-4　明党参及断面（云南）

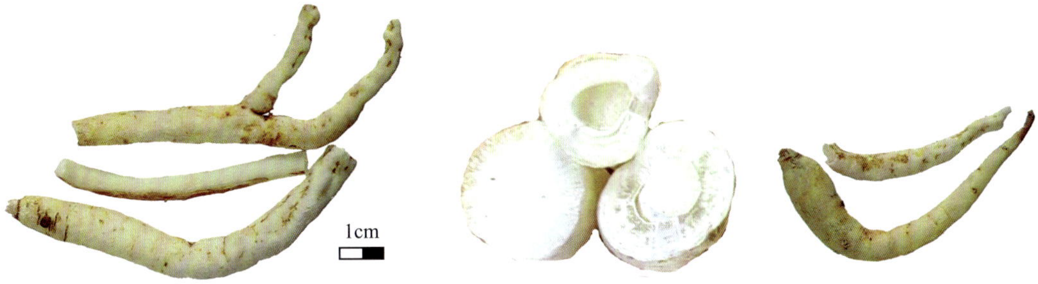

图 117-5　明党参及断面（四川）

（2）川明参：呈长圆柱形或长纺锤形。表面黄白色或淡黄棕色，较光滑，具不规则纵沟及淡棕色横向皮孔样。质坚硬，角质状，半透明。断面皮部淡黄棕色或淡黄白色，有 2~3 个白色断续同心环纹，环纹较韧皮射线为宽，木部浅黄色或黄白色，有不明显放射状纹理。气微，味微甘或具胡萝卜味，嚼之发黏。图 117-6。

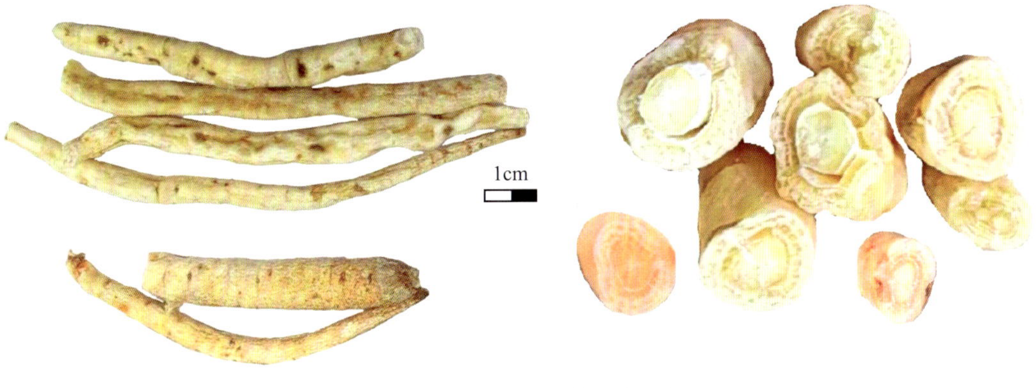

图 117-6　川明参及断面

118. 白鲜皮 DICTMANI CORTEX

标准沿革

【来源】1963 年版《中国药典》收载为芸香科植物白鲜 *Dictmanus dasycarpus* Turcr.。

【药用部位】1963 年版《中国药典》规定为"干燥根皮"。

【采收加工】1963 年版《中国药典》规定为"北方多于春、秋二季采收，南方地区多于夏季采收，采挖后，洗去泥土，搓去粗皮，纵向划开，抽去木心，晒干既得"。1977 年版《中国药典》简化为"春、秋二季采挖，除去泥土及粗皮，剥去根皮，干燥"。

【性状】1963 年版《中国药典》描述为"表面淡黄色，有纵纹及除去细根后的痕迹"。1977 年版《中国药典》细化了外表面、内表面及断面特征描述，为"外表面灰白色或淡灰黄色，常有突起的颗粒状小点；内表面类白色，具细纵纹；折断时有粉尘飞扬，略显层片状，剥去外皮，迎光可见闪烁的小亮点"。

商品质量

【商品规格】产地加工为统货和选货。

【品质论述】药材以条大、肉厚、色灰白着为佳。

【产地】主产于辽宁、黑龙江、河北、内蒙古、四川、江苏和安徽等地。商品来自野生品，河北、辽宁等地试种成功，有一定的商品。

【质量分析】2015 年、2019 年、2020 年和 2021 年全国白鲜皮专项检验，分别抽验 489 批、658 批、274 批和 329 批，不合格率分别为 55%、15%、8% 和 4%，不合格项目是"杂质、性状、总灰分及镁盐"，不合格主要原因是未抽去木芯。调查发现一些产区加工白鲜皮时，并没有完全抽去木心，而以 70%、80% 或 90% 抽芯率外销，为质量不合格留下严重隐患。

特征识别

【性状鉴定】［形状］呈卷筒状。［大小］长 5~15cm，直径 1~2cm，厚 0.2~0.5cm。［颜色］外表面灰白色或淡灰黄色，内表面类白色。［纹饰］外表面具细纵纹及细根痕，常有突起的颗粒状小点，内表面有细纵纹。［质地］质脆，折断时有粉尘飞扬。［断面］略显层片状，剥去外皮，迎光可见闪烁的小亮点。［气味］有羊膻气，味微苦。图 118-1。

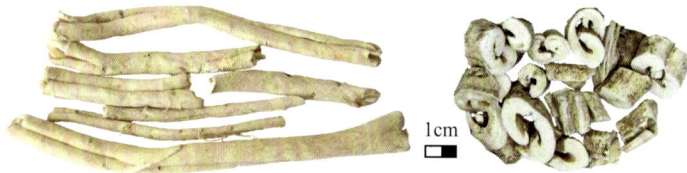

图 118-1 白鲜皮药材及饮片

【**鉴别歌诀**】　　　卷筒形状色灰黄　　断面层状粉尘杨
外表纵纹颗粒物　　闪烁小点羊膻气

【**识别要点**】（1）形状：卷筒形状。（2）纹饰：外表面常有突起的颗粒状小点。（3）断面：略显层片状，迎光可见闪烁的小亮点。（4）气味：羊膻气是白鲜皮独有的特征，味微苦。图118-2。

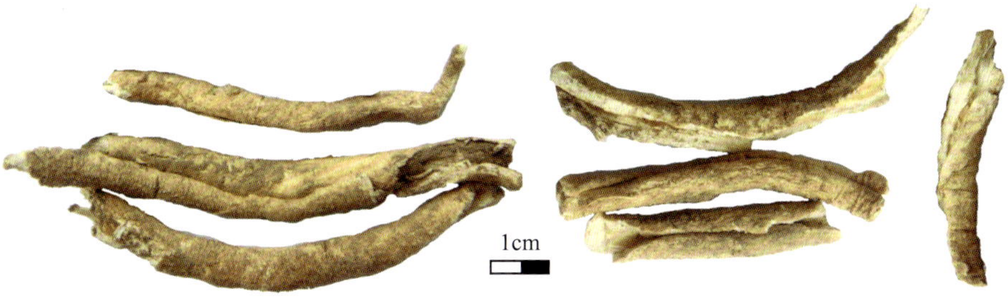

图 118-2　白鲜皮（甘肃采集）

🌿 品种动态

【**品种概述**】国内各地称为"白鲜皮"的有4科8种植物，约4种存在商品流通，其余为民间称谓。

目前，商品白鲜皮为正品白鲜皮；一些产地加工时未完全除去木心成为白鲜皮主要的质量隐患。

【**混伪品**】（1）楤木：为五加科植物楤木 *Aralia chinensis* Linn. 的干燥根皮。20世纪80年代市场就发现冒充白鲜皮，至今依然。

（2）金雀根：为豆科植物锦鸡儿 *Caragana sinica*（Buc'hoz）Rehd. 的干燥根皮。民间称为阳雀花根，曾经发现切片后掺入白鲜皮饮片中。

🌿 图文辨析

【**性状鉴定**】（1）金雀根：呈卷筒状。外表面黄棕色或灰黄色，具横长的皮孔及细根痕；内表面灰白色。质较韧，纤维性。断面灰白色。气微，味微苦。图118-3。

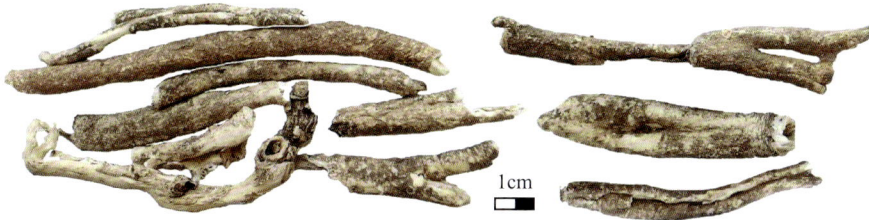

图 118-3　金雀根

（2）楤木：呈卷筒状。外表面灰褐色或灰黄色，稍粗糙。质较韧，不易折断。断面黄白色或棕黄色，纤维性。气微香，味微苦（详见刺五加）。

【**市场速览**】早年市场发现的一种伪品，来源不详。图118-4。另一种经基因测序鉴定为白鲜皮根部木心。图118-5。

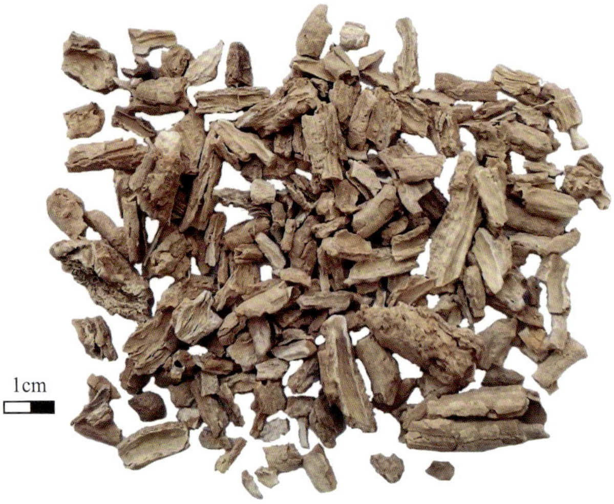

图 118-4　市售白鲜皮（1990 年，伪品）

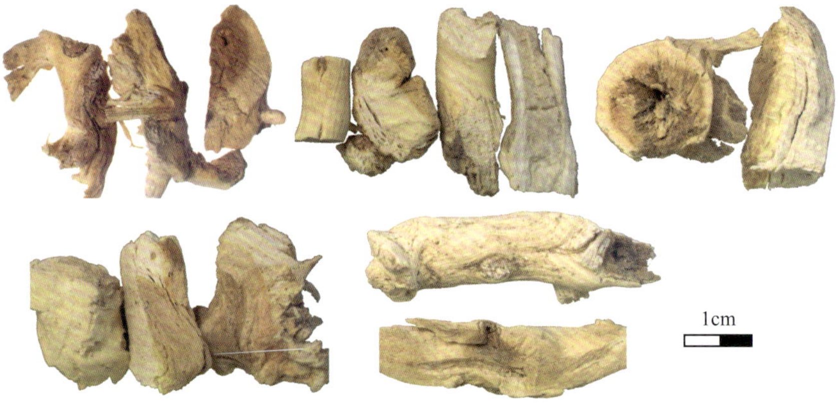

图 118-5　市售白鲜皮（2023 年，白鲜皮植物木心）

119. 白花蛇舌草　HEDYOTIS HERBA

标准沿革

【来源】为茜草科植物白花蛇舌草 *Hedyotis diffusa* Willd.，四川、广东、福建等近 20 家地方标准收载，也被大多数省（市）炮制规范收载。

【药用部位】地方标准收载为"干燥全草"。

【采收加工】地方标准规定为"夏、秋二季采收，除去杂质，晒干"。

【性状】各地方标准描述了茎、叶和果实形态特征，有的标准涉及根、花和种子药用部位，在描述的规范性、侧重方面互不相同。

商品质量

【产地】主产于河南、江西，安徽、四川、湖北、广西等地亦产。商品来自野生和栽培品，以后者为主。

【质量分析】2015 年全国白花蛇舌草专项检验，抽验 226 批，不合格率为 25%，不合格项目是"性状、鉴别"，不合格主要原因是伪品冒充和掺假。

特征识别

【性状鉴定】[茎形状]扭缠成团状；呈圆柱形或略扁，分枝，具细纵棱；呈灰绿色或灰棕色。[叶形状]叶多破碎，对生，无柄，呈条形至条状披针形；托叶合生。[花形状]单生或双生于叶腋，花梗略粗壮。[果形状]蒴果扁球形，灰褐色，两侧各有 1 纵沟；具粗短果梗，成熟时顶端室背开裂。[大小]茎直径 2~2.5mm；叶长 1~3cm，宽 1~3mm；果实直径 2~3mm。[质地]茎较柔韧。[气味]气微，味淡。图 119-1。

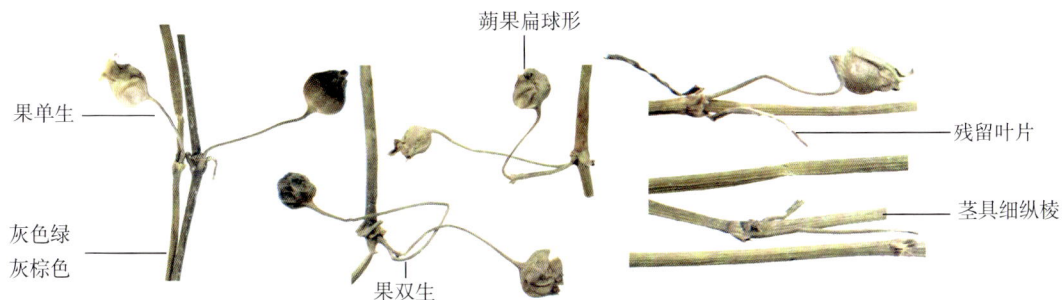

图 119-1　白花蛇舌草特征图注

【鉴别歌诀】　茎呈圆柱较纤细　灰绿灰棕具棱线
　　　　　　　蒴果单生或对生　叶片对生呈条形

【识别要点】白花蛇舌草植物的花单生或双生于叶腋，花梗略粗壮；蒴果扁球形，直径 2~3mm，成熟时顶端室背开裂为其植物形态特征；此外，白花蛇舌草的茎呈圆柱形，这些是白花蛇舌草药材的主要识别要点。图 119-2。

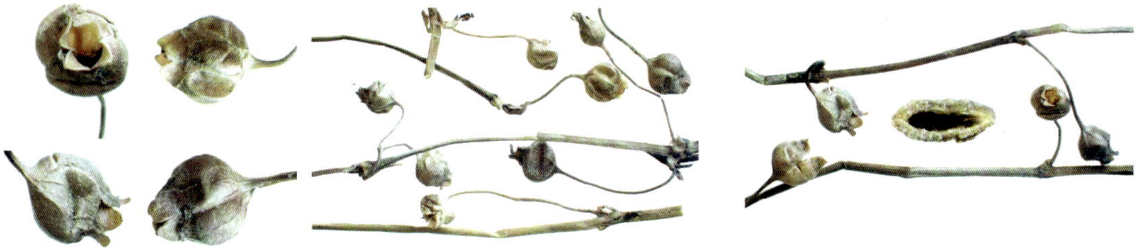

图 119-2 白花蛇舌草（果序、果实及茎断面）

🌱 **品种动态**

【品种概述】国内各地称为"白花蛇舌草"的有 7 科 14 种植物，品种非常混乱，约有 6 种存在商品流通。

目前，白花蛇舌草来自人工栽培，主流商品为正品白花蛇舌草；而市场以水线草为主的混淆和误用时有发生。

【混伪品】（1）水线草：为茜草科植物伞房花耳草 *Hedyotis corymbosa*（L.）Lam. 的干燥全草。清《植物名实图考》收载。分布于华东、华南和西南等地，为民间药。广东、上海地方习用药材。市场流通量大，是白花蛇舌草常见伪品。

（2）纤花耳草：为茜草科植物纤花耳草 *H.tenelliflora*（Bl.）Kuntze. 的干燥全草。市场存在商品，多以白花蛇舌草销售。

（3）漆姑草：为石竹科植物漆姑草 *Sagina japonica*（Sw.）Ohwi 的干燥全草。为民间药。早年形成单一商品冒充白花蛇舌草，近年少见，或有时掺假。

（4）蚤缀：为石竹科植物蚤缀 *Arenaria serpyllifolia* L. 的干燥全草。为民间药。早年形成单一商品冒充白花蛇舌草，近年少见，或有时掺假。

（5）钝萼繁缕：为石竹科植物钝萼繁缕 *Stellaria amblyosepala* Schrenk. 的干燥全草。2021 年购湖北民间俗称"白花蛇舌草"的样品。

（6）其他：有报道，在白花蛇舌草饮片中发现掺假半边莲 *Lobelia chinensis* Lour、半枝莲 *Scatellaria barbata* D. Don 等情况。

🌱 **图文辨析**

【性状鉴定】（1）水线草：全草呈缠绕团状，分枝较多。茎近四棱形，切面呈 4~5 边，叶对生，近无柄，较柔软。花 2~5 朵排成伞房花序。蒴果扁球形，直径 1.5~2mm，顶端室背开裂，果梗纤细。种子细小，有棱，深褐色。气微，味淡。图 119-3。

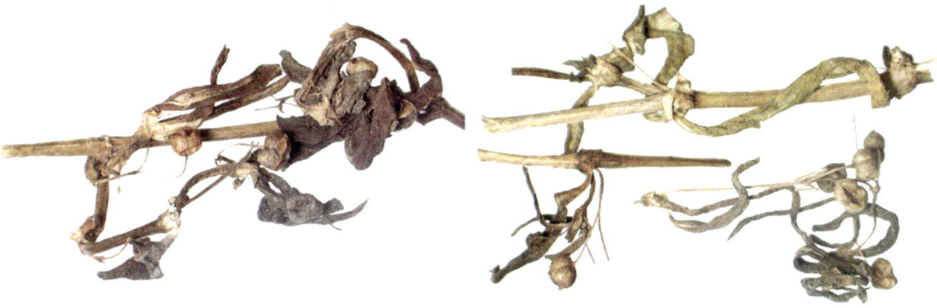

图 119-3　水线草（1989 年，市售白花蛇舌草）

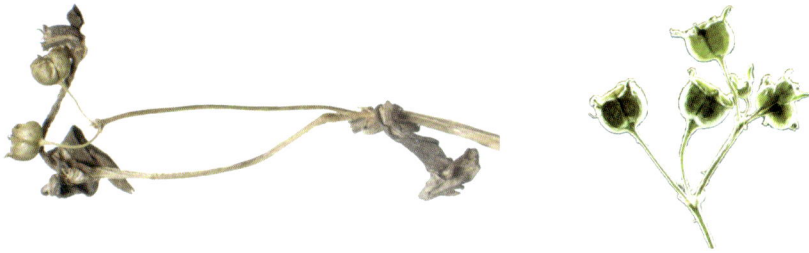

图 119-4　水线草（2021 年）

（2）漆姑草：茎圆柱形，多分枝，平滑。表面黄绿色，微被毛，直径约 lmm。叶片条状，无柄。花单生枝端，花梗细；萼片 5，卵状椭圆形；花瓣 5，狭卵形。气微，味微苦。图 119-5。

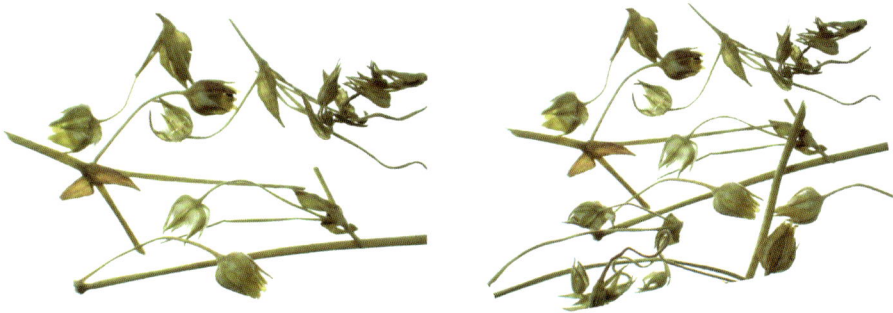

图 119-5　漆姑草（2021 年，市售白花蛇舌草）

（3）蚤缀：茎圆柱形，茎节稍膨大，直径约 lmm。表面黄绿色，密生倒生的白色短柔毛。叶对生，圆卵形或卵形，无柄，两面疏生柔毛。外被宿萼 5 枚，有 3 脉，背面有短柔毛；花瓣 5。蒴果卵圆形，黄绿色。种子淡褐色，细小。气微，味微苦。图 119-6、图 119-7。

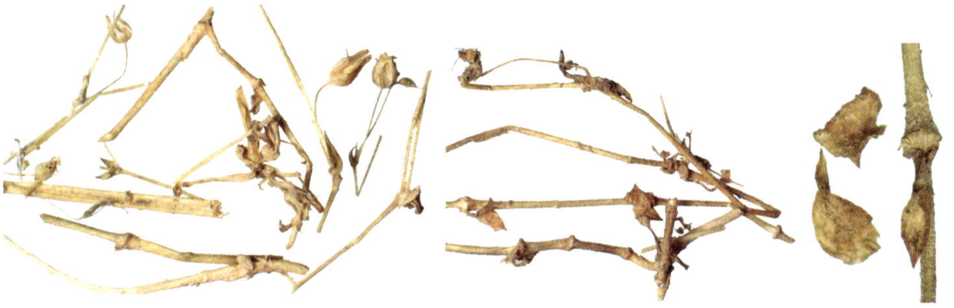

图 119-6　蚤缀（市售白花蛇舌草）

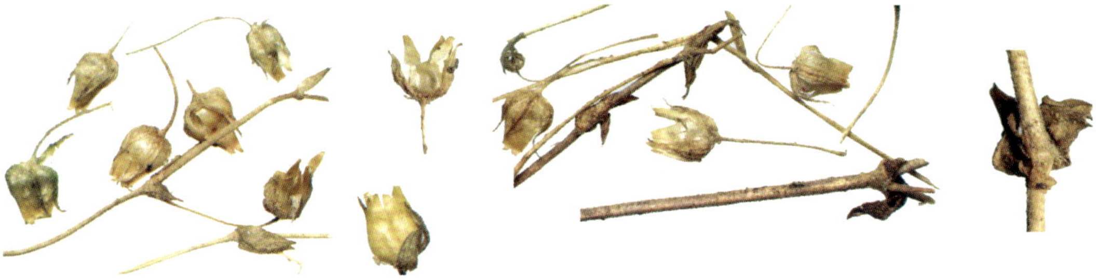

图 119-7　蚤缀（1996 年）

（4）钝萼繁缕：茎呈四棱形，多数丛生，被短腺毛。叶片条形至线状披针形，顶端急尖，基部渐狭，两面近无毛。花序为疏松的二歧式聚伞花序。萼片 5；花残留，白色，花瓣 2 浅裂。蒴果卵球形。气微，味淡。图 119-8。

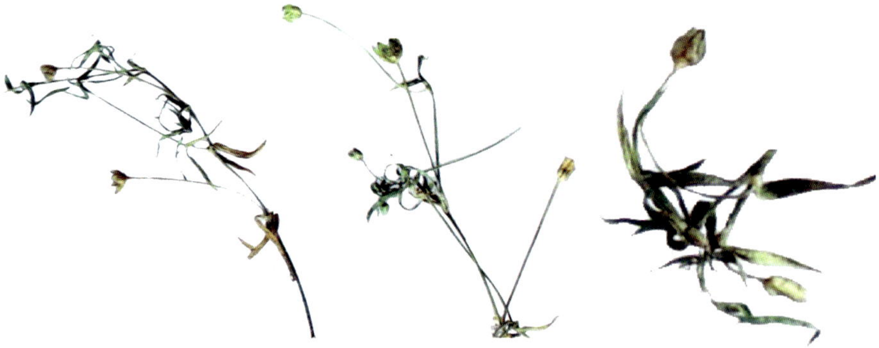

图 119-8　钝萼繁缕（2021 年）

【附注】

白花蛇舌草及混伪品性状检索表

1. 无托叶；花 5 数，稀 4 数

　2. 花和果实单生枝端；叶片线形 ·· 漆姑草

　2. 花和果实呈聚伞花序，叶片非线形

　　3. 叶片卵形，无柄，茎、叶密被白色短柔毛 ························ 蚤缀

　　3. 叶片条形至线状披针形，茎、叶被短腺毛 ···················· 钝萼繁缕

1. 有托叶；花 4 数，稀 5 数

　　4. 叶较坚硬，硬纸质；蒴果无梗，2~3 枚簇生于叶腋 ············· 纤花耳草

　　4. 叶柔软，草质；蒴果有梗

　　　5. 蒴果黑褐色，直径 2~3mm，单生或双生于叶腋 ············ 白花蛇舌草

　　　5. 蒴果黄褐色，直径 1.2~1.8mm，2~4 枚排列成伞房状 ········ 伞房花耳草

120. 白前　*CYNANCHI STAUNTONII RHIZOMA ET RADIX*

标准沿革

【**来源**】1963 年版《中国药典》收载为萝藦科植物柳叶白前 *Cynanchum stauntonii*（Decne.）Schhr. ex Lévl. 或芫花叶白前 *Cynanchum glaucescens*（Decne.）Hand. –Mazz.。

【**药用部位**】1963 年版《中国药典》规定为"干燥地下根状茎及须根"。1977 年版《中国药典》修订为"干燥根茎及根"。

【**采收加工**】1963 年版《中国药典》规定为"秋季采挖，除去地上茎，洗净泥沙，晒干既得"。1977 年版《中国药典》修订为"秋季采挖，洗净，晒干"。

【**性状**】1963 年版《中国药典》描述柳叶白前为"根状茎上部常残留有灰绿色或紫褐色地上茎，根状茎表面黄棕色或浅黄色，毛须状的根棕色或紫棕色，习称鹅管白前。无臭，味甘微辛"；芫花叶白前描述为"根状茎上端残留短段地上茎，其节部芽对生而显著，有时根状茎较短，其常为灰黄色"。1977 年版《中国药典》将柳叶白前根茎与根的颜色合并为"黄白色或黄棕色"，气味修订为"气微，味微甜"，删除地上茎描述；芫花叶白前修订为"根茎较短小或团块状，表面灰绿色或灰黄色"。

商品质量

【**品质论述**】药材以根茎粗、须根长、色黄白者为佳。

【**产地**】产于浙江、江西、安徽、湖北、湖南等地。商品来自野生和栽培品，柳叶白前主要为栽培商品，芫花叶白前少见商品。

特征识别

【**性状鉴定**】（1）柳叶白前：[形状]根茎呈细长圆柱形，有分枝，节明显，空腔很大，顶端有残茎；节处丛生纤细弯曲的根，多次分枝呈毛须状，常盘曲成团。[大小]根茎长 4~15cm，直径 1.5~4mm，节间长 1.5~4.5cm；根长可达 10cm，直径不及 1mm。[颜色]根茎呈黄棕色或灰绿色，根呈黄白色或黄棕色。[质地]质脆。[断面]中空。[气味]气微，味微甜。图 120-1 至图 120-3。

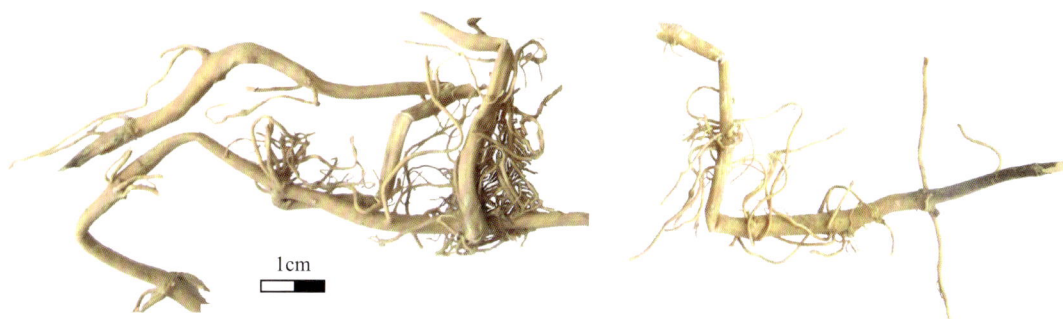

1cm

图 120-1　柳叶白前

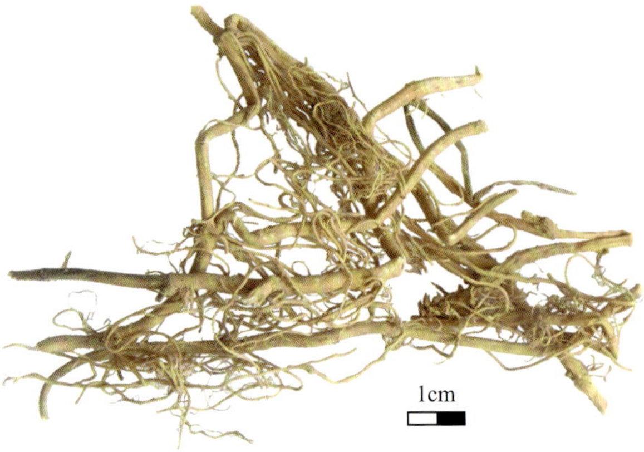

图 120-2　柳叶白前（2017 年） 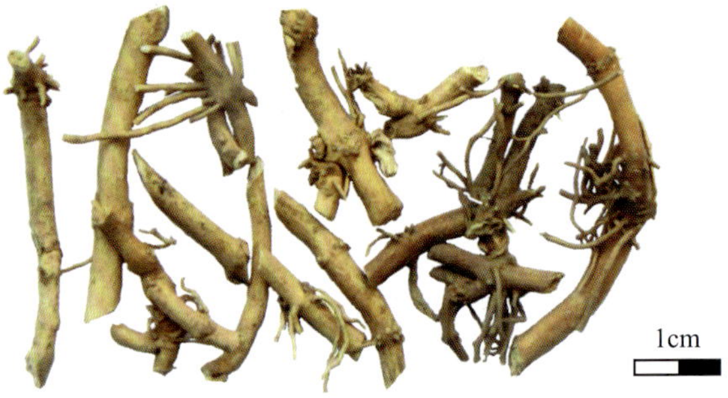　　　　　图 120-3　柳叶白前（2021 年）

（2）芫花叶白前：［形状］根茎圆柱形较短小或略呈块状，空腔较小，可见对生的芽痕；根稍弯曲，分枝少。［大小］根茎节间长 1~2cm；根直径约 1mm。［颜色］根茎呈灰绿色或灰黄色。［质地］质较硬。图 120-4。

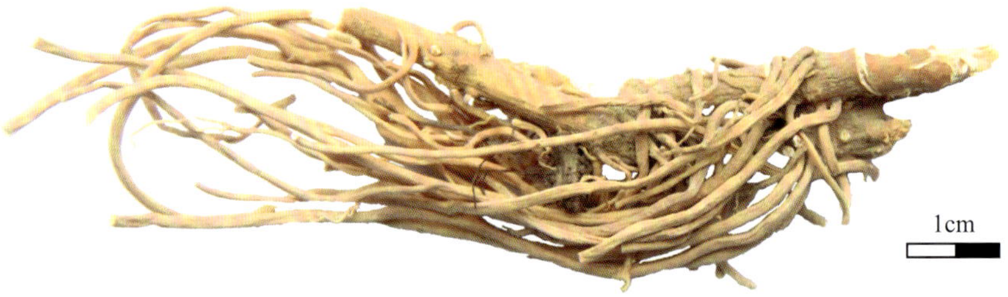

图 120-4　芫花叶白前（1989 年）

【鉴别歌诀】　　　　柳叶白前　　根茎发达常分枝　髓腔较大节明显
　　　　　　　　　　　　　　　　节处丛生纤细根　形似毛须味微甜
　　　　　　　　　　芫花叶白前　根茎粗短髓腔小　根较粗来分枝少

【识别要点】（1）根茎：柳叶白前的根茎发达，节间长，中空（习称"鹅管白前"），空腔占断面 1/2~2/3；芫花叶白前较粗短，空腔占断面 1/3 以下，节间较短。（2）根：柳叶白前的根多次分枝的毛须状；芫花叶白前的根略粗稍弯曲，分枝少。（3）气味：味微甜。

🌿 本草探源

【混乱品种】历史上，白前与白薇就有混淆。宋《图经本草》所绘"越州白前"实为白薇。清《本草易读》记载"似牛膝粗长坚直易断者，白前也；似牛膝短小柔软能弯者，白薇也。近道俱有，形色颇同，以此别之，不致差误"。至今个别地方仍有混淆。清《植物名实图考》所记载的滇白前为石竹科掌脉蝇子草 *Silene aslclepiaden*，早些年云南曾以此为白前。

🌿 品种动态

【品种概述】国内各地称为"白前"的有 4 科 22 种植物，多数为民间的误称误用，形成商品的主要来自约鹅绒藤属（Cynanchum）植物，该属中老瓜头、竹灵消等8种形成商品，常以白前在市场流通，引起混乱而误用。

目前，商品以柳叶白前为主流，芫花叶白前很少；老瓜头等品种的冒充或掺假时有发生。

【混伪品】（1）老瓜头：为萝藦科植物老瓜头 *Cynanchum komarovii* Al. 的干燥根及根茎。野生资源分布于宁夏、甘肃、河北和内蒙古等省区。20世纪90年代误以为白前收购外销，从此长期冒充白前和白薇。有报道，国内个别地方曾经种植老瓜头，致使市场上老瓜头货源充沛，网购"白前"几乎全是老瓜头，误用现象难以根治。

（2）竹灵消：为萝藦科植物竹灵消 *Cynanchum inamoenum*（Maxim.）Lose. 的干燥根及根茎。早年白前的混乱品，近年市场仍有商品流通，或掺假白前饮片中。

（3）白薇：为萝藦科植物直立白薇 *Cynanchum atratum*. 的干燥根及根茎。历史上白前与白薇混淆不分，现时也存在混用情况。

（4）华北白前：为萝藦科植物华北白前 *Cynanchum hancockianum*（Marim.）Al. Iljinski 的干燥根及根茎。分布于西北、华北，民间药。产地曾误以为白前。

（5）其他：市场发现误用或有意掺假的尚有鸢尾科植物白花射干 *Iris dichotoma* Pall. 的干燥根茎及根；百合科植物小萱草 *Hemerocallis minor* Mill. 或萱草 *Hemerocallis fulva* L. 干燥根。

图文辨析

【性状鉴定】（1）老瓜头：为根茎发达，呈团块状，有数条地上茎残基，基部常浅紫红色。主根1~2条，直径在5mm以上。表面黄白色。细根众多簇生，直径约1.5mm，稍弯曲；质较脆，断面皮部黄白色，木部黄色。气微，味微甜。图120-5。

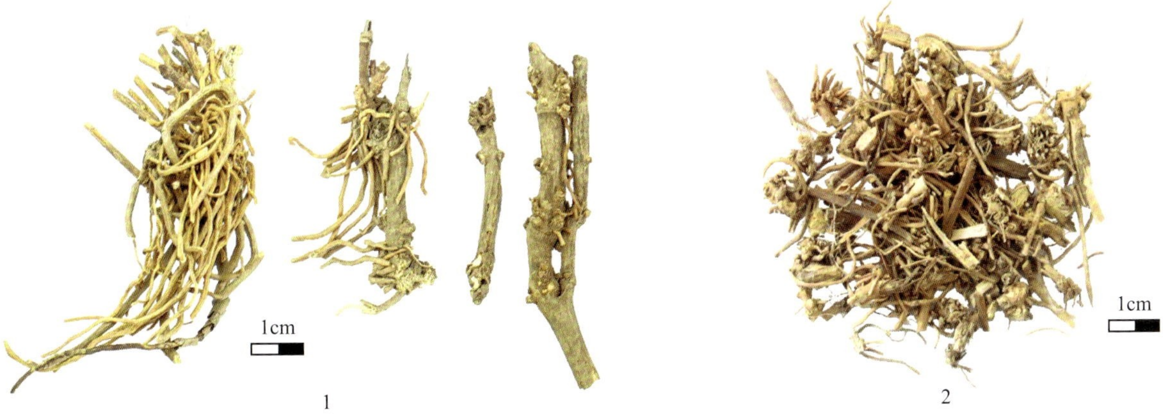

图120-5　老瓜头（1. 老瓜头；2. 市售白前）

（2）竹灵消：根茎结节状，残留茎痕。根多数簇生，呈圆柱形，直径0.5~1.5mm，一般无分枝，有极细的毛根。表面棕色至灰棕色。根质脆，断面皮部灰棕色，木部黄白色。气微，味微苦。图120-6。

（3）华北白前：根茎粗短，呈结节状，多弯曲。上面有圆形的茎痕或残留茎，下面及两侧簇生多数细根。根长10~25cm，直径0.2~0.3cm。表面黄棕色或灰棕色。具细纵纹。质脆，易折断。皮部黄白色，木部浅黄色。气微，味微苦。图120-7。

图 120-6　竹灵消（1. 甘肃采集，2. 市售白前）

图 120-7　华北白前（甘肃，市售白前）

【显微鉴别】 老瓜头粗根横切面显微特征：木栓层淡棕黄色，木栓细胞 5~8 列。皮层为 20 余列，散在草酸钙簇晶，皮层内侧有石细胞群束（淡黄色）。韧皮部较窄束状，细胞较小，形成层波状环形，木质部导管较规则排列成同心环状。图 120-8。

老瓜头根茎横切面显微特征：木栓细胞 1~8 列。皮层宽广，有大量草酸钙簇晶，有众多石细胞群。维管束双型，木质部束导管常环列。图 120-8。

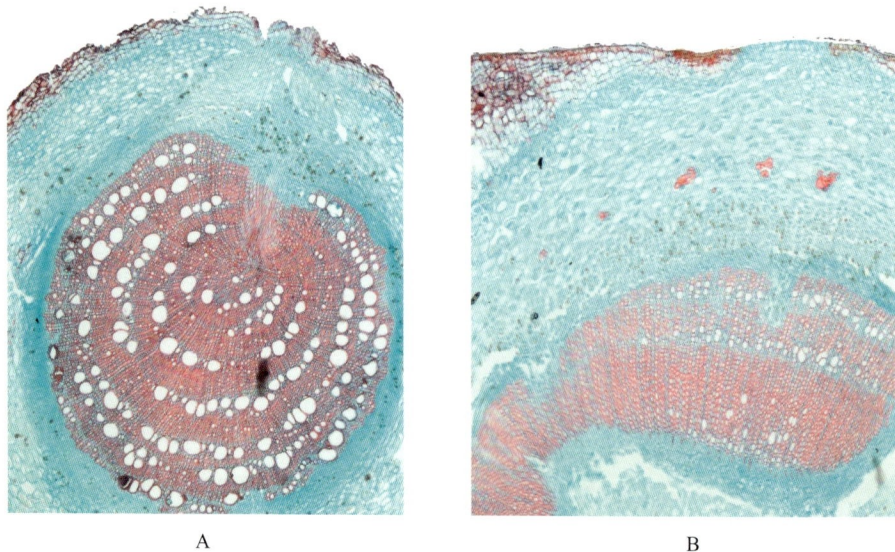

图 120-8　老瓜头粗根（A）及根茎（B）横切面详图

121. 瓜蒌子 TRICHOSANTHIS SEMEN

标准沿革

【来源】1977 年版《中国药典》收载为为葫芦科植物栝楼 *Trichosanthes kirilowii* Maxim. 或双边栝楼 *Trichosanthes rosthornii* Harms。

【药用部位】1977 年版《中国药典》规定为"干燥成熟种子"。

【采收加工】1977 年版《中国药典》规定为"秋季采摘成熟果实，剖开，取出种子，洗净，晒干"。

【性状】1977 年版《中国药典》描述栝楼为"呈扁平椭圆形，……破开后可见子叶 2 片，黄白色，富油性，外被灰绿色薄膜"。1985 年版《中国药典》将"破开后……"修订为"内种皮膜质，灰绿色，子叶 2，黄白色，富油性"。 1977 年版《中国药典》描述双边栝楼为"沟纹明显而靠内"。1990 年版《中国药典》将双边栝楼修订为"沟纹明显而环边较宽"。

商品质量

【商品规格】产地加工为统货与选货，亦有称单边瓜蒌子和双边瓜蒌子销售。

【品质论述】药材以饱满、均匀、油性足者为佳。

【产地】瓜蒌主产于河北、河南、山东和安徽，双边瓜蒌主产于江苏、四川和湖北等地。商品来自野生和栽培品。以河北、山东、四川等地栽培品为主。

特征识别

【性状鉴定】（1）栝楼：[形状] 呈椭圆形，扁平，顶端有种脐，圆钝或微尖，基部钝圆。[大小] 长 11~16mm，宽 6~10mm，厚 2.5~3.5mm。[颜色] 浅黄棕色至棕褐色；内种皮膜质，灰绿色。[纹饰] 近边缘处有一圈棱线，两侧稍不对称；表面较平滑。[质地] 种皮坚硬。[断面] 子叶 2，黄白色，富油性。[气味] 气微，味淡。图 121-1。

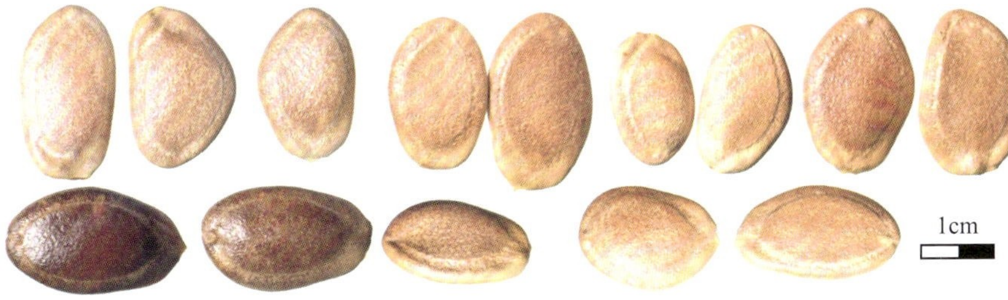

图 121-1　栝楼（甘肃野生，鲜果中取出）

（2）双边栝楼：[形状] 呈长方状椭圆形，扁平，顶端平截或稍偏斜状平截，基部钝圆。[大小] 长 15~18mm，宽 8~10mm，厚 2~3mm。[纹饰] 稍远边缘处有一圈棱线，有时略显粗糙。图 121-2。

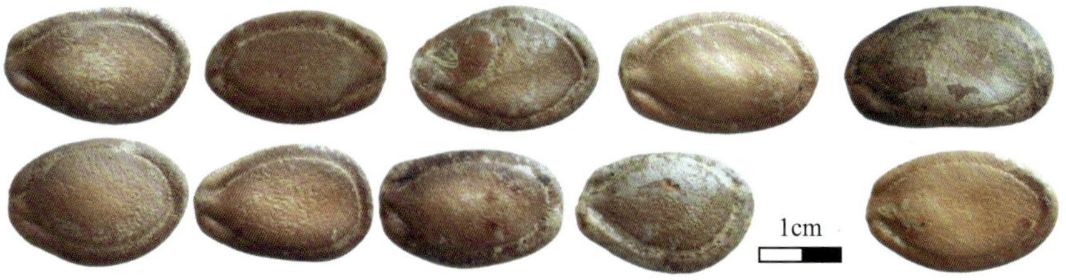

图 121-2 双边栝楼 （安徽，疑似品）

【鉴别歌诀】　栝楼　　种子形如西瓜子　外表黄棕较平滑
　　　　　　　　　　　　顶端稍尖基部圆　棱线一圈近边缘
　　　　　　　　双边栝楼　顶端平截基部圆　棱线一圈远边缘

【识别要点】（1）形状：栝楼呈椭圆形，少有卵状椭圆形，有时两侧不对称，两端较圆钝；而双边栝楼呈长方状椭圆形，顶端平截。（2）棱线：栝楼棱线近边缘，距离边缘 0.5~1.5mm，棱线平滑，有时不明显，称为"单边"，而双边栝楼的棱线稍远离边缘，距离边缘 1.5~2.5mm，棱线明显略显浅齿状，称为"双边"。图 121-3。

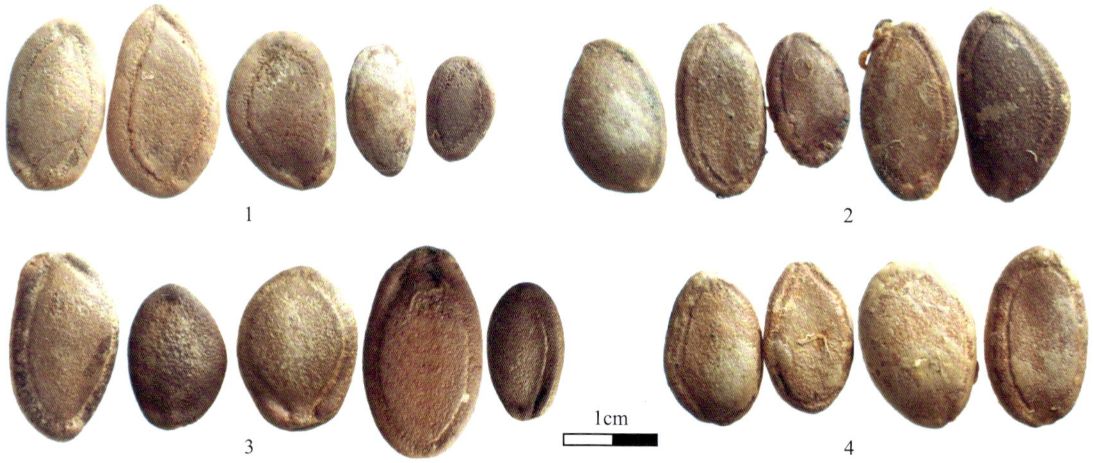

图 121-3 瓜蒌子（1. 甘肃；2. 河南；3. 四川；4. 山东）

【性状探微】从几何学定义棱、边是两个面的相交线，两种瓜蒌子都有一圈棱线，采用棱或边较沟纹更贴近实际。

🌱 品种动态

【品种概述】国内各地称为"瓜蒌子"的有栝楼属（Trichosanthes）22 种植物，不少品种为云南、广西和贵州民间药；13 余种存在商品或冒充瓜蒌子。

目前，主流商品为正品瓜蒌子；市场上混淆误用时有发生。

【混伪品】20 世纪 80 年代以来，瓜蒌子来自野生资源，栝楼属（Trichosanthes）多种植物的种子形成商品充当瓜蒌子，主要有大籽栝楼 *Trichosanthes truncata* C. B. Clarke（习称广西大瓜蒌仁）、红花栝楼 *T. rubriflos* Thorel ex. Cayla.、大苞栝楼 *T. bracteata*（Lam.）Voigt.（浙江等地种植的吊瓜为本品）、马干铃栝楼 *T. lepiniana*（Naud.）Cogn.、长萼栝楼 *T. laceribractea* Hayata、全缘栝楼 *T. ovigera* Bl.、王瓜 *T. cucumeroides*（Ser.）Maxim.、糙点栝楼 *T. dunniana* Levl.、尖果栝楼 *T. stylopdifera* C. Y. Cheng. et Yueb.、

密毛栝楼 *T. villosa* Bl. 和趾叶瓜蒌 *T. pedata* Merr. et Chun 等。商品多来西南等地。

🌱 图文辨析

【**性状鉴定**】（1）大籽栝楼：呈椭圆形、卵状椭圆形，有的呈偏斜的三角形。长 18~30mm，宽 14~20mm，厚 4~6mm。表面黄棕色、黄褐色，较平滑；顶部种脐端圆钝、稍平截或有偏斜，偶尔微凹，基部钝圆，沿边缘有一圈棱线，至基部常不清晰。图 121-4。

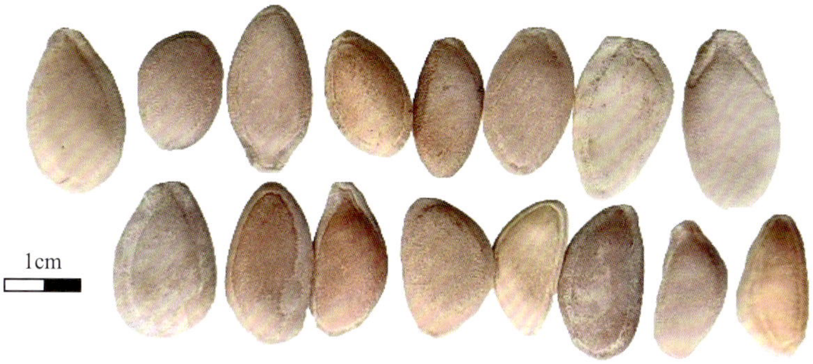

图 121-4　大籽栝楼

（2）葫芦子：呈倒卵形或卵状的三角形。长 18~22mm，宽 10~14mm。表面黄棕色、黄褐色，较平滑；顶端近截形或微突状，基部钝圆或较平截，沿边缘有一圈显著隆起的棱线，至基部常呈断裂状。图 121-5。

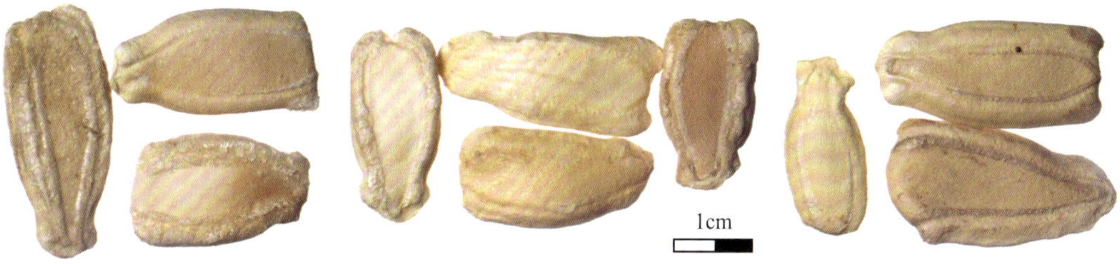

图 121-5　葫芦子

（3）大苞栝楼：呈椭圆形或长方状椭圆形，有的稍呈偏斜状。长 11~17mm，宽 7~11mm，厚 2~4mm。表面灰棕色、黄褐色，略显粗糙而无光泽；两端钝圆或一端平截，沿边缘有一圈棱线或不明显。图 121-6。

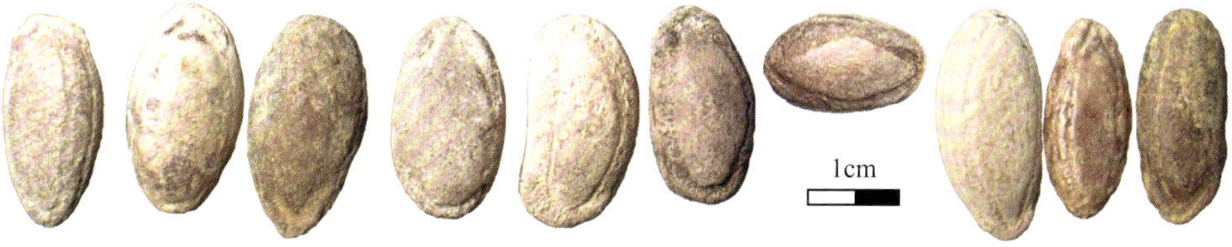

图 121-6　大苞栝楼

（4）长萼栝楼：略呈长方形。长 10~17mm，宽 7~10mm。表面暗棕色或棕褐色，较粗糙，顶端稍平截，基部钝圆，沿边缘有一圈锯齿状棱线。图 121-7。

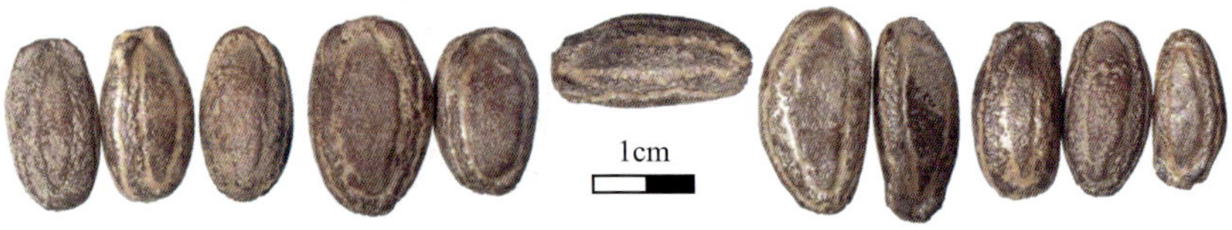

图 121-7　长萼栝楼（疑似品）

（5）糙点栝楼：呈椭圆形、不规则卵形。长 10~12mm，宽 6~8mm。表面暗棕色或棕褐色，较粗糙，顶端稍平截，基部钝圆，沿边缘棱线不明显。图 121-8。

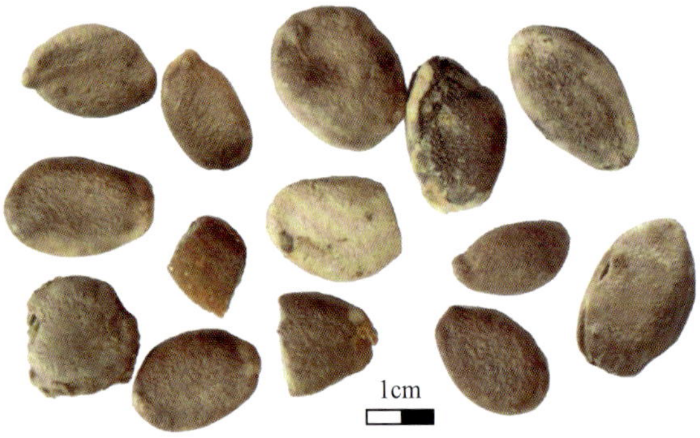

图 121-8　糙点栝楼

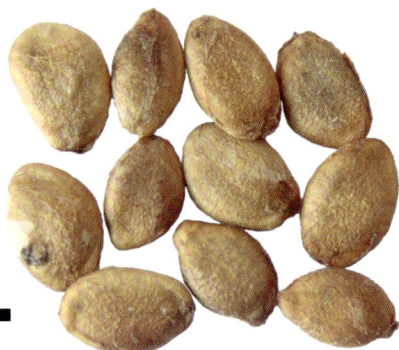

图 121-9　瓜蒌子（待定）

【市场速览】2018 年从河北收集一种来源不清楚的人工种植"瓜蒌"，其种子的棱线不清晰，图 121-9。2023 年收集了河北、安徽和河南产地的市售瓜蒌子，图 121-10 至图 121-12。

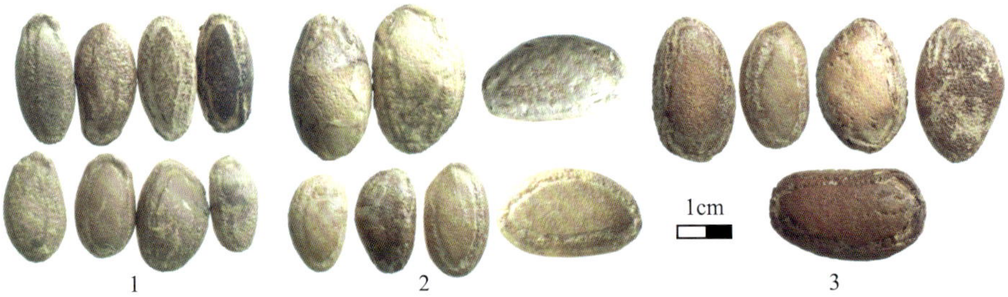

图 121-10　市售瓜蒌子（非正品，1. 江苏；2. 广东；3. 安徽）

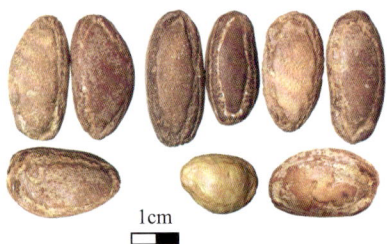

图 121-11　市售瓜蒌子（安徽，疑似栝楼）

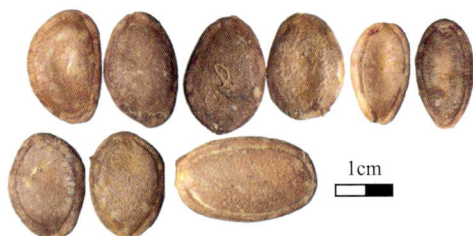

图 121-12　市售瓜蒌子（河南，栝楼）

122. 功劳叶 ILICIS CORNUTAE FOLIUM

标准沿革

【来源】1977 年版《中国药典》以枸骨叶（功劳叶）收载，为冬青科植物枸骨 *Ilex cornuta* Lindler.。1985 年版《中国药典》及以后各年版《中国药典》未收载。安徽、辽宁、上海、内蒙古地方标准收载。

【药用部位】1977 年版《中国药典》规定为"干燥叶"。

【采收加工】1977 年版《中国药典》规定为"秋季采收，除去杂质，晒干"。

商品质量

【品质论述】药材以叶大、色绿者为佳。

【产地】产于安徽、江苏、湖北和湖南等地。商品来自野生品。

特征识别

【性状鉴定】［形状］呈长椭圆形、类长方形或卵圆形；有硬刺 5~11 个，顶端的 3 刺常等大，边缘至基部各有刺 1~4 枚，刺常反曲，卵圆形叶多无刺；叶柄较短。［大小］长 3~8cm，1.5~4cm。［颜色］上表面黄绿色或绿褐色，下表面灰黄色或灰绿色；具光泽。［纹饰］中脉凹陷，侧脉延伸至叶缘。［质地］革质，厚而硬。［气味］气微，味微苦。图 122-1。

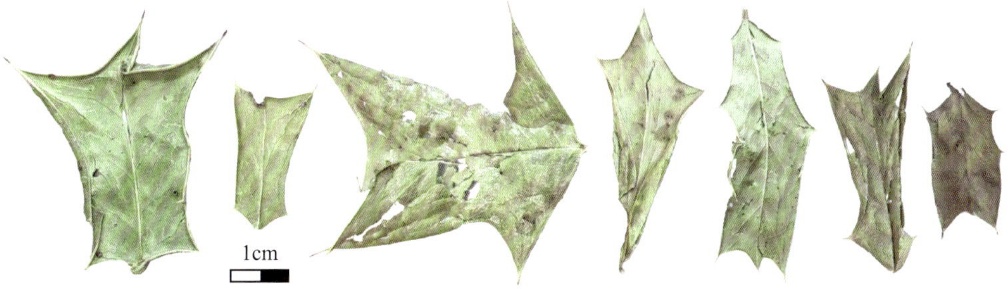

图 122-1 枸骨叶（功劳叶）

【鉴别歌诀】
长椭圆形长方形　表面黄绿有光泽
叶缘反卷革质状　顶端硬刺常三枚

【识别要点】枸骨叶（功劳叶）的性状特征清晰，易于识别。

品种动态

【品种概述】国内各地称为"功劳叶、十大功劳叶"有 3 科 13 种植物，约 4 种存在商品，其余为民间药或民间称谓。

【**混伪品**】（1）功劳叶：为小檗科植物细叶十大功 *Mahonia fortune*（Lindl.）Fedde 或阔叶十大功 *Mahonia bealei*（Fort.）Carr. 的干燥叶。浙江、天津地方习用药材。

（2）十大功劳叶 (安徽)：为小檗科植物阔叶十大功 *Mahonia bealei*（Fort.）Carr. 的干燥叶。安徽地方习用药材。

（3）十大功劳叶 (贵州)：为小檗科植物细叶十大功 *Mahonia fortune*（Lindl.）Fedde 、阔叶十大功 *Mahonia bealei*（Fort.）Carr. 或长柱十大功 *Mahonia duclouxiana* Gagnep. 的干燥叶。贵州地方习用药材。

🌿 图文辨析

【**性状鉴定**】（1）细叶十大功劳叶：叶片呈披针形、椭圆状披针形或条状披针形。上表面绿棕色或黄绿色，下面黄绿色，小叶无柄或近无柄；先端长渐尖或急尖，边缘有 5~10 个小刺齿，基部楔形。叶革质。气弱，味淡。图 122-2。

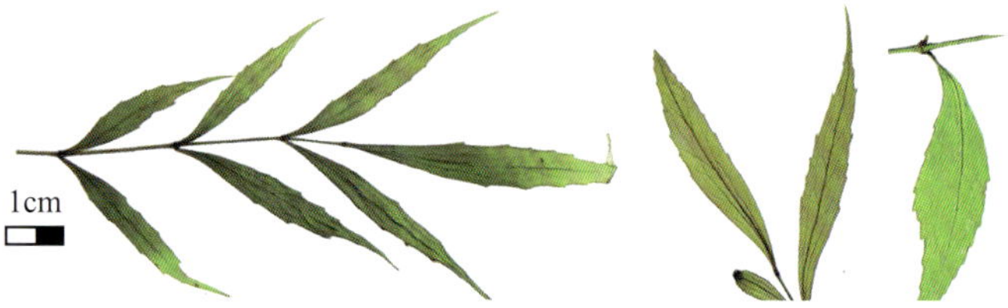

图 122-2　细叶十大功劳叶

（2）阔叶十大功劳叶：叶片阔卵形至近圆形。上表面绿色、黄绿色，具光泽，背面淡黄绿色或苍白色，叶脉三出；顶端渐尖，基部宽楔形至近圆形，偏斜，每边具 2~6 个刺齿。叶厚革质。图 122-3。

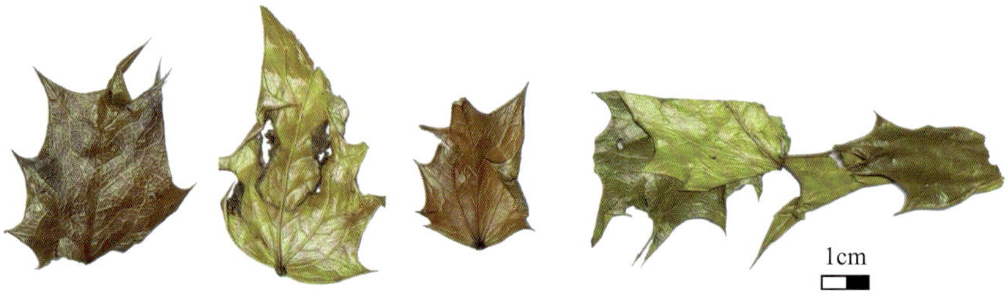

图 122-3　阔叶十大功劳叶（市售十大功劳叶）

（3）长柱十大功劳叶：叶片狭卵形、长圆状卵形至至狭长圆状卵形，小叶无柄。表面绿色、绿棕色或黄绿色，有光泽，叶脉三出，顶端渐尖或急尖，基部偏斜或圆形，边缘具 2~12 个刺齿。叶薄纸质至薄革质。图 122-4。

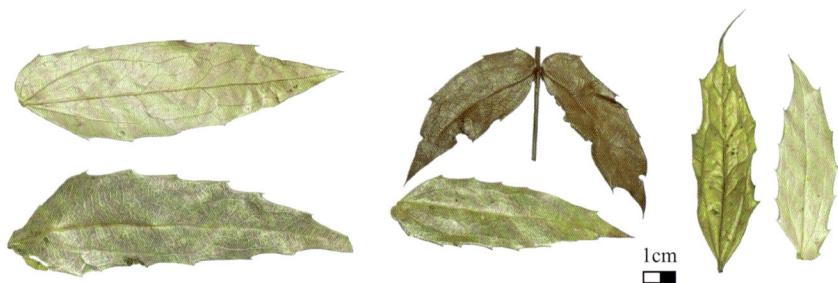

图 122-4　长柱十大功劳叶（市售十大功劳叶）

123. 仙茅　CURCULIGINIS RHIZOMA

标准沿革

【来源】1963 年版《中国药典》收载为石蒜科植物仙茅 *Curculigo orchioides* Gaertn。

【药用部位】1963 年版《中国药典》规定为"干燥地下根状茎"。 1977 年版《中国药典》修订为"干燥根茎"。

【采收加工】1963 年版《中国药典》规定为"2~4 月发芽前或 7~9 月苗枯萎时采挖，除去须根和根头，先进泥土，晒干即得"。 1977 年版《中国药典》修订为"秋、冬二季采挖，除去根头及须根，洗净，晒干"。

【性状】1963 年版《中国药典》描述为"微有辛香气，味微苦、辛"。 1977 年版《中国药典》修订为"气微香，味微苦、辛"。

商品质量

【品质论述】药材以条粗、质坚、外表黑褐色者为佳。

【产地】主产于四川、贵州、云南等地。商品来自野生品。

特征识别

【性状鉴定】［形状］呈圆柱形，略弯曲，具"蚯蚓头或碗口状外突"。［大小］长 3~10cm，直径 0.3~1.2cm。［颜色］表面棕褐色或灰褐色；断面灰白色、淡褐色或棕褐色。［纹饰］有浅纵沟纹或不规则皱纹，可见细孔状须根残痕。［断面］较平坦，皮部常有细小空洞；中柱约占断面的 1/3，灰白色点状维管束散在。［质地］坚硬，易折断。［气味］气微香，味微苦、辛。图 123-1。

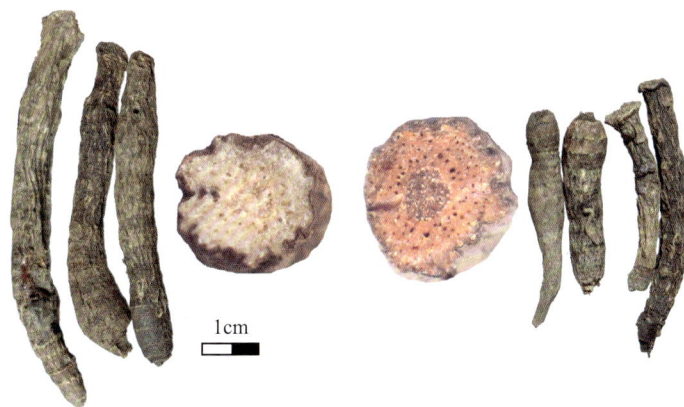

1cm

图 123-1　仙茅（药材及断面放大）

【鉴别歌诀】
　　　　　　圆柱形状色棕褐　　须根皮孔显皱纹
　　　　　　断面淡褐中心深　　味微苦辛气微香

【识别要点】仙茅的形状、断面和气味特征非常明显，易于识别。市售仙茅的断面颜色有灰白色、淡褐色或棕褐色不同；皮部细小空洞为分泌腔。

🌿 品种动态

【品种概述】国内各地称为"仙茅"的有 2 科 3 种植物，均有商品流通。20 世纪 80 年代以来市场发现芍药根等混伪品。

目前，主流商品为正品仙茅；芍药混伪品仍然流通。

【混伪品】（1）芍药根：为毛茛科植物芍药 *Paeonia lactiflora* Pall. 的干燥根加工品。2023 年市场仍发现以赤芍支根、侧根加工后冒充仙茅或掺假。

（2）乌头属的块根：为毛茛科植物铁棒锤 *Aconitum pendulum* Busch 或短柄乌头 *Aconitum brachypodum* Diels 的块根。早年有报道掺假或冒充仙茅。

🌿 图文辨析

【性状鉴定】芍药根：呈圆柱形、近圆锥形。长短不等。表面灰褐色、浅棕褐色，具浅纵沟纹和细根痕，有的经过打磨表面显平坦感。质硬而脆。断面灰白色，木质部可见放射状纹理。气微，味微苦、涩。图 123-2。

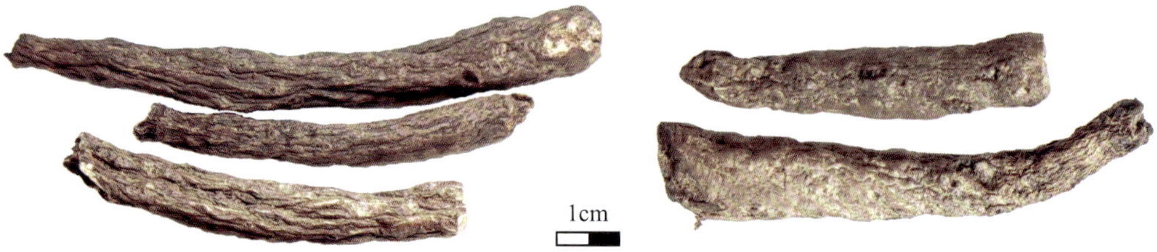

图 123-2　市售仙茅（2015 年，为芍药根）

【市场速览】近年在仙茅商品中发现两种未知掺假物，根呈纺锤形或圆柱形。图 123-3。

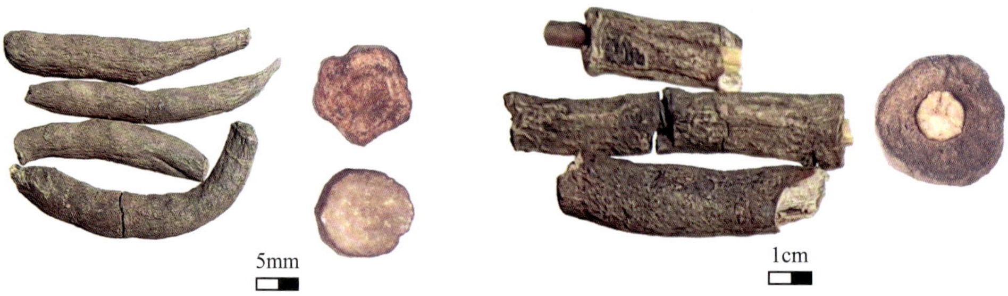

图 123-3　市售仙茅（2021 年，挑出的两种掺假样品）

🌿 **124. 西河柳** *TAMARICIS CACUMEN*

🌿 标准沿革

【**来源**】1963 年版《中国药典》以西河柳（山川柳）收载，为柽柳科植物柽柳 *Tamarix chinensis* Lour.。1990 年版《中国药典》规定删除"山川柳"副名。

【**药用部位**】1963 年版《中国药典》规定为"干燥细嫩枝叶"。

【**采收加工**】1963 年版《中国药典》规定为"花未开时折取细嫩枝叶，置通风处阴干，既得"。 1977 年版《中国药典》修订为"夏季花未开时采收，阴干"。

【**性状**】1963 年版《中国药典》规定为"枝梗呈圆柱形；嫩枝……，粗梗……"。 1977 年版《中国药典》修订为"茎枝呈细圆柱形"，删除"嫩枝……，粗梗……"的分类。

🌿 商品质量

【**品质论述**】药材以枝叶细嫩、色绿色者为佳。

【**产地**】主产于河北、河南、山东、安徽等地。近年常作公路、铁路和街道的绿化树种，商品来自野生或栽培品。

🌿 特征识别

【**性状鉴定**】[枝形状]茎枝呈细圆柱形，多弯曲，有多数互生的鳞片状小叶，或叶片脱落残留突起的叶基。[叶形状]叶呈三角形、长卵形、卵伏披针形或钻形，先端渐尖。[大小]茎枝直径 0.5~2mm。[颜色]嫩枝灰绿色，稍粗的枝红褐色；叶绿色或暗棕色。[纹饰]表面较光滑。[质地]质脆，易折断。[断面]茎断面黄白色，有数条维管射线呈放射状，中心有髓。[气味]气微，味淡。图 124-1 至图 124-3。

1cm

图 124-1　西河柳

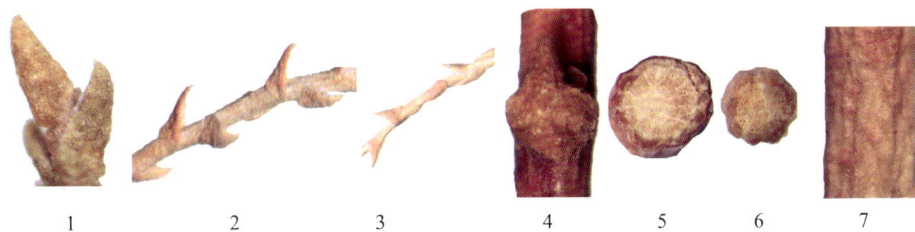

| 1 | 2 | 3 | 4 | 5 | 6 | 7 |

图 124-2　西河柳局部放大

（1. 嫩枝叶及表面亮晶；2~3. 嫩枝叶；4. 老枝叶；5~6. 不同直径茎横切面；7. 茎表面亮晶）

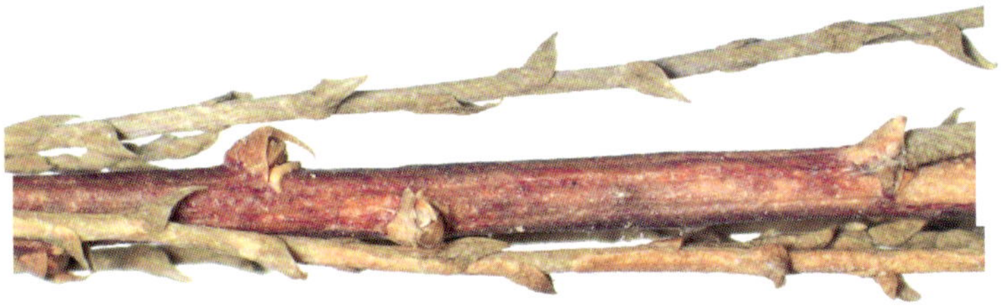

图 124-3 西河柳局部放大

【鉴别歌诀】 嫩枝圆柱多弯曲 外表灰绿又红褐

鳞叶细小呈互生 表面光滑味较淡

【识别要点】柽柳是春季、夏季和秋季开三次花的植物，其枝部有三种形态，老枝直立，暗褐红色，光亮；幼枝稠密细弱，常开展而下垂，红紫色或暗紫红色，有光泽；嫩枝繁密纤细下垂，灰绿色。图 124-4。

老枝叶呈三角形，基本与枝呈垂直状；幼枝叶深绿色，呈卵状披针形或长卵形，嫩枝上的叶半贴生，钻形，可见细微亮晶。图 123-5。

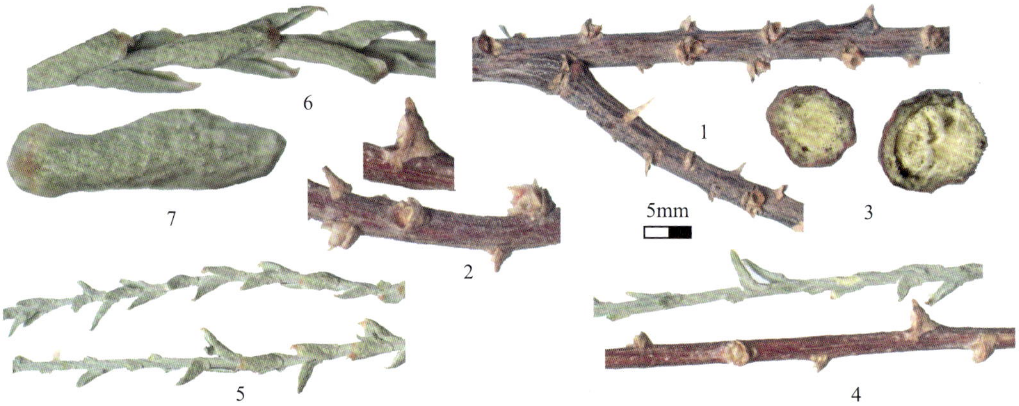

图 124-4 西河柳（甘肃采集）

（1~3. 老枝；4. 幼枝；5~6. 嫩枝；7. 叶放大具亮晶）

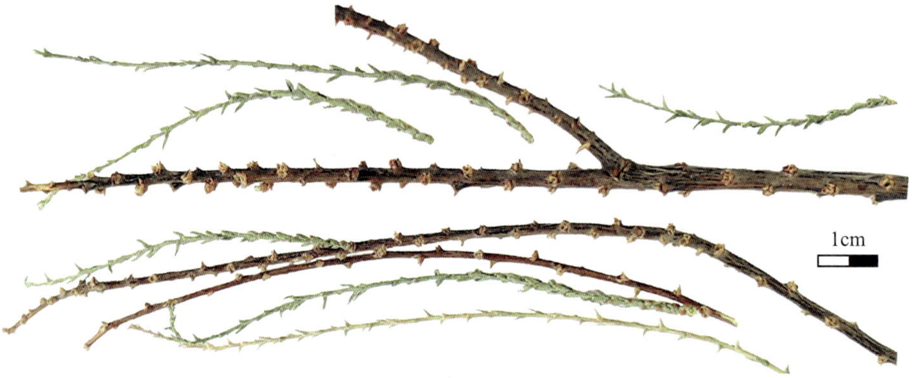

图 124-5 西河柳（甘肃采集，老枝、幼枝和嫩枝）

西河柳与同科属混淆品相比较识别较为困难，需要关注叶部的细微特征和茎的不同状态。

🌱 本草探源

【混乱品种】本草记载的柽柳（西河柳）的原植物不止一种。宋《本草衍义》谓"赤柽木又谓之三春柳"，一年当中开三次花，与柽柳 *Tamarix chinensis* 相吻合。宋《开宝本草》记载产于甘肃河西走廊的赤柽木应指多枝柽柳 *Tamarix ramosissima*，现代民间习称红柳，仍然药用。

🌱 品种动态

【品种概述】国内各地称为"西河柳"的有柽柳科 3 属 14 种植物，约 4 种形成商品。《中国沙漠地区药用植物》（1973 年）记录了柽柳属（Tamarix）10 余种药用植物，品种比较复杂。市场曾发现误将藏药材水柏枝混淆为西河柳。

目前，主流商品为正品西河柳；在商品中发现同属植物混淆使用。

【混伪品】（1）多枝柽柳：为柽柳科植物多枝柽柳 *Tamarix ramosissima* Ledeb. 干燥细嫩枝叶。甘肃、青海等地产民间药用，有称"山川柳"。国内常作公路、铁路和街道的绿化树种。

（2）水柏枝：为柽柳科植物三春水柏枝 *Myricaria paniculata* P. Y. Zhang et Y. J. Zhang 等同属数种植物的干燥带叶的嫩枝。为常用藏药材，市场曾混淆为西河柳。

🌱 图文辨析

【性状鉴定】（1）水柏枝：老枝呈圆柱形；表面棕褐色、红棕色，叶呈宽卵形，有细密的纵皱纹，芽苞隆起紫色。小枝直径约 1mm，表面黄绿色；小叶条状，长 1~3mm，先端尖，背面密布白色小点。气微香，味淡。图 124-6。

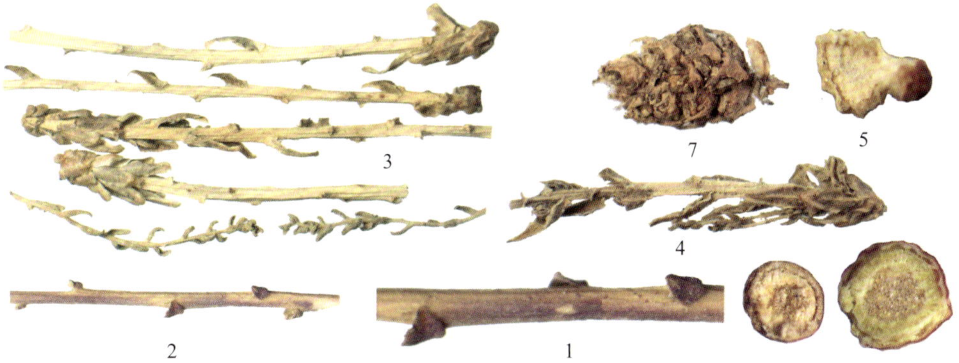

图 124-6　水柏枝

（1. 老枝；2. 幼枝；3~4. 嫩枝；5. 嫩枝切面；6. 幼枝切面；7. 花序）

（2）多枝柽柳：枝呈灰绿色、黄棕色，多平直。叶片呈条状的披针形，先端急尖，表面灰绿色，常带白粉。

【市场速览】从云南、吉林收集的西河柳，枝全部是灰绿，叶呈条状的披针形或长三角形，顶端长渐尖，为柽柳属（Tamarix Linn.）植物；由于西河柳的原植物在国内栽培较广泛，是否产地差异，有待进一步调查研究。图 124-7、图 124-8。

图 124-7　市售西河柳（云南，待定）

图 124-8　市售西河柳（吉林，待定）

早年市场销售的西河柳，经鉴定实为三春水柏枝，图 124-9。

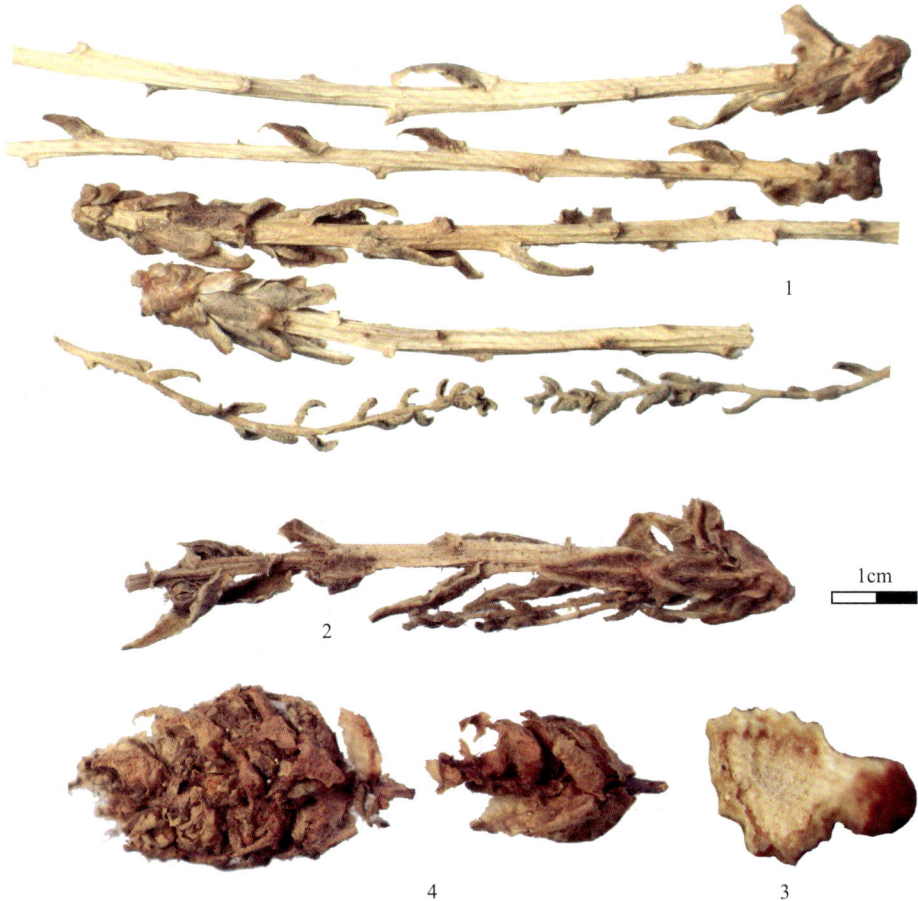

图 124-9　市售西河柳（实为三春水柏枝）

（1~2. 枝；3. 枝断面；4. 花序）

125. 西红花　CROCI STIGMA

标准沿革

【来源】1985 年版《中国药典》收载为鸢尾科植物番红花 *Crocus sativus* L.。

【药用部位】1985 年版《中国药典》规定"干燥柱头"。

【采收加工】1985 年版《中国药典》及以后各年版《中国药典》没有规定采收加工。

【性状】1985 年版《中国药典》描述为"本品由多数柱头聚合成松散的线状，柱头分三枝"。1990 年版《中国药典》修订为"本品线状，三分枝，下端有时残留一段黄色花柱"。

商品质量

【产地】进口商品主要来自伊朗，国产商品主要来自上海、浙江。

【市场点评】西红花资源有限，而市场需求较大，20 世纪 70 年代我国开始了西红花的引种试种工作，先后有 20 个省（市、区）引种栽培，上海、浙江等地引种成功。近年国家高度重视西红花产业，西红花已被列为国家重点发展的 39 种中药材之首，极大缓解了国内外对西红花产品的需求，也有效遏制了曾经十分猖獗的造假掺假现象。

特征识别

【性状鉴定】［形状］呈细长的喇叭状线形，多弯曲，柱头单个或有时三个连在一个短花柱上，上部较宽而略扁平，顶端边缘显不整齐的齿状，内侧有一短裂隙，下端有时残留一小段黄色花柱。［大小］长约 3cm。［颜色］暗红色、紫红色。［纹饰］平滑，无油润无光泽。［质地］体轻，质松软；干燥后质脆易断。［气味］气特异，有刺激性，味微苦。图 125-1。

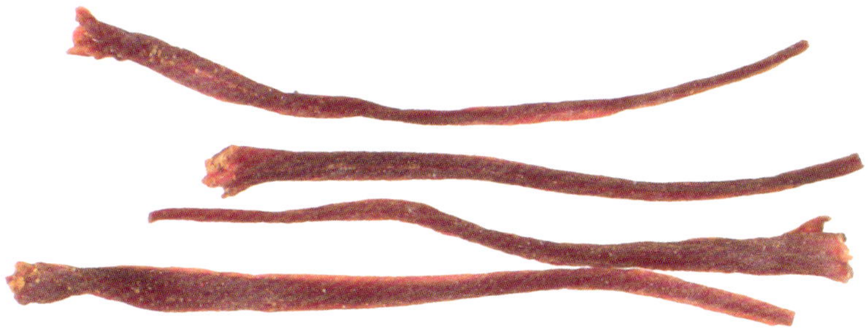

图 125-1　西红花

【鉴别歌诀】
柱头扁平三分叉　细长弯曲呈喇叭
外表暗红或紫红　顶端细齿质松软
凤头龙尾有形象　味稍苦来气特异

【识别要点】西红花的识别关注两点，形状是真伪鉴别的关键，而颜色、水试、质地和气味是优劣判断的标志。（1）形状：整体呈细长的喇叭状线形，顶端较宽，一侧有一裂缝，顶端边缘有细齿，另一端向下渐细。（2）水试：浸泡水中观察，可见橙黄色成垂直下降，水染成黄色，而柱头却不褪色。无沉淀、无油状漂浮物，水不应染成红色。图125-2。

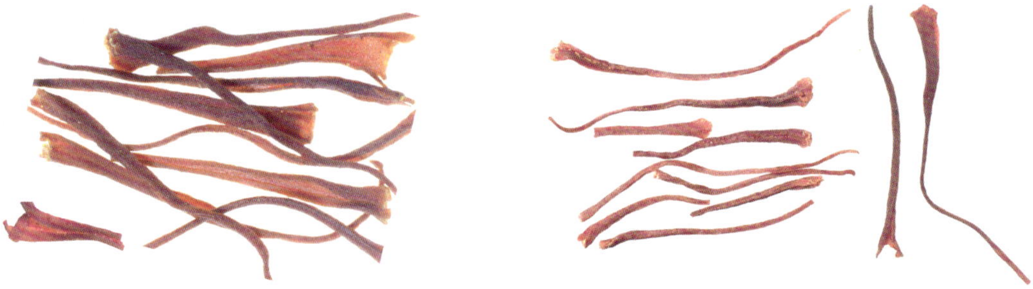

图125-2　西红花

本草探源

【混乱品种】明《本草品汇精要》收载西红花。民国《增订伪药条辩》在红花项下，提到"又有西藏红花一种，花丝长，色黄兼微红，性潮润，气微香，入口沁入心肺，效力甚强，为红花中之极品"。认为西红花的临床功效优于红花。

红花的药用历史远久于西红花，随着西红花引进和使用，红花自己成为西红花的伪品，似有"长江后浪推前浪，浮事新人换旧人"的感受。

品种动态

【品种概述】西红花是名贵中药材，货源稀缺，价格高昂。自20世纪80年代以来，受利益的驱动，西红花的伪造掺假情况层出不穷，催生了中药材市场少有的造假乱象，中药材成为一些不法商人的谋生手段。

据调查，市场先后发现莲须（睡莲科植物莲 *Nelumbo nucifera* Gaertn.）的雄蕊、菊花（菊科植物菊 *Dendranthema morifolium* Ramat）的舌状花、玉米（禾本科植物玉米 *Zea mays* L.）的花丝、红花（菊科植物红花 *Carthamus tinctorius* L.）的管状花、黄化菜（百合科植物黄化菜 *Hemerocallis citrina* Baroni）的花蕾植物组织经过染色的加工品；纸张与淀粉的加工品、胡萝卜丝、萝卜丝和果脯果丹皮的伪造染色的加工品。近年发现所谓"鸡牛牌西红花"（又名新式货，系用印度西萌草染上胶汁制成）；提取西红花以及西红花花柱经染色的加工品。在西红花中掺以重晶石、黄粘土、白奎及甘油等物质的增重品。几乎占尽了中药材的伪造冒充制假的所有手段。中药材质量监管已经到了刻不容缓的地步，中药材监管和产业培育发展两手都要抓。

图文辨析

【性状鉴定】（1）染色纸浆：将染色的纸浆切成细丝状，其形状颜色与西红花相似，有的拌入红糖掺假，放入水中搅拌，纸浆丝褪色，随之破碎。图125-3。

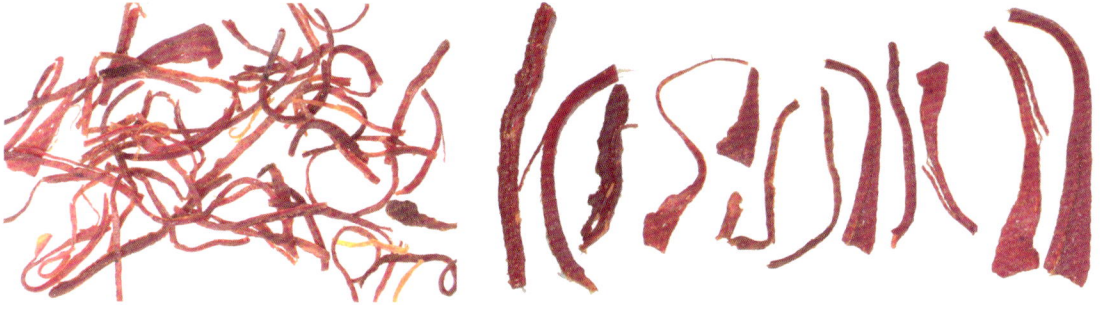

图 125-3 市售西红花（染色纸浆）

（2）果丹皮加工品：呈不规则的条状、丝状，两侧基本等宽，或一侧扩大呈三角形，平直或弯曲。边缘常有刀痕。味微酸涩。图125-4。

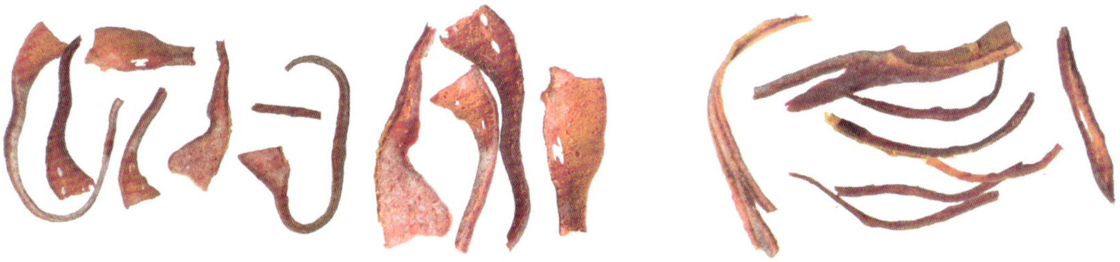

图 125-4 市售西红花（2种果丹皮加工品）

（3）增重品：多为劣质西红花的增重或花柱增重。表面附着颗粒物。图125-5。

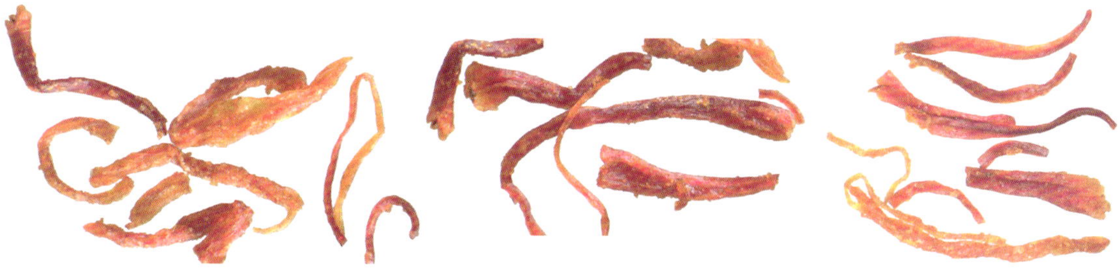

图 125-5 市售西红花（增重西红花）

126. 百部 STEMONAE RADIX

标准沿革

【来源】1963 年版《中国药典》收载为百部科植物直立百部 *Stemona sessilifolia*（Miq.）Miq.、蔓生百部 *Stemona japonica*（Bl.）Miq. 或对叶百部 *Stemona tuberosa* Lour.。

【药用部位】1963 年版《中国药典》规定为"干燥块根"。

【采收加工】1963 年版《中国药典》规定为"春季新芽出土前或秋季苗将枯萎时采挖，洗净泥土，除去须根，置沸水锅中略烫，捞出，晒干即得"。1977 年版《中国药典》修订为"春、秋二季采挖，除去须根，洗净，置沸水中略烫或蒸至无白心，取出，晒干"。

【性状】1963 年版《中国药典》描述为"单条存在或多条丛生在短的根状茎上，块根呈纺锤形或长条形，两端略尖，缩曲，略扁平或有棱角。外皮多为灰白色，有深纵皱纹和不规则的纵沟。易折断，断面平坦，黄白色，呈角质状，微有亮光，中央圆形，中心柱甚小。无臭，味甘微苦"。1977 年版《中国药典》按照直立百部、蔓生百部和对叶百部分别描述，对形状、表面、断面和中柱进行了修订。不再赘述。

商品质量

【商品规格】产地加工为统货与选货（个子、产地片）、大百部（对叶百部）与小百部（直立百部和蔓生百部）。

【品质论述】药材以根条粗壮、质坚实、色白者为佳。

【产地】产于湖北、湖南、浙江、江苏、安徽、四川、重庆、广西、云南等地；亦从越南、缅甸等进口。商品来自野生和栽培品，以后者为主。

【市场点评】长期以来，市场流通的百部除药材外，更多是以段为主的百部饮片，近年来发展为纵切或斜切的长条形厚片，这与国家标准规定不符，应严格规范百部产地加工和饮片生产。

特征识别

【性状鉴定】（1）小百部：[形状]呈纺锤形，上端较细长，皱缩弯曲。[大小]长 5~12cm，直径 0.5~1.5cm。[颜色]灰白色、灰黄色或淡棕黄色。[纹饰]有不规则的深纵沟，或有横皱纹。[质地]质脆，易折断，受潮易变软。[断面]角质样，淡黄棕色或黄白色，皮部较宽，中柱扁缩。[气味]气微，味微甜、后苦。图 126-1、图 126-2。

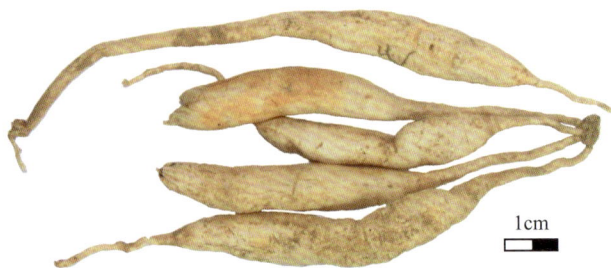

图 126-1　直立百部（安徽采集鲜品）

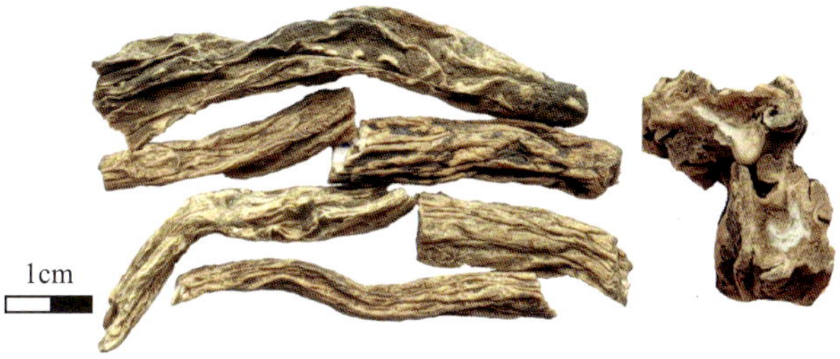

图 126-2　蔓生百部（商品）

（2）大百部：[形状] 呈长纺锤形或长条形。[大小] 长 8~30cm，直径 0.8~2.0cm。[颜色] 浅黄棕色、灰棕色。[纹饰] 具皱纹或不规则纵沟。[质地] 质较硬。[断面] 黄白色至暗棕色，中柱较大，髓常呈扁圆形空洞。图 126-3、图 126-4。

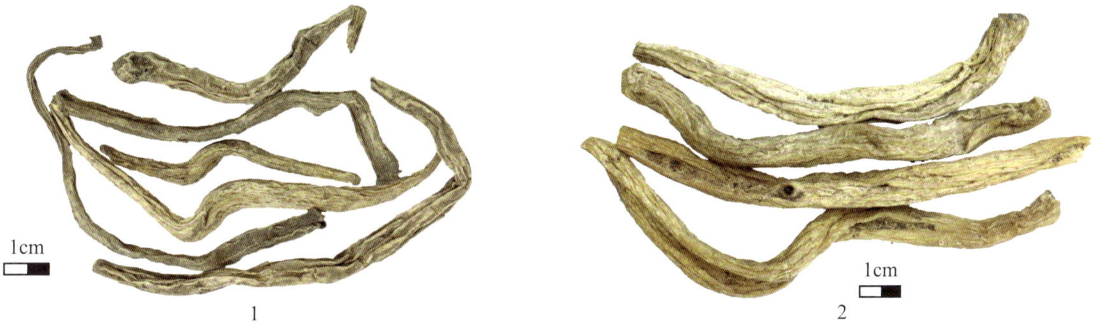

图 126-3　对叶百部（2023 年人工种植，1. 广西；2. 湖北）

【鉴别歌诀】　　　纺锤形状较细长　表面纵沟色黄棕
　　　　　　　　　　　断面角质显黄白　气弱味甜后味苦

【识别要点】（1）形状：多呈长纺锤形，小百部整体细小，大百部整体粗大。（2）中柱：直立百部、蔓生百部中柱扁而缩，分别呈类三角形、人字形；对叶百部的中柱较大而明显，呈类圆形或长多边形，常呈扁圆形空洞。

【性状探微】 商品中直立百部和蔓生百部习称小百部，两者的药材性状、显微特征相近，对叶百部习称大百部。性状采用商品归类的描述，与实际情况吻合。

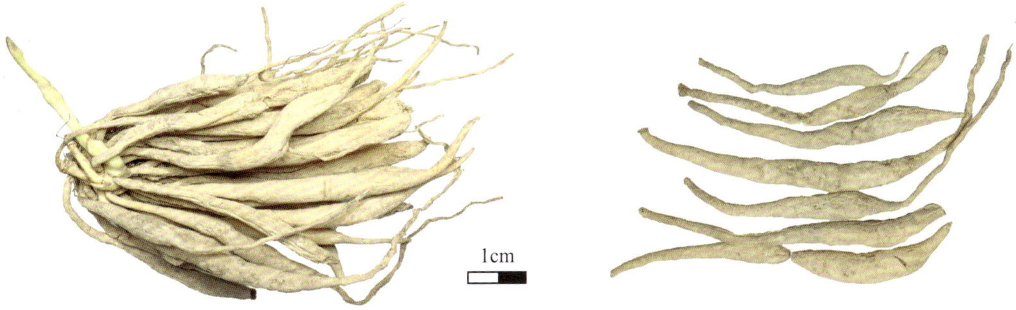

图 126-4　对叶百部（湖南野生鲜品）

🌿 **本草探源**

【混乱品种】 唐《本草拾遗》记载"以天门冬当百部"。宋《图经本草》所绘峡州百部，考证为百

合科羊齿天门冬 *Asparagus filicinus*。

【伪造做假】明《本草品汇精要》记载"萱草根蒸压，令扁，市之乱"。

品种动态

【品种概述】国内各地称为"百部"的有6科近20种植物，多数属于民间称谓，少数属于民间误称误用，其中约5种形成商品后误用或冒充。

目前，主流商品为正品百部；鲜见混伪品。

【混伪品】（1）羊齿天门冬：为百合科植物羊齿天门冬 *Asparagus filicinus* Buch. Ham 的干燥块根。云南、四川地方习用药材。西南地区称为"百部"。

（2）牛蒡根：为菊科植物牛蒡 *Arctium lappa* L. 的干燥根。近年发现冒充百部。

图文辨析

【性状鉴定】（1）羊齿天门冬：块根簇生于根茎，呈长纺锤形，多弯曲，两端长渐尖。长 3~7cm，直径 0.2~0.5cm。表面灰棕色或黄棕色，有纵沟纹或较平滑，不透明。质硬脆，木心纤维状撕裂。气微，味微甜、后稍辛。图 126-5。

图 126-5　羊齿天门冬（云南，市售小百部，经基因测序鉴定）

（2）牛蒡根：类圆形、椭圆形的厚片，或短柱状。表面黄棕色或灰褐色，具纵沟纹。质硬。断面有裂隙或略平整而致密，皮部黄白色或黄棕色，木部黄白色，导管束放射状。气微，味微甜或味淡。图 126-6。

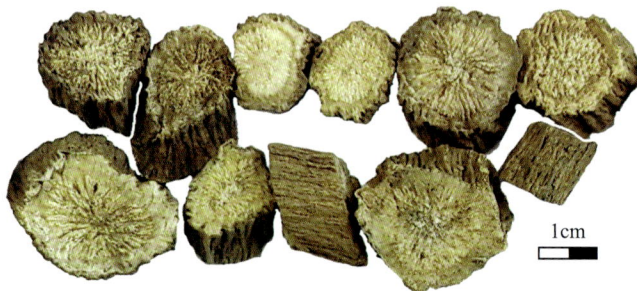

图 126-6　牛蒡（市售百部）

127. 地肤子 KOCHIAE FRUCTUS

标准沿革

【来源】1963 年版《中国药典》收载为黎科植物地肤 *Kochia scoparia* (L.) Schrad.

【药用部位】1963 年版《中国药典》规定为"干燥成熟果实"。

【采收加工】1963 年版《中国药典》规定为"7~9 月间果实成熟时将全株割下，晒干，打下果实，除去枝叶等杂质即得"。1977 年版《中国药典》修订为"秋季果实成熟时采收植株，晒干，打下果实，除去杂质"。

【性状】1963 年版《中国药典》描述为"呈扁圆形五角星状，周围具有 5 个分开的膜质小翅……，并可见数条明显放射状的棱线；腹面露出五角星状的空隙，内含黑色小果，形似芝麻粒，在扩大镜下观察，可见表面有许多小麻点，小果破开后，可见白色显油润的种仁。无臭，味微苦"。1977 年版《中国药典》将"呈扁圆……棱线"修订为"呈扁球状五角星形，外被宿存花被，周围具膜质小翅 5 枚，放射状脉纹 5~10 条"，删除"腹面……的种仁"。

商品质量

【品质论述】药材以饱满、色灰绿者为佳。

【产地】主产于黑龙江，吉林、四川、山东、河北、山西和安徽等地亦产。商品来自野生和栽培品，以后者为主。

特征识别

【性状鉴定】[果实形状] 呈扁球形的五角星状，三角形小翅 5 枚排列成五角星；顶面中央有柱头残痕，基部有圆点果柄痕。[种子形状] 卵形，扁平状。[大小] 直径 1.5~2mm。[颜色] 果皮表面土灰绿色或浅棕色；种子褐棕色。[纹饰] 果皮基部可见 10 条左右放射状的棱线，果皮可见点状花纹；种子表面有点状花纹。[气味] 气微，味淡。图 127-1。

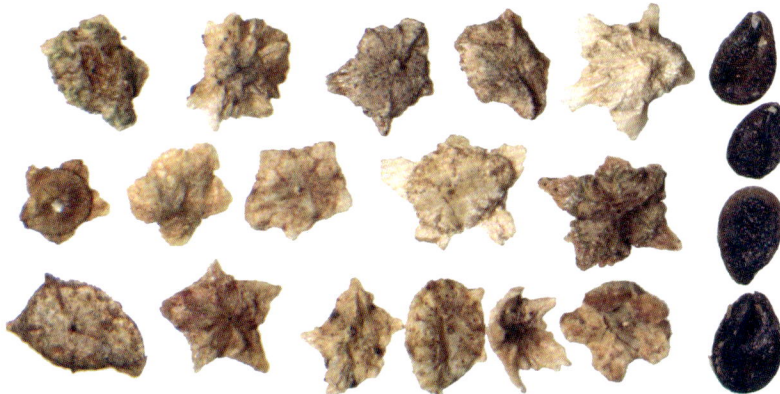

图 127-1 地肤子（果实及种子）

【鉴别歌诀】 　　　　　　　胞果扁球五角星　　表面灰绿或淡棕
　　　　　　　　　　　　　　小翅五枚射线棱　　种子棕色芝麻形

【识别要点】地肤子性状特殊，行业称为"五星地肤子、五角地肤子"，易于识别。

🌿 品种动态

【品种概述】国内各地称为"地肤子"的有4科6种植物，多掺假于地肤子药材中销售，甚至掺假了多种混伪品，也有单一商品冒充地肤子流通。

【混伪品】（1）土荆芥：为土荆芥 *Cheuopodium aubrosioides* L. 的干燥果实。早年市场流通量较大，是地肤子的主要伪品，商品有"圆形地肤子"之称。

（2）灰菜子：为藜科植物藜 *Chenopodlum album* L. 的干燥果实。早年市场流通量较大，是地肤子的主要伪品。

🌿 图文辨析

【性状鉴定】（1）土荆芥：呈扁球状五角形。表面灰绿或灰黄色，无小翅，顶面中央无柱头残痕，基部残留果柄痕，可见5条左右放射状棱线。果皮无花纹。种子扁卵圆形，黑褐色，表面光滑。气香特异，味辛而苦。图127-2。

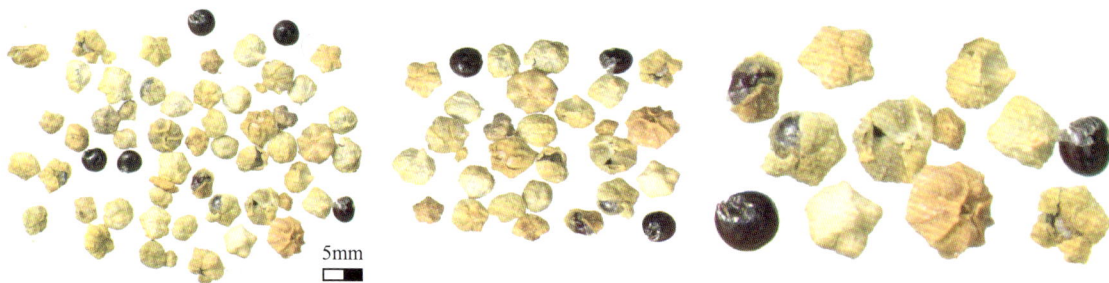

图127-2　土荆芥及放大图

（2）灰菜子：呈扁五角形。直径1~2mm。外面的宿存花被呈灰黄棕色，紧抱果实，顶端五裂，裂片近三角，基部有果柄残痕，可见放射状排列的5条棱线。内含果实一枚，果皮薄膜状。种子扁圆形，黑色，有光泽。气微弱，味微苦。图127-3。

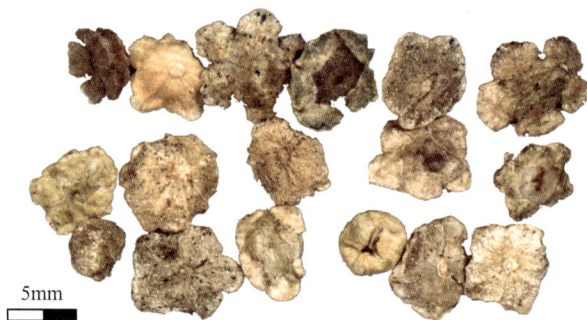

图127-3　灰菜子

128. 地枫皮　ILLICII CORTEX

标准沿革

【来源】1977 年版《中国药典》收载为木兰科植物地枫皮 *Illicium difengpi* K. I. B. et K. I. M.。

【药用部位】1977 年版《中国药典》规定为"干燥树皮"。

【采收加工】1977 年版《中国药典》规定为"春、秋二季剥取，干燥"。

【性状】1977 年版《中国药典》描述为"呈卷筒状或槽状……，具明显的纵沟纹"。1990 年版《中国药典》修订为"呈卷筒状或槽状……，具明显的细纵皱纹"。

商品质量

【品质论述】药材以质松脆、气香者为佳。

【产地】主产于广西。商品来自野生品。

特征识别

【性状鉴定】［形状］呈卷筒状或槽状。［大小］长 5~15cm，直径 1~4cm，厚 0.2~0.3cm。［颜色］外表面灰棕色至深棕色，有的可见灰白色地衣斑，具裂纹，脱落处棕红色；内表面棕色或棕褐色。［纹饰］外粗皮易剥离或脱落，皮孔少见；内表面具明显的细纵纹。［断面］颗粒状。［质地］质松脆，易折断。［气味］气微香、味微辛。图 128-1。

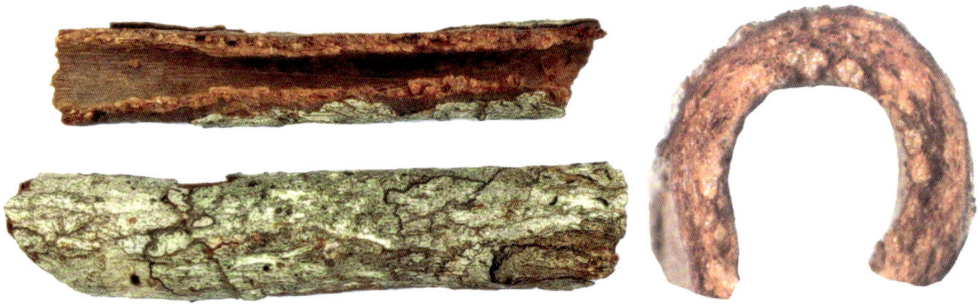

图 128-1　地枫皮

【鉴别歌诀】　　　　卷筒槽状质松脆　外皮脱落色棕红
　　　　　　　　　　内面色深细纵纹　气微味涩颗粒性

【识别要点】地枫皮以质地、断面和气味为识别要点，气微香，久嚼微辛，并有香味，稍有沙粒感。

【荧光鉴别】取地枫皮粗粉 1g，加三氯甲烷 5mL，超声提取 10min，滤过，取滤液点于滤纸上，干后置紫外光灯（254nm）下检视，应显猩红色至淡猩红色荧光。图 128-2。

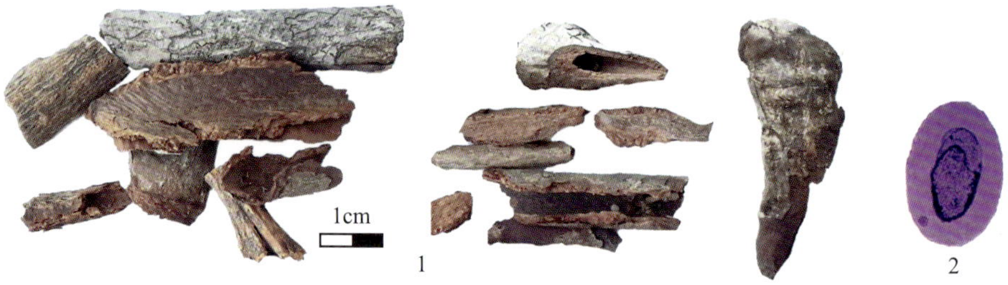

图 128-2　地枫皮

（1. 饮片；2. 猩红色荧光）

品种动态

【品种概述】地枫皮为广西特产药材，由于药用资源匮乏，国内市场发现 4 种木兰科植物的混伪品，商品以假地枫皮 *Illicium jiadifengpi* B. N. Chang、大八角 *I.majus* Hook. f. et Thoms. 为主。

图文辨析

【性状鉴定】（1）大八角：呈不规则块状。大小不一，厚约 0.5cm。表面灰至灰棕色，有苔藓和地衣附着，较粗糙，具横向和纵向裂纹，横向皮孔明显，栓皮不易剥落，剥落处显红棕色。内表面棕色，较平滑。质较硬，不易折断。气微香，味微苦，嚼之有香味，有明显沙粒感。图 128-3。

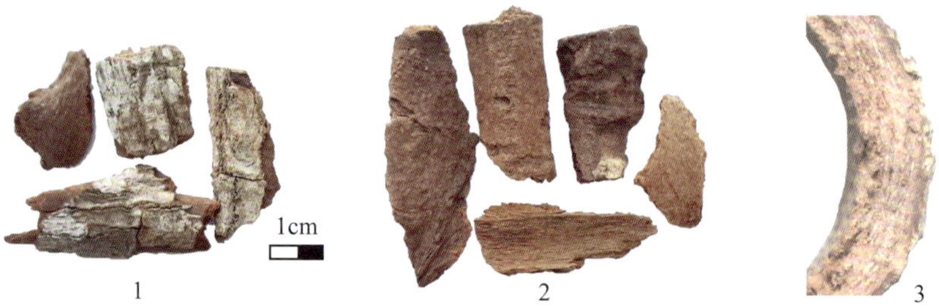

图 128-3　大八角皮

（1. 带栓皮；2. 无栓皮；3. 断面放大，无猩红色荧光）

（2）假地枫皮：呈不规则片状。大小不一，厚 0.3~0.5cm。外表面褐色，较平坦，有细纵皱纹和稀疏圆点状皮孔，栓皮不易剥落。内表面棕色，有细纵纹。质轻脆，易折断。气微香，味苦，嚼之有香味，微有沙粒感。图 128-4。

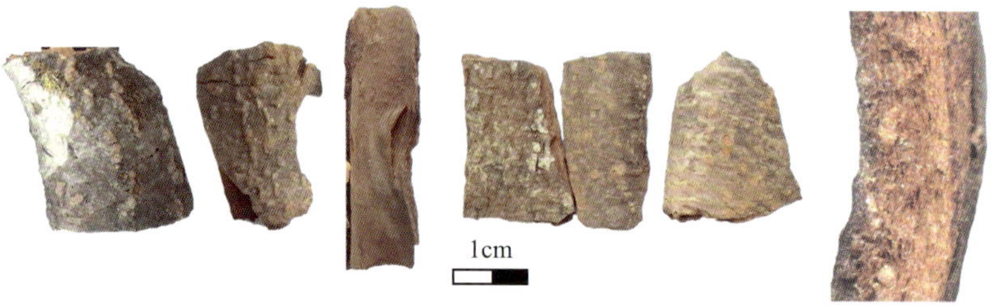

图 128-4　假地枫皮

（断面放大，无猩红色荧光）

129. 合欢皮　*ALBIZIAE CORTEX*

标准沿革

【来源】1963 年版《中国药典》收载为豆科植物合欢 *Albizia julibrissin* Durazz.。1977 年版《中国药典》增加了山合欢 *Albizia kalkora*（Roxb.）Prain。1985 年版《中国药典》删除"山合欢"。

【药用部位】1963 年版《中国药典》规定为"干燥树皮。"

【采收加工】1963 年版《中国药典》规定为"夏、秋二季均可采收，剥下树皮，晒干既得"。1977 年版《中国药典》修订为"夏、秋二季剥取，晒干"。

【性状】1963 年版《中国药典》描述为"呈筒状或糟状；外表面灰棕色，密生红棕色的疙瘩，有纵皱纹及片状黑色花斑；内表面黄白色；断面黄白色，呈纤维性的刺片状；微有香气，味涩而味苦"。1977 年版《中国药典》修订幅度较大，为"卷曲呈筒状或半筒状；外表面灰棕色至灰褐色，稍有纵皱纹，有的呈浅裂纹，密生明显棕色或棕红色的椭圆形横向皮孔，习称'珍珠疙瘩'，偶有突起的横棱或较大的圆形枝痕；内表面淡黄棕色或黄白色；断面淡黄棕色或黄白色；气微香，味淡、微涩、稍刺舌，而后喉头有不适感"。1990 年版《中国药典》将"密生明显棕色或棕红色的椭圆形横向皮孔"调整为"密生明显的椭圆形横向皮孔，棕色或棕红色"。

商品质量

【品质论述】药材以皮细嫩、"珍珠疙瘩"明显者为佳。

【产地】主产于湖北、四川，安徽、河南、山东和陕西等地亦产。

特征识别

【性状鉴定】［形状］呈筒状或半筒状。［大小］长 40~80cm，直径 0.1~0.3cm。［颜色］外表面灰棕色至灰褐色；内表面淡黄棕色或黄白色；断面淡黄棕色或黄白色。［纹饰］外表面稍有纵皱纹，有的呈浅裂纹，密生椭圆形横向皮孔，偶有突起的横棱或较大的圆形枝痕。［质地］质硬而脆，易折断。［断面］呈纤维性的片状分离。［气味］气微香，味淡、微涩、稍刺舌，而后喉头有不适感。图 129-1。

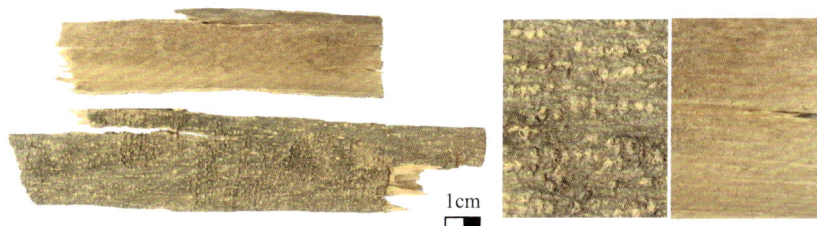

图 129-1　合欢皮及外、内表面放大

【鉴别歌诀】　　　　卷曲筒状质硬脆　外表灰褐或灰棕

皮孔散生纵裂纹　味涩微有刺舌喉

【识别要点】合欢皮以外表面微粗糙，呈棕色或棕红色、"珍珠疙瘩"皮孔散在，不成行排列，内表面有细纵纹，味微涩、稍有刺舌为特征。图129-2。

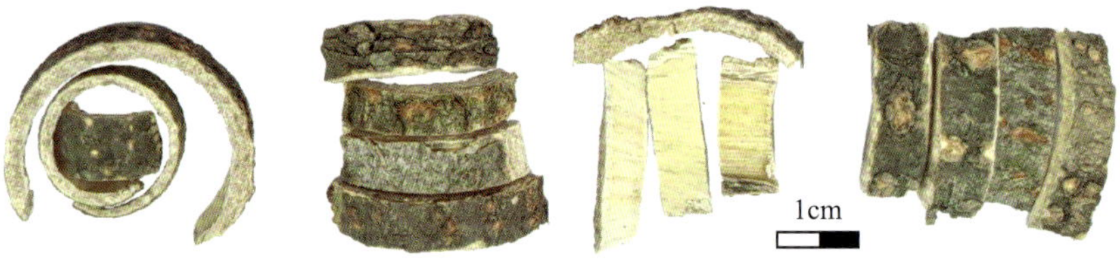

图129-2　合欢皮饮片

品种动态

【品种概述】国内各地称为"合欢皮"的有3科5种植物，3种存在商品。目前，主流商品为正品合欢皮；山合欢皮常冒充或掺假合欢皮中。

【混伪品】山合欢皮：为豆科植物山合欢 *Albizia kalkora*（Roxb.）Prain 的干燥树皮，1977年版《中国药典》列入合欢皮项下。山合欢广布于我国除东北的各省区，资源丰富，市场上山合欢皮的流通量较大，是合欢皮的常见混伪品。

图文辨析

【性状鉴定】山合欢皮：呈筒状或半筒状。外表面灰棕色至灰褐色，明显粗糙，有细密的皱纹及不规则的纵向棱纹，椭圆形横向皮孔更加突出，常常排列成行。老树皮极粗糙，呈不规则的条状纵裂沟及横裂纹。气微，味涩，刺舌，无明显的刺喉感。图129-3。

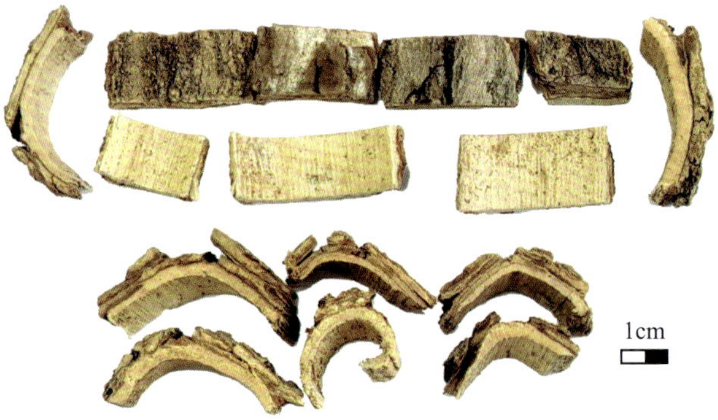

图129-3　山合欢皮（市售合欢皮）

130. 红花　CARTHAMI FLOS

标准沿革

【来源】1963 年版《中国药典》收载为菊科植物红花 *Carthamus tinctorius* L.。

【药用部位】1963 年版《中国药典》规定为"干燥花"。

【采收加工】1963 年版《中国药典》规定"夏初花正开、花瓣由黄变红时采摘，在通风及微有日光处晾干或阴干即得，不宜强烈日光暴晒，以防褪色"。1977 年版《中国药典》修订为"夏季花由黄变红时采摘，阴干或晒干"。

【性状】1963 年版《中国药典》描述为"本品为散乱的花朵。表面红色或红黄色。花瓣下部联合成管状，上部分裂为 5 瓣，裂片窄长，先端尖形。内有 5 枚黄色雄蕊，联合成筒状。有香气，味微苦。将花浸入水中，水染成金黄色，而花瓣不褪色"。1977 年版《中国药典》修订为"本品为不带子房的管状花。表面红黄色或红色。花冠筒细长，先端 5 裂，裂片呈狭线形。雄蕊 5 个，花药聚合成筒状，黄白色。柱头长圆柱形，顶端微分叉。气微香，味微苦"。

商品质量

【商品规格】产地加工为统货。

【品质论述】药材以花瓣长、色红黄、鲜艳、质柔软、有香气者为佳。

【产地】主产于新疆、河南、四川、云南、甘肃等地。商品来自栽培品。

【质量分析】2015 年、2021 年全国红花专项检验，分别抽验 1037 批、343 批，不合格率分别为 24%、4%，不合格项目是"性状、总灰分、含量测定"，不合格主要原因是非法增重、染色。

特征识别

【性状鉴定】[形状] 花多聚集成松散的团块；花冠筒细长，先端 5 裂，裂片呈狭条形。[大小] 花冠长 1~2cm；花冠裂片长 5~8mm。[颜色] 红色或红黄色。[断面] 雄蕊 5，花药聚合成筒状，黄白色；柱头长圆柱形，顶端微分叉。[质地] 质柔软。[气味] 气微香，味微苦。图 130-1。

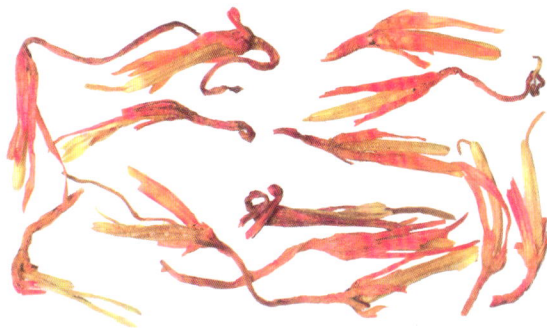

图 130-1　红花

【鉴别歌诀】　　　　　　花冠筒状色红黄　　裂片五条细又长
　　　　　　　　　　　　　花药色黄质柔软　　味微苦来气清香

【识别要点】（1）形状：正常采集加工的红花，其花冠筒呈自然伸曲。（2）花冠：管状花筒细长，先端 5 裂，呈狭条形；花药聚合成筒状，黄白色。（3）质地：手感柔软。

🌱 品种动态

【品种概述】市场曾经发现将菊科植物菊花 *Chrysanthemum morifolium* Ramat. 的舌状花瓣染色干燥后掺入红花中。

【混伪品】红花的质量问题主要来自增重、染色等。将植物油黏合一些金属粉掺入红花中，或将红砖细土、重金属粉、滑石粉、淀粉撒入红花，还有掺入提取的红花药渣，甚至用工业颜料进行染色等。曾经有报道，先用重金属粉加 107 胶用高压设备均匀喷在红花上，晾至七八成干制成掺伪品（俗称料子，颜色暗红色，质地较硬），再将这些料子按一定比例掺入红花中，以增加份量。采用各种手段加工成劣质红花，带来严重的安全隐患。

目前，主流商品为正品红花；市场常流通一些劣质红花。

🌱 图文辨析

【性状鉴定】增重：增重掺假的红花带有人为加工的痕迹，通过形状、气味、手摸和水试方法识别。①喷洒植物油：形态不自然，有的粘成束，疏松性差，闻之具油败气味，用手搓后手有油润感；水试后有油状物漂浮。②喷洒红糖水：形态不自然，常粘成束，容易吸潮，手感较黏，口尝味道发甜。③掺红砖或矿物细粉：形态不自然，表面粘附有细小的颗粒状物，质略重，手搓有摩擦感，无弹性，口尝味咸或涩，有砂粒感；水试后有沉淀物析出。图 130-2。

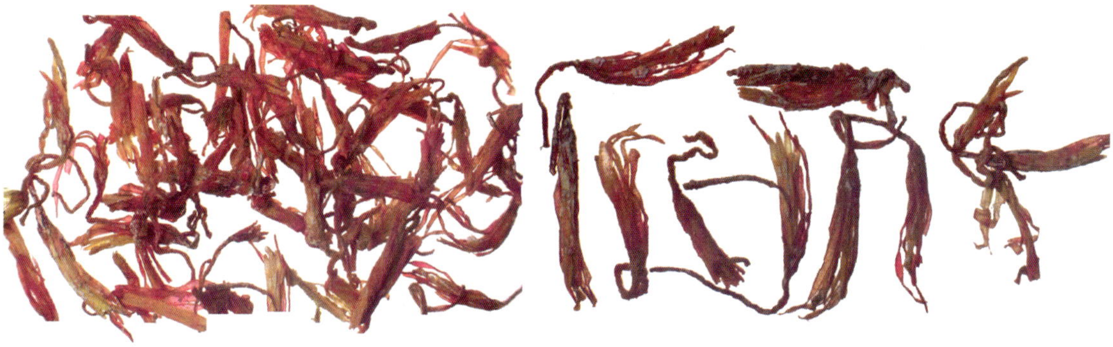

图 130-2　市售红花（劣质品，增重）

131. 羌活 NOTOPTERYGII RHIZOMA ET RADIX

标准沿革

【来源】1963 年版《中国药典》收载为伞形科植物羌活 *Notopterygium* sp.。1977 年版《中国药典》修订为羌活 *Notopterygium incisum* Ting ex H. T. Chang 或宽叶羌活 *Notopterygium forbesii* Boiss.。

【药用部位】1963 年版《中国药典》规定为"干燥地下根状茎及根"。1977 年版《中国药典》修订为"干燥根茎及根"。

【采收加工】1963 年版《中国药典》规定为"春、秋二季采挖，除去细根及泥沙，晒干或烘干既得"。1977 年版《中国药典》将干燥方式修订为"晒干"。

【性状】1963 年版《中国药典》按蚕羌、条羌描述，蚕羌为"形似蚕，呈圆柱形或略弯曲；表面棕褐色，有多数紧密而隆起的环节，节上密生瘤状突起的须根痕；断面有菊花纹及裂隙，外层棕红色，中心淡黄白色，均有朱砂点；有特殊的香气，味微苦而麻"。1977 年版《中国药典》中蚕羌主要修订了表面颜色、断面颜色及气味，并增加竹节羌规格。1985 年版《中国药典》按羌活及宽叶羌活描述，将蚕羌中"朱砂点"修订为"棕色油点"，在木部增加了"射线明显"。

商品质量

【商品规格】产地按药材性状分为蚕羌、竹节羌、条羌、大头羌和疙瘩羌等，其中，蚕羌、竹节羌主要来自羌活 *N. incisum*，条羌、大头羌和疙瘩羌主要来自宽叶羌活 *N. forbesii*。

【品质论述】明《本草品汇精要》记载"羌活用根节密者为佳"。药材以条粗壮、有隆起环节、断面紧密、朱砂点多、香气浓郁者为佳。

【产地】主产于甘肃、青海、四川，西藏、云南、陕西、宁夏等地亦产。商品来自野生和栽培品。

【质量分析】2015 年、2021 全国羌活专项检验，分别抽验 205 批、180 批，不合格率分别为30%、9%，不合格项目是"水分、特征图谱、鉴别、总灰分、含量测定"，不合格主要原因是栽培、虫蛀等问题。

【市场点评】甘肃、四川、青海等地种植的宽叶羌活成为商品的重要来源。宽叶羌活栽培后根茎呈粗短的团块状，根发达，分枝较多，气味较淡，与野生品有一定的差异。图 131-1。

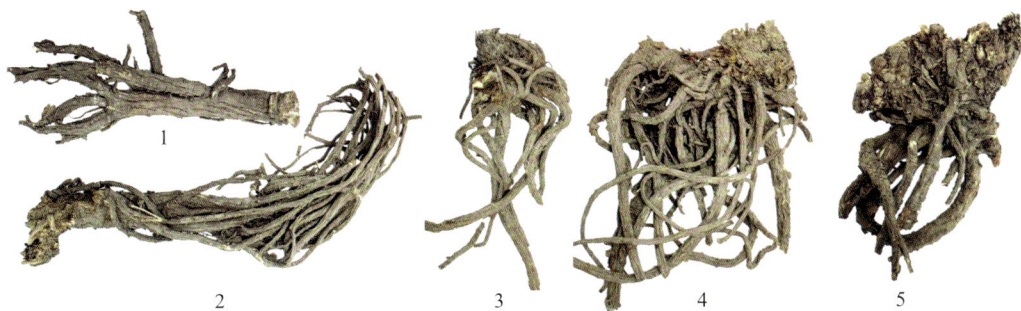

图 131-1 宽叶羌活（甘肃种植，1~4 分别是二、三、四和五年生）

作者对 30 批次的宽叶羌活幼苗、栽培 2~4 年样品所含的羌活醇和异欧前胡素含量进行检测，结果生长四年及以上的样品中含有羌活醇含量在 0.01%~0.02%，而异欧前胡素在所有样品中均检出，含量在 0.51%~2.45%，幼苗中的含量就达到 0.51%。栽培年限是保证宽叶羌活中能够检出羌活醇的重要条件。

不同规格的羌活中，羌活醇、异欧前胡素的含量差异明显。蚕羌中羌活醇含量在 0.41%~1.84%，异欧前胡素含量在 0.07%~0.78%，两种指标成分的含量均较高；竹节羌中羌活醇含量在 0.35%~0.44%，异欧前胡素含量在 0.04%~0.07%，两种指标成分含量普遍偏低。

同时，羌活特征图谱中规定检出四个特征性成分，蚕羌、竹节羌能够符合现行标准规定，条羌、大头羌往往不能达标；人工栽培宽叶羌活中基本不含阿魏酸苯乙醇酯成分。建议修订羌活质量标准。

🌿 特征识别

【性状鉴定】（1）羌活：[形状]根茎呈圆柱状，略弯曲，具隆起的疏密不等的环状节；顶端残留茎痕。[大小]长 4~13cm，直径 0.6~2.5cm。[颜色]棕褐色至黑褐色，外皮脱落处呈黄色。[纹饰]节上有多数点状或瘤状突起的根痕；残留棕色破碎鳞片。[质地]体轻，质脆，易折断。[断面]常具裂隙；皮部黄棕色至暗棕色，油润，有棕色油点；木部黄白色，射线明显；髓部灰黄色至黄棕色。[气味]气香而特异，味苦而辛。图 131-2、图 131-3。

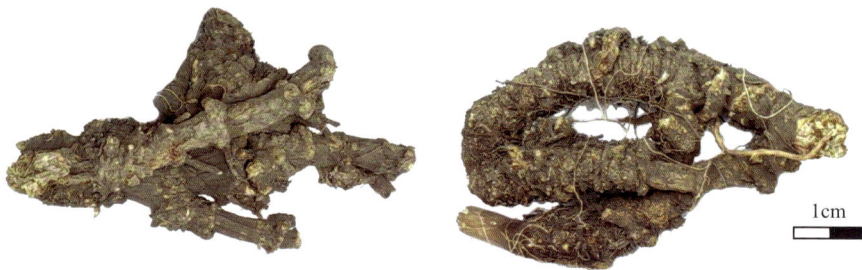

图 131-2　羌活（甘肃采集，示未加工原药材中竹节羌、蚕羌）

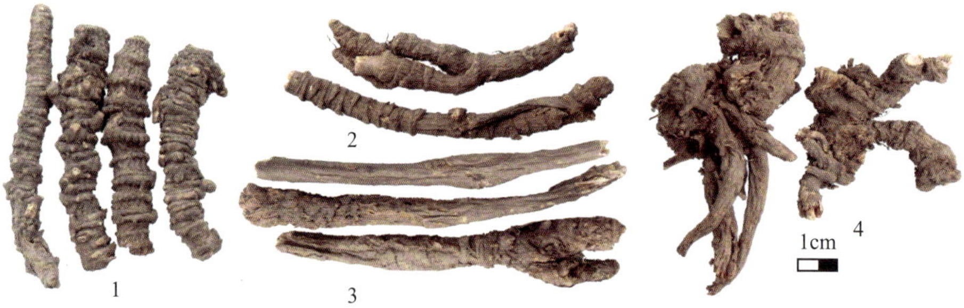

图 131-3　羌活
（甘肃，1. 蚕羌；2. 竹节羌；3. 条羌；4. 大头羌）

（2）宽叶羌活：[形状]根茎呈短小的圆柱形，或粗大呈不规则结节状、团块状；一至数条根，呈类圆锥形；顶端有茎及叶鞘残基。[大小]长 8~15cm，直径 1~3cm。[颜色]棕褐色。[纹饰]有纵皱纹及皮孔。图 131-4。

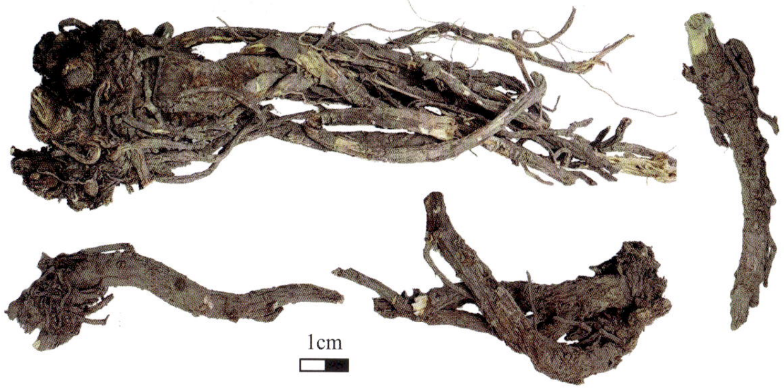

图 131-4　宽叶羌活（甘肃采集，未加工原药材）

（3）栽培宽叶羌活：[形状]外观形状变化较大。根茎呈块状或短圆柱状，顶端具残茎；根多数生于根茎周围，少有单一，中下部有分支，呈圆锥形，有纵皱纹及皮孔。[气味]气味较淡。图131-5。

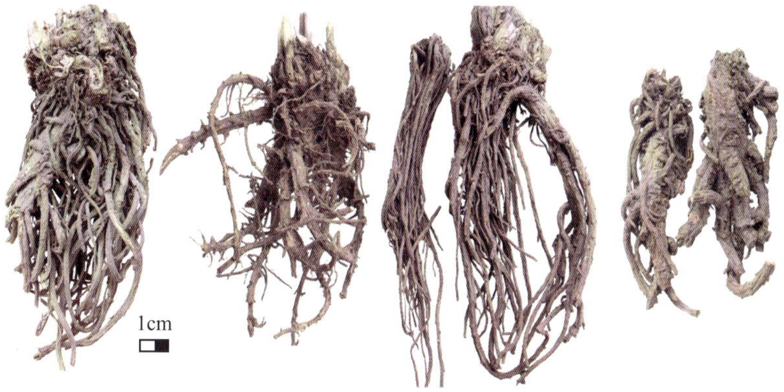

图 131-5　宽叶羌活（甘肃四个产地的栽培品）

【鉴别歌诀】　　　　　蚕羌条羌竹节羌　表面棕褐大头羌
　　　　　　　　　　　皮部棕色木黄白　香气特异味苦辛

【识别要点】（1）形状：环节紧密，无明显的节间，形似蚕者，习称"蚕羌"，节膨大，节间延长，形如竹节状者，习称"竹节羌"；一般情况是在同一植株上，"竹节羌"位于根头上部的地下茎，"蚕羌"在根头下部，才是真正的根茎部位。宽叶羌活根茎短小，根常单一，呈长圆锥形，习称"条羌"；根茎粗大呈不规则结节状、团块状，具数个残茎基，根常数条而短小，习称"大头羌"。（2）气味：羌活气味较为特殊，古人常以气味芳烈比喻之。（3）断面：皮部红棕色，具裂隙，木部浅黄色。图131-6。

一般认为羌活的商品规格与原植物有关，在野外实际观察发现，并非完全如此。在一些环境中，羌活也长成条羌、大头羌的形状；而宽叶羌活几乎长成条羌、大头羌的形状。

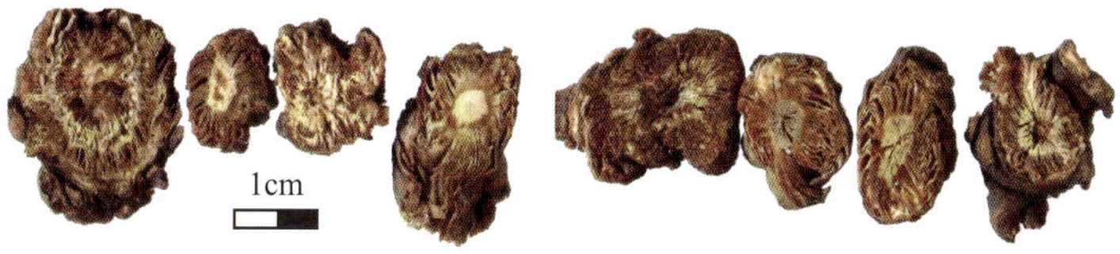

图 131-6　羌活（饮片）

🌿 品种动态

【品种概述】国内各地称为"羌活"的有 3 科 12 种植物，有 7 种存在商品流通。在羌活饮片中掺假混伪品的情况较为普遍。

目前，主流商品羌活来自正品羌活；人工栽培宽叶羌活质量难以达标。

【混伪品】（1）新疆羌活：为伞形科植物林当归 *Angelica silvestris* L. 的干燥根和根茎。新疆地方习用药材。

（2）滇羌活：为伞形科植物心叶棱子芹 *Pleurospermum rivulorum* K. T. Fu et Y. C. Ho 的根及根茎。云南习称蛇头羌活、龙头羌活，云南市场存在商品流通。

（3）牛尾独活：为伞形科植物短毛独活 *Heracleum moellendorffii* Hance 或独活 *Heracleum hemsleyanum* Diels 的干燥根，商品称牛尾独活。近年曾经发现切片后常掺入羌活饮片中。

（4）欧当归：为伞形科植物欧当归 *Levisticum officinale* Koch. 的干燥根。近年曾有发现切片后掺入羌活饮片中，也发现以个子货冒充羌活。

（5）地榆：为蔷薇科植物地榆 *Sanguisorba officinalis* L. 的干燥根。近年曾有发现切片后掺入羌活饮片中。

（6）其他：在云南、四川市场流通的三种羌活，经基因测序分别为疏毛山芹 *Ostericum scaberulum* （Franch.）Yuan et Shan、永宁独活 *Heracleum yungningense* Hand. –Mazz. 和卵叶羌活 *Notopterygium forbesii* de Boiss. var. *oviforme*（Shan）H. T. Chang. 的根。

🌿 图文辨析

【性状鉴定】（1）欧当归：呈圆锥形，主根粗长或粗短。长 10~50cm，直径 1~3cm。外表面灰棕色或灰黄色，根头部有多个茎叶残基，有纵纹及皮孔。质柔韧。断面皮部黄白色或棕黄色，木质部浅黄色。气微香，味微甜而有持久的麻舌感。图 131-7。

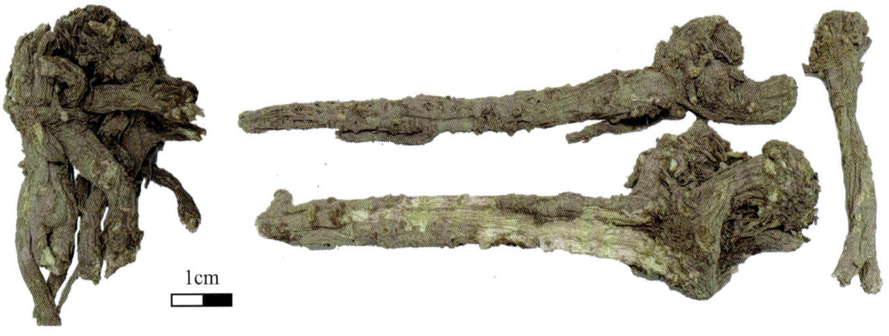

1cm

图 131-7　欧当归（2023 年市售羌活）

（2）疏毛山芹：呈类圆锥形或圆柱形。长 5~48cm，直径 1~4cm。表面灰褐色至黑褐色。根茎上端常有分枝，其顶端有残留茎基，根茎具密集的环节。根有纵沟纹及疣状突起的根痕。质松脆，易折断。断面皮部类白色。木部淡黄色，形成层环状呈淡棕色。气香，特异，味微甜微辛。图 131-8。

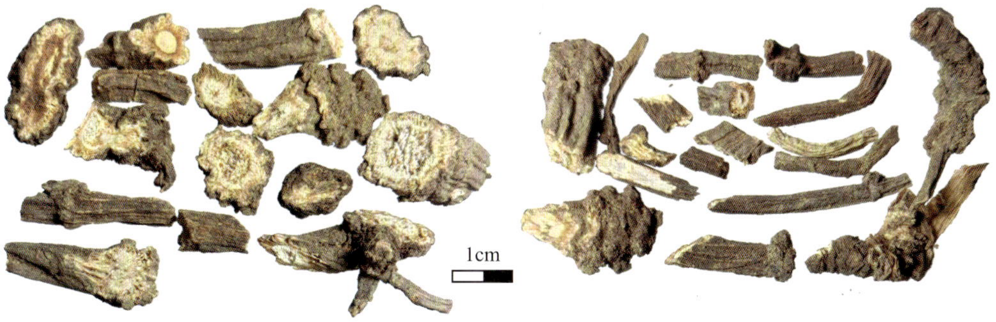

图 131-8　疏毛山芹（2023 年云南市售羌活，未检出羌活醇和异欧前胡素含量）

（3）永宁独活：呈类圆形厚片或不规则条状。表面棕褐色、灰褐色，具疏密不等环节状，有纵沟纹及突起的根痕。质松脆。断面多裂隙，皮部浅棕色、浅红棕色，木部淡黄色。气香，特异，味微甜微苦辛。图 131-9。

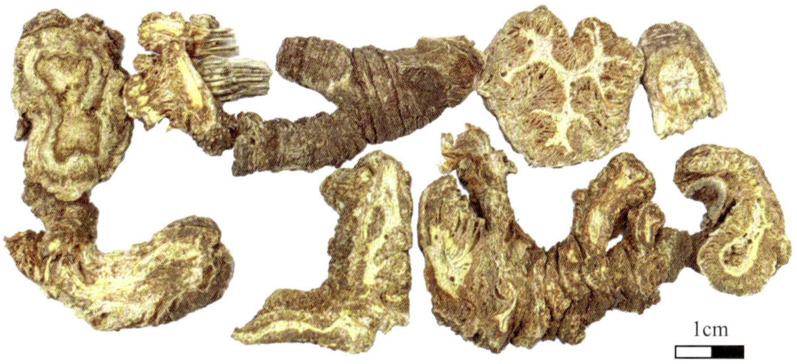

图 131-9　永宁独活（2023 年市售羌活）

（4）卵叶羌活：呈类圆柱形，根头膨大。表面灰褐色，有纵沟纹及突起的根痕。质松脆。断面皮部暗棕色，木部淡黄色。气香，特异，味微苦辛。图 131-10。

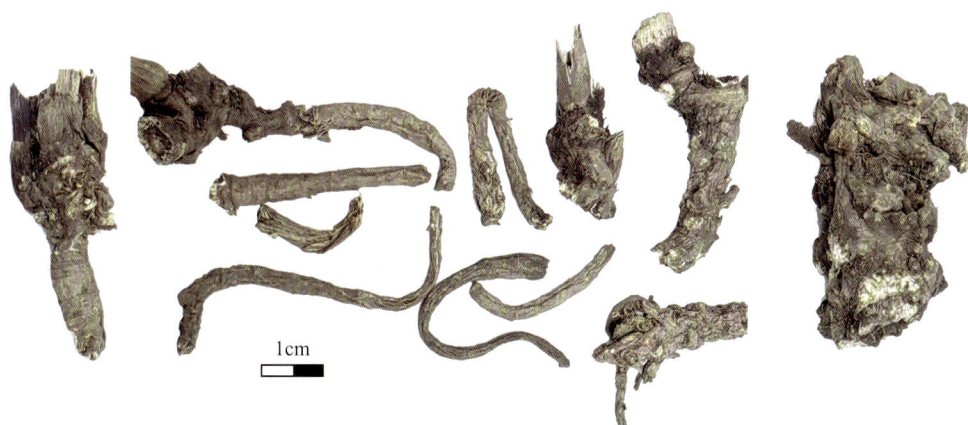

图 131-10　卵叶羌活（2023 年市售羌活，羌活醇含量 0.03%、未检出异欧前胡素）

【**市场速览**】市场流通的一种产于西藏、四川的羌活样品，药材比较细长，以往少见，原植物为羌活 *N. incisum*，商品属于竹节羌、条羌规格。图 131-11。

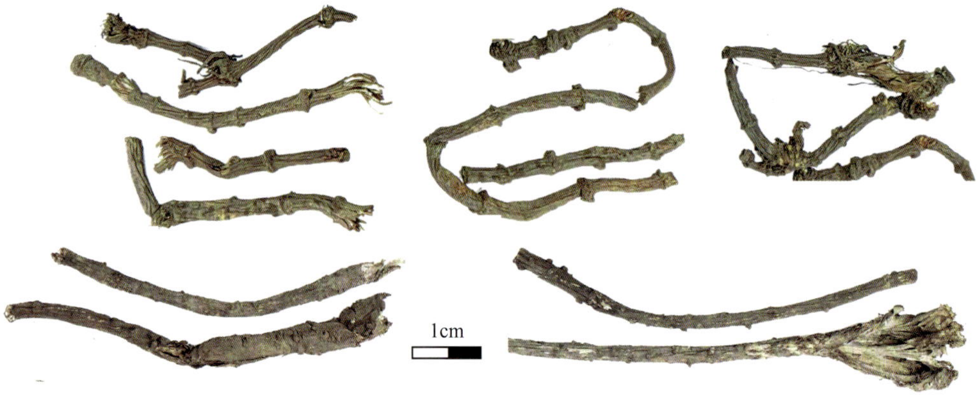

图 131-11　市售羌活（2022 年商品，为羌活的竹节羌、条羌规格）

从市场流通的"羌活"饮片中挑出的掺伪品，经检测原植物为石防风 *Kitagawia terebinthacea*（Fisch. ex Trevir.）Pimenov。图 131–12。

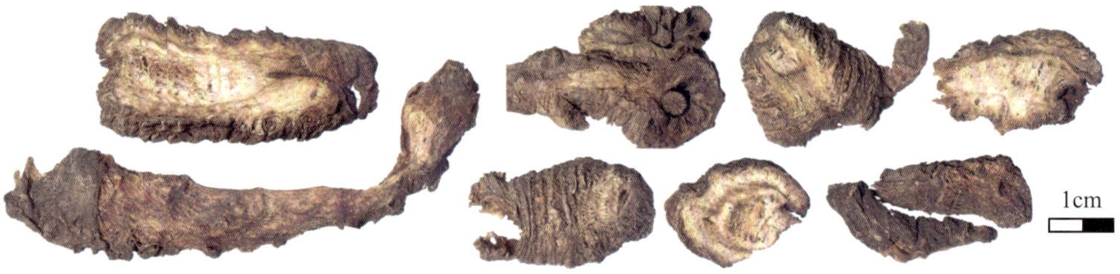

图 131-12　市售羌活中掺假样品（2018 年商品，为石防风）

【**特征图谱**】对野生与种植羌活进行特征图谱分析，以国家标准判定为合格或为不合格。图 131–13。

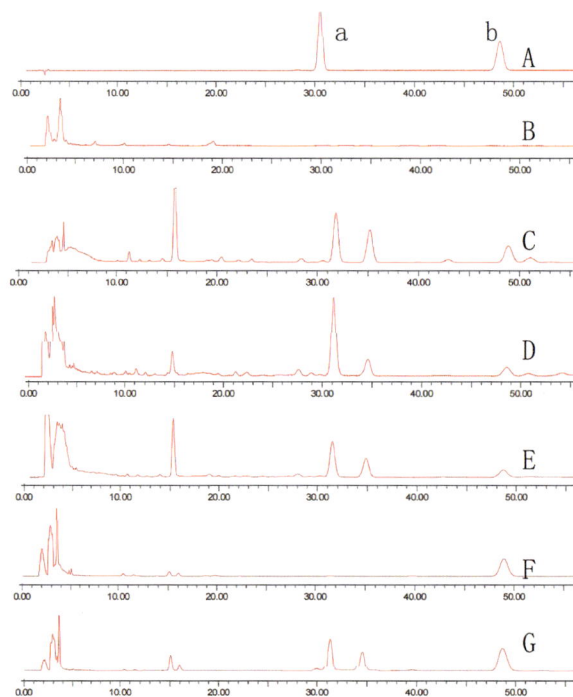

图 131-13　羌活特征图谱

（a. 羌活醇；b. 异欧前胡素。A. 对照品；B. 卵叶羌活；C. 野生羌活；D. 种植合格羌活；
E. 种植不合格羌活；F. 种植不合格宽叶羌活；G. 种植合格宽叶羌活）

132. 延胡索　CORYDALIS RHIZOMA

标准沿革

【来源】1963 年版《中国药典》以延胡索（元胡）收载，为罂粟科植物延胡索 *Corydalis bulbosa* DC.。1977 年版《中国药典》以元胡（延胡索）收载，延胡索拉丁学名修订为 *Corydalis turtschaninovii* Bess. f. *yanhusu* Y. H. Ghow et C. C. Hsü。1985 年版《中国药典》以延胡索（元胡）收载。1990 年版《中国药典》延胡索拉丁学名修订为 *Corydalis yanhusuo* W. T. Wang。

【药用部位】1963 年版《中国药典》规定为"干燥块茎"。

【采收加工】1963 年版《中国药典》规定为"5~6 月间采挖，除去茎叶及须根，洗净泥土，置沸水中煮透为度，捞出，晒干既得"。1977 年版《中国药典》修订为"夏初茎叶枯萎时采挖，除去须根，洗净，置沸水中煮至恰无白心时，取出，晒干"。

【性状】1963 年版《中国药典》描述为"无臭，味苦"。1977 年版《中国药典》修订为"气微，味苦"。

商品质量

【商品规格】产地加工为统货（大统货、小统货）和选货。

【品质论述】药材以个大、饱满、坚实、断面色黄、苦味重者为佳。

【产地】主产于浙江，湖南、湖北、江苏、陕西等地亦产，商品来自栽培和野生，以前者为主。

【质量分析】2015 年全国延胡索专项检验，抽验 433 批，不合格率为 19%，不合格项目是"二氧化硫残留量、性状、薄层鉴别、含量测定、染色、总灰分"，不合格主要原因是金胺 O 染色等。

【市场点评】延胡索的产地加工方式（沸水中烫煮时间、晒干或烘干方式）对其断面颜色和质地影响比较大，一般呈金黄色，也有稍深或浅的差异。加工不好时会出现所谓的"蟹黄"，表皮疏松，里面呈粉末状。进一步规范产地加工技术尤为重要。

特征识别

【性状鉴定】［形状］呈不规则的扁球形，顶端有略凹陷的茎痕，侧面或底部有疙瘩状突起。［大小］直径 0.5~1.5cm。［颜色］黄色或黄褐色。［纹饰］有不规则网状皱纹。［质地］质硬而脆。［断面］黄色或黄棕色，角质样，有蜡样光泽。［气味］气微，味苦。图 132-1。

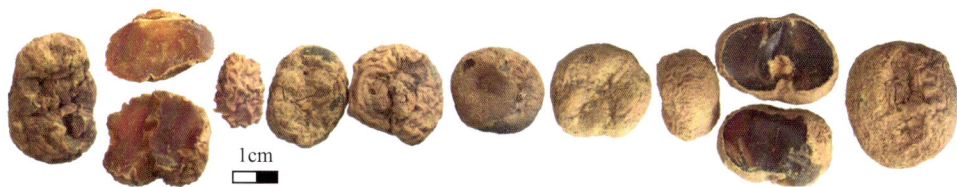

图 132-1　延胡索（浙江）

【鉴别歌诀】

扁球形状不规则　外表黄褐显皱纹
断面色黄角质样　质地坚硬味较苦

【识别要点】唐《本草拾遗》谓"根如半夏，色黄"。明《本草原始》谓"外黑皮皱，形小内黄"。描述了延胡索形状、大小、表面纹理及断面颜色特征。（1）形状：块茎呈扁球形，侧面或底部多有疙瘩状突起。（2）表面：具不规则网状皱纹，纹理与其置沸水中煮时间长短有关。（3）断面：一般呈黄色，有时呈黄棕色，有时也呈浅黄色。（4）气味：味苦。图 132-2。

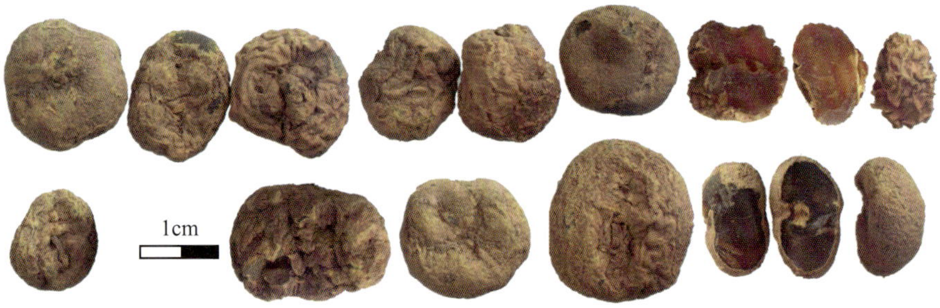

图 132-2　延胡索（浙江）

🌿 本草探源

【伪造做假】明《本草蒙筌》记载"小半夏煮黄为玄胡索"。

🌿 品种动态

【品种概述】国内各地称为"延胡索"的有 6 科 12 种植物，其中，有 7 种延胡索属（Corydalis）植物在民间药用或因收购形成商品；市场存在以非罂粟科植物伪造做假情况，近年延胡索饮片的染色现象尤为突出。

【混伪品】（1）零余子：为薯蓣科植物薯蓣 *Dioscorea opposita* Thunb. 的叶腋处的珠芽（习称零余子）。染色后冒充延胡索。

（2）夏天无：为罂粟科植物夏天无 *Corydalis decumbens*（Thunb.）Pers. 的干燥块茎。市场常与延胡索混淆或有意为之。

（3）水半夏：为天南星科植物水半夏 *Typhonium flagelliforme*（Lodd.）Blume 干燥块茎，打碎或直接染黄冒充延胡索。

（4）雷丸：为白磨科真菌雷丸 *Omphalia lapidescens* Schroet. 的干燥菌核。曾报道发现冒充延胡索。

🌿 图文辨析

【性状鉴定】（1）零余子：呈类球形，长椭圆形，直径 0.5~1cm。表面黄褐色、灰黑色（染色），表面皱缩状。质硬，断面灰黄色。味淡。图 132-3。

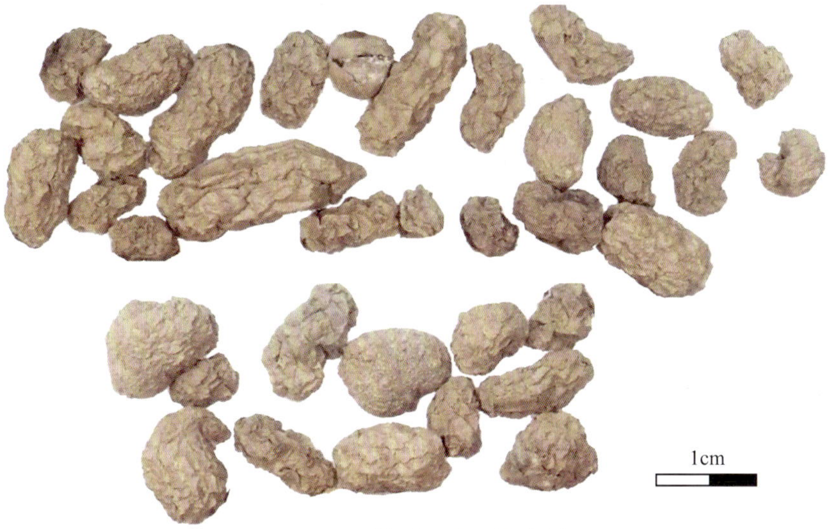

图 132-3 零余子

（2）夏天无：呈扁球形、长圆形或不规则块状，长（直径）0.5~2cm。表面灰黄色、暗绿色或黑褐色。有瘤状突起和不明显的细皱纹，顶端圆钝有茎痕，周围隐见点状根痕。质硬，断面黄白色或黄色，颗粒状或角质样，有的略粉性。味苦。图 132-4。

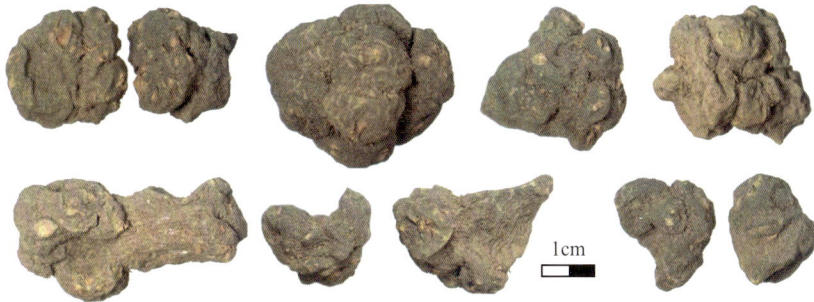

图 132-4 夏天无（药材）

（3）染色延胡索：延胡索块茎切片或直接染色。图 132-5。

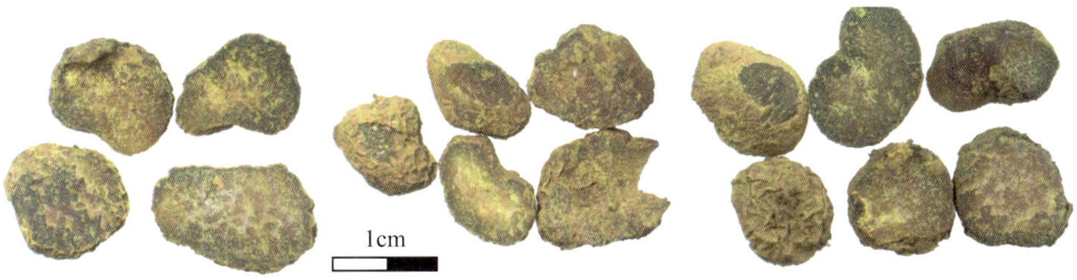

图 132-5 染色延胡索

133. 京大戟 EUPHORBIAE PEKINENSIS RADIX

标准沿革

【来源】1977 年版《中国药典》以京大戟（龙虎草）收载，为大戟科植物大戟 *Euphorbia pekinensis* Rupr.。1990 年版《中国药典》以京大戟收载，删除龙虎草名称。

【药用部位】1977 年版《中国药典》规定为"干燥根"。

【采收加工】1977 年版《中国药典》规定为"秋、冬二季采挖，洗净，晒干"。

【性状修订】1977 年版《中国药典》以"根形状—根头—表面—断面—气味"顺序描述。1985 年版《中国药典》调整为"根形状—表面—根头—断面—气味"顺序描述。1990 年版《中国药典》将之前"顶端略膨大，有多数圆形茎痕"修订为"顶端略膨大，有多数茎基及芽痕"。

商品质量

【产地】主产于江苏、河南、山西、四川等地。商品来自野生品，江苏有栽培商品。

特征识别

【性状鉴定】［形状］呈不整齐的长圆锥形，略弯曲，常有分枝；顶端略膨大，有多数茎基及芽痕。［大小］长 10~20cm，直径 1.5~4cm。［颜色］灰棕色或棕褐色。［纹饰］表面粗糙，有纵皱纹、横向皮孔样突起及支根痕。［质地］质坚硬，不易折断。［断面］类白色、淡黄色或黄褐色，略显放射状纹理。［气味］气微，味微苦涩。图 133-1。

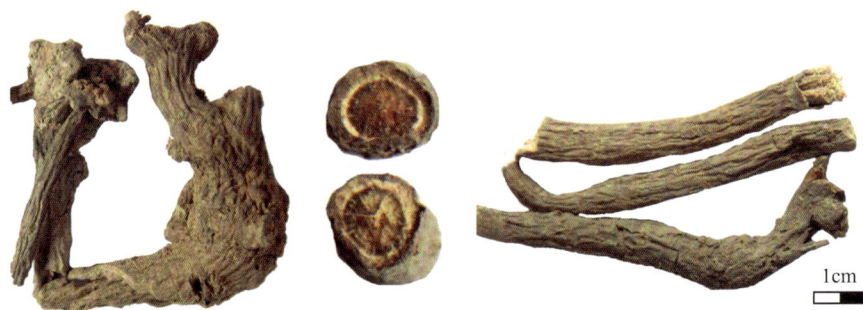

图 133-1 京大戟

【鉴别歌诀】　　　　根头膨大圆锥形　表面棕褐显粗糙
　　　　　　　　　　切面淡黄菊花纹　折断纤维味苦涩

【识别要点】（1）形状：根表面纵沟多扭曲，根头残留多数空洞茎基痕及芽痕。（2）切面：类白色、淡黄色或黄褐色，略显菊花纹。图 133-2。

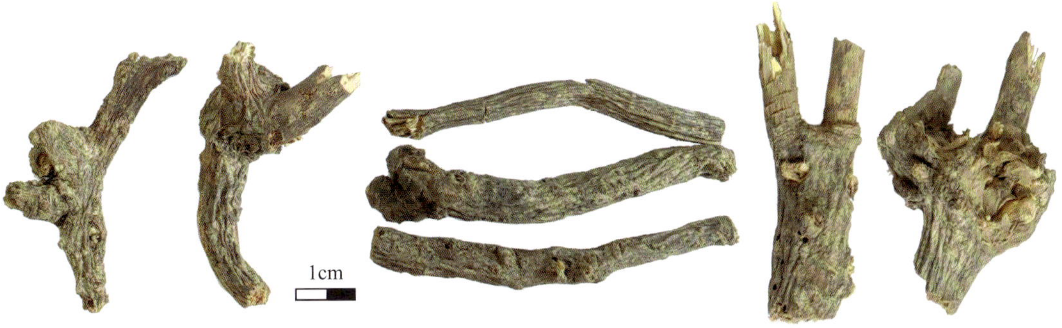

图 133-2　京大戟

🌿 本草探源

【混乱品种】 明《本草纲目》谓"北方绵大戟色白，其根皮柔韧如绵，甚峻刺，能伤人"。所述为瑞香科植物瑞香狼毒 *Stellera chamaejasme* L.。

🌿 品种动态

【品种概述】 国内各地称为"大戟"的有 4 科 4 种植物，均有商品流通。我国本草记载的大戟是京大戟，近年临床使用并不多见，使用较广的是红大戟；两种大戟常混淆不分，而红大戟替代京大戟较为普遍。市场尚有其他品种的大戟。

【混伪品】（1）红大戟：为茜草科植物红大戟 *Knoxia valerianoides* Thorel et Pitard 的干燥块根。1963 年版《中国药典》收载，主产于广西、广西、福建和云南等地。民国《药物出产辨》以"红芽大戟"收载。红大戟商品量较大，常混淆为京大戟。

（2）瑞香狼毒：为瑞香科植物瑞香狼毒 *Stellera chamaejasme* L. 的干燥根。有考证，本草记载的狼毒为瑞香狼毒，明《滇南本草》以"绵大戟"收载；《本草纲目》所述"北地绵大戟"也是瑞香狼毒。甘肃、宁夏地方标准以瑞香狼毒收载，贵州以棉大戟收载。市场多称为"绵大戟"。

（3）草大戟：为豆科植物大叶胡枝子 *Lespedeza davidii* Franch. 或美丽胡枝子 *Lespedeza formosa* (Vog.) Koehne. 的干燥根皮。有学者考证，宋《图经本草》记载的"河中府大戟"与豆科植物相似。上海地方习用药材。江苏、浙江市场曾经混淆使用。

🌿 图文辨析

【性状鉴定】（1）红大戟：略呈长纺锤形，偶有分枝，稍弯曲，上端常有残留茎痕。长 3~10cm。外表面红褐色或红棕色，有扭曲的纵沟纹。质坚实。断面红褐色至棕黄色，木部略显菊花纹。气微，味微辛，有刺喉感。图 133-3、图 133-4。

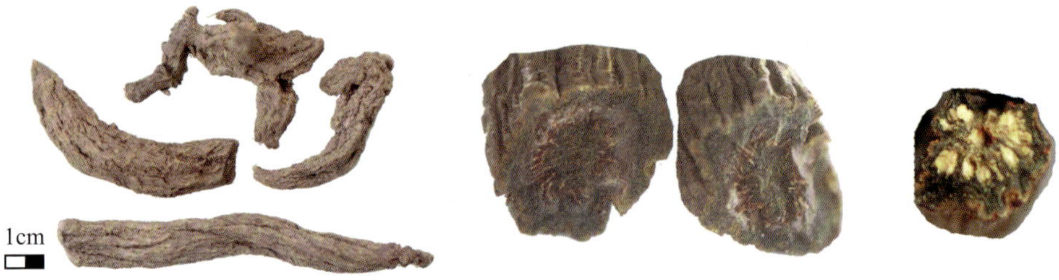

图 133-3　红大戟及断面

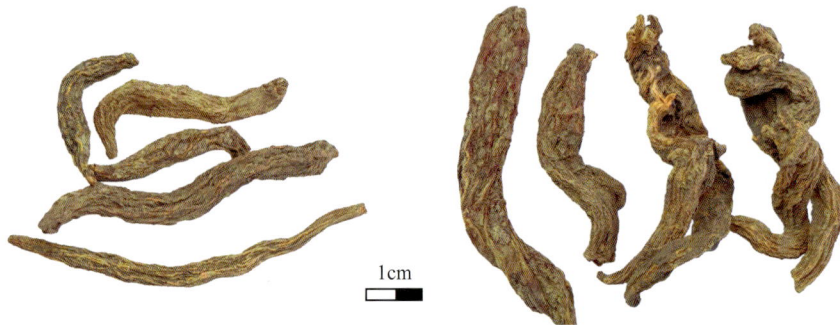

图 133-4　红大戟

（2）绵大戟：呈圆锥形、纺锤形，有的具分枝，略弯曲。长 7~30cm，直径 1.5~7cm。表面红棕色或棕褐色，有扭曲纵皱纹及横长皮孔，根头部有数个地上茎残基，尾部有分枝或已切除。体轻，质松而韧，不易折断。断面纤维性，具棉毛状纤维，皮部类白色或微黄色，可见异型维管束，木部浅黄色。气微，味微甘而辛。图 133-5。

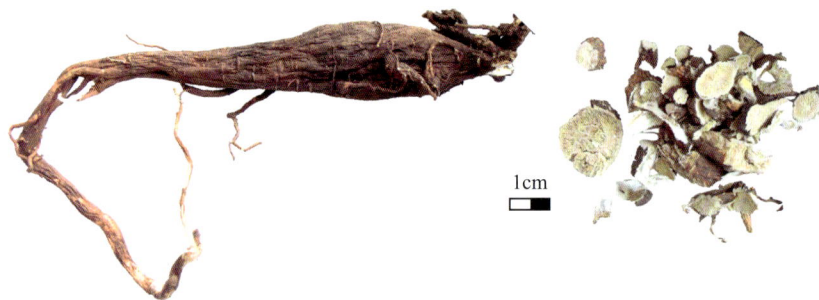

图 133-5　绵大戟

🌿 134. 苦参　ASOPHORAE FLAVESCENTIS RADIX

🌿 标准沿革

【来源】1963 年版《中国药典》收载为豆科植物苦参 *Sophora flavescens* Ait.。

【药用部位】1963 年版《中国药典》规定为"干燥根"。

【采收加工】1963 年版《中国药典》规定为"春、秋二季采挖，除去根头及须根，洗净泥土，晒干，或切成约 1~3 分厚片，晒干即得"。1977 年版《中国药典》简化了加工方法，为"除去根头及小支根，洗净，干燥，或趁鲜切片，干燥"。

【性状】1963 年版《中国药典》描述为"外附棕黄色薄皮，光滑而微带光泽，纵皱纹明显。断面黄白色，中心色较淡。臭微，味苦而持久"。1977 年版《中国药典》增加鲜切片，并修订为"表面灰棕色或棕黄色，具纵皱纹及横长皮孔。外皮薄，多破裂反卷，易剥落，剥落处显黄色。断面纤维性。切面黄白色，具放射状纹理及裂隙，有的可见同心性环纹。气微，味极苦"。2005 年版《中国药典》对切面进一步修订为"有的具异型维管束呈同心性环列或不规则散在"。

🌿 商品质量

【商品规格】产地加工为统货和统片（鲜切片）。

【品质论述】药材以条匀、断面色黄白者为佳。

【产地】主产于山西、内蒙古、陕西、河南、辽宁、山东和贵州等地。商品来自野生和栽培品，以山西、贵州等地栽培品为主。

🌿 特征识别

【性状鉴定】［形状］呈长圆柱形，下部常有分枝。［大小］长 10~30cm，直径 1~6.5cm。［颜色］表面灰棕色或棕黄色；切面黄白色。［纹饰］栓皮薄，部分破裂反卷，易剥落，剥落处显黄色，光滑，具纵皱纹及横长皮孔。［断面］断面纤维性；具放射状纹理及裂隙，有的具异型维管束呈同心性环列或不规则散在。［质地］质硬，不易折断。［气味］气微，味极苦。图 134-1、图 134-2。

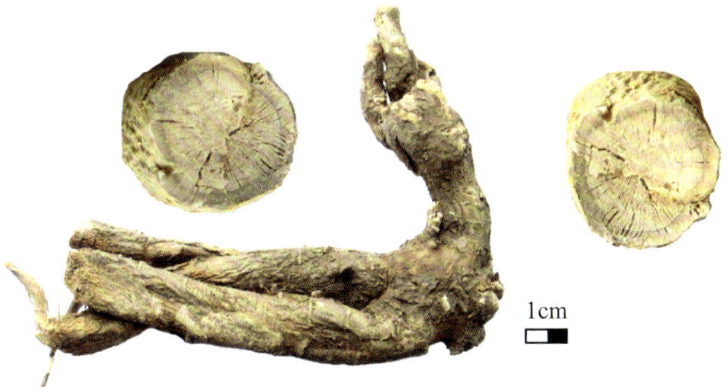

1cm

图 134-1　苦参

图 134-2　苦参

【鉴别歌诀】　　　　圆柱形状或厚片　外皮常裂棕黄色
　　　　　　　　　　环状散在维管束　放射纹理味极苦

【识别要点】苦参的栓皮多呈脱落状，切面异型维管束呈同心性环列或不规则散在，味极苦为主要识别特征。图 134-3、图 134-4。

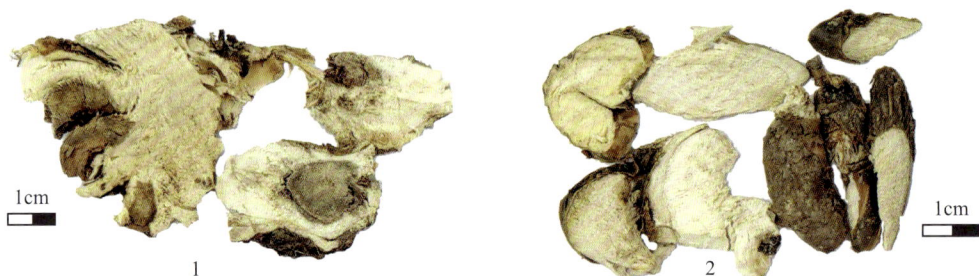

图 134-3　苦参
（1. 根茎；2. 根）

图 134-4　苦参
（1. 圆切片，a. 根茎具异型维管束，b. 根；2. 斜切片）

🌿 **品种动态**

【品种概述】国内各地称为"苦参"的有 2 科 6 种植物，3 种存在商品。

目前，商品苦参来自正品苦参；鲜见混伪品的冒充或误用。

【混伪品】（1）刺果甘草：为豆科植物刺果甘草 *Glycyrrhiza pallidiflora* Maxim. 的干燥根及根茎。分布于东北、华北等地区。早年的市场冒充苦参销售，使用中并不多见。

（2）苦豆子根：为豆科植物苦豆子 *Sophora alopecllroides* L. 的干燥根及根茎。苦豆子的成熟种子为新疆、甘肃和宁夏地方标准收载。早年产地误以为苦参收购。

此外，曾发现误将穿龙薯蓣 *Dioscorea nipponica* Makino（穿山龙）当作苦参使用的现象。

🌿 图文辨析

【性状鉴定】（1）刺果甘草：常呈短柱状、厚片或不规则的条块，顶端有残茎基。表面灰棕色或棕褐色，有纵皱纹及横向皮孔。切面具放射状的裂隙，皮部黄白色，木部浅黄色，有的中央具髓。质坚硬。气微，味苦。图 134-5。

图 134-5　刺果甘草

（2）苦豆子根：根及根茎呈圆柱形，长短不一。外表灰棕色或棕褐色，具纵沟纹、皮孔及稀疏的细根痕。质较硬。断面略呈纤维性，有的有裂隙。根茎表面有芽痕，断面中央有髓。气微，味苦。图134-6。

图 134-6　苦豆子根

（3）穿山龙：呈类圆形或椭圆形的厚片。外表皮黄白色或棕黄色，有时可见刺状残根。切面白色或黄白色，有淡棕色的点状维管束。气微。味苦涩。图 134-7。

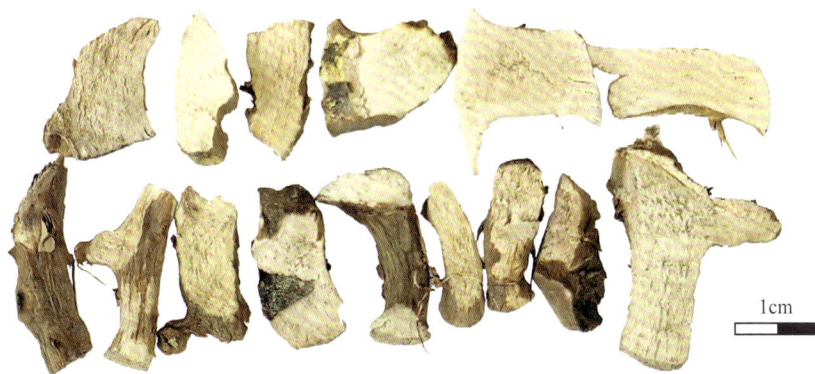

图 134-7　穿山龙（市售苦参）

135. 青果 CANARII FRUCTUS

标准沿革

【来源】1963 年版《中国药典》以青果（橄榄）收载，为橄榄科植物橄榄 *Canarium album* Raeusch.。1977 年版《中国药典》删除橄榄名称。

【药用部位】1963 年版《中国药典》规定为"干燥成熟果实"。

【采收加工】1963 年版《中国药典》规定为"秋季采摘成熟果实，晒干或阴干即得"。 1977 年版《中国药典》规定为"秋季果实成熟时采收，干燥"。

【性状】1963 年版《中国药典》描述为"表面灰绿色或棕黄色，有抽沟及皱纹；果核具 6 条棱线；有一细粒长梭形的种子，外皮红棕色，种仁白色，富油性；无臭"。 1977 年版《中国药典》修订为"表面棕黄色或黑褐色，有不规则皱纹；果肉灰棕色或棕褐色，果核暗红棕色，具纵棱；破开内分 3 室，各有种子一粒。无臭"。 删除"种仁白色，富油性"。2005 年版《中国药典》将之前的"无臭"修订为"气微"。

商品质量

【品质论述】药材以个大、坚实、肉厚、后味回甜者为佳。

【产地】主产于广东、福建、云南等地。商品为栽培品。

【质量分析】2015 年全国青果专项检验，抽验 37 批，不合格率为 67%，不合格项目是"性状、浸出物、显微、薄层"，不合格主要原因是误用了西青果和劣质品。2019 年某省青果专项检验，抽验 15 批，不合格率为 33%，不合格项目是"性状、显微"，不合格原因是误用了西青果。

特征识别

【性状鉴定】[形状] 果实呈纺锤形，两端略尖；果核梭形。[大小] 长 2.5~4cm，直径 1~1.5cm。[颜色] 果皮棕黄色或黑褐色；果核暗红棕色。[纹饰] 果皮有不规则皱纹；果核具棱。[质地] 坚实。[断面] 内分 3 室，各有种子 1 粒。[气味] 气微，果肉味涩，久嚼微甜。图 135-1、图 135-2。

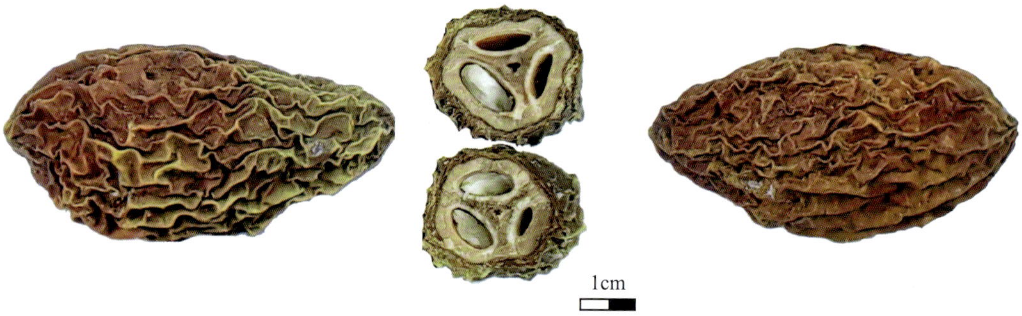

1cm

图 135-1　青果

【鉴别歌诀】　　　青果常呈纺锤形　果皮黑褐具纵纹
　　　　　　　　　果核红棕具棱线　断面 3 室味涩甜

【识别要点】果实呈纺锤形，两端略尖，表面棕黄色或黑褐色，断面分 3 室，各有种子 1 粒。

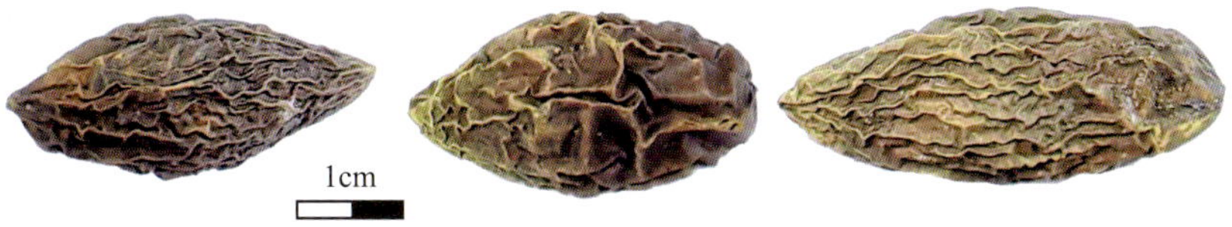

图 135-2　青果

🌱 品种动态

【品种概述】明《本草纲目》谓"此果虽熟，其色亦青，故俗呼青果"。现代商品常发现青果与西青果混淆或误用。

【混伪品】西青果：为使君子科植物诃子 *Terminalia chebula* Retz. 的干燥成熟幼果。2010 年版《中国药典》以西青果收载。西青果药材最早由尼泊尔进口，经西藏自治区运销各省，因其形略似橄榄，故称藏青果或西青果。江苏等地方炮制规范以藏青果收载。主产于西藏、云南、广西、广东等地。

🌱 图文辨析

【性状鉴定】西青果：呈扁长卵形，有的稍弯曲，一端较大，另一端较小，稍尖，下部有果柄痕。长 1.5~3cm，直径 0.5~1.2cm。外表黑褐色或黄褐色，具明显的纵皱纹。质坚硬。断面呈褐色，有胶质样光泽，果核不明显，稍空心，个体小者黑褐色，无空心。气微，味苦涩、微甘。图 135-3、图 135-4。

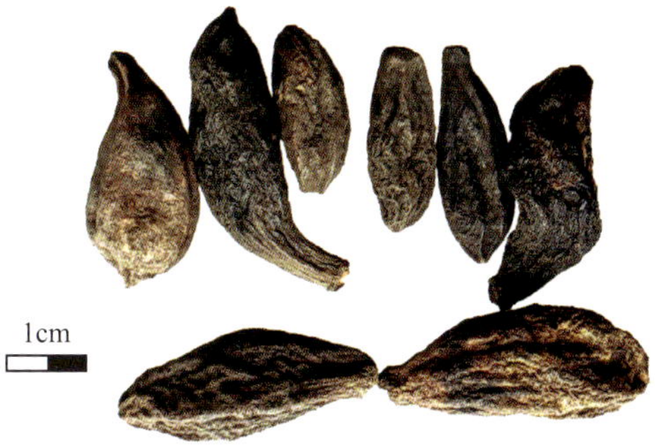

图 135-3　西青果

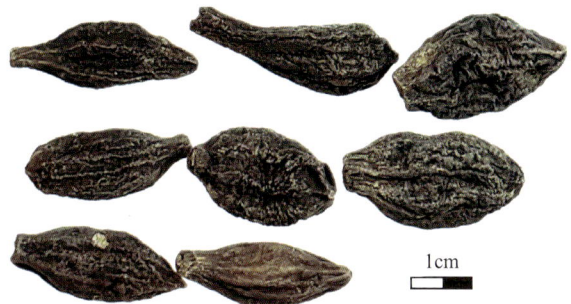

图 135-4　市售青果（为西青果）

136. 苦杏仁 ARMENIACAE AMARUM SEMEN

标准沿革

【来源】1963 年版《中国药典》收载为蔷薇科植物杏 *Prunus armeniaca* L. 或山杏 *Prunus armeniaca* L. var. *ansu* Maxim.。1977 年版《中国药典》增加西伯利亚杏 *Prunus sibirica* L.、东北杏 *Prunus mandshurica*（Maxim.）Koehne。

【药用部位】1963 年版《中国药典》规定为"味苦的干燥成熟种子"。

【采收加工】1963 年版《中国药典》规定为"夏季果实成熟时采摘，除去果肉及核壳，取种仁，晒干既得"。1977 年版《中国药典》修订为"夏季采收成熟果实，除去果肉及核壳，取出种子，晒干"。

【性状】1963 年版《中国药典》描述为"呈心脏形，略扁；外皮薄，黄棕色或红棕色，有纵皱纹；底部中央有个圆点，由此处散发出多数脉纹；种仁淡黄白色，两瓣；无臭，加水共研，则发出特殊的香气，味苦"。 1977 年版《中国药典》删除部分后修订为"呈扁心形；表面黄棕色至深棕色；圆合点此向上具多数深棕色的脉纹；可见乳白色的子叶 2 片；无臭"。 1985 年版《中国药典》修订为"子叶 2 片，乳白色；无臭"。 2010 年版《中国药典》将"无臭"修订为"气微"。

商品质量

【商品规格】产地加工为统货和选货。

【品质论述】药材以颗粒饱满、完整、味苦者为佳。

【产地】主产于甘肃、山西、河北，陕西、宁夏、内蒙古、北京和吉林等地亦产。商品来自野生和栽培品，以栽培品为主。

特征识别

【性状鉴定】[形状] 呈扁心形，顶端尖，基部圆形，两侧边缘钝圆，肥厚，左右不对称。[大小] 长 1~1.9cm，宽 0.8~1.5cm，厚 0.5~0.8cm。[颜色] 黄棕色至深棕色。[纹饰] 顶端一侧有短线形种脐，自合点处发散状的深棕色脉纹；表面具有细小的颗粒状突起。[质地] 质脆。[断面] 种皮薄，子叶 2，乳白色，富油性。[气味] 气微，味苦。图 136-1、图 136-2。

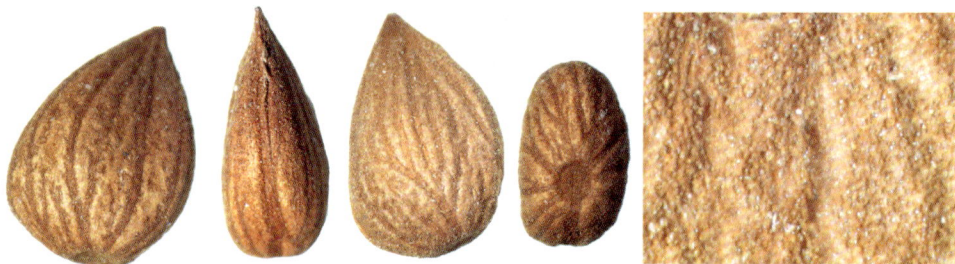

图 136-1 苦杏仁（表面放大、合点及种脐）

【鉴别歌诀】　　　　表面黄棕扁心形　　边缘肥厚顶端尖

基部圆钝不对称　　纵向脉纹多分枝

【识别要点】（1）形状：以扁心形为基本特征，最宽处在种子的中下部。（2）纹饰：种皮表面的维管束（脉纹）呈发散状，在中部有分枝；小颗粒状突起（石细胞）明显。（3）种脐：种脐处平坦，不呈刀刃状。

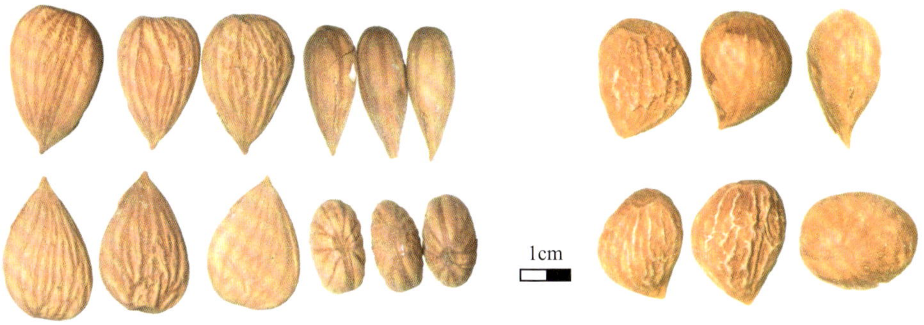

图 136-2　苦杏仁（2种样品）

🌱 本草探源

【混乱品种】宋《图经本草》记载"今处处有之，其实有数种"，并称"山杏不堪入药"。明《本草纲目》记载了外来品"巴旦杏"代替杏仁，为蔷薇科的扁桃 *Amygdalus communis*。清《本草从新》有"甜杏仁，不入药"记载，清以后药用以苦杏仁为主。

【伪造做假】明《本草原始》图注"市家无杏仁，亦有以桃仁充之，用者宜辨之"。桃仁与杏仁外观相似，自古有人冒充。

🌱 品种动态

【品种概述】国内各地被称为"苦杏仁、杏仁"的有蔷薇科李属、桃属约 10 种植物，在市场经常混淆和误用，一些属于人为的掺假。

目前，主流商品苦杏仁来自正品苦杏仁；而混淆或误用时有发生。

【混伪品】（1）甜杏仁：为蔷薇科植物杏 *Prunus armeniaca* L. 干燥成熟的味甜种子。四川、甘肃、北京和上海地方习用药材。甜杏仁主要食用，药用很少。药材市场一直存在甜杏仁替代苦杏仁出售现象，有时掺假销售。甜杏仁中苦杏仁苷含量很低，没有苦味，临床上与苦杏仁区别使用。

（2）桃仁：为蔷薇科植物桃 *Prunus persica*（L.）Batsch 或山桃 *Prunus davidiana*（Carr.）Franch. 干燥成熟种子。苦杏仁冒充或掺假桃仁早已司空见惯，新近市场有个奇怪现象，由于标准规定桃仁要检测黄曲霉毒素，而苦杏仁则不需要检测，一些不法商人把不合格的桃仁（常见是去皮桃仁）掺假到苦杏仁中销售，应注意鉴别。

（3）李广仁：为蔷薇科植物杏 *Prunus armeniaca* L. 栽培变种的干燥成熟种子。是甘肃敦煌的一种特产水果，因汉代飞将军李广的传说而得名。属于甜杏仁。

图文辨析

【**性状鉴定**】（1）甜杏仁：呈扁心形。长 1.6~2.3cm，宽 1.2~1.6cm，厚 0.5~0.6cm。表面黄棕色至暗棕色，顶端尖锐，种脐明显，基部钝圆，左右近对称；肥厚，在合点处分出多数深棕色的脉纹。乳白色子叶 2 片，富油性，气微，味微甜。图 136-3、图 136-4。

（2）李广杏仁：呈扁心形。长 1.4~2cm，宽 1~1.7cm，厚 0.4~0.5cm。表面黄棕色至浅棕色，顶端尖锐，种脐明显，基部明显偏斜，左右不对称；较肥厚，纵脉纹较明显。气微，味微甜。图 136-5。

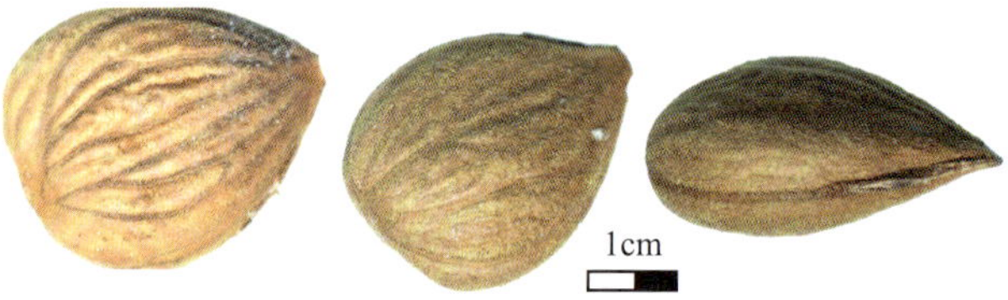

图 136-3 甜杏仁

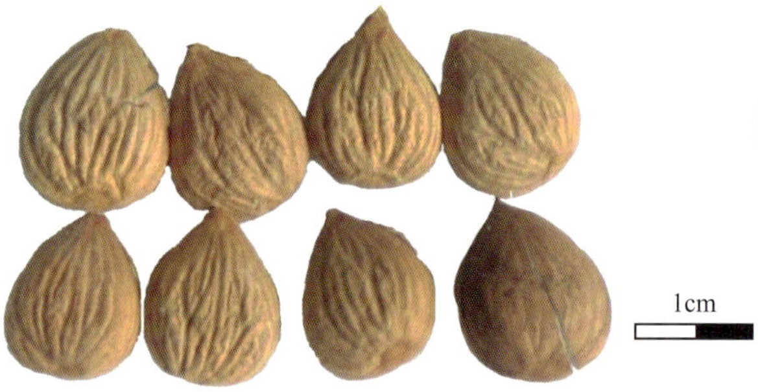

图 136-4 甜杏仁

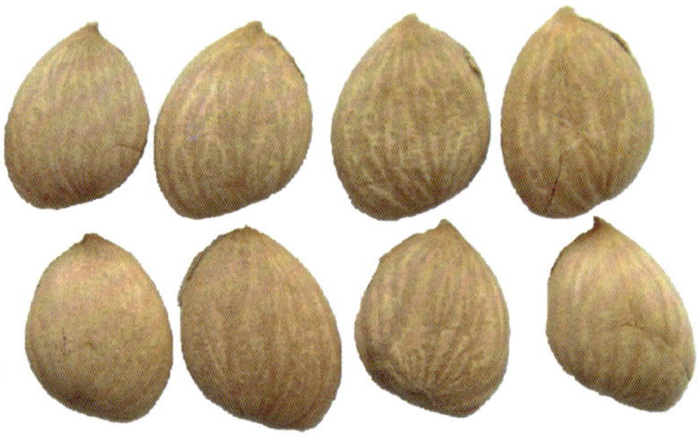

图 136-5 李广杏仁

（3）桃仁：呈扁长卵形、或稍肥厚的类卵圆形。表面黄棕色、红棕色，密布颗粒状突起。顶端尖，一侧有短线形种脐，中部膨大，基部钝圆而稍斜。自合点处散出多数维管束。气微，味微苦。图 136-6。

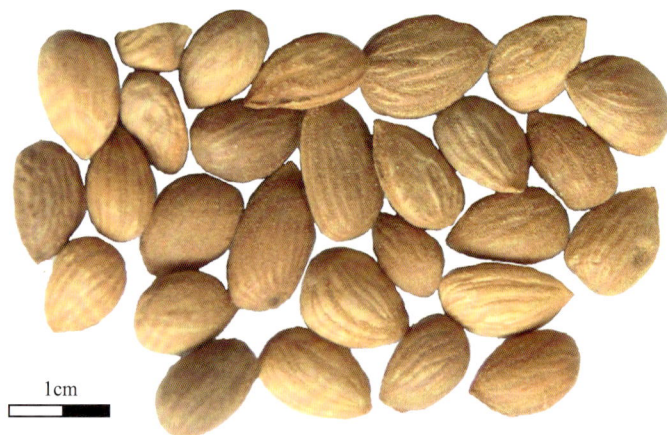

图 136-6 市售苦杏仁（为桃仁）

137. 胡黄连 *PICRORHIZAE RHIZOMA*

标准沿革

【来源】1963 年版《中国药典》收载为玄参科植物胡黄连 *Picrorrhiza kurrooa* Benth.。1977 年版《中国药典》修订为胡黄连 *Picrorhiza scrophulariiflora* Pennell。

【药用部位】1963 年版《中国药典》规定为"干燥地下根状茎"。1977 年版《中国药典》修订为"干燥根茎"。

【采收加工】1963 年版《中国药典》规定为"秋季采挖，除去泥土，晒干即得"。1977 年版《中国药典》修订为"秋季采挖，除去须根及泥沙，晒干"。

【性状】1963 年版《中国药典》描述为"表面灰黄色或灰棕色，部分发黑，有隆起的疙瘩、明显的纵皱纹及横环纹，在顶端处有残留叶的痕迹，密集呈鳞片状，暗红棕色，或脱落残留半环状的节痕。折断时有粉尘飞出，断面灰黑色或棕黑色，中同有花白点 7 个，排列成环状"。1977 年版《中国药典》分别对表面颜色和纹理、断面颜色和维管束进行了修订，删除"折断时有粉尘飞出"，不再赘述。

商品质量

【品质论述】药材以条粗、质脆、折断时有粉尘、味苦者为佳

【产地】主产于西藏、云南，亦从印度、尼泊尔等国进口。商品来自野生品。

特征识别

【性状鉴定】［形状］呈圆柱形，略弯曲，偶有分枝。［大小］长 3~12cm，直径 0.3~1cm。［颜色］表面灰棕色、黄棕色或棕褐色；断面皮部淡棕色至暗棕色；外皮易剥落。［纹饰］表面粗糙，有较密的环状节、纵皱纹或横裂纹；具稍隆起的芽痕及疣状突起的根痕，上端部分被暗棕色鳞片状的叶柄残基。［断面］略平坦，有 4~10 个类白色点状维管束，排列成环。［质地］体轻，质硬而脆，易折断。［气味］气微，味极苦。图 137-1。

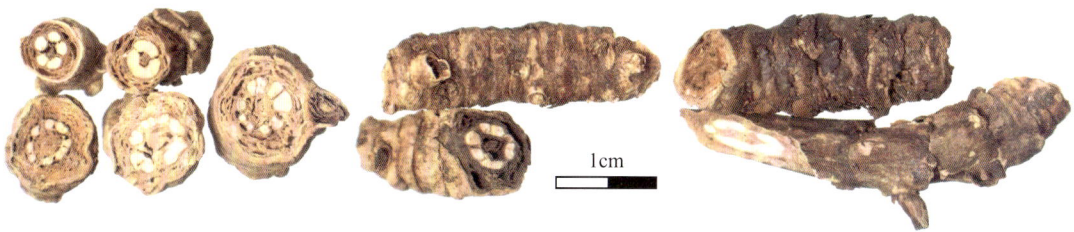

图 137-1 胡黄连

【鉴别歌诀】

圆柱形状色灰棕　　隆起环节芽根痕
白色筋脉点成环　　断面棕色味极苦

【识别要点】胡黄连的表面、断面和气味特征非常明显，易于识别。

【性状探微】维管束由木质部、韧皮部等组成，故胡黄连断面"有 4~10 个类白色点状维管束排列成环"的描述通顺。

由于胡黄连产地或生长环境不同，外观稍有差异。图 137-2、图 137-3。

图 137-2　胡黄连（西藏）

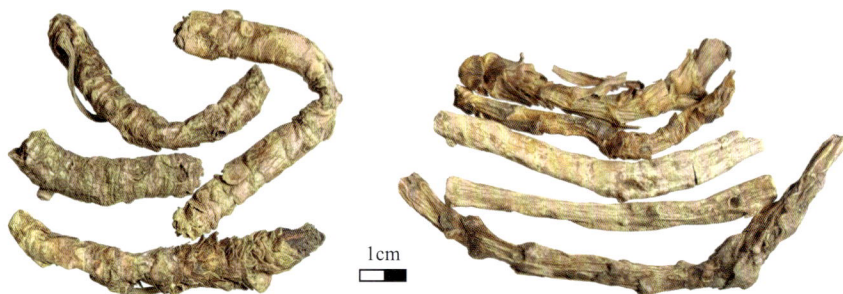

图 137-3　胡黄连

品种动态

【品种概述】国内各地称为"胡黄连"的有 3 科 5 种植物，均有商品流通。由于胡黄连的野生资源持续萎缩，市场发现掺假或冒充情况。

目前，主流商品为正品胡黄连；鲜见混伪品。

【混伪品】（1）兔耳草：为玄参科植物全缘兔耳草 *Lagotis integra* W. W. Smith. 的干燥根茎。本品是藏药洪连的来源之一，视为"胡黄连"代用品。

（2）圆盖阴地蕨：为骨碎补科植物圆盖阴地蕨 *Humata tyermanni* Moore. 的干燥根茎。早年广东、福建等地误以胡黄连销售。

（3）草石蚕：为唇形科植物草石蚕 *Stachys sieboldii* Miq. 的干燥块根。早年市场曾混作胡黄连出售。

图文辨析

【性状鉴定】兔耳草：根茎呈圆柱形，略弯曲，有疏密不等的环节和点状的须根痕，略显粗糙。表面灰褐色或浅紫褐色。质脆，易折断。断面棕色或灰黄色，有 4~8 个黄白色点状维管束排列成环。根残留，呈圆柱形，浅黄褐色或灰褐色，有纵皱纹。气微，味苦。图 137-4。

图 137-4　兔耳草

【市场速览】 发现市场流通一种"胡黄连"，其形状、表面和断面特征，以及气味与正品胡黄连相近，显微鉴别、薄层色谱存在差异，认为属非正品，原植物有待进一步调查确认。图 137-5。

图 137-5　市售胡黄连（非正品）

【薄层色谱】 按照 2020 年版《中国药典》胡黄连薄层色谱法，3 批样品结果，见图 137-6。

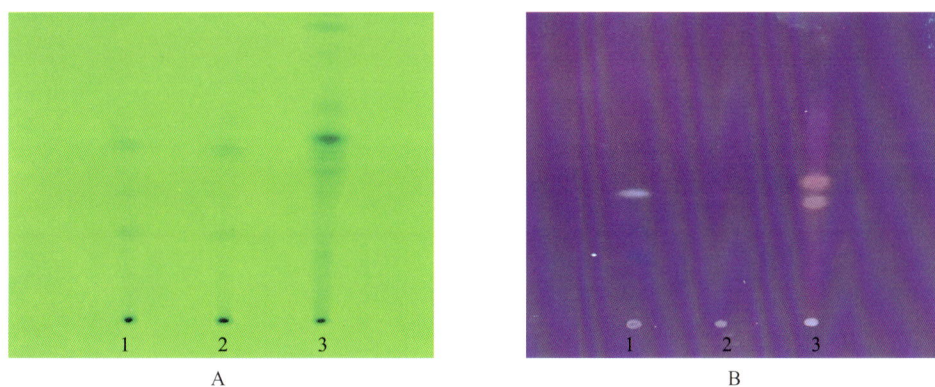

图 137-6　薄层色谱图
（A. GF$_{254}$ 板；B. 硅胶 G 板，1. 图 137-1 样品；2. 图 137-4 样品；3. 图 137-5 样品）

138. 柿蒂 KAKI CALYX

标准沿革

【来源】1963 年版《中国药典》收载为柿树科植物柿 *Diospyros kaki* Thunb.。

【药用部位】1963 年版《中国药典》规定为"干燥宿萼"。

【采收加工】1963 年版《中国药典》规定为"冬季当柿子成熟时采摘，取下柿蒂，晒干既得"。

【性状】1963 年版《中国药典》描述为"呈扁圆形，背面黄褐色或红棕色，边缘薄，四裂，裂片向上反卷，中间微突起，外层有圆纹；腹面黄棕色，密被细小绒毛，中心果实脱落处呈突起状，无毛"。1977 年版《中国药典》删除"外层有圆纹"。1985 年版《中国药典》按外表面、内表面描述，并修订内表面"果实脱落处呈圆形突起的疤痕"。1990 年版《中国药典》调整了描述顺序，先描述形状，后描述外表面、内表面颜色。

商品质量

【品质论述】药材以个大而厚、质硬、色黄褐色者为佳。

【产地】主产于山东、山西、陕西、四川、河北、安徽等地。商品来自栽培品。

特征识别

【性状鉴定】[形状] 呈扁平的草帽状，中央较厚，微隆起；花萼筒外面常隆起，有短果柄或圆形凹陷的果柄痕；花萼筒内面常呈四边形；常凹陷，有果实脱落后的圆形疤痕；萼 4 裂，裂片宽三角形，多向外反卷或破碎不完整。[大小] 1.5~2cm。[颜色] 外面红棕色或黄褐色，内面黄棕色，密被锈色短绒毛。[质地] 裂片质脆，易碎，萼筒较硬。[气味] 气微，味涩。图 138-1。

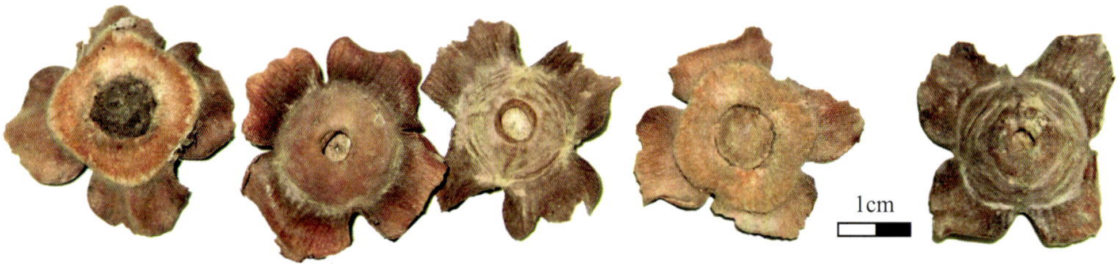

图 138-1　柿蒂

【鉴别歌诀】　　　果蒂扁平草帽状　　中央微呈隆起状
　　　　　　　　　萼片四裂有脉纹　　萼筒部密被绒毛

【识别要点】柿蒂（又称果蒂）是冬季果实成熟时采摘，呈扁平的草帽状，萼筒外面突起明显，萼筒内面密被绒毛，果实一面常常凹陷；花萼裂片可见数条脉纹。图 138-2、图 138-3。

【性状探微】柿蒂的外观形状、颜色与加工方法有关，有的商品压扁呈碟状。一些产地的柿子有在树上过冬情况，加工的柿蒂颜色较深，花萼外面可见断续的环纹。未成熟柿蒂不能入药。

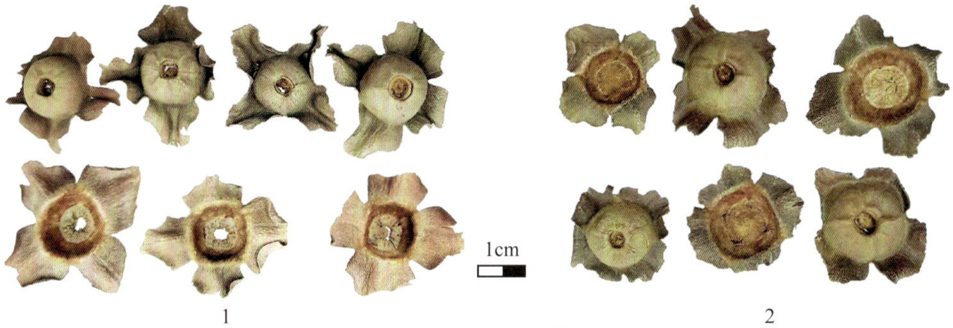

图 138-2　柿蒂
（商品，1. 河北；2. 云南）

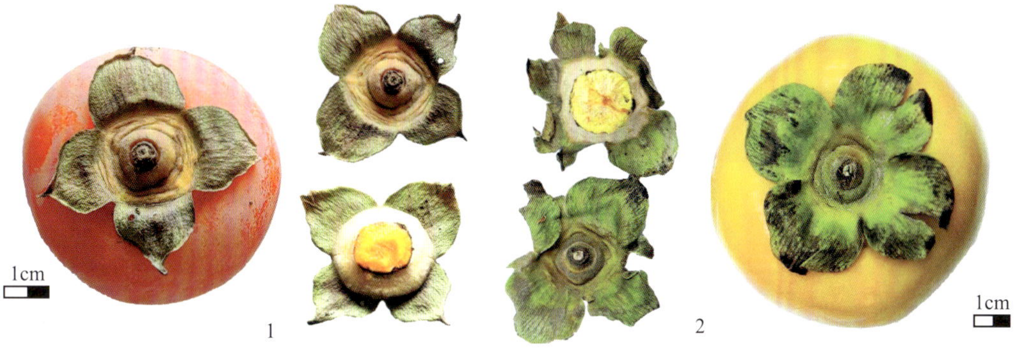

图 138-3　柿子及柿蒂（鲜品）
（1. 陕西软柿子；2. 山西硬柿子）

🌿 品种动态

【品种概述】国内各地称为"柿蒂"的有 5 种柿科植物，早年均在商品中发现。有报道，早年商品中混有柿科其他植物的宿萼。

【混伪品】（1）油柿蒂：为柿科植物油柿 *Diospyros oleifera* Cheng 的干燥宿萼。分布于浙江、安徽、江西、湖南等地。本品宿萼产地亦药用。

（2）粉叶柿：为柿科植物粉叶柿 *Diospyros glaucifolia* Metc. 的干燥宿萼。分布于浙江、江苏、安徽、江西等地。本品宿萼产地亦药用。

（3）君迁子：为柿科植物君迁子 *Diospyros lotus* L. 的干燥宿萼。我国分布较广。成熟果实可供食用，亦可制成柿饼。

🌿 图文辨析

【性状鉴定】君迁子：宿萼呈碟状，较扁平。表面浅棕色、灰棕色。萼片 4 裂，深裂至中部，裂片卵形，先端钝圆，常常断裂。图 138-4、图 138-5。

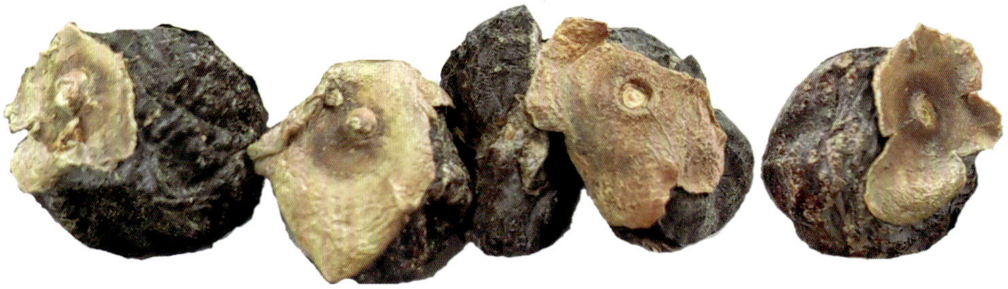

图 138-4　君迁子果实（市售品）

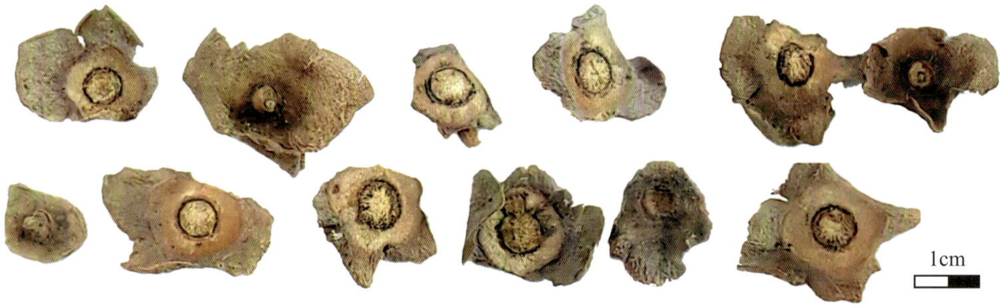

图 138-5　君迁子缩萼（果实自取）

【市场速览】市售柿蒂中有一部分剪去萼裂片，并压扁，花萼筒部位外突起或深凹陷状。图138-6。

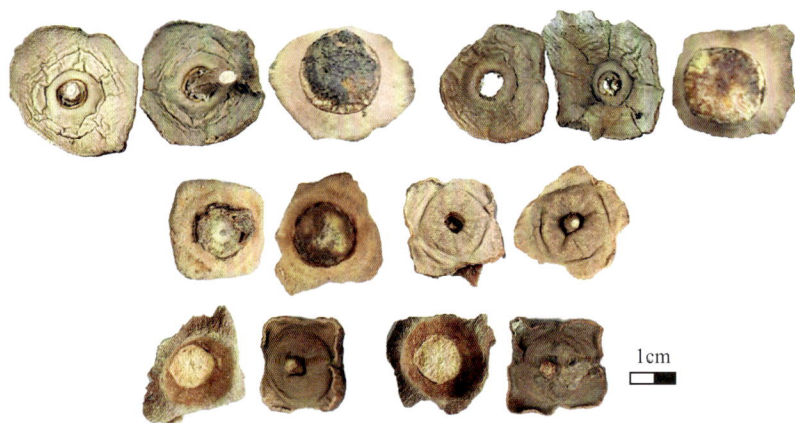

图 138-6　市售柿蒂（3 批不同产地）

139. 金钱草 *LYSIMACHIAE HERBA*

标准沿革

【**来源**】1977 年版《中国药典》收载为报春花科植物过路黄 *Lysimachia christiane* Hance。

【**药用部位**】1977 年版《中国药典》规定为"干燥全草"。

【**采收加工**】1977 年版《中国药典》规定为"夏、秋季采收，除去杂质，晒干"。

【**性状**】1977 年版《中国药典》描述为"茎扭曲；长 1~3.5cm，宽 1~3.5cm"。1990 年版《中国药典》修订为"常缠结呈团，无毛或被疏柔毛，茎扭曲；叶长 1~4cm，宽 1~5cm"。

商品质量

【**品质论述**】药材以叶大、须根少者为佳。

【**产地**】主产于四川、重庆，陕西、云南和贵州等省亦产。商品来自野生。

【**质量分析**】2015 年、2017 年、2019 年和 2020 年全国金钱草专项检验，分别抽验 154 批、213 批、255 批和 100 批，不合格率分别为 42%、27%、24% 和 5%，不合格项目是"性状、检查、含量测定"，不合格主要原因是聚花过路黄、广金钱草冒充、杂质多和含量不合格的劣质品。

特征识别

【**性状鉴定**】［茎形状］茎圆柱形，具纵皱纹，扭曲。［叶形状］叶对生，卵形或心脏形，主脉一条背面突起；叶片用水浸后，展开透光照视可见黑色或棕色条纹。［花、果形状］叶腋具长梗的花或果，花对生，黄色；蒴果球形。［大小］叶长 1~3.5cm，宽 1~3.5cm；叶柄长 1~2cm。［颜色］茎呈棕色或暗棕色；叶表面灰绿色或黄绿色。［质地］易碎。［气味］气微，味淡。图 139-1。

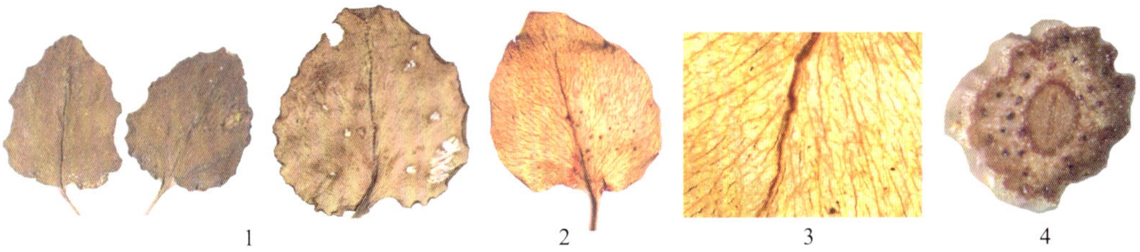

图 139-1 金钱草
（1. 干燥叶；2. 水浸后展开叶，示棕色条纹；3. 叶放大后棕色条纹；4. 茎横切面 ）

【**鉴别歌诀**】

茎多扭曲显棕红　节上须根微被毛

叶片全缘呈心形　褐色条纹花单生

【**识别要点**】金钱草以花和叶片为识别特征，尤其叶片用水浸后，展开透光照视可见黑色或棕色条纹；叶表面呈灰绿色或黄绿色，背面多呈灰白色。图 139-2。

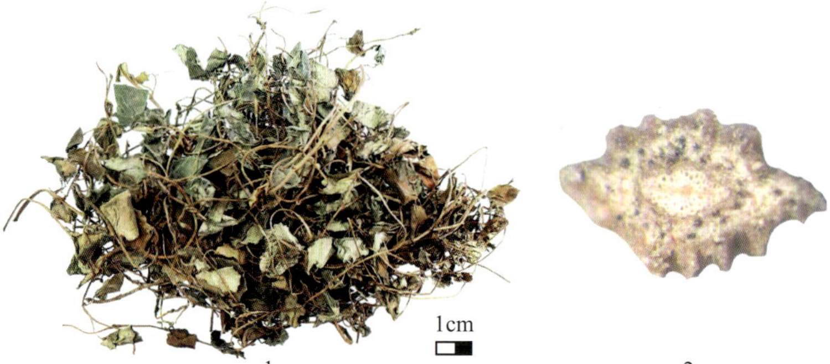

图 139-2　金钱草
（1. 金钱草商品；2. 茎横切面放大）

🌿 品种动态

【**品种概述**】国内市场称为"金钱草"的有 8 科 15 种，约 9 种存在商品流通。

目前，主流商品金钱草为正品金钱草；市场流通和使用中的混淆时有发生。

【**混伪品**】（1）广金钱草：为豆科植物广金钱草 *Desmodium styracifolium*（Osbeck）Merr. 的干燥茎叶。《中国药典》以广金钱草收载。市场流通或使用中常与金钱草混淆，又称大叶金钱草。

（2）聚花过路黄：为报春花科植物聚花过路黄 *Lysimachia conagestiflora* Hemsl 干燥全草。金钱草常见的混伪品。

（3）浙金钱草：为报春花科植物点腺过路黄 *Lysimachia hemsleyana* Maxim. 的干燥全草。浙江地方习用药材。市场流通和使用中混淆为金钱草，网购称为大叶金钱草。

（4）小金钱草：为伞形科植物白毛天胡荽 *Hydrocotyle sibthorpioides* Lam. var. *batrachiun*（Hance）Hand.–Mazz. 或天胡荽 *Hydrocotyle sibthorpioides* Lam. 的干燥全草。江西地方习用药材。

（5）积雪草：为伞形科植物积雪草 *Centella asiatica*（L.）Urb. 的干燥全草。2020 年版《中国药典》收载，市场有时混淆为小金钱草。

（6）马蹄金：为旋花科植物马蹄金 *Dichondra repens* Forst. 干燥全草。民间称为小叶金钱草。

（7）活血丹：为唇形科植物活血丹 *Glechoma longituba*（Nakai）Kupr 干燥全卓。2020 年版《中国药典》收载。早年常以金钱草销售。

（8）伪品：为一种蓼科植物的茎叶，早年发现的一种伪品金钱草。

🌿 图文辨析

【**性状鉴定**】（1）广金钱草：茎呈圆柱形，密被黄色柔毛。单叶或 3 小叶，呈圆形或矩圆形，先端微凹，其部心形或钝圆，全缘；上表面黄绿色或灰绿色，无毛，下表面被白色紧贴的柔毛；侧脉羽状；托叶 1 对。气微香，图 139–3。

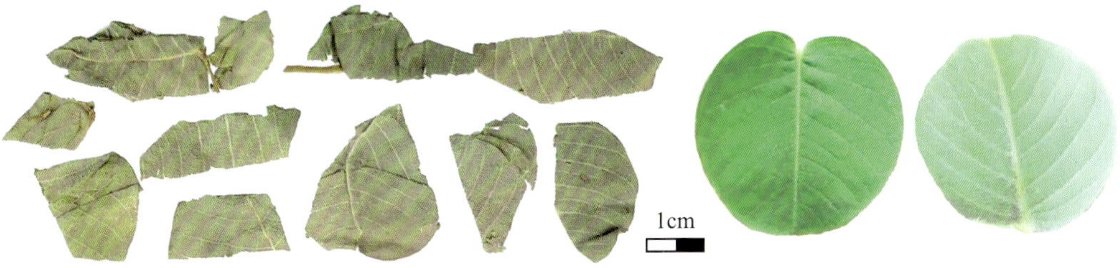

图 139-3　广金钱草

（2）聚花过路黄：茎呈紫褐色或灰棕绿色，密生短柔毛，中空。叶卵形或宽卵形，叶基宽卵形，水浸后对透光可见深色颗粒样的腺点，无条纹。花数朵集生于茎顶端的叶腋。花萼有紫色腺点，花冠可见黄棕腺点。图 139-4、图 139-5。

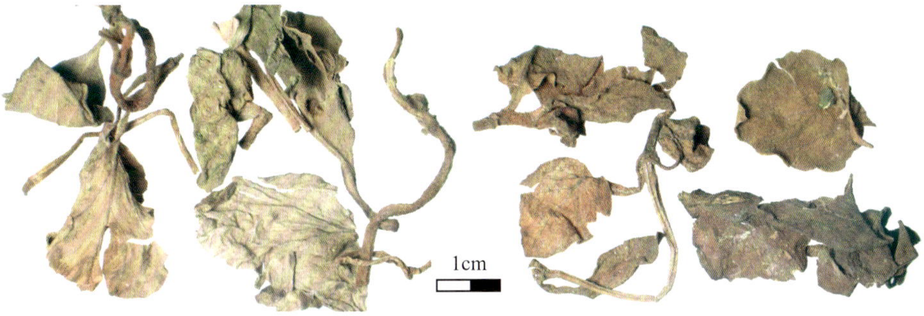

图 139-4　聚花过路黄（市售金钱草）

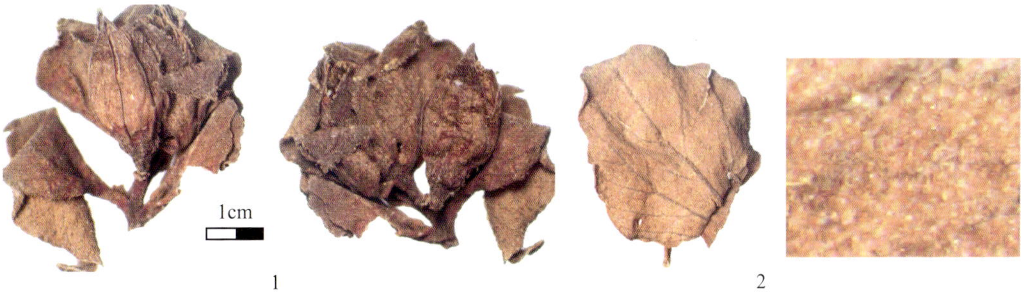

图 139-5　聚花过路黄
（1. 花朵；2. 叶片放大）

（3）积雪草：根纤细。茎黄棕色，有细纵皱纹，节上常着生须状根。叶片多皱缩、破碎，完整者展平后呈近圆形或肾形，边缘有粗钝齿。伞形花序腋生。双悬果扁圆形，有明显隆起的纵棱及细网纹。气微，味淡。图 139-6。

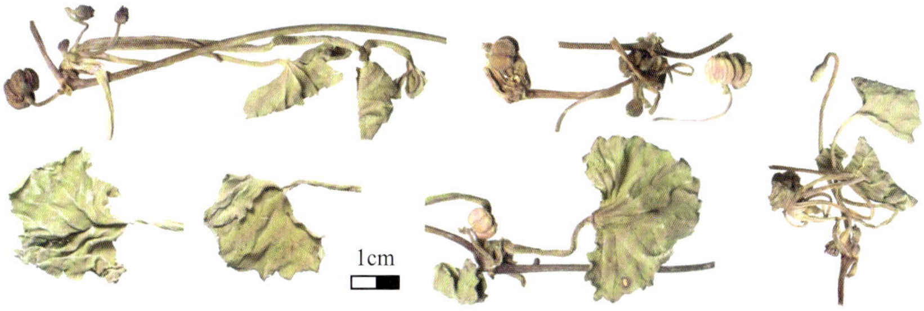

图 139-6　积雪草

（4）点腺过路黄：茎圆柱形，具纵皱纹，扭曲；茎呈棕色或暗棕色，实心，髓椭圆形。叶对生，卵形或宽卵形。叶长 1~3cm，宽 1~3cm；叶先端锐尖，基部近圆形、截形以至浅心形，上面绿色，密被小糙伏毛，下面淡绿色，被较毛疏或近于无毛，叶片用水浸后，展开透光照视可见褐色或棕色腺点。花单生，黄色。蒴果球形。气微，味淡。图 139-7。

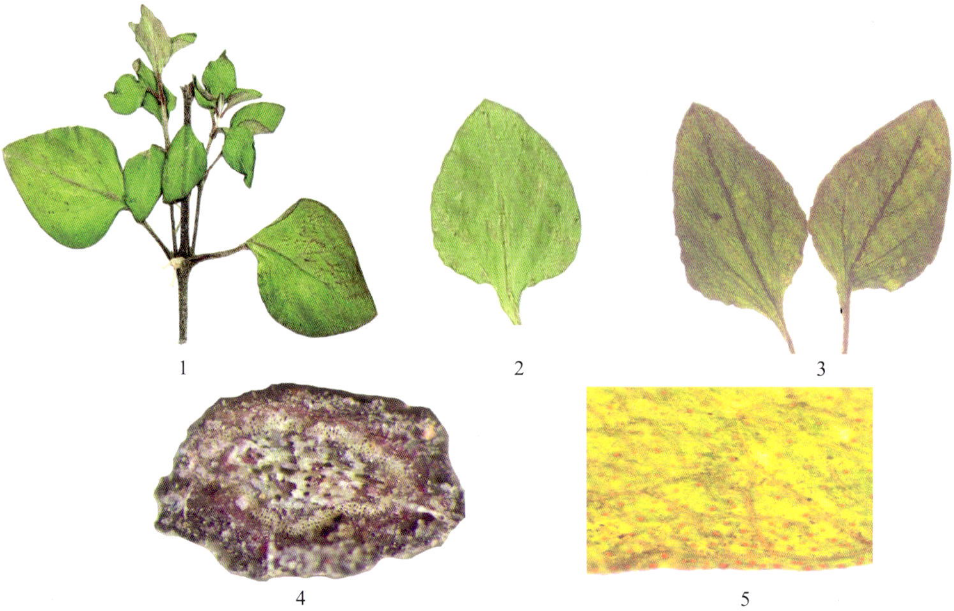

图 139-7　点腺过路黄

（四川采集，1. 鲜枝叶；2. 鲜叶；3. 干叶水浸后展开，示棕色腺点；4. 茎横切面；
5. 叶放大后棕色腺点）

（5）伪品：茎纤细，有细纵皱纹。叶片多皱缩、破碎，完整者展平后呈宽卵形，全缘，基部宽心形，叶对生，叶柄较长，具棕色托叶鞘。气微，味淡。图 139-8。

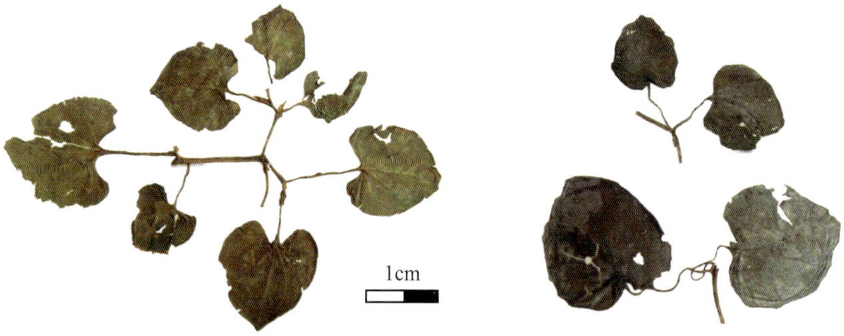

图 139-8　市售金钱草（伪品）

140. 金银花　LONICERAE JAPONICAE FLOS

标准沿革

【来源】1963 年版《中国药典》收载为忍冬科植物忍冬 *Lonicera japonica* Thunb.。1977 年版《中国药典》增加了红腺忍冬 *Lonicera hypoglauca* Miq.、山银花 *Lonicera confusa* DG. 和毛花柱忍冬 *Lonicera dasystyla* Rehd.。2005 年版《中国药典》仅收载忍冬一种来源，后三种来源以山银花收载。

【药用部位】1963 年版《中国药典》规定为"干燥花蕾"。 1977 年版《中国药典》修订为"干燥花蕾或带初开的花"。

【采收加工】1963 年版《中国药典》规定为"夏初采摘花蕾，晒干即得"。 1977 年版《中国药典》修订为"夏初花开放前采收，干燥，或用硫黄熏后干燥"。2000 年版《中国药典》删除"或用硫黄熏后干燥"加工方法。

【性状】1963 年版《中国药典》描述为"呈棒状，上粗下细，路弯曲。表面黄白色、密布短毛茸。花冠筒状，顶端开裂呈唇形，下端基部有绿色花萼 5 裂。花冠筒内有雄蕊 5 个，雌蕊 1 个，花柱绿色。有香气，味微苦"。 1977 年版《中国药典》主要修订了颜色，为"表面黄白色或绿白色，贮久色渐深"，增加"子房无毛"描述。

商品质量

【商品规格】一般分为青花、白花两个规格，每个规格 1 至 5 个等级。

【品质论述】药材以身干、色青白、无开头（开放花）、气清香者为佳，并以花蕾为好。

【产地】主产于山东、河南、河北、甘肃和内蒙古等地，商品来自栽培品。

【质量分析】2015 年全国金银花专项检验，抽验 602 批，不合格率为 20%，不合格项目是"性状、SO_2、总灰分、含量测定"，不合格主要原因是山银花冒充和混淆。

【市场点评】金银花采摘时期和干燥方式对其品质影响很大，现在市场流通的基本为黄白色、绿白色或浅绿色的花蕾，鲜见开放的浅黄色、浅棕黄色花朵，这与十几年前流通开放的花朵大不相同，采用烘干机等现代设备以及规范化生产加工发挥了重要的作用。金银花的名称就是其药用部位，现在金银花依据采期分为三青期、大白期、银花期和金花期，市场推崇前者为主，研究发现，绿色幼小花蕾中木犀草苷往往不达标，采收加工金银花必须保证符合国家标准。

特征识别

【性状鉴定】［花冠形状］呈长棒状，上粗下细，略弯曲；密被短柔毛，杂生长腺毛；开放者花冠先端二唇形；雄蕊 5 个，黄色；雌蕊 1 个；子房无毛。［花萼形状］花萼绿色，先端 5 裂，长约 2mm；萼齿有短柔毛，齿端有长毛。［大小］花冠长 2~3cm，上部直径约 3mm，下部直径约 1.5mm。［颜色］花冠外表黄白色、绿白色或浅绿色（贮久色渐深）。［质地］松脆。［气味］气清香，味微苦。图 140-1。

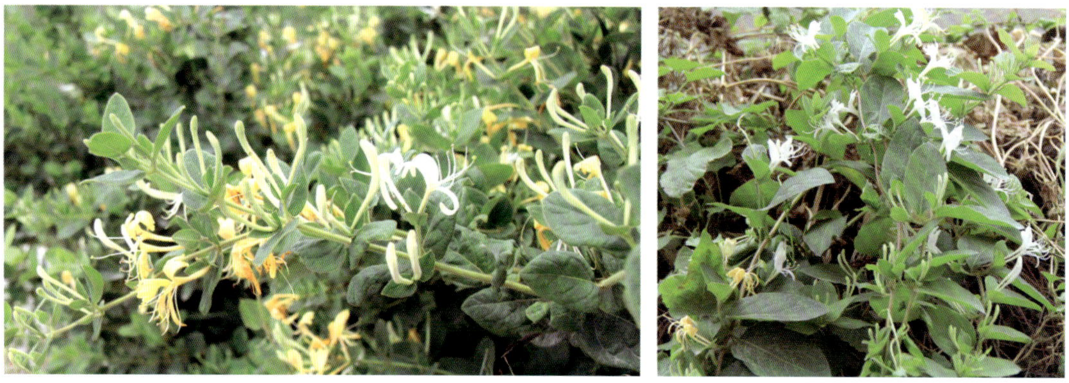

图 140-1　金银花（甘肃，A. 新品种；B. 传统品种）

【鉴别歌诀】　　　　　　形似鼓槌气清香　　外表浅绿又黄白
　　　　　　　　　　　　花冠二唇萼五裂　　外被短毛气清香

【识别要点】金银花的花冠（长短、被毛）、花萼（萼筒、萼齿被毛）及花柱（被毛）是其识别特征，也是与同属植物的主要区别点。一般商品中花序和叶片多少残留，是重要的辅助鉴定依据。图 140-2、图 140-3。

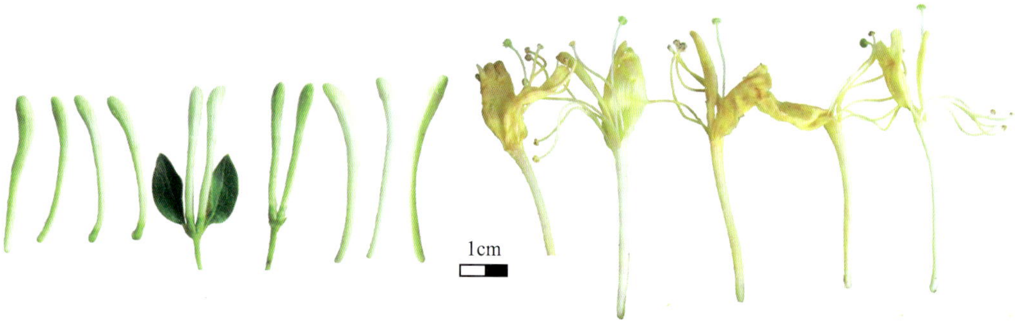

1cm

图 140-2　金银花（自采）

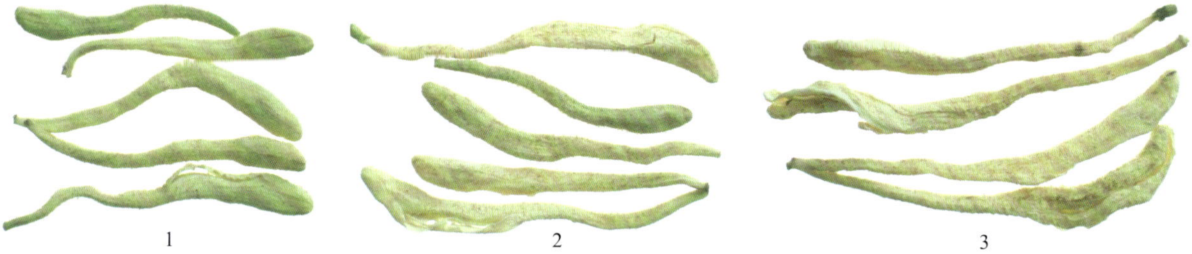

图 140-3　金银花（色选等级，1. 一级；2. 二级；3. 三级）

🌿 本草探源

【混乱品种】金银花之名始于南宋《履巉岩本草》，该书附有精美的金银花写生彩图；而明《本草原始》所绘"忍冬金银花"形态逼真，上述正是中药金银花的原植物忍冬 *Lonicera japonica* Thunb. 的实物写照。民国以来，一些地方性书籍中记录的金银花来源不止一种。

【伪造做假】民国《伪药条辨》记载"近有以黍花伪充，为祸最烈"。

🌿 品种动态

【**品种概述**】国内各地称为"金银花"的有 8 科 60 种植物，仅忍冬属（Lonicera）有 47 种植物，约 14 种存在商品，多数为地方性药材或民间用药。曾经一段时间，金银花增重、掺伪情况相当严重。历史上金银花的混乱、伪造做假不堪回首。

目前，主流商品为正品金银花；"山银花"冒充金银花或掺假屡禁不止。

【**混伪品**】（1）灰毡毛忍冬：为忍冬科植物灰毡毛忍冬 *Lonicera macranthoides* Hand.-Mazz. 的干燥花蕾。2005 年版《中国药典》收载的山银花。为湖南、贵州当地药用的"金银花"来源之一。

（2）红腺忍冬：为忍冬科植物红腺忍冬 *Lonicera hypoglauca* Miq. 的干燥花蕾。2005 年版《中国药典》收载的山银花。本品分布广泛，在浙江、福建、江西、湖南、广东、广西、贵州和四川作为"金银花"收购使用。

（3）华南忍冬：为忍冬科植物华南忍冬 *Lonicera confusa*（Sweet）DC. 的干燥花蕾。2005 年版《中国药典》收载的山银花。为广东、广西药用的"金银花"来源之一；藤茎也在当地入药。

（4）黄褐毛忍冬：为忍冬科植物黄褐毛忍冬 *Lonicera fulvotomentosa* Hsu.et S. C. Cheng 的干燥花蕾。为广西、贵州和云南使用的"金银花"来源之一。

（5）细毡毛忍冬：为忍冬科植物细毡毛忍冬 *Lonicera similis* 的干燥花蕾。为西南地区使用的"金银花"来源之一。

（6）盘叶忍冬：为忍冬科植物盘叶忍冬 *Lonicera tragophylla* Hemsl. 的干燥花蕾。甘肃地方习用药材，以盘叶金银花收载。

（7）淡红忍冬：为忍冬科植物忍冬 *Lonicera acuminate* Wall. 的干燥花蕾。西南地区流通，以"金银花"销售。

（8）伪品：在 20 世纪国内市场发现不少伪品，涉及 7 科 12 种植物的花蕾和花冒充金银花，有八角枫科植物八角枫 *Alangium chinense*（Lour.）Harms、豆科植物湖北羊蹄甲 *Bauhinia hupehana* Craib、木犀科植物清香藤 *Jasminum lanceolaria*um Roxb.、青藤仔 *Jasminum* nervosum Lour.、瑞香科植物芫花 *Daphne genkwa* Sieb. et Zucc.、黄芫花 *Wikstroemia chamaedaphne* Meisn.、茄科植物夜香树 *Cestrum nocturnum* L.、金缕梅科植物继木 *Loropetalum chinense*（R.Br）Oliver 和玄参科植物达乌里芯巴 *Cymbaria dahurica* L. 等植物，目前，鲜见误用报道。

🌿 图文辨析

【**性状鉴定**】（1）灰毡毛忍冬：呈棒状而稍弯曲，长 3~4.5cm，上部直径约 2mm，下部直径约 1mm。表面黄色或黄绿色，外被倒短糙伏毛及橘黄色腺毛，内面密生短柔毛；萼裂片无毛或有时上半部有毛；花柱、子房均无毛。总花梗集结成簇，开放者花冠裂片不及全长之半。气清香，味微苦甘。图 140-4。

（2）红腺忍冬：呈棒状而稍弯曲。长 2.5~4.5cm，直径 0.8~2mm。表面黄白色至黄棕色，无毛或疏被毛；萼筒无毛，裂片长三角形，被毛；花柱无毛。开放者花冠下唇反转。图 140-5、图 140-6。

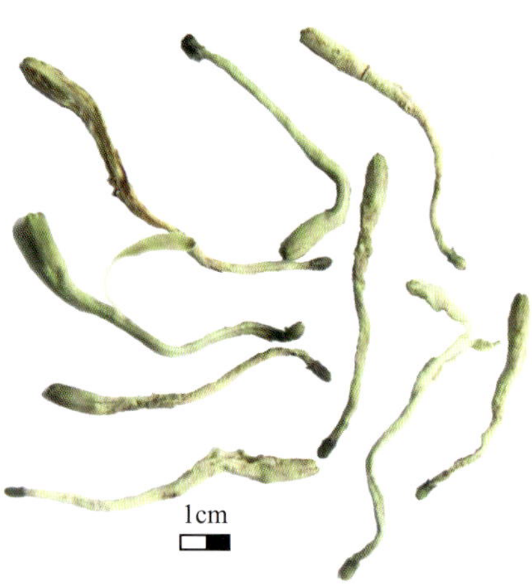

图 140-4　灰毡毛忍冬

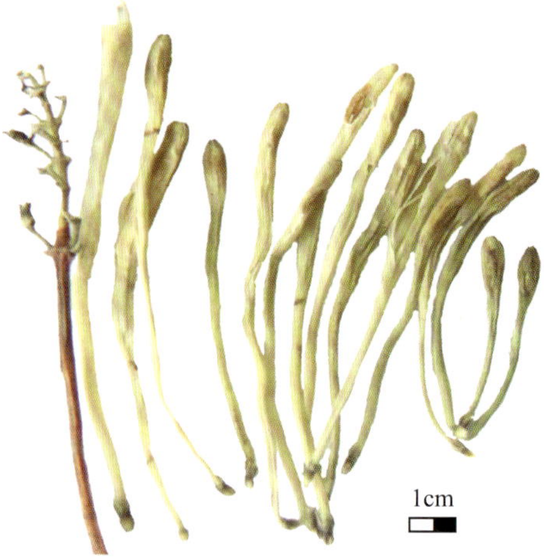

图　140-5 红腺忍冬

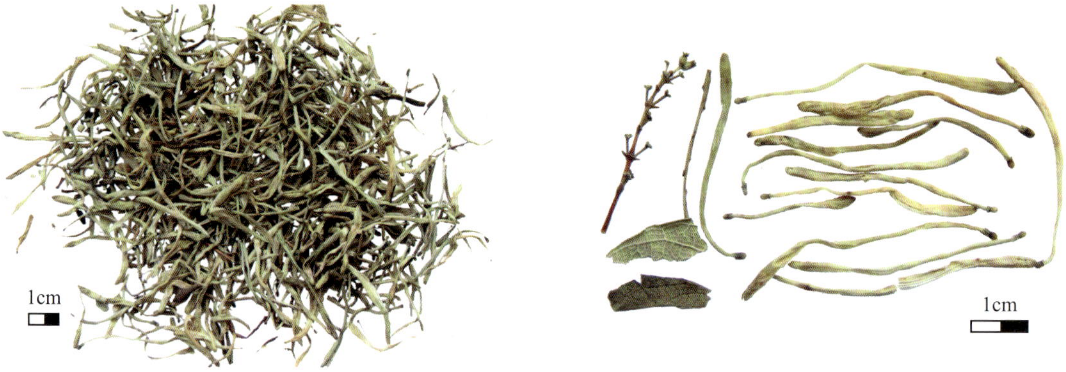

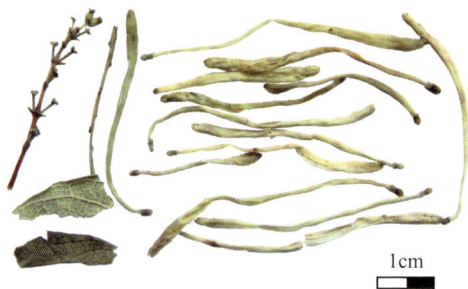

图 140-6　红腺忍冬

（3）盘叶忍冬：呈长棒状，多弯曲。长 3~5cm，上部膨大部分直径 3~5mm，下部直径 1~3mm。表面黄白色或黄绿色，稀被短柔毛。基部常附有绿色萼筒，先端 5 裂，无毛；长 3~5cm，直径 3~5mm。花萼、花冠及花柱无毛。可见残留的聚伞花序，有时可见最上一对叶片基部合生成椭圆盘状。图 140-7。

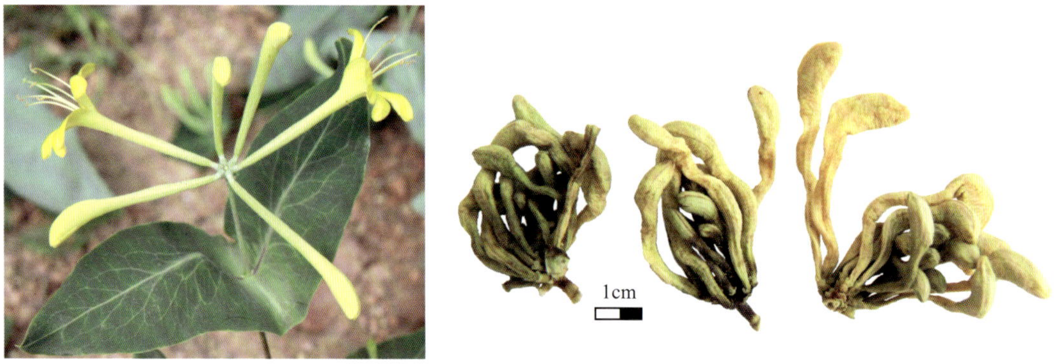

图 140-7　盘叶忍冬（甘肃）

（4）淡红忍冬：花蕾长 1~2.4cm，直径 1.5~2mm。花冠表面淡黄棕色或黄白色，无毛；花萼无毛，或萼齿边缘有少量毛；花柱有毛。图 140-8。

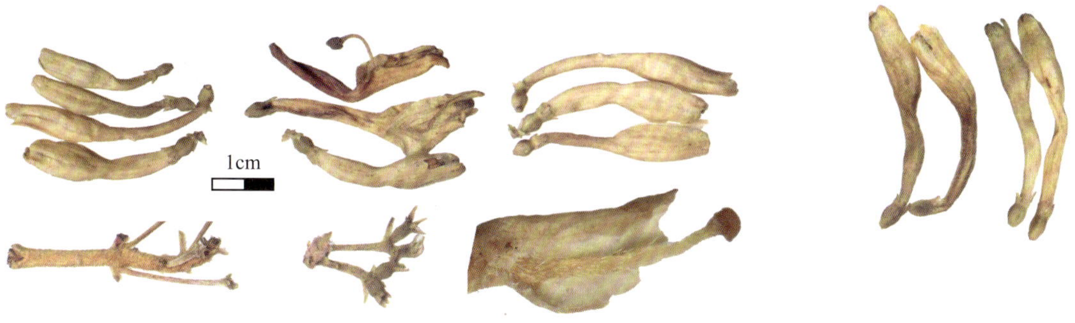

图 140-8　淡红忍冬（2018 年，四川成都市售金银花）

（5）劣质品：①增重。趁金银花有点潮湿的时候，将淀粉、红糖、食盐或其他矿物质化水拌入金银花中，拌匀以增加重量。药材质地较脆，易碎，手触摸后有黏附细粉状物，或握之湿润粘手，口尝味咸微涩或微甜。这是市场常见的劣质金银花。②硫熏。对颜色较差的陈货金银花，经硫黄熏蒸后变得鲜亮，闻之有股刺激性味道。③掺假。市场曾经发现将萝卜切成丝，拌入滑石粉、面粉等加工后掺入金银花，或直接掺入金银花中。呈不规则卷曲的条状或一端折回，放在水中浸泡时因吸水而膨胀呈类方柱形。表面黄白色或兼有浅红色。质地稍软。具萝卜气，味甜。

【附注】金银花在《七十种药材商品规格标准》（1984 年）中是以形状、颜色、开花率、花蕾破损及黄条划分为 4 个等级，对其颜色的要求较为宽泛。原农业部《农产品等级规格·金银花》（2013 年）增加了色系，细化了花朵开放率、黑头率、破损花蕾率。

现时已采用智能化色选技术进行分等，通过色度、亮度、病斑等设置智能模式色选，一般分为特级、一级、二级和三级。图 140-9。

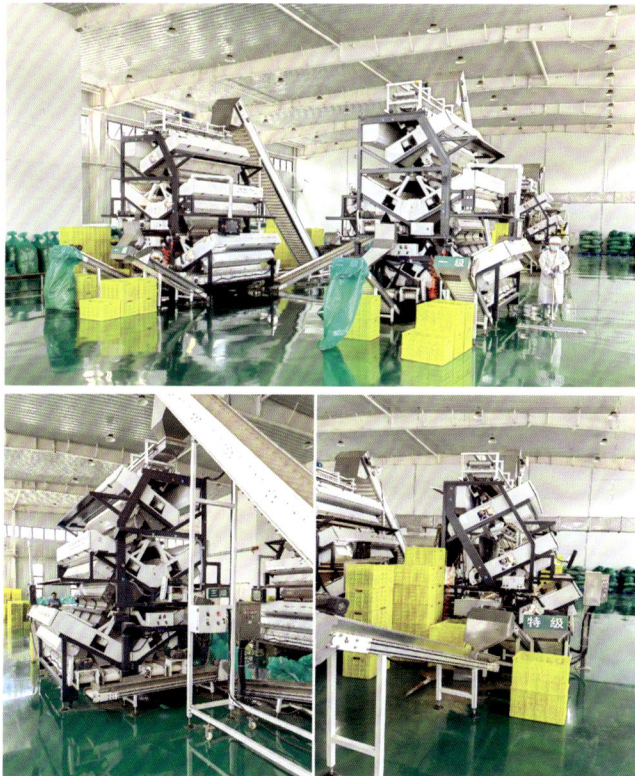

图 140-9　色选金银花设备（甘肃通渭）

141. 香附 CYPERI RHIZOMA

标准沿革

【来源】1963 年版《中国药典》收载为莎草科植物莎草 *Cyperus rotundus* L.

【药用部位】1963 年版《中国药典》规定为"干燥地下块茎"。1977 年版《中国药典》修订为"干燥根茎"。

【采收加工】1963 年版《中国药典》规定为"秋季采挖,用火燎去须毛,以沸水略煮或蒸透后晒干,即为毛香附;再撞去毛须,晒干即为光香附;也有不经火燎或蒸煮,直接撞去毛须晒干者"。1977 年版《中国药典》修订为"秋季采挖,燎去毛须,置沸水中略煮或蒸透晒干,或燎后直接晒干"。

【性状】1963 年版《中国药典》描述为"表面有数个隆起的环节。质坚硬,经过蒸煮者断面色棕黄而微紫红色,显角质性,生晒者断面色白而显粉性,周边与中心分层明显,中心色略深"。1977 年版《中国药典》修订为"表面 6~10 个隆起的环节。质坚硬,经过蒸煮者断面黄棕色或红棕色,角质样"。删除"周边与中心分层明显,中心色略深"描述,修改为"内皮层环明显,中部色泽较深,可见点状的维管束"。

商品质量

【商品规格】产地加工为毛香附和光香附。

【品质论述】药材以个大、质坚实、红棕色、香气浓者为佳。

【产地】主产于广西、广东、河南、湖北等地。商品来自野生和栽培品。

特征识别

【性状鉴定】[形状] 多呈纺锤形,有的略弯曲。[大小] 长 2~3.5cm,直径 0.5~1cm。[颜色] 表面棕褐色或黑褐色;经蒸煮者断面黄棕色或红棕色,生晒者断面色白。[纹饰] 表面有纵皱纹,并有 6~10 个略隆起的环节,节上有未涂净的棕色毛须和须根新痕,去净毛须者较光滑,环节不明显。[断面] 经蒸煮者断面角质样,生晒者断面显粉性;内皮层环纹明显,中柱色较深,点状维管束散在。[质地] 质硬。[气味] 气香、味微苦。图 141-1。

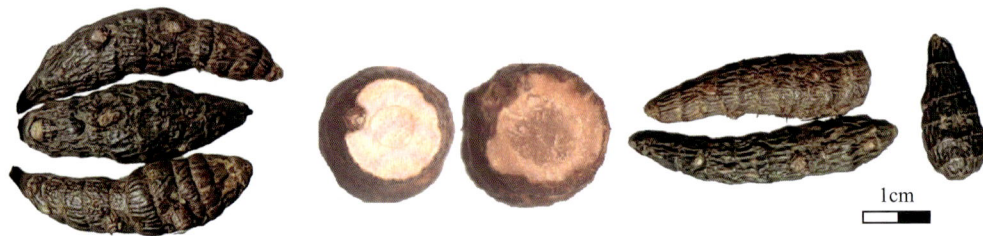

图 141-1　香附

【**鉴别歌诀**】　　　纺锤形状棕褐色　　环节隆起有根痕

断面环纹显麻点　　角质粉性味稍苦

【**识别要点**】香附的性状识别特征明显，易于识别。多呈纺锤形，少数呈长圆形，过去曾出现长 4~8（10）cm 的商品，比正常的大数倍，经调查属疏松的沙土中生长的香附。图 141-2。

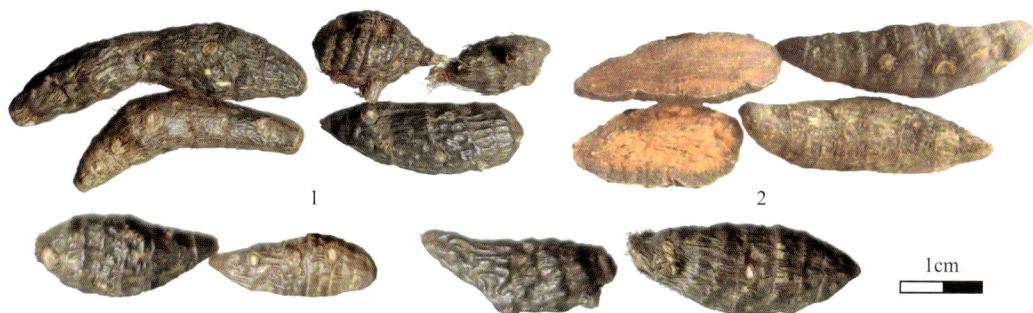

图 141-2　香附

（1. 药材；2. 饮片）

🌱 品种动态

【**品种概述**】国内各地称为"香附"的有 2 科 4 种植物，均有商品流通。

【**混伪品**】（1）大香附：为莎草植物粗根茎莎草 *Cyperus stoloniferus* Retz. 的干燥根茎。云南地方习用药材，市场上常见的香附混淆品。

（2）竹节香附：为毛茛科植物多被银莲花 *Anemone reddeana* Begel 的干燥根茎。1963 年版和 1977 年版《中国药典》以竹节香附（两头尖）收载。外观相近而曾经被误用。

（3）天葵子：为毛茛科植物天葵 *Semiaquilegia adoxoides*（DC.）Makin. 的干燥块根。早年因外观相近而曾经误用。

🌱 图文辨析

【**性状鉴定**】大香附：呈椭圆形或类圆球形（中间膨大似腰鼓）。长 2~5cm，直径 0.5~1.5cm。表面棕褐或焦褐色，隆起的环节密集而明显，常有 10 个以上（可达 30 余个）。根茎常残存坚硬的细根和毛须。断面浅棕或红棕色。气香，味苦微辛。图 141-3。

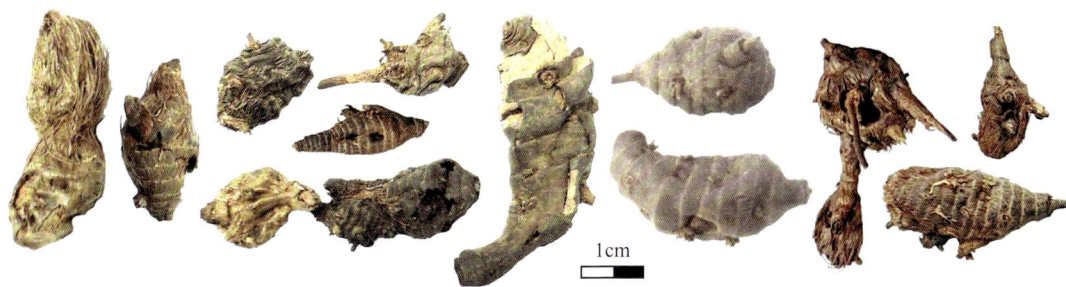

图 141-3　大香附

142. 枳实 AURANTII IMMATURUS FRUCTUS

标准沿革

【来源】1963 年版《中国药典》收载为芸香科植物酸橙 *Citrus aurantium* L. 或香圆 *Citrus wilsonii* Tanaka。1977 年版《中国药典》修订为酸橙。1985 年版《中国药典》修订为酸橙 *Citrus aurantium* L. 及其栽培变种或甜橙 *Citrus sinensis* Osbeck。

【药用部位】1963 年版《中国药典》规定为"干燥幼果"。

【采收加工】1963 年版《中国药典》规定为"在夏至前后，捡去受风吹落或自行脱落的果实，除去杂质，或将较大的切为两半，晒干既得"。1977 年版《中国药典》修订为"6 月收集脱落的果实，自中部横切为两半，晒干或低温干燥，较小者直接晒干或低温干燥"。1985 年版《中国药典》将时间修订为"5~6 月收集自落的果实"。

【性状】1963 年版《中国药典》描述为"呈圆球形或半圆球形；外皮灰绿色、黑绿色或棕绿色，偶有不明显的金钱环；中间有小的紫黑色的果瓤，呈车轮形"。1977 年版《中国药典》修订为"呈半球形，少数为球形"，删除"偶有不明显的金钱环"，增加"花柱残基"和"果肉厚 0.3~1cm"。1985 年版《中国药典》再次修订为"黑绿色或暗棕绿色，瓤囊棕褐色"，增加"边缘有 1~2 列油室"描述。

商品质量

【商品规格】产地加工为枳实个、枳实瓣和枳实片，分别有统货和选货（0.6~2.8 不同等级货）；也有按品种分为酸橙枳实、甜橙枳实和脐橙枳实等。

【品质论述】明《本草原始》记载"枳实，用皮厚而小，翻肚如盆口状，陈久者为良"，图注谓"枳实皮青肉赤白"。

药材以外皮黑绿色、肉厚、质坚实、香气浓郁者为佳，入药陈久为良。

【产地】主产于江西、四川、湖南、浙江等地。商品来自栽培品。

【质量分析】2017 年全国枳实（麸炒）专项检验，抽验 232 批，不合格率为 24%，不合格项目是"性状、含量测定"，不合格主要原因是近缘植物的冒充和含量不合格的劣质品。

【市场点评】枳实是"多、广、宽、变"的药材。一是种类较多，包括芸香科植物酸橙 *Citrus aurantium* L. 及其黄皮酸橙、代代花、朱栾和塘橙栽培品系以及甜橙 *Citrus sinensis* Osbeck；一些地方沿用习惯，将柑桔、柚子类的幼小果实当作枳实使用，甚至出现杂交品系。二是产地较为广泛，遍布于长江流域以南，形成了江西、湖南、四川和浙江著名产区，以及福建、江苏和云南等次生产区；三是采收加工较为宽泛，传统上是以 5~6 月收集自落的幼果，现在多数直接采摘鲜果加工；加工方法有原果实、果实横切两半或切薄片，直接晒干或低温干燥。四是质量变化大，研究表明，枳实中总生物碱、总黄酮的种类及含量因枳实品种、产地、采收与加工的不同而不同，总体是随着采收时间延长，各化学成分含量最终呈现下降趋势。

可以看出，枳实的第一产业链中急需要建立完整的种植、生产加工技术规范，以保证药材质量和临床疗效的发挥。

🌿 特征识别

【性状鉴定】［形状］呈球形、半球形或类圆形厚片；有明显的花柱残迹或果梗痕。［大小］直径 0.5~2.5cm；切面厚 0.3~1.2cm。［颜色］外果皮黑绿色或暗棕绿色；切面黄白色或黄褐色；瓤囊 9~13 瓣，棕褐色。［纹饰］具颗粒状突起和皱纹。［质地］质坚硬。［断面］切面中果皮略隆起，边缘有 1~2 列油室。［气味］气清香，味苦、微酸。图 142-1 至图 142-4。

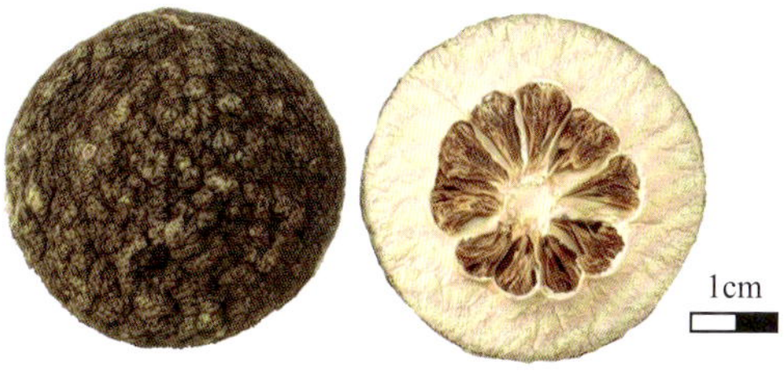

图 142-1　枳实（表面及切面放大特征）

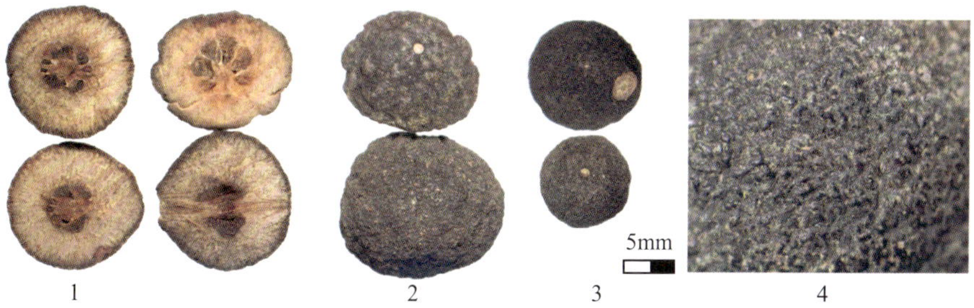

图 142-2　枳实

（1. 果实切面；2. 花柱痕；3. 果柄痕；4. 果实表面放大）

【鉴别歌诀】

半球形状或球形　　外皮黑绿有颗粒

皮厚翻肚如盆口　　味苦微酸有皱纹

【识别要点】（1）形状：明《本草原始》记载"青而小者，俗呼鹅眼枳实"是传统规格，后发展为横切两瓣的半球形。（2）表面：具突起颗粒及突起颗粒上面凹下油室，形似"火山口"。（3）切面：酸橙枳实的中果皮较厚而瓤囊较小，甜橙枳实的中果皮较薄而瓤囊较大；切两瓣的微隆起；酸橙枳实与甜橙枳实的瓤囊数分别是 10~13 瓣和 9~12 瓣。

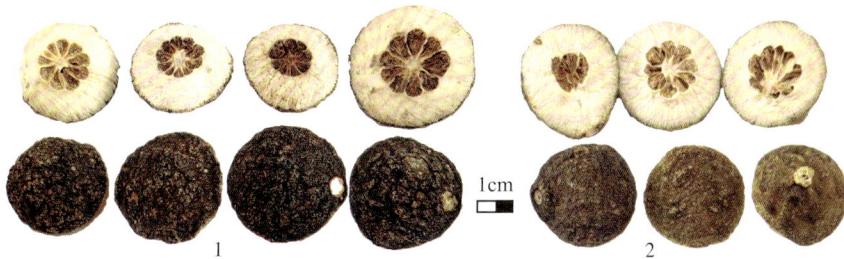

图 142-3　枳实（1. 江西；2. 安徽）

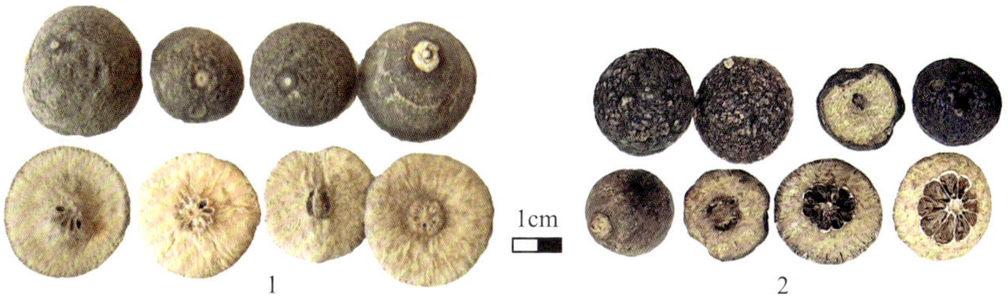

图 142-4　枳实（1. 浙江；2. 湖南）

🌿 本草探源

【混乱品种】宋《图经本草》所绘成州枳实；明《本草纲目》记载"以小（枸橘）人为充枳实及青橘皮"。明《本草原始》记载"近道出者小而绿色，气臭，俗呼绿衣枳实，不堪用"。所述均与枸橘 *Puncirus trifociata* 相符。

清《医医病书》专收载"枳实枳壳论"，谓"且药肆中枳实少而枳壳多，竟以枳壳代枳实，改做外貌，医者不察，害人不浅矣"。《本草从新》记载"今人于六七月采小香栾伪为枳实枳壳；又有采枸橘伪为者"。清《伪药条辨》记载"采小香栾，伪为枳实、枳壳"。所述"小香栾"疑似酸橙的栽培品系。

🌿 品种动态

【品种概述】国内各地称为"枳实"的品种较为复杂，历史上枳实的混伪品较多，市场常见的有绿衣枳实、香圆枳实、柚幼果、橘幼果和云南枳实等类型，至今市场流通和使用。

【混伪品】（1）绿衣枳实：为芸香科植物枸橘（枳）*Poncirus trifoliate*（L.）Raf. 的干燥幼果。为宋代之前本草记载的枳实。福建地方标准收载。又名臭橘。

（2）衢枳实：为芸香科植物胡柚 *Citrus changshan-huyou* Y. B. Chang 的干燥幼果实。浙江等地的民间药。市场多以枳实销售。

（3）青皮：为芸香科植物橘 *Citrus reticulata* Blanco 及其栽培变种的干燥幼果。本品与枳实相近，市场和使用中常常混淆不分，市场上最常见的枳实伪品。

（4）香圆枳实：为芸香科植物香圆 *Citrus wilsonii* Tanaka 的干燥幼果实。现时陕西、甘肃等地仍以枳实使用。

🌿 图文辨析

【性状鉴定】（1）绿衣枳实：呈半球形或圆球形。直径 0.8~2cm。外表面绿褐色或黄褐色，略显凹凸不平，密布凹陷小油点，分布不均，被灰绿色、灰黄色毛茸；果柄痕外突，周围可见数条浅纵棱；花柱痕微突起。切面瓤囊 6~8 瓣，种子黄白色，长椭圆形。味苦，涩。图 142-5、图 142-6。

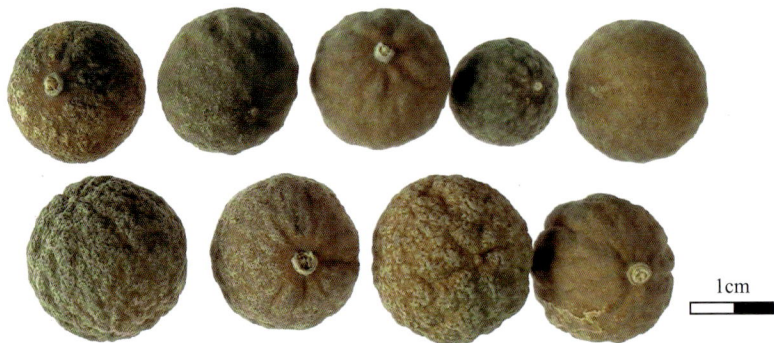

图 142-5　绿衣枳实（河南）

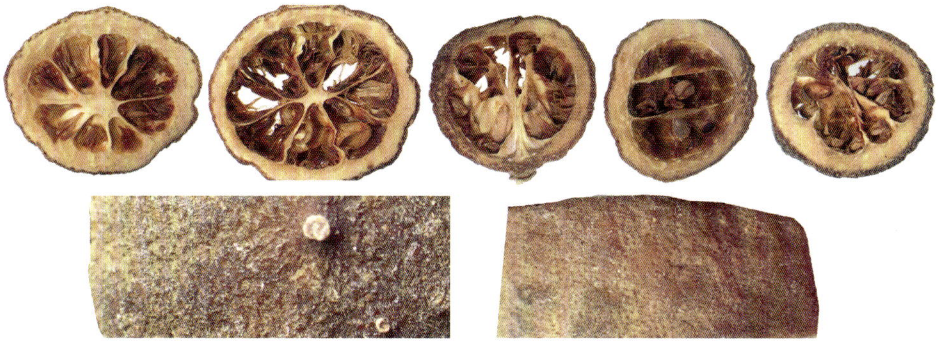

图 142-6　绿衣枳实（图 142-5 切片及表面放大的茸毛）

（2）衢枳实：呈类球形或卵球形。直径 1~1.5cm。外果皮黄褐色或黑绿色；微有网状隆起的粗皱纹，中间有凹陷小油点；果梗残基呈外凸状，花柱残基很小，在顶端未具中央而呈偏离状。瓤囊 10~12 瓣。气清香，味苦、微酸。图 142-7、图 142-8。

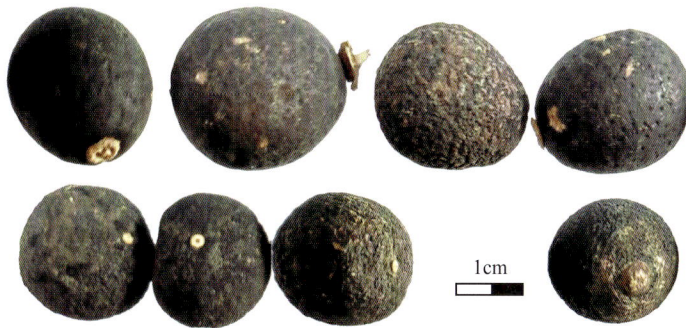

图 142-7　衢枳实（浙江）

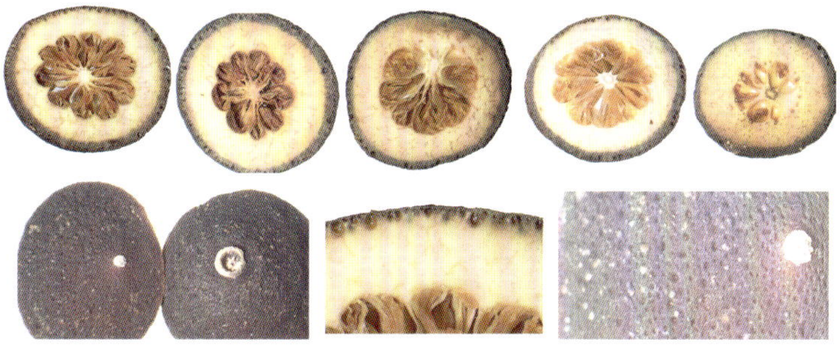

图 142-8　衢枳实（图 142-7 的切片及表面放大）

（3）青皮：呈类圆球形。直径 0.5~1.8cm。表面灰绿色或黑绿色，微粗糙，有细密凹陷的红棕色油室，花柱基和果梗痕较平坦，不外突。切面果皮厚 1~2mm，外缘有油室 1 列。瓤囊 8~10 瓣。气清香，味酸苦、辛。图 142-9、图 142-10。

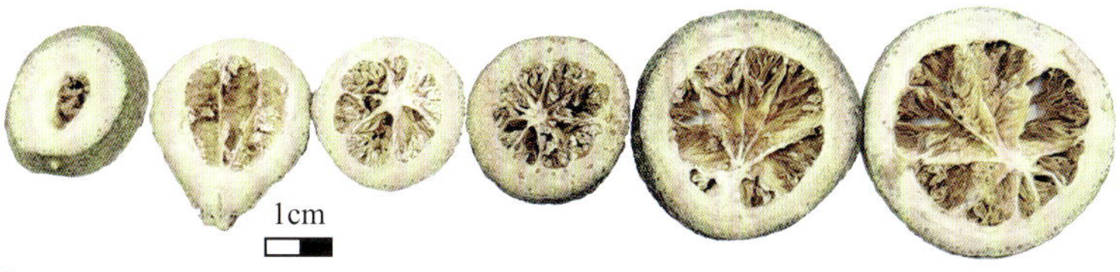

图 142-9　青皮

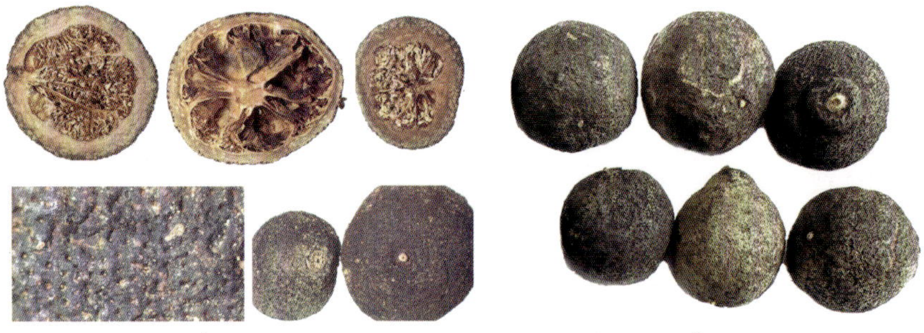

图 142-10　青皮
（市售枳实，1. 饮片及表面放大；2. 完整果实）

（4）香圆枳实：呈类球形，半球形或圆片。直径 1~1.4cm。表面黑绿色或黄棕色，微有网状隆起的粗皱纹，中间有凹陷小油点，顶端有花柱残痕，基部有果梗残基。瓤囊 9~11 瓣。气香，味酸而苦。图 142-11、图 142-12。

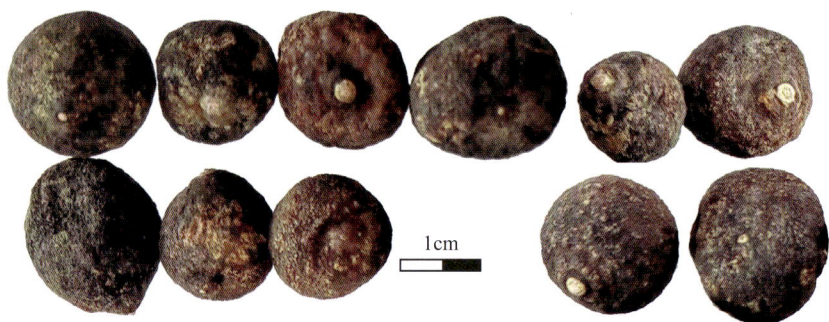

图 142-11　香圆枳实

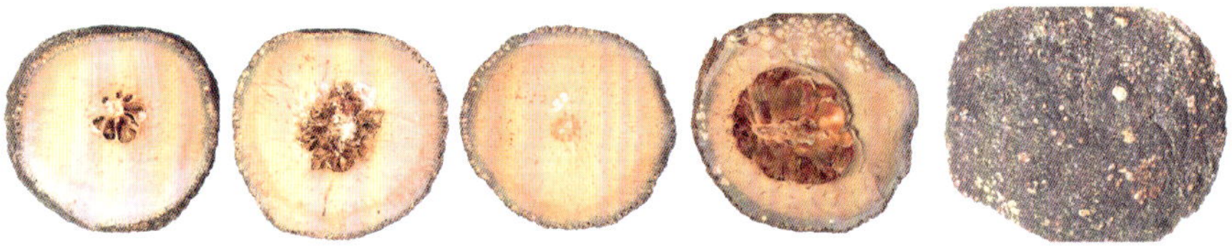

图 142-12　香圆枳实（图 142-11 的切片及表面放大）

【市场速览】市场流通的枳实多数来自青皮，图 142-13 至图 142-15。

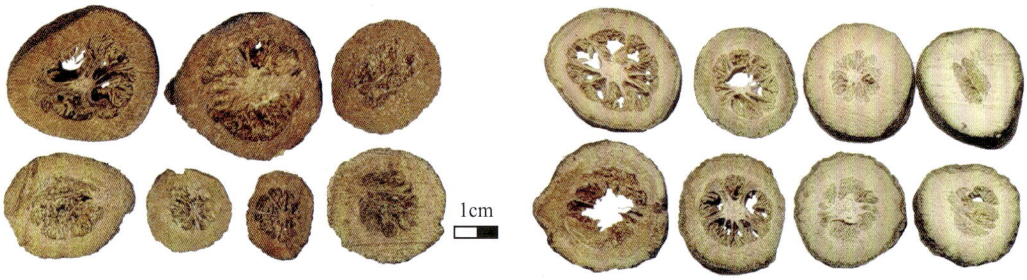

图 142-13 市售麸炒枳实（2 批实为麸炒青皮）

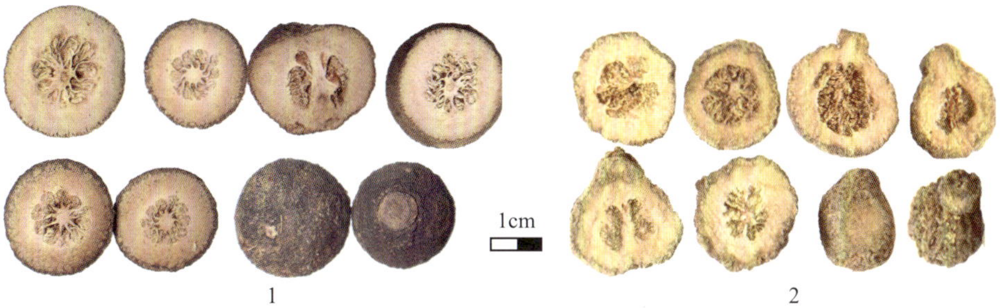

图 142-14　市售枳实（1. 四川，为青皮；2. 丑橘幼果）

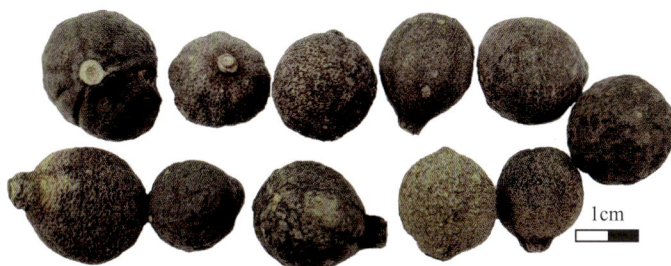

图 142-15　市售枳实（云南，为青皮）

西北部分地区出产的枳实为香圆，图 142-16、图 142-17。

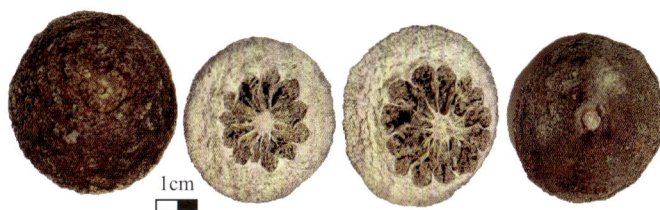

图 142-16　市售枳实（甘肃，为香圆）

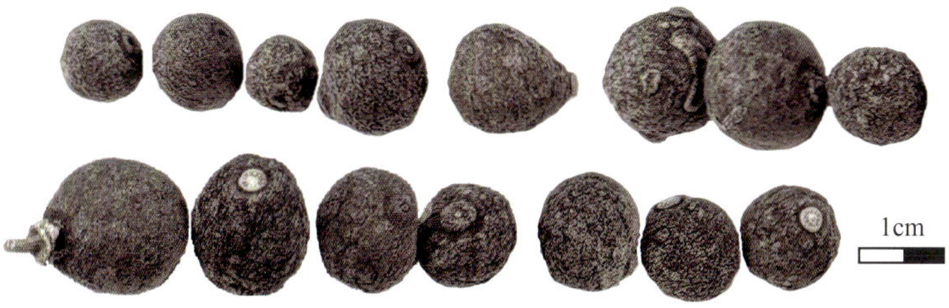

图 142-17　市售枳实（陕西，为香圆）

今收集到四川、福建市售的枳实分别是酸橙枳实、甜橙枳实，图 142-18。

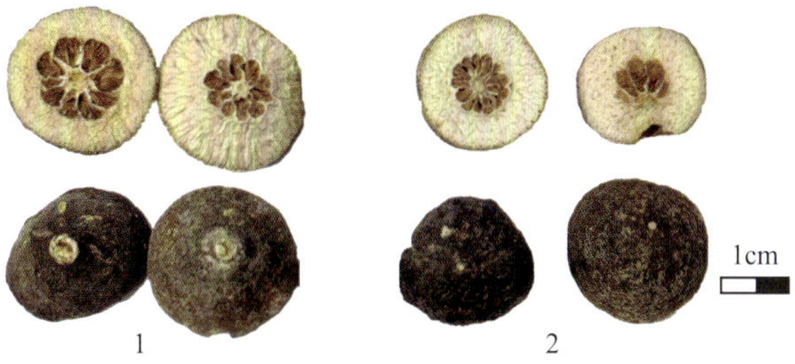

图 142-18　市售枳实（1. 四川；2. 福建）

【色谱鉴别】枳实的商品来源复杂，市场上伪品的流通非常普遍，还有严重的掺假现象，探索具备专属性的鉴别方法尤为重要。根据不同来源所含化学成分差异，作者收集 30 余批市售枳实、枳壳样品，建立柚皮苷、陈皮苷、新陈皮苷及未知成分的 HPLC 特征图谱进行比较，发现不同植物种类存在共性成分和个性成分的差异，HPLC 色谱技术可作为其辅助鉴别手段。图 142-19。

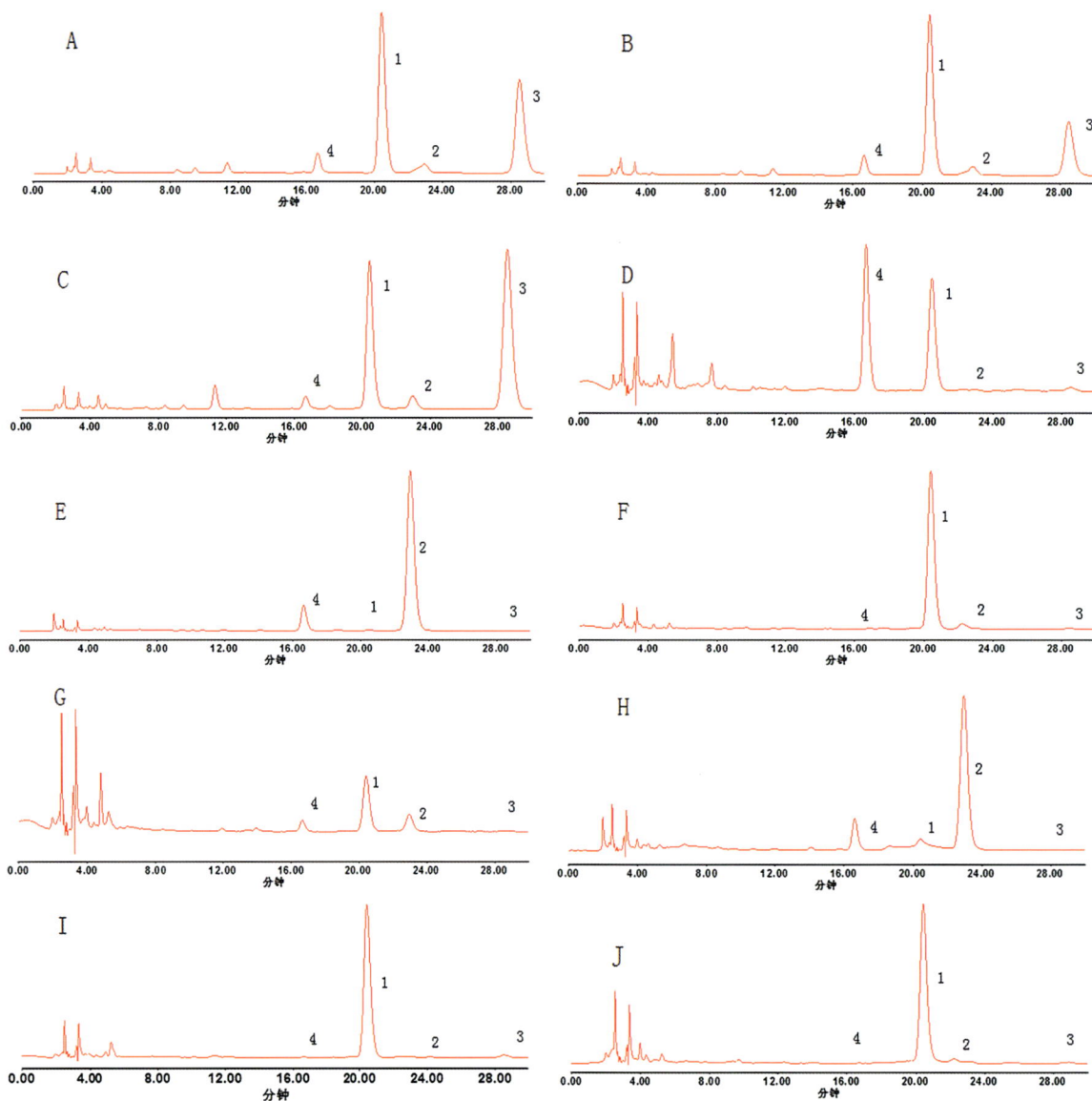

图 142-19 10 种枳实枳壳类 HPLC 图

（1. 柚皮苷；2. 橙皮苷；3. 新橙皮苷；4. 未知成分）

A. 枳实（图 142-1 样品）；B. 枳实（图 142-2 样品）；C. 衢枳实（图 142-7 样品）；D. 绿衣枳实（图 142-5 样品）；E. 青皮（图 142-9 样品）；F. 香圆（图 142-18 样品）；G. 枸橼（图 143 见枳壳项下，下同，图 143-9 样品）；H. 圆枳壳（图 143-11 样品）；I. 香圆枳壳（图 143-3 样品）；J. 香圆枳壳（图 143-13 样品）

143. 枳壳 AURANTII FRUCTUS

标准沿革

【来源】1963 年版《中国药典》收载为芸香科植物酸橙 *Citrus aurantium* L. 或香圆 *Citrus wilsonii* Tanaka 。1977 年版《中国药典》修订为酸橙 *Citrus aurantium* L.。1985 年版《中国药典》修订为酸橙 *Citrus aurantium* L. 及其栽培变种。

【药用部位】1963 年版《中国药典》规定为"干燥近成熟果实"。1977 年版《中国药典》修订为"干燥未成熟果实"。

【采收加工】1963 年版《中国药典》规定为"一般在夏秋当果实近成熟而外皮尚呈绿色时采摘，剖开后阴干、风干或微火烘干既得"。 1977 年版《中国药典》修订为"7 月间果皮尚绿时采收，自中部横切为两半，晒干或低温干燥"。

【性状】1963 年版《中国药典》描述为"呈半圆球形；外皮青绿色、绿褐色或黄绿色，有的有金钱环；切面边缘油点明显，瓤松脆，呈车轮形，紫黑色"。1977 年版《中国药典》修订为"呈半球形，外皮绿褐色或棕褐色，切面瓤囊 7~12 瓣"。 1985 年版《中国药典》将颜色修订为"外皮褐色或棕褐色"，切面修订为"边缘有 1~2 列油室，瓤囊 7~12 瓣，少数 15 瓣，汁囊干缩呈棕色至棕褐色"。

商品质量

【品质论述】药材以个大、外皮褐色、肉厚、质坚实、香气浓郁者为佳。

【产地】主产于江西、湖南、湖北、四川和浙江等地。商品来自栽培品。

特征识别

【性状鉴定】[形状] 呈半球形；有明显的花柱残迹或果梗痕。[大小] 直径 3~5cm，厚 0.4~1.3cm。[颜色] 外果皮褐色或棕褐色；中果皮黄白色；瓤囊棕色至棕褐色。[纹饰] 具颗粒状突起，突起顶端有凹点状的油室。[质地] 质坚硬，不易折断。[断面] 中果皮略隆起，边缘有 1~2 列油室；瓤囊 10~13 瓣，囊内藏种子。[气味] 气清香，味苦、微酸。图 143-1、图 143-2。

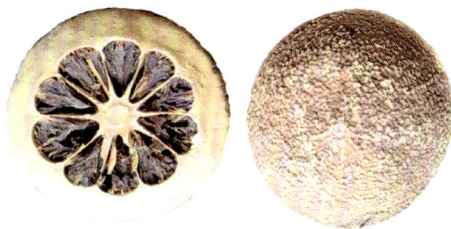

图 143-1　枳壳

【鉴别歌诀】
果皮褐色半球形　颗粒突起有凹点
边缘黄白具油点　瓤囊多数味苦酸

【识别要点】（1）形状：宋《图经本草》描述枳壳"翻肚似盆口唇状"，枳壳中果皮干燥后明显隆起，外翻如盆状。（2）油室：枳壳果皮有颗粒状突起，突起顶端有凹点状的油室，切面油室较密而呈长圆形。（3）瓤囊：（8）10~13瓣。

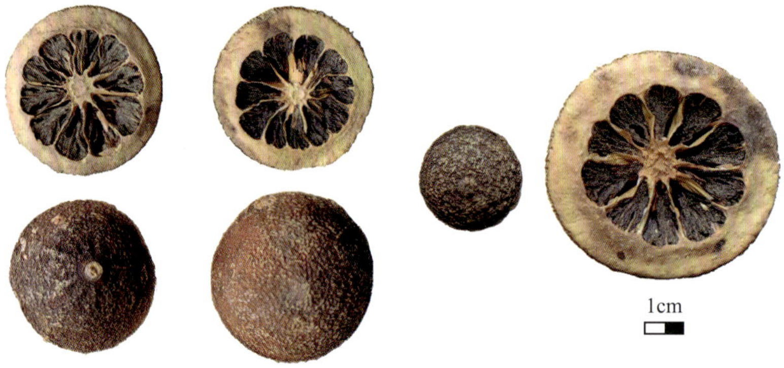

图 143-2　枳壳

枳壳产区较广，不同产区的枳壳性状存在地域性差异。四川枳壳主要是略扁圆，个较大，味香浓。重庆枳壳肉质坚硬，瓤如鹅眼放射状。江西枳壳是呈半球形，个大肉厚，壳粗糙疣状突起明显。湖南枳壳的中果皮边缘外翻特征不明显，体较轻，气味较淡。

🌱 本草探源

【混乱品种】宋《本草图经》记载"今医家多以皮厚儿小者为枳实，完大者为壳，皆以翻肚如盆口唇状，须陈久者为胜。近道所出者俗呼臭橘，不堪用"，并收载了多种来源附图，所述臭橘原植物与今枳 *Poncirus trifoliata*（L.）Raf. 吻合。而"翻肚如盆口唇状"性状描述，属于现代的枳实、枳壳的来源。

🌱 品种动态

【品种概述】国内各地称为"枳壳"的品种较为复杂，来自芸香科柑橘属、枳属多种植物及其栽培品系，均有本草记载和历史的演变过程，《中药志》（1959年）记载了"川枳壳、江枳壳、苏枳壳、温枳壳、陕枳壳、湘枳壳、云枳壳、黔枳壳和绿衣枳壳"。产地广泛，品种鱼龙混杂。

【混伪品】（1）香圆枳壳：为芸香科植物香圆 *Citrus wilsonii* Tanaka 的干燥近成熟果实。本品在《中国植物志》记载为柚的栽培品系，是中药香橼的来源之一，主产于陕西等地。

（2）衢枳壳：为芸香科植物胡柚 *Citrus changshan-huyou* Y. B. Chang 的干燥近成熟果实。《浙江省中药炮制规范》收载。

（3）青皮：为芸香科植物橘 *Citrus reticulata* Blanco 及其栽培变种的干燥近成熟果实。本品为常用药材，市场和使用中常常混淆为枳壳。

（4）绿衣枳壳：为芸香科植物枸橘（枳）*Poncirus trifoliate*（L.）Raf. 干燥近成熟果实。为秦汉至唐代本草记载的枳实枳壳，宋《本草图经》指出"俗呼为臭桔，不堪用"。推翻了之前本草记载的来源。主产于福建、河南等地。

（5）甜橙枳壳：为芸香科植物甜橙 *Citrus sinensis* Osbec 等干燥近成熟果实。广布于长江以南。历史上的枳壳的习用品种。

（6）柚：为芸香科植物柚 *Citrus maxima*（Burm.）Merr. 干燥近成熟果实。长江以南广为栽培。产地多以"枳壳"外销。

🌿 图文辨析

【**性状鉴定**】（1）香圆枳壳：呈半球形。直径 3.5~5.5cm。外果皮黄褐色、绿褐色，表面有网状隆起的粗皱纹，中间有凹陷小油点。切面中果皮黄白色，平坦而有稍突起筋脉纹，厚 0.7~1.2cm，边缘散有 1 列油室；瓤囊 10~14 瓣，汁囊干缩呈棕色至棕褐色。种子长条状，较多，干瘪而扁平，长 1~1.4cm，宽 0.2~0.5cm。质坚硬。气清香，味苦、微酸。图 143-3、图 143-4。

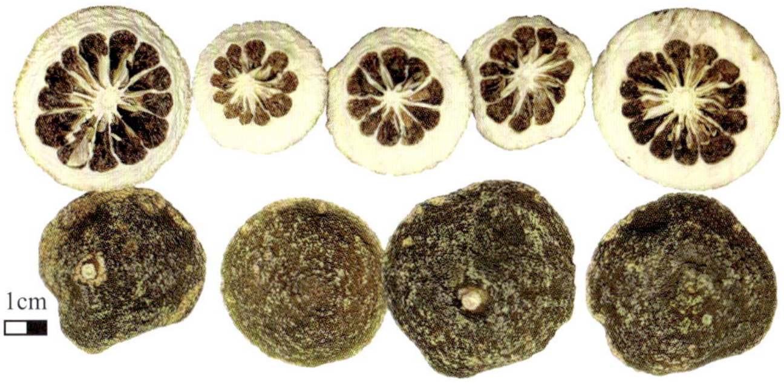

图 143-3　香圆枳壳（2023 年）

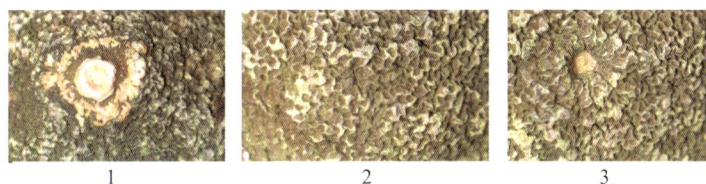

图 143-4　香圆枳壳放大
（1. 果柄；2. 果实表面；3. 花柱）

（2）衢枳壳：呈半球形。直径 3~5cm。外果皮黄褐色、绿褐色或黑绿色；表面较平整，微突起的顶端有凹陷小油点，较密集；果梗残基外突，花柱残基小，在顶端未具中央而呈偏离状。中果皮稍隆起，厚 0.4~1.2cm，边缘散有 1 列油室，瓤囊 10~12 瓣，呈黄棕色至棕褐色。种子长条状，较少，干瘪而扁平，长 0.8~1cm，宽 0.2~0.3cm。质坚硬。气清香，味苦、微酸。图 143-5、图 143-6。

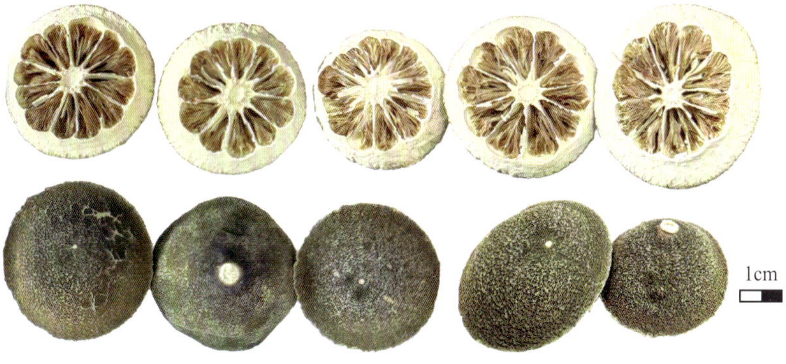

图 143-5　衢枳壳（2023 年，浙江）

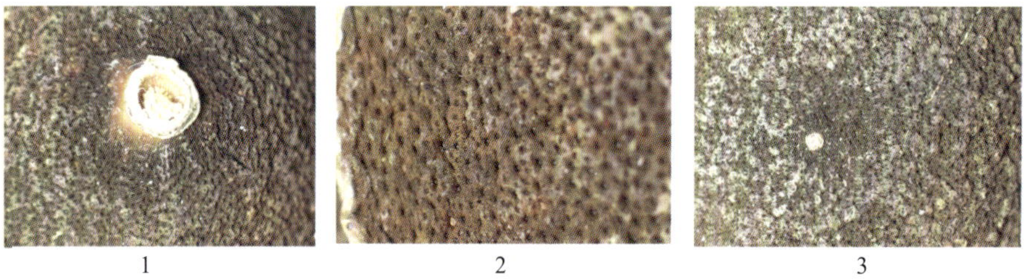

图 143-6　衢枳壳放大

（浙江，1. 果柄；2. 果实表面；3. 花柱）

（3）青皮：呈半球形。直径 1~2.5cm。表面灰绿色、黑绿色或灰棕色，微粗糙，有细密凹下的油室，顶端有稍突起的柱基，基部有圆形果梗痕。质硬，断面果皮黄白色或淡黄棕色，厚 0.1~0.2cm，外缘有油室 1~2 列；瓤囊 8~12 瓣，淡棕色。气清香，味酸、苦、辛。图 143-7、图 143-8。

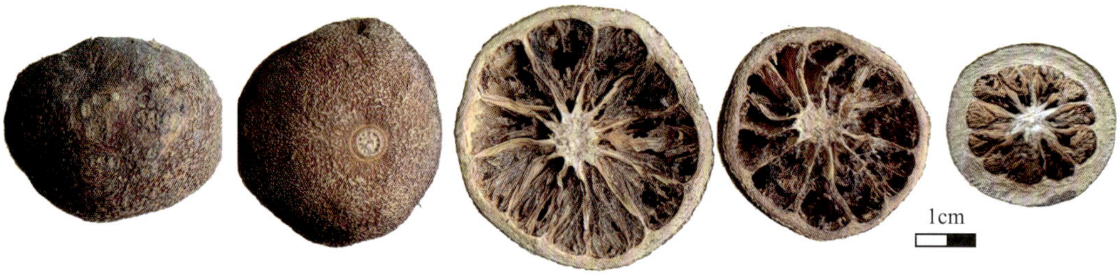

图 143-7　青皮（1989 年市售枳壳）

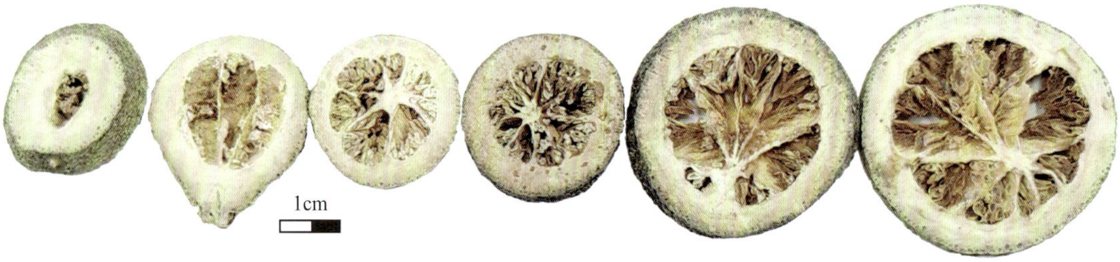

图 143-8　青皮

（4）绿衣枳壳：呈半球形。直径 2~3.5cm。外表面绿褐色或黄褐色，密布凹陷小油点，可见数条浅纵棱或较光滑。具灰绿色、灰黄色毛茸；果柄痕外突；花柱痕微突起。切面瓤囊 6~8 瓣，种子黄白色，长椭圆形。味苦，涩。图 143-9、图 143-10。

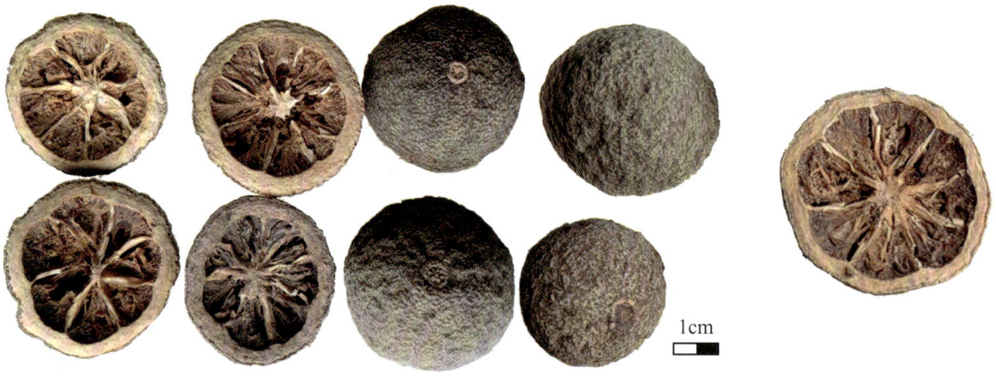

图 143-9　绿衣枳壳（1995 年市售枳壳，未成熟果实）

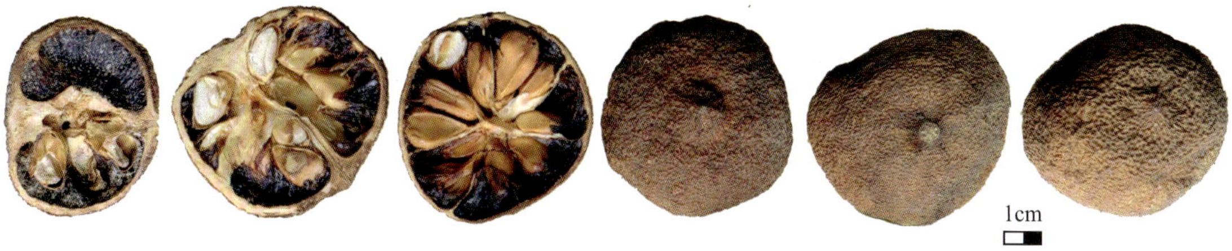

图 143-10　绿衣枳壳（2006 年市售枳壳，成熟果实）

（5）圆枳壳：呈半球形、圆形厚片。直径 1.4~3cm。外表面绿褐色或黄褐色，表面隐约可见数条突起纵棱线，稍粗糙，显较疏的凹陷或突起小油点；果柄痕外突；花柱痕微凹陷。切面瓤囊 9~10 瓣，呈黄褐色。气清香，味苦，涩。图 143-11。

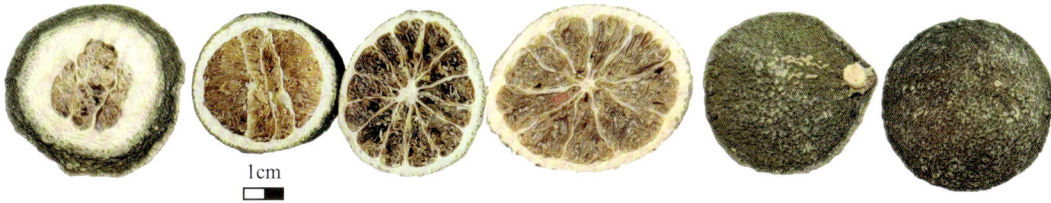

图 143-11　圆枳壳（2023 年云南，待定）

【市场速览】市场销售的枳壳伪品主要来自青皮、香圆。图 143-12、图 143-13。

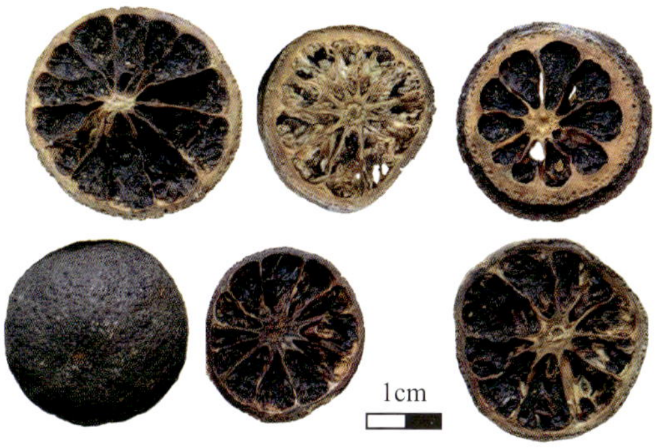

图 143-12　市售枳壳（1986 年，青皮）

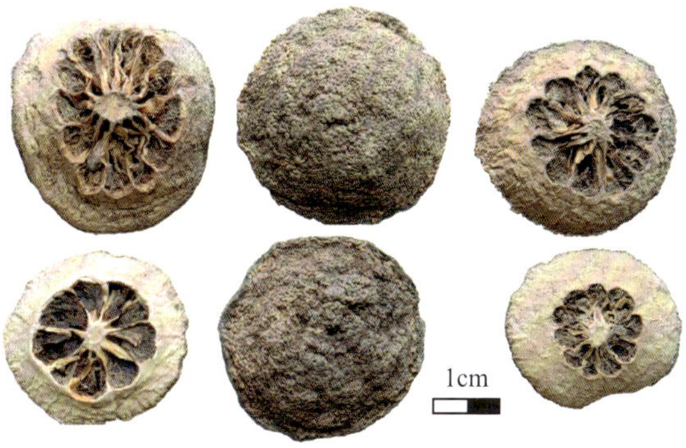

图 143-13　市售枳壳（2003 年，香圆）

144. 柏子仁 PLATYCLADI SEMEN

标准沿革

【来源】1963 年版《中国药典》收载为柏科植物侧柏 *Biota orientalis*（L.）Endl.。1990 年版《中国药典》中侧柏拉丁学名修订为侧柏 *Platycladus orientalis*（L.）Franco。

【药用部位】1963 年版《中国药典》规定为"成熟种仁"。

【采收加工】1963 年版《中国药典》规定"于初冬种子成熟时采收，晒干，除去外壳及种皮，收集种仁，晒干既得"。1977 年版《中国药典》修订"秋、冬二季采收成熟种子，晒干，除去种皮，收集种仁"。

【性状】1963 年版《中国药典》描述为"呈长卵形或长椭圆形，表面黄白色或淡黄棕色，外包裹薄膜，尖端呈深褐色。味臭，味甘"。1977 年版《中国药典》将"外包裹薄膜"修订为"外包膜质的内种皮"，将"尖端呈深褐色"修订"顶端略尖有深褐色的小点"，将"味臭，味甘"修订为"气微香，味淡"，增加"基部钝圆"。

商品质量

【品质论述】药材以饱满、色黄白、粒大，不泛油者为佳。

【产地】主产于山东、河北、河南等地。商品来自栽培品。

【质量分析】2015 年全国柏子仁专项检验，抽验 114 批，不合格率为 39%，不合格项目是"性状"，不合格主要原因是掺伪和虫蛀。

特征识别

【性状鉴定】[形状] 长卵形或长椭圆形；顶端略尖，基部钝圆。[大小] 长 4~7mm，直径 1.5~3mm。[颜色] 黄白色、淡黄棕色；顶端有深褐色小点，基部区域色较浅。[纹饰] 外包膜质的内种皮。[质地] 质软，富油性。[气味] 气微香，味淡。图 144-1。

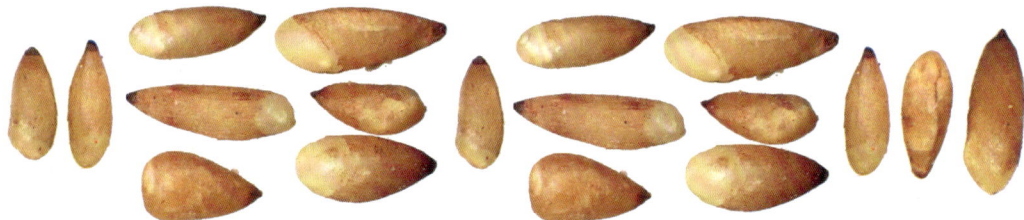

图 144-1　柏子仁

【鉴别歌诀】　　　　长椭圆形长卵形　淡黄棕色黄白色
　　　　　　　　　　顶端略尖褐色点　基部钝圆富油性

【**识别要点**】柏子仁的形状、顶端的深褐色小点和基部色浅（表皮脱落）是其主要识别特征。图144-2。

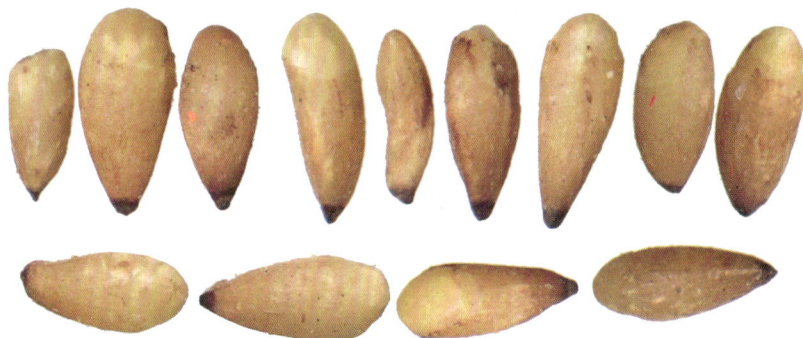

图144-2　柏子仁

🌿 品种动态

【**品种概述**】国内各地称为"柏子仁"的有3科4种植物。近年，在市场发现多种伪品冒充或掺假柏子仁。

【**混伪品**】（1）脱色亚麻子：为亚麻科植物亚麻 *Linum usitatissimum* L. 的干燥成熟种子脱色的加工品。早在2015年市场发现的一种伪品"柏子仁"，经调查和鉴定是亚麻子的伪造加工品。近年市场仍然有流通。

（2）侧柏种子：为柏科植物侧柏 *Platycladus orientalis* （L.）Franco 的种子加工品。早年直接以种子充当柏子仁，近年调查发现将带种皮的侧柏种子（未去壳）经过氧化剂褪色处理后流通。

（3）糯米：为禾本科植物稻 *Oxgza sativa* L. 的干燥种仁的加工品。有报道，市场发现误用现象。

🌿 图文辨析

【**性状鉴定**】市售柏子仁（伪品）：呈长椭圆形或长卵形，扁平，一端圆钝，另一端略呈弯曲的短尖。长4~7mm，直径1.5~3mm。表面浅黄色、黄棕色，色泽均一，较平滑。质较坚硬。除去外种皮，可见椭圆形种仁。图144-3 至图144-5。

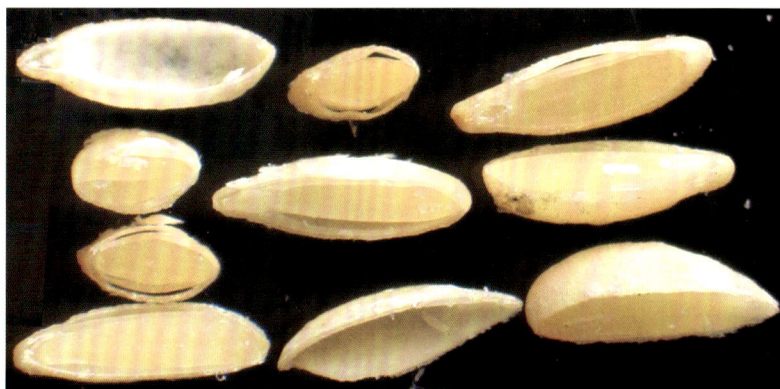

图144-3　市售柏子仁（2023年山东，疑似脱色亚麻子）

本样品的种仁顶端无深褐色小点，基部也无浅色区域。

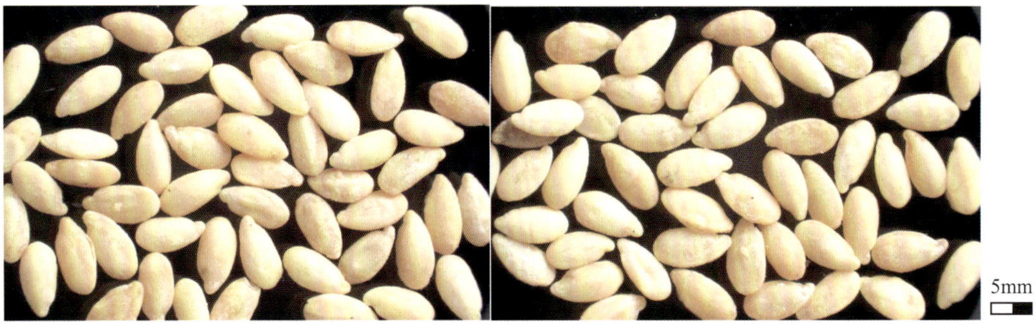

图 144-4　市售柏子仁（2023 年山东）

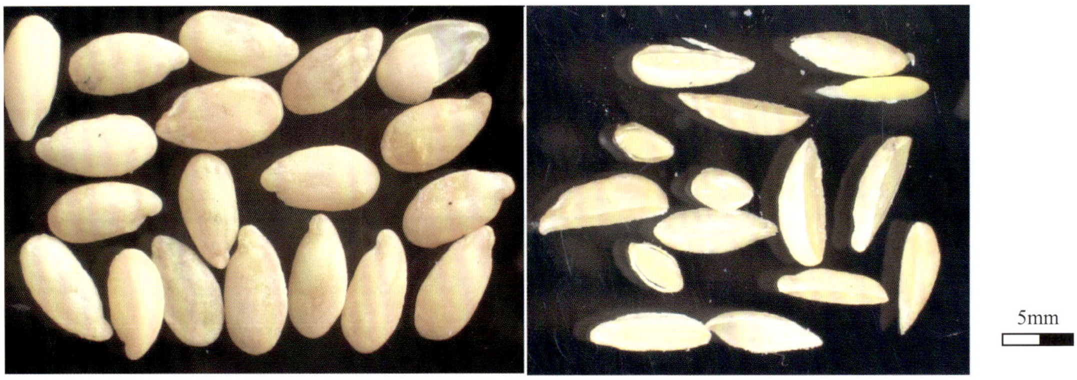

图 144-5　市售柏子仁（2015 年）

【市场速览】早年，市场发现侧柏的种子误做为柏子仁使用。图 144-6。

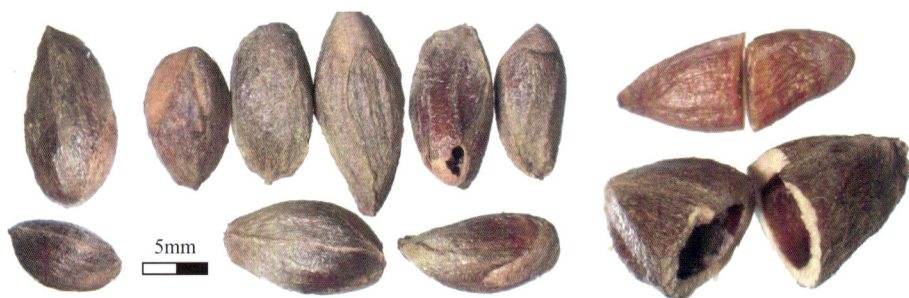

图 144-6　市售柏子仁（为侧柏种子及放大）

145. 茯苓 PORIA

标准沿革

【来源】1963 年版《中国药典》收载为多孔菌科真菌茯苓 *Poria cocos*（Schw.）Wolf。

【药用部位】1963 年版《中国药典》规定为"干燥菌核"。

【采收加工】1963 年版《中国药典》规定"全年皆可采挖"和加工工序比较复杂。1977 年版《中国药典》修订为"多于 7~9 月采挖，挖出后除去泥沙，堆'发汗'后，摊开晾至表面干燥，再'发汗'，反复数次至现皱纹、内部水分大部散失后，阴干，称为'茯苓个'；或将鲜茯苓按不同部位切制，阴干，分别称为'茯苓皮'及'茯苓块'"。

【性状】1963 年版《中国药典》按"茯苓个、茯苓皮、赤茯苓、白茯苓和茯神"描述；茯苓个"断面周边部分淡棕色或淡红色，内部白色，细腻"。1977 年版《中国药典》将"赤茯苓和白茯苓"合并为"茯苓块"，删除"茯神"，以"茯苓个、茯苓皮、茯苓块"描述，将茯苓个修订为"断面外层淡棕色，内部白色，少数淡红色"。2010 年版《中国药典》将"茯苓皮"单列，茯苓采用"茯苓个、茯苓块、茯苓片"描述。

商品质量

【商品规格】产地加工为茯苓个、茯苓片、茯苓丁（分为中心丁、边丁、一刀丁和统丁）。

【品质论述】茯苓是重要的药食两用资源，古今对其品质尤为关注。《本草经集注》记载"外皮黑而细皱，内坚白，形如鸟兽、龟鳖者良"。明《本草品汇精要》谓"用坚实者为上"。清《本经逢原》记载"一种栽蒔而成者曰蒔苓，出浙中，但白不坚，入药少力"。

药材以体重坚实、断面色白、嚼之粘牙强者为佳。

【产地】主产于湖南、安徽、云南、贵州、湖北、四川、河南等地。商品来自栽培和野生品，以栽培品为主。

特征识别

【性状鉴定】［形状］茯苓个呈类球形、椭圆形、扁圆形或不规则团块；有的中间抱有松根。［大小］大小不一。［颜色］棕褐色至黑褐色。［纹饰］外皮薄而粗糙，有明显的皱缩纹理。［质地］体重，质坚实。［断面］颗粒性，外层淡棕色，内部白色，少数淡红色。［气味］气微，味淡，嚼之粘牙。图 145-1。

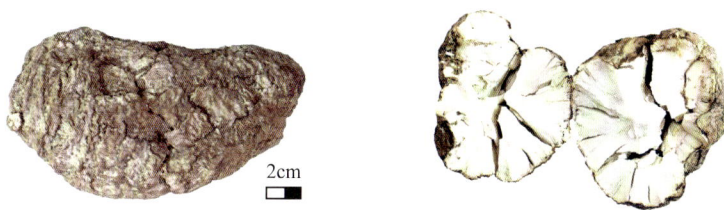

图 145-1 茯苓及断面（2017 年成都）

【鉴别歌诀】　　　茯苓形状常多样　扁圆椭圆团块状
　　　　　　　　　外表棕褐质坚重　断面类白边缘棕
　　　　　　　　　加工规格有数种　气弱味淡常粘牙

【识别要点】茯苓特征明显，易于识别。现时已有不同的商品规格。图 145-2。

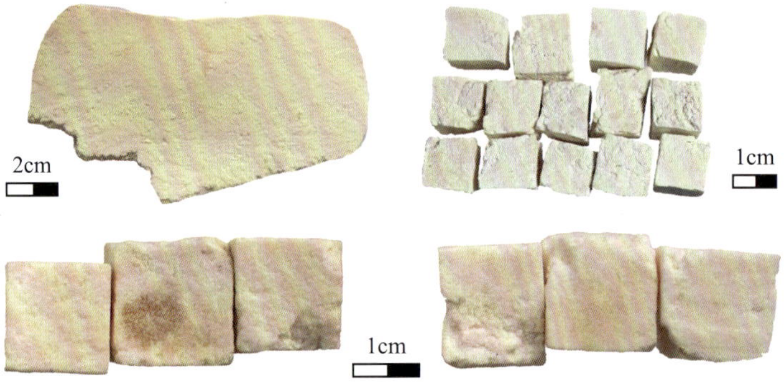

图 145-2　茯苓（茯苓片、茯苓丁商品规格）

本草探源

【伪造做假】茯苓造假历史出乎人们的想象。南朝《本草经集注》记载"今出郁州，彼土人乃假研松作之，形多小虚赤不佳"。唐《柳宗元集》的"辨茯神"文中，记载了作者因病需要茯神，上市却买到假茯神为老芋头的故事。清《伪药条辨》记载"多以粉和苓末假造。又有以米粉裹松根造成整个者"。

品种动态

【品种概述】1989 年中检院编写《十五种药材及其伪品鉴别参考资料》就介绍了伪造的茯苓块，一般以植物茯苓粉、淀粉、豆腐等伪造加工成片块；近年也发现将山芋切片后冒充茯苓。

图文辨析

【性状鉴定】伪造茯苓：呈不规则的片状、块状。外表面棕褐色，粗糙不平。切面类白色或污色斑，有的具裂纹。质较硬，气微，味微苦。图 145-3。

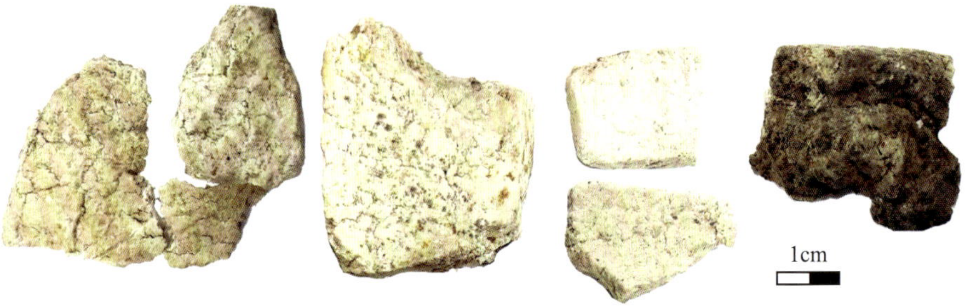

图 145-3　伪造茯苓

🌱 附注：茯神、茯神木

【来源】（1）茯神：为多孔菌科真菌茯苓 *Poria cocos*（Schw.）Wolf 的干燥菌核中间抱有松根的白色部分。

（2）茯神木：为多孔菌科真菌茯苓菌核中间的松根。

（3）伪造茯神：伪造方法和形状多种多样。一般是在人工培育的茯苓片中插入松根或杂木根，也曾发现以茯苓粉、松根或杂木根和淀粉通过黏合剂伪造加工茯神。

【性状鉴定】（1）茯神：呈类圆形、方形或长方形的厚片。长 4~6cm，宽 4~5cm，厚 0.5~1cm。多为白色，少为粉红色或淡棕色。质坚实，显粉性。切面中间或一侧抱有棕黄色松根，直径 0.5~2.5cm，可见纹理，菌丝往往把松根外皮及朽木部分解出来，外溢茯苓周边。味淡，嚼之粘牙。图 145-4。

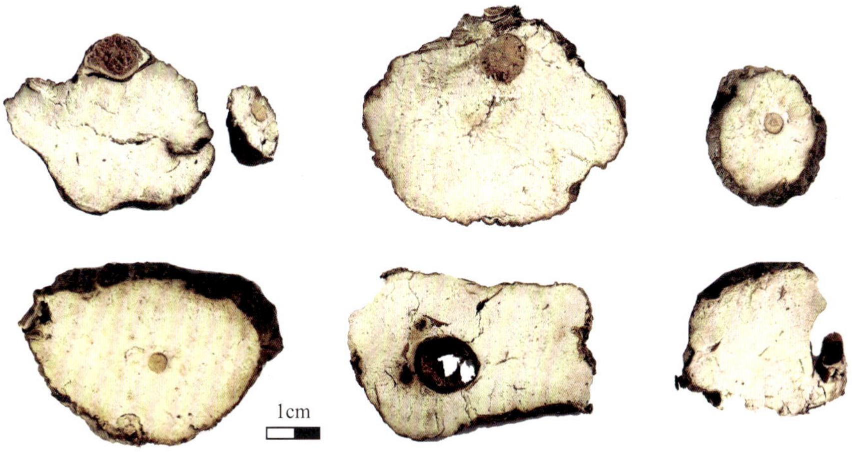

图 145-4　茯神（2023 年）

（2）伪造茯神：伪造方法和形状多种多样。早年发现的伪造品呈方块形状，表面浅棕色，质地较疏松，多具孔隙，夹杂细根、植物纤维类组织。图 145-5。

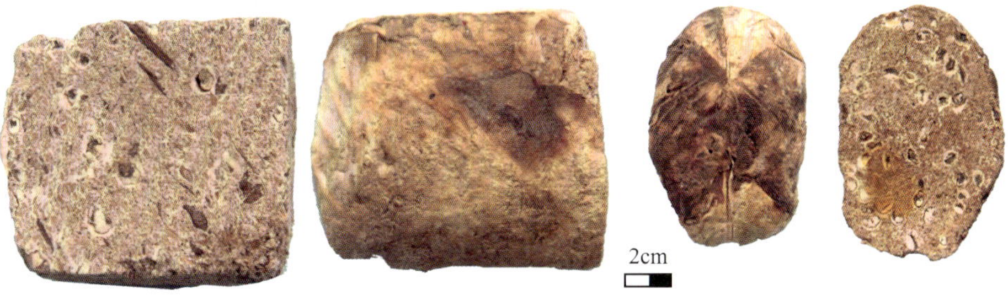

图 145-5　伪造茯神（1997 年）

（3）人造茯神：属于在人工培育的茯苓中人为打孔植入松木的茯神。呈方片形、类圆形的厚片，往往个体较大。切面多呈雪白色，较干净且无杂质，中央或一侧有松根，其松根外皮和松木心没有菌丝侵染，周围保持完整，有人为衔接痕迹，质地僵硬，个体偏重。口感微有酸味或不明显。图 145-6。

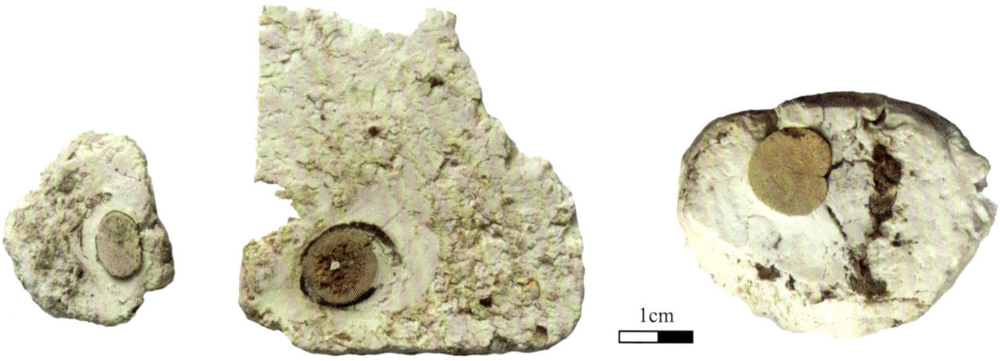

图 145-6 人造茯神

（4）茯神木：呈圆柱形，多弯曲不直。表面呈灰褐色，粗糙，外皮有的呈脱落状。质松或稍硬，木部呈浅黄色，皮部有渗透的茯苓。图 145-7。

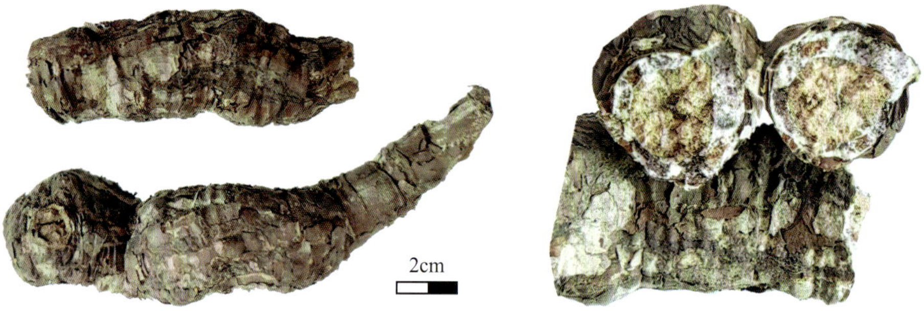

图 145-7 茯神木（2017 年成都）

146. 韭菜子 *ALLII TUBEROSI SEMEN*

标准沿革

【来源】1963 年版《中国药典》收载为百合科植物韭菜 *Allium tuberosum* Rottl.。

【药用部位】1963 年版《中国药典》规定为"成熟种子"。

【采收加工】1963 年版《中国药典》规定"秋季果实成熟时采收，连同部分花梗摘下，晒干，搓出种子，去净杂质既得"。1977 年版《中国药典》修订"秋季果实成熟时采收果序，晒干，搓出种子，除去杂质"。

【性状】1963 年版《中国药典》描述"呈扁平的半圆形或半卵圆形，一面突起，一面凹陷，凸面粗糙，有致密的皱纹，但无突起的棱角。破开后种仁白色。无臭。味微辛，似韭菜"。1977 年版《中国药典》修订"呈半圆形或半卵圆形，略扁，一面突起，粗糙，有细密的皱纹，另一面微凹，皱纹不明显，周边略厚。气特异，味微辛"。1985 年版《中国药典》将表面纹理修订"有细密的网状皱纹"，删除"周边略厚"，增加"基部稍尖，种脐点状突起"。1990 年版《中国药典》增加"顶端钝"的描述。

商品质量

【品质论述】药材以饱满、色黑、粒大者为佳。

【产地】主产于山东、辽宁、河南、河北、山西、安徽和四川等地。

特征识别

【性状鉴定】［形状］呈半圆形、卵圆形，略扁，一面突起，一面平坦或微凹，顶端钝，基部稍尖，种脐点状突起。［大小］长 2~4mm，宽 1.5~3mm。［颜色］黑色。［纹饰］表面有不规则的网状褶皱，较平的一面有时不明显。［质地］质硬。［气味］气特异，味微辛。图 146-1。

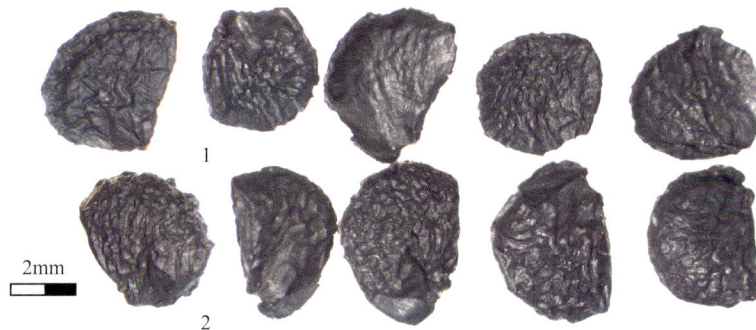

图 146-1 韭菜子
（1. 较平一面 2. 突起一面）

【鉴别歌诀】
　　　　　　黑色扁平半圆形　突起一面细网纹
　　　　　　微凹一面较平坦　韭菜气味较明显

【识别要点】韭菜子的形状、颜色和表面纹饰是其识别特征。

🌿 品种动态

【品种概述】国内各地称为"韭菜子"的有 2 科 3 种植物，均有商品流通。

【混伪品】（1）葱子：为百合科植物葱 *Allium fistulosum* L. 的干燥成熟种子。1992 年版《卫生部中药材标准（第一册）》收载，安徽、北京等地方炮制规范收载。主产于山东、河北、四川、安徽、山西和陕西等地。是韭菜子常见混淆品，市场多以掺假韭菜子中销售。

（2）曼陀罗子：为茄科植物曼陀罗 *Datum stramonium* L. 的干燥成熟种子。1995 年版《卫生部中药材标准（维吾尔药分册）》收载，上海地方标准收载，四川、重庆和安徽等地方炮制规范收载。属于外观性状相近引起的误用。曼陀罗子含有生物碱，毒性较大，不可混用。

🌿 图文辨析

【性状鉴定】（1）葱子：呈类三角状卵形，一面隆起，有 1~2 条棱线，另两面微凹，较平坦。长 2.5~3mm，宽 1.5~2mm。表面黑色，放大可见细密的疣状突起，下端有两个小突起，一为种脐，一为珠孔。种仁白色，富油性。气特异，嚼之有葱味。图 146-2。

（2）曼陀罗子：呈肾形或类三角形，稍扁平，背面厚，向脐一端渐薄。表面黑色、灰黑色，不规则隆起，具细密的点状小凹坑，背侧呈弓形隆起，腹侧下方具一楔形种脐，中间为一裂口状种孔。胚乳白色，胚曲折，具油性。气微而特异，味辛微苦。图 146-3。

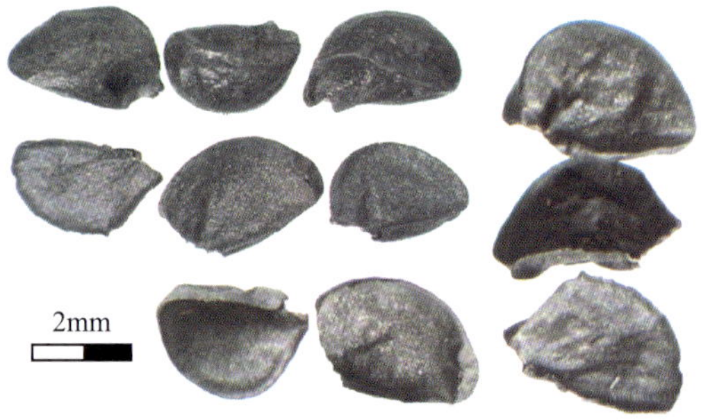

图 146-2　葱子（放大表面特征）

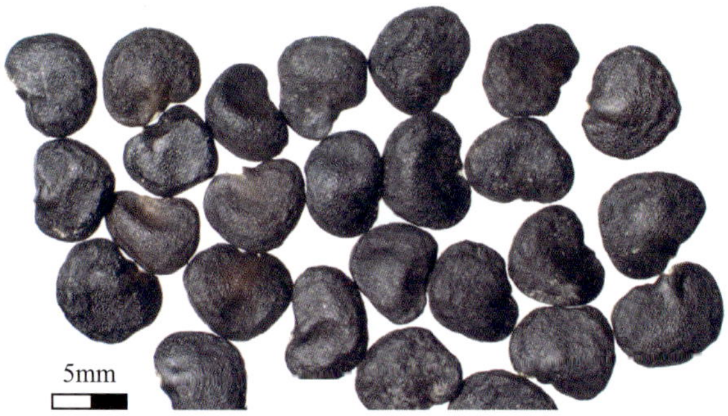

图 146-3　曼陀罗子

【市场速览】市售韭菜子中常掺假葱子。图 146-4。

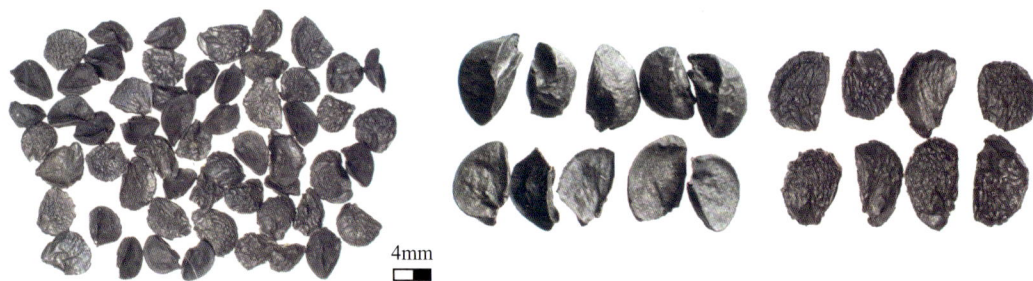

图 146-4　市售韭菜子（挑出的韭菜子及葱子）

147.秦艽 GENTIANAE MACROPHYLLAE RADIX

标准沿革

【来源】1963 年版《中国药典》收载为龙胆科植物秦艽 *Gentiana macrophylla* Pall.。1977 年版《中国药典》增加了麻花秦艽 *Gentiana straminea* Maxim.、粗茎秦艽 *Gentiana crassicaulis* Duthie ex Burk.和小秦艽 *Gentiana dahurica* Fisch.。

【药用部位】1963 年版《中国药典》规定为"干燥根"。

【采收加工】1963 年版《中国药典》规定为"春、秋二季采挖，除去茎叶及泥沙，晒干，或堆晒至颜色成为红黄色或灰黄色后，再摊开，晒干既得"。1977 年版《中国药典》细化产地加工，成为现行标准的加工方法，不再赘述。

【性状】1963 年版《中国药典》描述秦艽为"根头由一个单生或数个合生而成，中部多据螺旋状扭曲的纵皱纹或有劈破处，并有须根及须根痕，下部为独根或有分枝；外层黄白色纹；皮部黄色或棕黄色，木部黄色"。1977 年版《中国药典》按秦艽、麻花艽和小秦艽描述，不再赘述。

商品质量

【商品规格】历史上秦艽商品规格比较复杂。现时产地加工为统货（个子）和等级货（产地片），亦分为野生货与家种货商品等。

【品质论述】药材以粗大、质实、色棕黄、气味浓厚者为佳。

【产地】主产于甘肃、青海、四川、云南，陕西、山西、内蒙古和宁夏等地亦产。商品来自野生和栽培品，甘肃（秦艽、粗茎秦艽）、云南（粗茎秦艽）等地栽培品成为商品重要来源。

【质量分析】2021 年全国秦艽专项检验，抽验 116 批，不合格率为 5%，不合格项目是"性状、水分"，不合格主要原因是未按要求切片加工。

【市场点评】关于秦艽的产地加工在历版药典中记载一致，其原植物不同，加工方法亦不相同，具体为"秦艽和麻花艽晒软堆，置'发汗'至表面呈红黄色或灰黄色时，摊开晒干，或不经'发汗'直接晒干；小秦艽趁鲜时搓去黑皮，晒干"，这是关于野生秦艽的产地加工规定。现时商品秦艽多数来自人工种植，产地没有采用标准规定的加工方法，过去是直接晒干销售，现在多半是趁鲜加工。制定和规范产地加工技术尤其重要。

特征识别

【性状鉴定】（1）秦艽：[形状]呈类圆锥形，上粗下细，扭曲不直，顶端有残存茎基及纤维状叶鞘。[大小]长 10~30cm，直径 1~3cm。[颜色]黄棕色或灰黄色。[纹饰]有纵向或扭曲的纵沟纹。[质地]质硬而脆，易折断。[断面]皮部黄色或棕黄色，木部黄白色。[气味]气特异，味苦、微涩。图 147-1。

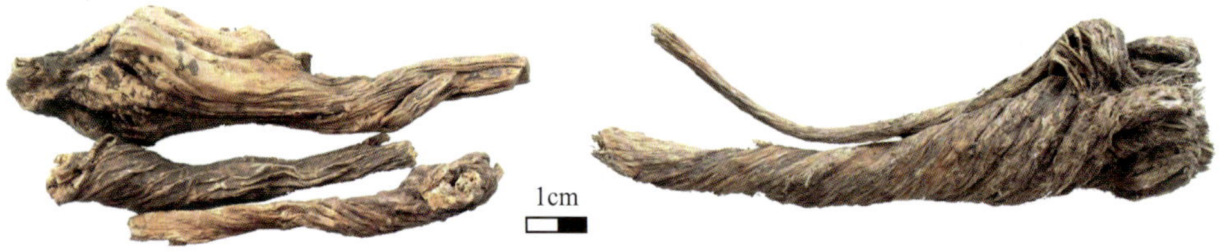

图 147-1　秦艽
（1978 年甘肃野生）

（2）麻花艽：［形状］呈类圆锥形，多由数个小根纠聚而缠绕成。［大小］直径可达 7cm。［颜色］棕褐色。［纹饰］粗糙，裂隙呈网状孔纹或沟纹。［质地］质松脆，易折断。［断面］多呈枯朽状。图 147-2。

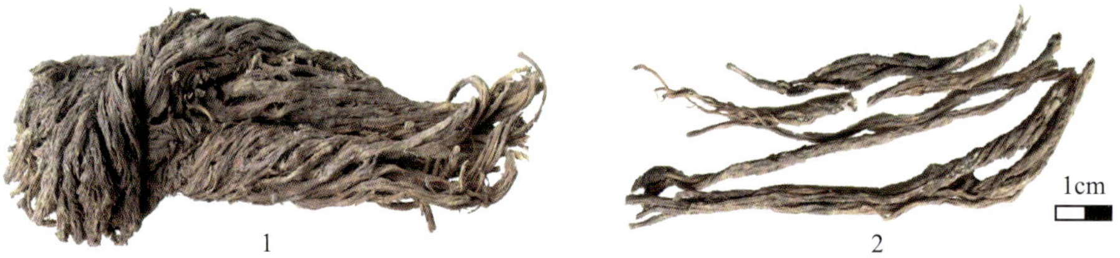

图 147-2　秦艽
（1978 年甘肃野生，1. 麻花艽；2. 小秦艽）

（3）小秦艽：［形状］呈类圆锥形或类圆柱形，根头残存纤维状叶鞘，下部多分枝。［大小］长 8~15cm，直径 0.2~1cm。［颜色］棕黄色或浅棕色。［断面］黄白色。图 147-2。

（4）栽培秦艽：［形状］主根呈类圆柱形或圆锥形，根头残存纤维状叶鞘，少分枝或中下部多分枝。［颜色］棕黄色或黄白色。［断面］黄白色。图 147-3。

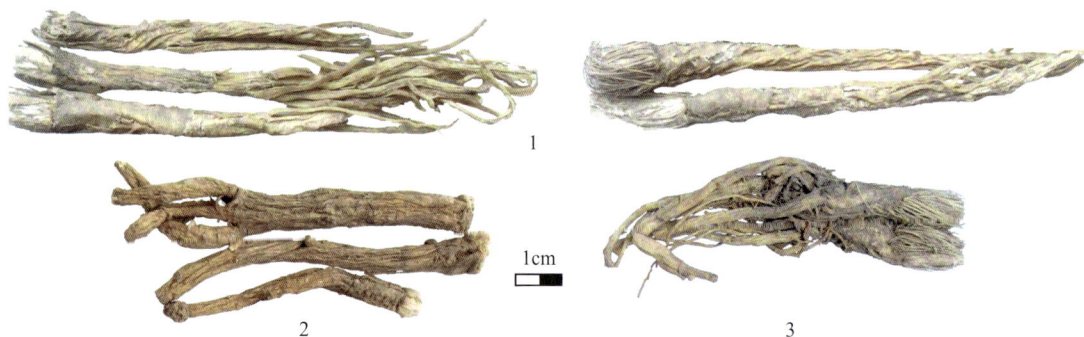

图 147-3　栽培秦艽
（2019 年甘肃栽培，1. 原植物粗茎秦艽；2~3. 原植物秦艽）

【鉴别歌诀】　　　　　　圆锥形状是秦艽　数根交织麻花艽
　　　　　　　　　　　　主根单一小秦艽　外表黄褐显粗糙
　　　　　　　　　　　　纵沟扭曲质松脆　气味特异需记牢

【识别要点】秦艽的形状、断面和气味较为特殊，易于识别。

【性状探微】秦艽的四种基原都已实现了人工种植，野生品与栽培品的药材性状存在差异，应考虑制定秦艽栽培品标准要求，保证人工种植药材的质量。

🌿 本草探源

【混乱品种】清《伪药条辨》记载"今市肆伪品即边秦，有毛，其枝尚小，匪特左右纹难辩，不知何物混充"。

🌿 品种动态

【品种概述】国内各地称为"秦艽"的有 3 科 34 种植物，其中，13 种龙胆属（Gentiana）植物在民间药用或形成商品流通。市场发现 8 种非龙胆属的伪品。近年市场出现人为掺假现象，甚至提取后流入市场的现象也时有发生。

目前，主流商品为正品秦艽，以栽培品为主。

【混伪品】（1）管花秦艽：为龙胆科植物管花秦艽 *Gentiana siphonantha* Maxim. ex Kusnez 的干燥根。历史上甘肃、青海等地区亦作为秦艽收购使用，甘肃民间习称"左拧根"，商品习称黑皮秦艽，目前对资源进行保护而商品较少。

（2）黄管秦艽：为龙胆科植物黄管秦艽 *Gentiana offcinalis* H. Smith 的干燥根。甘肃历史上常作为秦艽使用，由于资源保护而商品较少，近年甘肃部分地方试种。

（3）紫丹参：为唇形科植物甘西鼠尾草 *Salvia Przewlskii* Maxim. 的干燥根及根茎。本品为西北地区的丹参习用药材。西南地区误称为"红秦艽"，在商品市场中时有发现误作秦艽。

（4）牛扁类：为毛茛科植物西伯利亚乌头 *Aconitum barbatum* Pers. var. *hispidum* DC.、牛扁 *Aconitum barbatum* var. *puberulum* Leded. 的干燥根。在华北、东北等地有"黑大艽""黑秦艽"称谓，早年在市场误作为秦艽。

（5）白头翁：为毛茛科植物白头翁 *Pulsatilla chienensis*（Bge）Regel 的干燥根。近年市场多次发现将白头翁切除芦头后冒充秦艽的现象。

🌿 图文辨析

【性状鉴定】（1）管花秦艽：根略呈类圆柱形，常有数个小根扭曲交织而成。表面黑褐色，具粗的纵沟纹。质较疏松。断面皮部灰棕色，木部黄棕色和黄白色。图 147-4。

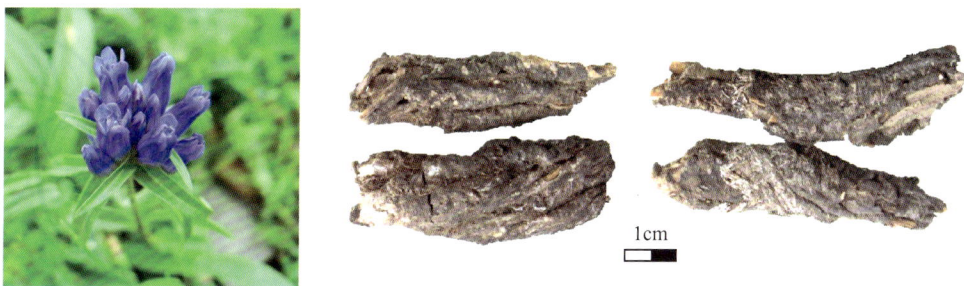

1cm

图 147-4　管花秦艽（甘肃）

（2）黄管秦艽：主根呈圆锥形，粗大，单一而少分枝，体形较小的多有分支，有时呈扭曲状。外表面灰黄色或棕黄色。体轻而质脆。图 147-5。

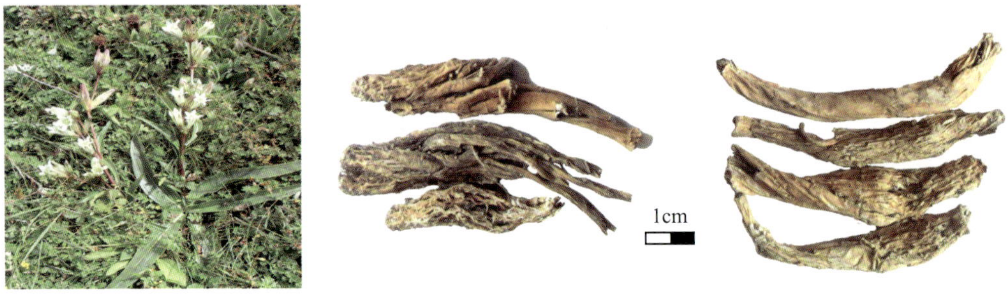

图 147-5　黄管秦艽（甘肃）

（3）新疆秦艽：主根圆柱形，中下部常有分枝，根头部残存叶柄残基。外表面棕黑色，或外皮脱落呈棕黄色。断面黄白色。质地较硬。图 147-6。

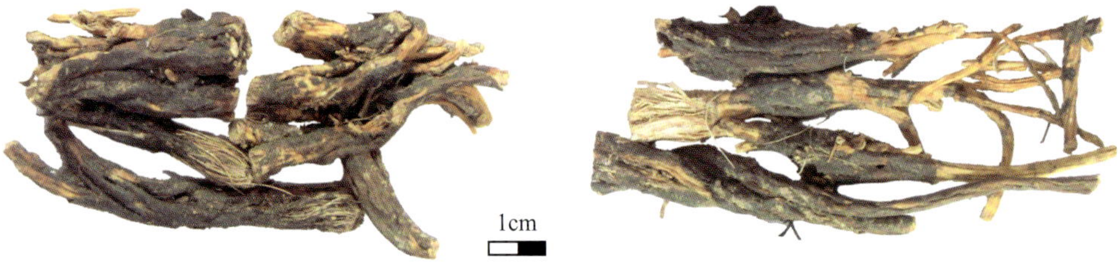

图 147-6　新疆秦艽（新疆，待定）

【市场速览】近年，在流通市场多次发现秦艽饮片浸出物含量、龙胆苦苷含量远低于标准规定，疑似提取成分后的样品。图 147-7。

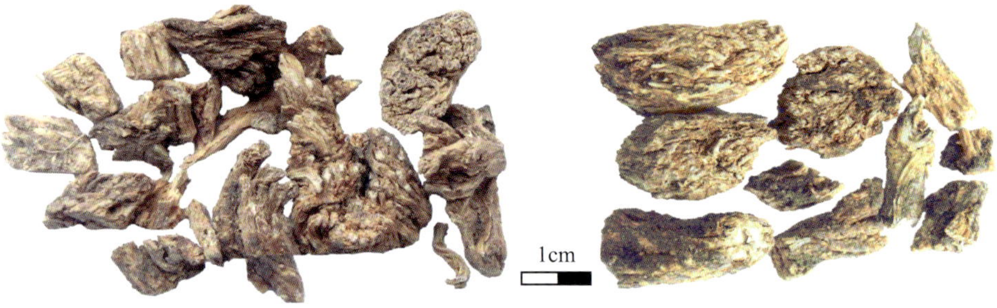

图 147 7　市售秦艽（疑似提取品）

中药秦艽（图 147-8）、麻花秦艽（图 147-9）、小秦艽（图 147-10）和粗茎秦艽（图 147-11）。

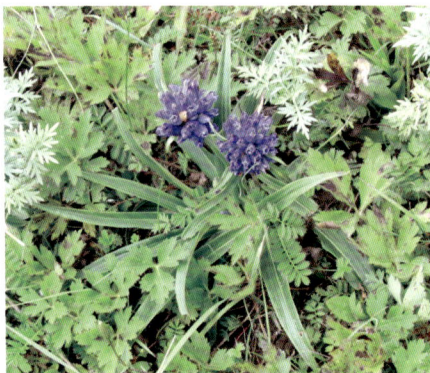

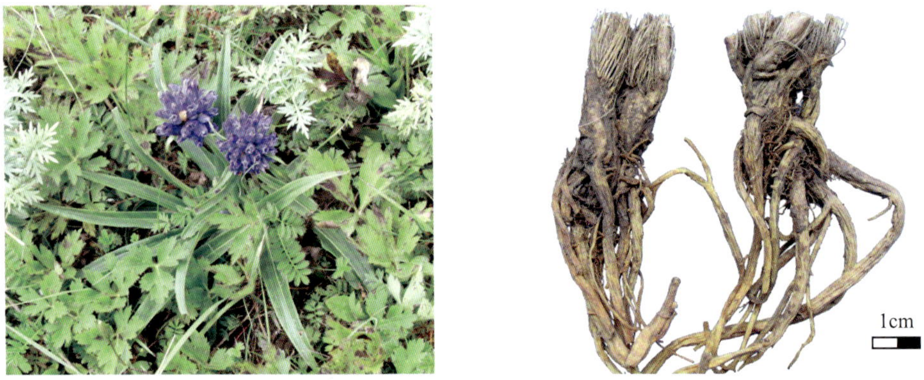

图 147-8　中药秦艽

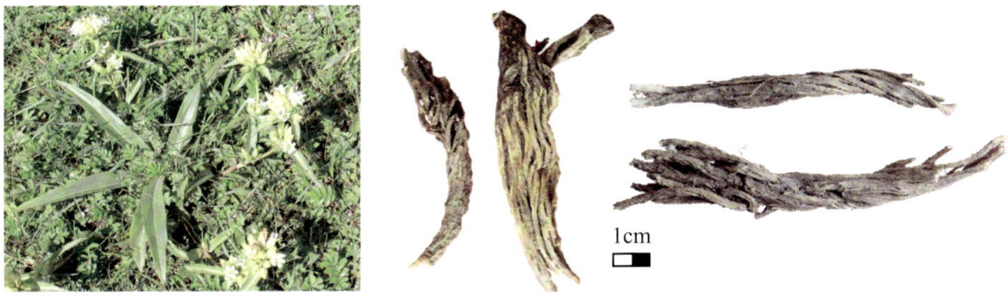

图 147-9 麻花秦艽

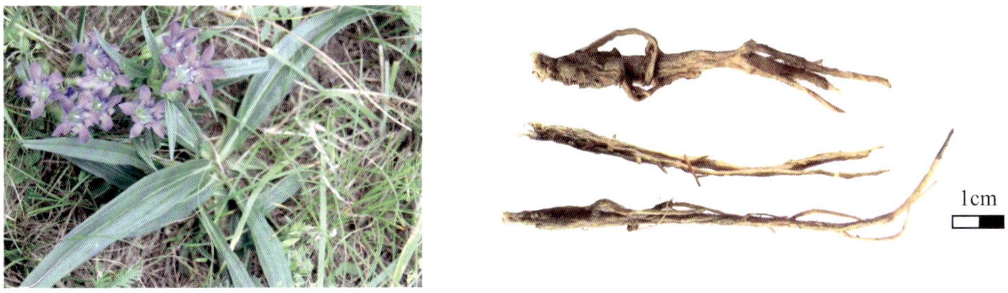

图 147-10 小秦艽

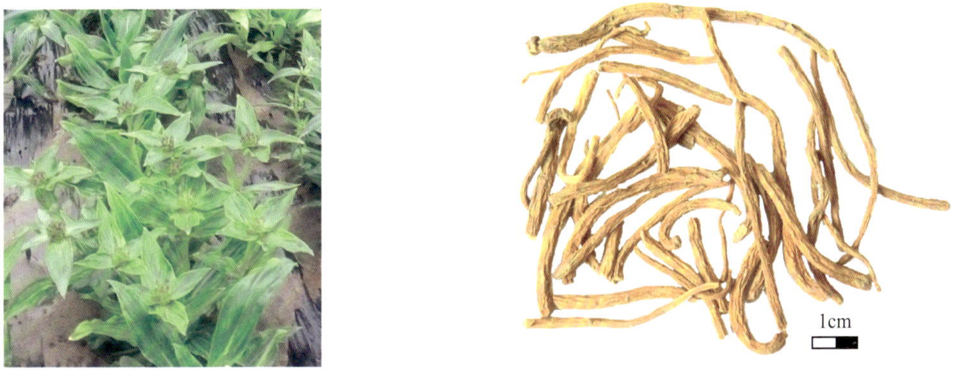

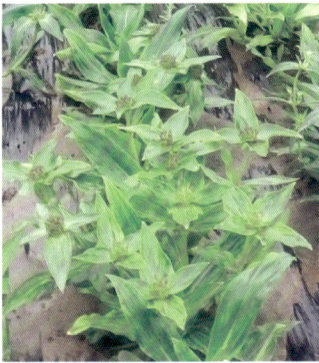

图 147-11 粗茎秦艽（栽培）

148. 秦皮 FRAXINI CORTEX

标准沿革

【来源】1963 年版《中国药典》收载为木犀科植物苦枥白蜡树 *Fraxinus rhynchophylla* Hance 或小叶白蜡树 *Fraxinus bungeana* DC.。1977 年版《中国药典》将基原修订为苦枥白蜡树 *Fraxinus rhynchophylla* Hance、白蜡树 *Fraxinus chinensis* Roxb. 或宿柱白蜡树 *Fraxinus stylosa* Lingelsh.。1985 年版《中国药典》在 1977 年版基础上，增加尖叶白蜡树 *Fraxinus chinensis* Roxb. var. *acuminata* Lingelsh.。

【药用部位】1963 年版《中国药典》规定为"干燥树皮"。1977 年版《中国药典》修订为"干燥枝皮或干皮"。

【采收加工】1963 年版《中国药典》规定为"春、秋二季剥下枝皮或剥取干皮，晒干既得"。1977 年版《中国药典》修订为"春、秋二季剥取，晒干"。

【性状】1963 年版《中国药典》描述枝皮为"外表面灰褐色或灰黑色，有浅色斑点；无臭，味苦。水浸液呈黄色，并蓝色荧光"。1977 年版《中国药典》修订为"外表面灰白色、灰棕色至黑棕色或相间呈斑状，并有灰白色圆点状皮孔及细斜皱纹"。并把荧光特征列入鉴别项。1963 年版《中国药典》的干皮描述为"外皮灰棕色，有红棕色斑点相间或不规则的斑纹"。1977 年版《中国药典》修订为"外皮灰棕色，具龟裂状的斑沟纹及红棕色圆形或横长的皮孔"。

商品质量

【商品规格】产地加工为统货和统丝（鲜切丝）。

【品质论述】药材以条长筒状、外皮薄而光滑者为佳。

【产地】主产于河南、陕西、辽宁、吉林和四川等地。商品来自野生或栽培品。

特征识别

【性状鉴定】（1）枝皮：[形状]呈卷筒状或槽状。[大小]长 10~60cm，厚 1.5~3mm。[颜色]外表面灰褐色、灰棕色至黑棕色或相间呈斑状，内表面黄白色或棕色。[纹饰]外表面有灰白色圆点状皮孔及细斜皱纹，内表面平滑。[质地]质硬而脆。[断面]纤维性。[气味]气微，味苦。图 148-1。

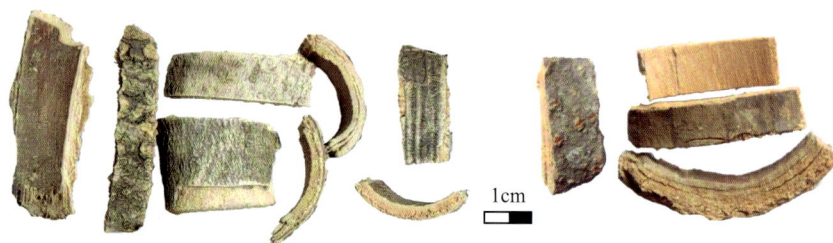

图 148-1　秦皮

（2）干皮：[形状]呈长条状、片状。[大小]厚3~6mm。[颜色]灰棕色。[纹饰]具龟裂状沟纹，有红棕色圆形或横长的皮孔。[断面]纤维性较强，呈层状分离。

【鉴别歌诀】

槽状片状卷筒状　皮孔密集细裂纹

水浸荧光天蓝色　折断纤维味较苦

【识别要点】（1）表面：皮孔比较密集，其边缘灰白色，中心呈浅棕色、紫红色；具纵向的细裂纹。（2）荧光：唐《新修本草》记载了"取皮水责便碧色，书纸者皆青色"世界上最早的荧光现象，秦皮水浸液在日光下具有天蓝色荧光。（3）断面：饮片切面常呈层状分离。饮片切面常呈层状分离。图148-2。

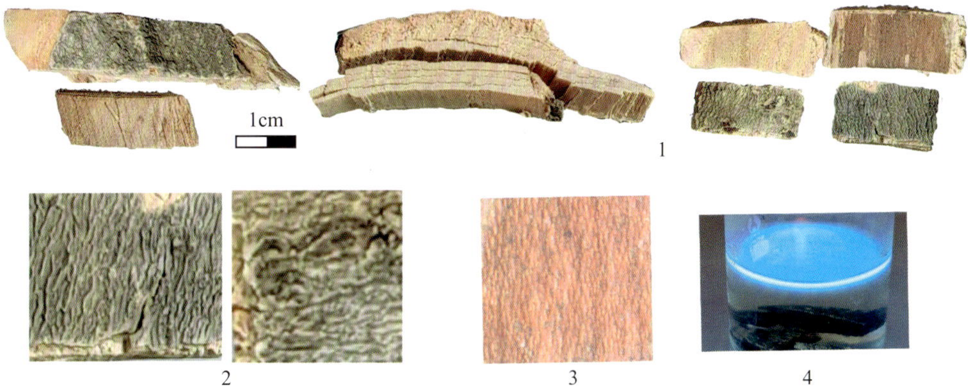

图148-2　秦皮

（1. 饮片；2. 外表面放大；3. 内表面放大，4. 荧光）

🌱 本草探源

【混乱品种】清《本草从新》在秦皮条有"今药客俱以此皮捆北细辛"的记录。正品秦皮质地较硬而脆，不可能用来捆扎北细辛药材，这一段描述表明当时秦皮另有所指，今考证，正是核桃楸*Juglans mandshurica*的枝皮。据调查，21世纪初期，山西就用核桃楸的枝皮捆扎党参外销，历史的延续正好印证了上述判断。

🌱 品种动态

【品种概述】国内各地称为"秦皮"的有7科14种植物，仅木犀科白蜡树属（Fraxinus）有10种植物；尚有其他品种在国内个别地方误用。

目前，主流商品为正品秦皮，以枝皮具多。

【混伪品】（1）核桃楸皮：为胡桃科植物核桃楸*Juglans mandshurica* Maxim. 的干燥枝皮。20世纪50年代国内误作为秦皮收购使用，产于辽宁、山西、河北、河南等地。至今商品中尚能发现核桃楸皮冒充秦皮。

（2）其他：尚有豆科植物合欢*Albizia julibrissin* Dur zz.（合欢皮）、川楝科植物川楝*Melia toosendan* Sieb. et Zucc.（苦楝皮）、木犀科植物女贞*Ligustrum lucidum* Ait.、木棉科植物木棉*Gossampinus malabarica*（DC.）Merr.、芸香科植物湖北臭檀*Evodia daniellii var. hupehensis*、樗叶花椒*Zanthoxylum ailanthoides* Sieb. et Zucc. 的树皮在个别地方误用或有意冒充做假。

图文辨析

【**性状鉴定**】核桃楸皮：呈单筒、卷筒状。皮厚1~6mm。外表面灰棕色或棕红色，具细纵纹。叶痕较大，呈三角形，形若"猴脸"状；内表面暗棕色红褐色，具纵纹。质韧不易折断。断面易纵向撕裂，呈纤维性，不呈层状分离。气弱，味微苦、涩。水浸液显浅棕黄色荧光。图148-3、图148-4。

图148-3 核桃楸皮（采集）

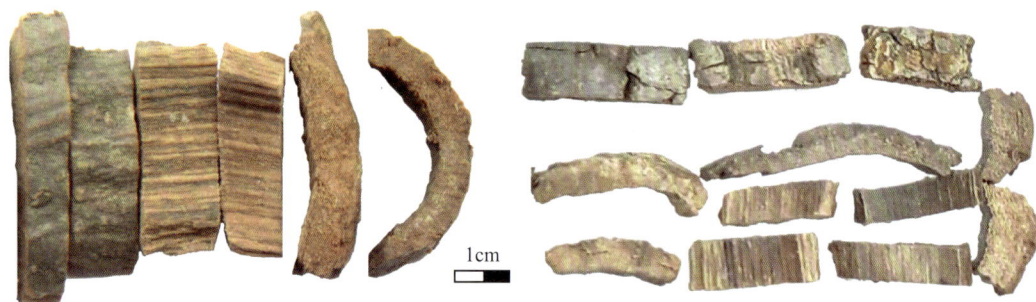

图148-4 核桃楸皮（2批市售秦皮）

【**市场速览**】近年市场流通的一种秦皮，呈条状、片状或卷筒状，厚约1mm，外表面呈棕褐色。不符合标准规定，为秦皮的枝皮。有报道，北方一些地方绿化种植白蜡树 *F. chinensis* 等树苗，也可能是其树苗的皮加工。图148-5。

图148-5 市售秦皮（厚约1mm）

149. 绞股蓝　GYNOSTEMMAE HERBA

标准沿革

【来源】为葫芦科植物绞股蓝 *Gynostemma pentaphyllum*（Thunb.）Makino。湖南、湖北、贵州、广西、福建、河北、四川、山东等地方标准收载。

【药用部位】地方标准规定为"干燥地上部分"。

【采收加工】地方标准描述为"夏、秋季枝叶茂盛时，采割地上部分，除去杂草，洗净，干燥"。

【性状】地方标准对于是否有花或果实，以及气味方面描述，互有差异。

商品质量

【品质论述】药材以色绿、叶多、清香气浓者为佳。

【产地】主产于四川、湖南、广西、陕西等地。商品来自野生或栽培品。

特征识别

【性状鉴定】［茎形状］茎圆柱形，呈黄绿色、褐绿色或淡棕色；纤细茎的直径 1~3mm，常具 5 条棱线，常带有卷须，先端 2 分叉或不分叉，与叶柄呈同一方向对生状。［叶形状］叶多破碎，灰绿色，完整叶展开后呈掌状复叶，通常有 5 或 7 片小叶，叶脉被疏柔毛，小叶卵状长圆形或长圆状披针形，中央 1 片较大，边缘有锯齿。［果实形状］有时可见，圆球形，直径约 5mm，近顶端具一横环纹。［气味］气清香，味微苦或苦。图 149-1 至图 149-3。

图 149-1　绞股蓝（陕西，纤细茎）

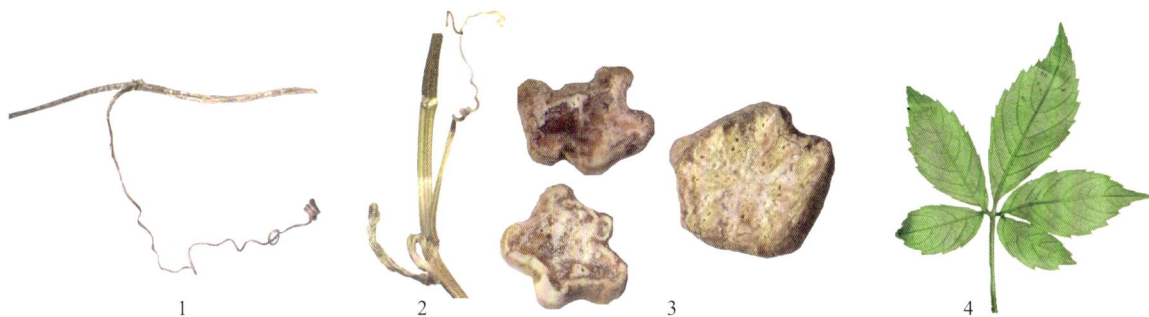

图 149-2　绞股蓝

（陕西，1. 纤细茎及对生卷须；2. 为 2mm 茎；3. 为 3mm 茎，呈五边形；4. 鲜叶）

图 149-3　绞股蓝
（1. 龙须绞股蓝茶；2. 绞股蓝茶叶片展开）

【鉴别歌诀】　　　　　茎呈圆柱有粗细　黄绿淡棕具纵棱
　　　　　　　　　　　　　卷须叶柄呈近生　叶片破碎味较苦

【识别要点】 商品绞股蓝中具有分类特征的花果不易见到，而叶形不仅破碎，其形态变异较大。因此，主要观察其卷须与叶柄呈同一方向的对生排列，纤细茎横切面呈五边形等专属性特征；叶片为辅助识别。

　　有文献报道，不同生态环境的绞股蓝味觉差异较大，味淡、微苦至苦味明显，有的味苦后微辛而持久。今收集样品气味稍有差异。图 149-4、图 149-5。

图 149-4　绞股蓝（广西，味微苦）

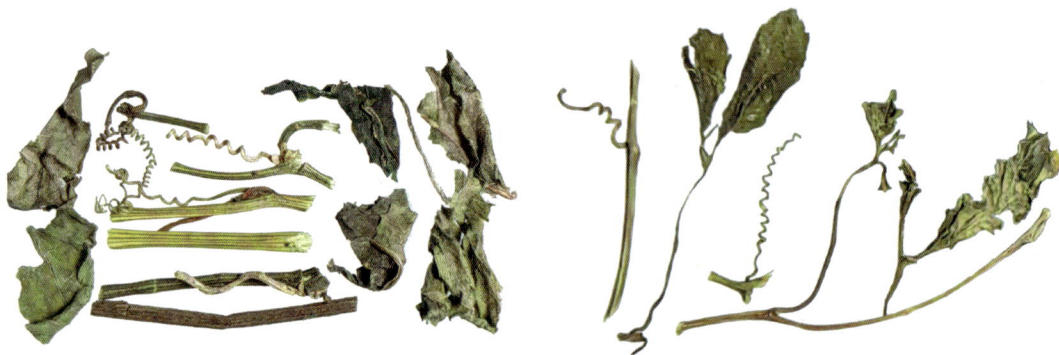

图 149-5　绞股蓝（云南，味苦、后辛）

【性状探微】 商品绞股蓝有的是藤茎，有的带有叶和果实，也有的是藤茎与茎叶混合品。藤茎呈圆柱形，直径 3~6mm，常具 10 条棱线，具须根。图 149-6。

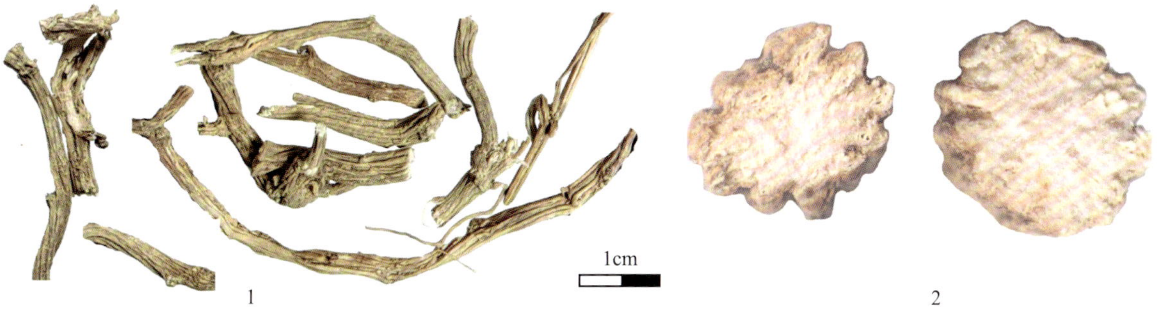

图 149-6　绞股蓝

（陕西，1. 老藤茎；2. 断面）

品种动态

【**品种概述**】国内各地称为"绞股蓝"的有 8 种植物，4 种有商品流通。

【**混伪品**】（1）乌蔹莓：为葡萄科植物乌蔹莓 *Cayratia japonica*（Thunb.）Gagnep. 的干燥全草。贵州、湖北、浙江地方习用药材。又称母猪藤，植物形态与绞股蓝相近，野外采集绞股蓝时常误采，商品中乌蔹莓常直接冒充绞股蓝。

（2）雪胆：为葫芦科植物雪胆 *Hemsleya chinensis* Coga. 的干燥全草。早年发现误用品。

图文辨析

【**性状鉴定**】（1）乌蔹莓：茎呈圆柱形，具数条纵棱，呈浅棕色或黄绿色，有时带紫红色；横切面呈 6~8 边形，导管孔明显，髓部较大呈扁状。卷须 2（3）分叉，与叶柄呈相反面对生。有膜质托叶。完整叶片为鸟足状复叶，小叶 5 枚，呈椭圆形至卵形，边缘具疏锯齿；中间小叶的叶柄和总叶柄较长。浆果黑色。气微，味苦，微酸涩。图 149-7 至图 149-9。

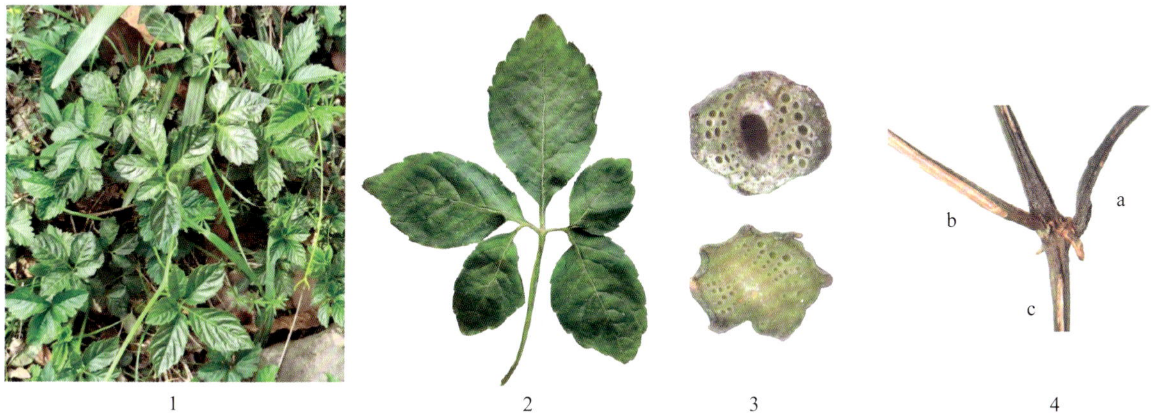

图 149-7　乌蔹莓

（安徽采集，1. 植物；2. 叶；3. 茎横切面；4. a.叶柄与 b. 卷须对生，c. 茎）

图 149-8　乌蔹莓（2023 年采集鲜品，叶、卷须及茎横切面放大）

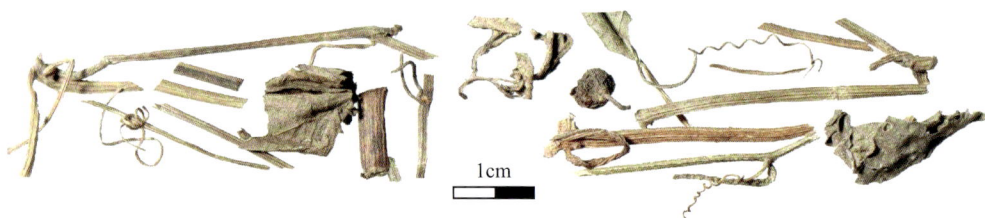

图 149-9　乌蔹莓（商品）

【市场速览】乌蔹莓常冒充绞股蓝销售或使用。图 149-10、图 149-11。

图 149-10　市售绞股蓝（2023 年，为乌蔹莓）

图 149-11　市售绞股蓝（1996 年，为乌蔹莓）

🍃 **150. 浙贝母** FRITILLARIAE THUNBERGII BULBUS

🌿 标准沿革

【**来源**】1963 年版《中国药典》收载为百合科植物浙贝母 *Fritillaria verticitlala* var. thunbergii Bak.

【**药用部位**】1963 年版《中国药典》规定为"干燥鳞茎"。

【**采收加工**】1963 年版《中国药典》规定为"立夏前后采挖，洗净泥土，大小个分开，大者摘除心芽，分别撞擦，除去外皮，并以石灰，以吸去擦出的浆液，再晒干或烘干即得"。1977 年版《中国药典》修订为"初夏植株枯萎后采挖，洗净，大小个分开，大者除去心芽，习称大贝，小者不去心芽，习称珠贝；分别撞擦，除去外皮，拌以贝壳灰粉，吸去擦出的浆汁，干燥"。1985 年版《中国药典》增加了趁鲜切制的浙贝片。

【**性状**】1963 年版《中国药典》描述元宝贝呈"元宝状"、珠贝呈"扁圆球形，内表面淡黄白色"。1977 年版《中国药典》描述大贝呈"菱肉状"、珠贝呈"扁圆形"，并把长和厚分别修订为高和直径。1985 年版《中国药典》描述大贝呈"略呈新月形"、珠贝呈"扁圆形"。

🌿 商品质量

【**商品规格**】产地加工为大者习称"元宝贝、大贝"，小者习称"珠贝"。

【**品质论述**】药材以鳞叶肥厚、质坚实、粉性足者为佳。

【**产地**】主产于浙江等地。商品来自栽培品。

【**质量分析**】2015 年全国浙贝母专项检验，抽验 131 批，不合格率为 23%，不合格项目是"SO_2、性状、鉴别、含量测定"，不合格主要原因是硫黄熏蒸。

🌿 特征识别

【**性状鉴定**】（1）大贝：[形状] 单瓣鳞叶略似元宝状，肥厚，上缘较圆钝。[大小] 高 1~2cm，直径 2~3.5cm。[颜色] 外表面白色至淡黄色，内表面白色或淡棕色，被有白色粉末；断面白色或黄白色。[断面] 富粉性。[质地] 质硬而脆，易折断。[气味] 气弱，味微苦。图 150-1。

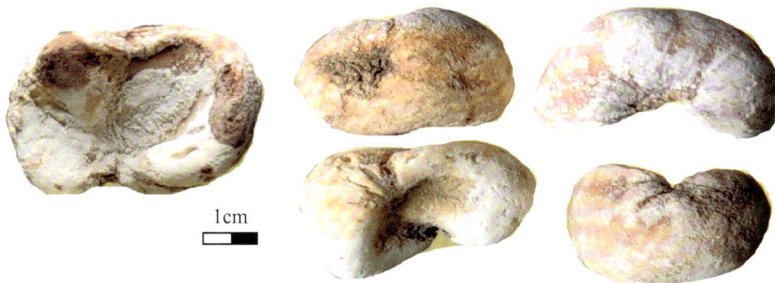

图 150-1　浙贝母（大贝）

（2）珠贝：[形状] 完整的鳞茎呈扁圆球形，顶端常开口；外层鳞叶 2 瓣，肥厚，互相抱合易分离；基部微凹，较平整或微显沟纹。单瓣鳞叶略似元宝状，边缘较圆钝；内有小鳞叶 2~3 瓣和干缩的残茎。［大小］高 1~1.5cm，直径 1~2.5cm。［颜色］表面黄棕色至黄褐色，有不规则的皱纹，或类白色至淡黄色，较光滑或被有白色粉末；断面淡黄色或类白色。［断面］略带角质状或粉性。图 150-2。

图 150-2　浙贝母（硫薰，珠贝）

【鉴别歌诀】

大贝略呈元宝状　表面白色或淡棕
边缘圆钝质脆硬　断面粉性味较苦
扁圆球形是珠贝　两瓣鳞叶相抱合
内有鳞叶及残茎　其他多与大贝同

【识别要点】 浙贝母分为两种规格，大贝是单瓣鳞叶，略呈元宝状；珠贝呈扁圆球形，由 2 瓣（偶 3 瓣）鳞叶相互抱合，鳞叶之间抱合呈分离状，顶端常开口；鳞叶上缘圆钝是其主要的鉴别特征。图 150-3。

浙贝母片呈椭圆形，可见小鳞叶 2~3 瓣或干缩的残茎。一面残留外皮，暗黄色，皱缩，另一面黄白色。图 150-4。

图 150-3　浙贝母（浙江）

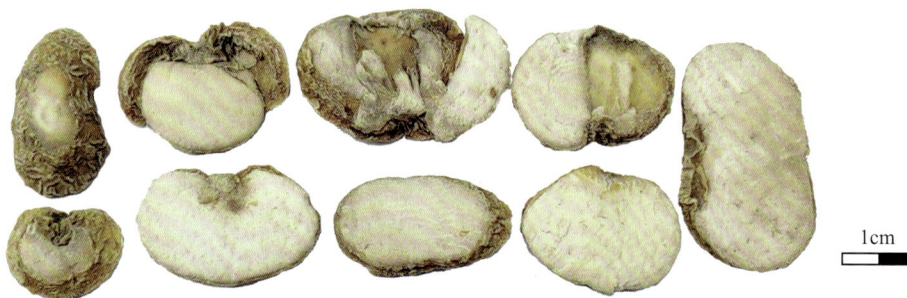

图 150-4　浙贝母片

🌿 附注：湖北贝母

【**来源**】为百合科植物湖北贝母 *Fritillaria hupehensis* Hsiao et K. C. Hsia 的干燥鳞茎。

【**性状鉴定**】呈扁圆球形。高 0.8~2.2cm，直径 0.8~3.5cm。外表面类白色至淡棕色，内表面淡黄色至类白色，残留有淡棕色表皮及少数须根。外层鳞叶 2 瓣，较肥厚，略呈元宝状，鳞叶上缘渐薄（形似刀刃）；鳞叶近相等或大小悬殊，大瓣紧抱小瓣不易分离，顶端圆钝闭合或开口，基部较平或凹陷呈窝状，基部数条明显沟纹；单瓣鳞叶长 2.5~3.2cm，直径 1.8~2cm。内有鳞叶 2~6 瓣及干缩的残茎。质脆，断面类白色，富粉性。气微，味苦。图 150-5、图 150-6。

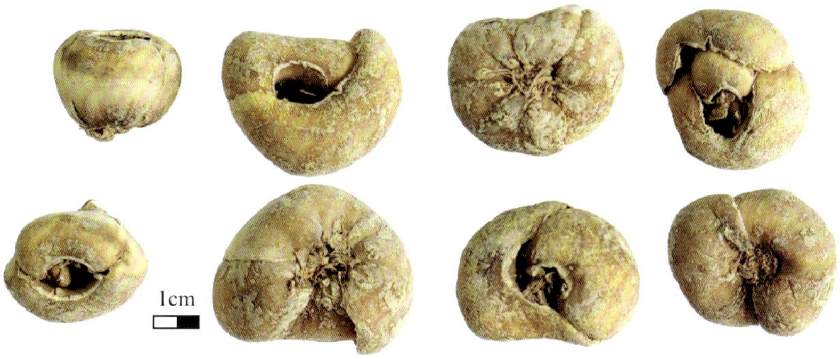

图 150-5　湖北贝母

湖北贝母与浙贝母形状非常相近，区别在于前者鳞叶抱合紧密，不易分离，外层鳞叶的上缘渐薄，多呈向内的弯曲状，苦味较重。

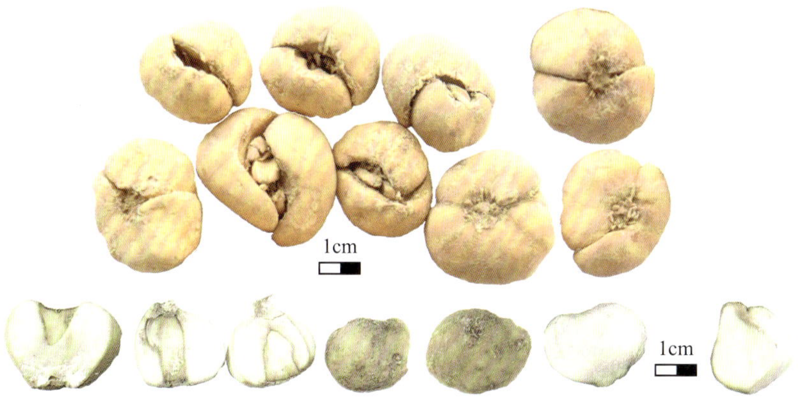

图 150-6　湖北贝母药材（硫薰）及饮片

151. 淡豆豉 SOJAE SEMEN PRAEPARATUM

标准沿革

【来源】1963 年版《中国药典》收载为豆科植物大豆 *Glycine max*（L.）Merr.。

【药用部位】1963 年版《中国药典》规定为"成熟种子的发酵加工品"。

【采收加工】1963 年版《中国药典》规定的炮制为"取桑叶、青蒿，置锅内加水煎汤，滤过，取药汤与洗净的黑豆拌匀，待汤吸尽后，置笼屉内蒸透，取出，略晾，再置容器内上盖煎过的桑叶、青蒿渣，闷至发酵生黄衣为度，取出，晒干。每 100 斤黑豆，用桑叶 4 斤、青蒿 7 斤"。1977 年版《中国药典》增加了"闷 15~20 天"和"香气溢出"的具体工艺要求。

【性状】1963 年版《中国药典》描述为"外皮黑色，略皱缩不平，上有黄灰色膜状物。皮多松泡，有的已脱落，露出棕色种仁。质脆，已破碎，断面色较浅。有霉臭，味甘"。1977 年版《中国药典》修订为"表面黑色，皱缩不平。质柔软，断面棕黑色。气香，味微甘"。2010 年版《中国药典》增加"一侧有长椭圆形种脐"描述，质地修订为"质稍柔软或脆"。

商品质量

【商品规格】产地加工为统货。

【品质论述】药材以质柔、气香、无糟粒者为佳。

【产地】主产于四川、山东、山西、河北、吉林和辽宁等地。

特证识别

【性状鉴定】［形状］呈椭圆形，略扁。［大小］长 0.6~1cm，直径 0.5~0.7cm。［颜色］表面黑色。［纹饰］表面皱缩不平，一侧有椭圆形种脐，占侧面的 1/2~1/3，种孔不明显。［质地］质稍柔软或稍硬而脆。［断面］棕黑色、暗棕色；真叶未发育。［气味］气香，味微甘。图 151-1。

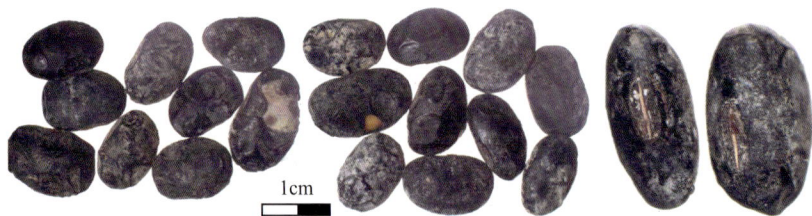

图 151-1　淡豆豉及放大

【鉴别歌诀】
椭圆形状而略扁　外皮皱缩呈黑色
种脐环状椭圆形　质柔或脆气微香

【识别要点】目前，加工淡豆豉的"黑豆"种类较多，以形状、大小和色泽进行识别，尤其以一侧的种脐呈环状突起、真叶未发育为识别特征。图 151-2。

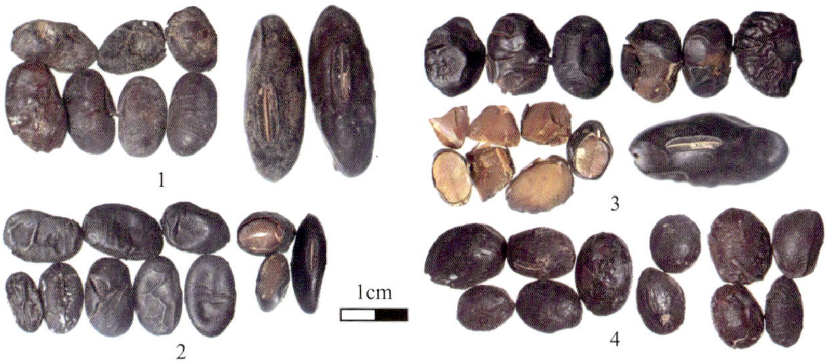

图 151-2 淡豆豉

（1. 河北；2. 河北；3. 安徽；4. 云南）

淡豆豉属于发酵产品，可通过质地、断面和气味进行优劣质品的识别。

本草探源

【混乱品种】南宋《宝庆本草折衷》记载"蒸乌豆为豉"。明《本草纲目》记载"豉，诸大豆皆可为之，以黑豆者入药"。明确了加工淡豆豉的原料。

明《本草蒙筌》记载"卖家因难得真，多采似者假代"。

品种动态

【品种概述】中药淡豆豉不同于食品豆豉，国内各地称为"淡豆豉"的有 4 种植物，有黑芸豆、野大豆或马科豆成熟种子，以黑芸豆加工品较为常见。

【混伪品】为豆科植物黑芸豆 *Phaseolus vulgaris* Linn. 的干燥成熟种子的发酵加工品。

图文辨析

【性状鉴别】黑芸豆：呈椭圆形，较饱满。种脐较小，呈近圆形或椭圆形，占侧面总长的 1/5~1/4，种孔明显。断面可见已发育的真叶。图 151-3。

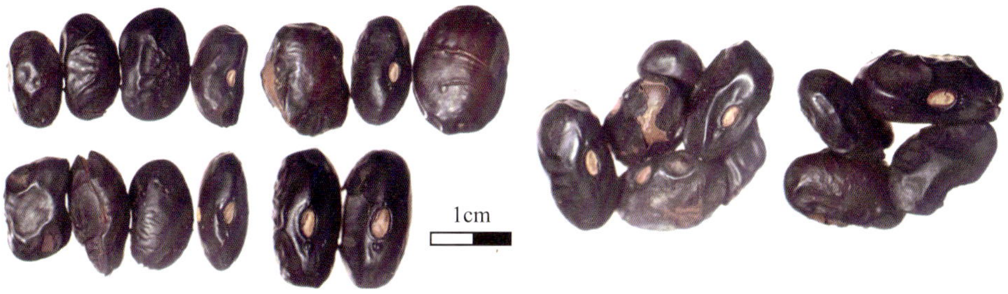

图 151-3 市售淡豆豉（黑芸豆加工品）

152. 旋覆花 ATRACTYLODIS MACROCEPHALAE RHIZOMA

标准沿革

【来源】1985 年版《中国药典》收载为菊科植物旋覆花 *Inula japonica* Thunb. 或欧亚旋覆花 *Inula britannica* L.

【药用部位】1985 年版《中国药典》规定为"干燥头状花序"。

【采收加工】1985 年版《中国药典》规定为"夏、秋二季花开放时采收，除去杂质，阴干或晒干"。

【性状】1985 年版《中国药典》收载后未见修订。

商品质量

【商品规格】产地加工为统货和选货。

【品质论述】药材以完整、花色黄者为佳。

【产地】主产于河南、山东、湖北、安徽、江苏，陕西、贵州和云南等地亦产。商品来自野生品。

特征识别

【性状鉴定】[总苞形状]扁球形或类球形，由多数苞片组成，呈覆瓦状排列，苞片披针形或条形，总苞基部有时残留花梗，苞片及花梗表面被白色茸毛和腺毛；总苞灰黄色；直径 1~2cm，苞片长 4~11mm。[舌状花]舌状花 1 列，黄色，长约 1cm，多卷曲，先端 3 齿裂。[管状花]管状花多数，棕黄色，长约 5mm，先端 5 齿裂。[子房]顶端有多数白色冠毛，20 余枚，长 5~6mm。[果实]瘦果呈椭圆形，约有 10 条纵沟，顶端截形，被疏短毛。[气味]气微，味微苦。图 152-1。

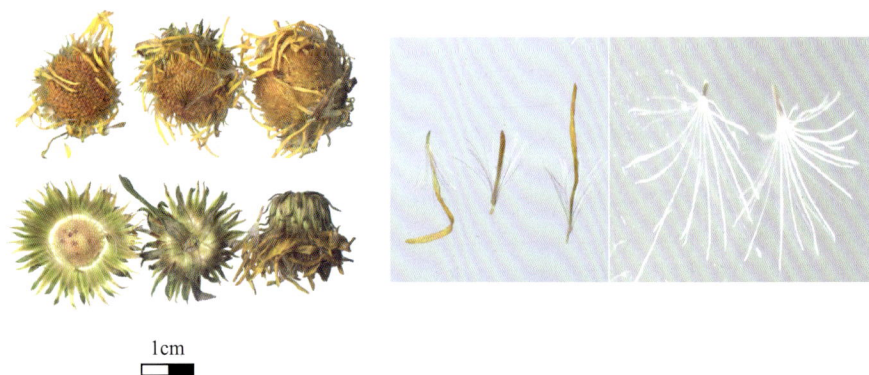

1cm

图 152-1　旋覆花
（河南，总苞的正面、背面及侧面，舌状花、冠状花及瘦果与冠毛）

【鉴别歌诀】
头状花序扁球形　苞片绿色花冠黄
舌状管状花组成　瘦果顶生白色毛

【**识别要点**】旋覆花的识别以其分类特征为主，冠毛和瘦果尤为重要。总苞直径 1~2cm，苞片近等长或外层较短，外层背面有伏毛或近无毛，有缘毛，内层有腺点和缘毛；冠毛 20 余枚，与管状花近等长；瘦果圆柱形，有 10 条沟，顶端截形，被疏短毛。图 152-2、图 152-3。

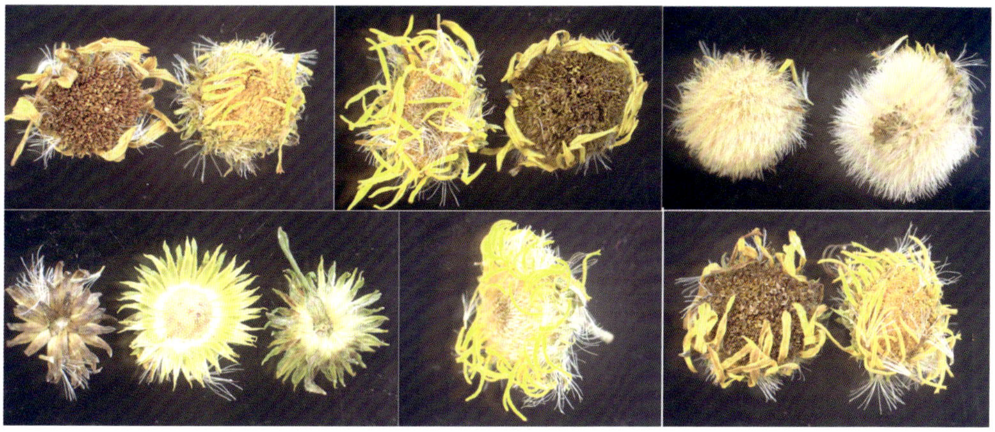

图 152-2　旋覆花（河南）

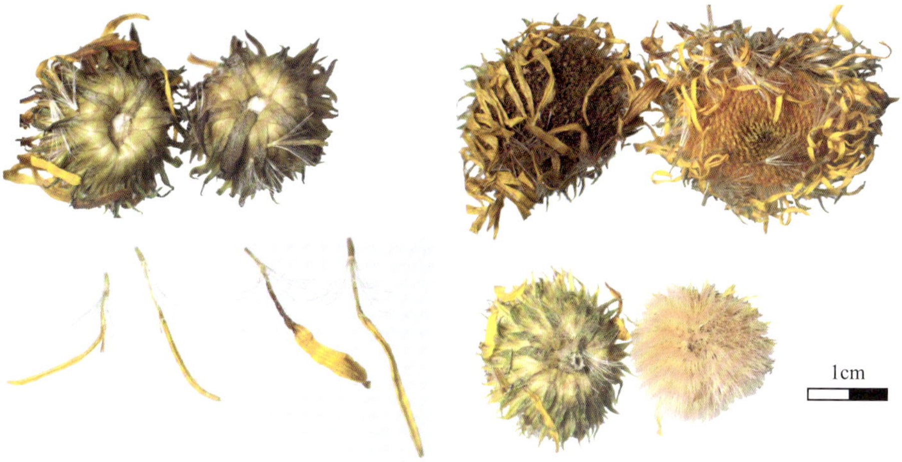

图 152-3　旋覆花（总苞，舌状花、管状花、冠毛及瘦果实）

🌿 品种动态

【**品种概述**】国内各地称为"旋覆花"的有 11 种菊科植物，6 种存在商品。

目前，主流商品为正品旋覆花；时有混伪品冒充或误用现象。

【**混伪品**】（1）湖北旋覆花：为菊科植物湖北旋覆花 *Inula hupehensis*（Ling）Ling 干燥头状花序。分布于湖北、四川等地。市场曾以旋覆花流通。

（2）水朝阳旋覆花：为菊科植物水朝阳旋覆花 *Inula helianthus-aquatica* C. Y. Wu ex Ling 干燥头状花序。为《滇南本草》收载的旋覆花。四川、贵州地方习用药材。分布于西南等地。市场商品量较大，多混淆为旋覆花流通使用。

（3）线叶旋覆花：为菊科植物线叶旋覆花 *Inula linearifolia* Turcz. 干燥头状花序。湖南地方习用药材。分布于华北、华东等地。早年曾形成商品流通。

图文辨析

【性状鉴定】（1）湖北旋覆花：呈扁球形或类球形。直径 1~2cm。总苞片约 5 层，舌状花舌片黄色，长约 1.5cm，顶端有 3 齿；管状花花冠裂片有腺点；冠毛 4~6 枚，与管状花的花冠管部近长。瘦果圆柱形，有 10 条纵沟，顶端截形，无毛。图 152-4、图 152-5。

图 152-4　湖北旋覆花（市售旋覆花）

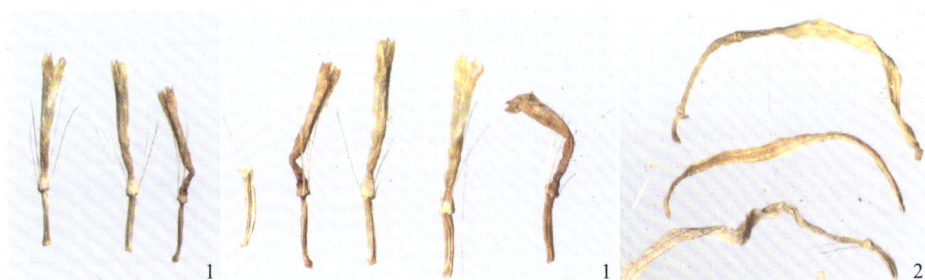

图 152-5　湖北旋覆花
（1. 管状花及瘦果；2. 舌状花及瘦果）

（2）水朝阳旋覆花：呈扁球形或类球形。直径 1~2.5cm。总苞片 5~6 层，近等长，外层条形，被短柔毛，具睫毛。舌状花黄色，长约 1.5cm，顶端有 3 小齿，舌状花瓣较长，常覆盖整个头状花（总苞），管状花花冠先端 5 齿裂；冠毛 9~11 枚，较管状花稍短。瘦果圆柱形，有 10 条纵沟，无毛。气微，味微苦。图 152-6 至图 152-8。

图 152-6　水朝阳旋覆花（四川）

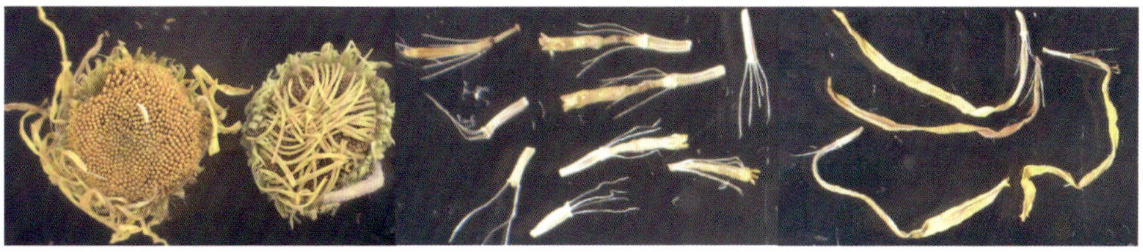

图 152-7　水朝阳旋覆花

（四川，1. 花朵头状花序；2. 管状花及瘦果；3. 舌状花及瘦果）

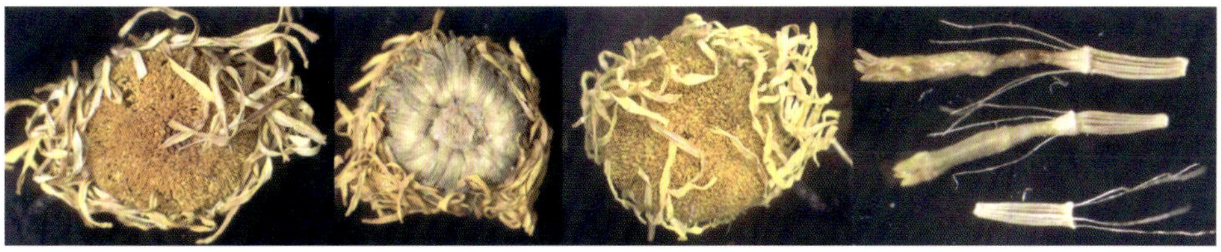

图 152-8　水朝阳旋覆花（花序及果实）

据《中国植物志》，水朝阳旋覆花在叶形和头状花序数目上有很多变异，并与湖北旋覆花相近。

【市场速览】收集云南产地的旋覆花，其花的形状、大小及瘦果与水朝阳旋覆花相似，唯冠毛5~11 枚。图 152-9。

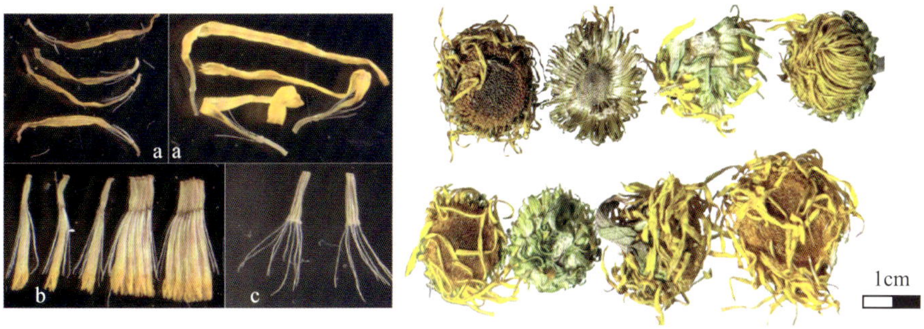

图 152-9　市售旋覆花

（云南，a. 舌状花及瘦果；b. 管状花及瘦果；c. 瘦果及冠毛）

【附注】

旋覆花及混伪品性状检索表

1. 冠毛 15 枚以下

　　2. 冠毛 5~6 枚，冠毛约与管状花花冠的管部同长 ·· 湖北旋覆花

　　2. 冠毛 10~11 枚，冠毛较管状花花冠稍短 ·· 水朝阳旋覆花

1. 冠毛 20 枚以上

　　3. 总苞直径 7.5~12mm，外层总苞片远短于内层总苞片，通常无毛，稀有毛 ······ 条叶旋覆花

　　3. 总苞直径 10~22mm，外层总苞片与内层总苞片近等长

　　　　4. 总苞直径 13~17mm ·· 旋覆花

　　　　4. 总苞直径 15~22mm ·· 欧亚旋覆花

153. 党参 CODONOPSIS RADIX

标准沿革

【来源】1963 年版《中国药典》收载为桔梗科植物党参 *Codonopsis pilosula* Nannf.。1977 年版《中国药典》中党参拉丁学名修订为 *Codonopsis pilosula*（Franch.）Nannf.。1990 年版《中国药典》增加了素花党参 *Codonopsis pilosula* Nannf. var. *modesta*（Nannf.）L. T. Shen 和川党参 *Codonopsis tangshen* Oliv.。

【药用部位】1963 年版《中国药典》规定为"干燥根部"。1977 年版《中国药典》修订为"干燥根"。

【采收加工】1963 年版《中国药典》规定为"春、秋二季均采挖，以秋季采挖者佳，栽培者将根挖出后，去掉地上茎苗及泥土，边晒边搓，使皮部与木质部贴紧，晒干既得；野生者晾晒或用微火烘干既得"。1977 年版《中国药典》修订为"秋季采挖，洗净，晒干"。

【性状】1963 年版《中国药典》描述了野生品特征，为"外表灰褐色或灰棕色，通称'狮子盘头'。断面淡黄白色，有裂隙或菊花纹，中央有黄色圆心"。1977 年版《中国药典》将表面修订为"黄棕色至灰棕色"，断面修订为"皮部淡黄白色至淡棕色，木部淡黄色"，并增加栽培品描述。1990 年版《中国药典》按党参、素花党参（西党参）和川党参分别描述，删除了"狮子盘头"描述。2015 年版《中国药典》再次修订了表面和断面颜色，分别为"灰黄色、黄棕色至灰棕色"和"皮部淡棕黄色至黄棕色，木部淡黄色至黄色"。

商品质量

【商品规格】产地加工为统货（统条）、等级货（大条、中条和小条）、产地片（段、粒和片规格）、出口货（特等、一等、二等、三等、四等）等规格。

【品质论述】清《药笼小品》记载"西产为上，体糯味甜，嚼之少渣者佳"。《百草镜》记载"党参一名黄参，黄润者良；总以净软状实味甜者佳"。

药材以条大粗壮、有狮子盘头、质柔润、味香甜、嚼之无残渣者为佳。

【产地】主产于甘肃，山西、四川、陕西、湖北和贵州等地亦产。商品来自栽培和野生品，以栽培品为主。

【质量分析】2017 年全国党参专项检验，抽验 941 批，不合格率为 18%，不合格项目是"性状、二氧化硫残留、检查"，不合格的主要原因是硫黄熏蒸、虫蛀。

特征识别

【性状鉴定】（1）野党（党参和素花党参的野生品）：［形状］呈长圆柱、圆锥形。中下部有分枝。根头部有密集疣状突起的茎痕及芽；支根断落处常有黑褐色胶状物。［大小］长 10~35cm，直径 0.4~2cm。［颜色］灰黄色、黄棕色或灰棕色。［纹饰］表面粗糙。根头下有致密的环状横纹，向下渐稀疏；全体有纵皱纹及皮孔突起。[质地]质稍硬或略带韧性，体轻。[断面]皮部淡黄白色至淡棕黄色，木部淡黄色至黄色，或具放射状纹理。[气味]微具特异香气，味微甜。图153-1。

图153-1　野党参（癞蛤党）

（2）栽培党参：①白条党（党参的栽培品，亦称潞党）：[形状]根头部疣状突起的茎痕及芽较少。[颜色]黄白色至灰黄色。[纹饰]根头部近无或有少量环纹。[气味]味甜。图153-2。

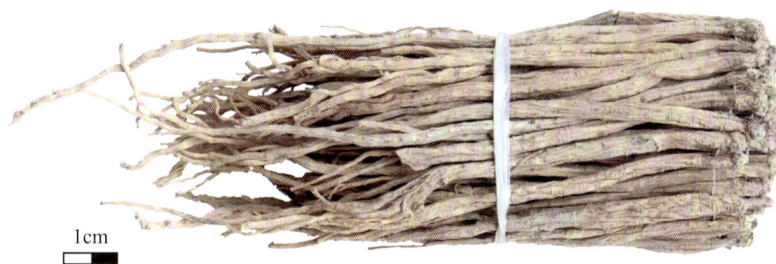

图153-2　栽培党参（白条党）

②纹党（素花党参的栽培品，亦称文党）：[形状]根头部疣状突起的茎痕及芽较多。[颜色]黄白色至灰黄色。[纹饰]根头下致密的环状横纹。[气味]味甜。图153-3。

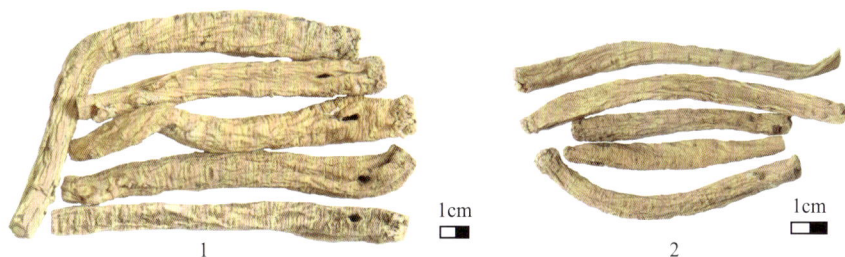

图153-3　栽培党参（纹党）

③潞党（党参的栽培品）：呈长圆柱形。表面黄棕色至灰棕色，根头部有"狮子盘头"，野生品根头下常有致密环状横纹，向下渐疏，栽培品环状横纹少或无。质较紧实。断面皮部黄白色或黄棕色，木部淡黄色。有特殊香气，味微甜。图153-4。

图153-4　栽培党参（潞党）

④川党参（川党参的栽培品）：[颜色]灰黄色至黄棕色。[纹饰]环纹较疏，纵沟较少。[断面]皮部浅棕色，木部淡黄色。[气味]味甜。图153-5。

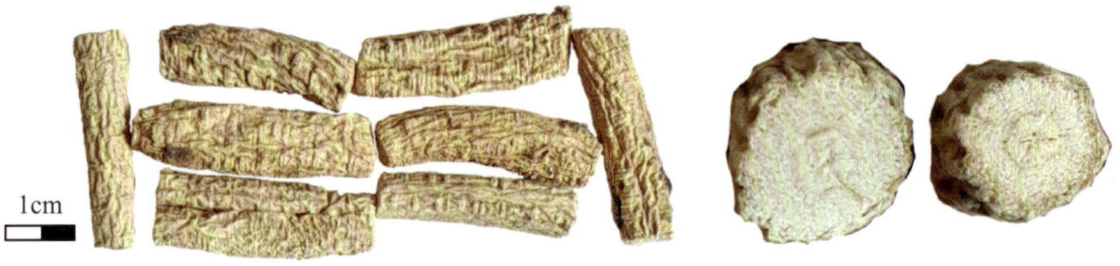

图 153-5　栽培党参（川党）

⑤板桥党参：呈长圆锥形或长圆柱形。表面灰黄色至黄棕色，根头部"狮子盘头"较小；根头下端有致密的纵皱纹。质较柔软带韧性。断面皮部黄白色，木部淡黄色。有特殊香气，味微甜。图153-6。

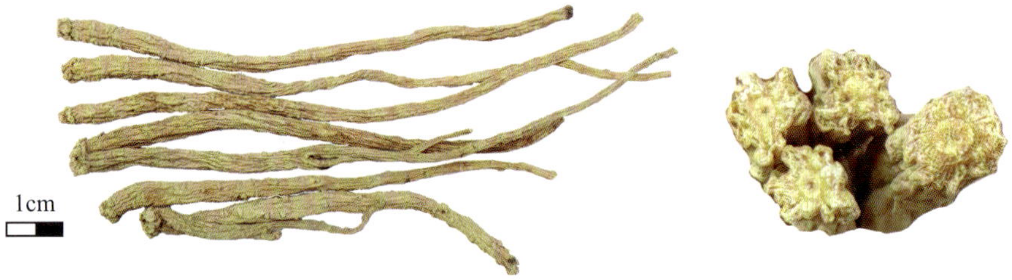

图 153-6　栽培党参（板桥党）

【鉴别歌诀】　　　　黄白黄棕圆柱形　狮子盘头菊花心
　　　　　　　　　　环纹纵纹显皮孔　气香味甜嚼无渣

【识别要点】清《本草从新》记载"根有狮子盘头者真"和《本草纲目拾遗》记载"皮色黄而横纹"概括了党参的鉴别特征。

（1）根头：野党的根头密集的疣状茎基痕及芽较大（"狮子盘头"），家种的较小，是党参的标志性特征。（2）纹理：野党根头部环纹较密集（习称"螺丝纹"），家种的较少或几无。（3）表面：野党外表颜色较深，明显粗糙，家种的颜色较浅。野党中有一种"蛤蟆党"，表面非常粗糙。（4）断面：木心呈淡黄色至黄色（习称"菊花心"）。野生品木部具放射状纹理。（5）气味：野生品有特殊香气，味甜，栽培品的甜味更重。

仿野生种植的党参受到市场的关注，通过3~5年生长，药材性状明显优于传统移栽党参，有人冒充"野党参"外销。图153-7。

图 153-7　党参（甘肃仿野种植）

【性状探微】不同品种和生产加工的党参品质差异较大，社会认同度也不一样。为了便于商品流通和反映不同地理标志产品的属性，建议以野党和栽培党参（白条党、潞党、纹党、川党参和板桥党参）分别描述。

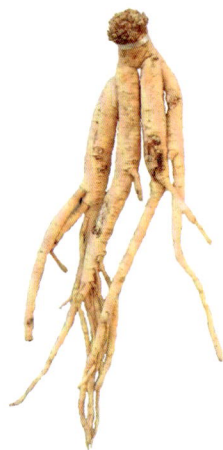

本草探源

【混乱品种】古代的党参亦有混乱品种，明《本草原始》记载"肆中所市党参，种类甚多，皆不堪用，惟防党性味和平足贵"。清《本草从新》谓"狮子盘头者，硬纹者伪也"。所述混乱品种有待进一步考证。

🌿 品种动态

【**品种概述**】国内各地称为"党参"的有 5 科 30 余种植物，仅党参属（Codonopsiswall.）有 25 种植物，近 9 种因产地收购而形成商品；市场先后发现桔梗科非党参属和非桔梗科 10 余种混乱品种。前几年，党参价格突然上涨，引发不法商贩在党参饮片中掺假种植的银柴胡、防风和小防风。

目前，主流商品来自正品党参；党参饮片或有掺假情况。

【**混伪品**】（1）银柴胡：为石竹科植物银柴胡 *Stellariadichotoma*L. var. *lanceolata*Bge. 的干燥根。市场常发现党参饮片中掺假 1 或 2 年生的栽培银柴胡。

（2）防风：为伞形科植物防风 *Saposhnikoviadinricata*（Turcz.）Schischk. 的干燥根。市场常发现党参饮片中掺假 1 年生的栽培防风。

（3）土党参：为桔梗科植物金钱豹 *Campanumoeajavanica*Bl. 或大花金钱豹 *Campanumoeajavanica*Bl. subsp. javanica 的干燥根。1977 年版《中国药典》以土党参收载，贵州地方习用药材，又称为柴党参。

（4）秦岭党参：为桔梗科植物秦岭党参 *Codonopsistsinglingensis*PaxetHoffm. 的干燥根。陕西地方习用药材。

（5）贵州党参：为桔梗科植物管花党参 *Codonopsistubulosa*Kom. 的干燥根。贵州地方习用药材。

（6）新疆党参：为桔梗科植物新疆党参 *Codonopsisclematidea*（Schrenk）C.B.Cl. 的干燥根。新疆地方习用药材。

（7）羊乳根：为桔梗科植物羊乳 *Codonopsislanceolata*（Sieb.etZucc.）Trautv. 的干燥根。上海、北京地方习用药材。民间药用广泛，有四叶参、山海螺、山萝卜、萝卜党参等诸多称谓。

（8）小防风：为伞形科植物葛缕子 *Carumcarvi*L. 的干燥根。甘肃地方习用药材，习称小防风药用。市场曾发现以其栽培品切片后掺入党参饮片中。

（9）迷果芹：为伞形科植物迷果芹 *Sphallerocarpuagracilis*（Bess.）K.-Pol. 的干燥根。20 世纪中后期，黑龙江、河北、内蒙古等地相继发现冒充党参，商品有称为"萝卜党"。近年党参饮片中发现掺入迷果芹的现象。

（10）石生蝇子草：为石竹科植物石生蝇子草 *Silenetatarinowii*Regel 的干燥根。20 世纪 70 年代，在山西、河南、河北等地发现误以为"野党参"收购。

🌿 图文辨析

【**性状鉴定**】（1）银柴胡：呈圆形厚片、段状。外表淡黄白色或浅黄棕色，具纵皱纹。根头呈收缩状，有少数疣状突起的茎痕及芽（珍珠盘）。皮部浅棕黄色、黄白色，木部浅黄色。气微，味微甜，稍涩（嚼之有渣感）。图 153-8、图 153-9。

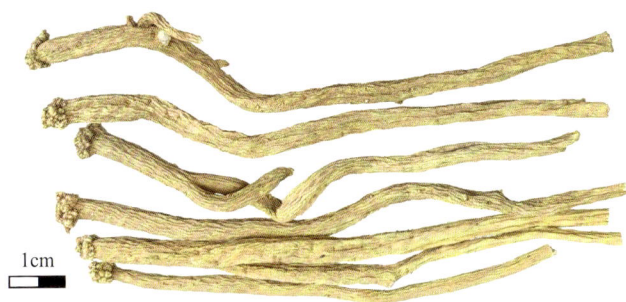

1cm

图 153-8　银柴胡（人工种植）

图 153-9　市售党参（掺假银柴胡）

（2）土党参：根呈圆柱形，少分枝。长 7~25cm，直径 0.5~1.5cm。表面灰黄色，具纵皱纹，顶部有密集的点状茎痕。质硬而脆。断面形成层明显，木质部黄色，木化。气微，味微甜。图 153-10。

图 153-10　土党参（广西）

（3）羊乳根：呈纺锤状或圆锥形。长 5~12cm，直径 1.5~3cm。表面灰黄色，有较密集环纹，并有纵沟纹及小疣状突起。根头有数个茎基或芽痕。常纵剖为两半，边缘向内卷曲。质轻。断面黄白色。气微，味微甜。图 153-11。

图 153-11　羊乳（福建）

（4）小防风：根呈圆锥形，根头部紧缩成瓶颈状，少数钝圆。长 7~15cm，直径 0.6~1.5cm。外表灰黄色，根头部环纹较密，有纵皱纹，具横向突起的皮孔痕，少数有支根。断面皮部类白色，木部细小，约占根断面的 1/5，淡黄色。气微，味微甜（鲜品口嚼有胡萝卜味）。图 153-12、图 153-13。

图 153-12　小防风（甘肃人工栽培）

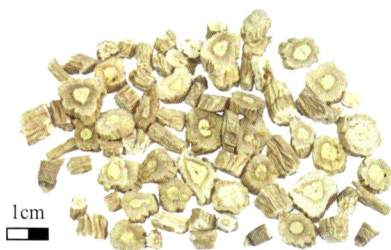

图 153-13　市售党参（掺假小防风）

154. 郁李仁　PRUNI SEMEN

标准沿革

【来源】1963 年版《中国药典》收载为蔷薇科植物欧李 *Prunus humilis* Bge.、郁李 *Prunus japonica* Thunb.。1985 年版《中国药典》增加了毛樱桃 *Prunus tomentosa* Thunb.，欧李和郁李习称"小李仁"，毛樱桃习称"大李仁"。1990 年版《中国药典》又修订为欧李 *Prunus humilis* Bge.、郁李 *Prunus japonica* Thunb. 或长柄扁桃 *Prunus pedunculata* Maxim.。

【药用部位】1963 年版《中国药典》规定为"干燥成熟种子"。

【采收加工】1963 年版《中国药典》规定为"秋季果实成熟时采摘，除去果肉，取核，再去壳，取出种仁即得"。1977 年版《中国药典》修订为"夏、秋二季采收"。

【性状】1963 年版《中国药典》描述为"呈长卵形。表面黄白色、黄棕色或浅棕色，由基部向上，具纵向皱纹。顶端锐尖，基部钝圆，中间有圆脐。外皮薄，易剥落，种仁两瓣，白色，带富油。无臭，味微苦"。1977 年版《中国药典》修订为"呈卵形，表面黄白色或浅棕色，尖端一侧有线形种脐，圆端中央有深色合点，自合点处向上具多条纵向维管束脉纹。气微，味微苦"。1985 年版《中国药典》按"小李仁、大李仁"描述。

商品质量

【品质论述】药材以粒饱、完整、色黄白者为佳。

【产地】产于内蒙古、河北、辽宁、黑龙江、山东、河南、山西、甘肃、宁夏和新疆等地。商品来自野生和栽培品，欧李在北方以食品、绿化植物栽培。

特征识别

【性状鉴定】（1）小李仁：［形状］呈长卵圆形，最宽处近于中部，顶端尖，基部钝圆。［大小］长 5~8mm，直径 3~5mm。［颜色］黄棕色、浅棕色或黄白色。［纹饰］表面有细小疣状颗粒；尖端一侧有线形种脐；基部中央有圆形合点；自合点处向上具多条纵向维管束脉纹。［质地］种皮薄，子叶 2，乳白色，富油性。［气味］气微，味微苦。图 154-1、图 154-2。

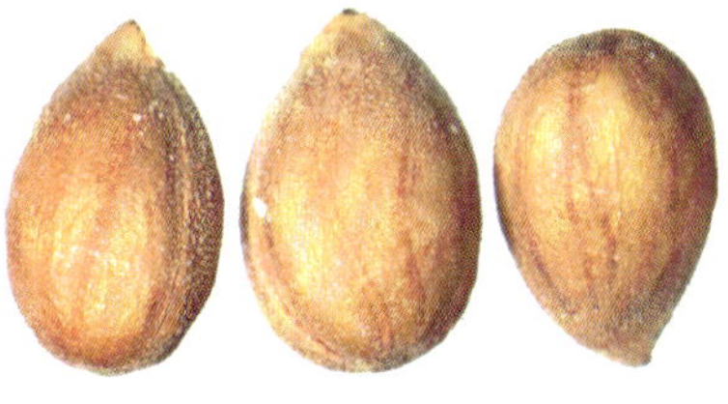

图 154-1　小李仁（欧李）

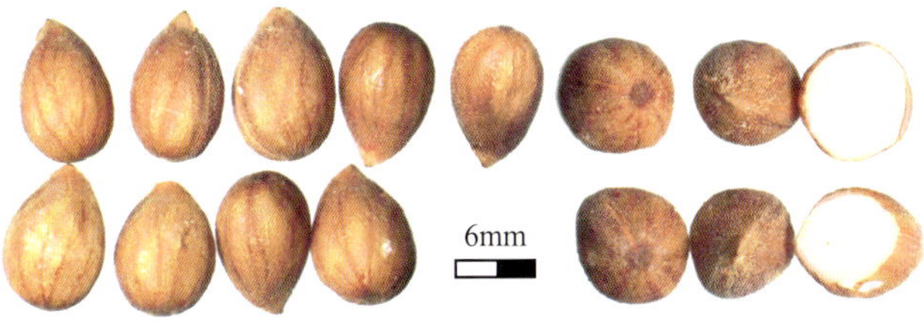

图 154-2　小李仁（2023 年辽宁，欧李）

（2）大李仁：[形状]呈长卵形或卵圆形，稍扁，最宽处近于基部，顶端尖或稍钝，基部钝圆或稍显平截。[大小]长 6~10mm，直径 5~7mm。[颜色]黄棕色或红棕色。图 154-3。

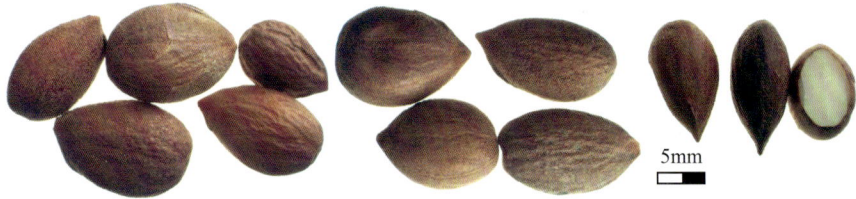

图 154-3　大李仁

【鉴别歌诀】　　　　大小李仁呈卵形　表面黄棕显颗粒
　　　　　　　　　　　一端较尖一端圆　纵向脉纹味微苦

【识别要点】两种郁李仁差别表现在形状、大小、表面纹理和断面等多个细微特征。（1）不同点：①形状。小李仁呈长卵圆形，最宽处近于中部，较饱满，直径与厚度相近，故切面观呈类圆形；大李仁呈卵圆形，最宽处近于中下部，较扁平，故切面观呈椭圆形。②维管束。小李仁维管束脉纹较细弱；大李仁维管束脉纹较粗。图 154-4。

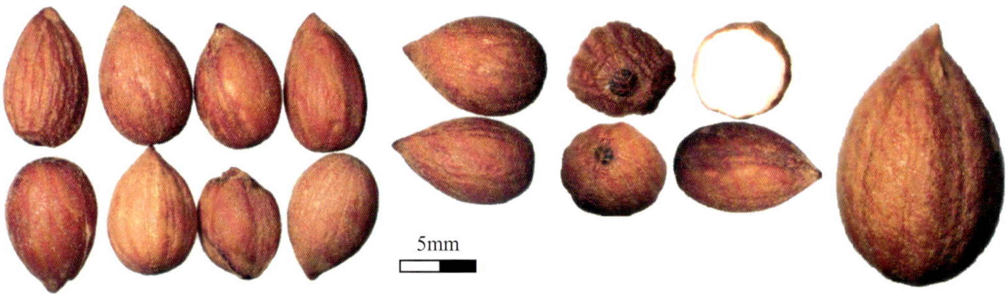

图 154-4　小李仁（1990 年，表面、底面、断面和放大种脐）

（2）共同点：①种脐。小李仁线形种脐细小，占一侧面的 1/3；大李仁线形种脐较长，占一侧面的 1/2。②表面。细小疣状颗粒物较密，分布不均匀。③合点：呈类圆形（桃仁、苦杏仁呈椭圆形）。

🌱 品种动态

【品种概述】国内各地称为"郁李仁"的有 12 种蔷薇科植物，多数有商品。欧李、郁李和毛樱桃习称"小李仁"，李、榆叶梅、长柄扁桃和蒙古扁桃习称"大李仁"。目前，樱属（Prunus sect.）多种植物国内以水果广为栽培，一些地方误以为"郁李仁"购销。

市售郁李仁品种较为混乱，"小李仁"与"大李仁"相互掺假较为严重。

【混伪品】（1）李仁：为蔷薇科植物李 *Prunus salicina* Lindl. 或杏李 *Prunus sinonii* Carr. 的干燥成熟种子。四川（李和杏李）、甘肃（李）、宁夏（李）地方习用药材。我国以水果广泛栽培，培育出多种品系。市场多以"郁李仁"销售。

（2）大李仁：为蔷薇科植物毛樱桃 *Prunus tomentosa* Thunb. 或榆叶梅 *Amygdalus triloba*（Lindl.）Ricker. 的干燥成熟种子。毛樱桃是 1985 年版《中国药典》收载的郁李仁来源之一。辽宁地方习用药材。

（3）其他：尚有毛叶欧李 *Prunus dictyoneura* Diels、麦李 *P.glandulosa* Thunb.、甘肃桃 *Amygdalus kansuensis* Rehd. 和蒙古扁桃 *A.mongolica*（Maxim.）Ricker. 的种子混作"郁李仁"的报道。

🌱 图文辨析

【性状鉴定】（1）李仁：呈长卵圆形，稍扁平，中部横切面呈椭圆形。长 5~8mm，直径 3~7mm。表面黄棕色或深棕色，有多数细小细颗粒状突起，具多数维管束纹理。顶端尖，一侧有条状种脊，约占侧面的 1/3；基部钝圆，多有偏斜，合点呈类圆形或椭圆形，凹陷环明显或略外突。味微苦。图 154-5、图 154-6。

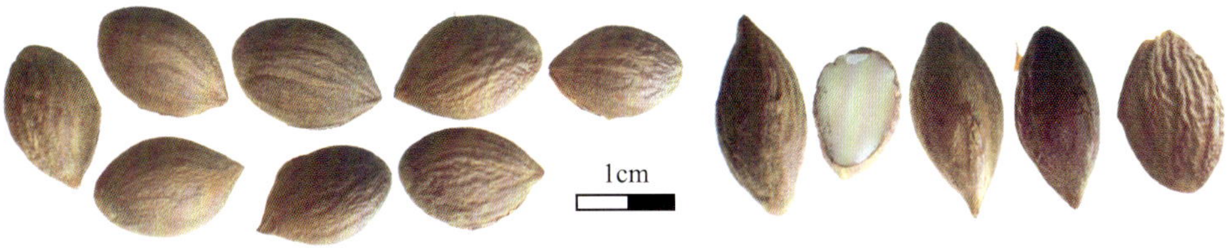

图 154-5　李子仁（甘肃，李水果实中取出）

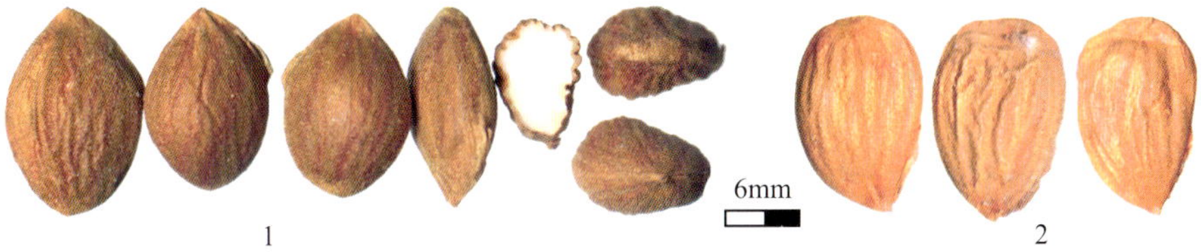

图 154-6　李子仁
（李水果中取出，1. 四川脆红李子；2. 陕西黑李子）

（2）毛樱桃：呈长卵圆形，稍扁平，中部横切面呈类圆形。长 4~7mm，直径 3~4mm。表面浅棕色或黄棕色，有少数细颗粒状突起，具少数维管束纹理。一侧有明显棱线，至基部呈两条棱线；种脊约占一侧的 1/3；顶端短尖，偏向一侧，基部钝圆，合点圆形，凹陷明显。图 154-7。

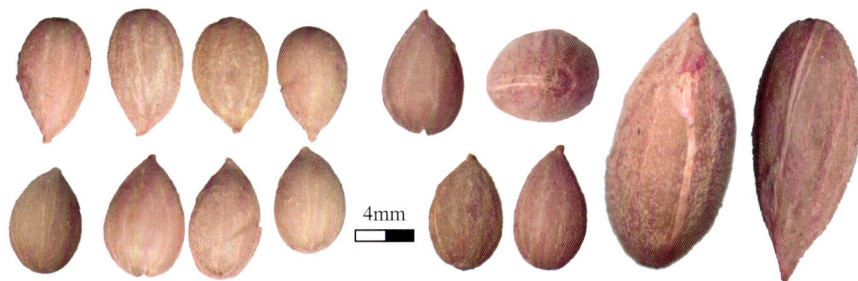

图 154-7　毛樱桃（吉林，毛樱桃果实中取出，侧面种脊、棱线及基部放大）

（3）榆叶梅：呈宽卵圆形或近圆形，较饱满，中部横切面呈类圆形。长 6~10mm，直径 5~7mm。表面黄棕色或红棕色，有多数细颗粒状突起，具多数维管束纹理。顶端渐尖，一侧有条状种脊，约占侧面的 1/3。基部钝圆，多有偏斜，合点圆形，多呈突起状。图 154-8。

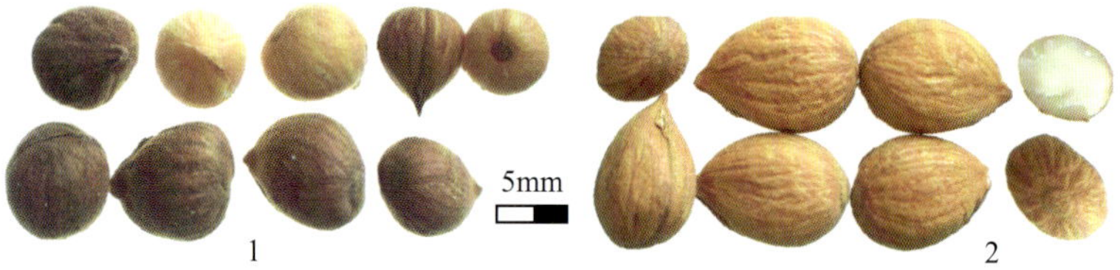

图 154-8　榆叶梅（侧面、顶端、基部及表面放大，1. 商品；2. 甘肃采集）

【**市场速览**】市场销售的郁李仁来源复杂，有的是多种来源的混合品，图 154-9 至图 154-13。

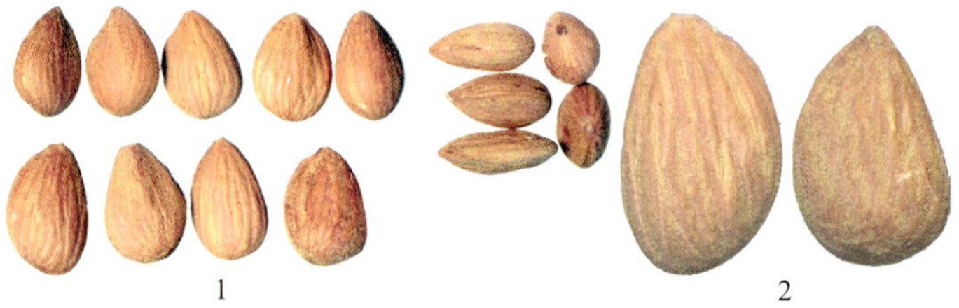

图 154-9　市售郁李仁

（疑似大李仁，1. 云南；2. 甘肃）

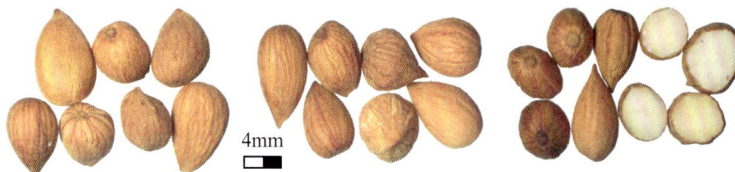

图 154-10　市售郁李仁（多种混合品）

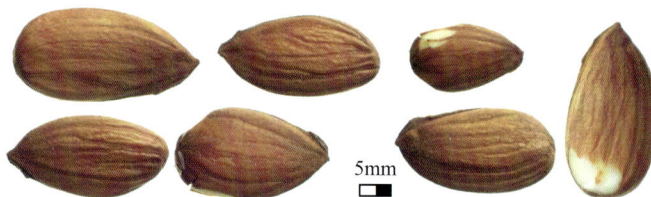

图 154-11　市售郁李仁（为山桃仁）

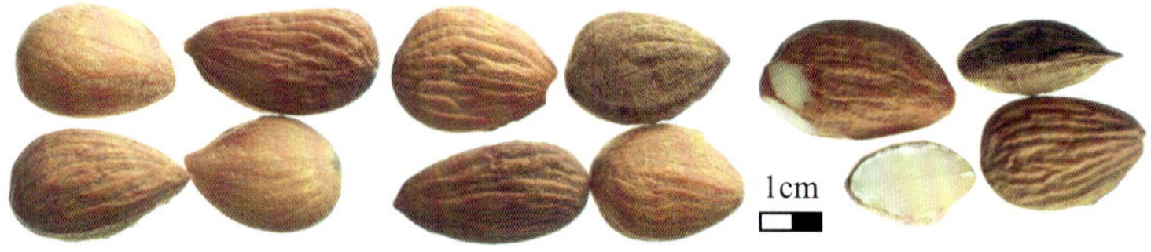

154-12　市售郁李仁（为蒙古扁桃）

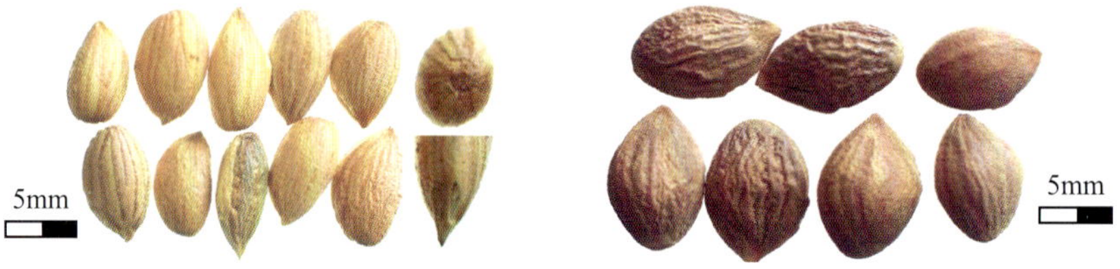

图 154-13　市售郁李仁

（1. 樱桃仁；2. 李子仁）

🌿 155. 高良姜 ALPINIAE OFFICINARUM RHIZOMA

🌱 标准沿革

【来源】1963 年版《中国药典》收载为姜科植物高良姜 *Alpinia officinarum* Hance 。

【药用部位】1963 年版《中国药典》规定为"干燥地下根状茎"。1977 年版《中国药典》修订为"干燥根茎"。

【采收加工】1963 年版《中国药典》规定为"夏末秋初，挖取 4~6 年的根状茎，除去地上茎及须根，削去残留的鳞片，洗净切段，晒干既得"。1977 年版《中国药典》修订为"夏末秋初采挖，除去须根及残留的鳞片，洗净，切段，晒干"。

【性状】1963 年版《中国药典》描述为"表面暗红棕色；有纵皱纹与灰棕色波状环节；断面红黄色或棕红色；气芳香"。1977 年版《中国药典》修订为"表面棕红色至暗褐色；有细密的纵皱纹与灰棕色波状环节；断面灰棕色或红棕色；气香"。增加断面"纤维性，中柱约占 1/3"。

🌱 商品质量

【品质论述】古人以"色紫赤、气辛烈"评价其质量。药材以皮棕红色、粗壮坚实、香气浓烈、味辛辣、分枝少者为为佳。

【产地】主产于广东、海南，广西、云南、台湾等地亦产。商品来自栽培和野生品，以栽培品为主。

🌱 特征识别

【性状鉴定】[形状] 呈圆柱形，多弯曲，常有分枝；上面有几个圆形的茎基痕，下面有多数点状须根痕。[大小] 长 5~9cm，直径 0.6~1.5cm；节间长 0.2~1cm。[颜色] 红棕色至浅褐色。[纹饰] 有细密的纵皱纹，稀疏的灰棕色波状环节。[质地] 质坚韧，不易折断。[断面] 棕红色或灰棕色，纤维性弱，中柱约占直径的 1/3。[气味] 气香浓郁，味辛辣。图 155-1。

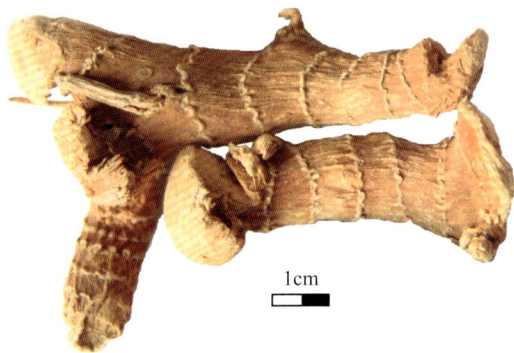

图 155-1 高良姜

【鉴别歌诀】　　　　圆柱形状皮红棕　波状环节细皱纹
　　　　　　　　　　　中柱偏小筋脉点　味较辛辣香气浓

【识别要点】（1）颜色：表面颜色较深，呈棕红色至暗褐色。（2）纹理：表面有皱缩形成的细密纵皱纹（习称唇形皱褶）。（3）断面：多呈红棕色，中柱约占 1/3；切面稍外凸（俗称"反口"），散在多数筋脉点和棕色油点（放置久了不明显）。（4）气味：芳香气味浓烈，味辛辣，而具有刺激性。气味特征有别于所有混伪品种。图 155-2。

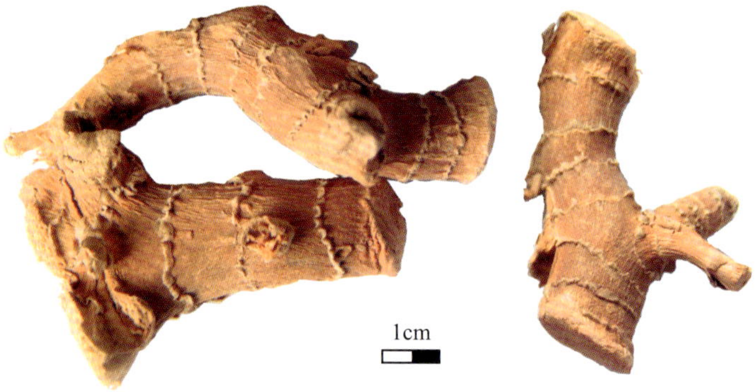

图 155-2　高良姜

【性状探微】近年，市场流通高良姜纵切片，为产地鲜品直接加工而来。有悖于传统的性状规定，不利于临床调剂。图 155-3。

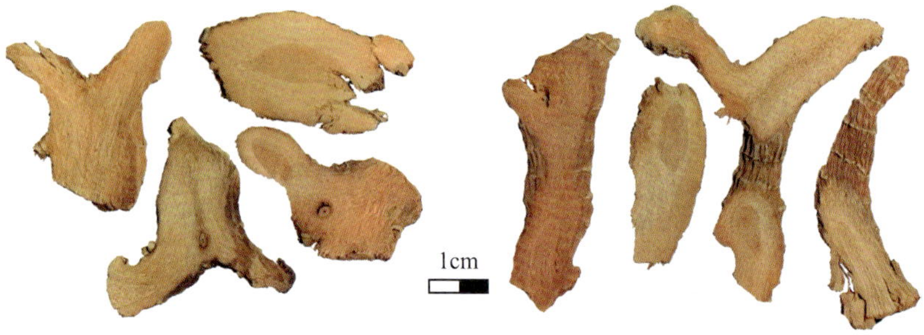

图 155-3　高良姜切片

🌱 本草探源

【混乱品种】明《本草原始》谓"内郡虽有，而不堪入者"。清《伪品条辨》记载"还有伪品黑而暗不黄，根疲无味，非高良所产，不可用"。所述似为山姜属（Alpinia）植物的根茎。

🌱 品种动态

【品种概述】国内各地称为"高良姜"的有 2 科 7 种植物，山姜属（Alpinia）4 种植物存在商品流通，在市场上常误以为高良姜使用。

目前，主流商品为正品高良姜；亦见山姜属植物的混淆和误用。

【混伪品】（1）大高良姜：为姜科植物大高良姜 Alpinia galanga（L.）Swartz 的干燥根茎。云南地方习用药材。历史上西南、华南地区就替代"高良姜"药用，市场常与中药高良姜混淆，或以"大良姜"销售。

（2）山姜类：为姜科植物山姜 *Alpinia japonica*（Thunb.）Miq. 或距花山姜 *Aipinia calcarata* Rosc. 的干燥根茎。市场发现冒充高良姜。

有报道，益智 *Alpinia oxyphylla* Miq.、草豆蔻 *Alpinia katsumadai* Hayata 的根茎亦在市场流通或冒充高良姜。

🌱 图文辨析

【**性状鉴定**】（1）大高良姜：根茎呈圆柱，明显粗大，有或没有分枝。长 8~12cm，直径 1.5~3cm。表面淡棕红色或浅棕色，有波状环节。断面呈淡棕色、黄白色或淡黄色，中柱约占直径的 1/2。气微香，味微辛。图 155-4。

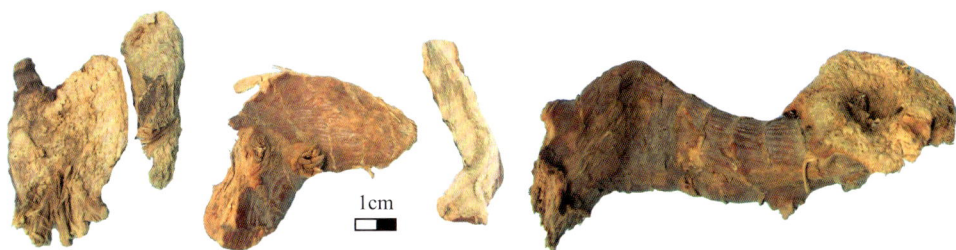

图 155-4　大高良姜

（2）山姜类：呈圆柱形，多分枝，或加工成条状厚片。直径 0.3~1cm。表面黄棕色至浅棕色，较平滑。切面呈土黄色或黄棕色，中柱占 1/3。气微香，味微辛。图 155-5。

图 155-5　山姜类

156. 莱菔子 RAPHANI SEMEN

标准沿革

【来源】1963 年版《中国药典》规定为十字花科植物莱菔 *Raphanus sativus* L.。

【药用部位】1963 年版《中国药典》规定为"干燥成熟种子"。

【采收加工】1963 年版《中国药典》规定"夏秋间种子成熟时割取全株，晒干，搓出种子，除去杂质，晒干即得"。1977 年版《中国药典》修订为"夏季果实成熟时采割植株，晒干，搓出种子，除去杂质，再晒干"。

【性状】1963 年版《中国药典》描述为"呈椭圆形或近卵圆形而稍扁。表面红棕色，一侧有数条纵沟，一端有一褐色小点。用放大镜观察全体均有致密的网纹。质硬，破开后可见黄白色或黄色的种仁，有油性。无臭，味甘、微辛"。1977 年版《中国药典》修订幅度较大，为"呈类卵圆形或椭圆形，稍扁。表面黄棕色、红棕色或灰棕色。一端有深棕色圆形种脐，一侧有数条纵沟。种皮薄而脆，破开后可见黄白色折叠的子叶，有油性。无臭，味淡、微苦辛"。1985 年版《中国药典》将断面修订为"种皮薄而脆，子叶 2，黄白色，有油性"。2005 年版《中国药典》将气味修订为"气微，味淡、微苦辛"。

商品质量

【品质论述】药材以颗粒饱满、油性大者为佳。

【产地】主产于河北、河南、浙江、黑龙江等地。商品来自栽培品。

【性状鉴定】［形状］呈类卵圆形或椭圆形，稍扁。［大小］长 2.5~4mm，宽 2~3mm。［颜色］黄棕色、红棕色或灰棕色。［纹饰］一端有深棕色圆形种脐，一侧有数条纵沟。［断面］破开后可见黄白色折叠的子叶，有油性。［质地］种皮薄而脆。［气味］气微，味淡，微苦辛。图 156-1。

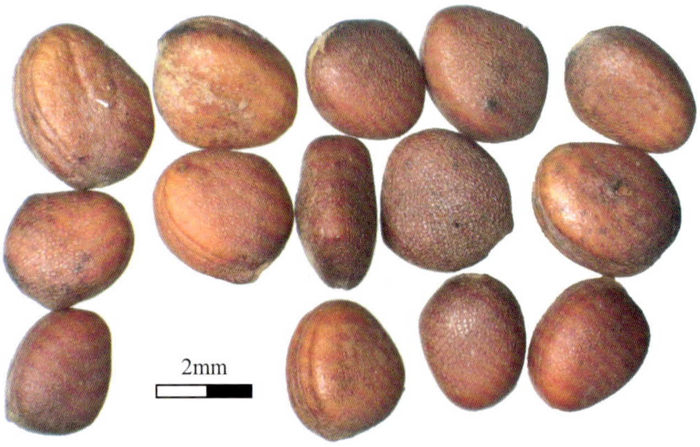

图 156-1 莱菔子

【鉴别歌诀】　　　　　　卵圆形或椭圆形　表面黄棕或红棕
　　　　　　　　　　　　圆形种脐纵沟纹　味微苦辛显网纹

【识别要点】莱菔子的形状、表面纹理和气味特征为识别要点。

品种动态

【**品种概述**】莱菔子为少常用药材，市场鲜见混伪品。近年在个别地区发现将油菜子（芸薹子）、胡芦巴误以为莱菔子销售或使用。

【**混伪品**】（1）油菜子（芸薹子）：为十字花科植物油菜 *Brassica campestris* L. 的干燥成熟种子。贵州、江苏地方习用药材。

（2）胡芦巴：为豆科植物胡芦巴 *Trigonella foenum-graecum* L. 的干燥成熟种子。1963 年版及各年版《中国药典》收载。莱菔子商品中多次发现冒充或掺假。

图文辨析

【**性状鉴定**】（1）油菜子：本品呈类圆形，直径 1.5~2mm。表面红棕色、黑棕色或红褐色，在放大镜下可见细网纹，种脐呈点状位于一端，一侧有一条微凹陷的纵沟。质较硬。子叶 2，黄白色。气微，味微淡，嚼之有菜油味。图 156-2。

（2）胡芦巴：略呈扁斜方形或矩形。表面黄棕色或红棕色，平滑，两侧各具一条斜沟，相交处有一小脐。质坚硬。浸泡水中有黏液性。剖开后外围呈棕色半透明状。子叶 2，浅黄色。有特残香气，味淡微苦。图 156-3。

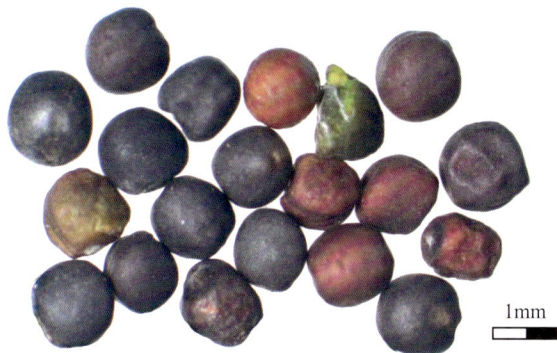

图 156-2　油菜子及放大图

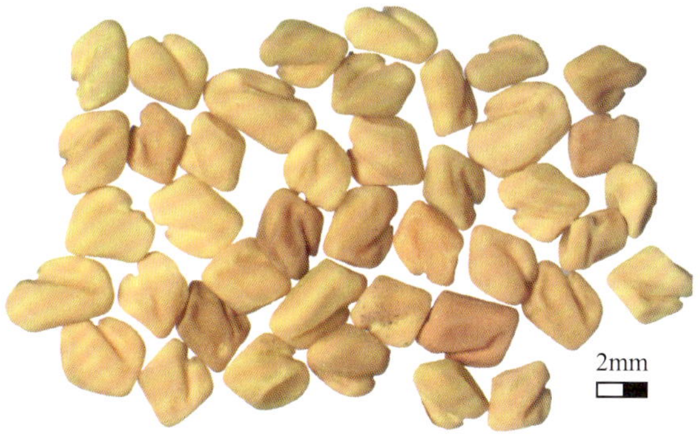

图 156-3　胡芦巴及放大图

157. 常山 DICHROAE RADIX

标准沿革

【来源】1963 年版《中国药典》收载为虎耳草科植物常山 *Dichroa febrifuga* Lour.。

【药用部位】1963 年版《中国药典》规定为"干燥根部。"1977 年版《中国药典》修订为"干燥根"。

【采收加工】1963 年版《中国药典》规定为"秋季采挖，切去茎叶及须根，洗净泥土，晒干既得"。1977 年版《中国药典》修订为"秋季采挖，除去须根，洗净，晒干"。

【性状】1963 年版《中国药典》描述为"断面黄白色，有菊花纹。无臭，味苦"。1977 年版《中国药典》修订为"横切面黄白色，有放射状纹理"。1985 年版《中国药典》修订为"横切面黄白色，射线类白色，呈放射状"。

商品质量

【品质论述】药材以坚硬、断面淡黄色者为佳。

【产地】主产于河北、湖南、四川、贵州等地。商品来自野生品。

特征识别

【性状鉴定】[形状]呈圆柱形，常弯曲扭转。[大小]长 7~18cm，直径 0.5~2cm。[颜色]棕黄色、棕褐色；外皮易剥落，剥落处露出淡黄色的木质部。[纹饰]具纵纹，偶有残存的灰棕色外皮。[质地]质坚硬，不易折断，折断纤维性。[断面]切面木部黄白色，射线类白色，呈放射状。[气味]气微，味苦。图 157-1。

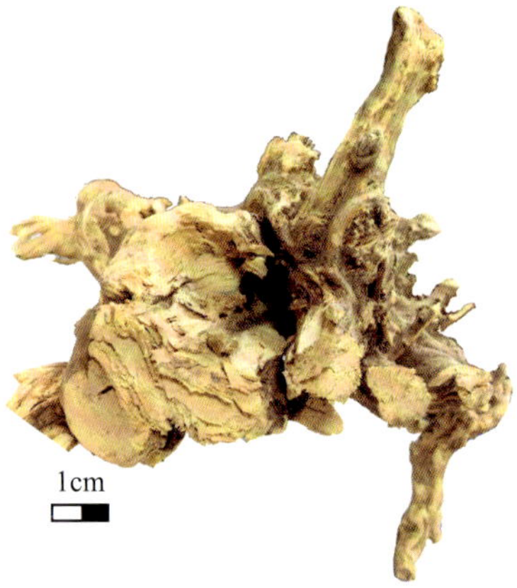

1cm

图 157-1　常山（经基因测序鉴定）

【鉴别歌诀】　　　　　形如鸡骨根坚硬，弯曲扭转有分枝
　　　　　　　　　　　外表棕黄具细纹　折断粉尘放射纹

【**识别要点**】常山药材呈弯曲状，多分歧，外皮常脱落，枯瘦而光滑形似鸡骨，久嚼有不适感。市场流通饮片，图157-2。

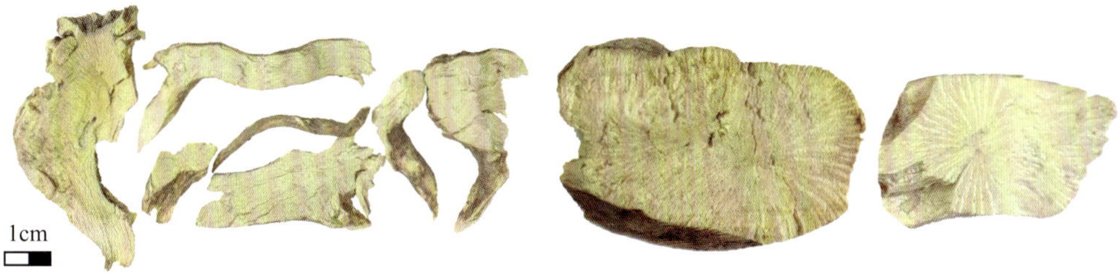

图 157-2　常山（饮片）

🌿 本草探源

【**混乱品种**】本草记载的常山非常混乱，据考证，有4科6种不同的植物，以虎耳草科植物常山 *Dichroa febrifuga* Lour. 为正品，俗称鸡骨常山。

【**伪造做假**】清《伪药条辨》记载"假者色极淡，真者色带黄。今市肆所买假常山，不知何物伪充"。民国《增订伪药条辨》记载"如外黄内白粗大着，皆伪，是另种数根伪充，不可不辩也"。

🌿 品种动态

【**品种概述**】国内各地称为"常山、土常山、黄常山、白常山"的植物有11科近40种植物，大多数为地方性的民间药的称谓。从市场收集的样品分析，其来源复杂，具体商品情况不详。

　　常山为少常用药材，鲜有伪品的研究报道，植物来源有待进一步调查。今收集到一种鉴定为虎耳草科齿叶溲疏 *Deutzia crenata* Sieb. et. Zucc. 常山样品。

🌿 图文辨析

【**性状鉴定**】（1）伪品1：根呈不规则片状、条状。大小不等。外皮已剥离，残留部分呈灰褐色，表面呈灰黄色、橘黄色，木质部坚硬，不易折断，纵面具扭曲的条纹。气微，味淡。图157-3。

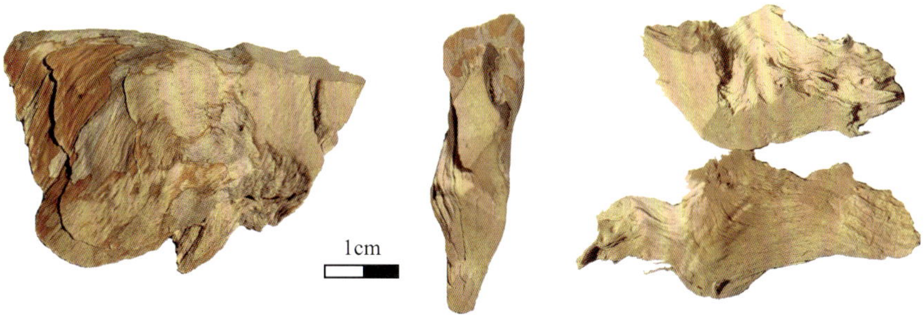

图 157-3　伪品 1 （1987 年市售常山）

　　（2）伪品2：根呈不规则片状、条状。大小不等。外皮粗糙，呈灰褐色，易剥落，木质部淡黄色，坚硬，不易折断，隐见放射状射线。气微，味微苦。图157-4。

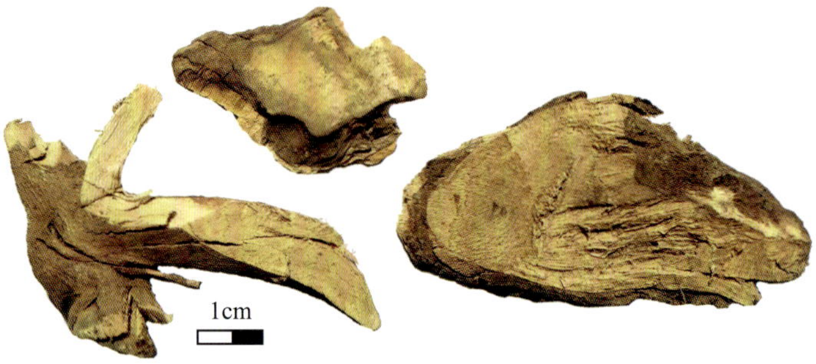

图 157-4　伪品 2　（1990 年市售常山）

（3）伪品 3：呈椭圆形、半圆形厚片。长 2~8cm，直径 1~4cm。外皮棕褐色，粗糙，易剥落；切面木部呈黄色，木部射线呈放射状，中央为较宽广的髓部。质坚硬，不易折断。气微，味苦，后有刺喉的不适感。图 157-5。

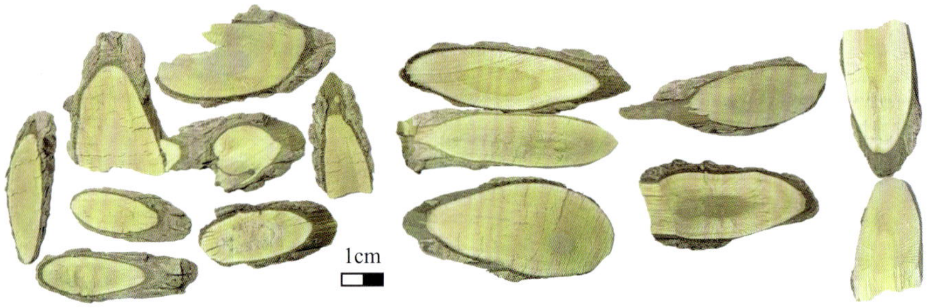

图 157-5　伪品 3　（2023 年市售常山，疑似功劳木）

（4）齿叶溲疏：根呈不规则片状、条状的弯曲状，或圆柱形。大小不等。外皮较光滑，呈灰褐色，不易剥落。木质部呈淡黄色，坚硬，不易折断，隐见放射状射线。气微，味淡，久嚼微辛。图 157-6。

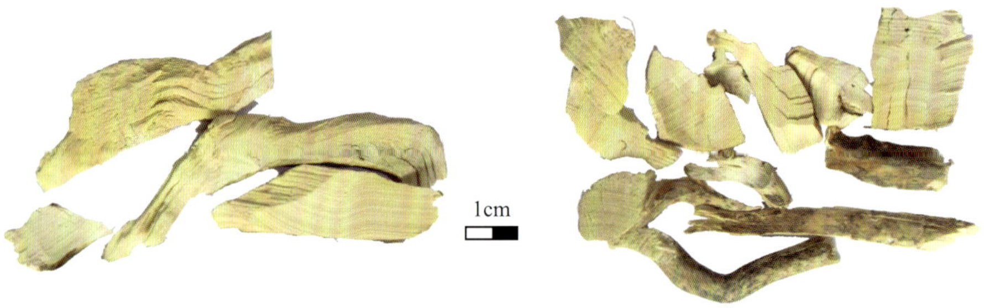

图 157-6　齿叶溲疏　（2023 年市售常山，经基因测序鉴定）

158. 商陆 PHYTOLACCAE RADIX

标准沿革

【来源】1963 年版《中国药典》收载为商陆科植物商陆 *Phytolacca esculenta* Vanh.。1977 年版《中国药典》增加了垂序商陆 *Phytolacca americana* L.。

【药用部位】1963 年版《中国药典》规定为"干燥根"。

【采收加工】1963 年版《中国药典》规定为"秋、冬、春三季采挖，除去茎叶、须根及泥土，鲜时横切或纵切成 2~3 分厚的片，晒干或阴干即得"。1977 年版《中国药典》修订为"秋季至次春采挖，除去须根及泥沙，切成块或片，晒干或阴干"。

【性状】1963 年版《中国药典》描述为"切面黄白色，有凹凸不平的筋脉成同心环状花纹。纵切片有显著的纵行筋脉。无臭，味稍甜，后微苦，久嚼之麻舌"。1977 年版《中国药典》修订为"切面浅黄棕色或黄白色，木部隆起，形成数个突起的同心性环轮。纵切片木部呈平行条状突起。气微，味稍甜，久嚼麻舌"。

商品质量

【品质论述】药材以片大、色白、有粉性者为佳。

【产地】主产于河南、安徽、湖北等地。商品来自野生品。

特征识别

【性状鉴定】［形状］为横切或纵切的不规则块片，横切片弯曲不平，纵切片弯曲或卷曲，厚薄不等。［大小］横切片直径 2~8cm；纵切片长 5~8cm，宽 1~2cm。［颜色］外皮灰黄色或灰棕色，切面浅黄棕色或黄白色。［纹饰］横切片木部隆起，形成数个突起的同心性环轮；纵切片木部呈平行条状突起。［质地］质硬。［气味］气微，味稍甜，久嚼麻舌。图 158-1。

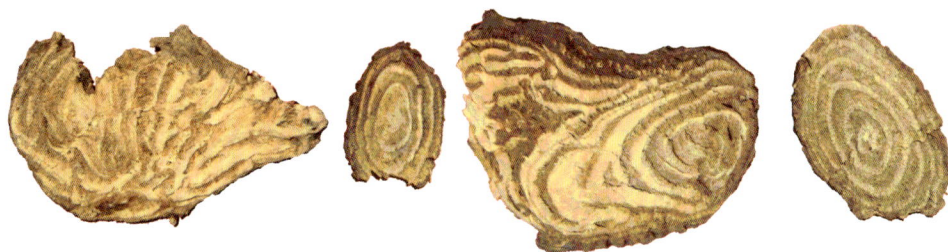

图 158-1 商陆

【鉴别歌诀】　　　　　　　片块形状质较硬　外表灰黄纵沟棱
　　　　　　　　　　　　切面黄白罗盘纹　味甜久嚼麻舌重

【识别要点】商陆的"罗盘纹"是其独一无二的识别特征。

品种动态

【品种概述】国内各地称为"商陆"的有 8 科 11 种植物，其中 7 种发现商品中流通或误用。目前，商品商陆为正品商陆；鲜见混伪品。

【混伪品】（1）三分三：为茄科植物三分三 *Anisodus acutangulus* C. Y. Wu et C. Chen. 的干燥根。分布于云南等地。本品有大毒，生药最大剂量不得超过三分三钱，否则易引起中毒，故有三分三之称。早年市场发现冒充商陆。

（2）野牡丹：为野牡丹科植物野牡丹 *Melastoma candidum* D. Don 的干燥根。早年发现误用品。

（3）丝石竹：为石竹科植物丝石竹 *Gypsophila oldhamiana* Miq. 的干燥根。早年发现误用品。

图文辨析

【性状鉴定】（1）三分三：呈类圆形、卵圆形厚片或不规则的片块状。直径 2~10cm，厚 0.3~1.7cm。外皮黄棕色、棕褐或黑褐色，光滑或有皱纹。切面灰白色至淡黄色，可见散在的维管束形成数层同心性环纹。质稍硬，断面颗粒状或粉性。气微，味甘，后微苦麻。图 158-2。

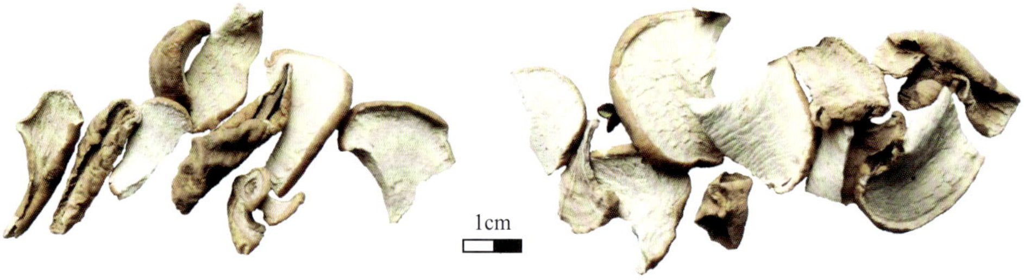

图 158-2 三分三

（2）野牡丹：多为不规则片状，多卷折。长 3~5cm，宽 1.5~2cm。表面黄褐色。断面外皮与中心色泽不同，纹理不规则。质脆，体轻。味淡。图 158-3。

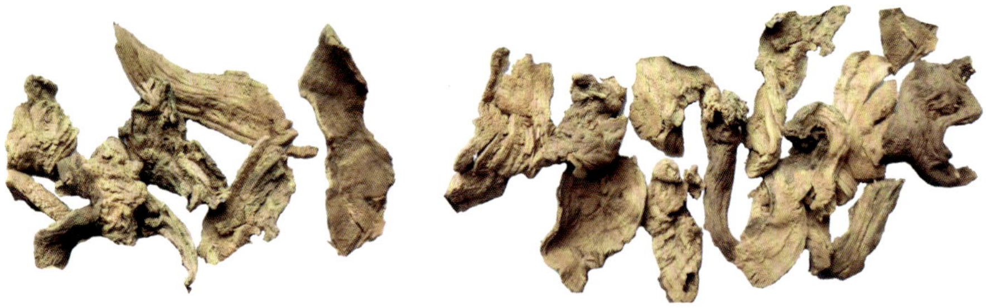

图 158-3 野牡丹

🌱 159. 凌霄花　CAMPSIS FLOS

🌿 标准沿革

【来源】1963 年版《中国药典》收载为紫葳科植物凌霄 *Campsis grandiflora*（Thunb.）K. Schum。1985 年版《中国药典》增加美洲凌霄 *Campsis radicans*（L.）Seem。

【药用部位】1963 年版《中国药典》收载为"干燥花"。

【采收加工】1963 年版《中国药典》收载为"7~9 月采摘，晒干或用微火烘干即得"。 1977 年版《中国药典》修订为"夏、秋二季花盛开时采摘，晒干或低温干燥"。

【性状】1963 年版《中国药典》描述为"皱缩折叠的花朵。花瓣棕黄色，先端 5 裂，裂片呈半圆形，下部联合呈漏斗状，表面具有棕红色细皱纹，并散布有棕色斑点。萼片暗棕色，先端 5 裂，裂片顶端长而锐尖，下端呈筒状，质薄。雄蕊 4 个，着生花瓣上，二长二短，顶端具有"个"字形花药。花的中央有一细长的柱状雌蕊，顶端扁圆，基部膨大有棱。微有香气，味微苦面略酸。"1977 年版《中国药典》按花萼、花冠顺序排列并简化描述，花萼增加"有 5 条明显的纵脉纹"，并将"雄蕊 4 个，……"修订为"雄蕊 4 个，着生在花冠上，2 长 2 短，花药个字形，花柱 1 个。"1985 年版《中国药典》按凌霄、美洲凌霄描述。

🌿 商品质量

【品质论述】药材以完整、黄棕色者为佳。

【产地】主产于江苏、安徽，河北、浙江、福建、四川、广西等地亦产。商品主要来自栽培品。

🌿 特征识别

【性状鉴定】（1）凌霄：［花冠形状］多皱缩卷曲；花冠先端 5 裂，裂片半圆形，下部联合呈漏斗状，内表面较明显细脉纹。［花萼形状］萼筒钟状，裂片 5，裂至中部，萼筒基部至齿尖有 5 条纵棱。［雄蕊花柱］雄蕊 4，着生在花冠上，2 长 2 短，花药个字形，花柱 1，柱头扁平。［大小］完整花朵长 4~5cm；萼筒长 2~2.5cm，裂片 5。［颜色］黄褐色或棕褐色。［质地］质脆。［气味］气清香，味微苦、酸。图 159-1。

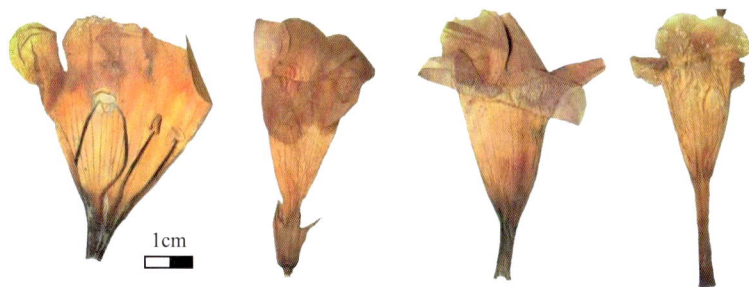

图 159-1　凌霄花

（2）美洲凌霄：[花冠形状] 花冠内外表面具明显的深棕色脉纹。[花萼形状] 萼筒钟状，硬革质，先端 5 齿裂，裂片短三角状，长约为萼筒的 1/3，萼筒外无明显的纵棱。[大小] 完整花朵长 6~7cm；萼筒长 1.5~2cm，裂片 5。图 159-2。

【鉴别歌诀】　　　　花冠五裂漏斗状　　花萼五裂似钟状

　　　　　　　　　　黄褐色具细脉纹　　四枚雄蕊有长短

【识别要点】两种凌霄花的主要区别在于花冠和花萼。凌霄花的花冠内表面具明显棕色脉纹，萼齿不等 5 裂，裂片至萼筒中部，有 5 条明显的纵棱线。美洲凌霄花的花冠内外均可见明显的棕色脉纹，裂片仅及萼筒的 1/3 处。图 159-3。

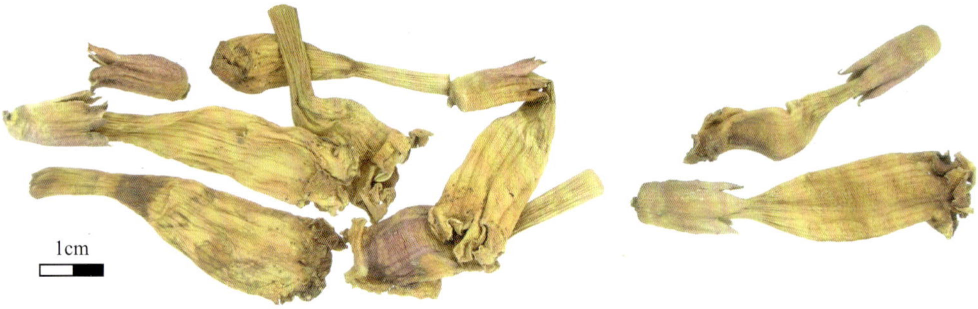

图 159-2　美洲凌霄花

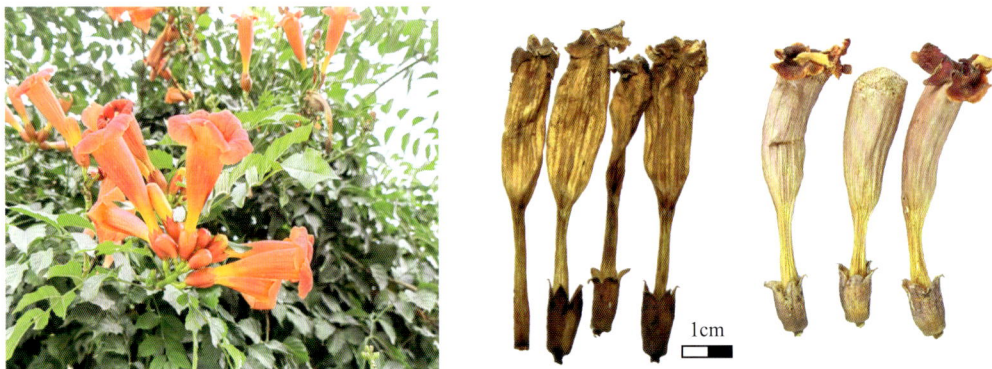

图 159-3　美洲凌霄花（观赏种植及干燥花）

🌱 **品种动态**

【品种概述】国内各地称为"凌霄花"的有 4 种植物。混伪品主要来自玄参科泡桐属（Paulowhia）植物。早年，国内个别地方曾经误将洋金花 Datura metel L. 当成"凌霄花"调剂使用。

【混伪品】（1）泡桐花：为玄参科植物毛泡桐 Paulowhia tomentosa Steud. 干燥花。常作为街道绿化树栽培，国内不少地方曾发生误用。

（2）洋金花：为茄科植物白花曼陀罗 Datura metel L. 的干燥花。早年多次在药店诊所发现误以为"凌霄花"使用。

图文辨析

【**性状鉴定**】（1）泡桐花：完整花冠呈漏斗状，近基部处呈弓曲，向上突然膨大。长 4.5~6cm。花冠表面呈浅棕色、棕黄色或有时裂片呈浅紫色，外被腺毛，内有深色斑点。萼齿先端 5 裂，被绒毛。气微弱，味淡。图 159-4。

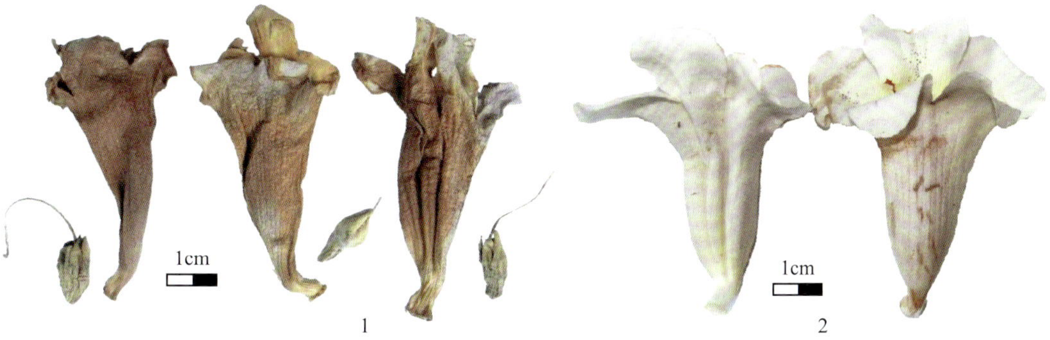

图 159-4　泡桐花
（1. 干品；2. 鲜品）

（2）洋金花：呈皱缩的条状。花萼呈筒状，长为花冠的 2/5，灰绿色或灰黄色，先端 5 裂；花冠呈喇叭状，淡黄色或黄棕色，先端 5 浅裂。味微苦。图 159-5。

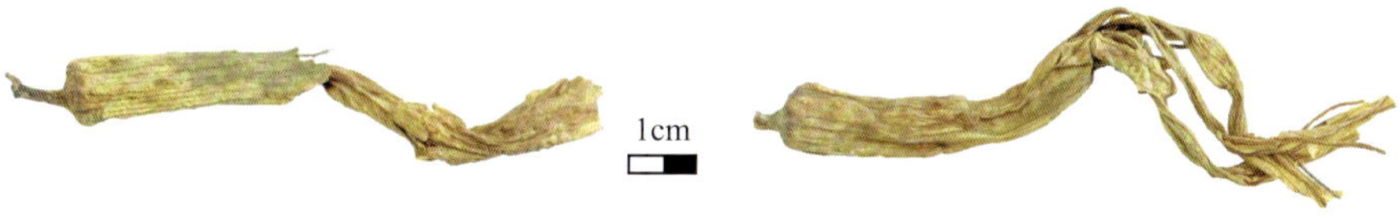

图 159-5　洋金花

【**市场速览**】市场发现误用的凌霄花，实为洋金花。图 159-6。

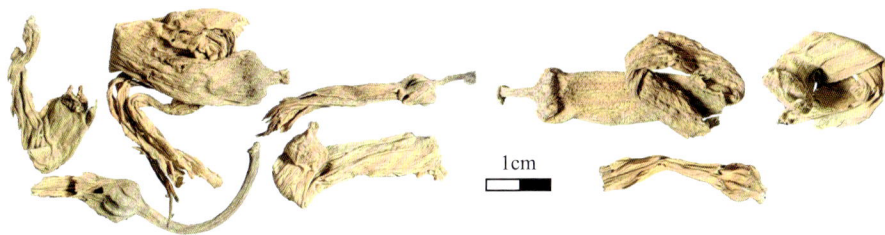

图 159-6　市售凌霄花（实为洋金花）

160. 桑白皮 MORI CORTEX

标准沿革

【来源】1963 年版《中国药典》记载为桑科植物桑 *Morus alba* L.。

【药用部位】1963 年版《中国药典》规定为"除去栓皮的干燥根皮"。1977 年版《中国药典》修订为"干燥根皮"。

【采收加工】1963 年版《中国药典》规定为"春、秋二季将树根刨出,除去泥土及须根,刮去黄棕色栓皮,纵向割开皮部,除去木心,晒干即得"。1977 年版《中国药典》修订为"秋末叶落时至次春发芽前采挖根部,刮去黄棕色粗皮,纵向剖开,剥取根皮,晒干"。

【性状】1963 年版《中国药典》描述为"呈长而扭曲的板状,或两边向内卷曲成槽状,长短宽窄不一。外表面呈淡黄白色或显黄色,有极少数棕黄色或红黄色斑点,表面稍坦,有纵向裂纹及稀疏的纤维。内表面黄白色或灰黄色,平滑,有细纵纹,有的疏松,多纵向裂开,露出纤维。体轻,纤维性强,易纵裂,但不易分开,横向则不易折断,撕裂时有白色粉末飞出。臭微,味甘微苦。"1977 年版《中国药典》进行大幅度修订,并将气味修订为"气微,味微甘"。

商品质量

【商品规格】产地加工为统货,分为刮皮和不刮皮规格。

【品质论述】药材以色白、粉性足者为佳。

【产地】主产于四川、贵州、河南、陕西、安徽、湖南、重庆和湖北等地。商品药材来自栽培或野生品。

特征识别

【性状鉴定】[形状]呈扭曲的卷筒状、槽状或板片状。[大小]长短宽窄不一,厚 1~4mm。[颜色]外表面白色或淡黄白色,较平坦,有的残留橙黄色或棕黄色鳞片状粗皮;内表面黄白色或灰黄色。[纹饰]外表面有细纵纹。[断面]纤维性强,撕裂时有粉尘飞扬。[质地]体轻,质韧,难折断,易纵向撕裂。[气味]气微,味微甘。图 160-1。

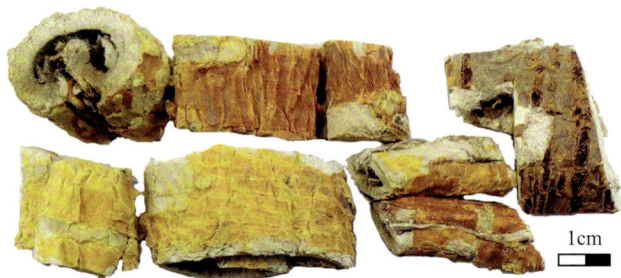

图 160-1 桑白皮

【鉴别歌诀】　　卷筒槽状板片状　　粗皮橙黄棕黄色

　　　　　　　　　　体轻质韧纤维性　　撕裂粉尘味微甘

【识别要点】桑白皮的残留外皮颜色、质地、断面和气味是主要的识别点。图160-2、图160-3。

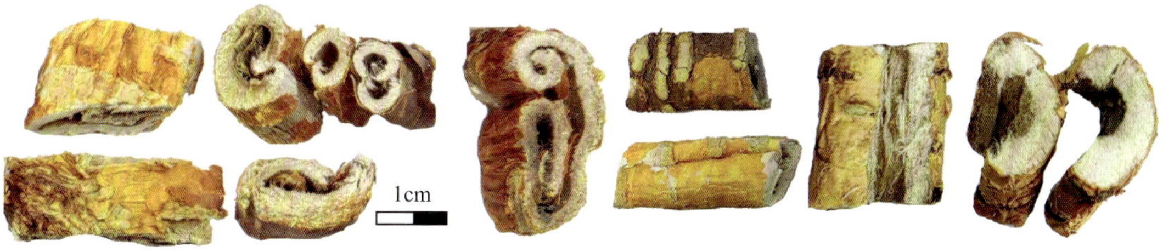

图160-2　桑白皮

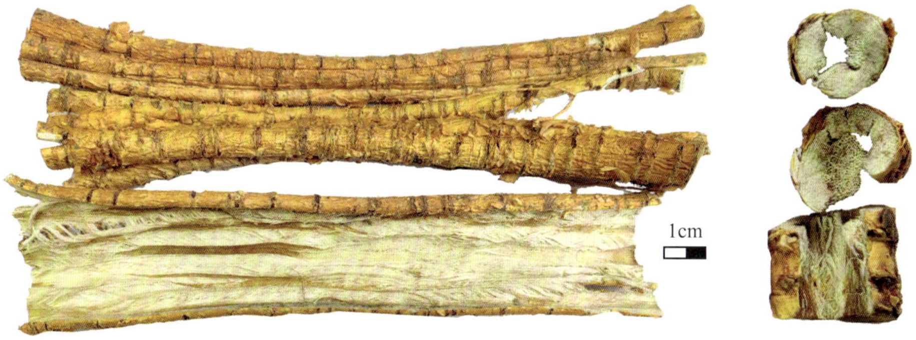

图160-3　桑白皮（2023年陕西，鲜品及切片）

🌱 品种动态

【品种概述】国内各地称为"桑白皮"的有7种桑科植物，早年构树和柘树冒充或混淆为桑白皮销售，也有桑树的干皮或枝皮代用。据报道，桑属（Morus Linn.）的花桑 *M. cathayana* Hemsl.、鸡桑 *M.australis* Poir. 和蒙桑 *M.mongolica*（Bur.）Schneid. 在一些产地有使用习惯，有的成为桑白皮商品来源。

目前，主流商品为正品桑白皮；在部分地区存在混伪品。

【混伪品】（1）花桑树皮：为桑科植物花桑 *Morus cathayana* Hemsl. 的干燥根皮。分布于华北、华东和西南等地，产于四川、贵州等地。近年市场有商品流通。

（2）构树皮：为桑科植物构树 *Broussonetia papyrifera*（L.）Vent. 的干燥根皮。国内广布，本品实为中药楮实子，根皮为民间药。

（3）柘树皮：为桑科植物柘树 *Cudrania tricuspidata*（Carr.）Bur. 的干燥根皮。国内多数地区有分布，根皮为民间药。

🌱 图文辨析

【性状鉴定】（1）花桑树皮：呈长片状或卷曲筒状。长短不等，厚2~4mm。刮去栓皮者外表面呈灰黄色或黄白色，未刮去栓皮者棕褐暗棕色，皮孔横长，内表面淡黄色，有细密的纵纹。体较轻，质韧，难折断。气微，味淡。图 160-4。

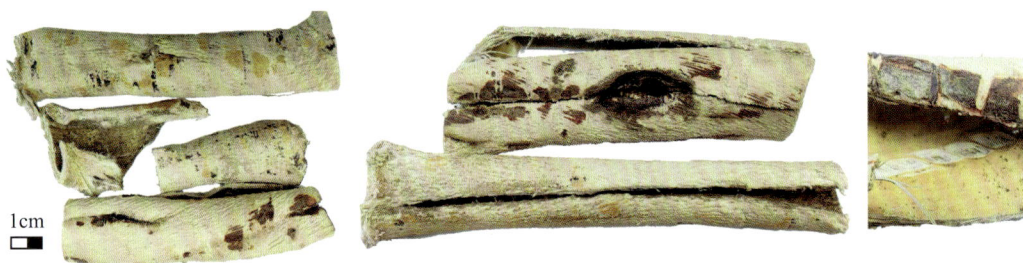

图 160-4　花桑树皮

（2）构树皮：呈卷曲状、筒状。长短不等，厚 2~3mm。表面黄棕色或灰棕色，具纵皱纹及支根痕，可见横长皮孔，内表面黄白色，具细纵纹。质地坚韧。气微，味微甜。图 160-5。

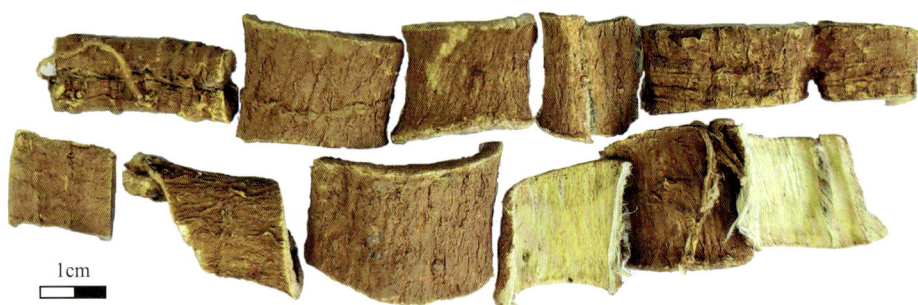

图 160-5　构树皮

【市场速览】市场销售一种"桑白皮"，呈卷曲筒状，残留外皮表面呈红棕色或棕褐色，断面或切面有浅黄色的石细胞群连续呈环带状，味淡、微涩。经鉴定为鸡桑的根皮。图 160-6。

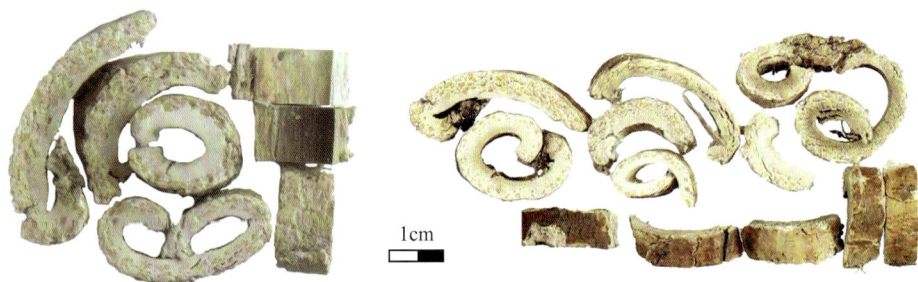

图 160-6　市售桑白皮（鸡桑皮）

161. 黄芩　SCUTELLARIAE RADIX

标准沿革

【来源】1963 年版《中国药典》收载为唇形科植物黄芩 *Scutellaria baicalensis* Georgi.。

【药用部位】1963 年版《中国药典》规定为"干燥根"。

【采收加工】1963 年版《中国药典》规定为"春、秋二季采挖，除去茎叶、须根及泥土，晒至半干，撞去粗皮，至显黄色后，晒干即得"。1977 年版《中国药典》描述简化为"春、秋二季采挖，除去须根及泥沙，晒后撞去粗皮，晒干"。

【性状】1963 年版《中国药典》描述为"表面黄棕色或深黄色，上部皮较糙，有扭曲的纵皱或不规则的网纹，下部皮细，有顺纹和细皱，上下均有稀疏疣状的根痕。质硬而脆，易折断，断面深黄色，中间有棕红色圆心，老根断面中央呈暗棕色或棕黑色朽片状，根遇潮湿或冷水则变为黄绿色。无臭，味苦"。1977 年版《中国药典》删除"根遇潮湿或冷水则变为黄绿色"。将气味修订为"气微，味苦"。2005 年版《中国药典》增加栽培品的性状描述。

商品质量

【商品规格】产地加工为统货（条货）、产地片（包括统片、大片、中片等）。

【品质论述】药材以条长、质坚实、色黄者为佳。

【产地】主产于山西、河北、陕西、甘肃等地。商品主要来自栽培品。

特征识别

【性状鉴定】［形状］呈圆锥形，扭曲。［大小］长 8~25cm，直径 1~3cm。［颜色］表面棕黄色或深黄色。［纹饰］表面有稀疏的疣状细根痕，上部较粗糙，有扭曲的纵皱或不规则的网纹，下部有顺纹和细皱。［断面］断面黄色，中心红棕色，老根中心枯朽状或中空，呈暗棕色或棕黑色。［质地］质硬面脆，易折断。［气味］气微，味苦。图 161-1、图 161-2。

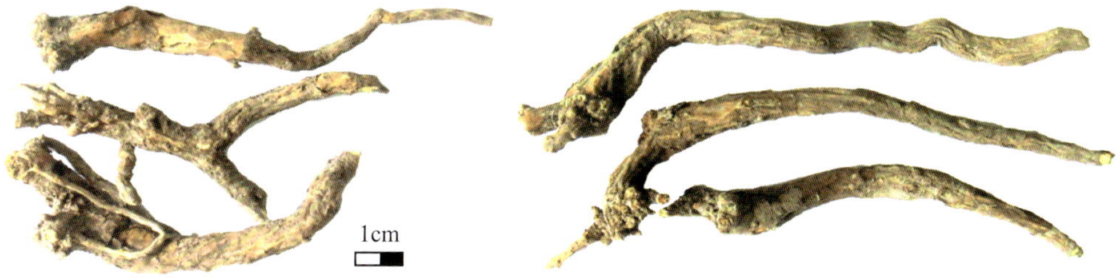

图 161-1　黄芩（野生品）

【鉴别歌诀】　　　圆锥形状深黄色　扭曲纵纹细根痕
　　　　　　　　　断面色黄味微苦　老根中空暗棕色

【识别要点】黄芩的性状特征较为明显，易于识别。

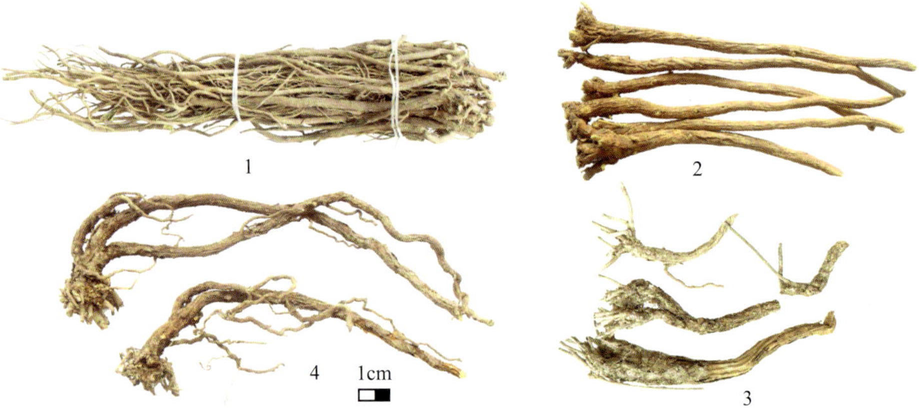

图 161-2　黄芩（甘肃 4 个产地栽培品）

（1.4 年生；2~3.2 年生；4.3 年生）

🌿 本草探源

【混乱品种】本草记载的黄芩不止一种。宋《图经本草》记载产于川蜀的黄芩，是指分布于西南地区的滇黄芩 *Scutellaria amoena* C. H. Wright 而言。明《滇南本草》所述黄芩即滇黄芩。

🌿 品种动态

【品种概述】国内各地称为"黄芩、小黄芩、土黄芩"的有 4 科 16 种植物，仅黄芩属（*Scutellaria* Linn.）6 种药用植物，均有商品流通；其他非唇形科植物多数为民间称谓，一些品种混淆而误用。

目前，商品黄芩为正品黄芩；一些地方习用药材在流通或使用中混淆。

【混伪品】（1）小黄芩：为唇形科植物甘肃黄芩 *Scutellaria rehderiana* Diels 的干燥根及根茎。甘肃、宁夏地方习用药材。早年甘肃产量较大，近年多用止品黄芩，产地收购量较小。小黄芩根茎发达，是商品的主要来源，根较少。

（2）川黄芩：为唇形科植物滇黄芩 *Scutellaria amoena* C. H. Wright、连翘叶黄芩 *Scutellaria hypericifolia* Levl. 或展毛韧黄芩 *Scutellaria tenax* var. *patentipilosa* C. Y. Wu. 的干燥根。四川、重庆地方习用药材。

（3）滇黄芩：为唇形科植物滇黄芩 *Scutellaria amoena* C. H. Wrigh 的干燥根。云南地方习用药材。

（4）黄花黄芩：为唇形科植物粘毛黄芩 *Scutellaria viscidula* Bunge 的干燥根。吉林地方习用药材。

🌿 图文辨析

【性状鉴定】（1）小黄芩：根茎呈圆柱形，长 4~12cm，直径 0.2~0.8cm；表面棕褐色或灰褐色，栓皮脱落处淡黄色，扭曲，具多数对生突出的芽痕或茎痕。根略呈圆锥形，长 5~10cm，直径 0.2~2cm；表面灰棕或棕褐色，有纵纹及须根痕，栓皮脱落处呈浅棕色；断面有明显的放射状纹理。

气微，味苦。图 161-3。

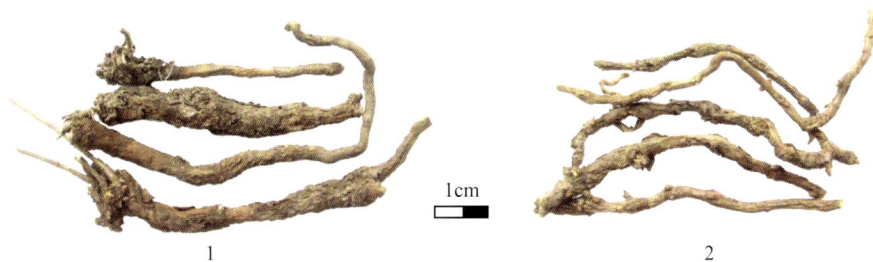

图 161-3　小黄芩
（1. 根；2. 根茎）

（2）滇黄芩：呈倒圆锥形，常扭曲，多分枝。表面棕黄色或暗黄色，有扭曲的纵皱纹或不规则的网纹，可见残留细根痕。质硬而脆。断面黄绿色、黄色或污黄色；老根中间呈棕褐色，成枯朽状。气微，味苦。图 161-4。

图 161-4　滇黄芩

【**市场速览**】市场流通一种伪品黄芩，来源不详，图 161-5。硫黄熏制的黄芩中，二氧化硫残留高达 2100mg/kg，图 161-6。

图 161-5　市售黄芩（伪品）

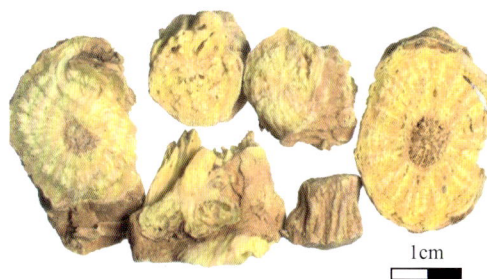

图 161-6　市售黄芩（硫熏）

162. 葶苈子　DESCURAINIAE SEMEN LEPIDII SEMEN

标准沿革

【来源】1963 年版《中国药典》收载为十字花科植物独行菜 *Lepidium apetalum* Willd.。1977 年版《中国药典》增加了播娘蒿 *Descurainia sophia*（L.）Webb. ex Prantl.（列为第二来源）。2010 年版《中国药典》将播娘蒿列为葶苈子的第一植物来源。

【药用部位】1963 年版《中国药典》规定为"干燥成熟种子"。

【采收加工】1963 年版《中国药典》规定为"夏季果实成熟时，割取全草，晒干，打下或搓落种子，去净杂质"。

【性状】1963 年版《中国药典》描述为"呈扁平长卵形。表面黄棕色，用放大镜观察，表面多颗粒状的细小突起，两端中部各有一条纵沟。一端钝圆，一端尖，尖端有小白点。破开后种仁白色，有油性。无臭，味辛苦，有黏性"。1977 年版《中国药典》修订为"一端钝圆，另端微凹或较平截"。

商品质量

【商品规格】产地加工为统货和选货，有南葶苈子、北葶苈子之分。

【品质论述】药材以颗粒充实、均匀、无杂质者为佳。

【产地】主产于山东、河南、河北、江苏，陕西、甘肃、辽宁、安徽和湖北等地亦产。

特征识别

【性状鉴定】（1）南葶苈子（播娘蒿）：［形状］呈椭圆形，略扁；一端钝圆，常偏斜，另端微凹或较平截，种脐类白色，位于凹入端或平截处。［大小］长 0.8~1.2mm，宽约 0.5mm。［颜色］浅棕色或红棕色，微有光泽。［纹饰］具细密网纹及 2 条纵沟，其中 1 条较明显。［气味］气微，味微辛、苦，略带黏性。图 162-1。

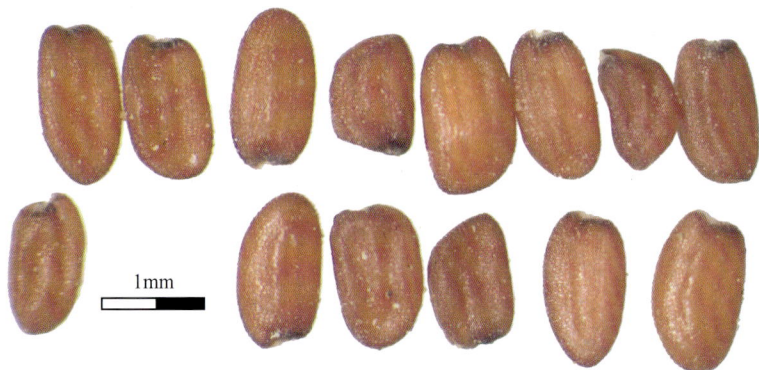

图 162-1　南葶苈子（甘肃）

（2）北葶苈子（独行菜）：［形状］近椭圆形或长卵形，扁平，一端钝圆，另一端尖而微凹，种脐位于凹入处。［大小］长 1~1.5mm，宽 0.5~1mm。［气味］味微辛辣，黏性较强。图 162-2。

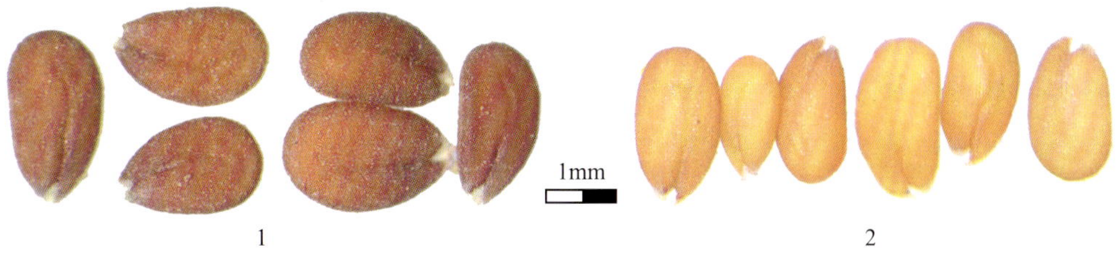

图 162-2　北葶苈子
（1. 商品；2. 采集）

【鉴别歌诀】　　　　南北葶苈形相近　扁平卵形椭圆形

　　　　　　　　　　细密网纹及纵沟　气味色泽稍不同

【识别要点】识别特征主要在形状方面，南葶苈子（播娘蒿）以椭圆形为主，有时近多边形或近卵形，略扁而中央常鼓起，种脐端较平截。北葶苈子（独行菜）近椭圆形或长卵形，有时两边不对称，种脐端微凹。图 162-3。

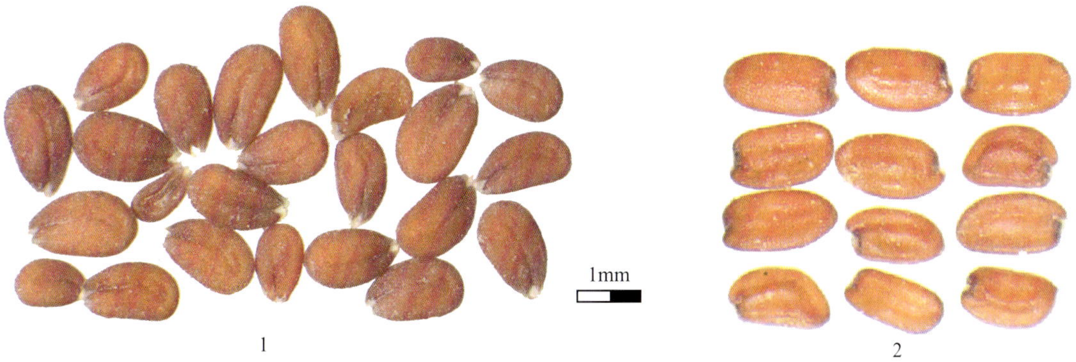

图 162-3　葶苈子
（1. 北葶苈子；2. 南葶苈子）

🌱 品种动态

【品种概述】国内各地称为"葶苈子"的有十字花科 8 属 15 种植物，均出现商品流通。

【混伪品】（1）荠菜：为十字花科植物荠菜 *Capsella bursa-pastoris*（L.）Medic. 的干燥成熟种子。近年多次发现误作葶苈子使用。

（2）小花糖芥：为十字花科植物小花糖芥 *Erysimum cheiranthoides* L. 的干燥成熟种子。曾在湖北、湖南等地误作葶苈子使用。

（3）蔊菜：为十字花科植物蔊菜 *Rorippa indica*（L.）Hiern 的干燥成熟种子。曾在华东部分地方误作葶苈子使用。

（4）菥蓂：为十字花科植物菥蓂 *Thlaspi arvense* L. 的干燥成熟种子。曾在西南、西北部分地方误作葶苈子使用。

图文辨析

【性状鉴定】（1）荠菜：呈长椭圆形，扁平。长 1~1.5mm，宽约 0.5mm。表面浅棕色，一端钝圆，另一端尖或平截；略具细微网纹，有呈"U"字形的浅槽。略带黏性。图 162-4。

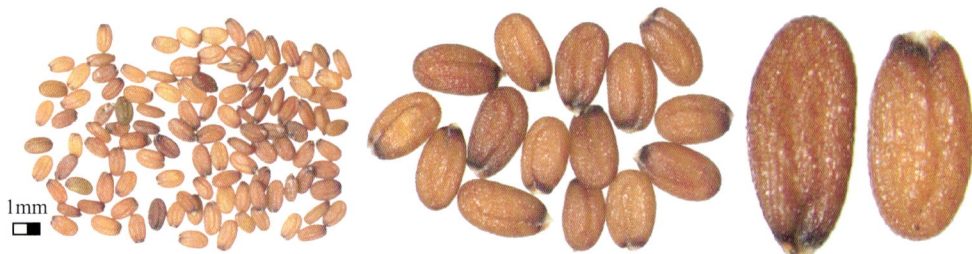

图 162-4　大叶荠菜

（2）小花糖芥：多呈 3~4 面体的椭圆形或矩圆形。长 0.7~1mm，宽约 0.5mm。表面黄棕色，具细微疣点，有的一侧隆起，不隆起的一面有微凹入的浅槽。气微，味淡。图 162-5。

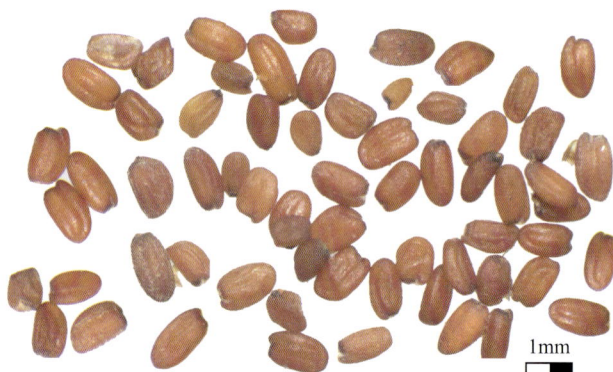

图 162-5　小花糖芥

（3）葶苈：呈卵形或多边形。长 0.3~1mm，宽约 0.3mm。表面棕黄色或棕褐色，略具细微网纹，具 1 条纵向浅槽。气微，味淡，无黏性。图 162-6。

（4）菥蓂：呈卵圆形，略扁。长 1.8~2.5mm，宽 1~1.2mm。表面紫黑色或黑色，一端钝圆，另一端略尖而微凹入，种脐位于凹入处，具同心性突起的环纹。气微，味淡。图 162-7。

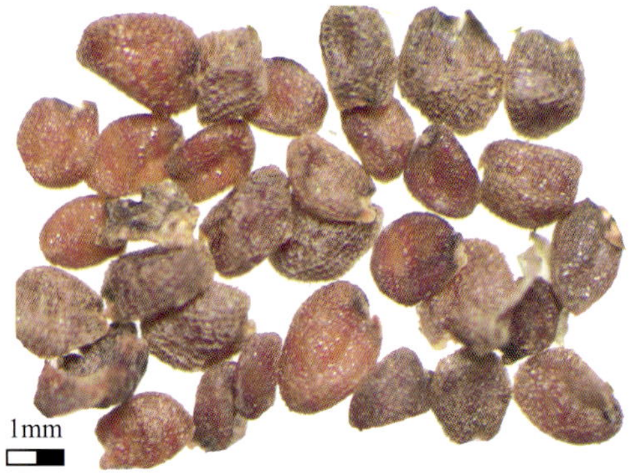

图 162-6　葶苈

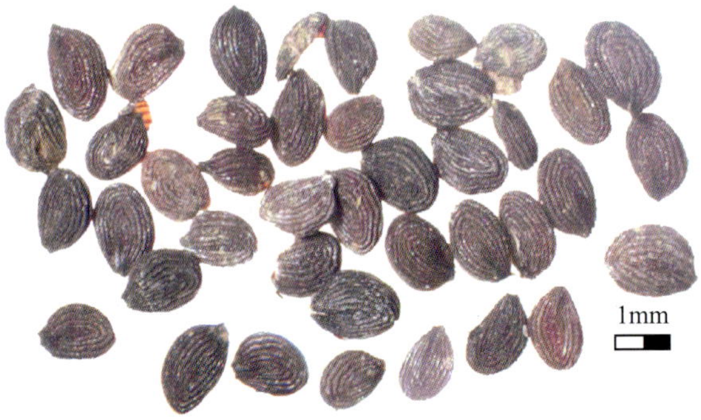

图 162-7　菥蓂

163. 密蒙花　BUDDLEJAE FLOS

标准沿革

【来源】1963 年版《中国药典》收载为马钱科植物密蒙花 *Buddieja officinalis* Maxim.。

【药用部位】1963 年版《中国药典》规定为"干燥花蕾和花序"。

【采收加工】1963 年版《中国药典》规定"2~3 月花未开放前采摘，除去枝叶与杂质，晒干既得"。1977 年版《中国药典》修订为"春季花未开放时采收，除去杂质，干燥"。

【性状】1963 年版《中国药典》描述为"为多数小花蕾密聚簇生的花序。表面灰黄色或淡褐色，密被细绒毛。全体质柔软而易碎，断面中央黑色。气微香，味甘而微苦辛"。1977 年版《中国药典》对形状、颜色和气味进行了修订，增加花冠特征。

商品质量

【品质论述】药材以花蕾密集、色黄绿、毛茸较密，无花梗者为佳。

【产地】产于四川、湖北、云南和陕西等地。商品来自野生品。

特征识别

图 163-1　密蒙花

【性状鉴定】[花序形状] 呈不规则圆锥状。[花形状] 花蕾呈短棒状，上端略大；花萼钟状，先端 4 齿裂；花冠筒状，与萼等长或稍长，先端 4 裂，裂片卵形；雄蕊 4，着生在花冠管中部。[大小] 花序长 1.5~3cm；花蕾长 0.3~1cm，直径 0.1~0.2cm。[颜色] 黄绿色、灰黄色或棕黄色；花冠内表面紫褐色或暗棕色。[纹饰] 密被灰黄色茸毛。[质地] 柔软。[气味] 气微香，味微苦、辛。图 163-1、图 163-2。

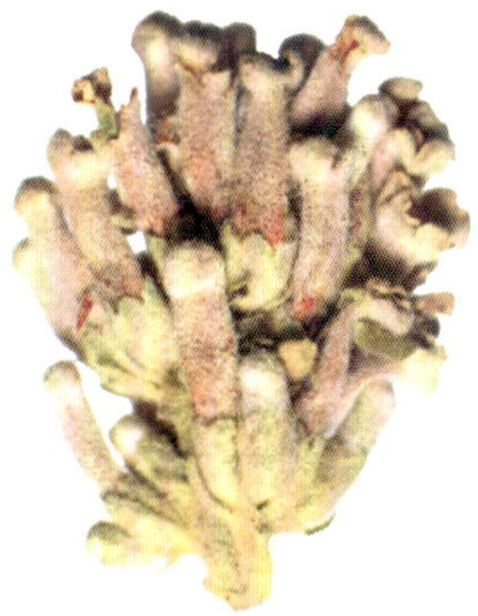

1cm

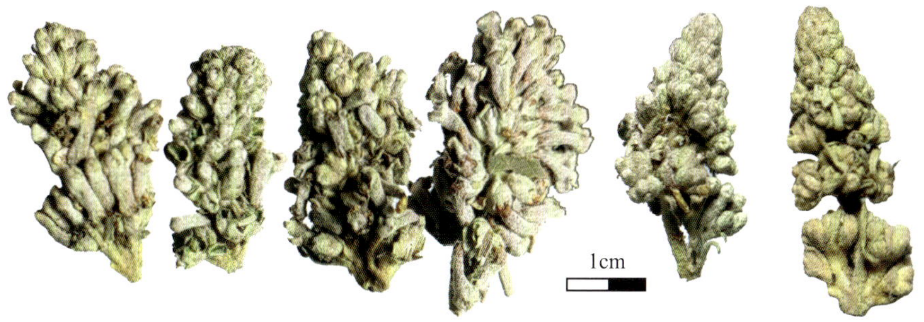

图 163-2　密蒙花

【鉴别歌诀】　　　　花蕾密集圆锥状　　外被茸毛色灰黄
　　　　　　　　　　棒状花蕾四位数　　味稍苦辛气微香

【识别要点】密蒙花的主要识别点是花数、雄蕊数和茸毛方面。（1）花数：具花萼和花冠，先端呈 4 齿裂；雄蕊 4 枚着生花冠管中部。（2）茸毛：显微镜下观察多为分叉星状非腺毛。图 163-3。

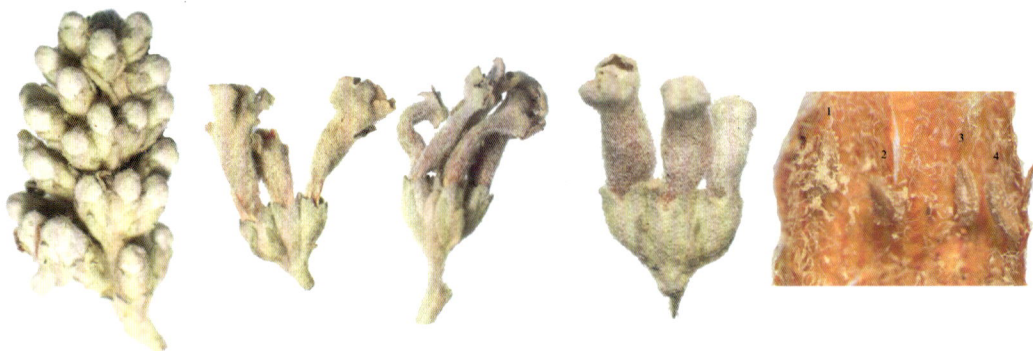

图 163-3　密蒙花及花冠展开放大（示四枚雄蕊）

🌱 本草探源

【混乱品种】宋《本草衍义》记载"蜜蒙花利州路甚多，花细碎，数十房成一朵，冬生春开"。所述为瑞香科的结香 *Edgeworthia chrysantha*。民国《药物出产辨》记载"又有一种，俗称明花珠。数十年以假作真，竟无人纠正，殊堪浩叹"。这种伪品正是结香。

🌱 品种动态

【品种概述】国内各地称为"密蒙花、土蒙花"的有 6 科 8 种植物，约 4 种存在商品，其余属于民间称谓或误用。

目前，主流商品为正品密蒙花；芫花常与密蒙花混淆误用。

【混伪品】（1）结香：为瑞香科植物结香 *Edgeworthia chrysantha* Lindl. 的干燥花蕾。商品习称"新蒙花"或"蒙花珠"，是密蒙花常见的混淆品。

（2）芫花：为瑞香科植物芫花 *Daphne genkwa* Sieb. et Zuce. 的干燥花蕾。2020 年版《中国药典》收载，主产于河南、湖北等地。外观与密蒙花相似，市场时有发现误用。

（3）黄芫花：为瑞香科植物河朔荛花 *Wikstroemia chamaedaphne* Meisn 的干燥叶及花蕾。1977 年版《中国药典》收载，山西地方习用药材。分布于华北、西北等地。外观与密蒙花相似，市场曾发现误用。本品在市场上常充当芫花使用。

🌱 图文辨析

【性状鉴定】（1）结香：花蕾密集成半球形，或单独散在。密被浅黄色茸毛（单细胞非腺毛）。花蕾呈短棒状，长 0.6~0.8cm；花为单被花，花萼先端 4 裂；雄蕊 8 枚，呈二轮排列。气微，味淡。图 163-4。

（2）芫花：花蕾呈棒状，常数个簇生成总状花序。长 1~1.7cm。表面淡紫色或灰绿色，密被短柔毛。花为单被花，花萼先端 4 裂，裂片卵圆形；雄蕊 8 枚，呈二轮排列。气微，味甘、微辛。图 163-5、图 163-6。

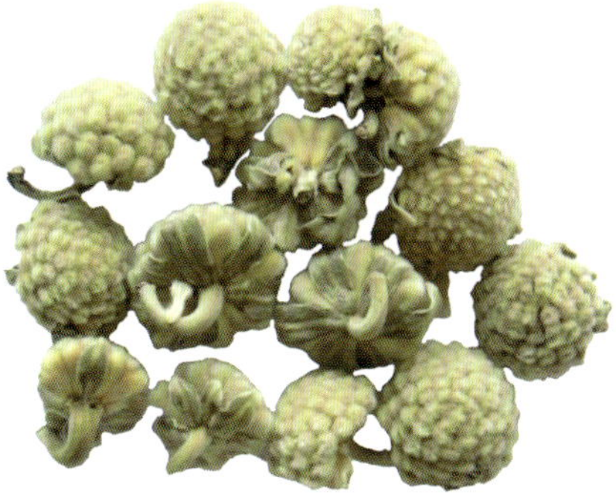

图 163-4　结香（商品药材）

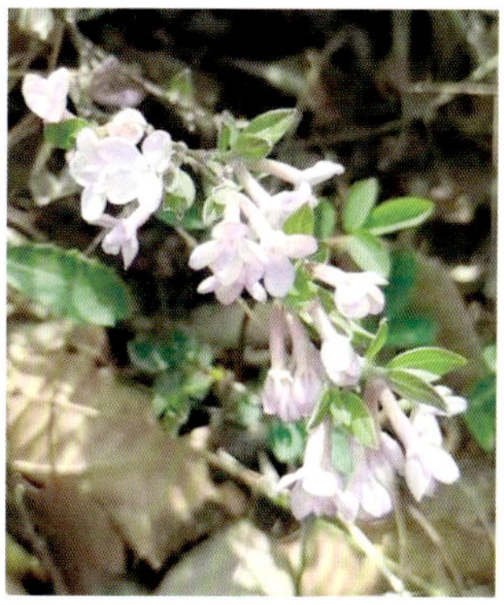

图 163-5　芫花原植物（安徽滁州）

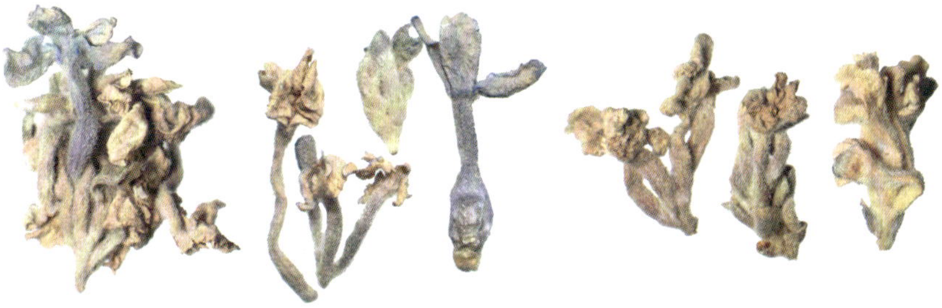

图 163-6　芫花（商品药材）

（3）黄芫花：呈棒状或细长筒状，上部较粗，多单个散在，少聚集成束。长 0.3~1cm。表面灰绿色或灰黄色，密被白色短柔毛。花为单被花，先端 4 裂，长圆形；雄蕊 8 个，呈二轮排列。气微香，味辛。图 163-7。

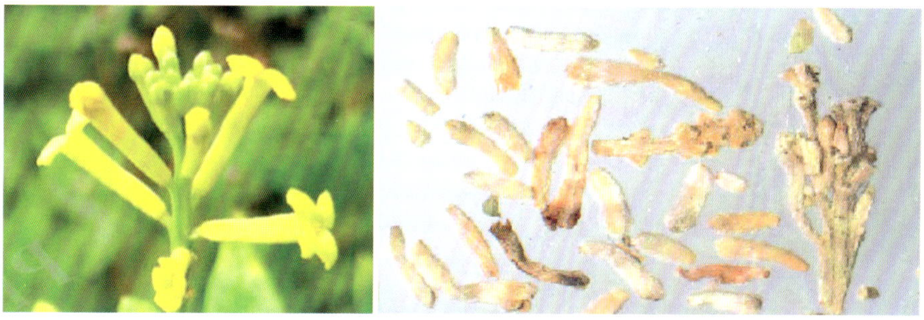

图 163-7　黄芫花（原植物及商品药材）

🌿 164. 缬草　VALERIANAE RADIX ET RHIZOMA

🌿 标准沿革

【来源】卫生部药品标准（中药成方制剂）及四川、宁夏、北京、湖北、湖南、吉林和陕西地方标准收载为败酱科植物缬草 *Valeriana officinalis* L.；北京、甘肃地方标准中的缬草拉丁学名修订为 *Valeriana pseudofficinalis* C. Y. Cheng et H. B. Chen。

【药用部位】标准规定为"干燥根及根茎"。

【采收加工】标准规定为"春、秋季采挖，除去茎叶及泥土，晒干"。

【性状】地方标准描述唯对根茎的描述有圆柱形、短柱状、头状、拳状的差异，其余基本相同。

🌿 商品质量

【商品规格】产地加工为统货。

【品质论述】药材以须根粗长，黄棕色、气味浓者为佳。

【产地】主产于四川、贵州、陕西等地。商品来自野生品，个别省份已有人工种植。

🌿 特征识别

【性状鉴定】[形状]根茎呈短柱形或不规则团块状，有时残留茎基和叶柄残基；细根呈圆柱形，簇生于根茎周围。[大小]根茎长 0.5~5cm，直径 0.5~1（5）cm；根长 3~15cm，直径 1~4mm。[颜色]黄棕色至灰棕色。[纹饰]有纵皱纹及细支根。[质地]质硬，易折断。[断面]皮部浅棕色，木部黄白色。[气味]气香特异，味甜、后稍苦、微辣。图 164-1、图 164-2。

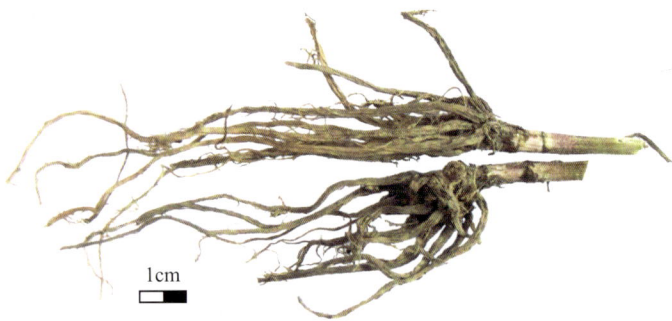

图 164-1　缬草（甘肃商品）　　　　图 164-2　缬草（甘肃采集）

【鉴别歌诀】　　　　　　　　根茎团块根簇生　气味特异是特征

【识别要点】缬草的根茎粗短，四周簇生多数细根，气味特异，易于识别。采集的植物标本，见图 164-3。

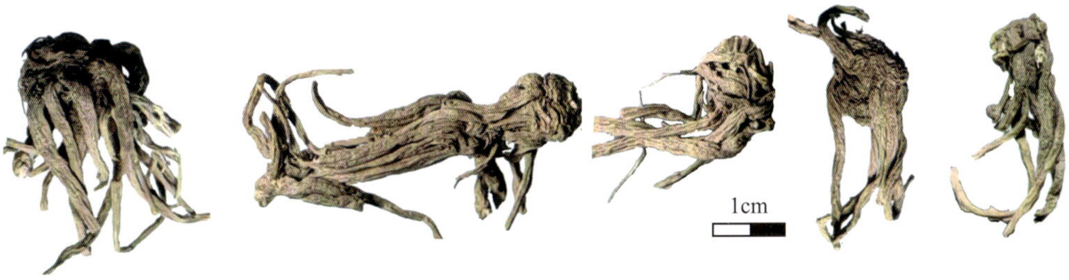

图 164-3　缬草

🌱 品种动态

【品种概述】国内药材市场上，常把同科属的蜘蛛香 *Valeriana jatamansi* Jones 的干燥根茎误以为缬草。本品在 1977 年版《中国药典》中以蜘蛛香（马蹄香）收载。产于云南、四川、贵州等地。

近年，市场流通的缬草包括其全草部分，不符合药用习惯。

🌱 图文辨析

【性状鉴定】蜘蛛香：根茎呈圆柱形，略扁，稍弯曲，有分枝；长 2~5cm，直径 1~2cm；表面灰褐色，有紧密的环节及突起的点状根痕，顶端略膨大，具茎、叶残基；质坚实，不易折断；断面灰棕色，可见筋脉点排列成环。根多数，长 4~10cm，直径约 0.2cm；质脆。气特异，味微苦辛。图 164-4。

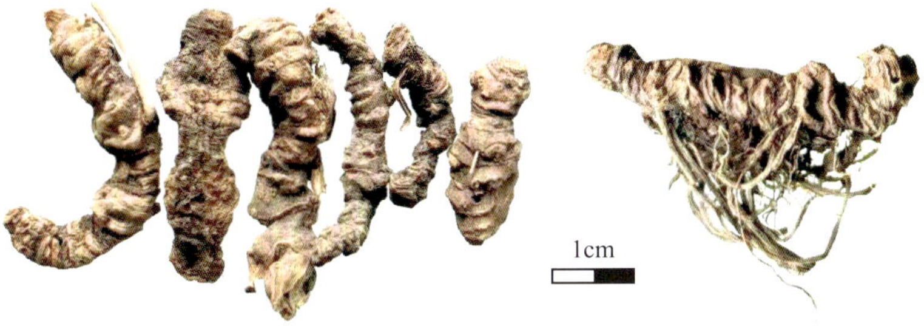

图 164-4　蜘蛛香（贵州）

165. 薏苡仁 SEMEN COICIS

标准沿革

【来源】1963 年版《中国药典》以薏苡仁（苡米）收载为禾本科植物薏苡 *Coix lacryma-jobi* L.。1977 年版《中国药典》删除苡米副名，薏苡拉丁学名修订为 *Coix lacryma-jobi* Linn. var. *ma-yuen*（Roman.）Stapf。2020 年版《中国药典》中文名修订为薏米。

【药用部位】1963 年版《中国药典》规定为"干燥成熟种仁"。

【采收加工】1963 年版《中国药典》规定为"8~10 月当果实成熟时割取全株，晒干，打落果实，除去外壳及黄褐色的外皮，去净杂质，收集种仁即得"。1977 年版《中国药典》修订为"秋季果实成熟时割取全株，晒干，打落果实，除去外壳、黄褐色的外皮及杂质，收集种仁"。

【性状】1963 年版《中国药典》描述为"呈椭圆球形或圆球形，基部较宽而略平，顶端钝圆。表面白色或黄白色，侧面有一条深且宽的纵沟，沟底粗糙，褐色，基部凹入，其中有一棕色小点。质坚硬，破开后白色，有粉性。无臭，味甘"。1977 年版《中国药典》对形状、颜色和气味进行了修订，并进行规范性描述。不再赘述。

商品质量

【品质论述】药材以粒大、饱满、色白、完整者为佳。

【产地】主产于贵州、广西、云南等地；亦从东南亚进口。商品为栽培品。

特征识别

【性状鉴定】[形状]呈宽卵形或长椭圆形；一端钝圆，另端较宽而微凹，背面圆凸，腹面有 1 条较宽而深的纵沟，纵沟的两棱边基本平行。[大小]长 4~8mm，宽 3~6mm。[颜色]表面乳白色，光滑，偶有残存的淡棕色种皮；断面白色。[纹饰]有 1 淡棕色点状种脐。[断面]粉性。[质地]坚实。[气味]气微，味微甜。图 165-1。

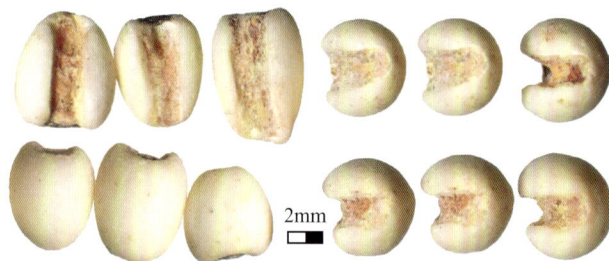

图 165-1　薏苡仁（1989 年国产）

【鉴别歌诀】
薏苡仁呈宽卵形　表面光滑乳白色
腹面一条浅纵沟　质地较硬富粉性

【识别要点】薏苡仁以"多呈卵形，长大于宽，纵沟的两棱边基本平行，不能在桌面上直立"为性状特征。图 165-2。

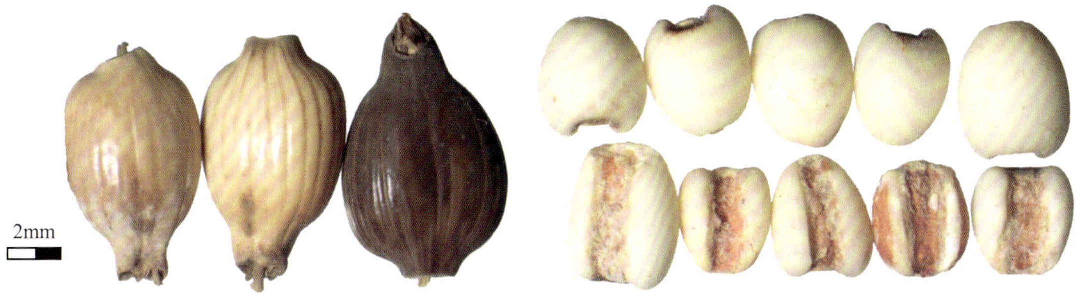

图 165-2　薏苡颖果及薏苡仁（2023 年国产小粒薏苡仁）

有报道，商品薏苡仁分为国产薏苡仁（又称小粒薏苡仁）与进口薏苡仁（又称大粒薏苡仁），进口薏苡仁与国产薏苡仁十分相近，只是前者稍宽大。

🌱 本草探源

【混乱品种】《雷公炮炙论》记载"凡使，勿用感米……若薏苡人，颗小色青，味甘，咬着粘人齿"。明《本草纲目》记载"有二种，一种粘牙者，尖而壳薄，即薏苡也。一种圆而壳厚坚硬者，即菩提子也，其米少，即粳米感也，但可穿作念经数珠"。所述菩提子即菩提子 *Coix lacryma-jobi* Linn.，不能食用。

东汉马援率兵南征交趾时带回薏苡，《中国植物志》考证认为和我国地产的薏苡仁属同一植物，目前从越南进口的薏苡仁应为正品。

🌱 品种动态

【品种概述】薏苡仁是药食同源植物，为薏苡属中种壳较薄、淀粉含量较高的品种及其栽培种。据报道，市场发现冒充薏苡仁的为禾本科多种植物。

【混伪品】（1）草珠子：为禾本科植物菩提子 *Coix lachryma-jobi* Linn.。分布较广。《本草纲目》称为菩提子，本品坚硬作为工艺品，含淀粉少，不能食用。

（2）其他：为禾本科植物大麦 *Hordeum vulgare* L.、高粱 *Sorghum bicolor*（Linn.）Moench 的干燥成熟种仁。

🌱 图文辨析

【性状鉴定】草珠子：呈宽卵形，宽度相对大于长度。长 5~7mm，宽 6~8mm。表面浅棕色，光滑；一面外凸，一面较平坦，有一浅纵沟，纵沟的两棱边略呈向外扩展，至顶端略呈"八字型"。顶端多呈平截状，基部较平截而稍歪斜。质坚硬，断面类白色。图 165-3。

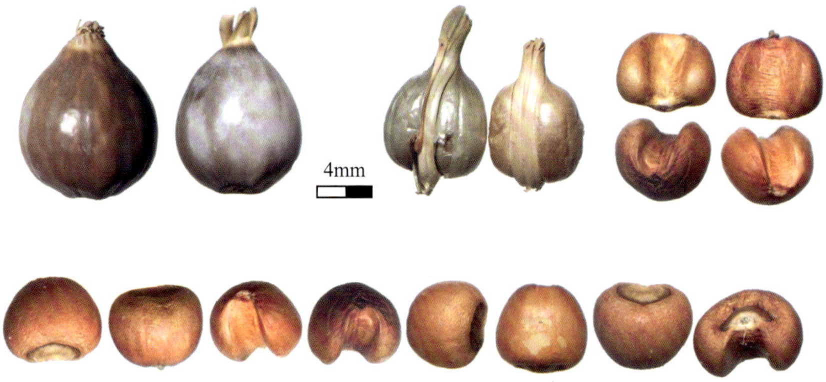

图 165-3 草珠子颖果及种仁（2023 年鲜品加工）

【市场速览】近年市场流通一种"薏苡仁"，疑似草珠子。图 165-4、图 165-5。

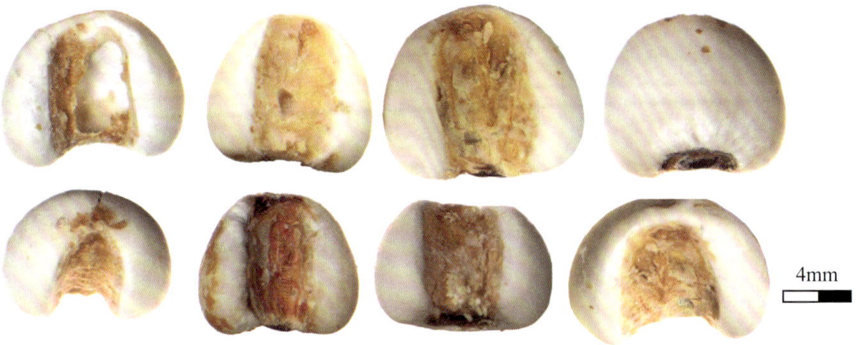

图 165-4 市售薏苡仁（疑似草珠子）

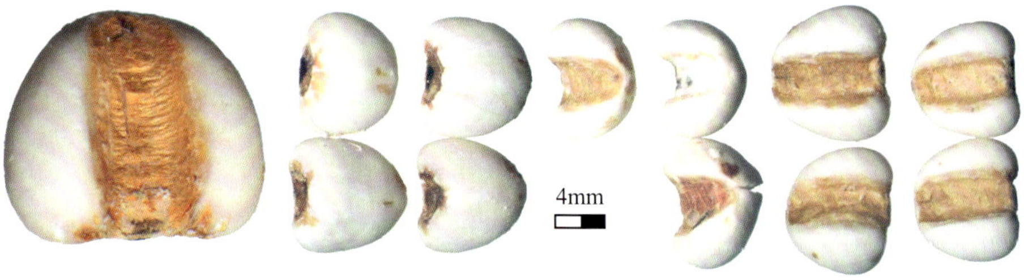

图 165-5 市售薏苡仁（掺假，疑似草珠子）

166.银柴胡　*STELLARIAE RADIX*

标准沿革

【来源】1963 年版《中国药典》收载为石竹科植物银柴胡 *Stellaria dichotoma* L. var. *lanceolata* Bge.。

【药用部位】1963 年版《中国药典》规定为"干燥根"。

【采收加工】1963 年版《中国药典》规定为"春、夏二季采挖，除去茎苗须根，洗净泥沙，晒干既得"。1977 年版《中国药典》修订为"春、夏间植株萌发或秋后茎叶枯萎时采挖，除去须根及泥沙，晒干"。2000 年版《中国药典》增加"栽培品于种植后第三年 9 月中旬或第四年 4 月中旬采挖"。

【性状】1963 年版《中国药典》描述为"表面黄棕色而发灰，皮上具多数圆形小孔，习称'沙眼'，自'沙眼'折断处可见棕色花纹；折断时有粉尘飞扬；中间有大型黄白色相间的菊花心；臭微，味甘微苦"。1977 年版《中国药典》将上述修订为"表面淡黄色及黄白色，具孔状的凹陷，习称'沙眼'，从'沙眼'折断处有粉沙散出；木部有黄、白色相间的放射状纹理；气微，味甘"。2000 年版《中国药典》增加栽培品描述，并将"沙眼"修订为"砂眼"。

商品质量

【品质论述】药材以条粗长、均匀、外皮棕黄色、断面黄白色者为佳。

【产地】主产于宁夏、内蒙古，甘肃、陕西等地亦产。商品来自野生品和栽培品，以后者为主。

特征识别

【性状鉴定】（1）野生品：［形状］呈类圆柱形，很少有分枝；根头部略膨大，有密集的呈疣状突起的芽苞、茎或根茎的残基。［大小］长 15~40cm，直径 0.5~2.5cm。［颜色］浅棕黄色至浅棕色。［纹饰］有扭曲的纵皱纹及支根痕，多具孔穴状或盘状凹陷。［质地］质硬而脆，易折断。［断面］皮部甚薄，木部宽广，有黄白色相间的放射状纹理。［气味］气微，味微甜。图 166-1。

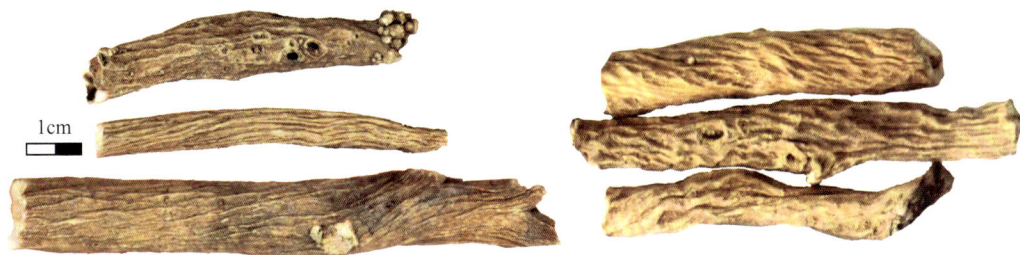
1cm

图 166-1　银柴胡（1988 年野生品）

（2）栽培品：［形状］根有分枝，常弯曲。［颜色］表面黄白色或浅黄棕色；断面显黄白色。［纹饰］具细纵纹；点状支根痕多见。［断面］较平整，略显放射状纹理。图 166-2。

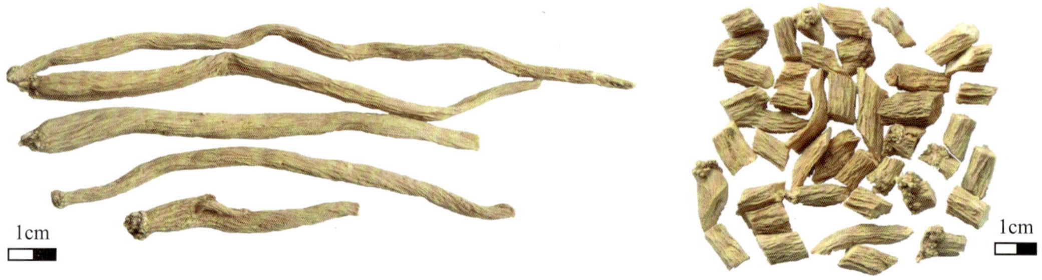

图 166-2　银柴胡（2021 年甘肃栽培品）

【鉴别歌诀】　野生品　圆柱形状色棕黄　珍珠盘头有砂眼

木部宽广放射纹　表面皱纹味稍甜

栽培品　圆柱形状根细长　表面黄白多根痕

【识别要点】（1）根部：根头部有密集的疣状突起，习称"珍珠盘"。根表面有须根脱落留下凹陷，习称"砂眼"，野生品易见，而栽培品基本没有。（2）断面：野生品有浅黄色（导管束）、白色（木射线）相间的放射状纹理；而栽培品由于生长年限较短，隐见放射纹理或没有。

【性状探微】据研究，栽培 3~4 年的银柴胡才能达到野生品的质量要求，木质部导管束放射状，而 2 年生的导管束不明显。植物药材中泥土细砂属于杂质，不作为性状描述。

🌱 本草探源

【混乱品种】银柴胡在明代之前的本草中列于柴胡项下，清代《本经逢原》单独记载，所述与现代银柴胡相符。清《本草易读》记载"近有一种，根似桔梗、沙参，白色而大，市人以伪银柴胡，毫无气味，不可不知"，记述一种伪品银柴胡。

🌱 品种动态

【品种概述】国内各地称为"银柴胡"的有 3 科 28 种植物，大多数为民间称谓和误用，其中约 6 种属于商品流通中的混淆或误用。20 世纪 50 年代，在西北、华北地区将石竹属（Gypsophila）、蝇子草属（Silene）多种植物以"银柴胡"收购，后来生产经营部门归类为"山银柴胡"，这类混淆品延续至今。

目前，主流商品为人工种植银柴胡；市场仍然可见"山银柴胡"冒充情况。

【混伪品】（1）山银柴胡：为石竹科植物窄叶丝石竹 *Gypsophila oldhamiana* Miq.、尖叶丝石竹 *Gypsophila licentiana* Hand.-Mazz. 的干燥根。产于西北。以个子货或加工成饮片充当银柴胡。山银柴胡冒充多种药材成为伪品中的常青树。

（2）土银柴胡：为石竹科植物旱麦瓶草 *Silene jenisseensis* Willd.、蝇子草 *Silene fortunei* Vis. 的干燥根。过去以个子，近年加工成饮片冒充银柴胡。

（3）灯心蚤缀：为石竹科植物灯心蚤缀 *Arenaria juncea* Bieb. 的干燥根。早年误用较多见。

（4）瓦草：为石竹科植物瓦草 *Silene asclepiadea* Franch. 的干燥根。市场流通商品，曾混淆误用。

🌿 **图文辨析**

【**性状鉴定**】（1）窄叶丝石竹：根呈圆柱形或圆锥形，根头部残留地上茎基。直径 0.7~3cm。外皮粗糙，呈棕褐色、灰棕色；有扭曲纵沟纹，具多数疣状突起及侧根痕。饮片常为横切或斜切厚片，还有段柱形状，外皮除去或带有。体轻，质脆。断面黄白色，粗糙，可见 1~3 轮排列的异常维管束。气微，味苦、麻舌。图 166-3、图 166-4。

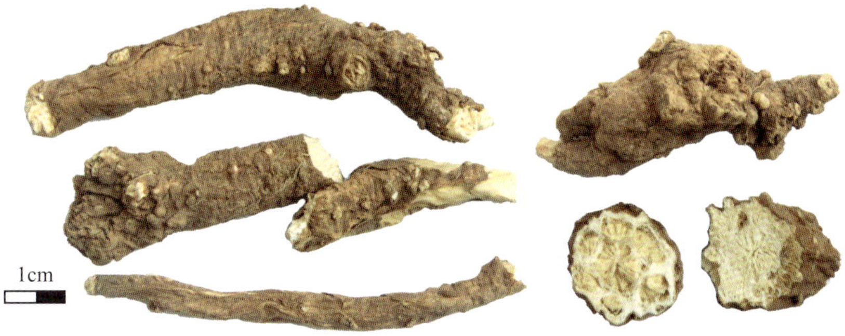

图 166-3　窄叶丝石竹

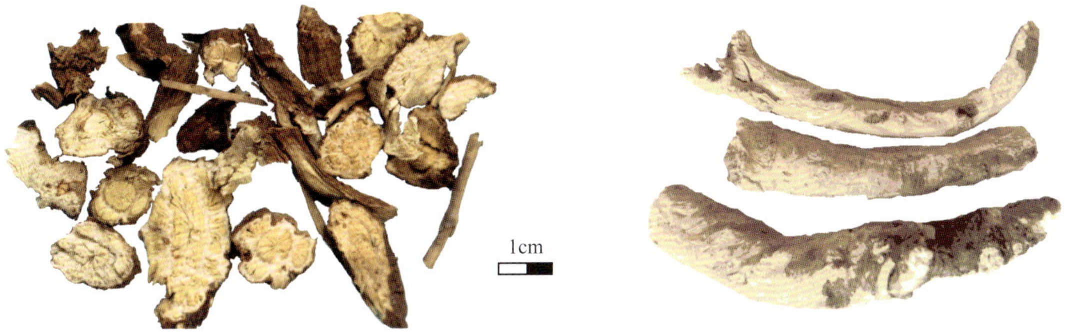

图 166-4　窄叶丝石竹

（2）旱麦瓶草：根略呈圆柱形，根头部常有数个残茎。长 5~18cm，直径 0.4~2cm。外表面黄褐色、暗黄色，有多数细纵纹。饮片为横切或斜切厚片。质松脆，断面皮部白色，木部淡黄色。气微，味微辛。图 166-5。

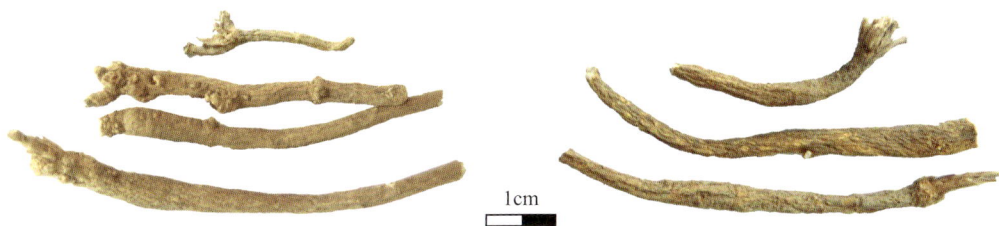

图 166-5　旱麦瓶草

（3）蝇子草：根呈圆柱形，根头部具多数根茎残基。长 7~18cm，直径 0.5~2cm。外表面浅棕黄色或黄白色。具纵皱纹及横向突起皮孔。质坚硬，皮部黄白色，木部淡黄色。气微，味微甜，久嚼稍有麻舌感。图 166-6。

图 166-6　蝇子草

（4）灯心蚤缀：根呈圆锥形，粗壮。长 5~20cm，直径 0.5~2.5cm。根头部有时具残枝，近根头处有横向纹。外表面灰棕色或黄褐色，具侧根痕，中部以下多纵纹。质松脆，断面皮部类白色，木部灰黄色。气微，味微苦。图 166-7。

图 166-7　灯心蚤缀

（5）瓦草：根呈圆柱形，根头稍膨大。直径 0.3~0.8cm。外表面浅棕黄色；有扭曲纵沟纹，具少数皮孔突起及侧根痕。体轻，质硬，不易折断。断面黄白色，略显角质。气微，味苦、麻舌。图 166-8。

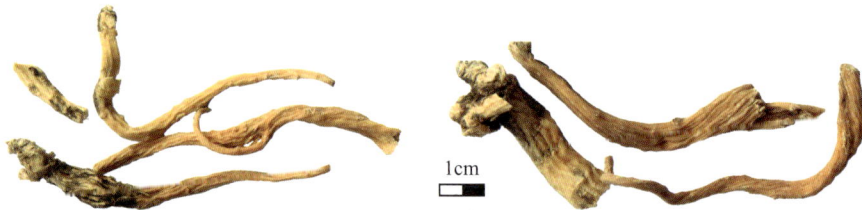

图 166-8　瓦草

🌿 167. 蔓荆子　FRUCTUS VITICIS

🌱 标准沿革

【来源】1963 年版《中国药典》收载为马鞭草科植物单叶蔓荆 *Vitex rotundifolia* L. f. 或蔓荆 *Vitex trifolia* L.。1977 年版《中国药典》修了单叶蔓荆的拉丁学名修订为 *Vitex trifolia* L. var. *simplicifolia* Cham.。

【药用部位】1963 年版《中国药典》规定为"干燥成熟果实"。

【采收加工】1963 年版《中国药典》规定为"8~10 月果实成熟时采收，晒干，除净杂质既得"。1977 年版《中国药典》修订为"秋季果实成熟时采收，除去杂质，晒干"。

【性状】1963 年版《中国药典》描述为"呈圆球形；有灰白色的粉霜及四条纵沟，用放大镜观察，密布淡黄色小点；底部有薄膜状的蒂及小果柄，蒂包被了大半个果实，其边缘有 5 个小裂片，常深裂呈两瓣，灰白色，密布细绒毛；横断面果皮灰黄色，有棕褐色油点，内分四室；味苦"。1977 年版《中国药典》修订幅度较大，为"呈球形；被灰白色的粉霜茸毛，有纵向浅沟 4 条；基部有灰白色缩萼，萼为果实长的果实 1/3~2/3，5 齿裂，其 2 裂较深，形成两瓣，密被绒毛；横断面果皮外层灰黑色，内层黄白色，两层间有棕褐色油点排列成环，分为 4 室；味淡，微辛"。1985 年版《中国药典》将断面简化为"横切面可见 4 室"。

🌿 商品质量

【品质论述】以粒大、饱满、色黑、气味浓，无杂质者为佳。

【产地】主产于江西、湖南，云南、安徽、湖北、福建、广西等地亦产，近年多有进口。商品来自野生品，以江西、广西、福建等地栽培品为主。

🌿 特征识别

【性状鉴定】[形状] 呈球形，顶端微凹。果萼宿存，具 5 齿，长为果实的 1/3~1/2，具 1~2 深裂。[大小] 直径 4~6mm。[颜色] 灰黑色或黑褐色。花萼灰白色。[纹饰] 有 4 条不明显的浅纵沟；被少量的灰白色茸毛。花萼密被茸毛。[质地] 体轻，质硬，不易破碎。[断面] 可见 4 室，每室有种子 1 枚。[气味] 气清香，味微辛。图 167-1。

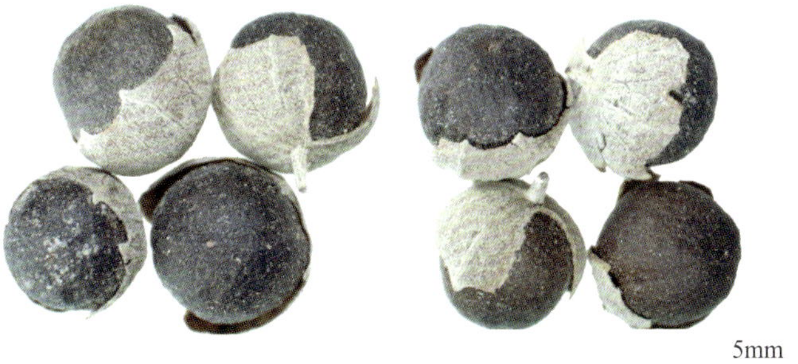

5mm

图 167-1　蔓荆子

【鉴别歌诀】

果实球形黑褐色　顶端微凹四条纹
花萼灰白五齿裂　体较坚硬味稍辛

【识别要点】蔓荆子的形状、颜色、表面纹饰和果萼等特征明显，易于识别。

【标准探微】蔓荆子果萼和横切面特征是早期标准修订的主要内容。花萼呈钟状，具5齿，而果萼受成熟度的影响，一般具1~2开裂，不超过果实的1/2。关于气味文献描述差异较大，气特异而芳香并不显著，以气清香为妥，口感味淡微辛，实际就是味微辛。图167-2。

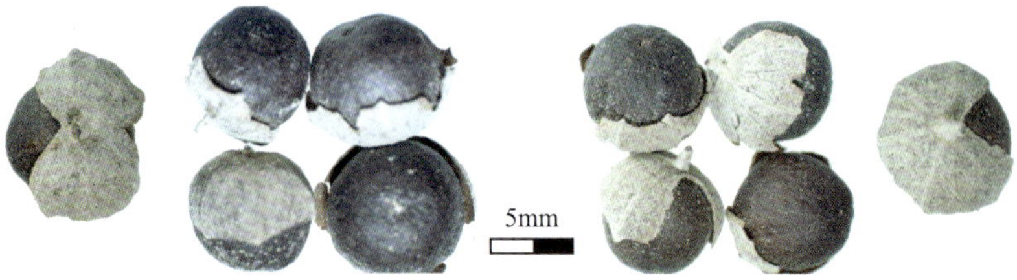

图167-2　蔓荆子

品种动态

【品种概述】国内各地被称为"蔓荆子"的有牡荆属（Vitex）4种植物。商品以正品蔓荆子为主，牡荆和黄荆常混淆或冒充蔓荆子使用。

【混伪品】黄荆子：为马鞭草科植物牡荆 *Vitex negundo* L. var. *cannabifolia*（Sieb. et Zuce）Hand.-Mazz. 或黄荆 *Vitex negundo* L. 的干燥成熟果实。上海、江苏、贵州、四川等地方习用药材。黄荆子的果实常掺入蔓荆子中销售。

图文辨析

【性状鉴定】（1）牡荆：果实呈近梨形或倒卵球形。外表棕褐色、暗棕色，表面有不明显的细纵棱。长3~4mm，直径2~3mm。花萼长为果实的1/2以上。气清香，味苦、涩。图167-3。

（2）黄荆：药材性状同牡荆。

图167-3　牡荆

【市场速览】近年，在商品蔓荆子中发现一种外观与正品蔓荆子很相似的样品，表面具8~10条明显浅纵沟，断面具四室。符合马鞭草科植物牡荆属（Vitex Linn.）植物特征，具体品种有待确定，或属蔓荆子生态变异。图167-4。

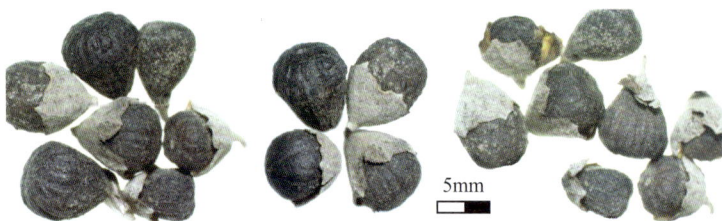

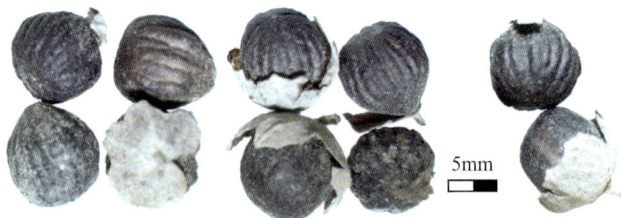

图167-4　疑似蔓荆子（市售蔓荆子中挑出的可疑样品）

168. 萹蓄 POLYGONI AVICULARIS HERBA

标准沿革

【**来源**】1963 年版《中国药典》收载为蓼科植物萹蓄 *Polygonum aviculare* L.

【**药用部位**】1963 年版《中国药典》规定为"干燥地上部分"。

【**采收加工**】1963 年版《中国药典》规定为"夏季花开前叶茂盛时采收，除去根及杂质，迅速晒干"。

【**性状**】1963 年版《中国药典》描述为"茎呈圆柱形而略扁，有分枝，全长 1 尺许，直径 0.5~1 分。表面棕红色或灰绿色，有细密微突起的纵纹，节部稍膨大，有浅棕色薄膜质的托叶鞘包围，节间长约 1 寸许。质坚硬，易折断，断面有白色的髓。叶互生、柄短，叶片多皱缩破碎，湿润展平后，完整者呈披针形，全缘、无毛，两面均呈棕绿色或灰绿色。无臭，味微苦"。1977 年版《中国药典》修订为"长 15~40cm，直径 1.5~3mm。叶片多脱落或皱缩、破碎"。2005 年版《中国药典》描述为"气微，味微苦"。

商品质量

【**商品规格**】产地加工为统货。

【**品质论述**】药材以质嫩、叶多、色灰绿者为佳。

【**产地**】主产于山东、河南、安徽、四川、黑龙江等地。商品来自野生品。

特征识别

【**性状鉴定**】［茎形状］呈圆柱形而略扁，多分枝，有细密微突起的纵纹；节部稍膨大，有棕色膜质的托叶鞘。［叶形状］叶互生，近无柄或具短柄，叶片多脱落或皱缩，完整者展平后呈椭圆形、披针形，下面侧脉明显。［花形状］叶腋间可见簇生小花。［大小］茎长 15~40cm，直径 0.2~0.3cm，节间长约 3cm。［颜色］茎灰绿色或棕红色；叶两面均呈棕绿色或灰绿色。［质地］茎质硬，易折断。［断面］茎断面具白色髓部。［气味］气微，味微苦。图 168-1、图 168-2。

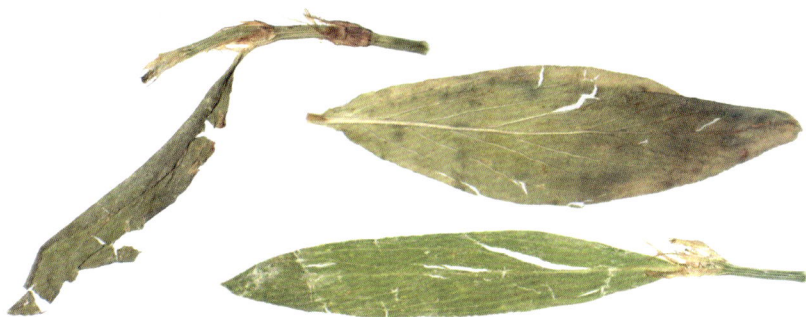

图 168-1　萹蓄（商品药材）

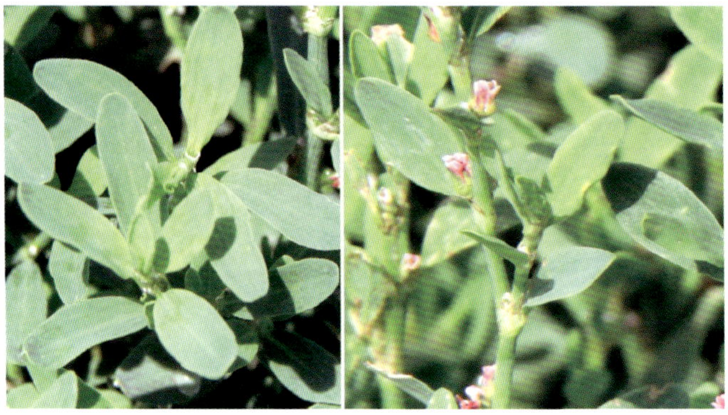

图 168-2　萹蓄（原植物）

【鉴别歌诀】　　　　　茎呈圆柱色灰绿　节部膨大托叶鞘

　　　　　　　　　　　单叶互生椭圆形　腋间簇生小花朵

【识别要点】萹蓄的识别特征：（1）叶。椭圆形或披针形，近无柄或短柄，下面侧脉明显。（2）叶鞘。叶鞘呈棕色，撕裂脉明显。（3）茎。呈圆柱形，具细棱；茎的节间比叶片短。图 168-3。

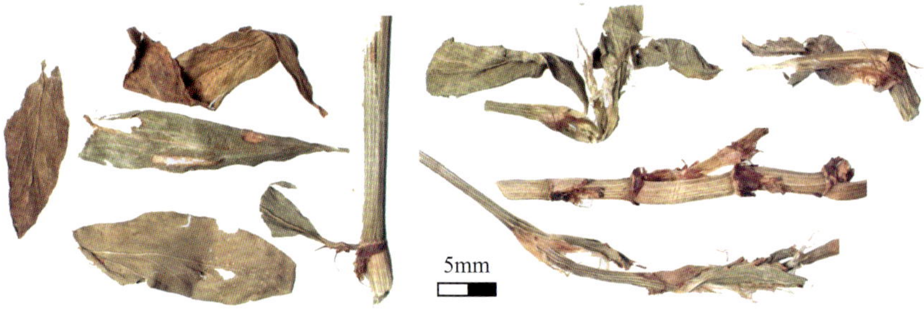

图 168-3　萹蓄

在植物分类中萹蓄的关节花梗顶部，瘦果具小点组成的细条纹为重要特征。

品种动态

【品种概述】国内各地称为"萹蓄"的有 6 科 11 种植物，多数是民间误用、误称品种，约 4 种存在商品。

目前，商品萹蓄为正品萹蓄；除地方习用品外，也发现误用品。

【混伪品】（1）习见蓼：为蓼科植物习见蓼 *Polygonum plebeium* R. Br. Prodr. 的干燥全草。民间药，西南部分地方称为"小萹蓄"，市场误以为"萹蓄"或以"萹蓄"销售。

（2）瞿麦：为石竹科植物瞿麦 *Dianthus superbus* L. 的干燥全草。在甘肃的个别地方发现误将瞿麦当作萹蓄，未见使用。

图文辨析

【性状鉴定】习见蓼：茎多分枝，具纵棱，沿棱具小突起，茎的节间比叶片短。具黄白色膜质托叶鞘（鲜品托叶鞘膜质呈白色透明）。叶狭椭圆形或倒披针形，顶端钝尖，基部楔形，叶柄极短或近无柄，叶下面侧脉不明显。关节在花梗中部，比苞片短。果实平滑。图 168-4 至图 169-6。

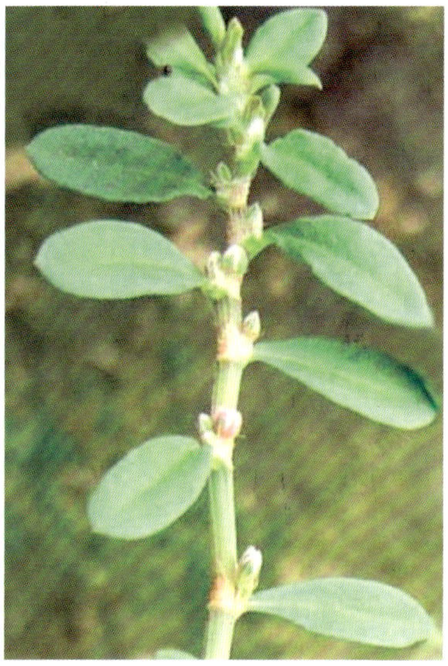

图 168-4　习见蓼

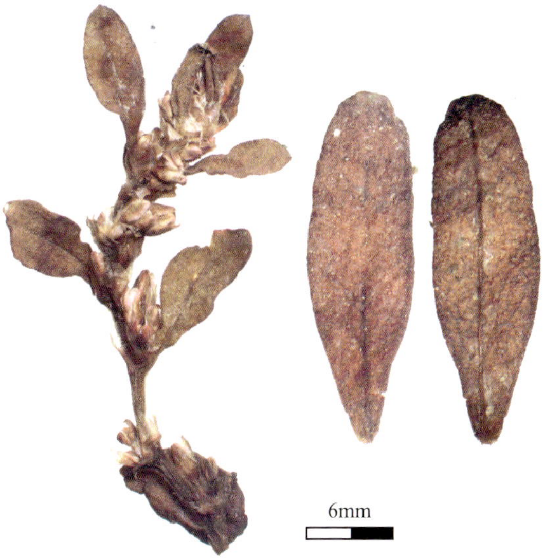

图 168-5　习见蓼（广东）

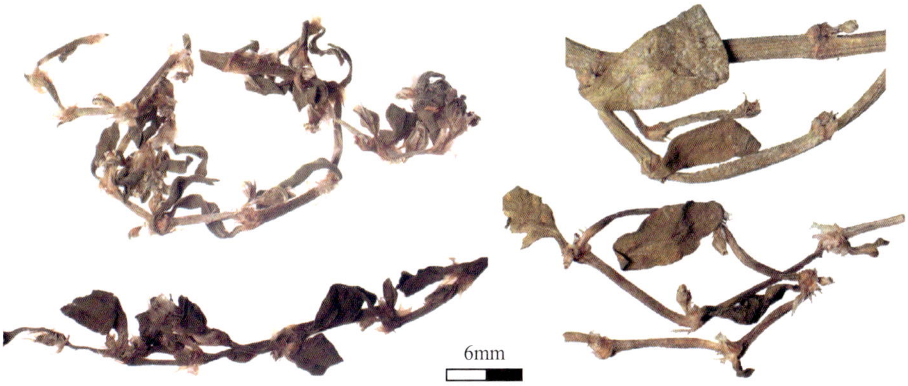

图 168-6　习见蓼（广东，并经基因测序鉴定）

169. 紫草 ARNEBIAE RADIX

标准沿革

【来源】1963 年版《中国药典》收载为紫草科植物新疆紫草 *Macrotomia euchroma*（Royle）Pauls. 或紫草 *Lithospermum erythrorhizon* Sieb. et Zucc.，前者称软紫草，后者称硬紫草。1990 年版《中国药典》增加内蒙紫草 *Arnebia guttata* Bunge。2005 年版《中国药典》删除紫草 *Lithospermum erythrorhizon* Sieb. et Zucc.。

【药用部位】1963 年版《中国药典》规定为"干燥根"。

【采收加工】1963 年版《中国药典》规定为"春、秋二季采挖，以秋季采者为佳，将根挖出，除去残茎及泥土（勿用水洗，以防褪色），晒干或晾干既得"。1977 年版《中国药典》修订为"春、秋二季采挖，除去泥沙，干燥"。

【性状】1963 年版《中国药典》"软紫草"描述为"呈不规则的长圆柱形。表面紫红色或紫褐色，皮部极疏松，成条形鳞片状，常十数层相叠，易剥落成不整齐的条状碎片，质松软而轻，易折断，断面显层层圆环，中心木部稍硬，黄色，有的不明显。微有香气，味微苦涩"。1977 年版《中国药典》修订为"皮部疏松，呈条形片状，常 10 余层重叠，易剥落。断面不整齐，中心木部较小，黄白色或黄色。气特异，味微苦、涩"。1990 年版《中国药典》补充了"内蒙紫草"形状特征。

商品质量

【品质论述】药材以条粗大、色紫、皮厚者为佳。

【产地】新疆紫草主产于新疆；内蒙紫草主产于内蒙古。商品来自野生品。

【市场点评】我国紫草包括新疆紫草（软紫草）、内蒙紫草，早年尚有硬紫草，国内商品长期以新疆紫草为主。近年，紫草野生资源加速枯竭，软紫草人工种植处于引种试种阶段，商品紫草逐渐从国内转到国外，紫草的质量问题日趋复杂，也成为敏感话题。

目前，市售紫草除新疆产地外，主要来自巴基斯坦、哈萨克斯坦、吉尔吉斯坦等国的进口商品，据有关部门调查，进口紫草的来源复杂，药材商品分为硬皮紫草和软皮紫草（两种进口紫草的分类与我国紫草规格并不完全相同），进口紫草的品种来源和产地加工与现行的国家标准有抵触或不相符合；其中的硬皮紫草的木质部较发达，在国内敲碎除去后，仅剩余皮部，形成不同的片或段状，称为精选货。

国内多数经销商把进口紫草直接称为新疆软紫草、新疆硬紫草销往国内，进口紫草的品种来源复杂，这些非正品的流通或使用，值得有关方面重视。

特征识别

【性状鉴定】（1）新疆紫草：[形状]呈长圆锥形或圆柱形，顶端可见数个呈分离状的残茎，根头部增粗，具茸毛；老根常由数个细根交织缠绕，多呈扭曲状。[大小]长 7~20cm，直径 1~2.5cm。

［颜色］表面紫红色或紫褐色。［质地］体轻，质松软，易折断。［断面］断面不整齐，皮部疏松，呈片状分离，常 10 余层重叠，易剥落；木部较小，黄白色，呈环状或被薄壁细胞分割呈散在。［气味］气特异，味微苦、涩。图 169-1。

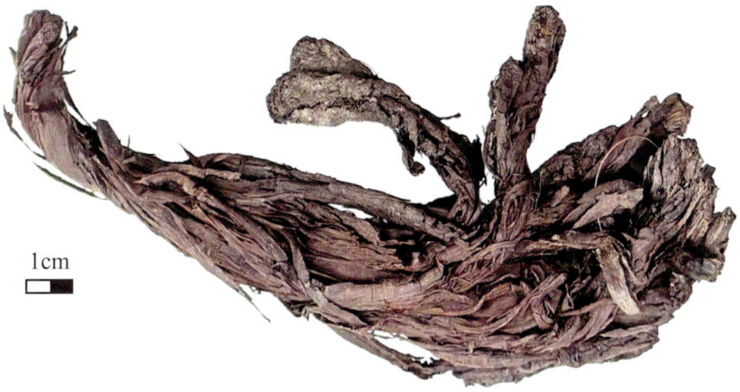

图 169-1　新疆紫草（2021 年新疆）

（2）内蒙紫草：［形状］呈圆锥形或圆柱形，扭曲；顶端有残茎 1 个或 10 余个，后者根头部增粗，被短硬毛。［大小］长 6~20cm，直径 0.5~4cm。［颜色］紫红色或暗紫色。［质地］质硬而脆，易折断。［断面］皮部较薄，呈紫红色，1 层或数层相叠，易剥离；木部呈圆柱形，黄白色。［气味］气特异，味涩。图 169-2。

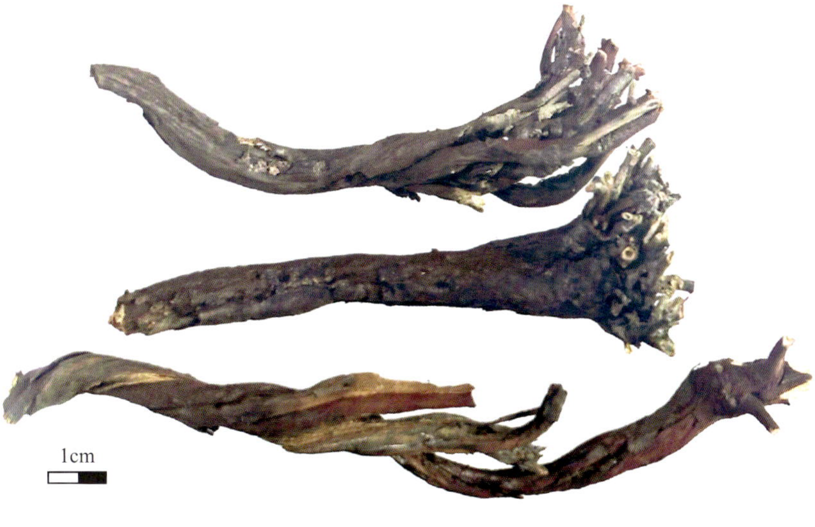

图 169-2　内蒙紫草（2021 年内蒙古）

【鉴别歌诀】　　　新疆紫草　根呈圆柱多扭曲　紫红紫褐质松软
　　　　　　　　　　　　　　皮部层片易剥离　木部较细黄白色
　　　　　　　　内蒙紫草　皮部较薄质较硬　木部较粗圆柱形

【识别要点】紫草的性状特征明显，由于市场存在同科属植物，鉴定难度骤然增加。（1）形状：多呈圆锥形，较大的个体顶端残留多数分离状的茎基，而呈增粗状，两种紫草的根头部存在差异。（2）颜色：呈现"红得发紫"颜色，深浅不一。（3）断面：新疆紫草皮部常为 10 余层疏松的层状分离，木部较小，数个成分离的环状，略显环状排列；内蒙紫草皮部较薄，单层或数层相叠，木部多呈单一的圆柱形，发达而较粗。（4）表面：新疆紫草外皮多呈脱落状，显示分离的木部，内蒙紫草外皮常紧抱木质部。（5）质地：新疆紫草松软，内蒙紫草稍硬。

新疆紫草药材，图 169-3 至图 169-5。

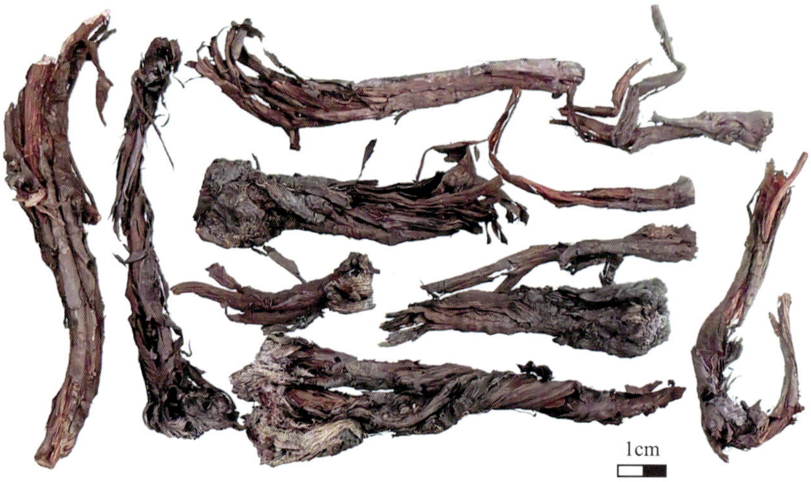

图 169-3　新疆紫草（2021 年新疆）

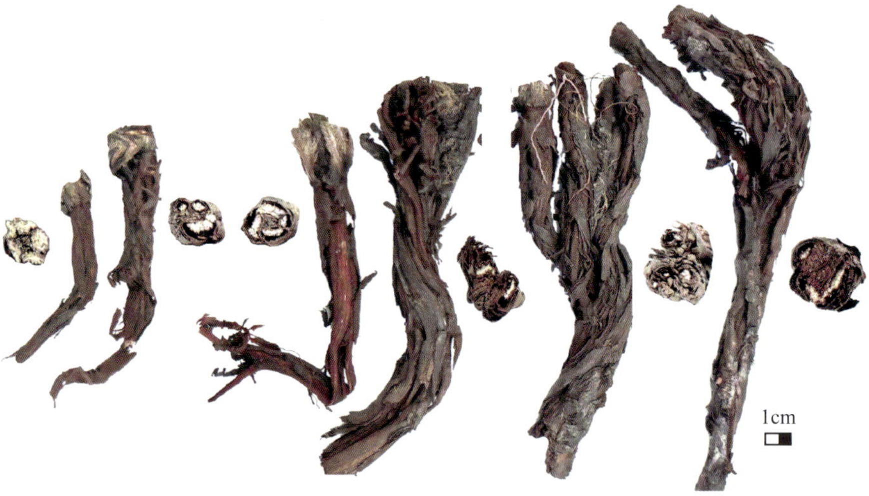

图 169-4　新疆紫草（2021 年新疆，根及对应的中上部的横切面）

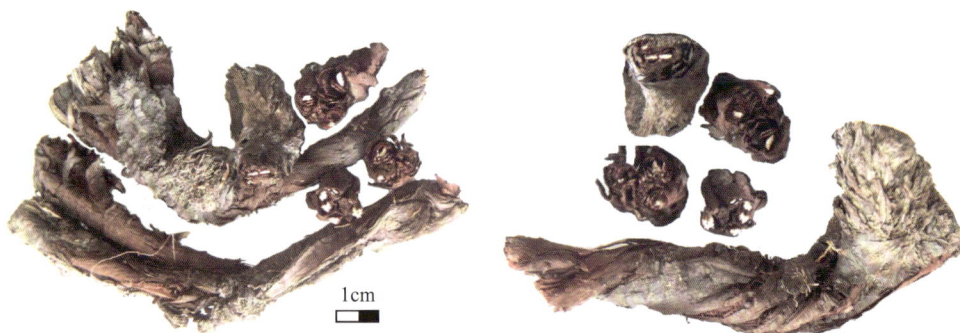

图 169-5　新疆紫草（2016 年新疆，根及对应的中上部的横切面）

内蒙紫草药材，图 169-6、图 169-7。

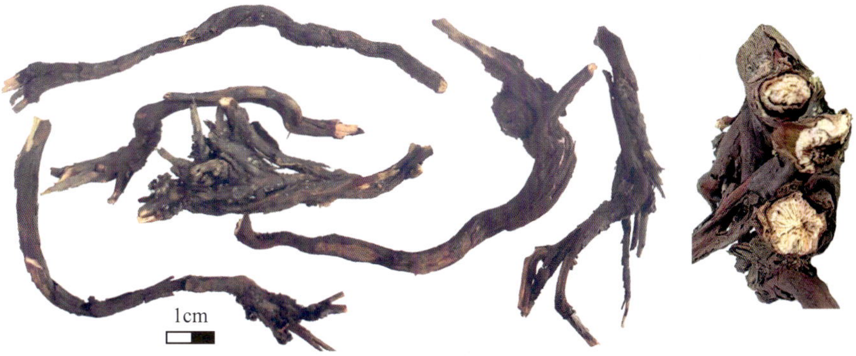

图 169-6　内蒙紫草（2021年内蒙古，根及断面放大）

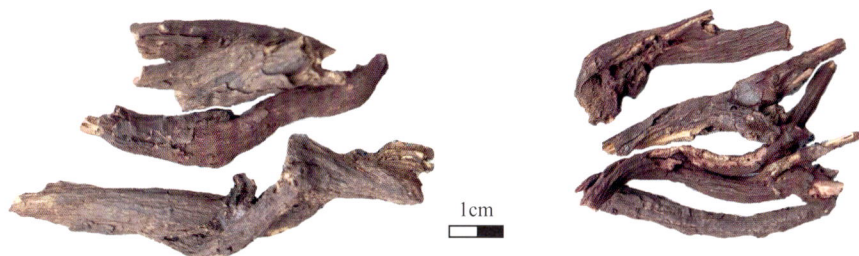

图 169-7　内蒙紫草（1993年）

🌱 品种动态

【品种概述】国内市场称为"紫草"有紫草科软紫草属（Arnebia）、紫草属（Lithospermum）和滇紫草属（Onosma）多种植物，包括新疆紫草、进口紫草（软皮紫草、硬皮紫草）、藏紫草、滇紫草、硬紫草和内蒙紫草，商品以前两者为主，其余在当地收购和使用。进口软皮紫草可能包含新疆紫草等品种。

【混伪品】（1）藏紫草：为紫草科植物长花滇紫草 *Onosma hookeri* Clarke var. *longiflorum* Duthie ex Stapf 的干燥根。1995年版《卫生部药品标准藏药分册》收载，产于西藏等地。

（2）滇紫草：为紫草科植物滇紫草 *Onosma paniculatum* Bur. et Franch. 的干燥根部栓皮。《植物名实图考》所述紫草为本品。云南地方习用药材。产于云南。

（3）硬紫草：为紫草科植物紫草 *Lithospermum erythrorhizon* Sieb. et Zucc. 的干燥根。为早期本草记载的紫草来源。2000年版《中国药典》之前的紫草来源之一。

🌱 图文辨析

【性状鉴定】（1）藏紫草：呈圆柱形，弯曲或微弯曲，一侧常有开口。外皮紫褐色，常常脱落，有纵沟纹或粗糙，外皮脱落者呈紫红色、暗红色。质硬而脆，易折断。木部圆柱形，淡呈黄棕色。气微，味微苦、涩。图169-8。

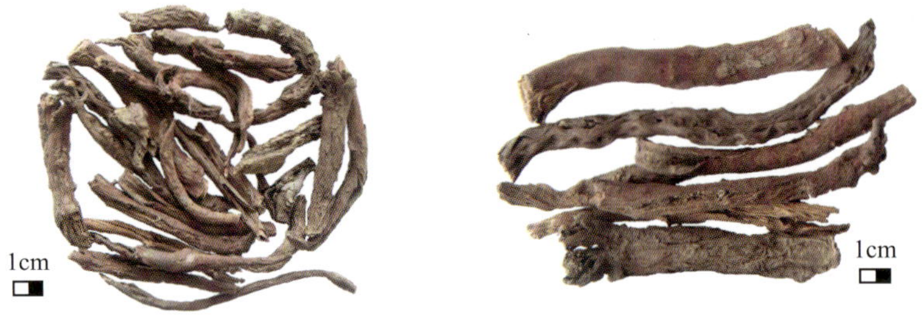

图 169-8　藏紫草（2021 年西藏）

（2）滇紫草：呈长圆柱形，多弯曲，根头残留少量鳞叶和灰白色绒毛，根头常具单个残茎；有时商品为半筒状、卷曲的根皮。长 8~25cm，直径 0.5~2cm。外表面具纵沟纹，暗紫红色至棕褐色，可见棕黄色须根痕；内表面较平滑，暗红色至暗紫色。体轻质软，易折断。断面黄白色，略显放射状纹理。气微，味微苦、涩。图 169-9、图 169-10。

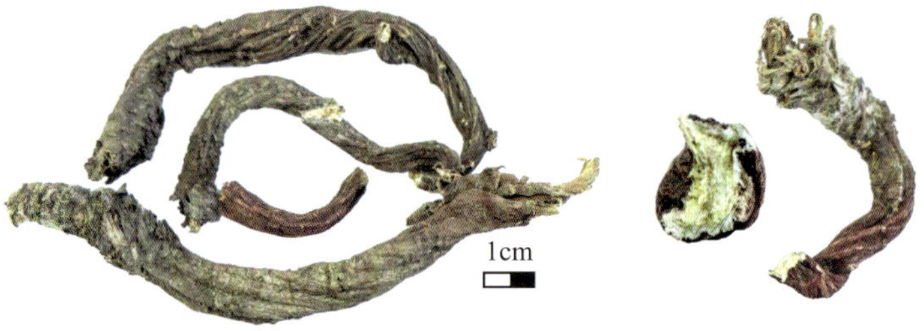

图 169-9　滇紫草（2023 年云南）

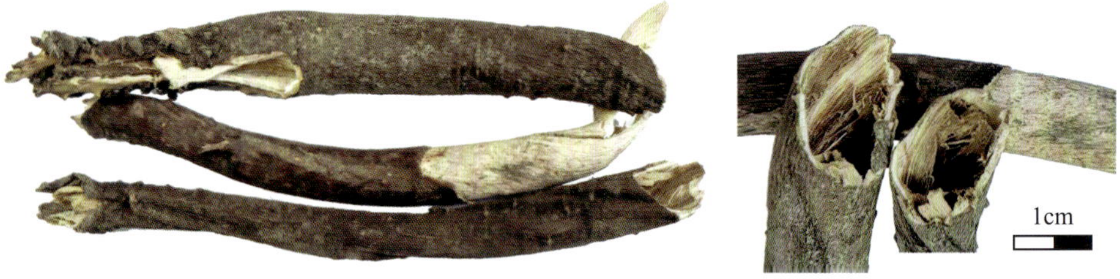

图 169-10　滇紫草（2023 年云南）

（3）硬紫草：野生呈短圆锥形或圆柱形，多弯曲，根头常具单个残茎。长 5~14cm，直径 1~2cm。表面紫红色或紫黑色，有纵裂纹。坚硬。皮部菲薄，易剥落；木部宽广，呈木质化圆柱形。图 169-11。

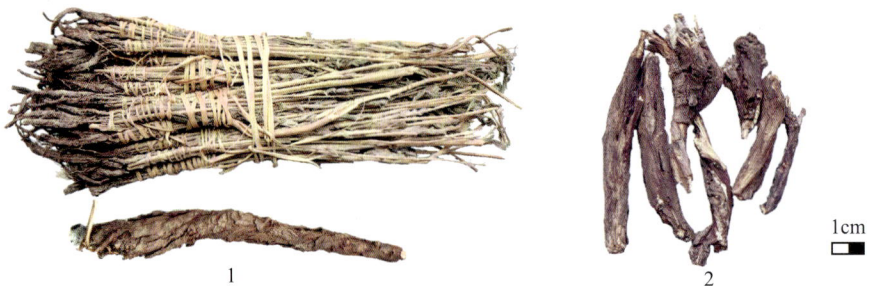

图 169-11　硬紫草（1. 1998 年商品；2. 2019 年商品）

家种与野生品相近，主要区别是前者呈长圆锥形，少有分枝。

（4）进口软皮紫草：呈长圆锥形或长圆柱形，多扭曲，根头由多个单一的根交错扭结而成，根头显著增大；顶端可见茎残基，具茸毛。表面暗紫或紫褐色（相对新疆紫草偏暗发黑），皮部疏松，呈条形片状，常10余层重叠，易剥落。体轻，质松软。木部多为薄片状，呈数个环状排列。图169-12、图169-13。

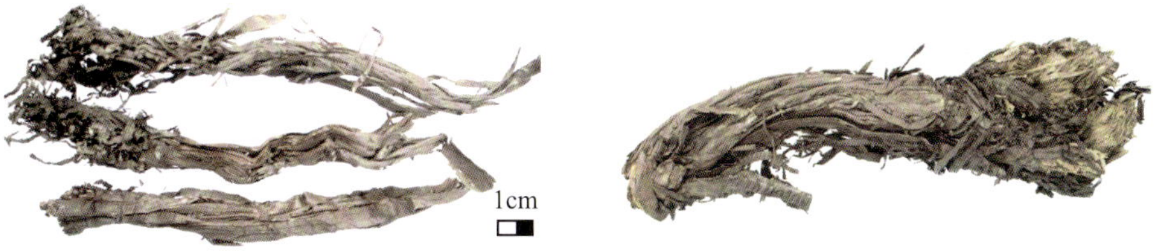

图 169-12　进口软皮紫草

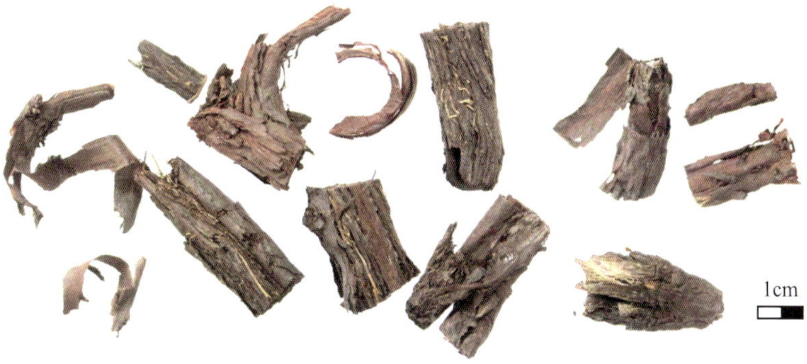

图 169-13　市售紫草（疑似进口软皮紫草）

（5）进口硬皮紫草：呈长圆柱形，多扭曲，根头略增大；顶端有茎残基。表面暗紫或紫褐色（相对新疆紫草偏暗发黑），栓皮表面平整。皮部疏松，数层重叠，易剥落。体轻，质较硬。木部较粗大，木质化，呈圆柱形。图169-14、图169-15。

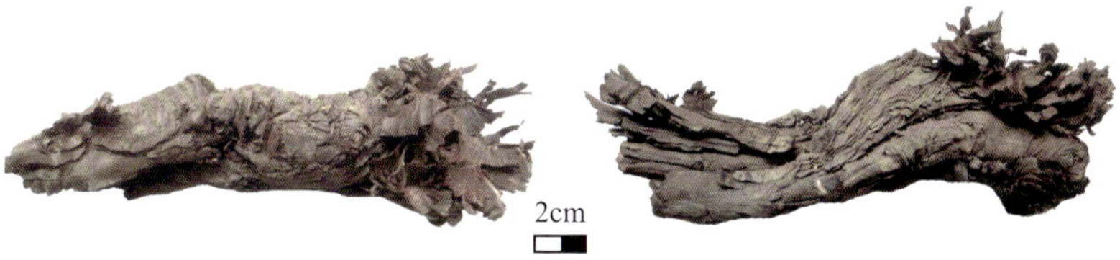

图 169-14　进口硬皮紫草

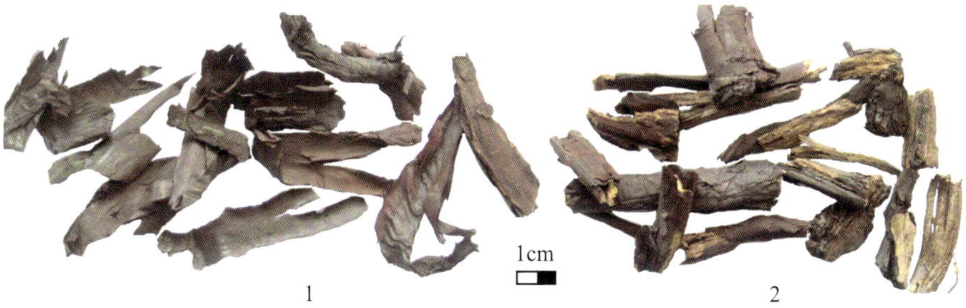

图 169-15　市售紫草
（疑似进口硬皮紫草，1. 皮部；2. 木质部）

170. 翻白草 POTENTILLAE DISCOLORIS HERBA

标准沿革

【来源】1963 年版《中国药典》收载为蔷薇科植物翻白草 *Potentilla discolor* Bge.。

【药用部位】1963 年版《中国药典》规定为"干燥全草"。

【采收加工】1963 年版《中国药典》规定为"夏、秋二季开花前连根采挖，除净泥土，晒干既得"。1977 年版《中国药典》删除"连根"两字的描述。

【性状】1963 年版《中国药典》描述为"根呈纺锤形，表面灰褐色，断面灰白色。单数羽状复叶丛生于根端，小叶片两两对生，具短柄，顶端 1 枚较大，叶片长椭圆形，边缘有粗锯齿。臭微，味甘嚼之有香气"。1977 年版《中国药典》修订为"块根呈纺锤形或圆柱形；小叶 5~9 片，矩圆形或狭长椭圆形。气微，味甘、微涩"。2010 年版《中国药典》再次修订"块根表面黄棕色或暗褐色，折断呈灰白色或黄白色。小叶柄短或无，长圆形或长椭圆形，上表面暗绿色或灰绿色"。

商品质量

【商品规格】产地加工为统货。

【品质论述】药材以根肥大、叶色灰绿者为佳。

【产地】主产于河南、山东、山西、湖北和四川等地。商品来自野生品。

特征识别

【性状鉴定】[块根形状] 呈纺锤形或圆柱形。[叶形状] 基生叶为单数羽状复叶，小叶 5~9 片，无柄，长圆形或长椭圆形，顶端三小叶片较大，边缘有粗锯齿。[大小] 块根长 4~8cm，直径 0.4~1cm；叶展平后长 4~13cm。[颜色] 块根表面黄棕色或暗褐色，断面呈灰白色或黄白色；叶上表面暗绿色或灰绿色，下表面密被白色绒毛。[纹饰] 块根有不规则扭曲沟纹；[质地] 块根质硬而脆。[断面] 块根折断面平坦。[气味] 气微，味甘、微涩。图 170-1。

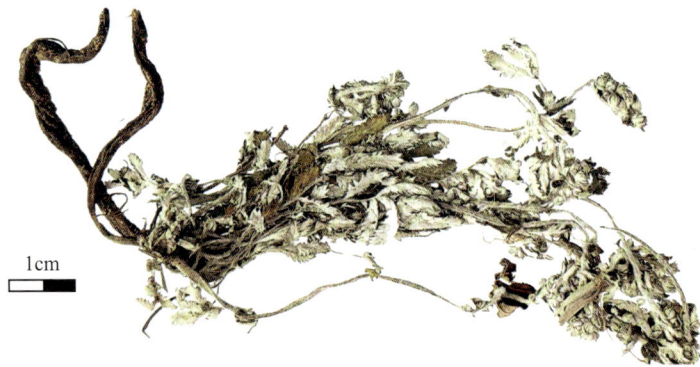

图 170-1 翻白草（河南）

【鉴别歌诀】　　　块根纺锤圆柱形　　小叶五片至九片
　　　　　　　　　　　长椭圆形有锯齿　　上灰绿下被灰毛

【识别要点】翻白草是单数羽状复叶，小叶片数、形状、叶齿和被毛等分类学特征是药材识别的依据。翻白草根部膨大呈纺锤形，民间有"鸡腿根、天藕"称谓。图170-2、图170-3。

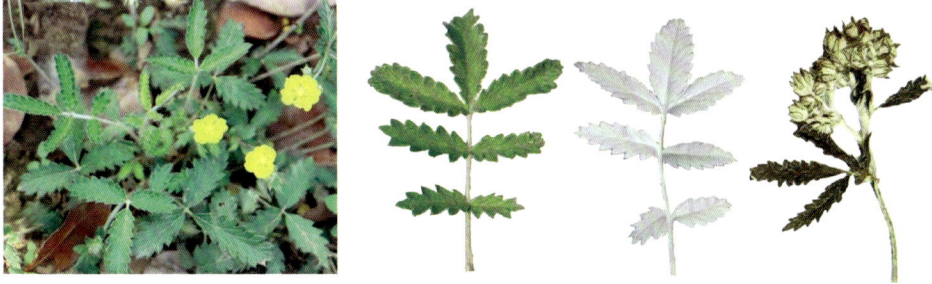

图170-2　翻白草（甘肃）

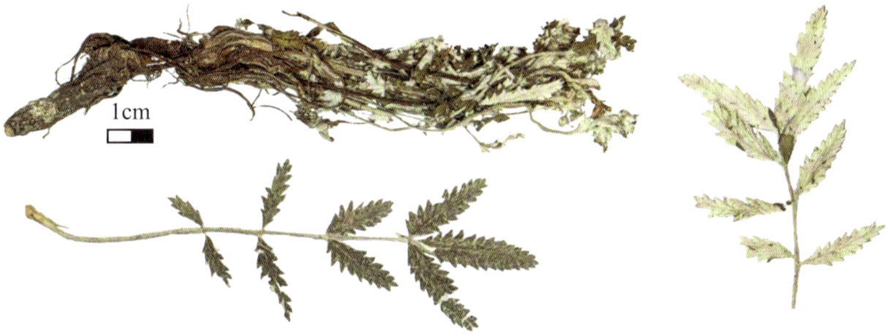

图170-3　翻白草（广西）

🌱 品种动态

【品种概述】国内各地称为"翻白草"的约有9种植物，4种有商品流通。在东北、华北地区，委陵菜、多裂委陵菜等品种常与翻白草混淆使用。

【混伪品】（1）委陵菜：为蔷薇科植物委陵菜 *Potentilla chinensis* Ser. 的干燥全草。1977年版《中国药典》收载。长期以来，委陵菜与翻白草混淆不分，一些产区视为翻白草的代用品。

（2）柔毛委陵菜：为蔷薇科植物柔毛委陵菜属 *Potentilla griffithii* Hook. f. 的干燥全草。2021年市售"翻白草"样品，外观与委陵菜相近。

图170-4　委陵菜（甘肃）

【性状鉴别】委陵菜：根呈圆柱形或类圆锥形，有的具分枝；表面暗棕色或暗紫红色，有纵纹，粗皮易成片状剥落，根茎部稍膨大；折断面皮部暗棕色，木部射线呈放射状排列，皮部与木部常分离。叶基生，单数羽状复叶，有柄；小叶12~31对，狭长椭圆形，边缘羽状深裂，下表面和叶柄均灰白色，密被灰白色绒毛，气微，味涩、微苦。图170-4、图170-5。

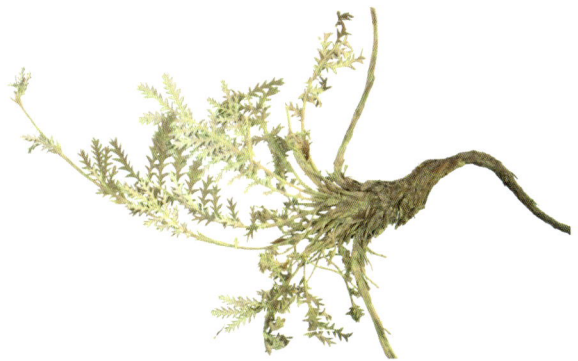

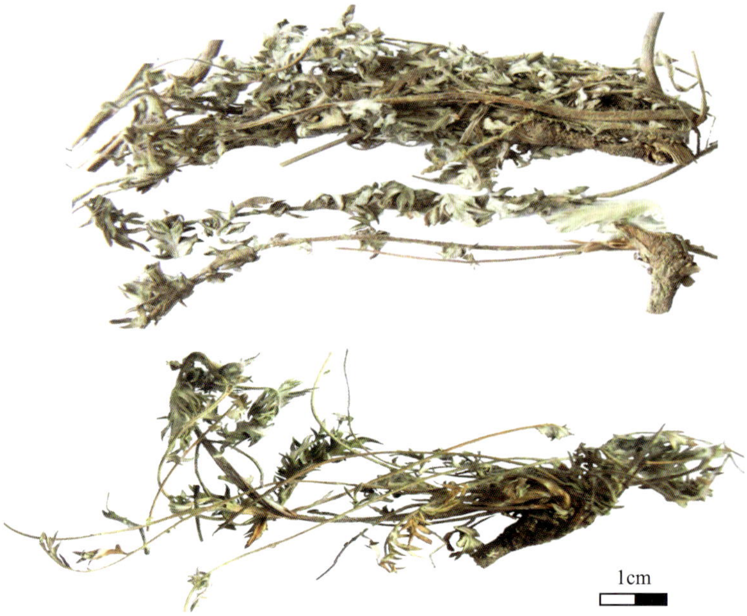

图 170-5　委陵菜（广西）

【**市场速览**】市场销售的"白头翁"常来自委陵菜属植物，图 170-6。

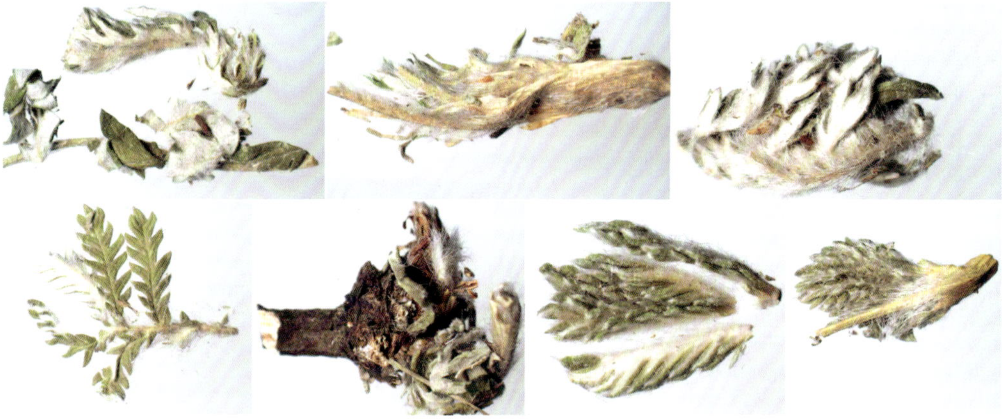

图 170-6　市售白头翁（2023 年，委陵菜类）

二、动物类药材

🌿 1. 九香虫　ASPONGOPUS

🌿 标准沿革

【来源】1963 年版《中国药典》收载为蝽科昆虫九香虫 *Aspongopus chinensis* Dallas。

【药用部位】1963 年版《中国药典》规定为"干燥全体"。1977 年版《中国药典》修订为"干燥体"。

【采收加工】1963 年版《中国药典》规定为"春、秋二季捕捉后，置布袋内沸水中烫死，取出，微火烘干既得"。1977 年版《中国药典》修订为"11 月至次年 3 月前捕捉。置适宜容器内，用酒少许将其闷死，取出阴干；或置沸水中烫死，取出，干燥"。

【性状】1963 年版《中国药典》主要描述为"略呈六角状椭圆形而扁平。表面红棕色或棕黑色。头部较小，略呈三角形。有特异的醒臭，味微咸"。1977 年版《中国药典》修订为"略呈六角状扁椭圆形。表面棕褐色或棕黑色。头部小，与胸部略呈三角形。气特异，味微咸"。并增加了胸部、腹部其他特征描述，不再赘述。

🌿 商品质量

【品质论述】药材以完整、均匀、棕褐色发亮者为佳。

【产地】主产于湖南、四川、河南、云南、贵州和广西等地。

🌿 特征识别

【性状鉴定】[形状]略呈六角状扁椭圆形。[大小]长 1.6~2cm，宽约 1cm。[头部]复眼突出，卵圆状，单眼 1 对，触角 1 对各 5 节，多已脱落。[体部]背部有翅 2 对，外面的 1 对基部较硬（前翅），内部 1 对为膜质（后翅），透明。[足部]胸部有足 3 对，多已脱落。[颜色]表面棕褐色或棕黑色，略有光泽；腹部棕红色至棕黑色。[纹饰]前翅膜质部分的翅脉平行；腹部每节近边缘处有突起的小点。[质地]质脆。[断面]折断后腹内有浅棕色的内含物。[气味]气特异，味微咸。图 1-1 至图 1-3。

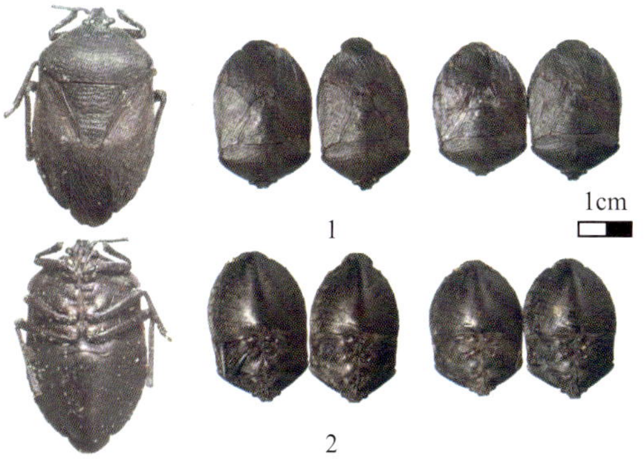

图 1-1　九香虫

（1. 背面；2. 腹面）

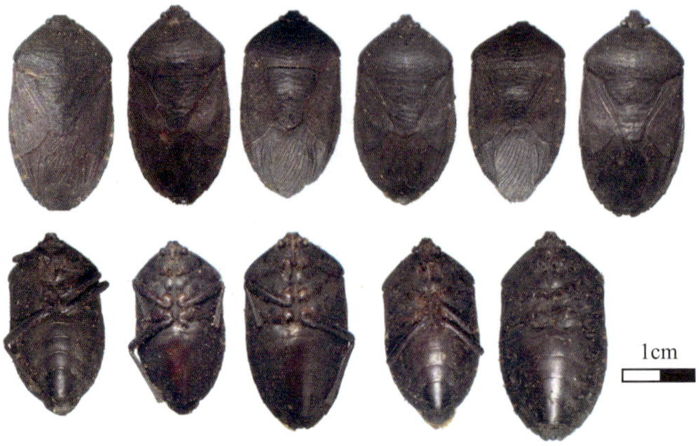

图1-2 九香虫（2021年）

【鉴别歌诀】

虫体扁平六角状　表面棕褐显油亮
有翅有足易脱落　翅脉平行气特异

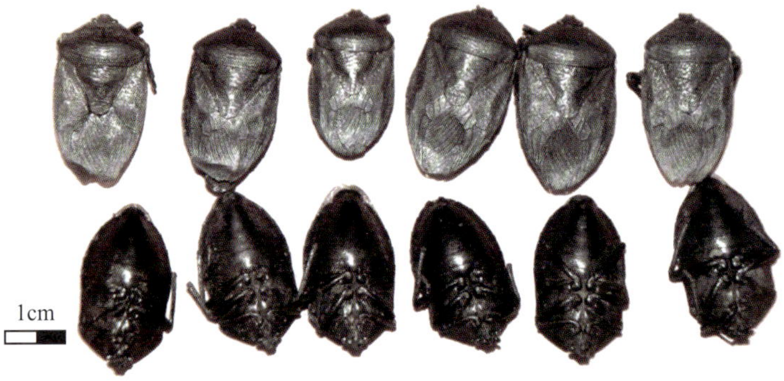

图1-3 九香虫（2008年）

【识别要点】九香虫的形状、颜色、气味等较为特殊，古人取了不少俗名，因臭气称为"臭屁虫、臭大姐"，因颜色和形状称为"黑兜虫"等，从不同方面反映了九香虫的性状特征。由于九香虫的混乱品种较多，除了宏观的形状、颜色等特征外，更重要的是关注头部、前胸背板、小盾片、翅脉、腹侧缘和翅膜下腹侧缘等微性状特征的应用。

九香虫商品中有时发现开始羽化的虫体，图1-4。

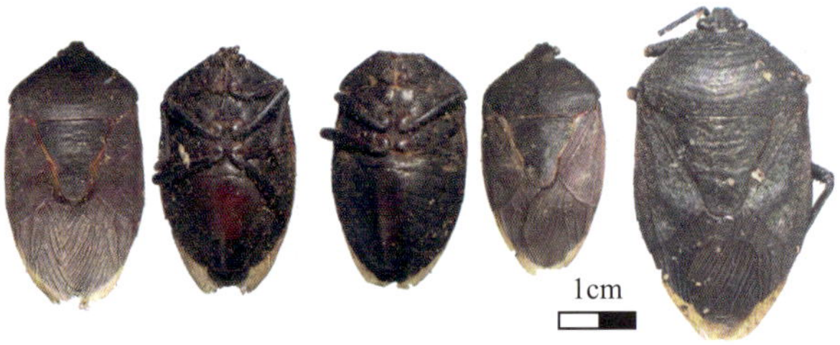

图1-4 九香虫羽化虫体

🌱 品种动态

【品种概述】国内各地称为"九香虫"的约有11种动物，均有商品流通。

目前，商品九香虫以正品九香虫为主流；混淆误用和掺假较为常见。

【混伪品】商品中发现的混伪品主要有蝽科昆虫无刺蝽 *Megymenum inerme*（Herrich-Schaeffer）、短角蝽 *M. brevicornis*（Fabricius）、锯齿蝽 *M. gracilicorne* Dallas、麻皮蝽 *Erthesina fullo* Thunberg、小皱蝽 *Cyclopelta perva* Distana 和大皱蝽 *Cyclopelta obscura* Lepeleter-Serville 的干燥体。

🌿 图文辨析

【性状鉴定】（1）无刺蝽：呈椭圆形。长 1.1~1.4cm，宽 0.6~0.8cm。表面棕褐色。头部狭长，大约为前盾片长度之半。复眼前没有明显的刺，触角 4 节，触角第 2、3 节扁。翅脉呈网状。胸前盾片前角显有短刺。腹部侧缘有大锯齿及小锯齿，大小锯齿相间。图 1-5。

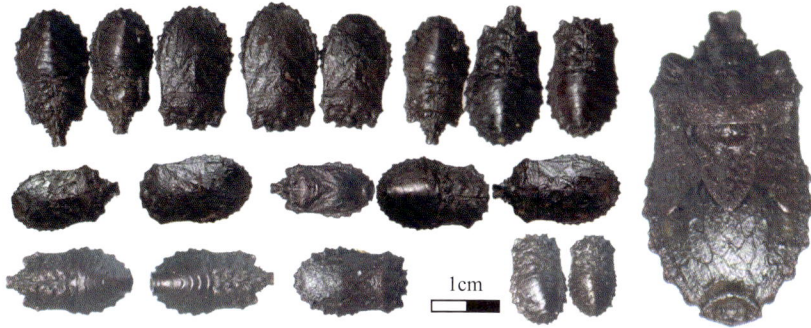

图 1-5　无刺蝽（一个放大）

（2）麻皮蝽：呈椭圆形或卵形。长 1.1~1.4cm，宽 0.6~0.8cm。头部狭长，有粗刻点，渐向前尖。表面棕黄色，密布黑褐色及黄色不规则斑纹，头部前端至小盾片有 1 条黄色细中纵线。翅脉呈平行。前胸背板前缘及前侧缘具黄色窄边；小盾片较长，能越过腹部的中央，膜质部缩小。胸部腹板黄白色，密布褐色斑纹。图 1-6。

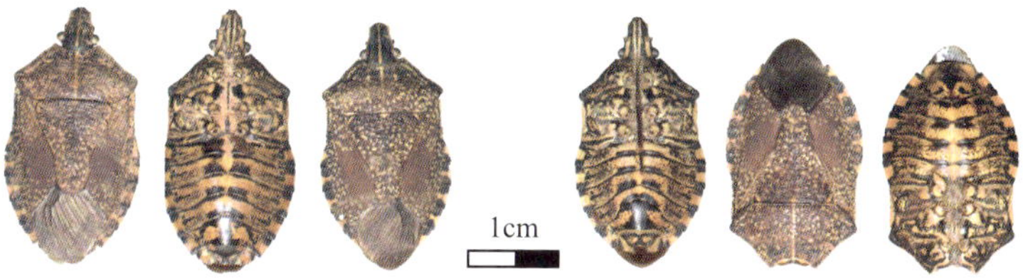

图 1-6　麻皮蝽（近似种）

（3）短角蝽：呈椭圆形。长 1.2~1.5cm，宽 0.6~0.8cm。表面棕褐色。头部狭长，大约为前盾片长度之半。复眼前有一个外伸的长刺，触角 4 节，呈圆柱状。翅脉呈网状。胸前盾片前角有牛角状的大弯刺，凹凸不平，前盾片前角与侧角之间凸出度很大，使前侧缘的前段有很深的内凹。腹侧缘有明显的锯齿状，大小锯齿相间。图 1-7。

（4）小皱蝽：呈椭圆形。长 1~1.3cm，宽 0.5~0.8cm。表面紫黑色或棕黑色，但无铜色光泽。头只有前盾片 1/3 的长度；触角 4 节。头部与胸部略呈半圆形。前盾片和小盾片上多横走的细微皱纹，小盾片基部中央有红黄色小点。前翅膜质部分的翅脉呈网络状分布。胸腹板上无臭气孔，嗅之无臭气。图 1-8、图 1-9。

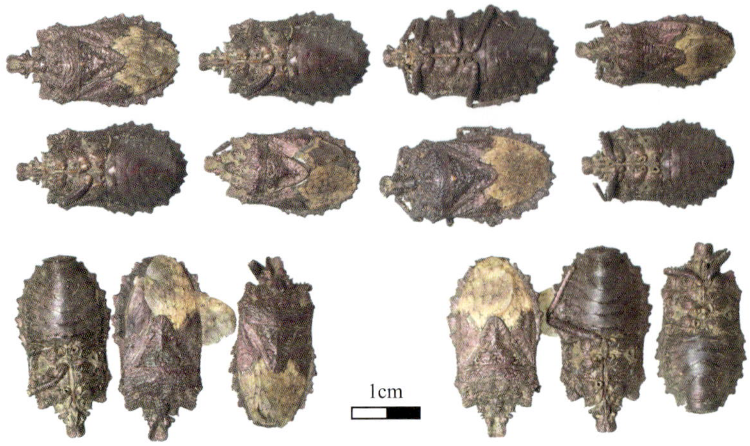

图 1-7 短角蝽 （近似种）

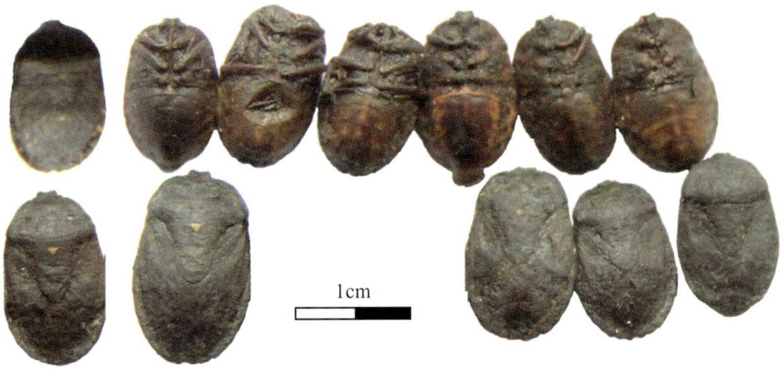

图 1-8 小皱蝽（2008 年市售九香虫）

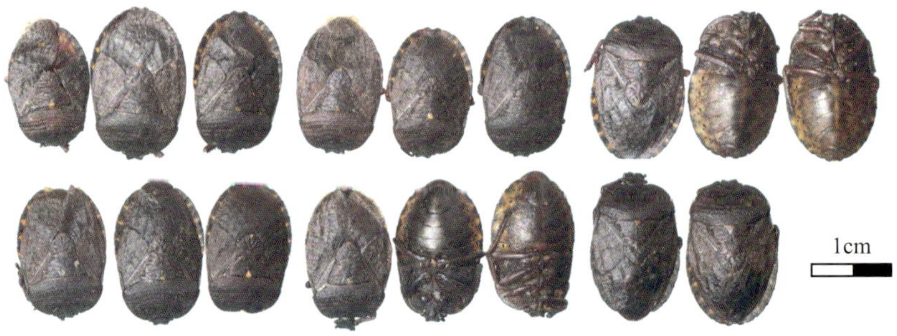

图 1-9 小皱蝽（2023 年市售九香虫）

2. 土鳖虫 EUPOLYPHAGAE ET STELEOPHAGAE

标准沿革

【来源】1963 年版《中国药典》收载土鳖虫（蛰虫）为鳖蠊科昆虫地鳖 Eupolyphaga sinensis Walker。1977 年版《中国药典》增加冀地鳖 Steleophaga plancyi（Boleny）。

【药用部位】1963 年版《中国药典》规定为"雌虫干燥体"。

【采收加工】1963 年版《中国药典》规定"夏、秋二季捕捉后，置沸水中烫死，晒干既得，或先用清水洗净，再用盐水煮后，晒干或微火烘干既得"。1977 年版《中国药典》修订为"夏、秋二季捕捉，置沸水中烫死，晒干或烘干"。

【性状】1963 年版《中国药典》描述地鳖为"呈卵圆形而扁平。全体呈红褐色至紫褐色。背部呈甲壳状，为九个横节复瓦状排列而成。胸部有足 3 对。腹内呈灰黑色"。1977 年版《中国药典》修订为"呈扁平卵形。背部紫褐色。腹背板 9 节，呈覆瓦状排列"。增加"胸部有足 3 对，具细毛和刺。腹部红棕色"。删除"腹内呈灰黑色"描述。

商品质量

【品质论述】药材以完整、体轻、油润，腹中无泥者为佳。

【产地】主产江苏、浙江、河南、湖北，安徽、山东、河北、山西、甘肃、陕西和内蒙古等地亦产。来自野生品或人工养殖商品。

【质量评价】2017 年、2020 年全国土鳖虫中药饮片评价性检验，分别抽样 158 批和 98 批，不合格率分别是 5% 和 5%，不合格的原因是增重引起的"性状、检查、浸出物"项目。

特征识别

【性状鉴定】（1）地鳖：［形状］呈扁平卵形，前端较窄，后端较宽，无翅。［大小］长 1.3~3cm，宽 1~2.4cm。［头部］头部较小，有丝状触角 1 对，常脱落。［背部］紫褐色，具光泽，隆起；胸背板 9 节，呈覆瓦状排列，盖住头部；胸部有足 3 对，具细毛和刺。［腹部］深棕色，腹背板 9 节，呈弯曲或横向环节。［断面］腹内有灰黑色物质。［质地］质松脆，易碎。［气味］气腥臭，味微咸。图 2-1。

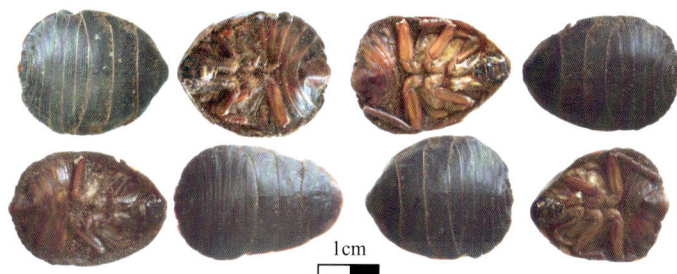

1cm

图 2-1　地鳖

（2）冀地鳖：[形状]呈椭圆形。[大小]长 2.2~3.7cm，宽 1.2~2.4cm。[背部]呈黑棕色，边缘常有淡黄棕色斑块，其中相间黑色小点。[腹部]腹背板至尾端有一隆起的脊棱线；腹背板 10 节。图 2-2。

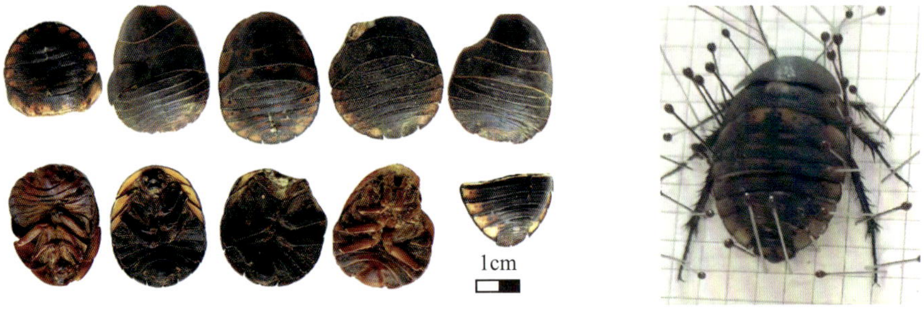

图 2-2　冀地鳖

【鉴别歌诀】　　　　卵圆形状较扁平　　背面紫褐腹深棕
　　　　　　　　　　九个横节覆瓦状　　触角一对足三对

【识别要点】土鳖虫的形状、背部颜色及纹饰、胸和腹背板数等方面是识别点。有学者研究发现，土鳖虫（包括混伪品）肛上板、生殖板、触角、单眼、复眼、前足胫节、跗节、爪、尾须、背甲及腹甲刚毛等微性状特征存在区别，在充分掌握后可以灵活运用。

人工培育的土鳖虫与野生品外观相同，前者个体较大。图 2-3。

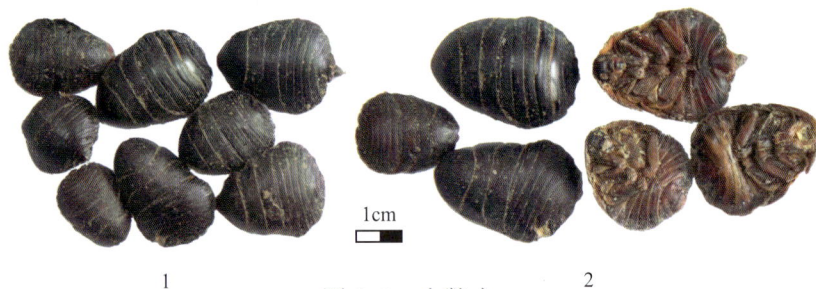

图 2-3　土鳖虫
（1. 野生；2. 养殖）

两种来源的土鳖虫形状存在差异，地鳖呈扁平的卵形，前端较窄，后端较宽，而冀地鳖呈扁平的椭圆形，前端与后端近等宽。

品种动态

【品种概述】国内各地称为"土鳖虫"的约有 3 科 7 种昆虫，均有商品流通。

【混伪品】（1）金边土鳖虫：为姬蠊科昆虫赤边水蟑 *Opisthoplatia orientalis* Burmister 干燥体。广东、福建、湖北等地药用，广东地方标准收载的土鳖虫来源之一，又名金边土鳖虫。市场流通量较大，是土鳖虫常见的混淆品。

（2）东方潜龙虱：为龙虱科昆虫东方潜龙虱 *Cybister tripuncatus orientalis* Gschew 的干燥体。《中药材手册》（1959 年）记载"龙虱"已代用土鳖虫药用。市场常发现冒充土鳖虫。

（3）云南土鳖虫：鳖镰科昆虫云南真地鳖 *Eupolyphaga limhat*（Kirby）的干燥体。云南、贵州等地药用。

（4）雄性成虫：地鳖和冀地鳖属于雌雄异形，雄性成虫有翅，雌性成虫及雄性若虫无翅，近年，前者也发现冒充土鳖虫销售，也有雄性若虫冒充土鳖虫的报道。

图文辨析

【**性状鉴定**】（1）金边土鳖虫：呈扁平椭圆形。长 1.5~3.5cm，宽 1.2~2cm。背部黑棕色，有 10 个横节，前胸背板微呈三角形，边缘镶有黄色边，其余边缘呈红棕色；由中胸背板至腹部末端两侧缘有棕红色镶边，每节均有锯齿。第 2、3 胸背板两侧各有特异的翅状物一对。腹背板 8 节，胸部足三对。气腥臭，味微咸。图 2-4。

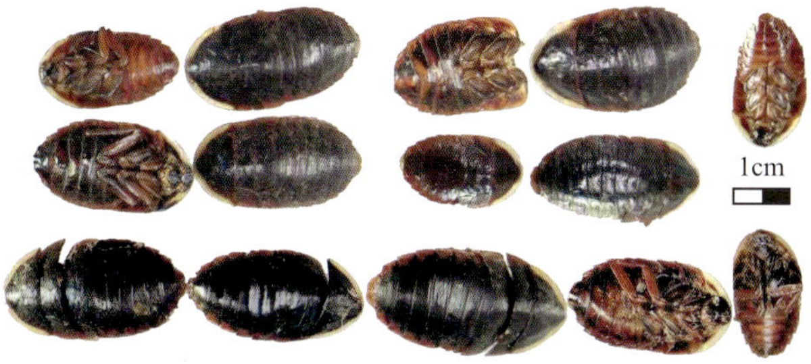

图 2-4　金边土鳖虫及放大

（2）东方潜龙虱：呈长椭圆形，背腹拱起；头部复眼突出。长 2~3cm，宽 1~1.5cm。背面黑绿色或黑褐色，具光泽，有一对较厚的鞘翅，边缘有棕黄色狭边，除去鞘翅可见浅黄白色的膜质翅 2 对。腹面红褐色或黑褐色，有横纹。胸部有足 3 对。质松脆。气腥、味微咸。图 2-5。

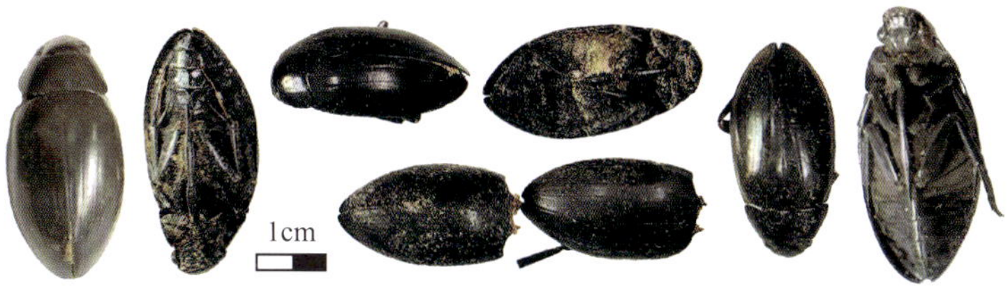

图 2-5　东方潜龙虱

（3）雄性成虫：成年雄性虫有翅。图 2-6。

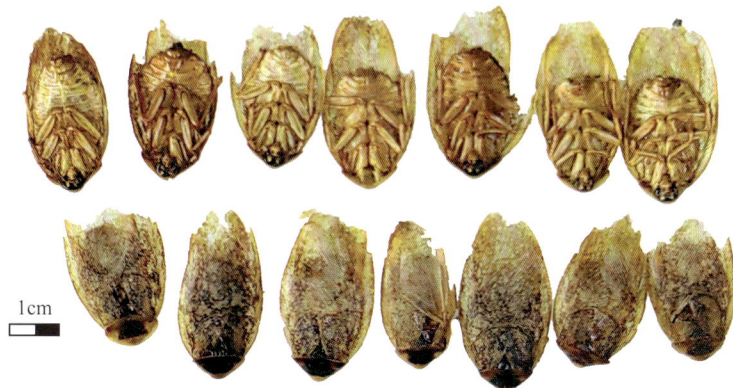

图 2-6　雄性成虫

🌿 3. 山羊角 CAPRAE HIRCI CORNU

🌿 标准沿革

【来源】《中华人民共和国卫生部标准》（试行）（WS₂-05-88）收载为牛科动物山羊 *Capra hircus* Linnaeus。青海、甘肃、山东、河南、江西和广东地方标准或炮制规范收载。

【药用部位】标准规定为角。

【采收加工】标准规定"四季均可采收，屠宰羊时，锯取其角，晒干"。

【性状】标准对山羊角性状描述差异较大，在轮廓、颜色、环棱和断面主要特征方面或简略或缺失。

🌿 商品质量

【商品规格】分为整角和角丝，角丝有刨片、刨丝、刨花和羊角粉。

【产地】全国大部分地区有产，主产于西北、华北、西南。

🌿 特征识别

【性状鉴定】（1）山羊角：[形状] 呈较扁的长锥形，常在中上部呈一次扭曲或呈弯曲，一面较平或略向内凹呈沟槽状，一面呈凸起状，角尖扁平状明显。[大小] 长 10~30cm，基部直径 3~5cm。[颜色] 灰黄色、青灰色至灰褐色，不透明；角塞污白色或黄白色；角鞘黑色、棕黄色或类白色。[纹饰] 表面具纵纹或纵裂纹；自基部至中上部有 7~15 个波状环脊，脊间距 0.5~1cm，环脊在凹下面明显，凸起面隐见。[断面] 基部切面类三角形，角塞被骨质薄片分隔成 2 至数个管腔，呈圆锥状的凹陷空洞，或 1 个管腔。[质地] 质坚硬。[气味] 气微腥，味淡。图 3-1 至图 3-5。

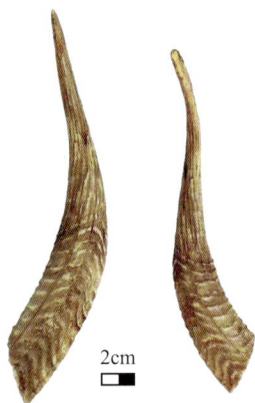

图 3-1 山羊角（1987 年内蒙古）　　图 3-2 山羊角（甘肃，整枝及基部断面）

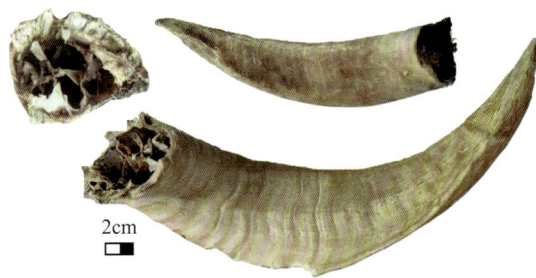

（2）山羊角纵镑片：[形状] 条状或不规则极薄片，长短和宽狭不一。[颜色] 白色或类白色。[透明] 半透明，稍有光泽。[纹饰] 具较密集的横向波浪状条纹。[质地] 稍较柔韧，两手拉之不易断。图 3-3。

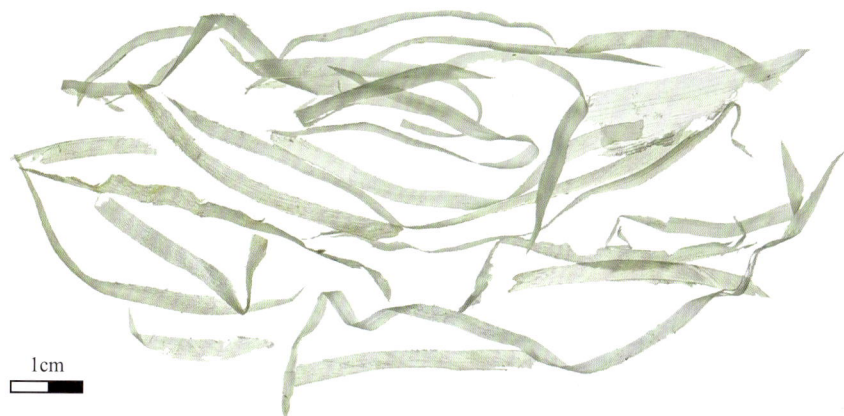

图 3-3　山羊角丝

【鉴别歌诀】　　稍扁弯曲长锥形　一次扭曲顶端扁
青灰灰黄又灰褐　环脊密集十余个

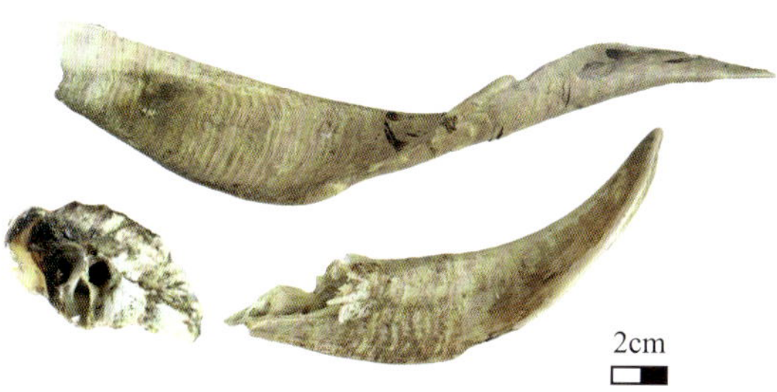

图 3-4　山羊角（宁夏，整枝及基部断面）

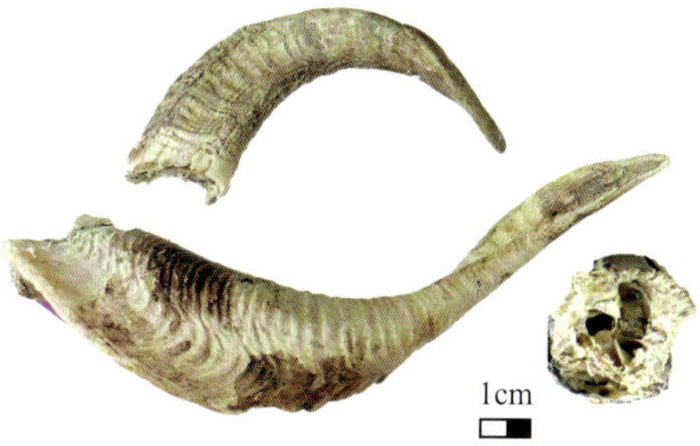

图 3-5　山羊角（陕西，整枝及基部断面）

　　由于山羊角品系复杂以及可能对山羊角性状的影响，编写组专门到甘肃、陕西、宁夏等周边山羊角产地进行实际调查，并拍摄山羊动物照片。不同品系的山羊，其角存在一定差异。图 3-6。

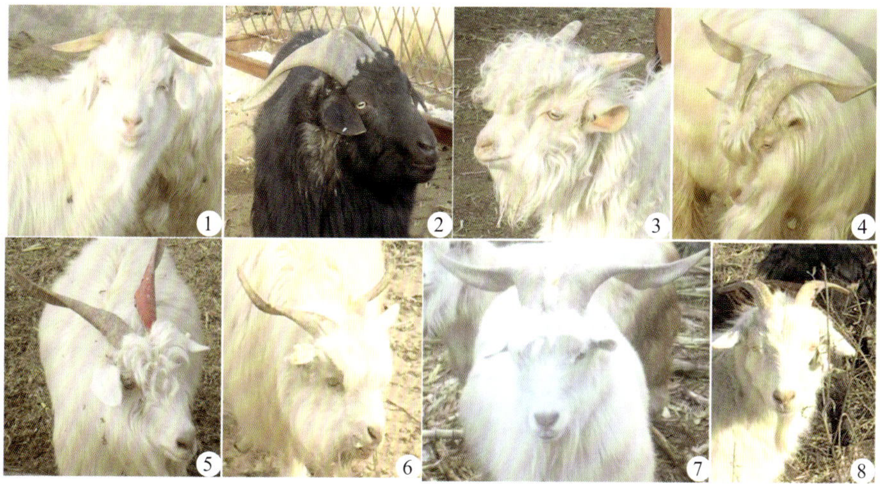

图 3-6　采集山羊角的原动物
（1~4. 甘肃环县；5~6. 陕西定边；7. 宁夏吴起；8 甘肃正宁）

【识别要点】山羊品种不同，角的形状、大小、颜色和波状环脊有一定差异。主要特征是呈扁平一次扭曲的长锥形（不呈螺旋状旋转），波状环脊明显，下部略呈三棱状渐至上部呈扁平状，基部切面类三角形或少见扁圆形。图 3-7。

图 3-7　山羊角（5 个省区商品）

📗 图文辨析

【**显微鉴定**】山羊角纵锉片特征：髓细胞类圆球形，内含灰色颗粒状物；髓管周围是皮层细胞，呈长梭形、菱形和多角形，不含或仅含少数色素颗粒，细胞中央常有 1 个发亮的圆粒状物；角质细胞呈纵向、斜向或横向无序排列。图 3-8。

【**红外光谱**】山羊角红外光谱（图 3-5 样品）在位于 3302、2960、1568、1528、1448、1234、1020、668 和 466cm⁻¹ 波数处有特征吸收峰。图 3-9。

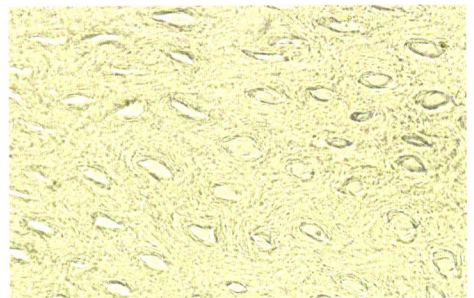

图 3-8　山羊角横切面显微特征图

图 3-9　山羊角红外光谱图

4. 水蛭　HIRUDO

标准沿革

【**来源**】1963 年版《中国药典》收载为水蛭科动物蚂蟥 *Whitmania pigra* Whitman、柳叶蚂蟥 *Whitmania acranulata* Whitman 或水蛭 *Hirudo nipponica* Whitman。。1985 年版《中国药典》将顺序调整为蚂蟥、水蛭或柳叶蚂蟥。

【**药用部位**】1963 年版《中国药典》收载规定为"干燥全体"。

【**采收加工**】1963 年版《中国药典》规定"夏、秋二季捕捉后，洗净，加入石灰或用酒闷死，伴以草木灰，晒干或微火烘干既得。有的用线从虫体一端穿起，将虫拉长晒干，有的用线从虫体中端穿起，晒干"。1977 年版《中国药典》简化工序，修订为"夏、秋二季捕捉，用沸水烫死，晒干或低温干燥"。

【**性状**】1963 年版《中国药典》分别按宽水蛭、长条水蛭和水蛭三种描述，宽水蛭描述为"背部黑棕色，体两侧及腹部为棕黄色"；长条水蛭描述为"狭长的扁平形（有时在加工时拉成线状），背腹面均呈黑棕色"；水蛭描述为"扁长圆柱形，全体黑棕色"。1977 年版《中国药典》将上述品名分别修订为蚂蟥、柳叶蚂蟥和水蛭，蚂蟥表面颜色修订为"背部黑棕色或黑褐色"，增加"腹面有多条黑棕色纵列的断续斑点"；对柳叶蚂蟥和水蛭只列出与蚂蟥的区别点，并简化了描述。1985 年版《中国药典》将蚂蟥表面颜色修订为"背部黑棕色或黑褐色，有黑色斑点排成 5 条纵线，腹部平坦，棕黄色。两侧棕黄色"。2010 年版《中国药典》增加用水浸泡观察表面的 5 条纵线。

商品质量

【**商品规格**】产地按加工方法分为清水货（清水货、吊杆货）、矾水货和盐水货，又分为统货和选货（中、大条等规格）。

【**品质论述**】药材以条整齐、黑褐色、断面光亮者为佳。

【**产地**】主产于江苏、山东、湖北、江西、黑龙江、吉林和云南等地；近年从朝鲜等地进口。商品来自野生品和人工养殖品，江苏、山东等地已有规模化的宽水蛭养殖基地，成为主流商品。

【**质量分析**】2015 年全国水蛭中药饮片评价性检验，抽样 82 批，不合格率是 54%，不合格项目是"性状、杂质、总灰分、酸不溶性灰分"，主要原因是增重引起的不合格。

【**市场点评**】水蛭的现代商品加工方法主要有两种，一种称为"吊杆货"，即水蛭在捕捉之后，用清水洗净，活体串绳吊晒至干。另一种称"矾水货"，即水蛭在捕捉之后以明矾腌渍或置于明矾水中浸泡之后晒干，这种加工方法与现行标准规定不符，是造成灰分、酸不溶性灰分指标的超标主要原因。有关产地加工应严格执行现行标准，改变方法需要充分的科学研究。

特征识别

【**性状鉴定**】（1）蚂蟥：[形状] 呈扁平纺锤形；前端略尖，后端钝圆；前吸盘不显著，口器明显，后吸盘较大。[大小]长 4~10cm，宽 0.5~2cm。[颜色]背部黑褐色或黑棕色，稍隆起；腹面棕黄色，平坦。[纹饰]背部、腹部可见黑色斑点排成 5 条纵纹；全体密布环节，且环节较宽。[质地]质脆，易折断。[断面]胶质状。[气味]气微腥。图 4-1、图 4-2。

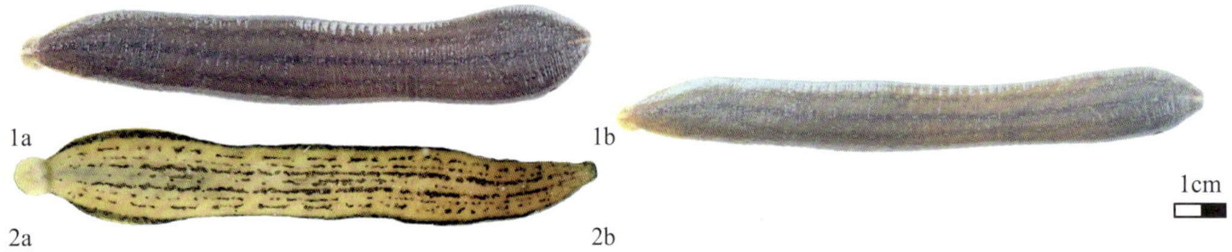

图 4-1　蚂蟥特征图注（活体拍照）
（1. 背面；2. 腹面；a. 后吸盘；b. 前吸盘）

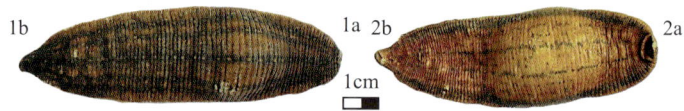

图 4-2　蚂蟥特征图注
（1. 背面；2. 腹面；a. 后吸盘；b. 前吸盘）

（2）水蛭：[形状]呈长圆柱形或略呈纺锤形，稍扁或鼓起（吸血多），多弯曲或扭转；前端形似"象鼻"，前吸盘不显著，口器较深，后吸盘增大呈"碟状"。[大小]长 2~5cm，宽 0.2~0.3cm。[颜色]背部、腹部呈黑褐色或黑棕色。[纹饰]水浸后腹面浅黄色宽条带，两侧边缘各具一浅黄色狭条带；具环节；后吸盘有放射纹理。图 4-3、图 4-4。

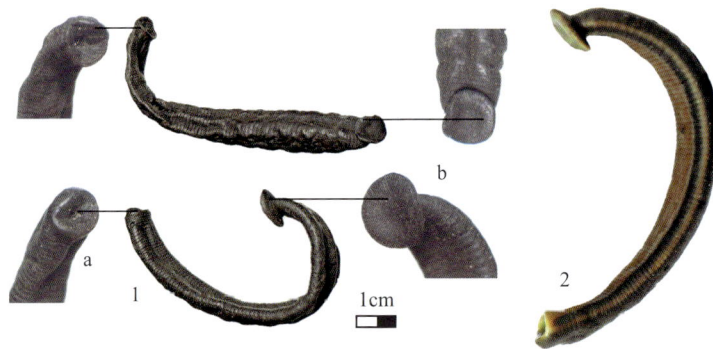

图 4-3　水蛭
（1989 年，1. a. 前吸盘，b. 后吸盘；2. 水浸泡复原）

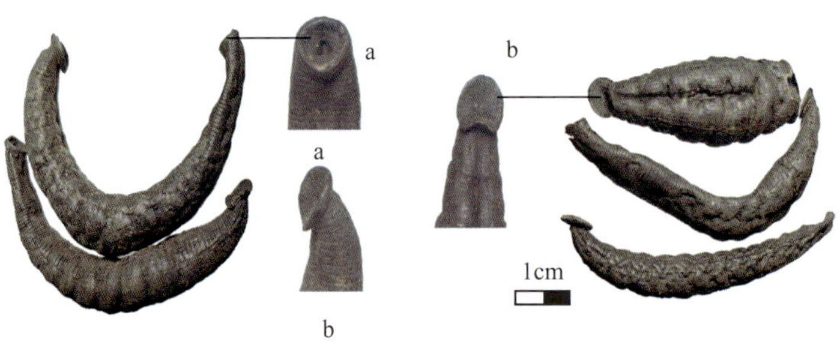

图 4-4　水蛭
（1994 年，a. 前吸盘，b. 后吸盘）

（3）柳叶蚂蟥：［形状］狭长而扁的条形，两端渐细，常弯曲或扭转，或拉长加工成较平直的条状，两端往往有小孔；前吸盘呈杯状，后吸盘多朝向腹面。［大小］长 5~17cm，宽 0.1~0.5cm。［纹饰］具不明显环节。图 4-5 至图 4-7。

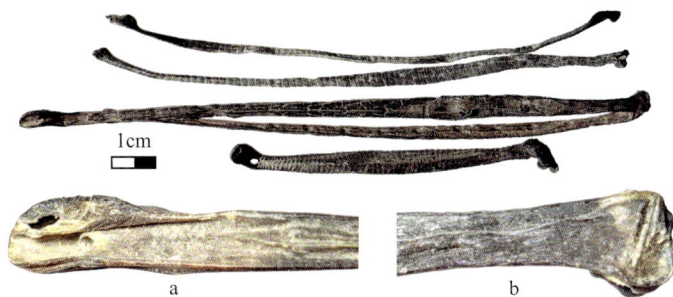

图 4-5　柳叶蚂蟥
（1989 年早期加工形状，a. 前吸盘；b. 后吸盘放大）

图 4-6　柳叶蚂蟥（2023 年自然原形加工形状）

【鉴别歌诀】

蚂蟥	蚂蟥扁平纺锤形	环节众多有吸盘
	背部隆起色棕黑	黑色斑点五条纹
	腹面平坦色棕黄	质脆角质气味腥
柳叶蚂蟥	柳叶蚂蟥长条形	两端渐细黑棕色
水蛭	水蛭扁长圆柱形	吸盘显著似碟状

【识别要点】三种水蛭在形状、大小、纹理和吸盘等方面各具特征，以水浸泡后观察特征更为明显。（1）纹理：蚂蟥干药材背、腹面纵纹和环节清晰可见，而水蛭和柳叶蚂蟥纵纹不明显，水浸复原后腹面才可见。（2）吸盘：水蛭前端形似"象鼻"，口器较深，后吸盘增大呈"碟状"，基部缢缩明显；柳叶蚂蟥前端侧向一面，前吸盘斜状，可见眼点形状，后吸盘增大呈"碟状"，基部缢缩不明显。（3）环节：水蛭环节较宽而粗，柳叶蚂蟥环节细密。（4）形状：水蛭的形状与产地加工方法有关，如吊杆货（蚂蟥）。

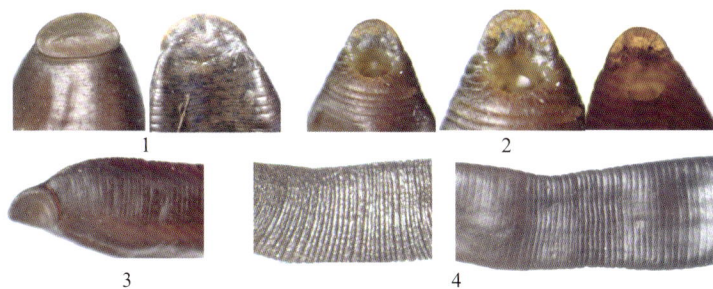

图 4-7　柳叶蚂蟥
（图 4-6 样品水浸泡后放大，1. 前吸盘；2~3. 后吸盘不同面；4. 体部环节）

此外，蚂蟥（宽体金线蛭）和柳叶蚂蟥（尖细金线蛭）以吸食较低等动物体液为生，是非吸血蛭类，吸盘较小或不明显，而水蛭（日本医蛭）具有吸食人、畜血液为生的食性，是吸血蛭类，后吸盘显著增大，断面多有血迹。

🌿 本草探源

【混乱品种】南北朝《本草经集注》记载"今腹有数种，此用马蜞，得啮人腹中有血者，仍干为佳。山蚑及诸小者皆不用"。宋《图经本草》记载"生水中……亦大水蛭有长尺者用之当以小者为佳。石蛭等并头尖腹粗，不堪入药，大者京师又谓之马鳖，腹黄者为马蟥"。《蜀本草》记载"勿误采石蛭、泥蛭用。石、泥二蛭，头尖，腰粗，色赤，不入药，误食之，则令人眼中如生烟，渐至枯损"。

清以来，水蛭的品种更趋复杂。《本经逢原》记载"水蛭是小长色黄，挑之易断者，勿误用泥蛭，头圆身阔者，服之令人眼中如生烟，渐至枯损"。《本草崇原》记载"水蛭，处处河池有之，种类不一。在山野中者，名山蜞；在草中者，名草蛭；在泥水中者，名水睡；大者谓之马蜞，今名马蟥"。

可见古代记载的水蛭不止一种，品种比较混乱。古代药用水蛭是生活于水中，并有吸血性，符合水蛭 *Hirudo nipponica* Whitman 的特征，而陆生同类动物不作药用。

🌿 品种动态

【品种概述】我国约有 93 种蛭类动物，不少在民间有药用习惯。国内各地称为"水蛭"约有 10 种之多，均有商品流通。近年水蛭的市场需求量增大，菲牛蛭、湖北牛蛭等品种已在市场发现冒充或混淆误用。

目前，商品水蛭主要来自正品水蛭，并以蚂蟥（宽体金线蛭）为主，水蛭（日本医蛭）和柳叶蚂蟥（尖细金线蛭）商品较少。

【混伪品】（1）菲牛蛭：为医蛭科动物菲牛蛭 *Poecilobdella manillensis*（Lesson）干燥体。云南、广西、海南、福建等地分布或人工养殖，市场多以"菲水蛭"为名销售，习称"金边蚂蟥"，为西南地区的特色药用品种，商品常出口外销。

（2）棒纹牛蛭：为医蛭科动物棒纹牛蛭 *Poecilobdella javanica*（Wahlberg）干燥体。分布于云南等地，印度、孟加拉国和缅甸等国分布。属于吸血类水蛭。近年商品中以"水蛭"销售。

（3）东北小水蛭：为石蛭科动物八目石蛭 *Erpobdella octuculata* 干燥体（有待确定）。分布于东北、华北和华南等地。市场流通量较大，商品主要来自吉林延边，又称东北小水蛭。有报道，朝鲜水蛭与此来源相同。

（4）湖北牛蛭：为医蛭科动物湖北牛蛭 *Poecilobdella hubeiensian* Yang 干燥体。分布于湖北、湖南等地。属于吸血类水蛭。近年商品中以"水蛭"销售。

（5）天目山蛭：为山蛭科动物天目山蛭 *Haemadipsa limuna* 干燥体。分布于浙江、湖北、河南等地。近年商品中以"水蛭"销售。

（6）光润金线蛭：为石蛭科动物光润金线蛭 *Whitmania laevi* 干燥体。习称小绿条、绿皮水蛭。

另据报道，石蛭属 *Erpobdella*（习称黑条水蛭）在市场亦以"水蛭"销售。

【伪造加工】近年商品中发现水蛭的劣质品。采用明矾、盐加墨淹渍的水蛭，也有发现提取过的水蛭。还有在鲜水蛭中注入石膏和淀粉，或趁鲜在水蛭腹腔中插入小段铁丝、水泥和砂石填充物，达到增重目的。

🌿 **图文辨析**

【**性状鉴定**】（1）菲水蛭：呈狭长扁圆柱形。长 4~15cm，宽 0.5~2cm。呈棕褐色或棕黑色，环节较明显。断面黑褐色，有光泽。水浸泡后体背面浅褐色，环节较粗，平滑或微有小疣粒；腹面暗黄色或黄褐色，近两侧缘各有 1 条宽而明显的黄色纵纹；后吸盘增大呈"碟"状，前吸盘扩展呈"圆形口唇"状。图 4-8、图 4-9。

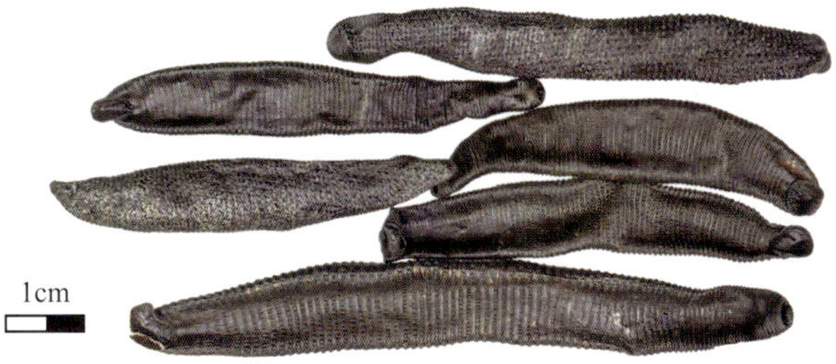

图 4-8　菲牛蛭

鲜品（活体）背部呈黄褐色或橄榄绿色，有三条浅褐色纵纹，腹部灰黄色或灰绿色，体侧面各有 1 条橙黄色或红棕色纵带。图 4-10。

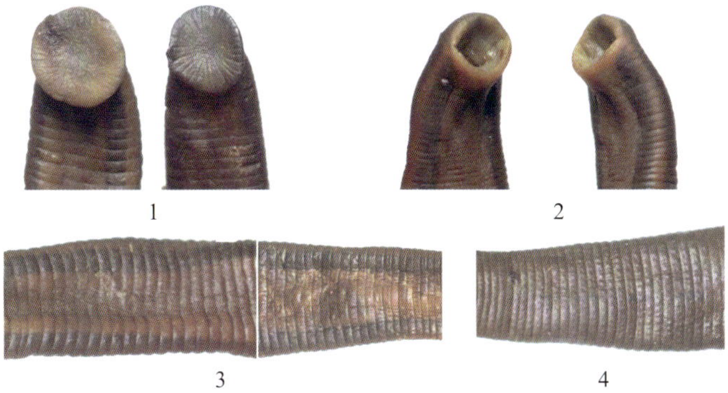

1

2

3　　　　　　　　　　　4

图 4-9　菲牛蛭局部特征

（图 4-8 水样品浸泡后放大，1. 后吸盘；2. 前吸盘；3. 腹面；4. 背面）

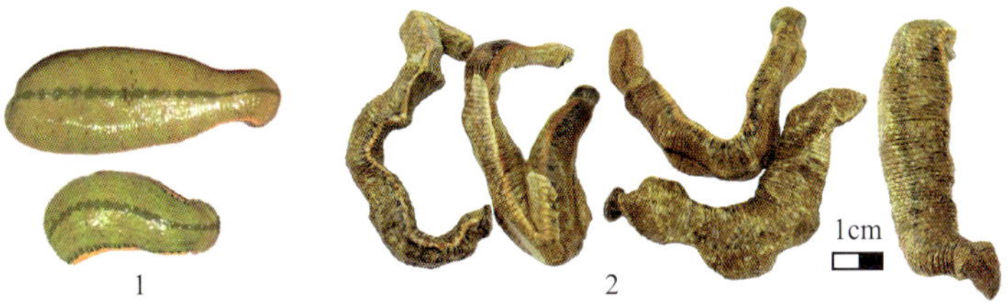

1　　　　　　2

图 4-10　菲牛蛭

（1. 活体；2. 商品）

（2）棒纹牛蛭：呈狭长扁圆柱形。长 5~12cm，宽 0.5~1.4cm。背部和腹部呈黑褐色，表面具方格样的纹理；环节较粗而明显，其上具细小疣粒突起。水浸泡后体背面黄褐色，环节紧密，可见间断暗色线纹；腹面淡黄色或黄褐色，近两侧缘各有 1 条宽而明显的黑褐色纵带。后吸盘增大呈"盆"状，前吸盘收缩呈"半个口唇"状。图 4-11、图 4-12。

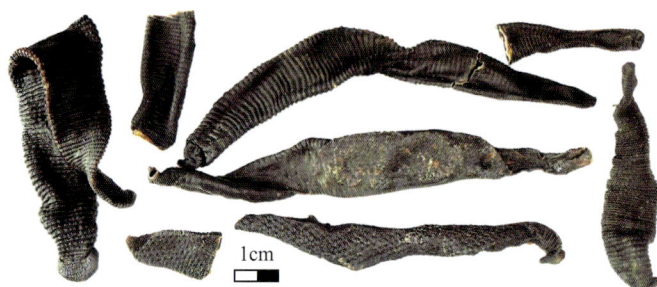

图 4-11 棒纹牛蛭（柬埔寨）

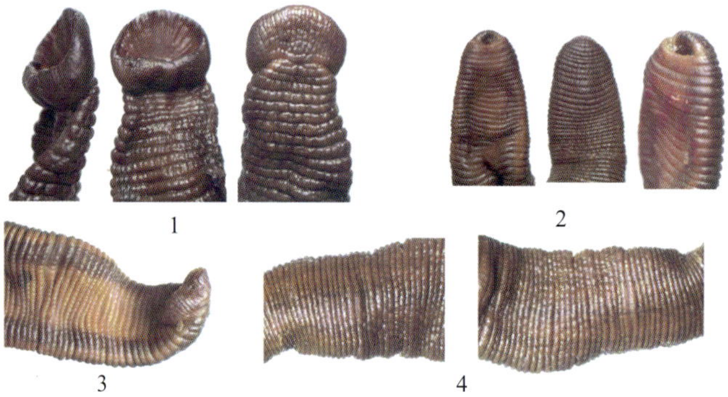

图 4-12 棒纹牛蛭局部特征

（图 4-11 样品水浸泡后放大，1. 后吸盘三个面；2. 前吸盘三个面；3. 腹面；4. 背面）

（3）东北小水蛭：呈长圆柱形，形似"蚯蚓"，一面隆起。另一面凹陷，弯曲或扭曲。长 2~5cm，宽 0.2~0.3cm。表面呈黑褐色或深褐色，有头尾 2 个吸盘均不明显，环节呈不连续状，较明显。图 4-13、图 4-14。

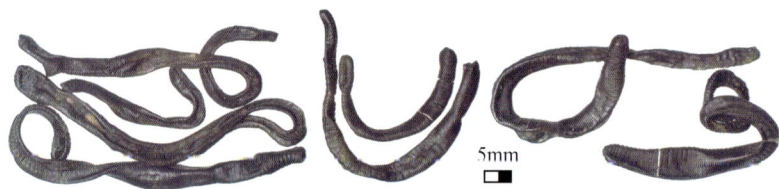

图 4-13 东北小水蛭

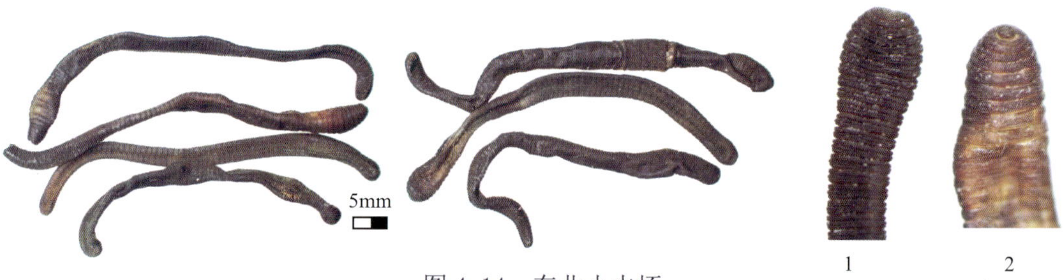

图 4-14 东北小水蛭

（1. 后吸盘；2. 前吸盘）

（4）劣质品：①矾制水蛭。表面灰褐色，失去其自然黑色光泽，质地干脆，味涩，后有刺舌感。②盐墨制水蛭。盐淹渍后表面泛有白色的结晶盐，其放入墨汁中浸过后晒干，搓擦即可见墨色染手。③提取过的水蛭。提取水蛭的成分后的药渣。外表自然黑色光泽，体质轻泡，断面参差不齐形如糟糠。

【**市场速览**】市售一种"吸血水蛭"，呈纺锤形，水浸泡后前吸盘呈"半个口唇"状，两侧暗黄色条带也不明显。其性状与水蛭（日本医蛭）相似，所表现的差异是否属于生活环境所致，尚需进一步调查。图4-15。

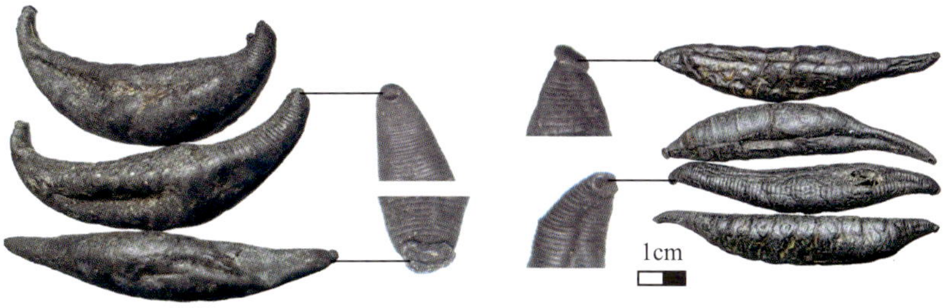

图4-15　市售水蛭（又名吸血水蛭，疑似日本医蛭）

市售水蛭以蚂蟥多见，除药材外，常加工为不同大小的饮片或炮制品，图4-16。

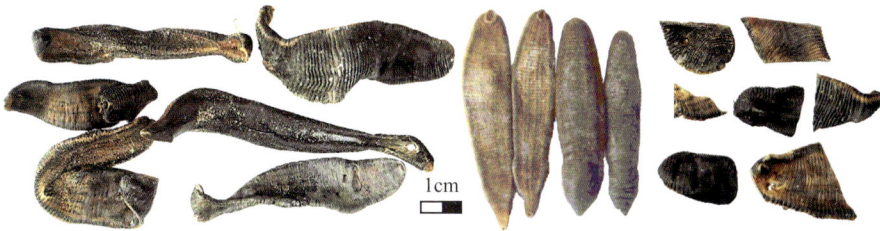

图4-16　蚂蟥药材及饮片

市售的柳叶蚂蟥个体较小，常以个子货销售。图4-17。

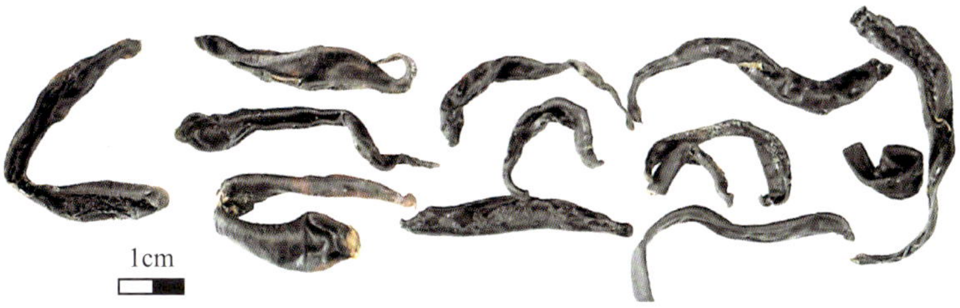

图4-17　柳叶蚂蟥

近年，菲牛蛭的市场流通量很大，也以水蛭销售。图4-18。

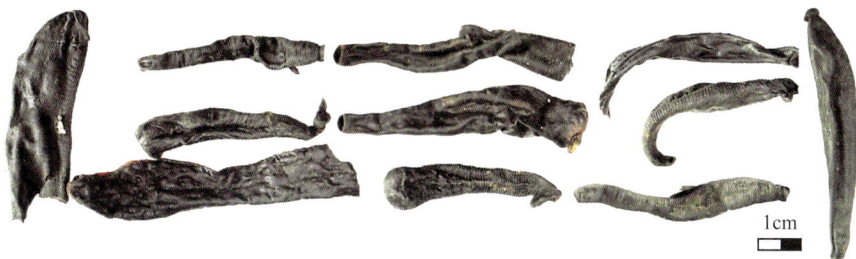

图4-18　市售水蛭（菲牛蛭）

5. 水牛角　BUBALI CORNU

标准沿革

【来源】1977年版《中国药典》收载为牛科动物水牛 *Bubalus bubalis* L.。1985年版《中国药典》中水牛的拉丁学名修订为 *Bubalus bubalis* Linnaeus。

【药用部位】1977年版《中国药典》规定为"除去角塞的角"。

【采收加工】1977年版《中国药典》描述为"取下角后，水煮以除去角塞，干燥"。1985年版《中国药典》进行文字调整，为"取角后，水煮，除去角塞，干燥"。

【性状】1977年版《中国药典》描述"上部渐尖，有纵纹，下部略呈三角形"。1985年版《中国药典》修订为"上部渐尖，有纵纹，基部略呈三角形"。

特征识别

【性状鉴定】（1）水牛角：[形状]呈稍扁平而弯曲的锥形，上部渐尖，有纵纹，基部略呈三角形或近四边形。[大小]长短不一。[颜色]棕黑色或灰黑色。[纹饰]一侧有数条横向的沟槽，另一侧有密集的横向凹陷条纹。[断面]中空。[质地]角质，坚硬。[气味]气微腥，味淡。图5-1、图5-2。

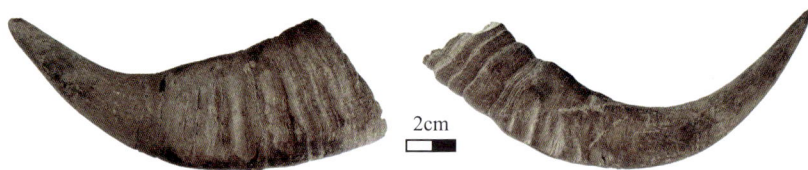

图 5-1　水牛角（1979年样品）

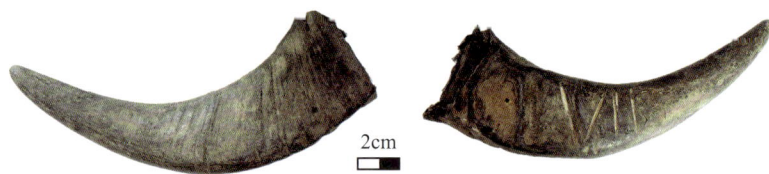

图 5-2　水牛角（2023年样品）

（2）水牛角丝：呈不规则条状、片状，横切呈近三角形、四边形，极薄片或薄片，略卷曲或平坦。大小不一，宽者可达3cm。表面灰褐色、淡灰黑色，具紧密细直纹理，有的可见深浅不等的条纹或环纹。质韧。气微，味淡。图5-3。

【鉴别歌诀】　　　　　扁平弯曲呈锥形　表面棕黑或灰黑
　　　　　　　　　　一侧数条横沟槽　一侧密集横沟纹

【识别要点】水牛角性状较为特殊，易于识别。水牛角大多数呈黑色，少数有青黑色或青白色，这种比较稀缺。

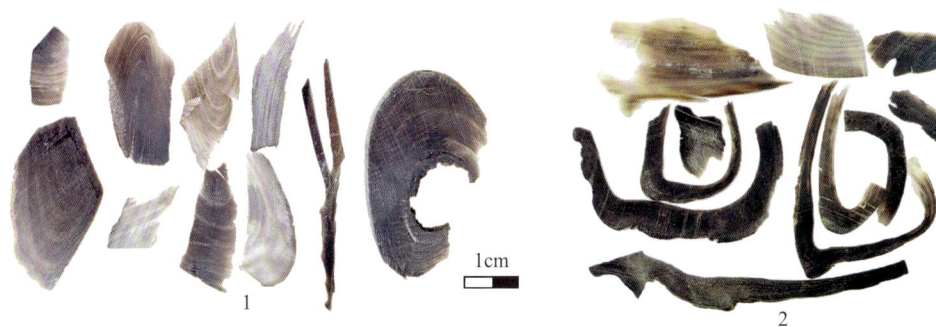

图 5-3　水牛角丝（1.1979 年；2.2023 年）

🌱 品种动态

【**品种概述**】水牛角的混乱品来自牦牛，商品中常见以牦牛角丝（饮片）掺假水牛角丝，偶然也有黄牛角丝（饮片）掺假的情况。

目前，商品水牛角（水牛角丝）为正品水牛角，时有牦牛角丝误用或掺假现象。

【**混伪品**】（1）黄牛角：为牛科动物黄牛 *Bos taurus domesticus* Gmelin 的干燥角。吉林、上海地方标准收载。我国各地多有生产。黄牛角药用记载于宋《卫济宝书》，具有清凉止血，清热解毒功效。现代《中国药用动物志》收载。

（2）牦牛角：为牛科动物牦牛 *Bos grunniens* Linnaeus. 的干燥角。牦牛分为白牦牛、黑牦牛和花牦牛，白牦牛数量稀少。分布于西藏、甘肃、青海、四川等地。牦牛记载《山海经》，明《本草纲目》记载牦牛角药用价值。

🌱 图文辨析

【**性状鉴定**】（1）黄牛角：略呈弯曲的长圆锥形，上部渐细，钝尖。长 10~30cm，底部直径 3~6cm。表面灰黄色、灰黑色或黄褐色相间，较光滑，有不明显细纵纹，下部多呈环形沟纹。质坚硬。下部中空，角尖部实心；纵剖面可见细纹。气微醒，味淡。图 5-4。

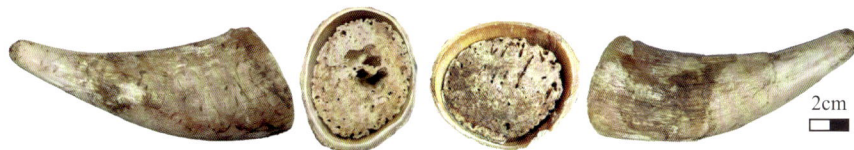

图 5-4　黄牛角（甘肃，黄牛角带骨塞及基部）

黄牛角一般是存在不等色的渐变过程，纯色的较少，质地较为细腻，用扩大镜观察，有清晰的黑白相间的纹理。图 5-5。

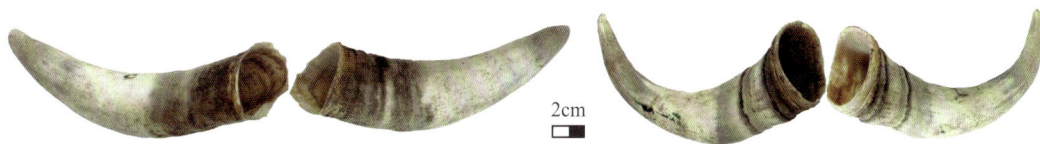

图 5-5　黄牛角

（2）牦牛角：呈弯曲的长圆锥形，先直升，再向外，复向上弯曲。一般长30cm以上，基部直径可达5~10cm。表面黑色、灰黑色，光亮，具稀疏的细纵纹，

基部多呈横向细裂纹，具不明显环状隆起。基部呈类圆形。质坚硬。图5-6。

图5-6　牦牛角

（1. 甘肃采收带骨塞；2. 市售品）

牦牛角丝呈类圆形、半圆形或条状薄片。黑褐色，极坚韧。图5-7。

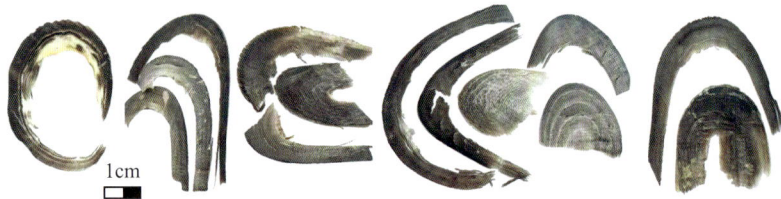

图5-7　牦牛角丝

【红外光谱】水牛角红外光谱（图5-3-2样品）在位于3397、1657、1022和669cm^{-1}波数处有特征吸收峰。图5-8。

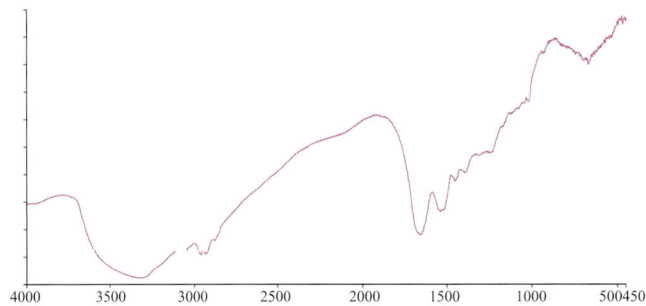

图5-8　水牛角红外光谱图

牦牛角红外光谱（图5-7样品）在位于3319、2467、1655、1537和669cm^{-1}波数处有特征吸收峰。图5-9。

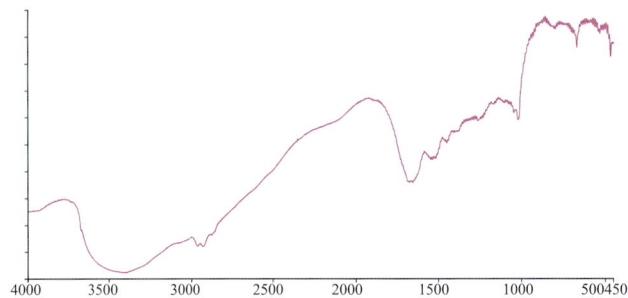

图5-9　牦牛角红外光谱图

6. 五灵脂 RUDO

标准沿革

【来源】1963 年版《中国药典》收载为鼯鼠科鼯鼠属（Trogopterus）动物。1977 年版《中国药典》修订为鼯鼠科动物复齿鼯鼠 *Trogopterus xanthipes* Milne Edwards。1995 年版《中国药典》取缔五灵脂标准，收载于附录。2015 年版《中国药典》又从附录中删除，从此各年版《中国药典》不再收载五灵脂。现收载于 20 余家地方炮制规范。

【药用部位】1963 年版《中国药典》收载规定为"干燥粪便"。

【采收加工】1963 年版《中国药典》规定为"全年皆可采收，拣去杂质，晒干既得"。1977 年版《中国药典》修订为"全年均可采收，除去杂质，晒干"。

【性状】1963 年版《中国药典》按灵脂块和灵脂米分别描述，灵脂块有"气醒臭，味苦"，灵脂米有"气微弱，味微苦咸"气味特征。1977 年版《中国药典》删除气味中的"味苦"和"味微苦咸"。

商品质量

【商品规格】商品分为灵脂块（亦称为糖灵脂、糖五灵）和灵脂米（亦称为散五灵）两种，前者为粪粒和尿（有时包括血液部分）凝结而成的块状物，后者为干燥的粪粒。

【品质论述】灵脂块以黑棕色、有光泽、油润，无杂质者佳；灵脂米以表面黑棕色、内黄绿色、体轻，无杂质者佳。

【产地】主产于山西、河北等地，陕西（商洛）等地人工养殖。商品来自养殖和野生品。

特征识别

【性状鉴定】（1）灵脂米：［形状］呈长圆柱形，两端钝圆。［大小］长 5~15mm，直径 3~6mm。［颜色］表面黑褐色或棕褐色；断面黄绿色或灰黄色。［纹饰］外表微粗糙，常可见浅色的斑点，有的略具光泽。［质地］体轻而松，很容易折断，手捻易碎。［断面］呈纤维性，填充物基本是柏树叶片。［气味］气微弱，味微苦、咸。图 6-1、图 6-2。

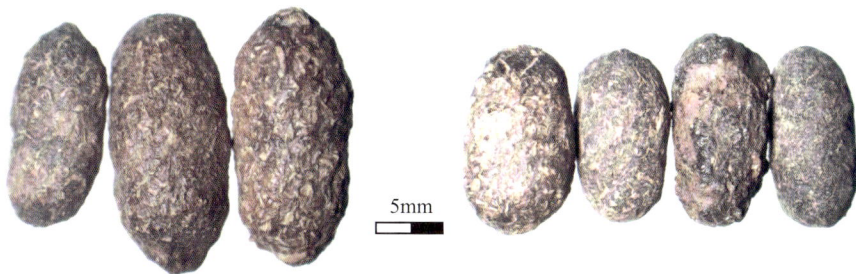

图 6-1 灵脂米（1982 年河北，野生品）

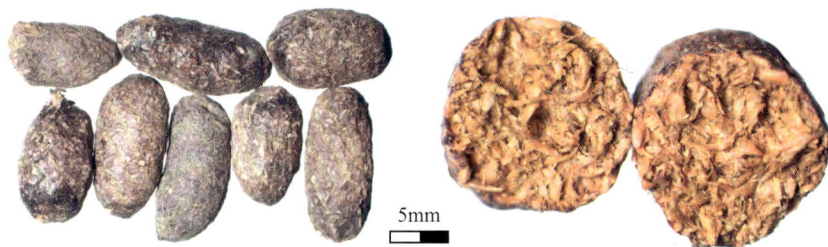

图 6-2　灵脂米及断面（1982 年河北，野生品）

（2）灵脂块：[形状]呈不规则的块状，凹凸不平，粪粒呈长椭圆形。[大小]大小不一。[颜色]表面黑棕色、红棕色或灰棕色；黄棕色或棕褐色蜡质状。[纹饰]表面凹凸不平，常碎裂，有的显油性光泽。[质地]体轻，质较硬，易破碎。[断面]可看断裂的粪粒，有时呈纤维性。[气味]气腥臭，味苦。图 6-3。

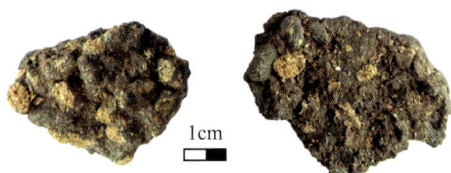

图 6-3　灵脂块（1982 年河北）

【鉴别歌诀】　　灵脂米似圆柱形　两端钝圆色黑棕
　　　　　　　　表面粗糙质松脆　断面纤维微苦咸

【识别要点】通过形状、表面、断面和质地进行综合判断，并与伪造五灵脂区别。（1）形状：五灵脂米呈自然、匀称和大小稍有差异的圆柱形（少有类圆形）；其形状大小受多种因素影响，成年鼠粪粒较大，幼年鼠粪粒较大，夏季粪粒较大，冬季粪粒较小。（2）表面：呈草质而略粗糙，有的具蜡样光泽。（3）质地：体轻而松，手捻易碎，夏季的质地较轻松，冬季的质地较坚实。（3）断面：较疏松，填充物基本是柏树叶片，清晰可见叶片轮廓，这是识别的关键特征。图 6-4、图 6-5。

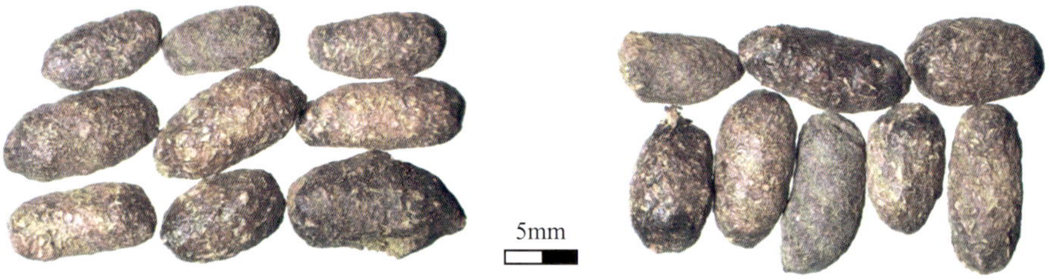

图 6-4　灵脂米（1989 年河北）

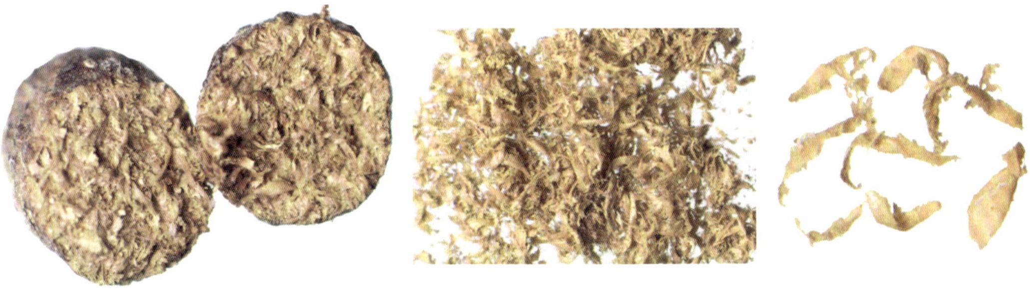

图 6-5　灵脂米断面、粉末及鳞叶（1989 年河北）

2017 年作者调查了陕西商洛人工养殖基地，采用箱养、洞养和笼养方法，饲料主要是侧柏树叶，为了提高产量，有些养殖户还添加水果、红萝卜，甚至牛肉、核桃仁和馒头等。人工养殖的五灵脂性状发生一些变化。图 6-6 至图 6-8。

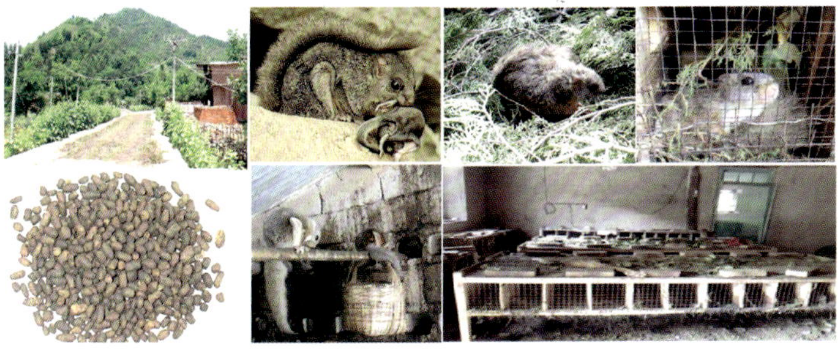

图 6-6　人工养殖（2017 年陕西商洛）

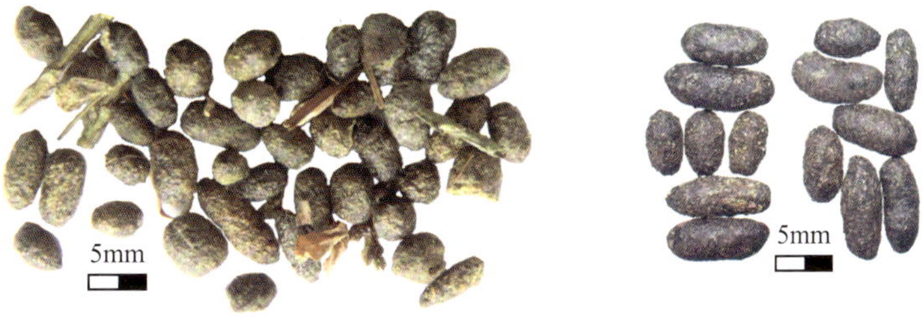

5mm　　　　　　　　　　　　5mm

图 6-7　五灵脂（2023 年陕西养殖）

1cm

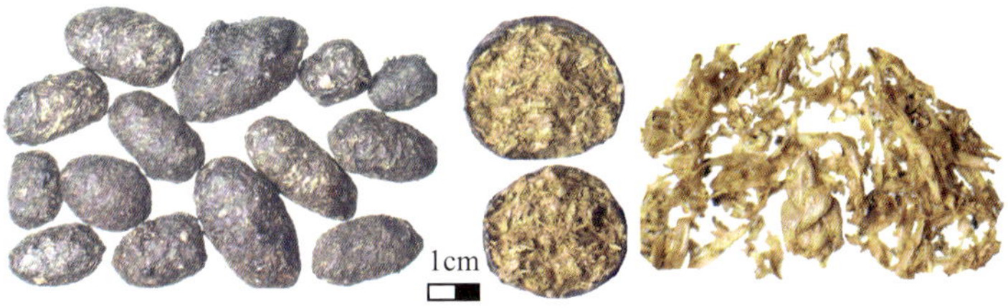

图 6-8　五灵脂（2023 年陕西养殖，药材断面及碎末特征）

五灵脂属于动物排泄物，1977 年版《中国药典》中删除了五灵脂的气味特征，针对市场伪造的各种五灵脂，业内有人说"吃屎都不一定是真的"调侃话，说明五灵脂的"气味"鉴别没有意义。

【显微鉴别】复齿鼯鼠以松柏树叶为食物，排泄的粪便（五灵脂）中残存的植物组织应是松柏类植物。主要显微特征主要是凹陷型气孔、副卫细胞 5~8 个，拱盖在保卫细胞上，侧面观呈哑铃状。图 6-9。

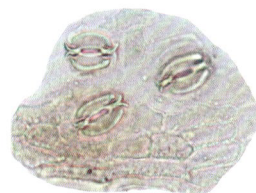

图 6-9　五灵脂显微特征（气孔）

🌿 本草探源

【伪造掺假】明《本草纲目》记载"人亦以砂石杂而货之"。古代有商人为了牟取暴利以砂石掺假，手段竟然如此粗鲁。

🌿 品种动态

【品种概述】国内各地称为"五灵脂"约有 5 科 15 种之多，均有商品流通。除传统的五灵脂外，西北、东北和西南等地尚有地方性五灵脂。市售品主要分为三类，一是鼯鼠类粪便，二是鼠兔类粪便，三是金龟子幼虫类粪便，市场销售中同名异物和同物异名现象比较普遍。

【混伪品】（1）红耳鼠兔：为鼠兔科动物红耳鼠兔 *Ochotona erythrotis* Buechen 的干燥粪便。原甘肃地方标准收载。产于甘肃、青海、四川等地，商品曾经称为甘肃五灵脂，分灵脂米、血灵脂两种。

（2）达呼尔鼠兔：为鼠兔科动物达呼尔鼠兔 *Ochotona daurice* Pallas 或藏鼠兔 *O. thibetana* Milne-Edwards 等的干燥粪便。商品曾经称为青海五灵脂、四川称为草灵脂。

（3）红白鼯鼠：为鼯鼠科动物红白鼯鼠 *Petaurista arborufus* Milnc-Edwards 的干燥粪便。产于四川、湖北等地，商品曾经称为湖北灵脂米。

（4）飞鼠：为鼯鼠科动物小飞鼠 *Pteromys volans* Linnaens 的干燥粪便。分布于西北、东北和华北。小飞鼠属于夜行性，常在树上攀爬，或在树枝间滑翔，以松子、浆果、树枝的嫩芽为食。为习用药材。产于吉林、新疆。商品曾经称为吉林灵脂米、新疆五灵脂。

（5）豚鼠：为豚鼠科动物豚鼠 *Cavia porcellus* 的干燥粪便。豚鼠是啮齿动物，已人工繁殖，豚鼠通常用于动物实验。市场曾经发现有冒充和掺假五灵脂情况。

（6）金龟子：为金龟科昆虫 *Dicranobia potanini* Kr. 的干燥粪便。产于四川、湖北等地。有考证认为纯属误用。市场曾经称为贵州五灵脂、川东灵脂米。

此外，我国养殖仓鼠、竹鼠和土拨鼠等成为致富产业，曾有报道人工养殖的鼠类粪便冒充或加工成五灵脂销售，具体情况不详，有待调查。

【伪造加工】 20 世纪 80 年代已发现伪造的五灵脂，可能是技术的原因，当时伪造的是"灵脂块"或"血灵脂"。近年市场流通的伪造"灵脂米"，外观与正品极其相似。伪造的手段多种多样，一是用五灵脂的饲料侧柏叶粉碎后加入黏合剂用机械压制而成；二是以牛、羊、鼠类动物的粪便混合加工；三是侧柏叶碎末、动物尿液和植物提取物等勾兑伪造加工。外观逼真足以达到以假乱真，这种"科技创新"造假，严重影响中药的质量，应予严厉打击。

🌿 图文辨析

【性状鉴定】（1）红耳鼠兔：灵脂米呈类球形。直径 3~5mm。表而稍粗糙，黄褐色、灰褐色或黑褐色，无光泽。断而黄绿色、灰褐色。质较重，捻碎可见黄褐色或绿褐色植物纤维。气腥臊或微臭，味涩、稍苦。图 6-10、图 6-11。

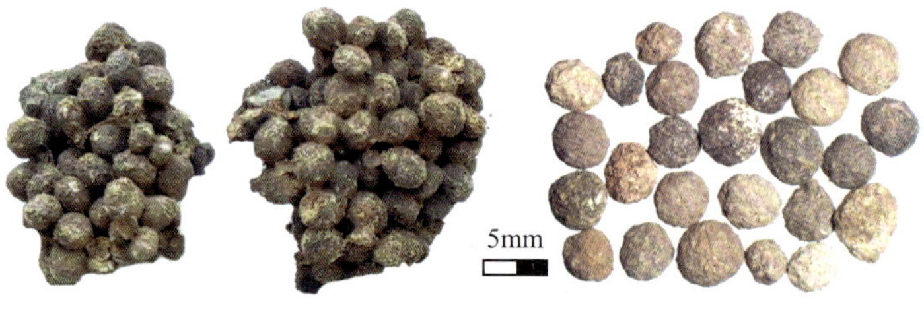

图 6-10 红耳鼠兔（甘肃，灵脂米）

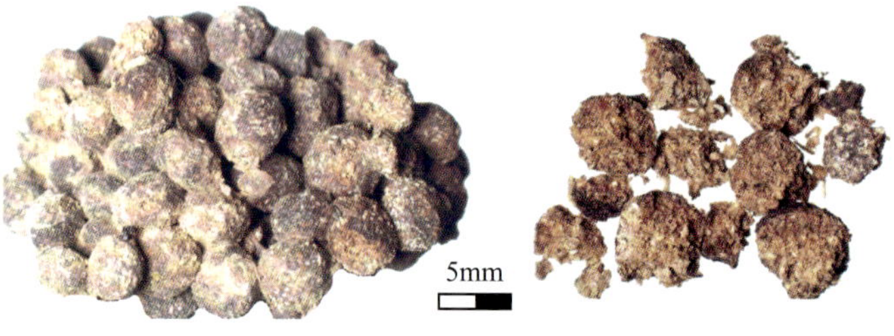

图 6-11 红耳鼠兔（甘肃，灵脂米）

血灵脂（又称为糖灵脂），呈不规则块状，表面棕褐色、暗褐色，粪粒明显。断面棕褐色、灰褐色。气腥臭，味涩，稍苦。图6-12。

（2）小飞鼠：由粪粒结成的不规则形小块，粪粒多破碎，露出褐色的断面，粪块粘结坚固，体较重，常挟杂树皮、树枝、石子等杂质。粪粒呈类圆形或椭圆形，直径2~5mm，表面黑色或棕褐色、土褐色，凹凸不平，具光泽，捻碎后呈棕黄色或黄绿色短纤维。气腥，味苦涩。图6-13。

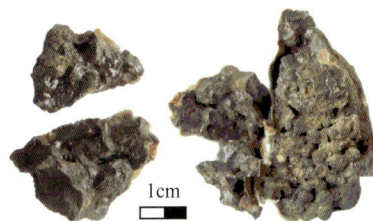

图6-12 红耳鼠兔（甘肃，血灵脂）

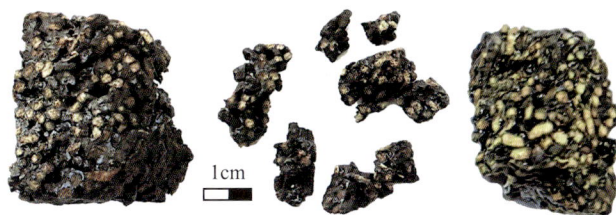

图6-13 小飞鼠（1978年）

（3）豚鼠：呈长圆柱状，两端钝圆或具钝尖。长径6~15mm，短径3~5mm。表面浅棕色或灰褐色，具一条纵沟纹理贯穿两端，无光泽。体重，质坚硬，破碎断面成草泥状。有特异臭气。图6-14。

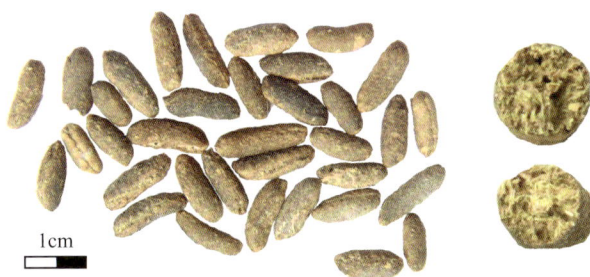

图6-14 豚鼠（市售五灵脂中挑出样品）

（4）伪造加工品：①为少量黏土与植物粗粉的混合物，外围粘着于某动物粪便，用草木灰包衣，干燥。呈椭圆形或类圆形，长5~15mm，直径3~5mm。表面灰黑色，较平滑，可见淡黄色的纤维散在。体轻，质硬，不易压碎。断面较充实，主要为植物碎末组织。图6-15、图6-16。

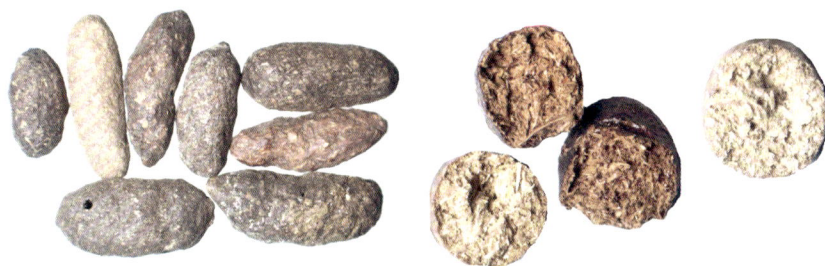

图6-15 市售五灵脂（伪造品）

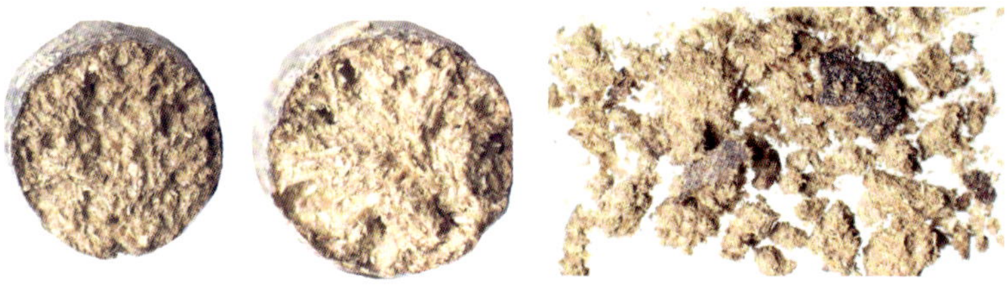

图 6-16　市售五灵脂（伪造品）

尚有报道，伪造的断面内外两层可剥离，外层淡棕色，颗粒状，内层为黄绿色纤维状粗粉，有的呈椭圆形的粪粒，手捻难碎。

②采用植物粗粉、泥土、某些动物粪便等混合后，用打水丸而成。呈椭圆形或类圆形，长5~17mm，直径3~5mm。表面灰黑色、棕褐色，较平滑，可见淡黄色的纤维散在。体轻，质硬，不易压碎。断面较平坦，呈灰棕色、黄棕色，呈粉末状或粗颗粒状。图6-17、图6-18。

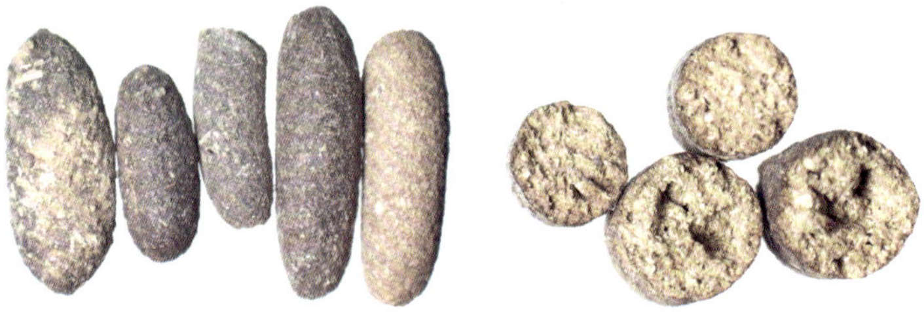

图 6-17　市售五灵脂（伪造品及断面）

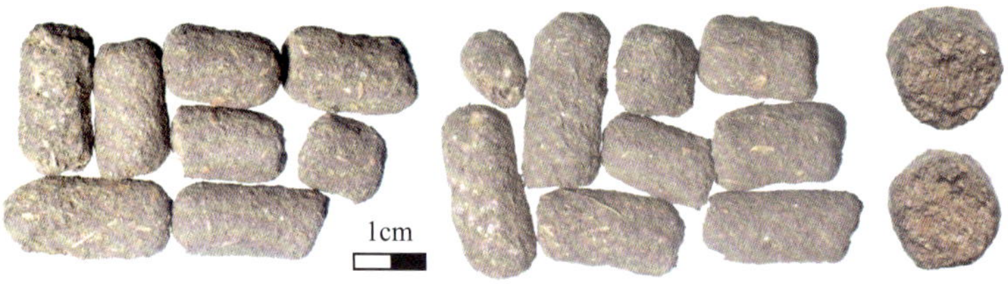

图 6-18　市售五灵脂（伪造品及断面，植物提取物为主的伪造品）

近年，陆续发现的伪造品形状、色泽、大小及质地变化较大。图6-19。

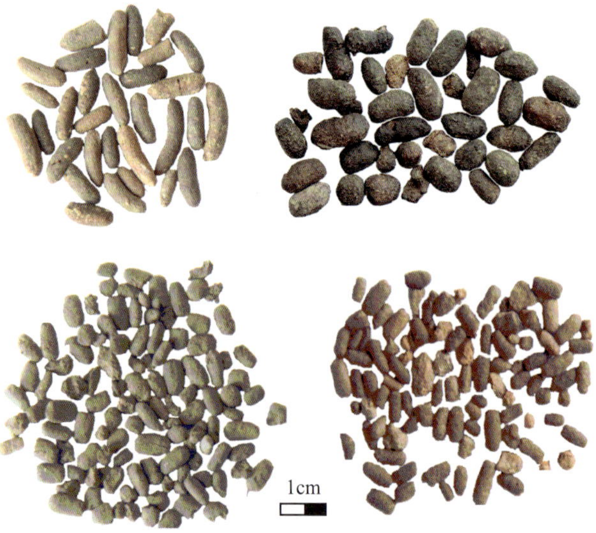

图 6-19　四种市售五灵脂（伪造品）

7. 石决明　HALIOTIDIS CONCHA

标准沿革

【来源】1963 年版《中国药典》收载为鲍科动物九孔鲍 *Haliotis diversicolor* Reeve. 或盘大鲍 *Haliotis gagantea discus* Reeve.，前者习称"光底石决明"，后者习称"毛底石决明"。1977 年版《中国药典》中增加了羊鲍 *Haliotis ovina* Gmelin。1985 年版《中国药典》又增加了耳鲍 *Haliotis asinina* Linnaeus、澳洲鲍 *Haliotis ruber*（Leach）和白鲍 *Haliotis laevigate*（Donovan），将盘大鲍 *Haliotis gagantea* discus Reeve. 修订为皱纹盘鲍 *Haliotis discus hannai* Ino，石决明共计 6 种来源。

【药用部位】1963 年版《中国药典》收载规定为"干燥贝壳"。

【采收加工】1963 年版《中国药典》规定"夏、秋二季捕捉，挖去肉，将贝壳洗净粘附的杂质，晒干既得"。1977 年版《中国药典》简化工序，修订为"夏、秋二季捕捉，去肉，洗净，晒干"。

【性状】1963 年版《中国药典》分别按光底石决明、毛底石决明描述，前者"呈卵圆半球形贝壳……，从近壳顶处向右排列有多数由小渐大的疣状突起，末端 8~9 个特别大"，后者"呈灰棕色或灰黄色，末端 4~5 个开口"。1977 年版《中国药典》分别进行修订，前者为"呈扁平的卵圆形，从近壳顶处向右排列有 30 余个由小渐大的疣状突起的呼吸孔，末端 8~9 个呈孔状"，后者"呈灰白色、灰棕色或灰黄色，从近壳顶处向右排列有 20 余个由小渐大的疣状突起，末端 4~5 个呈孔状"。1985 年版《中国药典》分别按 6 种来源描述，并将之前的毛底石决明（皱纹盘鲍）的颜色修订为"灰棕色"，其他不再赘述。

商品质量

【商品规格】产地加工为个子（统货、选货）、片子货。

【品质论述】宋《图经本草》提出"七孔、九孔者良，十孔以上者不佳"的质量评价，这是杂色鲍的特征，商品习称"九孔石决明"。

药材以壳厚、内面光亮者为佳。

【产地】主产于广东、海南、山东、福建和辽宁等地（为杂色鲍、皱纹盘鲍），亦从国外进口（为澳洲鲍、耳鲍、羊鲍）。

特征识别

【性状鉴定】（1）杂色鲍：［形状］呈长卵圆形，内侧面观呈耳状；外唇薄，内唇厚。［大小］长 7~9cm，宽 5~6cm。［颜色］表面赤褐色或绿褐色，有杂色斑；内面光滑，具珍珠样彩色光泽。［纹饰］表面有不规则不明显的螺旋肋，细密生长线明显，螺旋部很小，体螺部顶处向右排列有 30 余个疣状突起，末端 6~9 个开孔，孔口与壳面平。［质地］质坚硬，不易破碎。［气味］气微，味微咸。图 7-1。

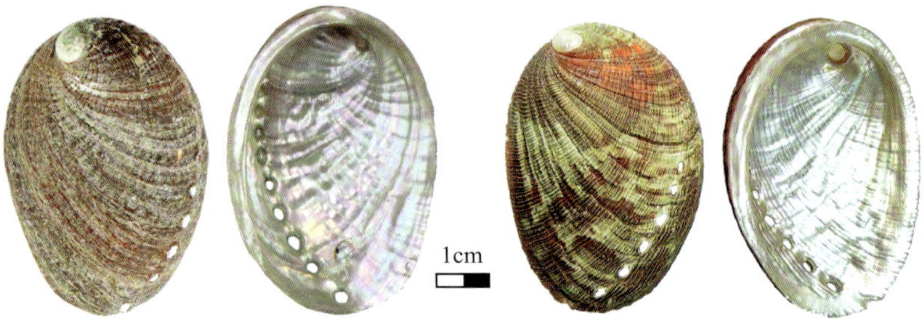

图 7-1 杂色鲍（20 个突起 5 个开孔）

（2）皱纹盘鲍：[形状] 长卵圆形，外唇较薄。[大小] 长 8~12cm，宽 6~8cm。[颜色] 表面暗棕色，有时呈不同色带。[纹饰] 表面粗糙，有多数不规则较明显的螺旋肋，生长线较明显，常有苔藓类或石灰虫等附着物，末端具 3~5 个开孔，孔口呈管状，突出壳面。[质地] 壳薄，质稍脆。图 7-2。

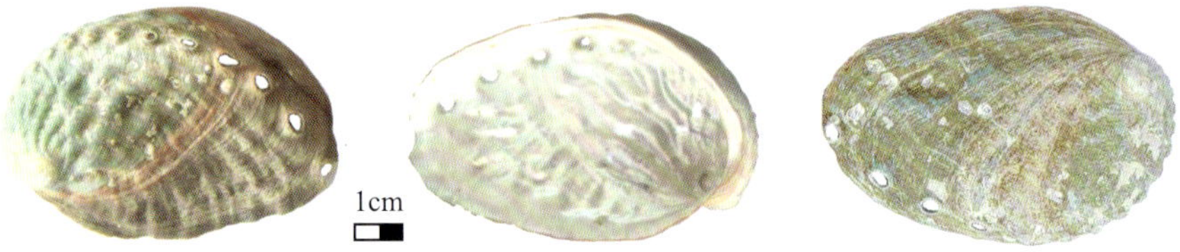

图 7-2 皱纹盘鲍

（3）羊鲍：[形状] 呈椭圆形，外唇薄，内唇成宽大的遮缘面；壳顶位于近中部且稍高于壳面。[大小] 长 4~8cm，宽 3~6cm。[颜色] 表面浅灰绿色或浅灰褐色。[纹饰] 螺旋部与体螺部各占 1/2，从螺旋部边缘向右有 2 行整齐的突起，尤以上部较为明显，末端具 4~5 个开孔，孔口呈管状，突出壳面。[质地] 略薄，易破碎。图 7-3。

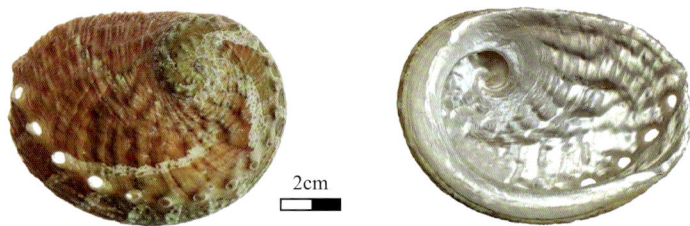

图 7-3 羊鲍

（4）澳洲鲍：[形状] 呈卵圆形；外唇厚，内唇成宽大的遮缘面。[大小] 长 13~17cm，宽 10~14cm。[颜色] 表面红棕色、浅棕色。[纹饰] 粗糙；壳顶钝，螺旋部与体螺部各占 1/2，螺旋肋和生长线呈波状隆起，具开孔 7~9 个，孔口突出壳面；内表面凹凸不平。[质地] 壳略厚，不易破碎。图 7-4。

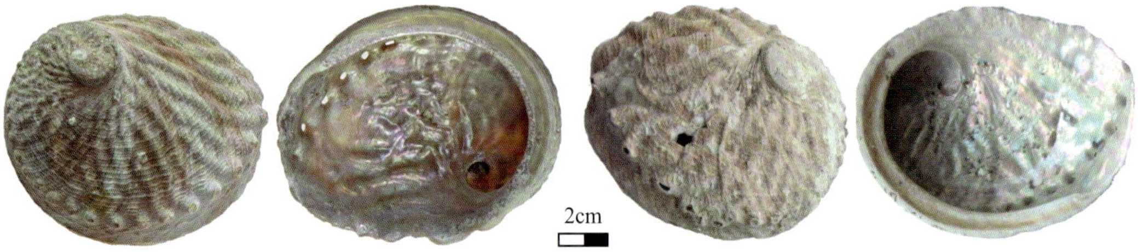

图 7-4 澳洲鲍

（5）耳鲍：[形状]呈长卵圆形；内侧面观呈耳状；外唇厚，内唇成狭长的遮缘面。[大小]长5~8cm，宽2.5~4cm。[颜色]表面光滑，具翠绿色、紫色及褐色等多种色泽组成的斑纹；内面光滑，具珍珠样彩色光泽。[纹饰]螺旋部小，体螺部大，有开孔4~7个，孔口与壳面平，多为椭圆形。[质地]壳薄，质较脆。图7-5。

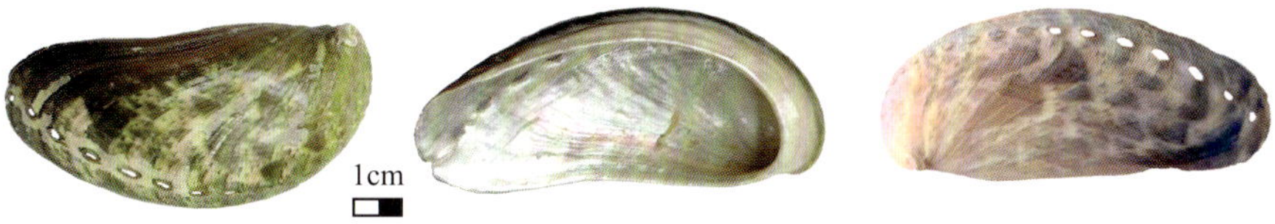

图7-5 耳鲍

（6）白鲍：[形状]呈卵圆形。[大小]长11~19cm，宽8~11cm。[颜色]表面灰白色或粉红色，较光滑。[纹饰]壳顶高于壳面，螺旋肋和生长线明显，螺旋部约为壳面的1/3，有开孔9个，孔口与壳面平。[质地]壳厚，质硬。图7-6。

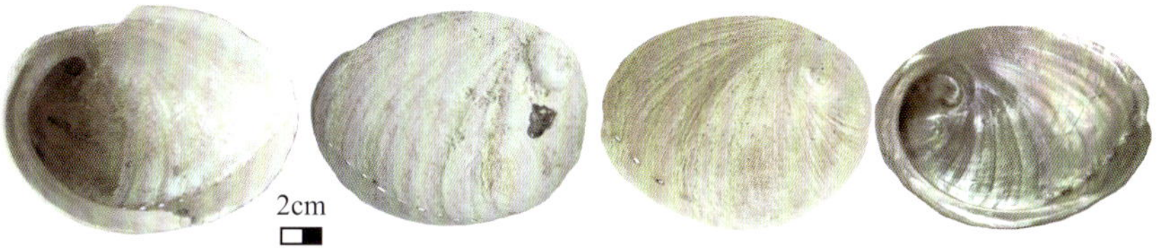

图7-6 白鲍

【识别要点】石决明不同品种的形状、大小、颜色、纹理和开孔等方面各具特征，见表7-1。

表7-1 6种石决明的性状特征比较（cm/个）

		杂色鲍	皱纹盘鲍	羊鲍	澳洲鲍	耳鲍	白鲍
形状		长卵圆形	长卵圆形	近圆形	卵圆形	耳状，狭长	卵圆形
大小	长（cm）	7~9	8~12	4~8	13~17	5~8	11~19
	宽（cm）	5~6	6~8	3~6	11~14	2.5~3.5	8~11
表面	平整度	粗糙	粗糙	粗糙	粗糙	较光滑	较光滑
	颜色	赤褐色，有杂色斑	暗棕色，有时呈不同色带	浅灰绿色或浅灰褐色	红棕色、浅棕色	通常有绿、紫、褐色斑	灰白色或浅红色
开口	开口数（个）	6~9	4~5	4~5	7~9	4~7	约9
	孔口	平	突出	管状	突出	平	平
生长线		明显	较明显	不明显	不明显	不明显	明显

🌱 **本草探源**

【混乱品种】古代石决明存在混乱品种，南北朝《本草经集注》称"俗云紫贝……又云是鳆鱼甲"，记载了两种石决明。唐《新修本草》认为"今俗用紫贝，全别非此类也"，指出紫贝不是石决明，纠正前人的错误。宋《新修本草》记载的石决明伪品是虎斑宝贝 *Cyoraea tigris* Linnaeus。

古代所用的石决明品种不止一种，明《本草纲目》记载"石决明形长如小蚌而扁，外皮甚粗，细孔杂杂，内则光耀，背侧一行有孔如穿成者"。古代所述石决明性状过于宽泛，结合产于我国沿海各地，应以杂色鲍 *Haliotis diversicolor* Reeve. 和皱纹盘鲍 *Haliotis discus hannai* Ino 来源为主。

🌿 品种动态

【**品种概述**】国内各地称为"石决明"约有 14 种之多。20 世纪 70 年代以来大量购进石决明，同类品种在国内药材市场被当作石决明使用。1977 年《进口药材质量标准》将澳洲鲍和耳鲍列为石决明的来源，到了 1988 年《进口药材质量分析研究》又增加白鲍、羊鲍来源，《中国药典》亦顺应这一资源变迁的趋势，增补了进口石决明品种。此外，市场亦发现扇贝科动物皱襞扇贝 *Pecten plica*（Linnaeus）的贝壳冒充石决明的情况。

目前，商品石决明主要来自正品石决明，并以人工养殖的杂色鲍和皱纹盘鲍为主；进口石决明中常有混乱品种。

【**混伪品**】鲍科动物多皱鲍 *Haliotis rugose* Lamarck、褶鲍 *Haliotis corrugata* Gray、美德鲍 *Haliotis midae* Linne、黑鲍 *Haliotis carcherodii* Leach、半纹鲍 *Haliotis semistriiata* Reeve. 和格鲍 *Haliotis clathrata* Reeve.、中间鲍 *Haliotis midae* Linnaeus 等品种在市场冒充石决明。

🌿 图文辨析

【**性状鉴定**】（1）多皱鲍：呈卵圆形或近圆形。长 7~8cm，宽 6~8cm。表面灰白色或灰绿色，螺旋部小突起，壳面粗糙，螺肋较粗，生长线稀疏。有 28~30 个疣状突起，末端 5~7 个开孔，孔口突出壳面。壳厚，质硬。图 7-7。

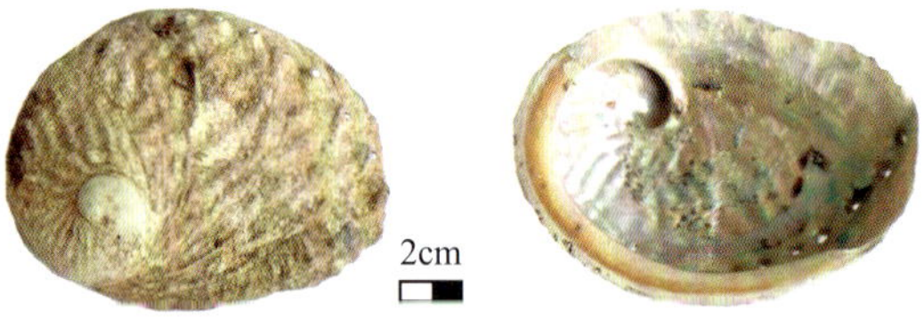

图 7-7　多皱鲍

（2）新西兰鲍：呈卵圆形或近圆形。长 6~10cm，宽 6~8cm。表面灰白色或浅蓝色，螺旋部小而平，壳螺肋较粗，生长线稀疏。有 23~26 个疣状突起，末端 5~7 个开孔，孔口突出壳面。壳较薄，质硬。图 7-8。

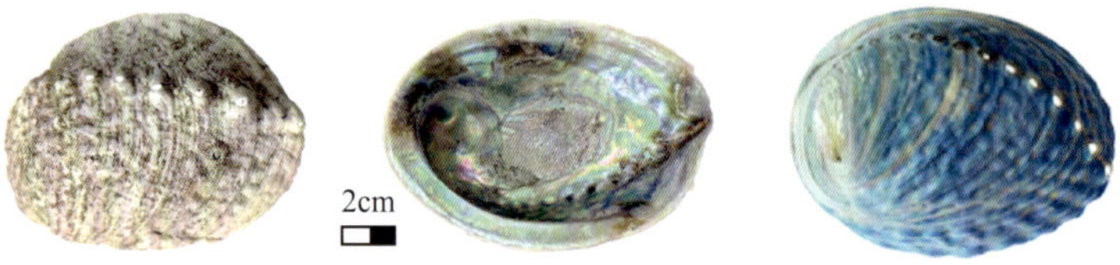

图 7-8　新西兰鲍

8. 瓦楞子 *CICADAE PERIOSTRACUM*

标准沿革

【来源】1963 年版《中国药典》收载为蚶科动物魁蚶 *Arca inflata* Reeve.、泥蚶 *Arca granosa* Linnaeus 或毛蚶 *Arca subcrenata* Lisehke。

【药用部位】1963 年版《中国药典》规定为"贝壳"。

【采收加工】1963 年版《中国药典》规定为"春、秋二季采集，除去泥土，置沸水中稍煮，挖去肉，将外壳洗净，晒干既得"。1977 年版《中国药典》修订为"秋、冬至次年春捕捞，洗净，置沸水中略煮，去肉，干燥"。

【性状】1963 年版《中国药典》将三种合并描述。1977 年版《中国药典》按魁蚶、泥蚶和毛蚶分别描述，同时增加了大小、放射肋条和壳外面有或无茸毛的描述。

商品质量

【品质论述】药材以均匀、完整者为佳。

【产地】主产于广东、福建、浙江、江苏、山东、辽宁等地。商品多来自人工养殖。

特征识别

【性状鉴定】（1）毛蚶：［形状］略呈三角形或扇形，隆起。［大小］长 4~5cm，高 3~4cm。［颜色］黄褐色、黄白色或类白色，外表面边缘被棕褐色茸毛或已脱落；内表面白色。［外表面］壳顶突出，向内卷曲；自壳顶至腹面延伸的密集放射肋，有 30~34 条。［内表面］平滑，壳缘有与壳外面直楞相对应的凹陷。［铰合部］具 1 列 40~48 个铰合齿。［质地］质坚。［气味］气微，味淡。图 8-1。

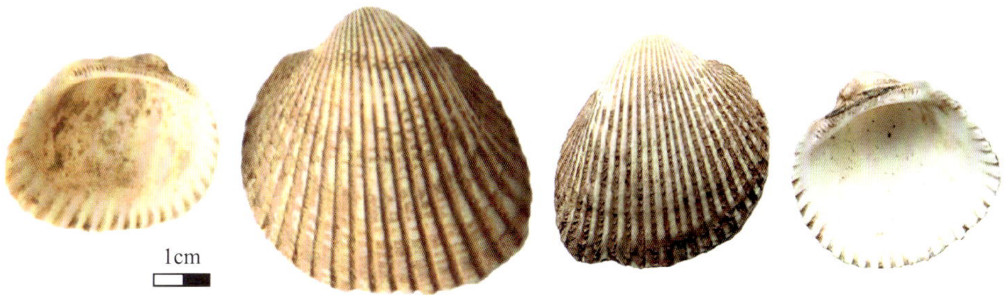

图 8-1 毛蚶

（2）泥蚶：［大小］长 2.5~4cm，高 2~3cm。［颜色］黄白色、类白色。［外表面］放射肋 18~21 条，少而较为稀疏，肋上有颗粒状的结节。［铰合部］具 1 列 32~40 个铰合齿。图 8-2、图 8-3。

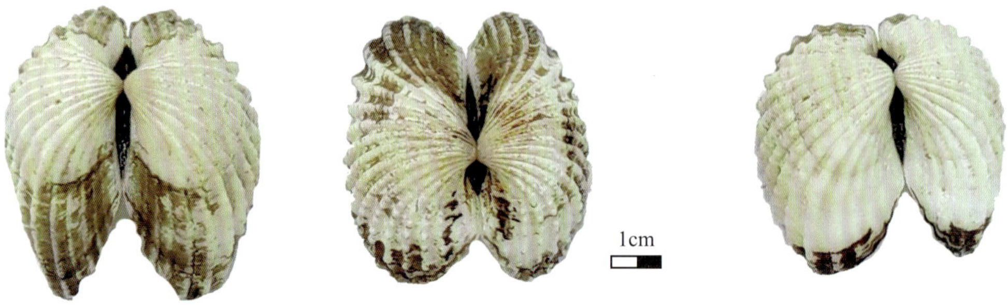

图 8-2　泥蚶（鲜品加工）

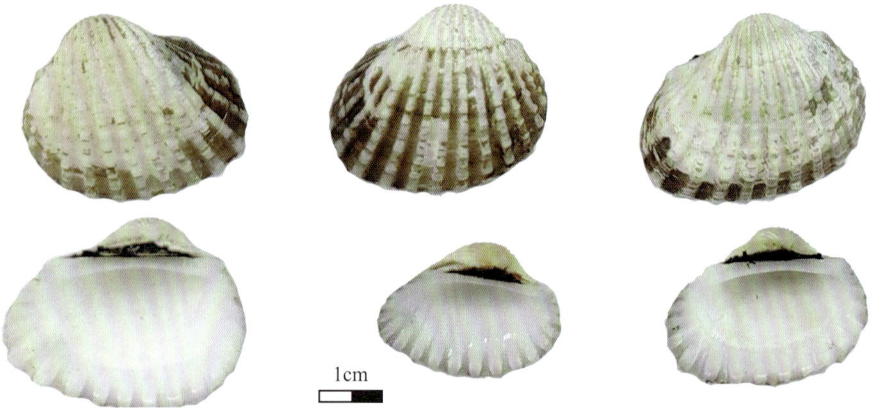

图 8-3　泥蚶（鲜品加工）

（3）魁蚶：［大小］长 7~9cm，高 6~8cm。［颜色］黄褐色、类白色，常被棕褐色皮膜及细毛。［外表面］放射肋 42~48 条，多而较密集，无颗粒状结节。［铰合部］具 63~70 个铰合齿。图 8-4。

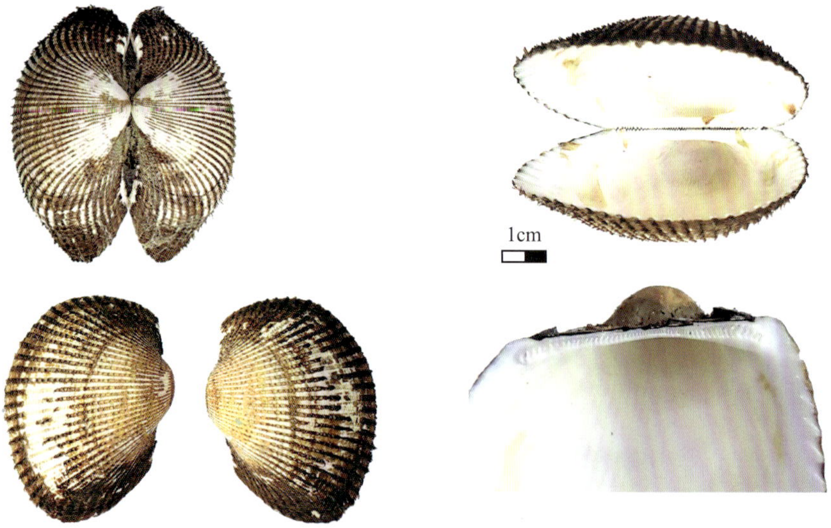

图 8-4　魁蚶（鲜品加工）

【鉴别歌诀】　　　　　　　　隆起扇形壳顶尖　放射肋条瓦楞状

外壳灰褐类白色　壳内乳白具光泽

【识别要点】三种瓦楞子性状相近，通过贝壳大小、放射肋数目与是否呈颗粒状结节、铰合齿数目等进行识别，此外，壳膨胀程度及壳顶位置也有所不同，而难于把握。图 8-5。

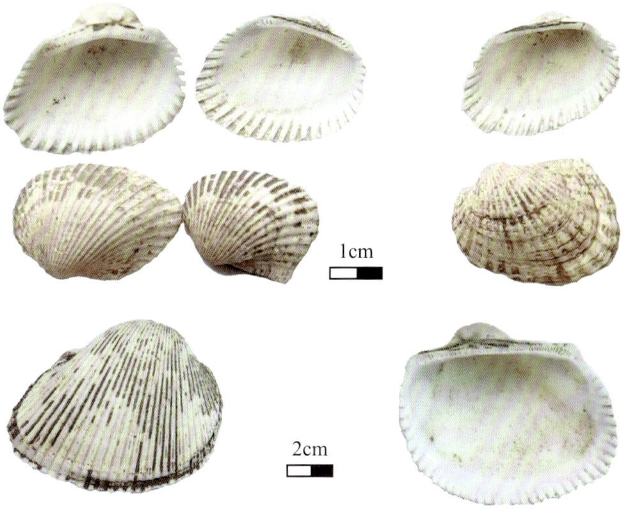

图 8-5　瓦楞子（毛蚶、泥蚶及魁蚶）

🌱 品种动态

【品种概述】市场流通的瓦楞子品种比较混乱，发现蚶科动物舟蚶 *Arca navicularis* Bruguiere、异毛蚶 *Arca anomala*、胀毛蚶 *Arca globosa*、结蚶 *Arca nodifera* 和粗饰蚶 *Arca crebricosiata* 的贝壳冒充瓦楞子或掺假销售，尚有扇贝科动物虾夷扇贝 *Patinopecten yessoensis* Jay. 等同属动物误用的报道。

🌱 图文辨析

【性状鉴定】扇贝类：呈扇形，两侧有大小相近的侧贝壳，长 3~5cm，两枚贝壳膨胀不明显，放射肋较粗，有 12~15 条，具不明显横纹，铰合齿部小三角形。图 8-6。

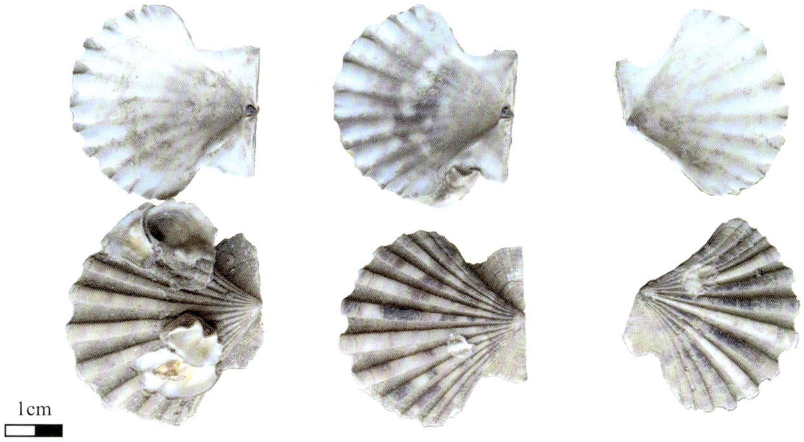

图 8-6　市售瓦楞子（扇贝类）

🌿 9. 乌梢蛇 ZAOCYS

🌿 标准沿革

【来源】1963 年版《中国药典》收载为游蛇科动物乌风蛇 *Zaocys dhumnades*（Cantor）。1977 年版《中国药典》将乌风蛇修订为乌梢蛇。

【药用部位】1963 年版《中国药典》规定为"干燥体"。

【采收加工】1963 年版《中国药典》规定"夏秋二季捕捉，捉住摔死，在腹面由颈至尾部剖开，除去内脏，卷成圆盘形，用柴火熏，防止熏焦，至颜色发黑时，晒干或炕干既得"。 1977 年版《中国药典》修订为"多于夏、秋二季捕捉，剖开腹部或先剥皮留头尾，除去内脏，盘成圆盘状，干燥"。

【性状】1963 年版《中国药典》描述的主要特征为"多卷曲成盘状，全体黑褐色，头部扁圆似龟头盘于中央。腹部或以熏成灰黑色"。 1977 年版《中国药典》修订为"黑褐色或绿黑色，头盘于中间，形扁圆，似龟头"，删除"腹部或以熏成灰黑色"，增加"剥皮者仅留头，尾皮部，中间较光滑"。1985 年版《中国药典》删除"似龟头"比喻。1990 年版《中国药典》修订幅度较大，增加头部鳞片和背脊强烈起棱的形态特征描述。

🌿 商品质量

【商品规格】产地分为全开货和半开货。

【品质论述】药材以头尾齐全、皮黑褐、肉色黄白、体坚实者为佳。

【产地】主产于安徽、湖北、四川和湖南等地。商品来自野生和人工培育品。

【质量评价】2019 年全国乌梢蛇中药饮片评价性检验，抽样 152 批，不合格率 34%，不合格项目是"性状、杂质、总灰分、酸不溶性灰分"。

🌿 特征识别

【性状鉴定】［形状］呈圆盘状；头盘在中间，扁圆形，眼大而下凹陷，有光泽；背脊部高耸成屋脊状；腹部剖开边缘向内卷曲，脊肌肉厚，可见排列整齐的肋骨；尾部渐细而长。［大小］盘径约 16cm。［颜色］背面黑褐色或绿黑色，有两条纵贯全体的黑线；腹部黄白色或淡棕色。［头鳞］上唇鳞 8 片，第 4、5 片入眶，颊鳞 1 片，眼前下鳞 1 片，较小，眼后鳞 2 片。［背鳞］密被菱形鳞片；背鳞行数成双，背中央 2~4 行鳞片强烈起棱。［尾下鳞］双行。［气味］气微腥，味淡。图 9-1 至图 9-4。

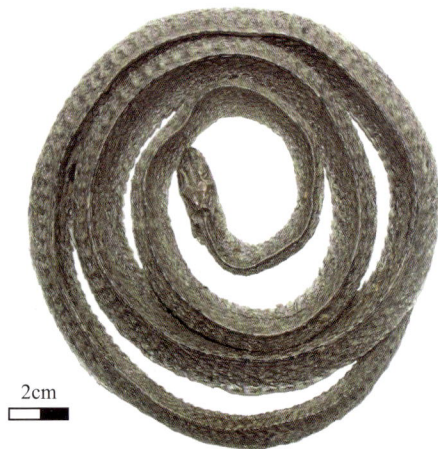

2cm

图 9-1　乌梢蛇

图 9-2　乌梢蛇头部鳞片特征图注

（1. 鼻鳞；2. 颊鳞；3. 眼前鳞；4. 眼前下鳞；5. 鼻间鳞；6. 前额鳞；7. 眼上鳞；8. 眼后鳞；
9. 上唇鳞；10. 前颞鳞；11. 后颞鳞；12. 顶鳞；13. 下唇鳞；14. 吻鳞；15. 额鳞）

图 9-3　乌梢蛇（带皮和去皮样品）

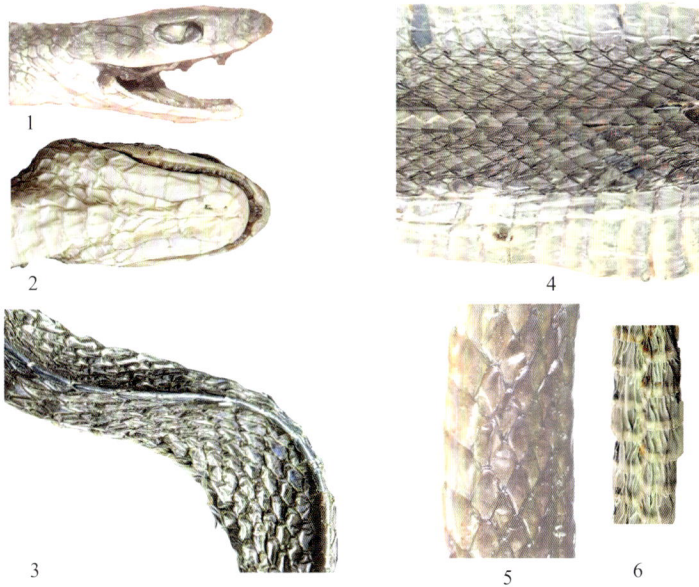

图 9-4　乌梢蛇各部位放大

（1. 头侧面；2. 头腹面；3. 躯干部棱脊；4. 躯干部 16 行鳞片；
5. 躯干侧面鳞片；6. 尾部双行鳞片）

【鉴别歌诀】　　　　躯体卷成圆盘状　　头部扁圆黑褐色
　　　　　　　　　　　背脊高耸屋脊状　　背鳞偶数成双行

【识别要点】乌梢蛇最重要的识别点在于头部和背部的分类特征。（1）头部：上唇鳞 8 片，第 4、5 枚入眶，呈 3+2+3 式排列，鼻间鳞 2 片，颊鳞 1 片，眼前鳞 1 片，有 1 片较小的眼前下鳞，眼后鳞 2 片，其中颊鳞、眼前和眼后鳞是关键鳞片。（2）背鳞：背鳞行数为偶数，前段背鳞 16 行，后段为

14行。（3）背脊：古人早已观察到这一重要形态特征，宋《本草衍义》谓"乌蛇脊高，世谓之剑脊乌梢"，乌梢蛇背脊部高耸成屋脊状在同类蛇中是显而易见的，也是直观的标志性特征。

🌱 本草探源

【混乱品种】历史上，乌梢蛇的品种不止一种。明《本草纲目》记载"乌蛇有二种，一种剑脊细尾者为上；一种长大无剑脊而尾稍粗者，名风梢蛇，亦可治风，而力不及也"。

【伪造做假】宋代已有做假现象，《本草图经》记载"……作伪者，用他蛇生熏之至黑，亦能乱真，但眼不光为异耳"。

🌱 品种动态

【品种概述】国内各地称为"乌梢蛇"的有2科14种之多，均有商品流通，其中，滑鼠蛇、灰鼠蛇、赤链蛇、王锦蛇、黑眉锦蛇和红点斑蛇是常见的混淆品和误用品。市场曾一度发现伪造加工和增重商品。

目前，主流商品为正品乌梢蛇；市场上混淆误用时有发生。

【混伪品】为游蛇科动物灰鼠蛇 *Ptyas korros*（Schlegel）、滑鼠蛇 *Ptyas mucosus*（Linnaeus）、黑眉锦蛇 *Elapbe taeniura* Cope.、王锦蛇 *Elaphe carinata*（Güenther）、百花锦蛇 *Elaphe moellendorffi*、赤链蛇 *Dinodon rufozonatum*（Cantor）等除去内脏的干燥体。尤其是前两种是商品中最常见、最容易混淆的伪品。

早年，甘肃曾经将白条锦蛇 *Elaphe dione* 误以为乌梢蛇，未见收购。

【伪造加工品】20世纪80~90年代市场流通伪造品。加工的手段多种多样，主要在身体中添加泥土、水泥等增加重量，也有在大蛇体中包裹其他小型蛇体。

🌱 图文辨析

【性状鉴定】（1）灰鼠蛇：呈圆盘状。头部和体背部棕褐色，腹部淡黄色。鼻间鳞2片，前额鳞2片，额鳞1片，眼上鳞1片，眼前鳞1或2片，眼后鳞2片，颊鳞2或3片，上唇鳞8片有时7或9片，下唇鳞7、8或9片。背鳞奇数，前部为15行，中部15或13行，后部11行。尾下鳞双行。图9-5。

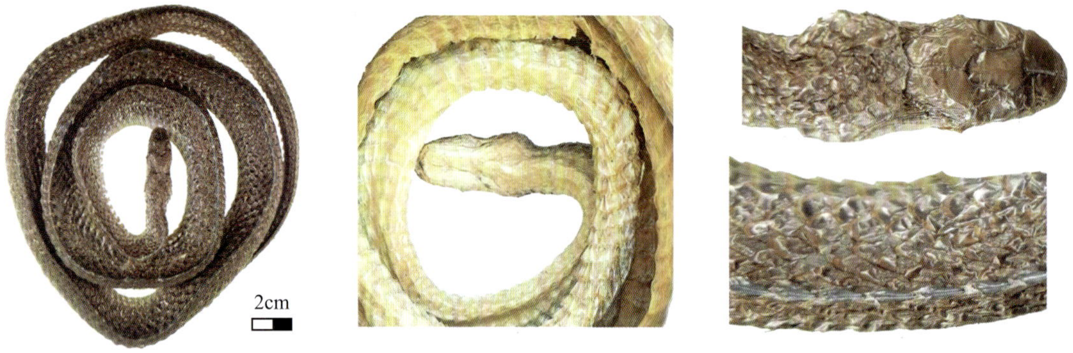

图9-5 灰鼠蛇

（2）滑鼠蛇：呈圆盘状，头盘于中央。头部有褐色斑纹，体部灰褐色，有深褐色横斑。体后背脊中央微起棱或无棱。鼻间鳞 2 片，眼上鳞 1 片，眼前鳞 2 片，眼后鳞 2 片，颊鳞 3 片，上唇鳞 8 片，下唇鳞 7 片。背鳞行数为奇数，通常为 17 行。尾下鳞双行。图 9-6。

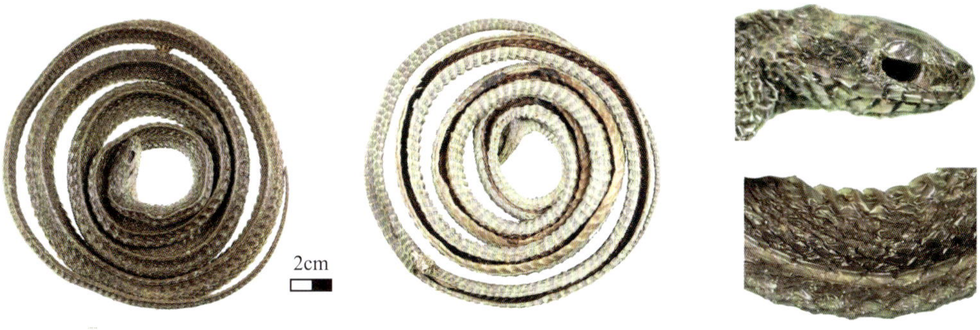

图 9-6　滑鼠蛇

（3）黑眉锦蛇：呈圆盘状。眼后有 1 条黑色眉状线，状如黑眉。背部灰棕色，体前有黑色梯状横纹。鼻间鳞 2 片，前额鳞 2 片，额鳞 1 片，眼上鳞 1 片，眼前鳞 2 片，眼后鳞 2 片，颊鳞 1 片，上唇鳞 9 片，下唇鳞 12 片。背鳞奇数，前部 25 行，中部 25（23）行，后部 19 行。尾下鳞双行。图 9-7。

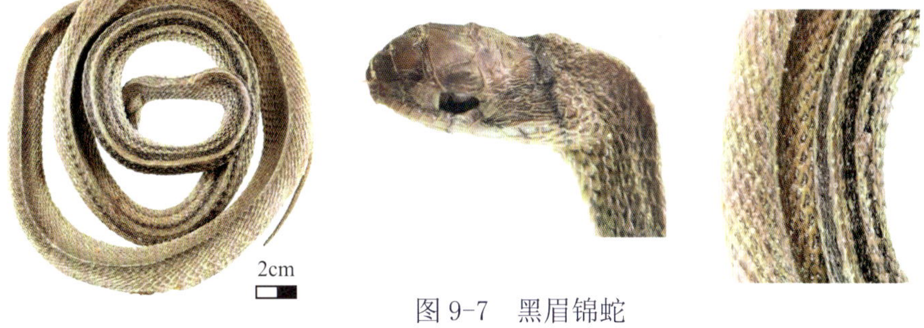

图 9-7　黑眉锦蛇

（4）王锦蛇：呈圆盘状或扭曲条状。头及背部的鳞片中央为黄色，边缘为黑色，或仅保留头部鳞片，其余剥离外皮呈黄白色。头部前额呈"王"字形斑纹；体前半部有黄色横斜斑纹，腹鳞黄色，腹鳞后缘有黑色斑纹。鼻间鳞 2 片，前额鳞 2 片，眼上鳞 1 片，眼前鳞 1 片，眼前下鳞 1 片，眼后鳞 2 片，颊鳞 1 片，上唇鳞 6 片，下唇鳞 11（10）片。图 9-8。

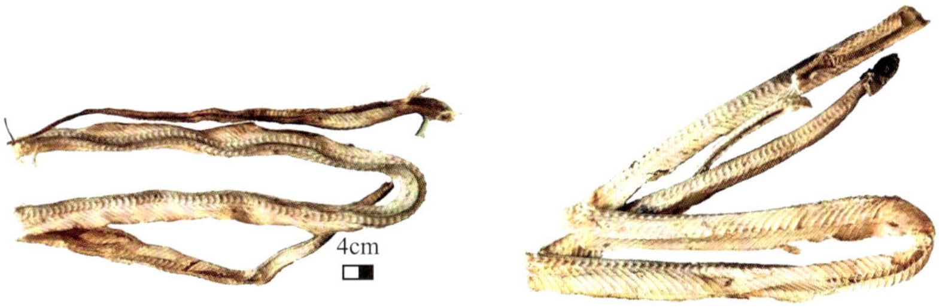

图 9-8　王锦蛇

（5）赤链蛇：呈圆盘状。头部黑色，枕部具红色"∧"形斑，体背黑褐色，具 60 以上红色横斑，背中央后部有数行微弱的起棱。腹面灰黄色，腹鳞两侧杂以黑褐色点斑。颊鳞狭长并入眼眶，眼前鳞 1 片，眼后鳞 2（3）片，前颞鳞 2 片，下面一片特大，后颞鳞 3 片，上唇鳞 8 片，下唇鳞 10 片。图 9-9。

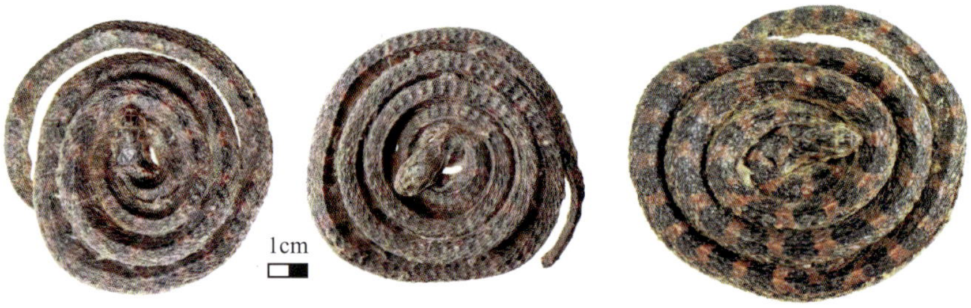

图 9-9　赤链蛇

【市场速览】市场发现的几种伪品，图 9-10 至图 9-16。

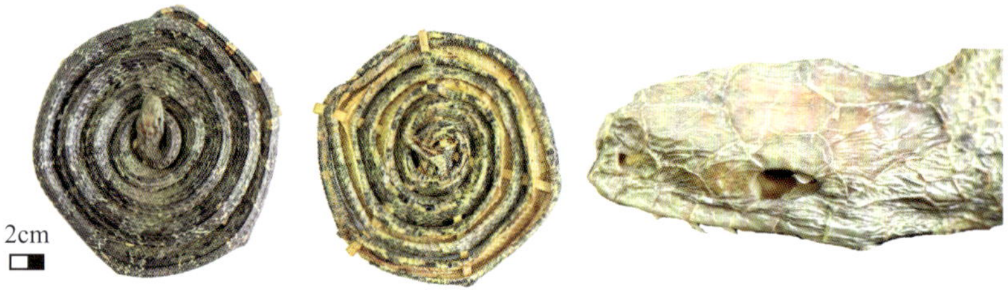

图 9-10　市售乌梢蛇（百花锦蛇）

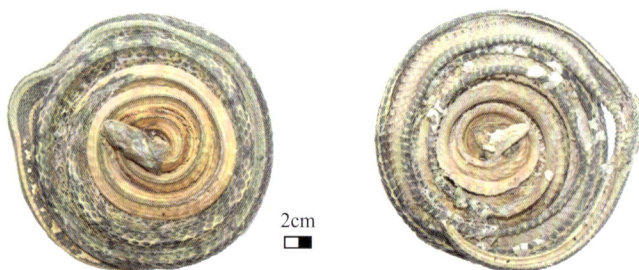

图 9-11　市售乌梢蛇（伪品待定）

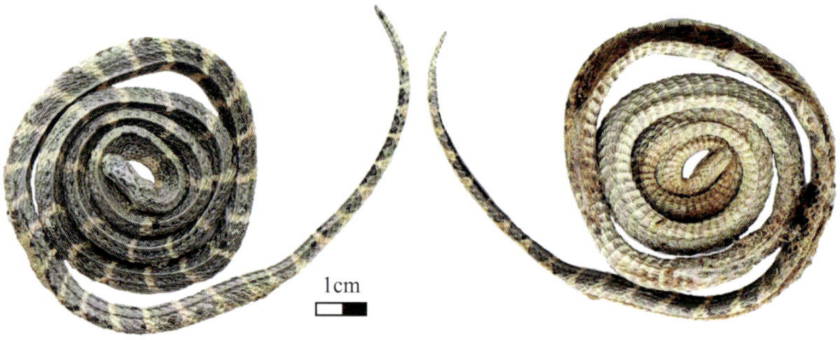

图 9-12　市售乌梢蛇（银环蛇）

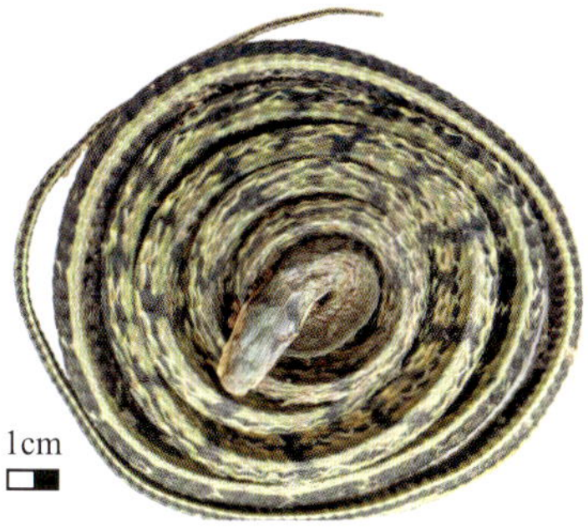

图 9-13 市售乌梢蛇（伪品待定）

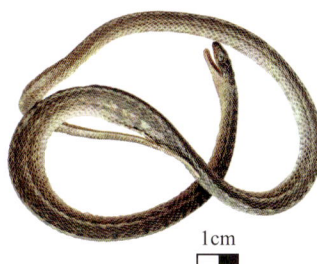

图 9-14 市售乌梢蛇（白条锦蛇）

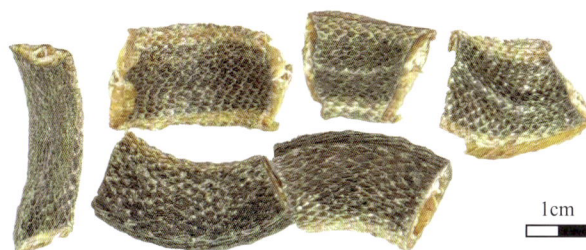

图 9-15 市售乌梢蛇（灰鼠蛇）

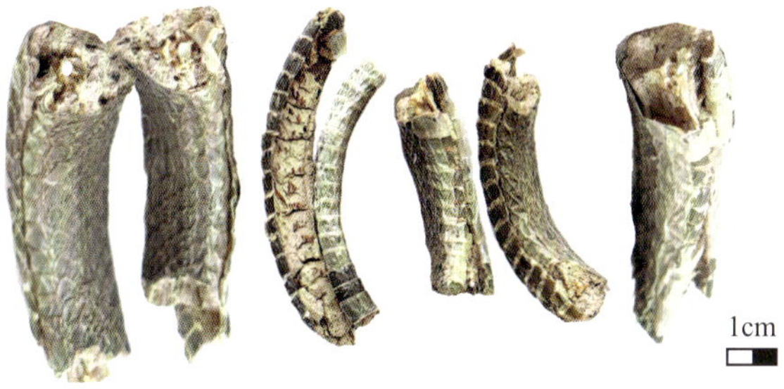

图 9-16 市售乌梢蛇（泥土增重）

🌱 10. 牛羊草结　CALCULUS BOVIS SEU CAPRAE SEU OVIRIS

🌿 标准沿革

【来源】甘肃、福建地方标准收载为牛科动物黄牛 *Bos taurus* domesticus Gmelin、牦牛 *Bos grunniens* Linnaeus、山羊 *Capra hircus* Linnaeus 或绵羊 *Ovis aries* Linnaeus。宁夏、内蒙古和山西地方标准收载为黄牛、山羊或绵羊。

【药用部位】地方标准规定为"胃内由草和毛、碱土等杂物形成的结块"。

【采收加工】地方标准规定"四季均可采收，从胃中取出晒干"。

【性状】地方标准描述牛草结、羊草结的形状、大小、表面颜色和断面稍有差异。

🌿 特征识别

【性状鉴定】（1）牛草结：[形状]呈长椭圆形、类球形，有的稍扁。[大小]直径 3~10（20）cm。[颜色]外表面黑色或棕褐色，少数外表面土灰色或灰绿色。[纹饰]略平坦或凹凸不平，略有光泽或无光泽。[质地]较脆。[断面]灰棕色、灰黑色或灰黄色，可见毛纤维、植物组织和碱土，有的夹杂布条、麻绳等物。[气味]气腥，味淡。图 10-1、图 10-2。

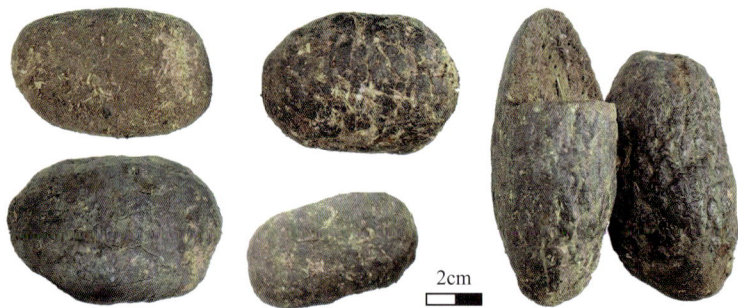

图 10-1　牛草结

（2）羊草结：[形状]呈长椭圆形、类球形。[大小]直径 1.5~6cm。图 10-3、图 10-4。

【鉴别歌诀】　　　　长椭圆形类球形　　表面黑色棕褐色
　　　　　　　　　　断面灰棕或灰黄　　植物组织呈草结

【识别要点】根据断面植物组织、毛纤维和碱土比例不同，分为三种类型。（1）牛草结的三种类型：①碱土型。呈扁椭圆形，短径 4~5cm，长径 5~11（20）cm，厚 1.5~6cm，重 12~90g。外表呈黑色，有光泽，不平坦或有瘤状突起，常局部外皮脱落。质较松，捏之略有弹性；断面呈暗棕色，由碱土、植物组织及少量毛纤维组成，有时夹杂少许布条、麻绳等物。气微腥，味微咸而后刺舌。②毛茸型。呈类球型，直径 3~8cm，重 6~17g。外表呈黑色或棕褐色，较平坦光滑，有光泽，有的外包灰棕色毛茸层。质轻松，捏之略有弹性；断面由灰棕色毛茸组成，略呈同心层纹，可层状剥离。气微腥，味咸。③毛纤维型。呈长球型及扁球形，直径 4~6cm，重约 25g。外表灰黑色，粗糙。质较硬，无弹性；断面以黑色毛纤维为主，夹杂少量碱土及植物组织。气微腥，味淡。

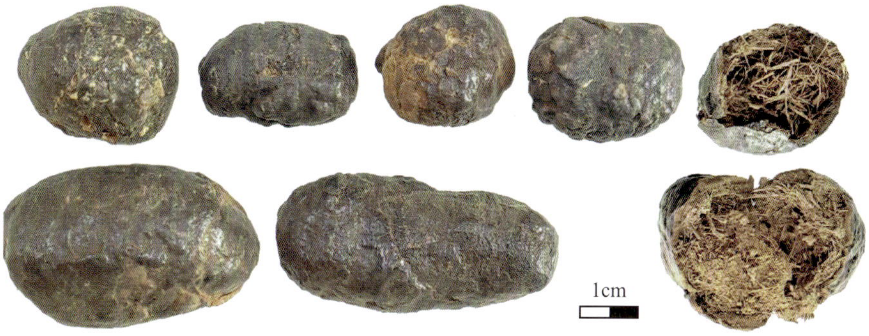

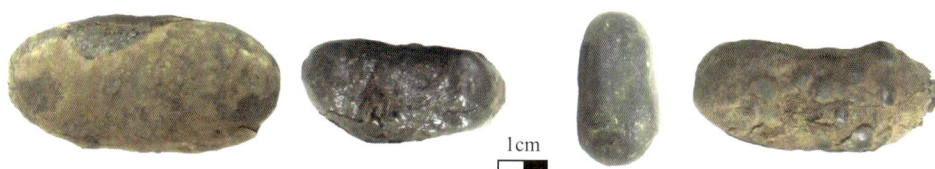

图 10-2　牛草结

图 10-3　羊草结

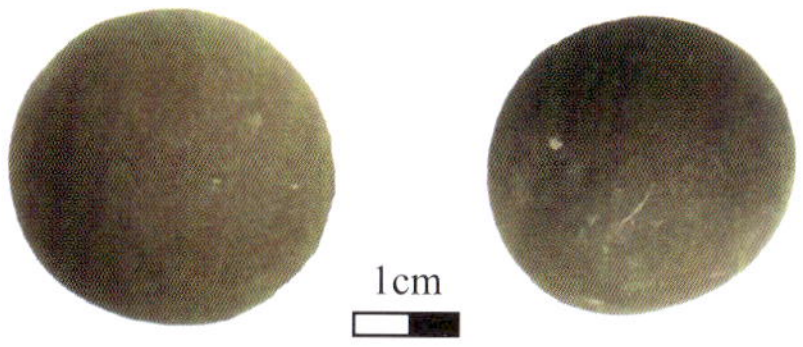

图 10-4　羊草结

（2）羊草结的三种类型：①碱土型。呈长椭圆形，多数不扁，短径 2~3cm，长径 3~6cm，厚 1~3cm，重 2~13g，余同牛草结。②毛茸型。直径 2~3cm，重 2.5g，余同牛草结。③毛纤维型。呈类球形，直径 2~5cm，重 2~10g。外表浅棕褐色或深灰色，较光滑，略有光泽；断面为黑色或灰黄色的毛纤维，很少有植物组织或碱土。气微腥，味淡。

🌿 11. 全蝎 SCORPIO

🌱 标准沿革

【来源】1963 年版《中国药典》收载为钳蝎科动物问荆蝎 *Buthus martensii* Karsch。1977 年版《中国药典》动物中文名称修订为东亚钳蝎。

【药用部位】1963 年版《中国药典》规定为"干燥体"。

【采收加工】1963 年版《中国药典》规定为"仲春至初秋均可捕捉，捕捉后，浸入清水中，待其吐出泥土，捞出，置沸水锅里加少量食盐，煮沸捞出，晒干既得"。1977 年版《中国药典》修订为"春末至秋初捕捉，除去泥沙，置沸水或沸盐水中，煮至身挺腹硬，脊背抽沟，捞出，置通风处，阴干"。1985 年版《中国药典》将"煮至身挺腹硬，脊背抽沟"修订为"煮至全身僵硬"。

【性状】1963 年版《中国药典》描述为"头胸部呈黑棕色，前面有 1 对较小的钳肢及 1 对大的螯夹"。1977 年版《中国药典》修订为"头胸部呈绿褐色，前面有 1 对短小的螯肢及 1 对较长大的钳状脚须"。

🌱 商品质量

【商品规格】产地加工为清水全蝎（又称清水蝎、淡全蝎）、盐水全蝎（又称咸全蝎）两种规格，又分为统货和选货。商品中也有按颜色分为黑蝎和黄蝎，以前者为主。

【品质论述】宋《开宝本草》记载"形紧小者良"。金世元《中药材传统鉴别经验》以"完整、色青褐、干净、身挺、腹硬、脊背抽沟，无盐霜者为佳"。现代文献记载的全蝎品质也有差异，多以完整、色黄褐、腹部泥土少、表面盐霜少者为佳。

【产地】产于河南、山东、山西、河北、陕西、甘肃和宁夏等北方地区。商品来自野生品和人工饲养品，以野生品为主。

【质量分析】2014 年、2015 年、2017 年和 2019 年全国全蝎专项检验，分别抽验 219 批、162 批、152 批和 161 批，不合格率分别为 66%、44%、31% 和 27%，不合格项目是"性状、总灰分、浸出物"，不合格主要原因是增重。

【市场点评】（1）全蝎野生资源逐渐匮乏，人工繁殖是全蝎产业可持续发展的必然途径，人工繁殖技术要求很高，成为行业的难点。目前，全蝎的产地较为广泛，国内也出现全蝎专业饲养、加工和集散基地，市场流通的全蝎规格较为复杂。①按进食方式：将野蝎子人工饲养称为育肥货（人工条件喂食）、野生货（自然条件进食）；②按加工方式：育肥冻货（人工条件喂食后再冷冻）、原装冻货（没有喂过食，直接冷冻）；落池货（育肥过程因体力不支死亡了蝎子），活冻货（活蝎子直接冷冻）和死冻货（蝎子死后冷冻）。

（2）加工"盐全蝎"规格的初衷是为了长时间贮存，由于国家标准中没有规定"盐全蝎"的含盐量，一些商家加大食盐用量，导致"盐全蝎"表面残留大量盐粒，性状不符合规定，"盐全蝎"规格成为不法商人增重的猫腻。随着冷冻等新技术的出现，全蝎饮片炮制是"除去杂质，洗净，干燥"，临床上很少使用"盐全蝎"，应重新审视"盐全蝎"规格存在的实际意义。

不同方法加工的药材性状存在差别，一些地方的饲养加工可能导致黄曲霉毒素、总灰分超标。全蝎饲养和加工方面带来的质量隐患值得高度重视。

（3）早期商品分南全蝎和东全蝎，前者主产于河南，后者主产于山东。南全蝎体形稍小，主体黄绿色，其他部位黄色，腹内含泥土样物质较少，习惯认为品质较好；东全蝎体形较大，主体青褐色，其他部位黄色或黄棕色，腹内含杂食、泥土样物质较多，习惯认为品质稍差。现时国内加工方法基本相同，市场仍然流通"黄蝎"和"黑蝎"两种颜色的全蝎，甚至同批货中存在两种颜色的全蝎。商品以育肥货为主，加工成冷冻黑货、清水黑货或盐水黑货。图11-1。

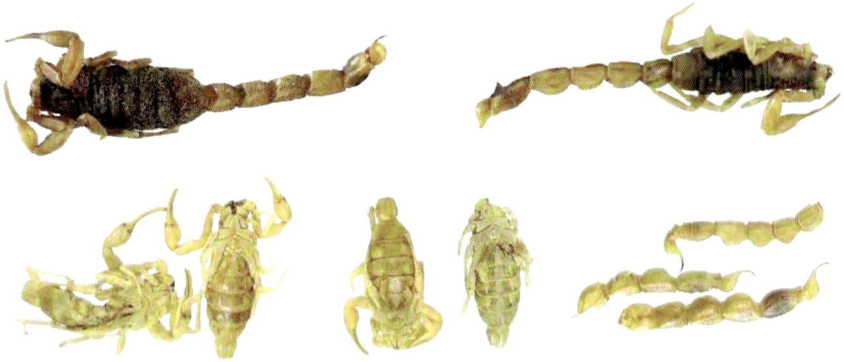

图 11-1　全蝎（黑蝎与黄蝎）

🌿 特征识别

【**性状鉴定**】［形状］头胸部与前腹部呈扁平长椭圆形，后腹部呈尾状，皱缩弯曲；头胸部前面有1对短小的螯肢及1对较长大的钳状脚须，形似蟹螯；背面覆有梯形背甲，腹面有足4对，均为7节，末端各具2爪钩；前腹部由7节组成，第7节色深，背甲上有5条隆脊线；后腹部6节，节上均有纵沟，末节有1个锐钩状毒刺。［大小］完整者体长约6cm。［颜色］头胸部呈绿褐色，背面呈绿褐色，后腹部呈棕黄色。［气味］气微腥，味咸。图11-2、图11-3。

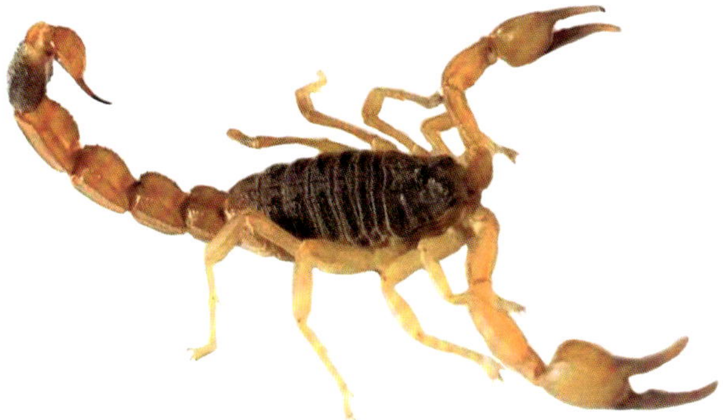

图 11-2　全蝎活体

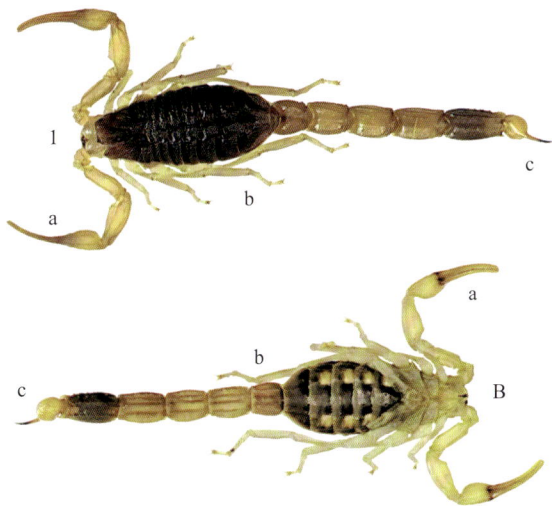

图 11-3　全蝎特征图注
（1. 背面的头胸部与腹部；2. 腹面的头胸部与腹部；a. 钳状脚须，b. 足，c. 毒刺）

【鉴别歌诀】   头胸前腹椭圆形   外表绿褐体扁平
    前腹七节紧相连   腹尾六节钩状刺
    螯肢脚须各一对   梯形背甲五棱线
    腹面有足呈四对   均呈七节具爪钩

【识别要点】正品全蝎的体长（成年为 6cm）、颜色（头胸部及背面呈绿褐色，后腹部呈棕黄色）、后腹部节上纹理（节上边缘呈齿状凸起）及毒刺（仅有一个锐钩状毒刺）为识别特征。上述特征也是与伪品的主要区别点。

商品全蝎多半是雌雄性的混合品。雄性蝎子胸部较窄，蝎尾细；雌性蝎子胸部宽，尾部粗。图 11-4。

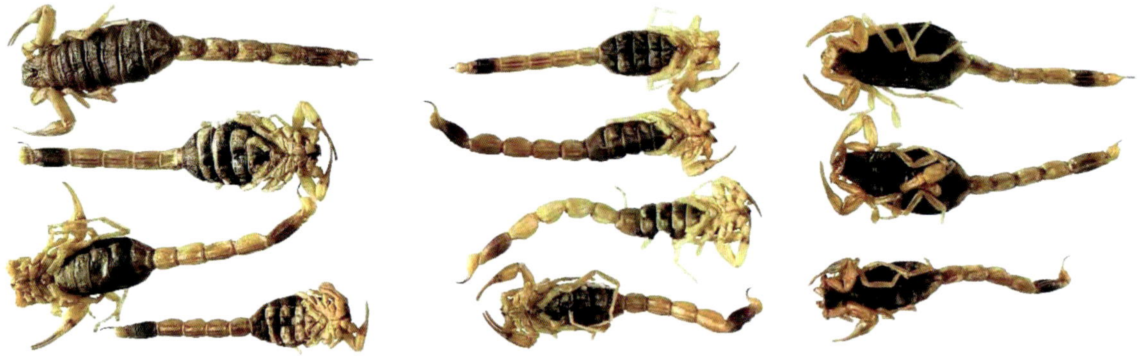

图 11-4　全蝎

有些商家为了迎合消费者，专门出售"公蝎子"规格。

【性状探微】由于产地、饲养及加工方法不同，全蝎形状、大小和颜色稍有差异，市场流通"黄蝎"和"黑蝎"两种颜色的全蝎。另外，市场流通全蝎体长 6cm 的很少，多数在 5~6cm 之间，商品中断裂的全蝎也不在少数。可以考虑对其完整性和大小范围的规定。

🌱 品种动态

【品种概述】蝎子是已知最古老的陆生节肢动物之一，全世界蝎目共 14 个科 174 属 1700 多种，我国约有 15 种。我国广为分布的是东亚钳蝎，中药名称全蝎，有较高的药用价值和食用价值，属国家重点保护动物。

历史上全蝎鲜见伪品，近几年药材市场发现多种伪品，称之为"双针蝎"或"细尖狼蝎"。由于价格昂贵，市场常发现劣质品流通。

【混伪品】细尖狼蝎：钳蝎科动物细尖狼蝎 *Lychas mucronatus* Fabricius 的干燥全体。细尖狼蝎主要分布于东南亚，具有一定的资源量，是进口蝎子的主要来源。我国分布于云南、广西和海南等地，当地也以收购形成商品流通。

🌱 图文辨析

【性状鉴定】（1）细尖狼蝎：其外形酷似全蝎。主要区别是细尖狼蝎体色为浅棕黄色，全身有黑色斑，背甲中脊两侧常有对称黄色斑。体长 4~4.5cm。有 2 枚毒刺，具明显亚毒刺。钳子先端叉分呈褐色，后腹部呈褐色。图 11-5。

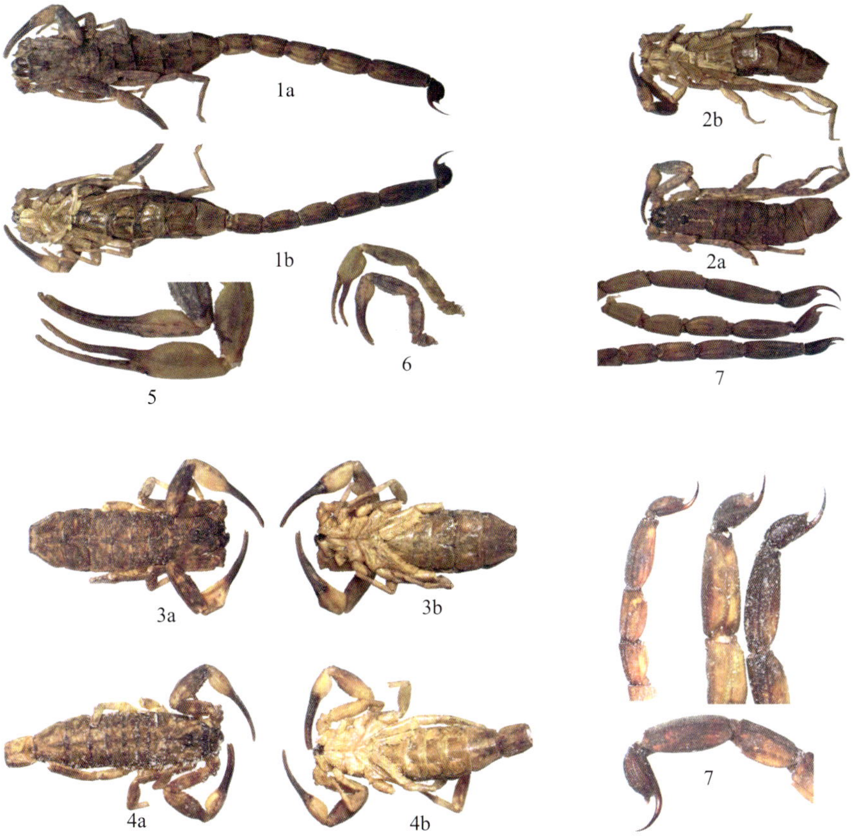

图 11-5　细尖狼蝎

（1a. 背面的头胸部与腹部；1b. 腹面的头胸部与腹部；2a、3a、4a. 背面的头胸部与前腹部；2b、3b、4b. 腹面的头胸部与前腹部；5. 钳状脚须；6. 足；7. 后腹部及双毒刺）

（2）劣质品：①用高浓度的盐水反复浸泡全蝎，表面会有大量盐霜或附有盐颗粒，严重者其盐分占其重量达到 50%，用盐水加重全蝎重量，已经背离了盐水加工"盐水蝎"的初衷。②还有一种情况在全蝎加工前，断食几天后，然后把鸡蛋、淀粉、水泥、铁粉混合的饲料喂饱，再加工成全蝎，增重量可达 30%。③市场也发现染色呈黄绿色，色泽鲜艳。④死蝎子加工，后腹部与前腹部呈暗褐色。

12. 鱼脑石 ATRACTYLODIS MACROCEPHALAE RHIZOMA

标准沿革

【来源】1992 年版《卫生部中药材标准（第一册）》收载为石首鱼科动物大黄鱼 *Pseudosciaena crocea*（Richardson）或小黄鱼 *Pseudosciaena polyactis* Bleeker。浙江、北京中药炮制规范收载为大黄鱼或小黄鱼及其近似种。现有 16 家地方炮制规范收载。

【药用部位】《全国中药炮制规范》（1988 年版）和安徽、广西炮制规范规定为"头骨中最大的两块耳石"。其余炮制规范规定为"头骨中的耳石"。

【采收加工】标准规定为"在春、秋二季鱼汛期收集，取出头骨中耳石，洗净，晒干"。

【性状】标准和炮制规范在描述形状、大小方面互有差异。标准中规定长 1.4~2cm，宽 0.8~1.2cm。《上海市中药炮制规范》规定长 0.6~2cm，宽 0.4~1cm，《浙江省中药炮制规范》（2015 年版）规定长 0.8~2cm，宽 0.5~1.2cm。

商品质量

【商品规格】商品多为统货，亦有大鱼脑石和小鱼脑石规格。

【品质论述】药材以色白、坚硬、块大者为佳。

【产地】主产于浙江、山东，福建、江苏、河北等地亦产。

特征识别

【性状鉴定】[形状] 呈长卵状的三棱形，中间较宽，　面较平坦（关节面），另一面呈隆起状（自由面），一端圆钝，另一端稍尖，两端微翘呈船形。[大小] 大黄花鱼长 1.5~2cm，宽 0.8~1.8cm；小黄花鱼长 1~1.2cm，宽 0.5~0.8cm。[颜色] 白色，少有浅棕黄色，具瓷样光泽。[纹饰] 平坦一面的两端可见圆形关节痕，靠一侧有两条沟纹与关节连接；隆起面一侧有横突数个，另一侧隐见细纹理（生长线）。[断面] 可见纵向纹理和生长纹相互交织。[质地] 质坚硬而脆。[气味] 气微，味淡。图 12-1 至图 12-4。

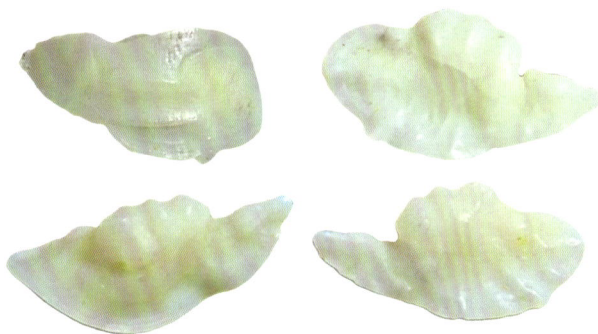

图 12-1　鱼脑石

【鉴别歌诀】　　　长卵状的三棱形　全体磁白显光泽
　　　　　　　　　　圆形节痕具凹沟　横突数个细纹理

图 12-2　鱼脑石特征图注
（两粒鱼脑石，1. 侧面观；2. 自由面；3~4. 关节面）

5mm

图 12-3　鱼脑石（1984 年，大黄鱼）

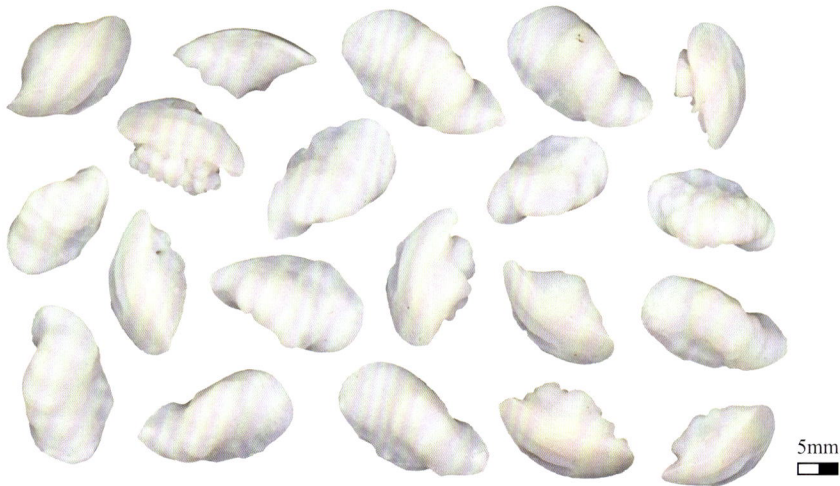

5mm

图 12-4　鱼脑石（小黄鱼）

【识别要点】据《中国习见海洋鱼类耳石图谱》，各种鱼类的耳石形状、大小有所不同。

　　鱼脑石的性状特征较为特殊，完整者"呈长卵状三棱形，中间较宽，一端钝圆，另一端尖，有一条斜凹沟，一面平滑，一面中部凸起，两端微翘"，整体形状犹如"船形"，关节面与自由面的特征亦是主要识别点。图 12-5。

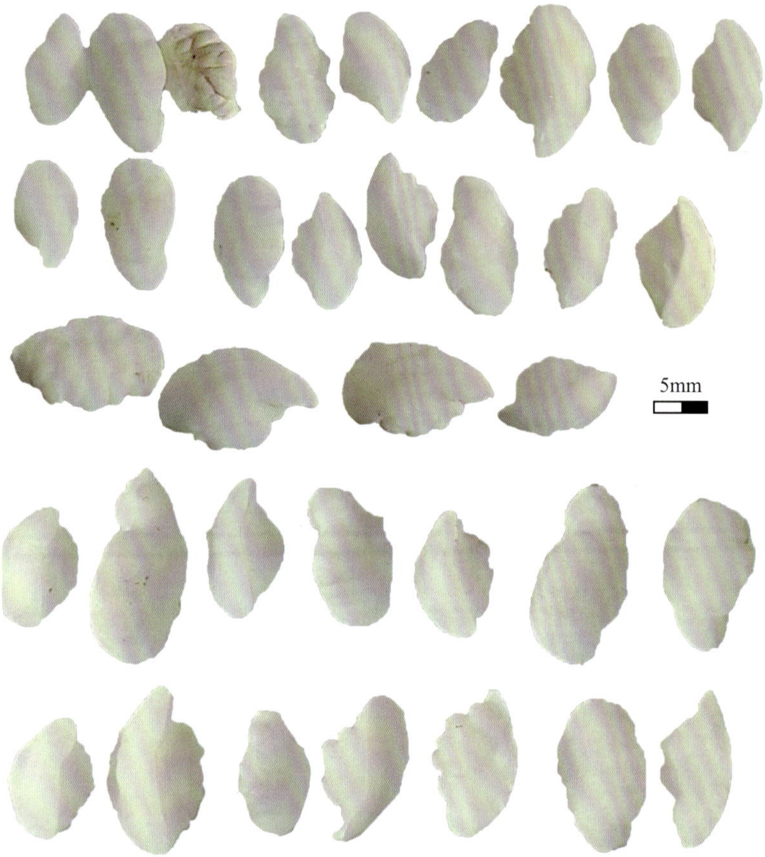

图 12-5　鱼脑石（2023 年河北，小粒鱼脑石）

【标准探微】目前市场流通的鱼脑石中，多数样品的形状、大小与现行文献记载有所差异，市售鱼脑石品种实际超出大黄鱼或小黄鱼范畴。据《浙江省中药炮制规范》（2015 年版）收载的鱼脑石为大黄鱼或小黄鱼及其近似种，具体品种有待进一步调查。

🌱 品种动态

【品种概述】我国石首鱼科鱼类 13 属 37 种，种类较多。国内各地称为"鱼脑石"的有石首鱼科黄姑鱼 *Nibea albiflira*、皮氏叫姑鱼 *Johnius belangerii* Cuvier、杜氏叫姑鱼 *Johnius dussymieri*、刺头梅童鱼 *Collichthys lucidus*、斑鳍白姑鱼 *Argyrosomus pawak* Lin、勒氏短须石首鱼 *Umbrina russelli* Cuvier et Valenciennes、鮸鱼 *Miichthys miiuy* Basilewsky，狗母鱼科多齿蛇鲻鱼 *Saurida tumbil*（Bloch）、大头狗母鱼 *Trachiocephalus myops*，海鲇科海鲇 *Arius thalassinus* 和鲾科条鲾 *Leiognathus rivulatus*（Temminck et Schlegel）等近 15 种，基本存在商品流通。

🌱 图文辨析

【性状鉴定】（1）皮氏叫姑鱼：呈三角状三棱形。长 0.7~1.0cm，宽 0.5~0.8cm。表面瓷白色。关节面向两端渐尖，两侧夹角处各有一短翅状突起，一端中间有圆形凹窝，另一端平滑，自由面一端较厚，呈圆形隆起，另一端呈三棱状，有突起数个。质坚硬，难破碎。图 12-6。

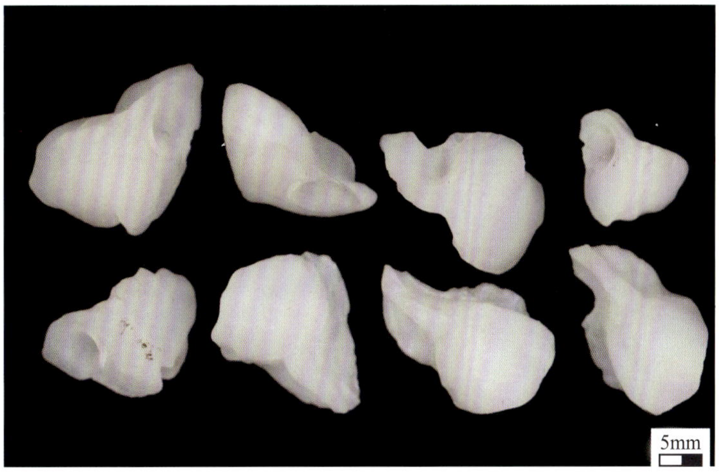

图 12-6　皮氏叫姑鱼

（2）刺头梅童鱼：卵圆形，磁白色。长 0.4~0.8cm，宽 0.4~0.6cm。表面瓷白色。背面隆起具颗粒状突起，腹面有一蝌蚪形印迹，头呈类圆形刻痕，尾有纵长的宽凹沟。两端微上翘。质坚硬，不易碎。图 12-7。

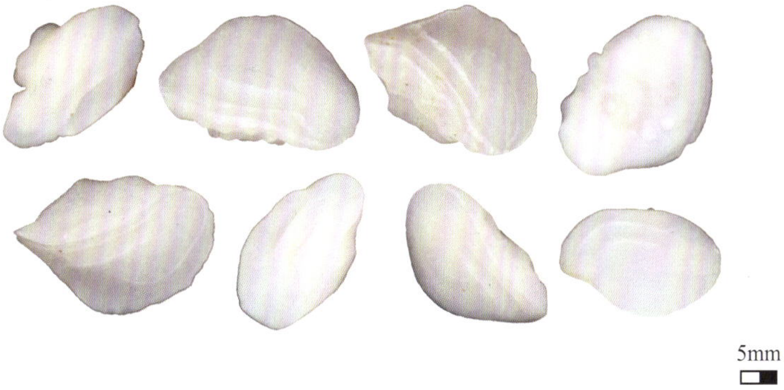

图 12-7　刺头梅童鱼

（3）多齿蛇鲻鱼：呈条形，形似葵花籽，前端稍尖。长 0.7~1.3cm，宽 0.4~0.6cm。表面瓷白色。外侧面略有起伏，具少量放射纹理，基叶、翼叶区分不明显，内侧面听沟平直，明显。图 12-8、图 12-9。

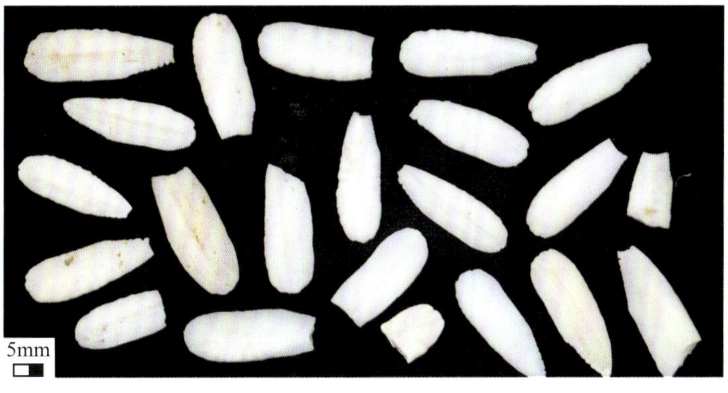

图 12-8　多齿蛇鲻鱼（2018 年）

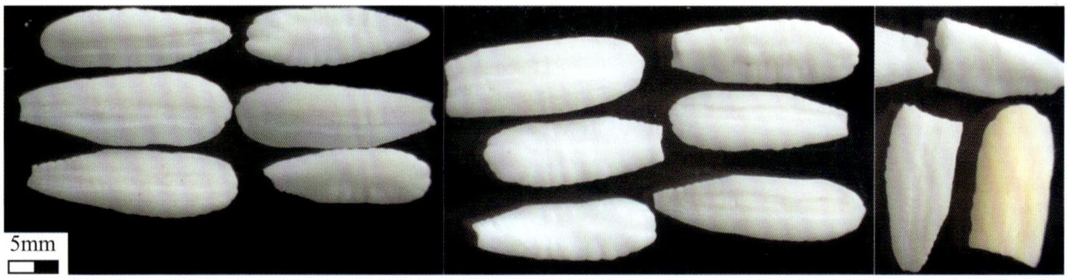

图 12-9　市售鱼脑石（多齿蛇鲻鱼，2023 年）

（4）海鲇：呈扁卵圆形、近三角形，瓷白色。长 0.8~1.5cm，宽 0.5~1.4cm。腹视面向中央隆起，靠宽端有一明显听沟，外侧面中央凹陷，周围上翘，耳石不透明，基叶、翼叶区分明显。图 12-10。

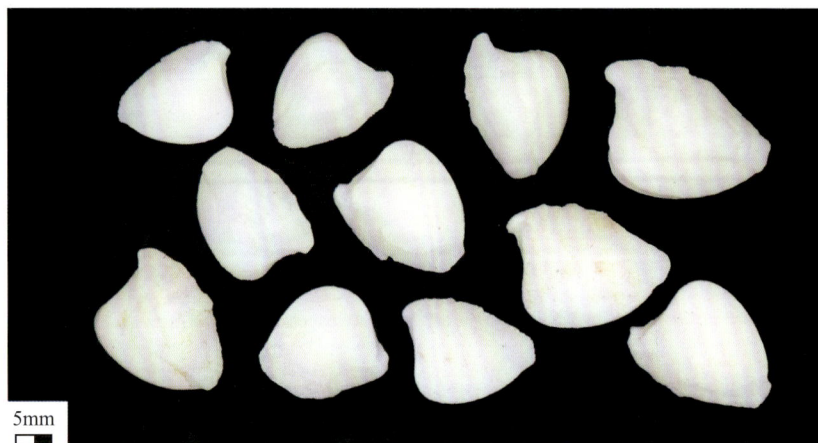

图 12-10　海鲇

（5）条鳎：呈扁长圆形、卵圆形，瓷白色。长 1.2~2.2cm，宽 0.7~1.5cm。边缘具波浪状突起，腹视面向中央隆起，靠宽端有一明显听沟，末端钝圆凹槽状，略下弯，延伸至另一侧边缘，外侧面中央凹陷，周围上翘，耳石不透明，基叶、翼叶区分明显。图 12-11、图 12-12。

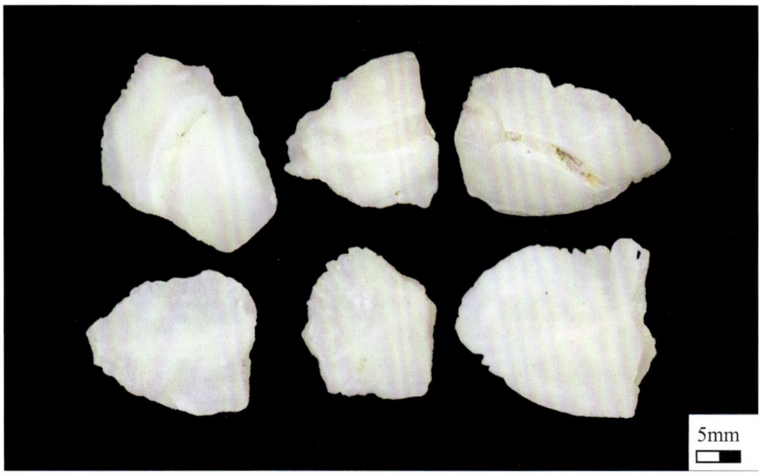

图 12-11　条鳎

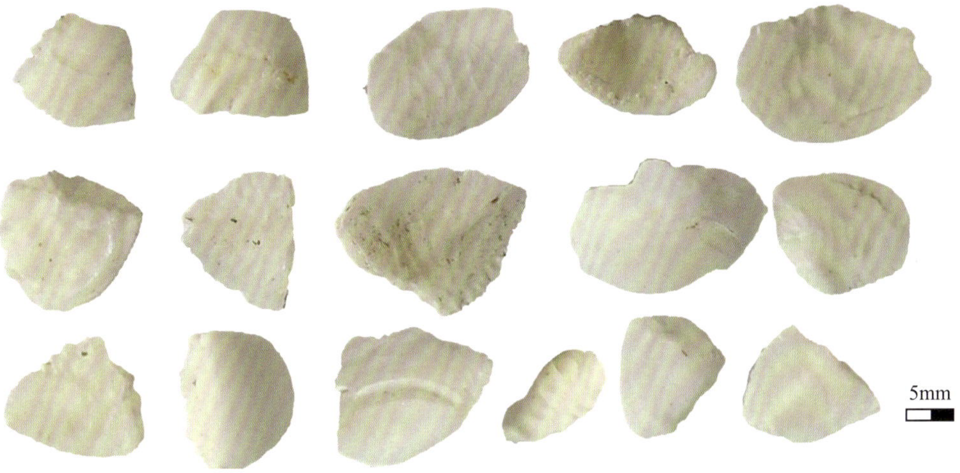

图 12-12　市售鱼脑石（条鳎，2023 年河北，大粒）

【**市场速览**】市场销售量较大的一种鱼脑石（图 12-13），与正品鱼脑石有差异，有待进一步调查确认。

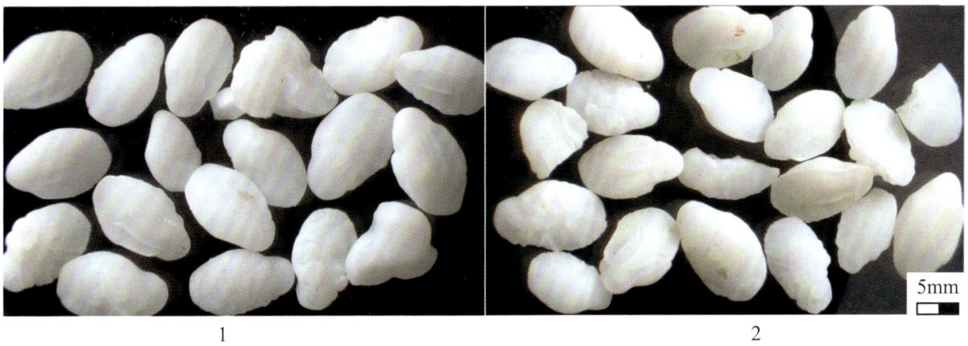

图 12-13　市售鱼脑石
（2023 年，1. 山东；2. 浙江）

13. 龟甲 CARAPAX ET PLASTRUM TESTUDINIS

标准沿革

【来源】1963年版《中国药典》以龟板收载，为龟科动物乌龟 *Chinemys reevesii*（Gray）。1990年版《中国药典》以龟甲（龟板）收载。1995年版《中国药典》以龟甲收载，删除龟板副名。

【药用部位】1963年版《中国药典》规定为"腹甲"。1990年版《中国药典》规定为"背甲和腹甲"。

【采收加工】1963年版《中国药典》收载规定"全年均可捕捉，以秋、冬二季为多，捕捉后杀死，或用沸水烫死，剥取背甲及腹甲，除去残肉，晒干"。

【性状】1963年版《中国药典》描述"呈板状片、近长方形。外表面淡黄色，具紫褐色放射状纹理或大部分呈紫褐色，角板12块；内表面黄白色，骨板9块，前端钝圆或截形，后端具三角形缺刻"。1990年版《中国药典》对性状大幅度修订，主要采用了乌龟动物贝壳分类的专业术语，描述为"颈角板1块，椎角板5块，肋角板4块，缘角板11块和臀角板2块；骨板9块"；形状描述为"背甲呈长椭圆形的拱状，外表面棕褐色或黑色；腹甲呈板片状，近长方形，外表面淡黄棕色至棕色，具紫褐色放射状纹理"。2000年版《中国药典》增加了大小要求，同时增加"腹盾、胸盾和股盾中缝均长，喉盾、肛盾次之，肱盾中缝最短"专属性鉴别特征，腹甲外表面修订为"淡黄棕色至棕黑色，具紫褐色放射状纹理"。

商品质量

【商品规格】商品分为统货和选货，也分为龟上甲、龟下甲和整龟甲。

【品质论述】明《本草蒙筌》记载"杀死煮脱者力微，自死肉败者力猛"。药材以块大、完整、光洁带血迹者为佳。

【产地】主产于湖北，山东、湖南、安徽、浙江、江苏、江西等地亦产。商品主要来自人工养殖乌龟；尚有进口商品。

特征识别

【性状鉴定】[形状]背甲呈长椭圆形拱状；腹甲呈板片状，近长方状的椭圆形；两侧残存呈翼状斜向上方弯曲的甲桥。[背甲盾片]盾片23块，第1椎盾长大于宽或近相等，第2~4椎盾宽大于长。[腹甲盾片]盾片12块，腹盾中缝最长，胸盾和股盾中缝近等长而次之，喉盾、肛盾再次之，肱盾中缝最短；内表面骨板9块，呈锯齿状嵌接；前端钝圆或平截，后端具三角形缺刻。[大小]背甲长7.5~22cm，宽6~18cm；腹甲长6.4~21cm，宽5~15cm。[颜色]背甲外表面棕褐色或黑褐色；腹甲外表面淡黄棕色至棕黑色。[纹饰]背甲盾片12块，每块常具棕褐色、黑褐色放射状纹理。[质地]质坚硬。[气味]气微腥，味微咸。图13-1、图13-2。

【鉴别歌诀】
腹甲长方椭圆形　　十二盾片相嵌合
褐色条纹放射状　　后端凹陷前端平
腹盾中缝数最长　　肱盾中缝最短小

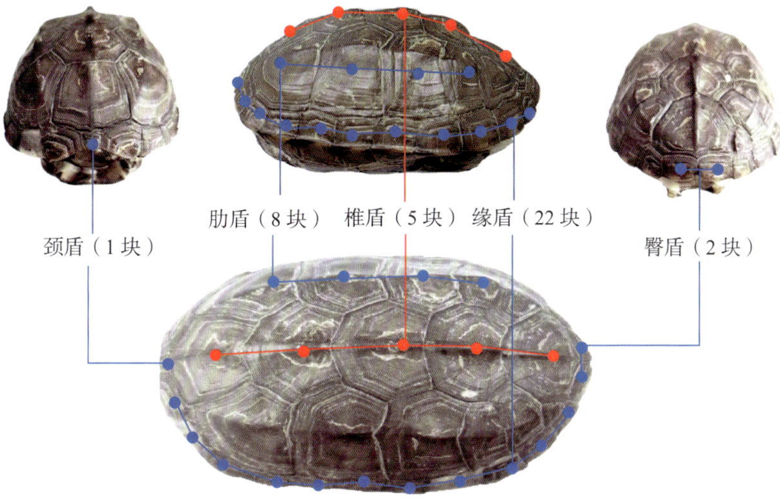

图 13-1 龟甲特征图注（背甲）

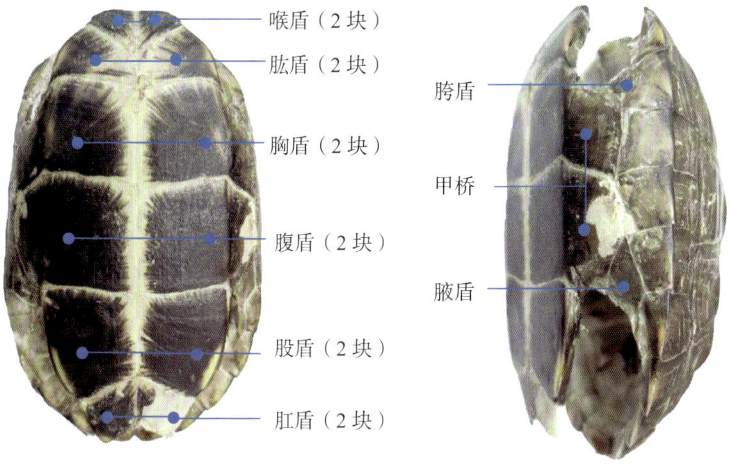

颈盾（1块）　肋盾（8块）　椎盾（5块）　缘盾（22块）　臀盾（2块）

图 13-2 龟甲特征图注（腹甲、甲桥）

喉盾（2块）
肱盾（2块）
胸盾（2块）
腹盾（2块）
股盾（2块）
肛盾（2块）

胯盾
甲桥
腋盾

【识别要点】如何准确鉴定龟甲，是个棘手问题和热门话题，可靠的方法是应用动物分类特征与药材性状特征结合。

（1）腹甲淡黄色至棕黑色，每块有褐色放射状纹理（以每个盾片外缘后角处为起端，朝相同方向放射，不呈斑点状），盾片大部分呈褐色斑放射纹理或整个呈褐色。（2）腹甲前端多呈平截或稍钝圆，比较稳定；而后端呈锐角形、钝角形或圆弧形深缺刻，单个肛盾片近四边形，外缘等于或长于中缝。（3）腹盾中缝最长，胸盾和股盾中缝接近长而次之，喉盾和肛盾中缝再次之，肱盾中缝最短，肱盾中缝明显短于其外缘；喉盾间缝朝前方向，肱盾间缝、胸盾间缝和腹盾间缝基本呈平行状，股盾间缝朝后方向。（4）腹甲有喉盾2块、肱盾2块、胸盾2块、腹盾2块、股盾2块和肛盾2块，共计12块盾片，除净残肉后可见骨板9块；背甲有颈盾1块、椎盾5块、肋盾8块、缘盾22块和臀盾2块，共计38块。（5）背甲与腹甲之间通过甲桥相连，有褐色斑或褐色斑呈放射纹理。图13-3。

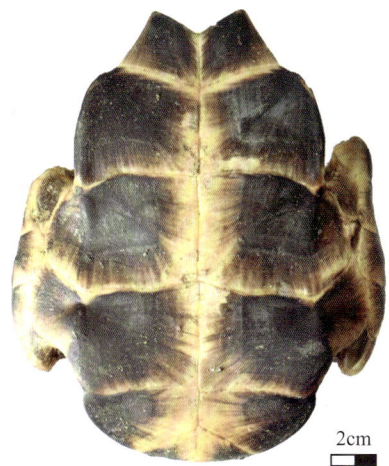

2cm

图 13-3 龟甲（1986年）

　　乌龟的背甲和腹甲形状、颜色和纹理变化较大，特别是人工养殖的乌龟，龟甲形状存在差异。图13-4 至图 13-6。

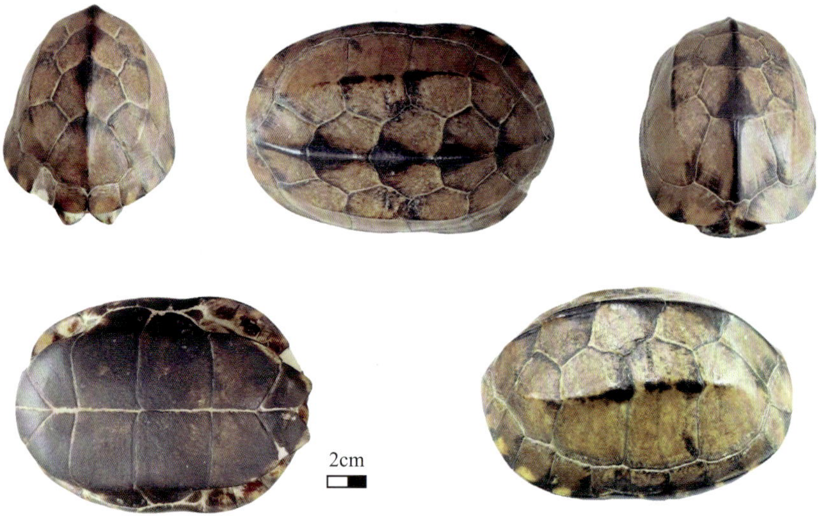

图 13-4　龟甲（采集加工品）

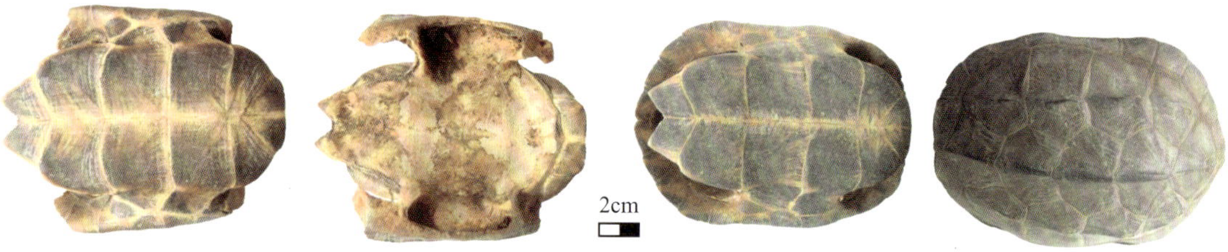

图 13-5　龟甲（市售品）

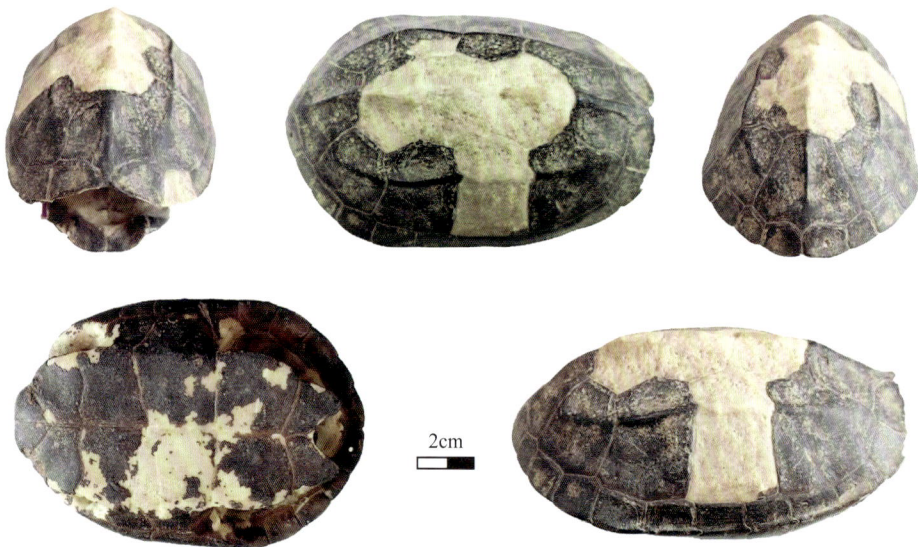

图 13-6　龟甲（市售品）

　　加工炮制破坏了盾片膜质层的斑纹及颜色，由于斑纹生长于骨质层上，仍然可以看到痕迹。

　　【性状探微】龟甲野生资源已濒临枯竭，现时商品绝大多数为人工养殖品。商品流通人工养殖的龟龄相差 2 至 6 年不等，同时存在雌雄的差异、成体与幼体的不同，商品龟甲大小、褐色放射状的色斑存在一定的变化。一般雌性腹甲多呈棕褐色放射状纹理，而年老雄性腹甲多呈黑褐色斑。

传统加工成商品呈棕褐色者俗称"铜板"，呈黑褐色俗称"铁板"，将乌龟直接杀死、剔除肉筋者称为"血板"，一般有光泽，有的略带有血迹和筋肉；经开水烫死再煮剔除肉筋者称为"烫板"或"熟板"，一般无光泽，有角质皮脱落痕迹。

🌿 本草探源

【混乱品种】古代缺乏系统的动物分类学知识，对龟类动物的描述、命名比较混乱。古代的"龟甲"来源不止一种，据有关考证，包括了乌龟属（Chinemys）和水龟属（Clemmys）中生态习性和形态相似的多种龟类动物。

🌿 品种动态

【品种概述】随着国产乌龟野生资源的不断枯竭，20 世纪 80 年代以来，称为"龟甲、龟板"的品种十分复杂，有 3 科 28 种之多，均存在商品流通。

关于龟甲的药用资源文献记载中差异较大，《药材学》（1960 年）记载"乌龟及其近缘动物背甲和腹甲"。《中国药用动物志》（1979 年）收载了凹甲陆龟、中华花龟、黄缘闭壳龟、四爪陆龟、黄喉水龟、眼斑水龟、缅甸陆龟等 10 多种与乌龟 *Chinemys reevesii*（Gray）相同功效。《新编中药志》（2002 年）收载花龟甲、海南闭壳龟甲、马来闭壳龟甲、眼斑沼龟甲、印度棱背龟甲等 13 种混伪品。

目前，商品"龟甲、龟板"主要来自乌龟 *Chinemys reevesii*（Gray）。商品有"旱龟甲、旱龟板"与"水龟甲、水龟板"区别，一些品种收载于地方标准，混淆误用比较普遍。

【混伪品】（1）巴西龟甲：为龟科动物红耳彩龟 *Trachemys scripta elegans*（Wied.）腹甲及背甲。分布于墨西哥、巴西和美国，我国引进后大量繁殖，是宠物市场常见的品种，也是药材市场常见的混充龟甲的品种。

（2）印度棱背龟甲：为龟科动物印度棱背龟 *Kachuga tectum*（Gray）的背甲及腹甲。分布于巴基斯坦、印度、孟加拉国等地。

（3）大东方龟甲：为龟科动物大东方龟 *Heoemyda grandis*（Gray）的背甲及腹甲。又名亚洲巨龟。分布于东南亚各国。

（4）蛇鳄龟甲：为鳄龟科动物蛇鳄龟 *Chelydra serpentina*（Linnaeus）的背甲及腹甲。分布于美国、加拿大、墨西哥等地。我国引进养殖。

（5）锯缘摄龟甲：为龟科动物锯缘摄龟 *Pysidea mouhotii*（Gray.）。分布于华南、华东部分地区。又名平背龟、八角龟。湖南地方标准的"龟甲"品种。

（6）马来龟甲：为龟科动物马来龟 *Damonia subtrijuga*（Schlegd. et Muler）的背甲及腹甲。分布于马来西亚、越南和泰国等地。湖南地方标准收载"龟甲"品种。

（7）安布闭壳龟甲：为龟科动物安布闭壳龟 *Cuora amboinensis*（Gunther.）的背甲及腹甲。广西地方标准收载"龟甲"品种。分布于越南、马来西亚、泰国、缅甸等国家，又名越南龟、马来西亚龟。

（8）庙龟甲：为龟科动物黄头庙龟 *Heosemys annandalii* 的背甲及腹甲。分布于柬埔寨、泰国等地。

（9）缅甸陆龟甲：为陆龟科动物缅甸陆龟 *Testudo elongata* Blyth 的背甲及腹甲。广西、湖南地方标准收载"龟甲"品种。分布于广东、广西、云南等地。

（10）马来闭壳龟甲：为龟科动物马来闭壳龟 *Cuora hainanensis*（Li）。湖南地方标准的"龟甲"品种、广东地方标准的"龟"品种。

（11）眼斑沼龟甲：为龟科动物眼斑沼龟 *Morenia ocellata*（Boulenger）的背甲及腹甲。分布于缅甸、马来西亚等地。

（12）中华花龟甲：为龟科动物中华花龟 *Ocadia sinensis*（Gray）的背甲及腹甲。分布于广东、广西、海南、福建、台湾等地。商品称为花龟。

（13）中华草龟甲：为龟科动物草龟 *Hardella thurgii*（Gray）的背甲及腹甲。又名花冠龟。分布于印度、巴基斯坦、孟加拉国等国。

（14）棕黑摄龟甲：为龟科动物棕黑摄龟 *Cyclemys oldhami*（Gray）的背甲及腹甲。又名花冠龟。分布于印度、缅甸和泰国等地。又名齿缘龟。

（15）黄缘闭壳龟甲：为龟科动物黄缘闭壳龟 *Cuora flavomarginata* 的背甲及腹甲。分布于华南、华东等地。湖南地方标准的"龟甲"品种。

（16）马来巨龟甲：为龟科动物马来巨龟 *Orlitia borneensis* Gray 的背甲及腹甲。分布于马来西亚、印度尼西亚等地。

（17）白唇动胸龟甲：为龟科动物白唇动胸龟 *Kinosternon leucostomum* 的背甲及腹甲。分布于墨西哥、哥伦比亚等地。

（18）黄喉拟水龟甲：为龟科动物黄喉拟水龟 *Mauremys mutica*（Cantor）的背甲及腹甲。分布于江苏、浙江、湖北、云南、海南和台湾等地。

（19）黄喉水龟甲：为龟科动物黄喉水龟 *Clemmys mutica*（Cantor）的背甲及腹甲，湖南地方标准"龟甲"品种，浙江地方标准以浙龟甲收载。主产于湖南、湖北、江苏、浙江等地。

（20）其他龟甲：报道的尚有龟科动物海南闭壳龟 *Cuora hainanensis*（Li）、三线闭壳龟 *Cuora trifasciata*（Bell）、斑眼水龟 *Clemmys bealei*（Gray）、平胸龟 *Platystemon megacephalum* Gray 和陆龟科动物凹甲陆龟 *Manouria impressa*（Guenther）等动物来源。

🌿 图文辨析

【性状鉴定】（1）巴西龟甲：背甲椭圆形。腹甲淡黄色，每一个盾片上有黑褐色不规则的斑纹、条纹，有的外侧呈放射状，大小不一，缘盾上下面的铜钱斑纹（孔雀圈状斑）纹尤为明显。腹甲前端平截或微有缺刻，后端微有缺刻。腹盾中缝最长，肱盾中缝最短，喉盾间缝平直朝前方向，肱盾间缝、胸盾间缝和腹盾间缝基本平行，股盾间缝平直朝后方向，单个肛盾片近似扇形，肛盾中缝长于外缘，盾片连接处常有色斑或色纹。图13-7、图13-8。

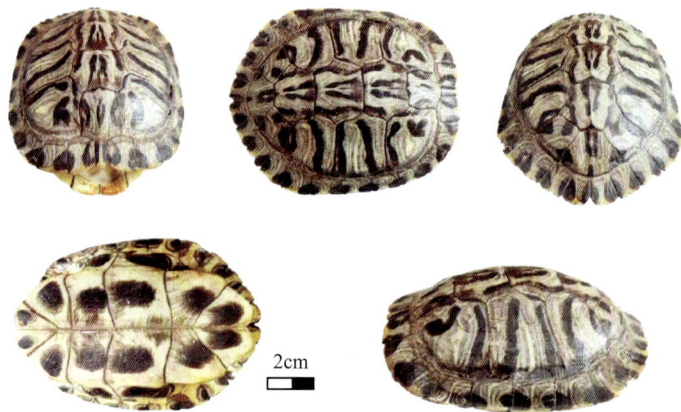

图13-7 红耳彩龟甲

2cm

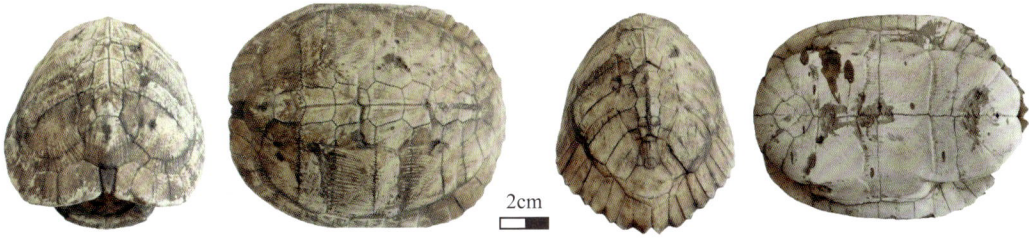

图 13-8　红耳彩龟甲

（2）印度棱背龟甲：腹甲盾片较薄。肱盾、胸盾、腹盾和股盾片有黑褐色的两条色斑。前端微凹，后端呈半圆形浅缺刻；腹盾或股盾中缝最长，喉盾中缝最短。腹甲前端平截，后端有弧形缺刻，肛盾中缝长于外缘。图 13-9。

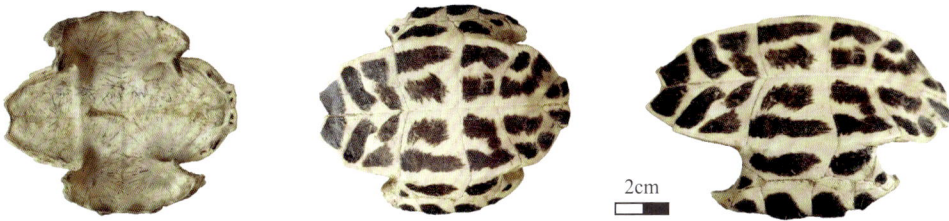

图 13-9　印度棱背龟甲

（3）大东方龟甲：背甲棱嵴钝突，前端微凹，后端缺刻，颈盾长宽相等，缘盾锯齿状。腹甲外表面淡黄色、黄色或淡棕黄色，前端平截，后端呈半圆形深缺刻；各盾片有整齐的黑褐色放射状纹理，射线起端为黑色斑块。腹甲胸、腹、股三盾中缝均较长，喉盾和肛盾中缝较短，肛盾中缝短于外缘。腹甲前端平截，后端呈深三角状缺刻。图 13-10。

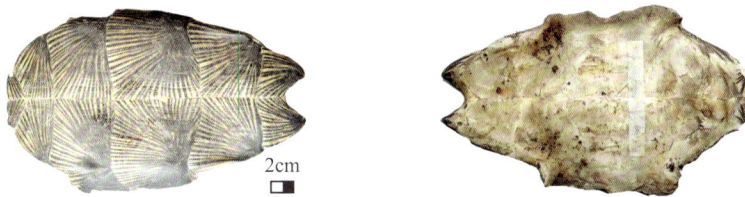

图 13-10　大东方龟甲

（4）蛇鳄龟甲：背甲椭圆形，前端宽带小于后端宽带，棕黄色或黑褐色，3 条纵行脊棱呈锯齿状突起，由突起点向周围呈放射状纹理，后部边缘呈锯齿状。腹甲浅黄色，呈"十字形"，盾片 10 枚。甲桥条状，连接背甲与腹甲。图 13-11。

（5）锯缘摄龟甲：背甲顶部平坦，三棱显著，基本在同一平面上，后缘呈锯齿状。腹甲呈黄棕色、深黄色，每个盾片两侧有褐色斑；前端微凹，后端呈半圆形深缺刻；腹盾中缝最

图 13-11　蛇鳄龟甲

长，喉盾和肛盾中缝最短。背甲与腹甲之间由韧带连接（无甲桥）。图 13-12。

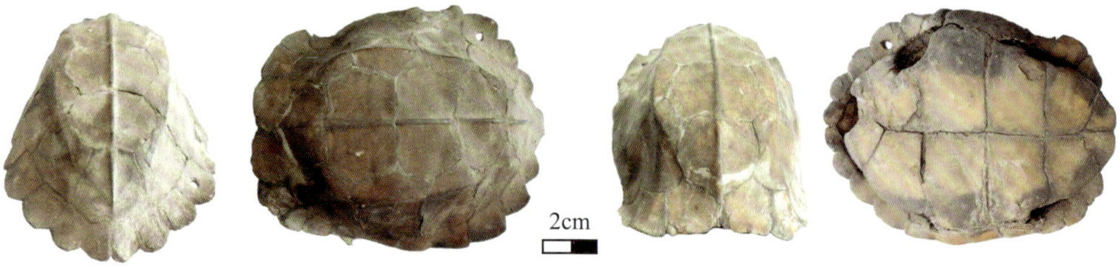

图 13-12　锯缘摄龟甲

（6）马来龟甲：腹甲呈椭圆形，每块盾片上有棕褐色大斑块。腹甲前端圆弧形而宽，后端半圆形或钝角形的深缺刻。腹盾中缝最长，胸盾和股盾中缝近等长，喉盾、肱盾和肛盾中缝近等短。图 13-13。

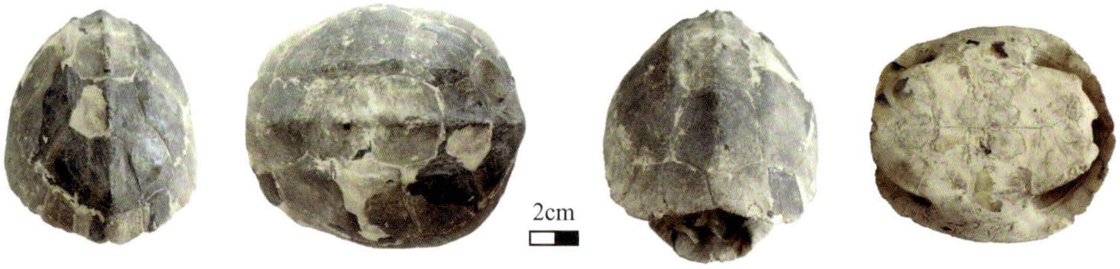

图 13-13　马来龟甲

（7）安布闭壳龟甲：腹甲呈椭圆形，浅黄色，每一个盾片有不规则黑褐色斑点；腹甲两端呈圆弧形，前端微凹或平截，后端微凹。腹盾中缝最长，肱盾或股盾中缝最短，胸盾和腹盾间缝以韧带直线连接，肱盾间缝平直，腹盾间缝朝前方，股盾间缝朝后方，喉盾和肛盾均呈扇形。图 13-14。

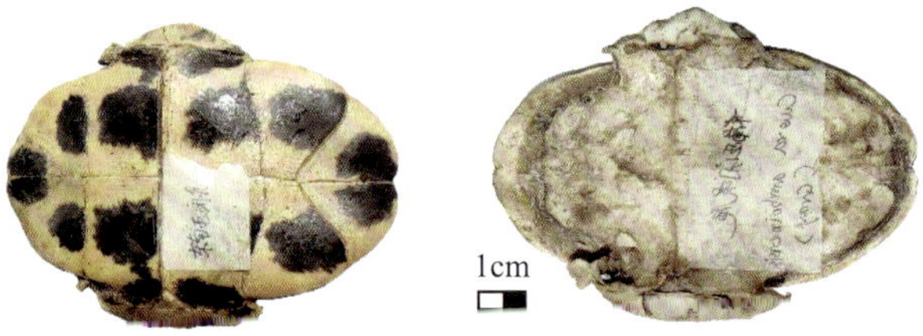

图 13-14　安布闭壳龟甲

（8）庙龟甲：腹甲呈长椭圆形，每一个盾片大部分或全部呈黑褐色；腹甲前端微凹或平截，后端半圆形深缺刻。腹盾或股盾中缝最长，肱盾中缝最短，肱盾和胸盾间缝走向相同，腹盾间缝朝另一个方向，肛盾中缝常短于外缘。图 13-15。

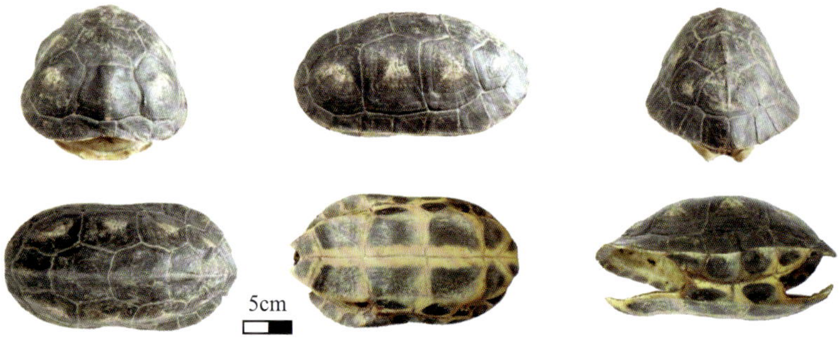

图 13-15　庙龟甲

（9）缅甸陆龟甲：腹甲呈长椭圆形，前端内侧面显著增厚（肥厚），呈淡黄色，具同心的方形沟纹，每一个盾片有黑褐色斑，一般腹甲上的斑点最大；腹甲前端微凹，后端呈锐角或钝角状的深缺刻。腹盾中缝最长，股盾次之，肛盾中缝最短（有时接近于无）；肱盾间缝常常呈波浪状，肛盾中缝常短于外缘。图13-16。

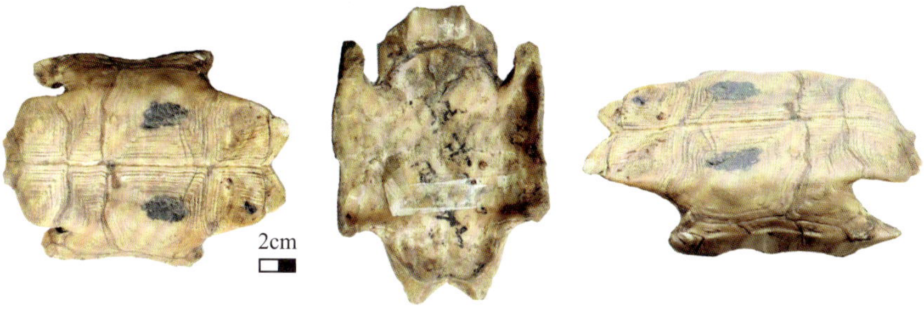

图13-16　缅甸陆龟甲

（10）马来闭壳龟甲：腹甲呈椭圆形，浅黄色，盾片多有黑褐色小斑点；腹甲两端呈圆弧形，前端微凹或平截，后端微凹。腹盾中缝最长，肱盾或股盾中缝最短，胸盾和腹盾间缝以韧带直线连接，肱盾间缝波浪状，腹盾间缝朝前方，股盾间缝朝后方，喉盾和肛盾均呈扇形。图13-17。

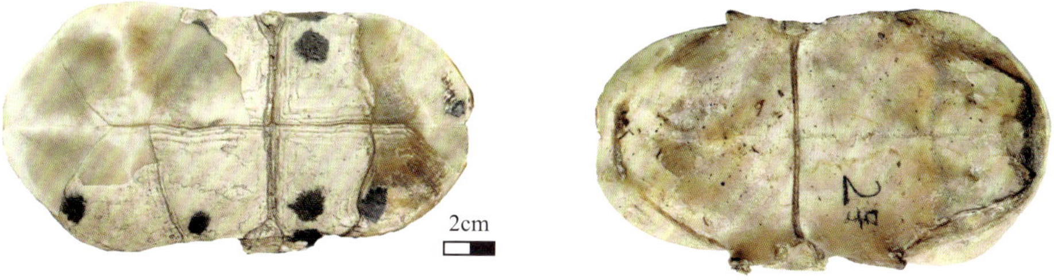

图13-17　马来闭壳龟甲（背面凹线为韧带）

（11）眼斑沼龟甲：腹甲呈椭圆形，浅黄色或黄棕色，盾片无色斑；前端微凹或平截，后端浅凹。腹盾中缝最长，股盾中缝最短，肱盾间和胸盾间缝走向相同，腹盾间缝较平直，股盾间缝朝后方，肛盾中缝长于外缘。图13-18。

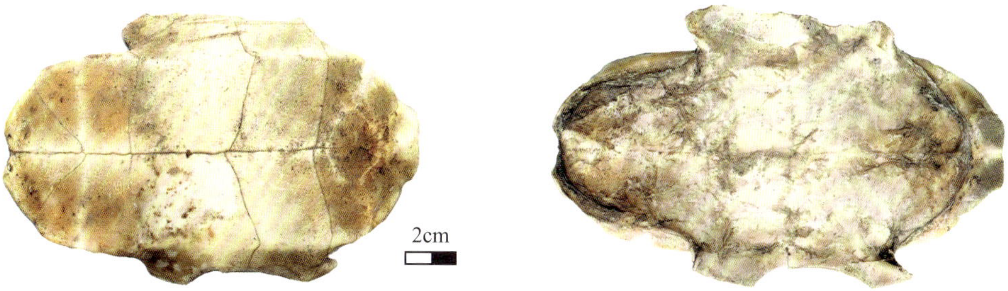

图13-18　眼斑沼龟甲

（12）中华草龟甲：背甲中部一条棱脊突出。腹甲呈椭圆形，浅黄色或黄棕色，盾片有长方形、半圆形的棕褐色斑；前端平截，后端深凹。胸盾、腹盾和股盾中缝近等长，喉盾或肛盾中缝最短，肱盾、胸盾和腹盾间缝较平直，走向相同，股盾间缝朝后方，肛盾近于四边形，中缝短于外缘。图13-19。

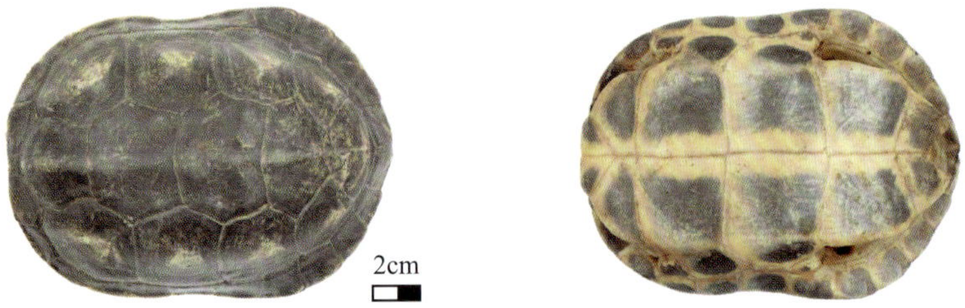

图 13-19 中华草龟甲

（13）中华花龟甲：腹甲呈椭圆形，每一个盾片有扇形的黑褐色斑，有放射纹理；腹甲前端微凹或平截，后端锐角状深缺刻。腹盾和胸盾中缝最长，肱盾中缝最短，肛盾中缝短于外缘。肱盾和胸盾间缝朝向相同，腹盾间缝朝另一个方向。图 13-20。

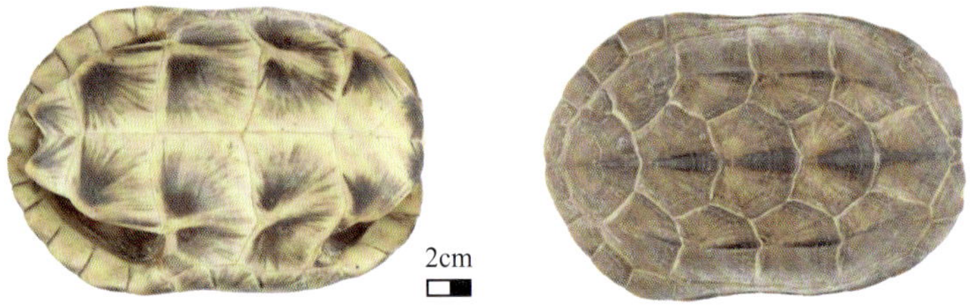

图 13-20 中华花龟甲

（14）棕黑摄龟甲：背甲长椭圆形，呈弧形，表面棕褐色或黑褐色，具方形纹理，背棱较明显，侧棱不明显。颈盾呈长三角形，第一椎盾前窄后宽，呈六边的波浪状，第2、3和4椎盾呈八边的波浪状。后缘呈锯齿状。图 13-21。

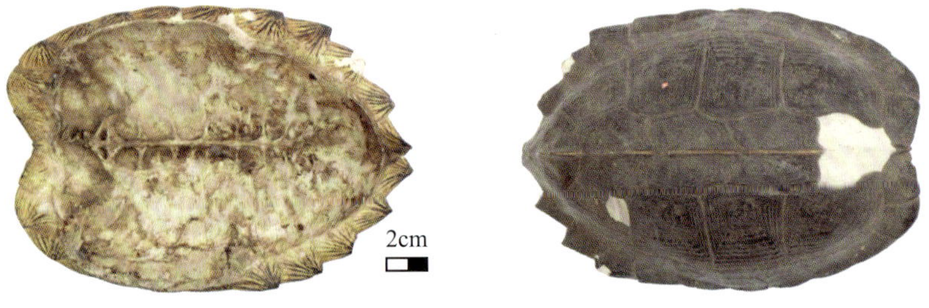

图 13-21 棕黑摄龟甲（背甲）

（15）黄缘闭壳龟甲：背甲宽椭圆形或宽卵形，表面棕褐色，具方形纹理，背棱较明显，侧棱不明显。颈盾呈宽三角形，第一椎盾前宽后窄，第1、2、3和4椎盾呈平直的六边形状。缘盾呈平直状。臀盾长方形，横列。图 13-22。

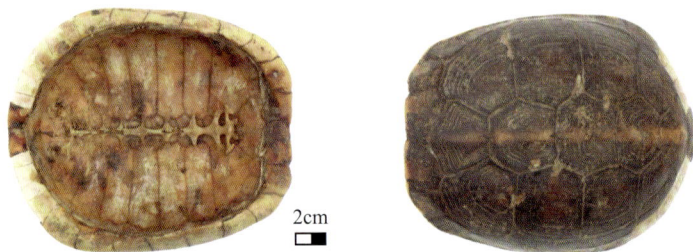

图 13-22 黄缘闭壳龟甲（背甲）

（16）马来巨龟甲：背甲宽椭圆形，表面黑褐色，背棱和侧棱不明显。颈盾近似菱形，第一椎盾前宽后窄，近似扇形，第1、2、3椎盾接近对称六边形状，第4椎盾呈狭长菱形；缘盾呈平直状。腹甲长椭圆形，前端平截，后端深缺刻；表面黄色；腹盾中缝最长，肛盾中缝最短，肛盾中缝短于外缘。图13-23。

图13-23　马来巨龟甲

（17）白唇动胸龟甲：背甲宽椭圆形，圆滑，黑褐色；第1椎盾近似菱形，前端远宽于后端，第2、3、4椎盾呈纵向延长的六边。腹甲黄色，喉盾单枚，盾片11枚，具两条纽带。图13-24。

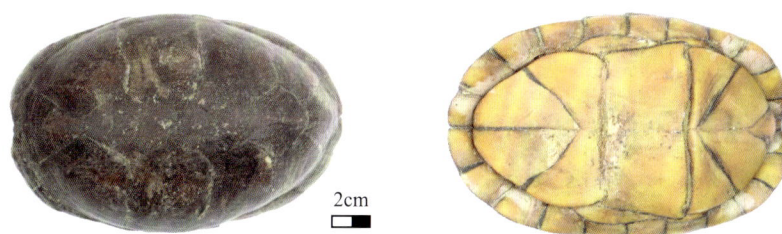

图13-24　白唇动胸龟甲

（18）黄喉拟水龟甲：背甲宽椭圆形，圆滑，黑褐色；第1椎盾近似菱形，前端远宽于后端，第2、3、4椎盾呈纵向延长的六边。腹甲黄色，喉盾单枚，盾片11枚，具两条纽带。图13-25。

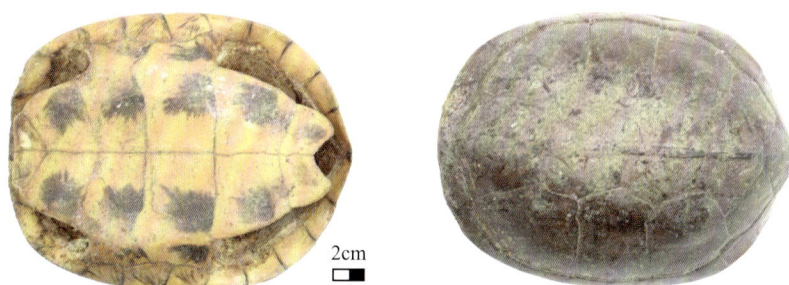

图13-25　黄喉拟水龟甲

【市场速览】近年各类"龟"类动物被视为"龟甲"发掘利用，曾经一段时间市售"龟甲"的品种来源非常复杂，随着乌龟的人工养殖，混乱现象得以改变，而人工杂交"龟甲"品种混乱仍在延续，应予高度重视。收集了市场流通的各类"龟甲"，以巴西龟甲最常见。图13-26至图13-40。

图 13-26　市售龟甲（巴西龟甲）

图 13-27　市售龟甲（缅甸陆龟甲）

图 13-28　闭壳龟甲（腹甲）

图 13-29　市售龟甲（马来龟甲）

图 13-30　市售龟甲（马来闭壳龟甲）

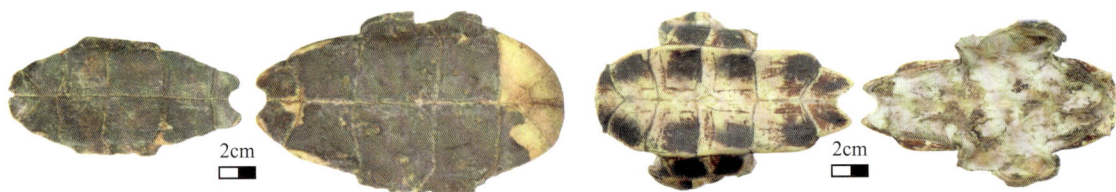

图 13-31　市售龟甲（庙龟甲）

图 13-32　市售龟甲（马来龟甲）

图 13-33　市售龟甲（中华花龟甲）

图 13-34　拟鳄龟甲（背甲）

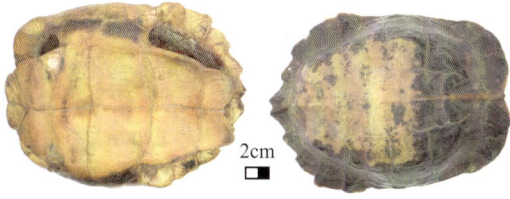

图 13-35 大东方龟甲

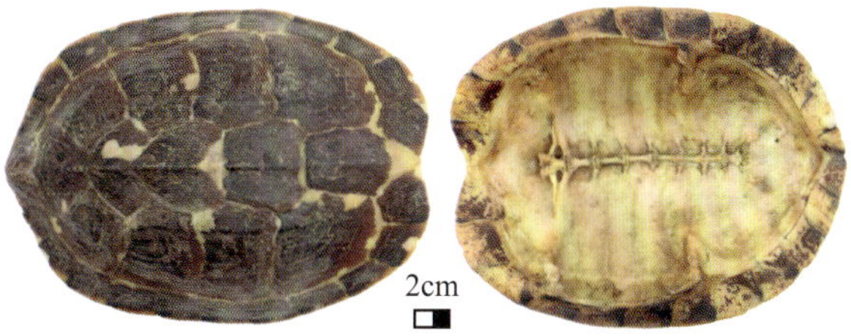

图 13-36 马来大头龟甲（背甲）

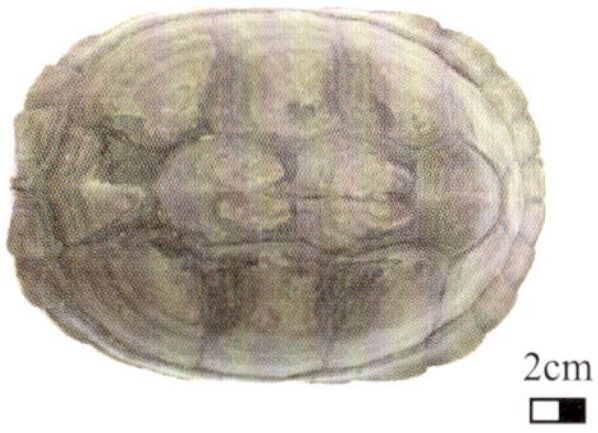

图 13-37 安布闭壳龟甲（背甲）

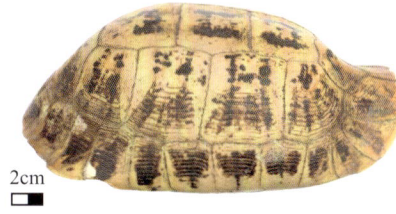

图 13-38 缅甸陆龟甲（背甲）

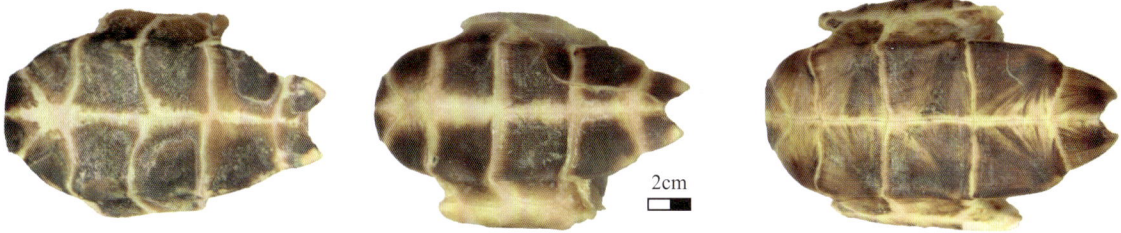

图 13-39 市售龟甲（均为龟甲）

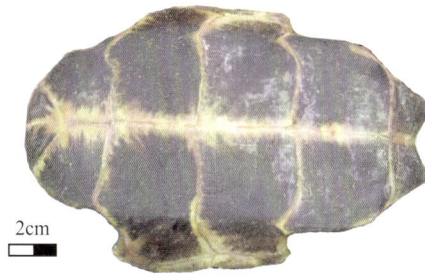

图 13-40 市售龟甲（为龟甲）

14. 珍珠母 MARGARITIFERA CONCHA

标准沿革

【来源】1977 年版《中国药典》收载为蚌科动物三角帆蚌 *Hyriopsis cumingii*（Lea）、射线裂脊蚌 *Schistodesmus lampreyanus*（Baird et Adams）、背角无齿蚌 *Anadonta woodiana*（Lea）、褶纹冠蚌 *Cristaria plicata*（leach）、背瘤丽蚌 *Lamprotula leai*（Griffith et Pidgeon）或珍珠贝科动物合浦珠母贝 *Pteria martensii*（Dunker）。1985 年版《中国药典》修订为三角帆蚌 *Hyriopsis cumingii*（Lea）、褶纹冠蚌 *Cristaria plicata*（leach）或珍珠贝科动物马氏珍珠贝 *Pteria martensii*（Dunker）。

【药用部位】1977 年版《中国药典》规定为"蚌壳或贝壳经煅烧而成"。1995 年版《中国药典》修订为"贝壳"。

【采收加工】1995 年版《中国药典》规定"去肉、洗净、干燥"。

【性状】1977 年版《中国药典》描述为"不规则的片块状，多破碎，大小厚薄不一。一面浅粉红色，有彩色光泽，习称'珠光'，有的有瘤状突起，偶有黑色外皮残留；另一面乳白色，平滑，有光泽，有的有小凹陷或圆形、半圆形的孔洞；质松脆，易碎成片状或可层层剥离；无臭，味淡。"1985 年版《中国药典》修订为"不规则的薄片，凹凸不平，厚 1~5mm；表面黄玉白色、淡黄褐色或银灰白色，常具有光彩；凸面常可见生长层纹，并可片片剥离，凹面较平滑。质脆，折断时成粉屑或小片状；臭微"。1995 年版《中国药典》对三种来源分别进行了描述，不再赘述。

商品质量

【品质论述】药材以块大、色白、有"珠光"者为佳。

【产地】主产于浙江、山东、广东、广西和江苏等地。

特征识别

【性状鉴定】（1）三角帆蚌：［形状］略呈不等三边形、或近似斜四方形；后背缘向上突起，形成大的三角形帆状后翼。［颜色］壳外面棕褐色、棕黄色；壳内表面类白色或黄白色，具珍珠样光泽。［纹饰］壳外面生长轮呈同心环状排列；壳内面外套痕明显；前闭壳肌痕呈卵圆形，后闭壳肌痕略呈三角形。［铰合部］左右壳均具两枚拟主齿，左壳具两枚长条形侧齿，右壳具一枚长条形侧齿。［质地］质坚硬，具光泽。［断面］大多平截，有明显的横向条纹，少数条纹不明显。［气味］气微腥，味淡。图 14–1。

（2）褶纹冠蚌：［形状］呈不等边三角形；后背缘向上伸展成大形的冠。［纹饰］壳内面外套痕略明显；前闭壳肌痕大呈楔形，后闭壳肌痕呈不规则卵圆形；在后侧齿下方有与壳面相应的纵肋和凹沟。［铰合部］左、右壳均具一枚短而略粗后侧齿和一枚细弱的前侧齿，均无拟主齿。图 14–2。

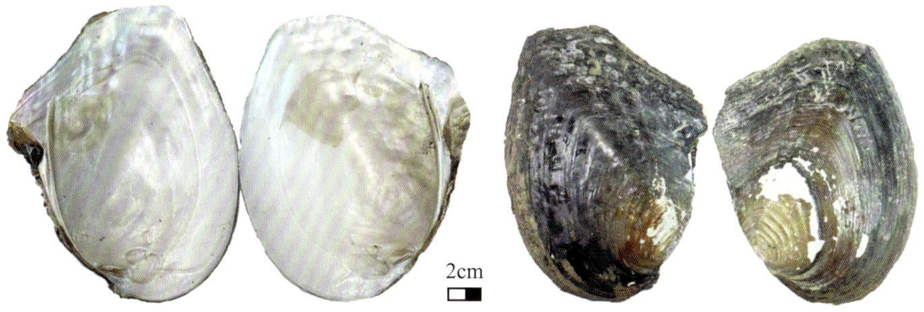

图 14-1　三角帆蚌（鲜品）

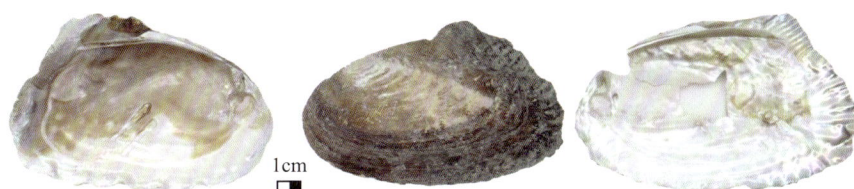

图 14-2　褶纹冠蚌

（3）马氏珍珠贝：[形状]呈斜四方形，后耳大，前耳小，背缘平直，腹缘圆。[纹饰]生长线极细密，成片状；闭壳肌痕大，长圆形。[铰合部]具一凸起的长形主齿。图 14-3。

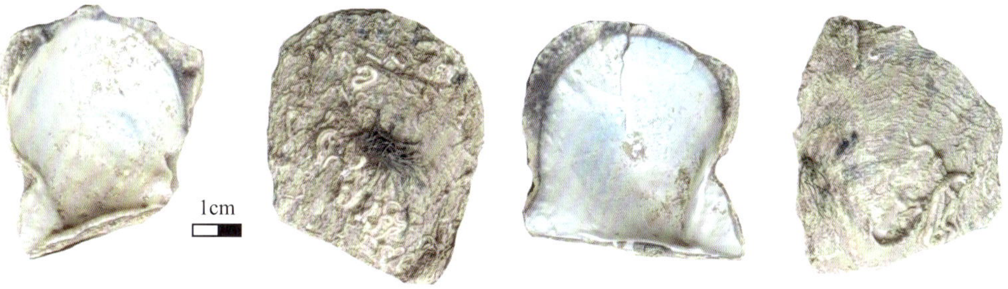

图 14-3　马氏珍珠贝

【鉴别歌诀】　　　　　　　　贝壳形状常多样　四角三角不等边
　　　　　　　　　　　　　　质地坚硬类白色　表面横纹断面层

【识别要点】三角帆蚌的贝壳大而扁平，后背缘向上扩展成三角帆状翼，有拟主齿及侧齿，贝壳厚。褶纹冠蚌贝壳呈不等边三角形，后背缘向上斜伸出大型的冠，仅有呈条状的侧齿，贝壳厚。马氏珍珠贝呈斜四方形，后耳大，前耳小，背缘平直，腹缘圆，具一长形凸起的主齿，贝壳较薄。

三角帆蚌鲜品和加工成药材部分特征有些变化，图 14-4、图 14-5。

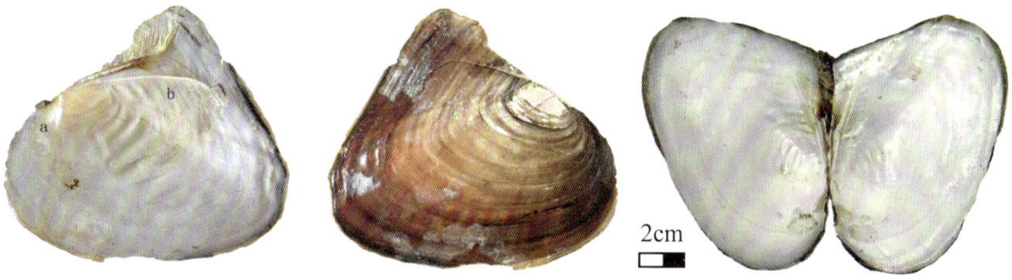

图 14-4　褶纹帆蚌
（鲜品，a. 前侧齿；b. 后侧齿）

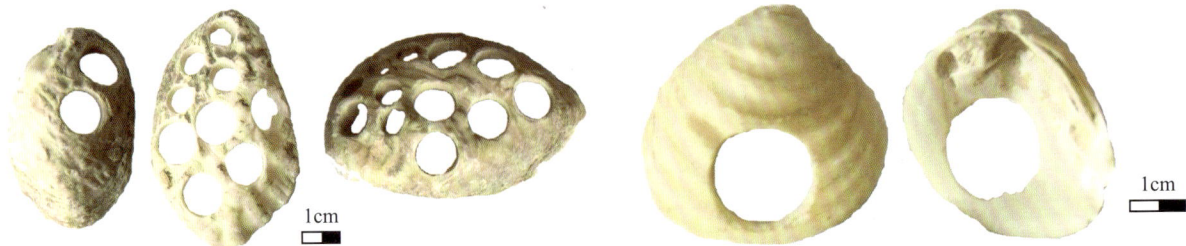

图 14-5　珍珠母（三角帆蚌）

品种动态

【品种概述】国内各地称为"珍珠母"的有蚌科、珍珠贝科等 20 种动物。20 世纪 70 年代以来，市场流通的珍珠母逐渐被加工钮扣后的各种废贝壳替代；80 年代随着人工养珠产业发展较快，珍珠母来源趋于稳定，又以三角帆蚌为主。

目前，商品珍珠母以三角帆蚌为主流，市场尚有制纽扣废贝壳的使用情况。

【混伪品】市场发现的"珍珠母"尚有，蚌科背瘤丽蚌 *Lamprotula leai*（Gray）、多瘤丽蚌 *Lamprotula polysticta*（Heude）、猪耳丽蚌 *Lamprotula rochechouarti*（Heude）、天津丽蚌 *Lamprotula tientsinensis*（Crossc ex Debeaux）、三角瘤丽蚌 *Lamprotula triclava*（Heude）、失衡丽蚌 *Lamprotula tortuosa*（Lea）、洞穴丽蚌 *Lamprotula caveata*（Heude）、环带丽蚌 *Lamprotula zonata*（Heude）、射线裂脊蚌 *Schistodesmus lampreyanus*（Baird et Adams）、高顶鳞皮蚌 *Lepidodesma languilati*（Heude）、蚶形无齿蚌 *Anodonta arcaeformis*（Heude）、背角无齿蚌 *Anodonta woodiana* woodiana（Lea）、扭蚌 *Arconaia lanceolata*（Lea）、短褶矛蚌 *Lanceolaria grayana*（Lea）和圆头楔蚌 *Cuneopsis heudei*（Heude）的贝壳。

图文辨析

【性状鉴定】20 世纪 90 年代之前市场流通的"珍珠母"比较混乱，以丽蚌属（Lamprotula）贝壳多见，往往是多个品种的混合贝壳。图 14-6 至图 14-12。

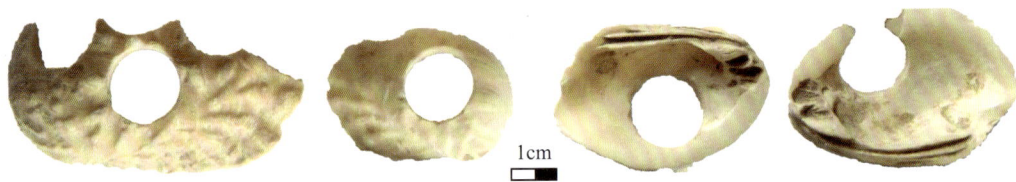

图 14-6　背瘤丽蚌

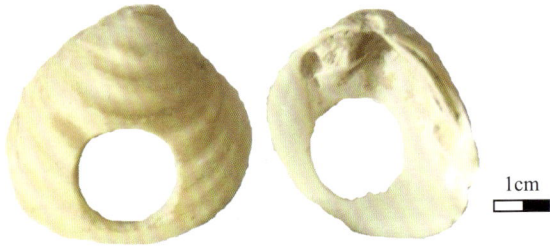

图 14-7　背瘤丽蚌

图 14-8　失衡脊蚌

图 14-9　射线裂脊蚌

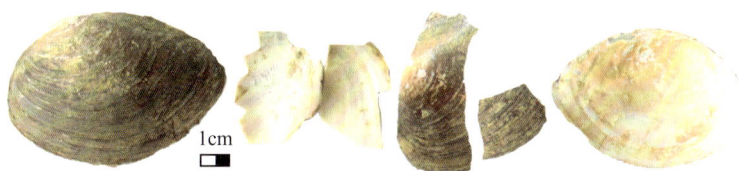

图 14-10　背角无齿蚌

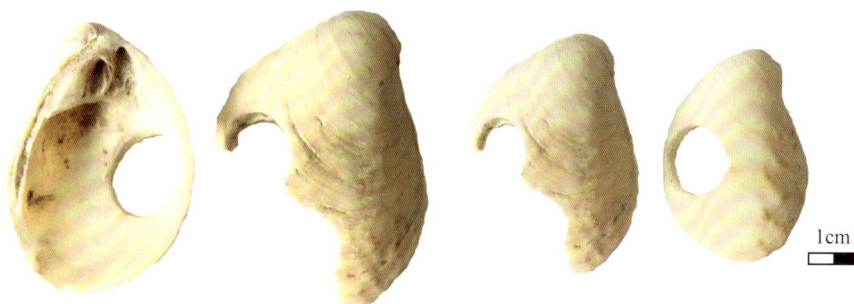

图 14-11　三巨瘤丽蚌

图 14-12　多瘤丽蚌

【**市场速览**】市售珍珠母主要来自三角帆蚌，图 14-13。

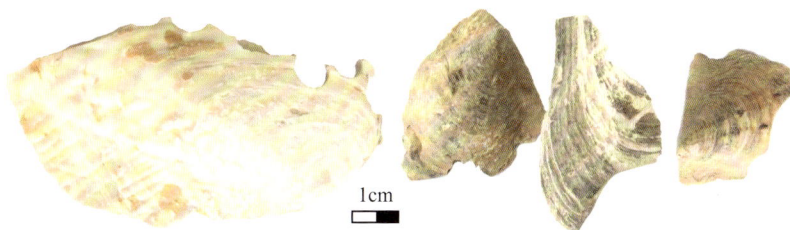

图 14-13　珍珠母（三角帆蚌）

15. 鸡内金 GALLI GIGERII ENDOTHELIUM CORNEUM

标准沿革

【来源】1963 年版《中国药典》收载为为雉科动物家鸡 *Gallus gallus domesticus* Brisson。

【药用部位】1963 年版《中国药典》规定为 "干燥沙囊内壁"。

【采收加工】1963 年版《中国药典》规定为 "将鸡宰杀后，取出沙囊，刨开，趁热将内壁剥下，洗净，晒干既得"。1977 年版《中国药典》修订为 "刨开沙囊，取下内壁，洗净，干燥"。1985 年版《中国药典》修订为 "杀鸡后，取出鸡肫，立即剥下内壁，洗净，干燥"。

【性状】1963 年版《中国药典》描述为 "呈圆形或不规则的片状物，表面金黄色或黄褐色，具波浪状的条棱。薄而脆，易折断"。1977 年版《中国药典》修订为 "呈不规则卷片，表面黄色、黄绿色或黄褐色，有明显的条状皱纹。质脆易碎"。1990 年版《中国药典》增加 "厚约 2mm" 的厚度要求。

商品质量

【品质论述】药材以个大、完整不破碎者为佳。

【产地】全国各地均产。

特征识别

【性状鉴定】[形状] 呈不规则卷片、囊状或碎片。[大小] 厚约 2mm。[颜色] 黄色、黄绿色或黄褐色；薄而半透明。[纹饰] 具明显的条棱状皱纹。[质地] 体较轻，质脆，易碎。[断面] 角质样，有光泽。[气味] 气微腥，味微苦。图 15-1。

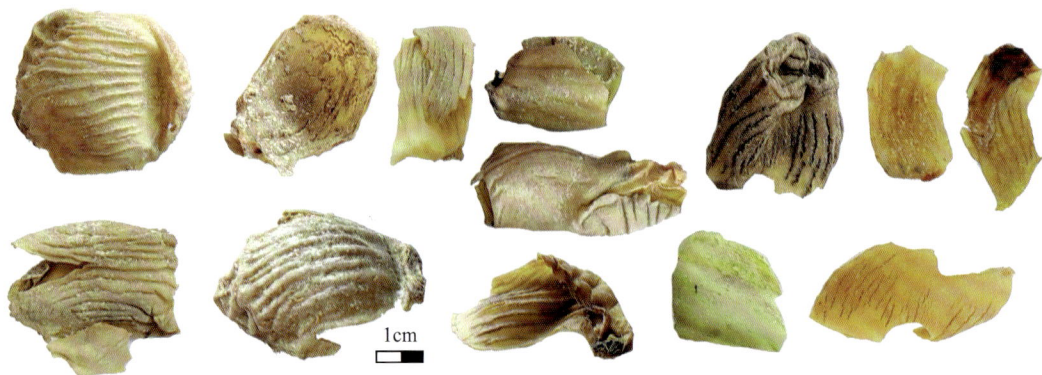

1cm

图 15-1 鸡内金

【鉴别歌诀】
常成囊状卷片状　黄色黄绿和黄褐
断面角质易破碎　棱状皱纹要牢记

【识别要点】鸡内金特征明显，易于识别。

🌿 品种动态

【品种概述】鸡内金临床上需求量较大，市场经常发现鸭内金、鹅内金掺假或冒充鸡内金，也有矿物粉增重或染色鸡内金的情况。曾经报道伪造加工鸡内金的情况，先用淀粉或蛋白肉，加入黄色颜料染色，再用特制的模子压成鸡内金形状。

目前，商品鸡内金为正品鸡内金，主要来自速成养殖的鸡内金。

🌿 图文辨析

【性状鉴定】（1）鸭内金：呈类圆形碟片状和不规则片状。表面暗绿色、黄绿色、黄棕色或紫黑色。表面平滑或靠外侧稍有短纵纹。较厚，质坚硬。造假者多用漂白剂漂白或采用硫黄薰白，再用黄色染料染色后掺入鸡内金中。图 15-2。

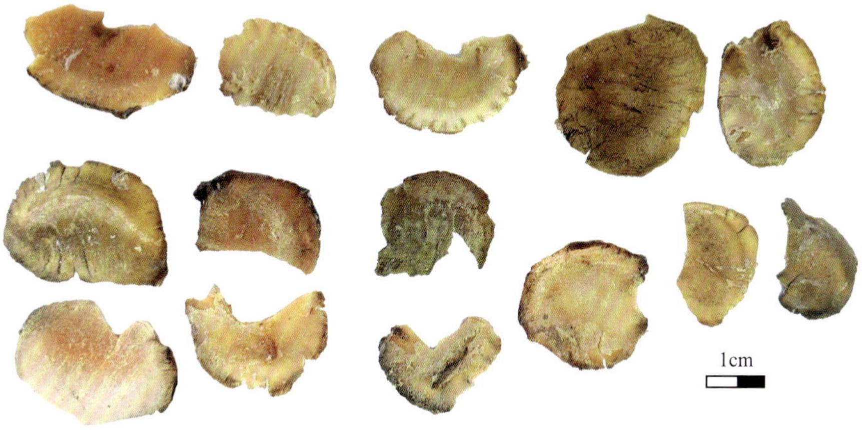

图 15-2 鸭内金

（2）鹅内金：呈卵圆形、类圆形或碎片，表面黄白色、浅绿色或绿色、黄色，边缘略向内卷，边上有齿状短裂纹，厚 1~2mm，质稍硬而脆。图 15-3。

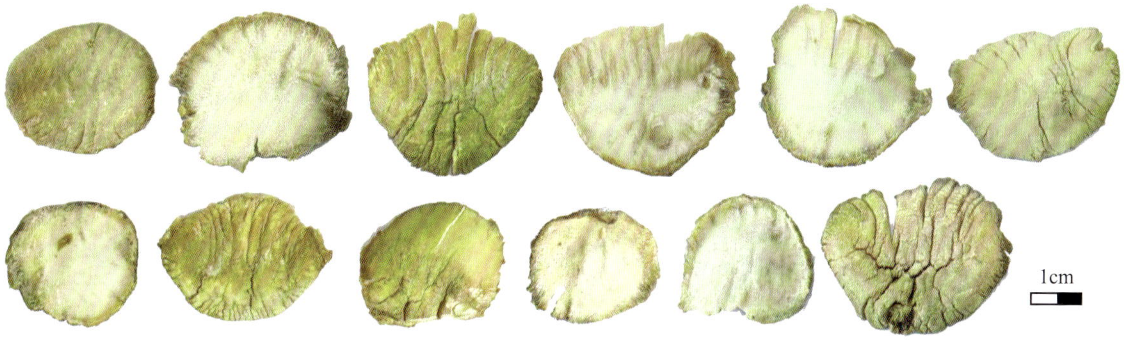

图 15-3 鹅内金

16. 金钱白花蛇 BUNGARUS PARVUS

标准沿革

【来源】1963 年版《中国药典》收载为眼镜蛇科动物银环蛇 *Bungarus multicinctus* Blyth。

【药用部位】1963 年版《中国药典》规定为"幼蛇干燥体"。

【采收加工】1963 年版《中国药典》规定"多于夏季捕捉，剖开腹部，除去内脏，盘成圆形，用竹签撑开，烘干既得"。1977 年版《中国药典》修订为"夏、秋二季捕捉，剖开腹部，除去内脏，擦净血迹，用乙醇浸泡处理后，盘成圆形，用竹签固定，干燥"。

【性状】1963 年版《中国药典》描述的主要特征为"体背黑棕色，有多数白色环纹，并有一条显著突起的背棱，鳞片细密。腹部黄白色，鳞片稍大。微有醒气"。1977 年版《中国药典》将体背颜色修订为"背部黑色或灰黑色"，气味修订为"气微醒，味微咸"。1995 年版《中国药典》突出形态特征的描述，增加"有 48 个以上的宽 1~2 鳞的白色环纹，黑白相间。背脊鳞片较大，呈六边形。尾部鳞片单行"。2000 年版《中国药典》中增加头部鳞片和黑白环纹数的描述，不再赘述。

商品质量

【商品规格】产地分为大统条、小统条。

【品质论述】药材以头尾齐全、盘径小、肉色黄白者为佳。

【产地】产于江西、安徽、四川等地。商品来自野生，或有人工培育。

特征识别

【性状鉴定】［形状］呈圆盘状，头盘在中间，尾细，常纳口内；背正中的脊棱明显突起。［大小］盘径 3~6cm，蛇体直径 0.2~0.4cm。［颜色］头部黑褐色；背部为黑白色环纹相间，白色环纹 45~58 个，宽 1~2 行鳞片，向腹面渐增宽，黑色环纹宽 3~5 行鳞片。［头鳞］鼻间鳞 2 片，上下唇鳞为 7 片，无颊鳞。［背鳞］细密而平滑，通身 15 行，脊鳞扩大呈六角形。［尾下鳞］单行。［气味］气微腥，味微咸。图 16-1、图 16-2。

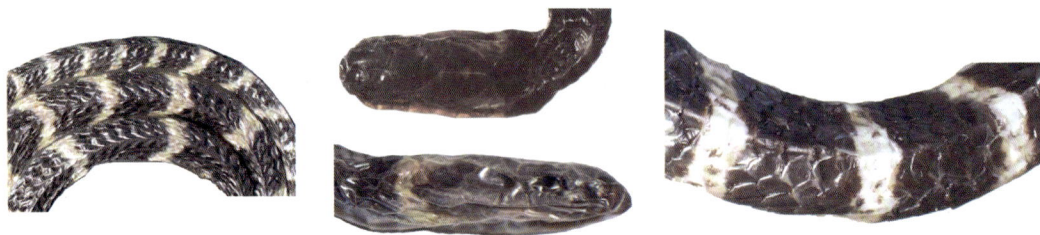

图 16-1　金钱白花蛇

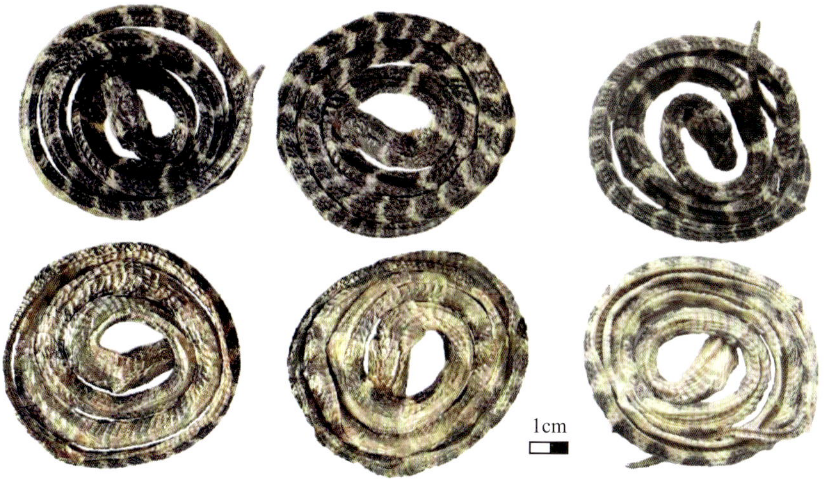

图 16-2　金钱白花蛇

【鉴别歌诀】　幼蛇卷成圆盘形　鳞片黑白呈环纹
　　　　　　　　背鳞扩大呈六边　脊棱突起无颊鳞

【识别要点】应用蛇类动物的分类特征进行识别。（1）头部：呈椭圆形，略大于颈部。（2）躯体：有 1~2 行鳞片宽的白色环纹（28）45~58（61）个，黑色环纹宽 3~5（7）行鳞片，呈黑白环纹相间。（3）鳞片：眶前鳞 1，眶后鳞 2，颞鳞 1+2，上唇鳞 2-2-3 式，无颊鳞；脊鳞（体背中央的鳞片）扩大呈六角形；尾下鳞单行。

🌿 本草探源

【混乱品种】金钱白花蛇民间有小白花蛇、金钱蛇等称谓。明《本草纲目》已有小白花蛇名称，并有简单的形态描述。民国《饮片新参》有"色花白，身长细，盘入钱大"简略记载，所述是否为现代的金钱白花蛇有待进一步考证。

🌿 品种动态

【品种概述】国内各地称为"金钱白花蛇"的有 4 科 15 种动物，均在商品流通中混淆或误用。市场曾一度发现伪造加工品。

目前，主流商品为正品金钱白花蛇；市场上混淆误用时有发生。

【混伪品】（1）金环蛇：为眼镜蛇科动物金环蛇 *Bungarus multicnctus* Blythi 幼蛇的干燥体。湖南地方标准以鲜金环蛇收载。

（2）赤链蛇：为游蛇科动物赤链蛇 *Dinodon rufozonatus*（Gantor）幼蛇的干燥体。安徽炮制规范收载。

（3）水赤链游蛇：为游蛇科动物水赤链游蛇 *Natrix annularis*（Hallowell）幼蛇的干燥体。分布于江西、安徽、浙江、江苏和福建等地。

（4）黄链蛇：为游蛇科动物黄链蛇 *Dinodon flavozonatum* Pope 幼蛇的干燥体。分布于西南、华南等地。广东等地曾经发现误用。

（5）中国水蛇：为游蛇科动物中国水蛇 *Enhydrix chinensis*（Gray）幼蛇的干燥体。广布于长江以南。一些激光加工的幼蛇主要来自中国水蛇。

（6）伪造加工品：20世纪80~90年代市场流通伪造品。加工的手段多种多样，一般将银环蛇、金环蛇成体蛇的侧面、后颈部或尾部刨成若干小条做为"躯干"，接上铅色水蛇、中国水蛇等的幼蛇头部冒充金钱白花蛇。还有一种情况是将水蛇属蛇进行人为涂成白色环纹伪造加工。

图文辨析

【性状鉴定】（1）赤链蛇：呈圆盘状，盘径2~5cm，头在中央。全体有黑红色相间环纹约90个左右，红色环纹宽1~2行鳞片，黑色环纹宽2~3行鳞片，黑色纹略宽于红色纹。环纹环绕腹部，腹侧有黑褐色斑点。脊鳞不扩大呈六角形。枕背具倒"V"形红色斑。头鳞具淡红色的边缘，鼻间鳞2，颊鳞1，狭长而入眶，眼后鳞2；尾下鳞双行。气微腥，味微咸。图16-3、图16-4。

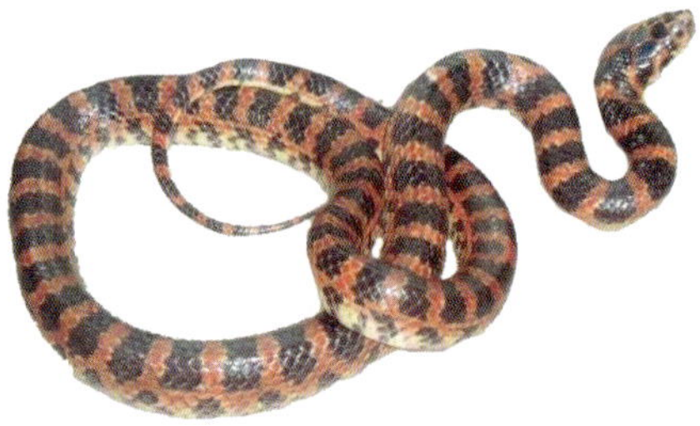

图16-3 赤链蛇（资料图）

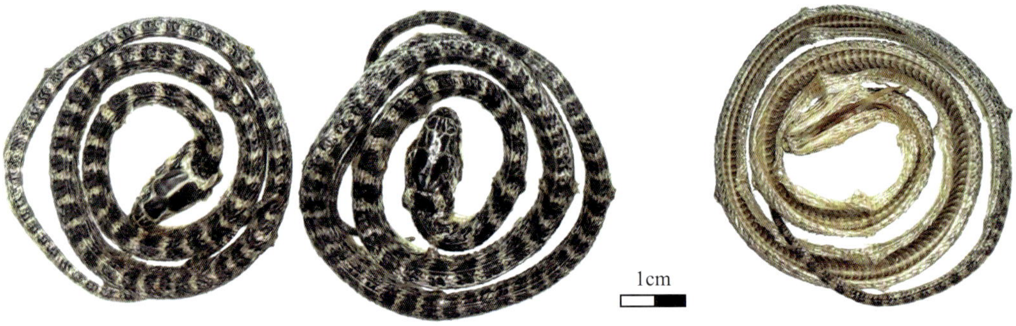

1cm

图16-4 赤链蛇

（2）赤链游蛇：呈圆盘状，盘径2~5cm。全体有灰褐色与淡红色纹相间环纹60个以上，淡红色环纹宽3~5行鳞片，灰褐色环纹宽1~3行鳞片，淡红色纹略宽于灰褐色纹，环纹脊棱处不连贯。脊鳞不扩大呈六角形。头鳞呈黑色，鼻间鳞2，颊鳞1，近方形不入眶，眼后鳞3；尾下鳞双行。图16-5至图16-7。

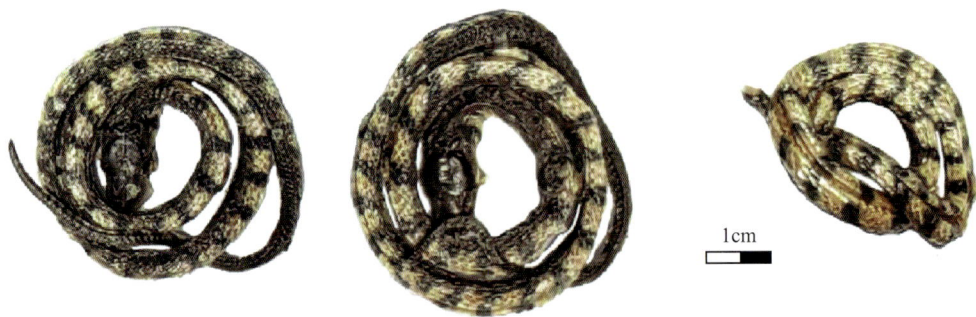

1cm

图16-5 水赤链游蛇（2009年市售金钱白花蛇）

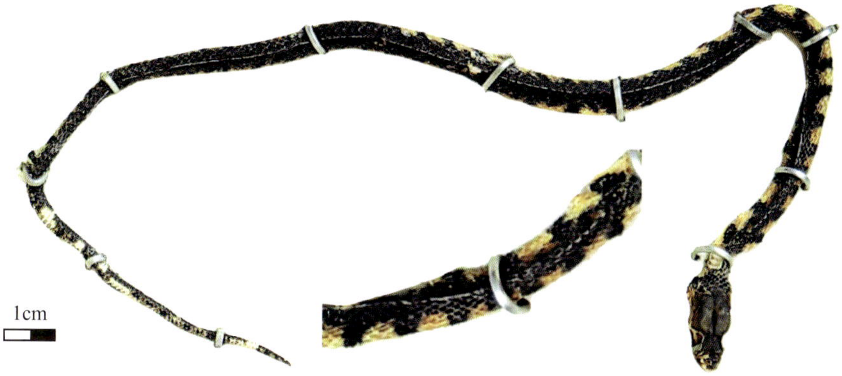

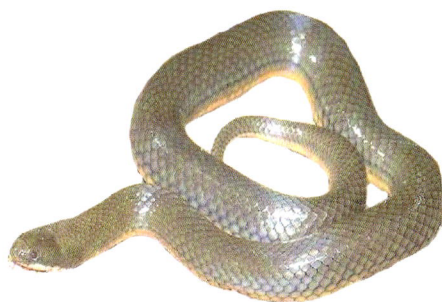

图 16-6　赤链游蛇（1990 年市售金钱白花蛇）

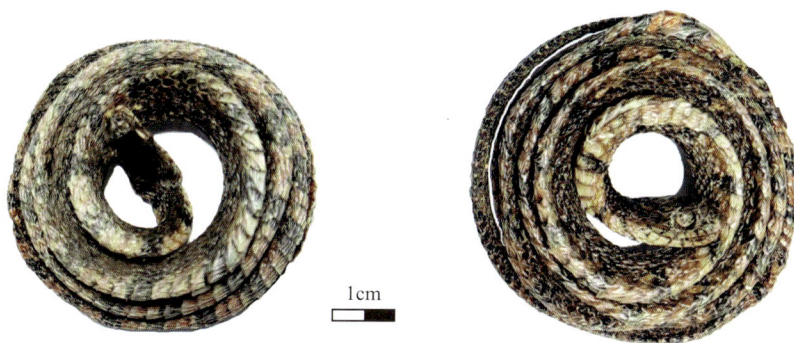

图 16-7　水赤链游蛇（2009 年市售金钱白花蛇）

（3）中国水蛇：呈圆盘状，盘径 2~4cm，全体灰褐色。脊鳞不扩大呈六角形，有人为做假不自然排列的白色环，头鳞呈灰黑色，鼻孔位于吻背面，左右鼻鳞彼此相切，鼻间鳞 1，呈菱形位于左右鼻鳞之后中央，颊鳞 1，尾下鳞双行。图 16-8、图 16-9。

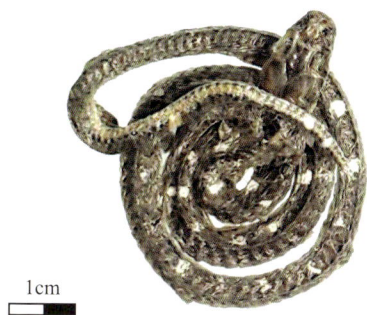

图 16-8　中国水蛇（1996 年市售金钱白花蛇，伪造品）

图 16-9　中国水蛇（资料）

（4）伪造加工品：呈圆盘状，盘径 2~5cm，头在中央（为铅色水蛇、中国水蛇、渔游蛇等幼蛇头）；以大条金钱白花蛇、金环蛇或赤链蛇等的蛇体切成小条拼接，躯体与头部明显不协调，可见人为拼接痕迹。体背有黑白相间或褐红相间的环纹，环纹不协调，白色环纹 10~27 个，腹部黄白色，两侧不对称。

由于伪造加工方法不同，伪造金钱白花蛇性状各异，从简单粗鲁到形象逼真，收集到 5 种伪造品。图 16-10。

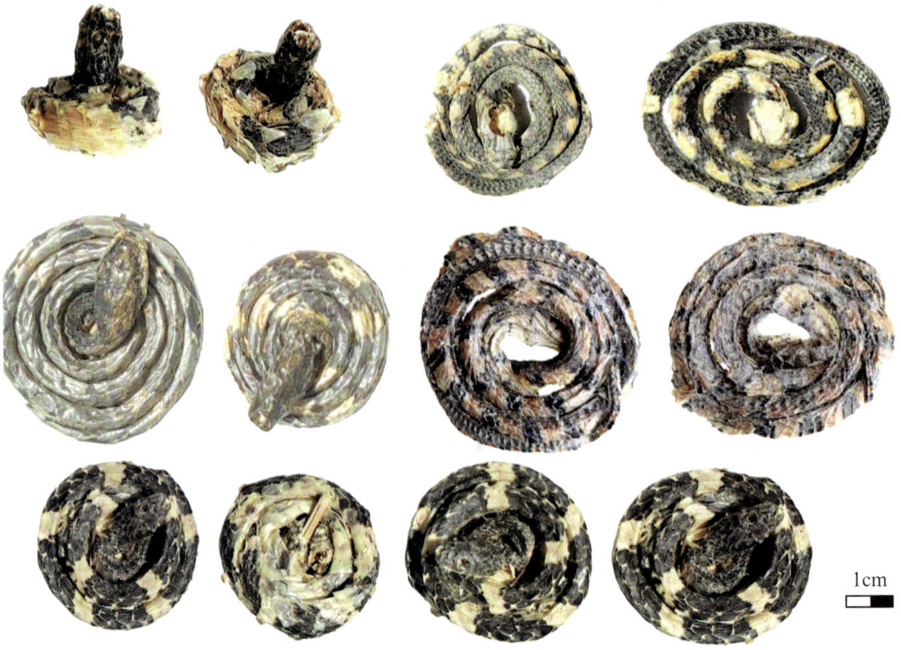

图 16-10　市售金钱白花蛇（5 种伪造品）

在 21 世纪初期，市场流通一种疑似激光伪造金钱白花蛇，做假者采用了高科技手段，伪造加工的性状更加貌似正品，黑白环纹的宽窄数不规则、不自然，背面和正面黑色环纹数不一、并散乱。图 16-11。

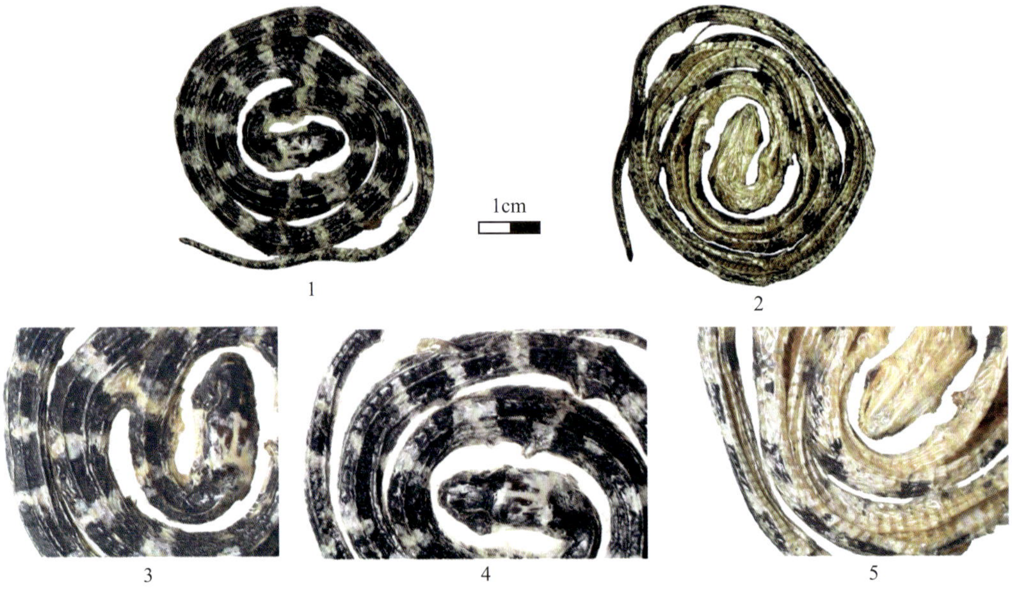

1　　　　　　　　　　　　　　　　　2

3　　　　　　　　　　　4　　　　　　　　　　　5

图 16-11　市售金钱白花蛇
（疑似中国水蛇等蛇类激光伪造品，1. 正面；2. 背面；3、4. 正面放大；5. 腹面放大）

17. 海马 HIPPOCAMPUS

标准沿革

【来源】1963 年版《中国药典》收载为海龙科动物克氏海马 *Hippocampus kelloggi* Jordan et Snyder、刺海马 *Hippocampus histrix* Kaup、大海马 *Hippocampus kuda* Bleeker、三斑海马 *Hippocampus trimaculatus* Leach。1977 年版《中国药典》将克氏海马中文名修订为线纹海马，并增加小海马（海蛆）*Hippocampus japonicus* Kaup。

【药用部位】1963 年版《中国药典》规定"干燥体"。

【采收加工】1963 年版《中国药典》规定"多在夏、秋二季捕捉后，洗净，晒干；或刷去外部灰褐色皮膜，除去内脏，将尾作成盘卷状，晒干既得"。1977 年版《中国药典》修订为"夏、秋二季捕捞，洗净，晒干；或除去皮膜及内脏，晒干"。

【性状】1963 年版《中国药典》将四种来源一同描述，主要有"⋯常以马头蛇尾、瓦楞身概况其外形⋯⋯"。1977 年版《中国药典》将五种来源分开描述，不再赘述。

商品质量

【商品规格】商品分为大海马、中海马和小海马规格。现时商品规格进一步细化，分为海马（统货）与选货（小、中、大），或以海马单支重量（2g、3g、4g 和 5g 以上）分类，也有按色泽分为申海马（白色）、潮海马（黑色）和汉海马（褐色）。

【品质论述】药材以条大、色白、头尾齐全者为佳。

【产地】产于广东、海南，福建、台湾和山东等地亦产，从越南、泰国、印尼、马来西亚等国进口。商品来自野生，广东、福建等地人工培育。

特征识别

【性状鉴定】（1）线纹海马：[头形]头略似马头，有冠状突起，具管状长吻，两眼深陷。[大小]体长约 30cm。[棱线]躯干部七棱形，尾部四棱形，渐细卷曲；体中部侧面的两棱线间的距离近相等。[颜色]黄白色。[骨环]条状环节较弱，约 40 个。[棘突]体尾具小棘突或不明显。[质地]体轻，骨质，坚硬。[气味]气微腥，味微咸。图 17-1、图 17-2。

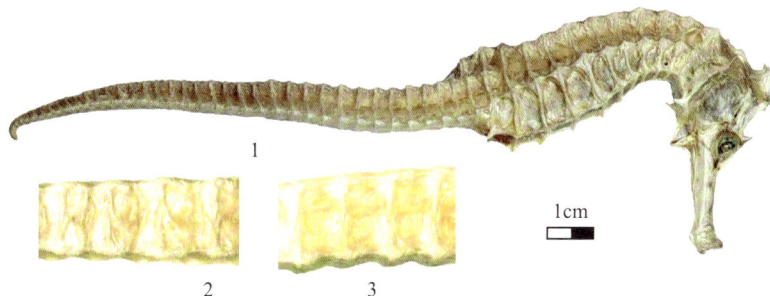

图 17-1　线纹海马及局部放大
（1. 整枝；2. 尾部背面；3. 尾部侧面）

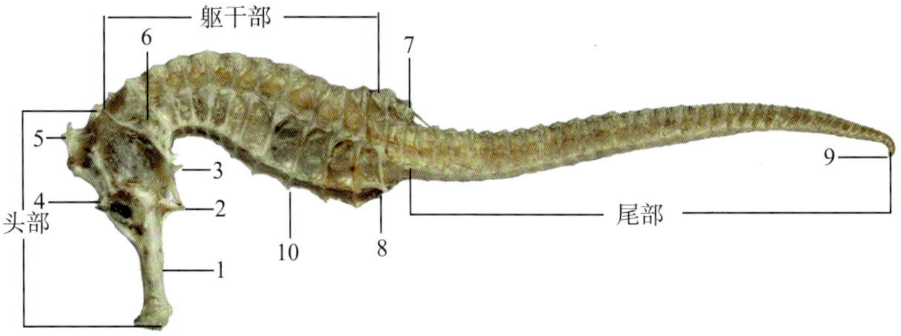

图 17-2 线纹海马特征图注

（1. 吻；2. 脸棘；3. 颊棘；4. 眼棘；5. 头冠；6. 胸鳍；7. 背鳍；8. 肛孔；

9. 尾鳍着生处；10. 棘突）

（2）刺海马：［大小］体长 15~20cm；吻管长于头部 1/2。［棱线］体中部侧面的两棱线间的距离不相等或近相等。［颜色］黄白色、浅棕黄色或浅棕褐色。［骨环］条状环节显著突起，尾骨环约 33 个。［棘突］棘突发达，头部及体尾棘突细而尖。图 17-3、图 17-4。

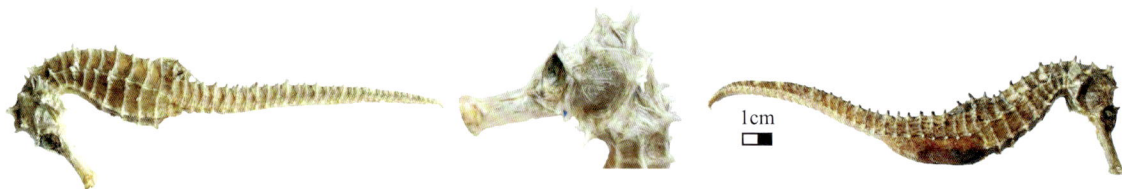

图 17-3 刺海马及头部放大

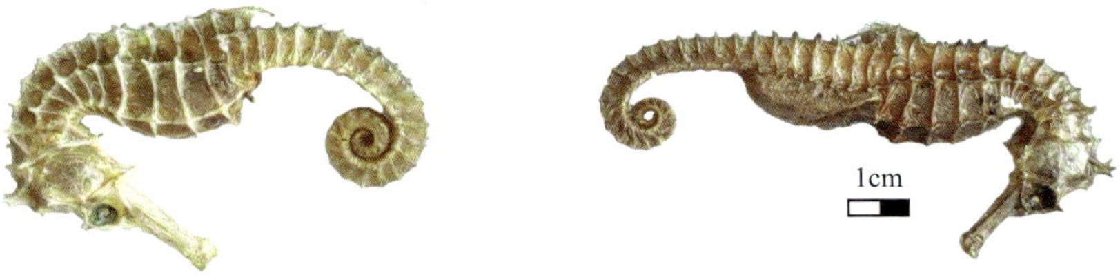

图 17-4 刺海马

（3）大海马：［大小］体长 20~30cm。［棱线］体中部侧面的两棱线间的距离不相等。［颜色］黄棕色、黄褐色；体表具褐色小斑。［骨环］条状环节明显，尾骨环 35~37 个。［棘突］颊棘 1，无鼻棘；体棘不明显或不发达。图 17-5、图 17-6。

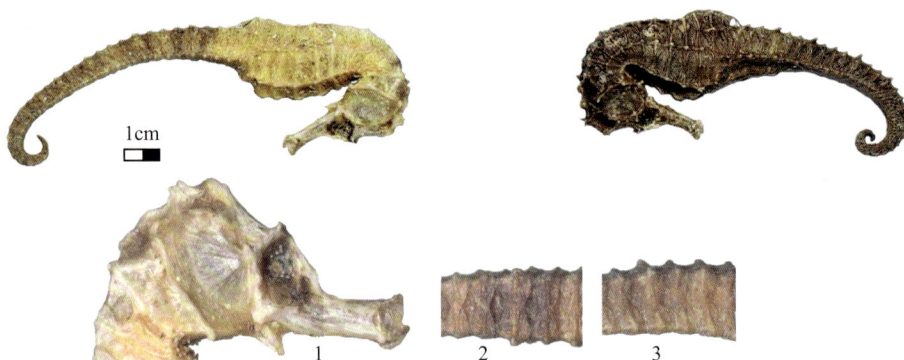

图 17-5 大海马及局部放大

（1. 头；2. 尾部背面；3. 尾部侧面）

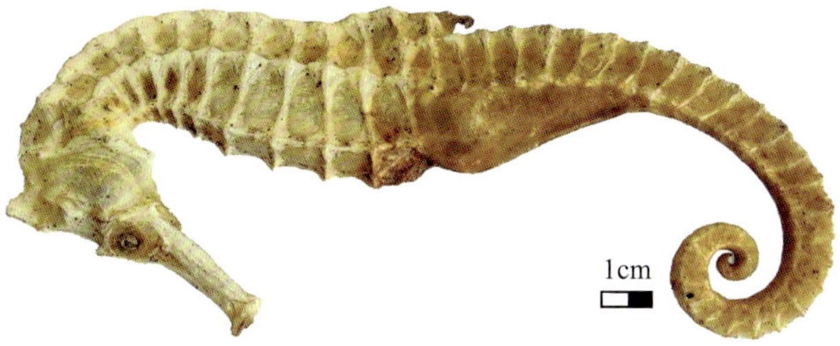

图 17-6　大海马

（4）三斑海马：［大小］长 8~17cm。［纹饰］雄性体侧背部第 1、4、7 节的短棘基部各有 1 黑斑，雌性黑斑不明显。［骨环］条状环节突起较明显，尾骨环 38~40 个。［棘突］体尾具小棘突或不明显。图 17-7、图 17-8。

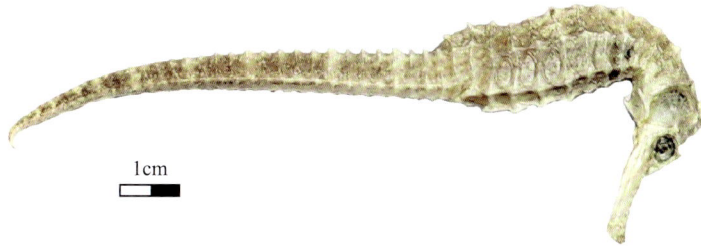

图 17-7　三斑海马（雌性）

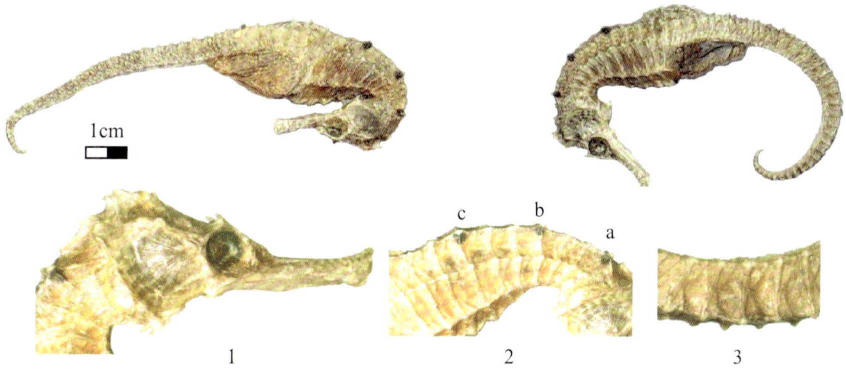

图 17-8　三斑海马及局部放大
（雄性，1. 头；2. 体部侧面；3. 尾部侧面；a、b、c 分别是第 1、4、7 棘突的黑斑）

（5）小海马（海蛆）：［大小］长 7~10cm。［颜色］黑褐色、棕褐色。［骨环］条状节突起较弱。［棘突］体尾棘突较细小。图 17-9。

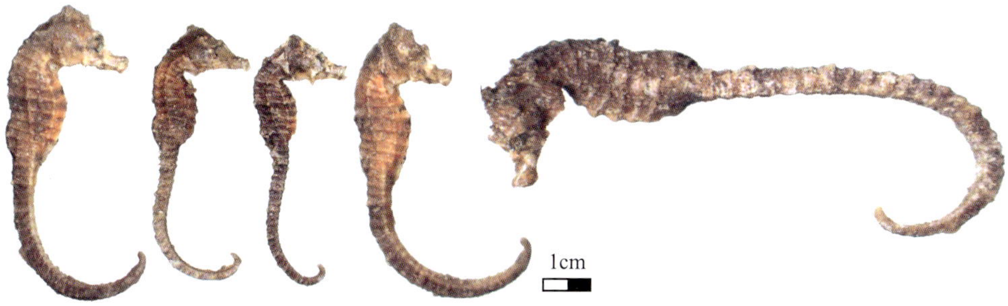

图 17-9　小海马及一条放大

【鉴别歌诀】　　　　五种动物形不同　　马头蛇尾瓦楞身

骨质坚硬体较轻　　表面黄白又黑褐

【识别要点】应用海马的形状特征（体长、吻长、吻长与头长的比例）、颜色（体色及斑点形态）、棘突（头冠、眼棘、鼻棘和脸棘的数目）、鳍数（背鳍和胸鳍的数目）、骨环（躯干环和尾环的数目）等进行鉴别。五种海马形态差异较大，各自特征明显，易于识别。

雄性海马有腹囊（育儿囊、育儿袋），雌性海马没有腹囊。

🌿 本草探源

【混乱品种】本草记载的海马不止一种，均来源于海马属（Hippocampus）多种动物。

🌿 品种动态

【品种概述】全世界海马属（Hippocampus）共有 40 余种，我国约 12 种。药材市场上销售的海马品种非常复杂，除正品外，虎尾海马 *H.comes* Cantor、鲍氏海马 *H.barbouri*、太平洋海马 *H.ingens*、日本海马 *H.japonicus* Kaup、短吻海马 *H.casscsio*、高冠海马 *H.coronatus*、棘海马 *H.spinosissimus* 和吻海马 *H.reidi* 等 10 种已在商品中发现。

早年市场常发现增重海马，造假者多是挑选体形较大的海马，在背后的四个椎孔和腹腔里注入明胶、滑石粉、石膏、水泥、铁屑等杂物增加重量。掺假严重者能够增加海马一倍的重量。

目前，主流商品的海马为正品海马，并以三斑海马、刺海马常见；市场易见虎尾海马、鲍氏海马和太平洋海马等混乱品种。

🌿 图文辨析

【性状鉴定】（1）虎尾海马：吻长不及头长 1/2，头冠矮小，顶端具 5 个短小棘，鼻刺显著，颊棘 2、眼棘 2 和脸棘 2，眼部具放射状纹。躯干部骨环数 11，尾部骨环数 34~37。体棘较为发达，尖端大多黑色，尾部棘刺长短交替，尾部有黑白交替斑纹或不明显。图 17-10、图 17-11。

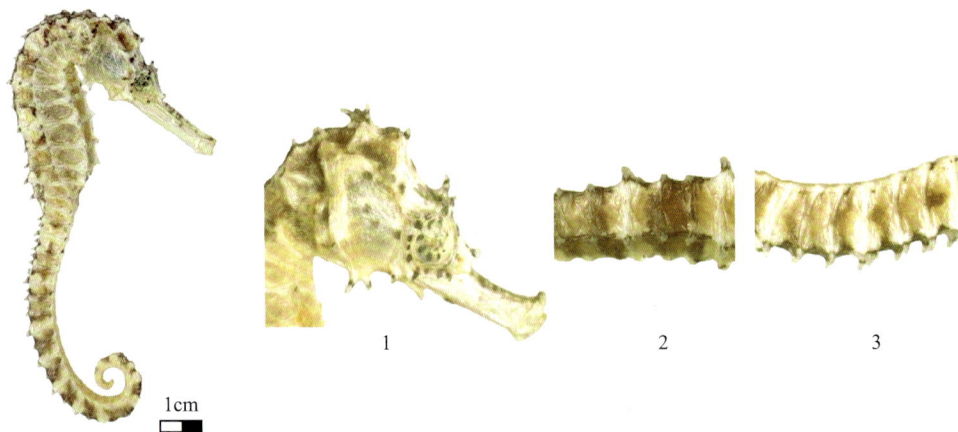

1cm

图 17-10　虎尾海马及局部放大
（1. 头；2. 尾部背面；3. 尾部侧面）

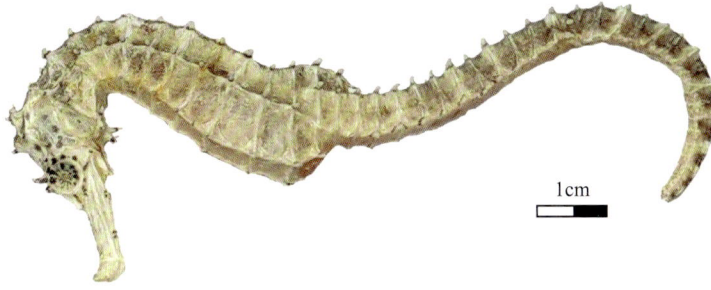

图 17-11　虎尾海马

（2）棘海马：吻长不及头长 1/2，头冠矮小，顶端具 4~5 个短小棘，鼻棘不明显或无，颊刺 1 或 2，冠较高，冠前刺较小。黄白色至暗棕色。躯干部骨环数 11，尾部骨环数 33~39。体环第 1、4、7、11 的棘刺较其他环节棘刺发达，体上小棘尖端大多淡黄色。图 17-12、图 17-13。

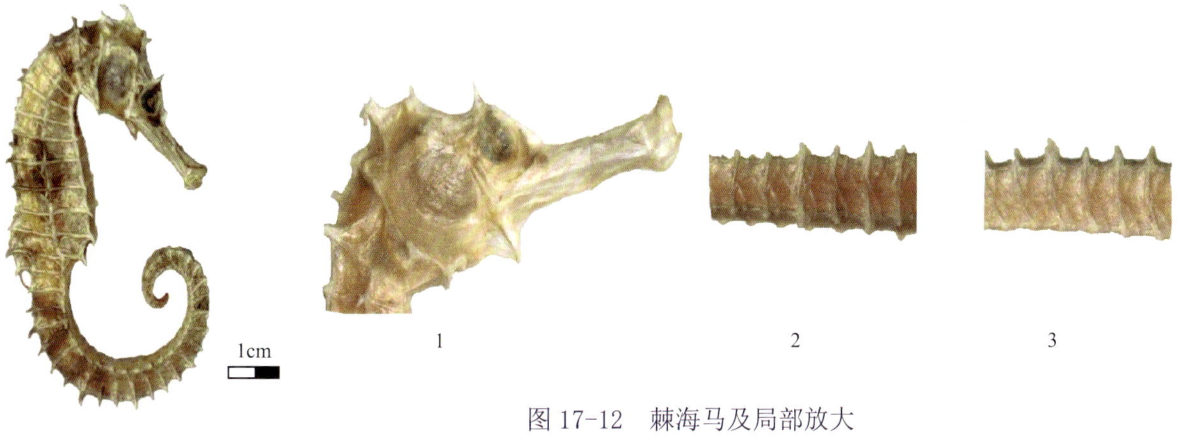

| 1 | 2 | 3 |

图 17-12　棘海马及局部放大
（1. 头；2. 尾部背面；3. 尾部侧面）

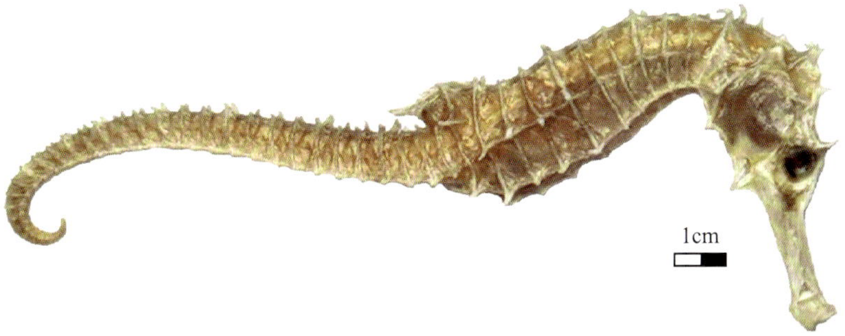

图 17-13　棘海马

（3）太平洋海马：吻短，不及头长的 1/2。无鼻棘，颊棘和眼棘突出，脸颊扩大，眼部具放射状纹理，冠高，冠前区平坦，冠前刺不明显。头部及体侧具连接成线的白色纹理，躯干部背侧具黑色斑点。体棘不发达。图 17-14、图 17-15。

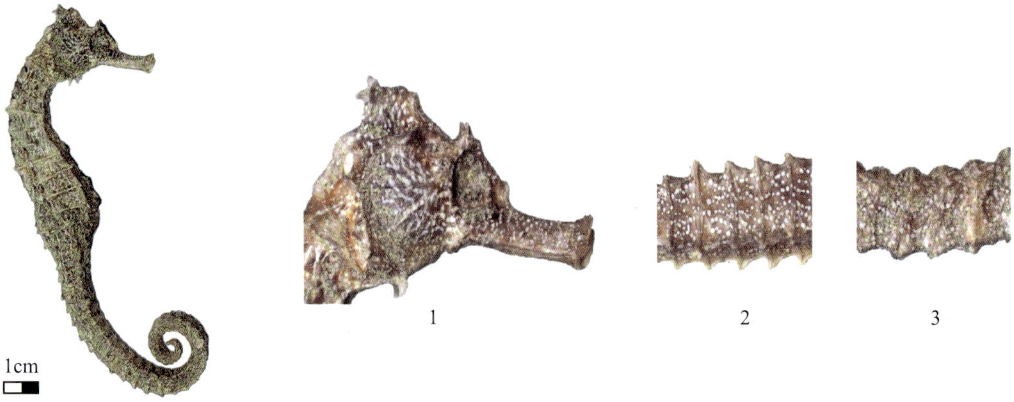

图 17-14　太平洋海马及局部放大
（1. 头；2. 尾部背面；3. 尾部侧面）

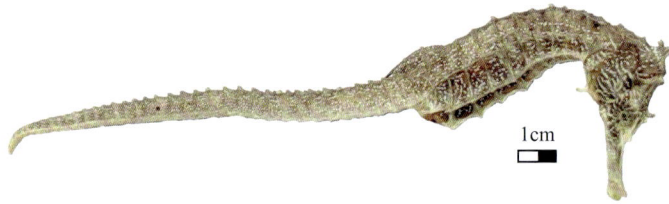

图 17-15　太平洋海马

（4）鲍氏海马：吻长不及头长的 1/2，吻管具有棕色环状斑纹，眼部具放射状斑纹。脸颊扩大，双颊棘、双脸棘、单眼棘，具鼻棘，冠高，顶端小棘发达，冠前刺明显。体棘发达，体环 1、4、6、8、11 棘刺较其他环节突出，棘刺上常具有棕色斑纹，尾部棘刺有规律长短交替。雄性腹部具龙骨突。图 17-16、图 17-17。

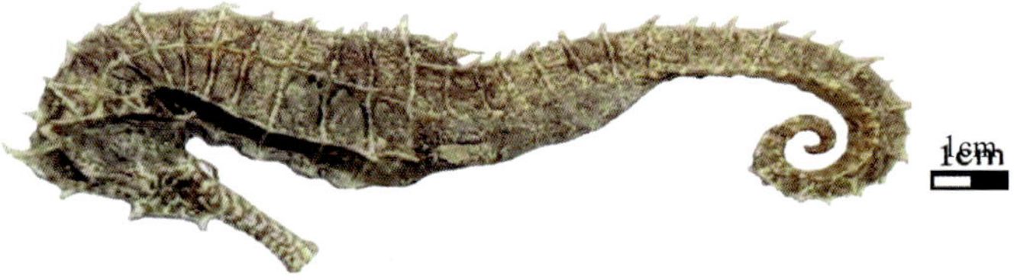

图 17-16　鲍氏海马

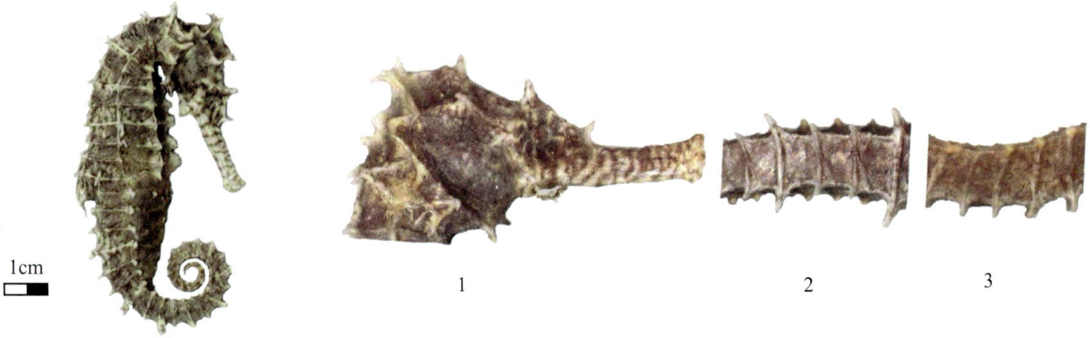

图 17-17　鲍氏海马及局部放大
（1. 头；2. 尾部背面；3. 尾部侧面）

（5）驼背海马：全长 8~13cm。吻短，略等于冠高；眼棘明显，双颊刺，不突出，颊刺之间分开，角度大，鼻棘短钝或无。体棘不突出，体扁，腹部突出；冠及躯干 1、4、7 节基部具黑色斑点。图 17-18、图 17-19。

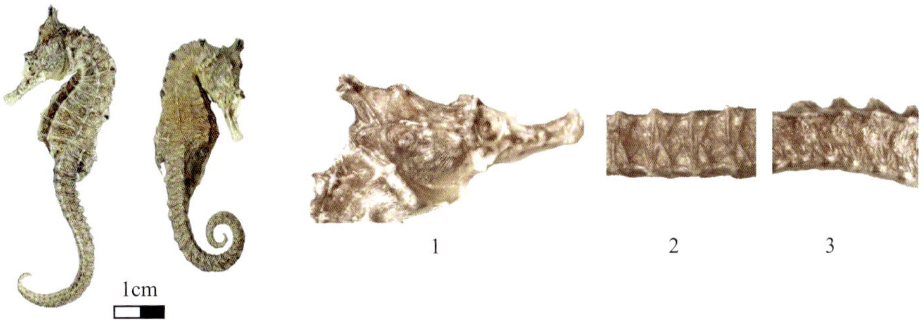

图 17-18　驼背海马及局部放大
（1. 头；2. 尾部背面；3. 尾部侧面）

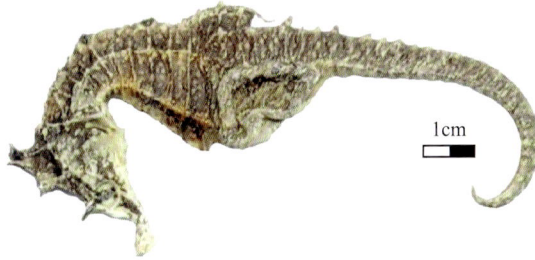

图 17-19　驼背海马

（6）棕海马：全长 9~15cm。吻不及头长的 1/2，冠低。鳃盖黑褐色，具有白色小斑点。体棘不明显，短钝，腹部突出。图 17-20、图 17-21。

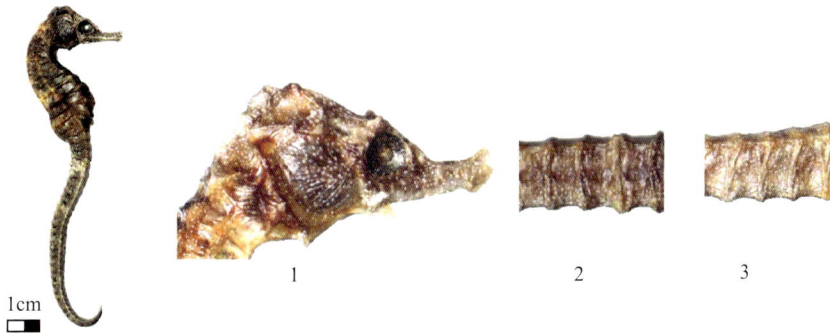

图 17-20　棕海马及局部放大
（1. 头；2. 尾部背面；3.尾部侧面）

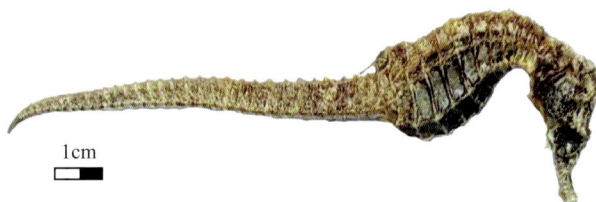

图 17-21　棕海马

18. 海龙 SYNGNATHUS

标准沿革

【来源】1963 年版《中国药典》收载为海龙科动物刁海龙 *Solenognathus hardwickii*（Gray）、拟海龙 *Syngnathoides biaculeatus*（Bloch）或尖海龙 *Syngnathus acus* Linnaeus。

【药用部位】1963 年版《中国药典》规定为"干燥体"。

【采收加工】1963 年版《中国药典》规定"夏、秋二季捕捉，除去皮膜及内脏，洗净，晒干既得"。1977 年版《中国药典》进一步规定"刁海龙、拟海龙除去皮膜及内脏，洗净，晒干；尖海龙直接洗净，晒干"。

【性状】1963 年版《中国药典》将三种来源一同描述，主要特征有"呈长条形，中部略粗，尾端渐细而弯曲。…身体常具五条纵棱，有的具四棱或七棱"。1977 年版《中国药典》将三种来源分开描述，不再赘述。

商品质量

【商品规格】商品分为大海龙（刁海龙）、海钻（拟海龙）和小海龙（尖海龙，又称为海鳅）。现时商品中也有 120 头、80 头和 50 头的等级规格

【品质论述】药材以条大、色白、头尾齐全者为佳。

【产地】刁海龙主产于广东、南海，拟海龙主产于广东、福建和台湾，尖海龙主产于辽宁、山东等地。亦从国外大量进口。

特征识别

【性状鉴定】（1）刁海龙：[体形]体长侧扁，中部略粗。[头形]头部具管状长吻，约占头部 1/2 以上，两眼圆而深陷，头部与体轴略呈钝角或不明显。[鳍部]胸鳍短宽，背鳍较长，位于肛孔后端，无尾鳍。[棱线]躯干部 5 条纵棱，尾部前方 6 条纵棱，后方渐细，呈 4 条纵棱，尾端卷曲。[大小]全长 30~50cm。[颜色]黄白色或灰褐色。[纹饰]背棱两侧各有 1 列灰黑色斑点状色带；骨环有 2 列圆形突起环纹，有细横纹。[质地]骨质，坚硬。[气味]气微腥，味微咸。图 18-1、图 18-2。

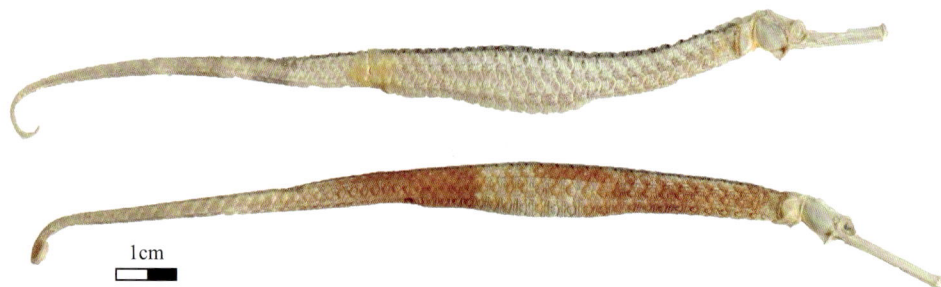

1cm

图 18-1 刁海龙

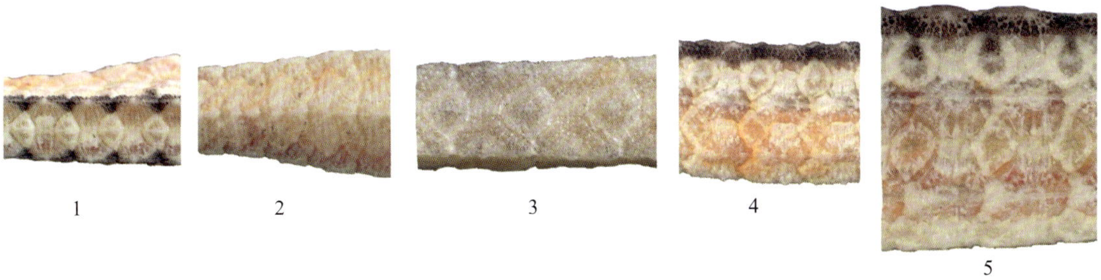

图 18-2　刁海龙局部放大

（1. 中部背面；2. 中部腹面；3. 尾部侧面；4. 前部侧面；5. 中部侧面）

（2）拟海龙：[体形]体长背扁；腹宽约是背宽的3倍。[头形]头部常与体轴成一直线。[鳍部]无尾鳍。[棱线]躯干部略呈4条纵棱，尾前方6条纵棱。[大小]全长18~25cm。[颜色]灰黄色或灰棕色。[纹饰]全体骨环有1列椭圆形突起环纹。图18-3、图18-4。

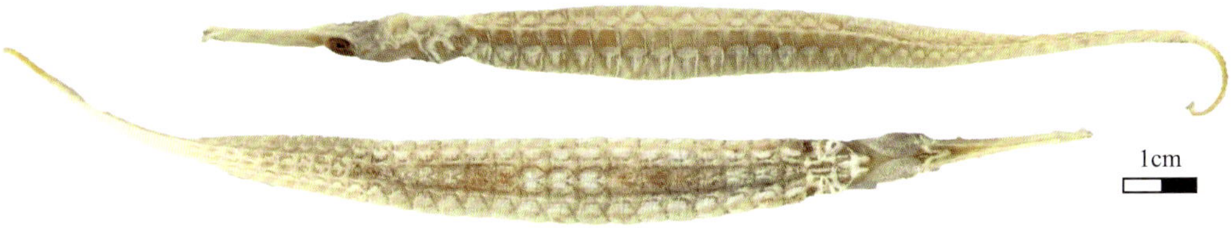

图 18-3　拟海龙

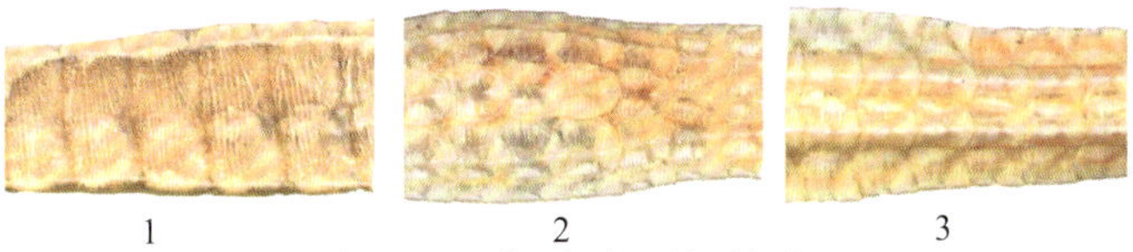

图 18-4　拟海龙局部放大

（1. 中部侧面；2. 中部腹面；3. 中部背面）

（3）尖海龙：[体形]体细长弯曲或扭曲，有的腹面可见育儿囊。[头形]头部常与体轴成一直线。[鳍部]有尾鳍。[棱线]躯干部7条纵棱。[大小]全长8~15cm。[颜色]黄棕色或灰棕色。[纹饰]全体骨环呈椭圆形图案或不甚明显。图18-5、图18-6。

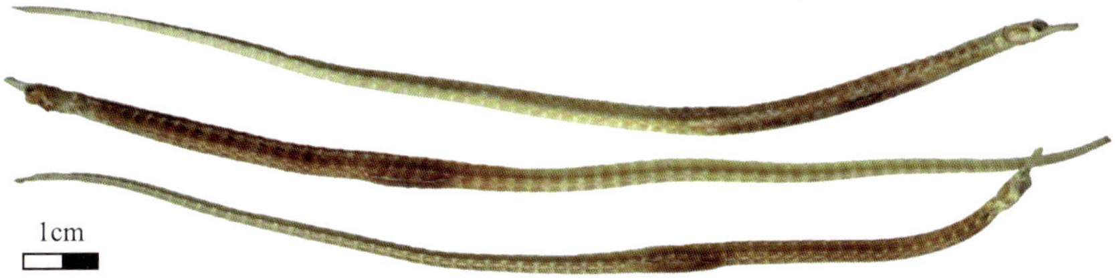

图 18-5　尖海龙

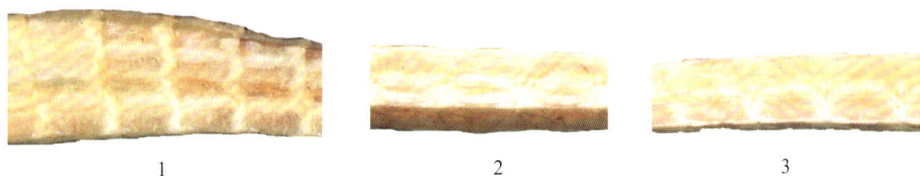

图 18-6　尖海龙局部放大

（1. 中部侧面；2. 中部腹面；3. 中部背面）

【鉴别歌诀】 刁海龙　头与体轴呈钝角　躯干五棱无尾鳍

尾前六棱后四棱　骨环横纹褐色点

拟海龙　头与体轴呈直线　躯干四棱无尾鳍

尖海龙　体形细长多弯曲　躯干七棱有尾鳍

【识别要点】海龙动物加工成药材后，体色稍有变化，药材鉴别基本采用动物分类特征。（1）体形：刁海龙是体侧扁，高大于宽，躯干 5 棱线；拟海龙是体背扁，断面呈梯形，躯干 4 棱线；尖海龙呈鞭状，躯干 7 棱线。（2）头部：刁海龙的头部与体轴略呈大钝角或不明显；拟海龙和尖海龙的头部常与体轴在同一直线上，拟海龙的眼眶后具小棘。（3）鳍数：刁海龙胸鳍 23、背鳍 41~42、臀鳍 4，无尾鳍；拟海龙胸鳍 20~22、背鳍 40~41、臀鳍 5~6，无尾鳍；尖海龙胸鳍 12~13、背鳍 35~43、臀鳍 3~4，尾鳍 9~10。（4）纹饰：表面的花纹图案不同。

🌿 本草探源

【混乱品种】据考证，清《本草纲目拾遗》记载的海龙为刁海龙 *Solenognathus hardwickii*（Gray）。《中国药物标本图影》（1935）和《中药材手册》（1959 年）收载的海龙仅刁海龙一种来源。由于海龙属名贵药材，货源紧缺，我国沿海地区陆续将海龙科的多种动物作为中药"海龙"收购，《中药志》（1961 年）收载的海龙包括刁海龙、拟海龙和尖海龙三种，商品来源不断增加。

🌿 品种动态

【品种概述】我国海龙科（Syngnathoilae）有 17 属 30 种动物，有 12 属 23 种分布在我国沿海地区及南海、东海和黄海流域；同时随着国外海龙的大量进口，市售海龙品种愈加复杂，各地称为"海龙"的有 18 种海龙科动物，除正品外，粗吻海龙、低海龙、冠海龙、海蝎鱼、宝咖海龙和贡氏柄颌海龙等 8 种存在商品流通。

目前，商品海龙主要来自正品海龙；粗吻海龙是常见的混淆品种。

【混伪品】（1）粗吻海龙：为海龙科动物粗吻海龙 *Trachyrhamphus serratus*（Temminck et Schlegel）的干燥体。20 世纪 60 年代沿海地区使用并流通于市场，产地习惯称为海蛇，产于广东、海南、福建及辽宁等地，商品量很大。湖南地方标准收载。

（2）海龙（进口）：为海龙科动物刁海龙 *Solenognathus hardwickii*（Gray）、多棘刁海龙 *Syngnathus guntheri* Dunker 的干燥体。进口药材质量标准（国药监注〔2004〕144 号）标准收载。

（3）其他：海龙科动物短尾粗吻海龙 *Trachyrhamphus bicoarctatus*（Sleeker）、黑斑刁海龙 *Soleognathus lettiensis*（Bleeker）、斗氏刁海龙 *S. dunckeri*（Whitley）、贡氏柄颌海龙 *S. guntheri* Dynker、宝咖枪吻海龙 *Doryichthys boaja*（Bleeker）、葛氏海蝎鱼 *Halicampus grayi*（Kaup）、海蝎鱼 *H. koilomatodon*（Bleeker）、舒氏海龙 *Syngnathus schlegeli*（Kaup）、飘海龙 *S. pelagicus* Linne.、低海龙 *S. ajarong* Bleeker、宝珈海龙 *Kaupia boaja*（Bleeker）〔又称长吻海龙 *Microphis boaja*（Bleeker）〕、冠海龙 *Corythoichthys fasciatus*（Gray）在市场称为"海龙"流通。

图文辨析

【性状鉴定】（1）粗吻海龙：呈细长方柱形，多弯曲。吻管状，吻背中央一行细锯棘刺（常被剪掉）。表面灰棕色或灰褐色，有数个至十余个棕褐色横斑，全体每一骨环上有 2 列细密的纵向椭圆形图案状花纹，躯干部具 7 条纵棱，其两侧棱和腹下棱不明显，有骨环 22~23 个，尾部 4 条纵棱，有骨环 47~49 个，有尾鳍。图 18-7、图 18-8。

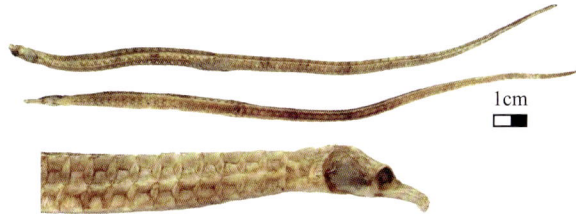

图 18-7　粗吻海龙

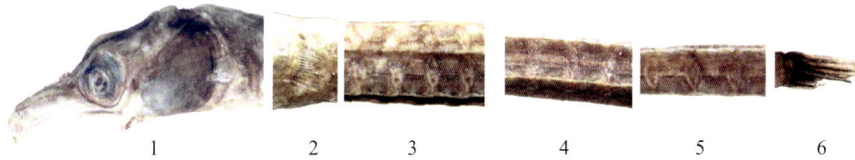

图 18-8　粗纹海龙局部放大
（1. 吻管棘刺；2. 胸鳍；3. 中部侧面；4. 中部背面；5. 尾部侧面；6. 尾鳍）

（2）宝珈海龙：体狭长侧扁，体高大于体宽，头部较长，与体轴呈一条线，吻管扁状，灰白色，有稀疏棕黑色斑，全体每一骨环上有条纹和不规则灰白色"U"形图案状花纹，具倒生的裂齿。背鳍位于躯干末第 1~第 3 环至第 6~第 7 尾环；躯干部具 7 条纵棱，有骨环 22~24 个，除腹下棱外，环棱呈透明翅状，尾部前段具 6 条纵棱，后段具 4 条纵棱，有骨环 34 个，有尾鳍。图 18-9、图 18-10。

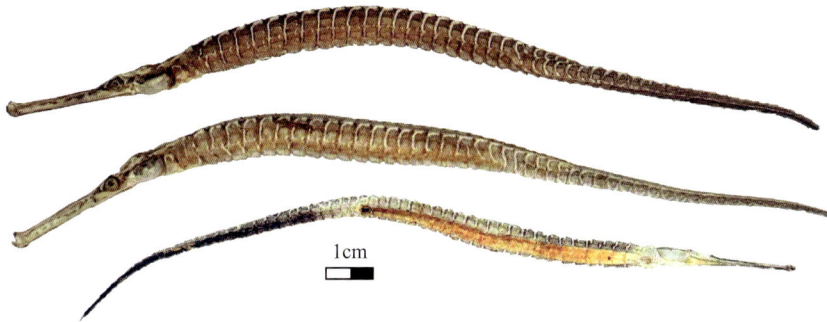

图 18-9　宝珈海龙

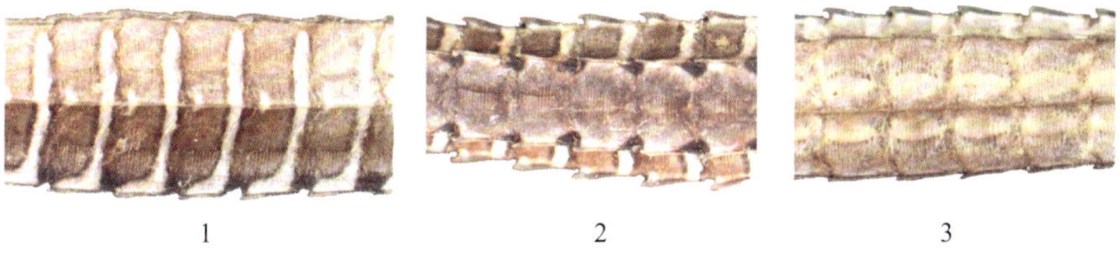

图 18-10　宝珈海龙局部放大
（1. 中部侧面；2. 中部背面；3. 中部腹面）

（3）海蠋鱼：体狭长方柱形，体宽稍大于体高，头部与体轴呈一条线，吻管是头部1/3，有细小棘刺，腮后有较大的三角状隆起。表面黄白色，躯干部具6条纵棱，有骨环16~17个，尾部4条纵棱；每一骨环上有不明显类圆形图案状花纹。背鳍位于躯干末第2环至第2尾环。躯干和尾部骨环边缘有细微的锯齿。无尾鳍。图18-11、图18-12。

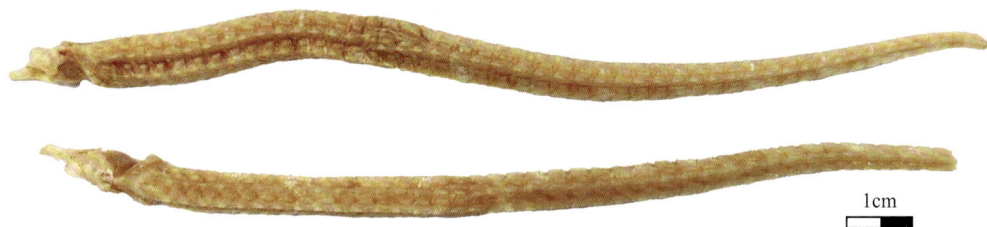

图 18-11　海蠋鱼

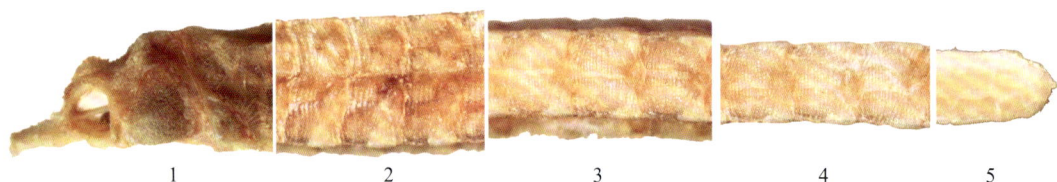

图 18-12　海蠋鱼局部放大
（1. 吻管棘刺；2. 中部侧面；3. 中部背面；4. 尾部侧面；5. 无尾鳍）

【市场速览】市场流通的"海龙"比较复杂，今收集了一种外观酷似刁海龙的样品，为黑斑刁海龙 Solenognathus lettienis。图18-13。

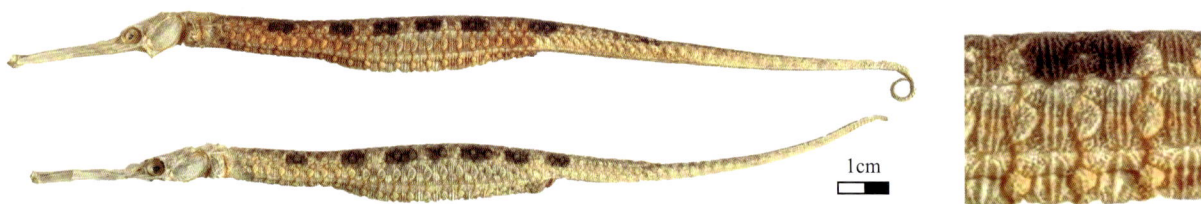

图 18-13　市售海龙及中部侧面放大（疑似刁海龙）

一种市售海龙（体高略宽于体宽，躯干6条棱，骨环23，尾部6条棱，骨环48，背鳍位于躯干末第3环至第3尾环，无尾鳍）。图18-14。

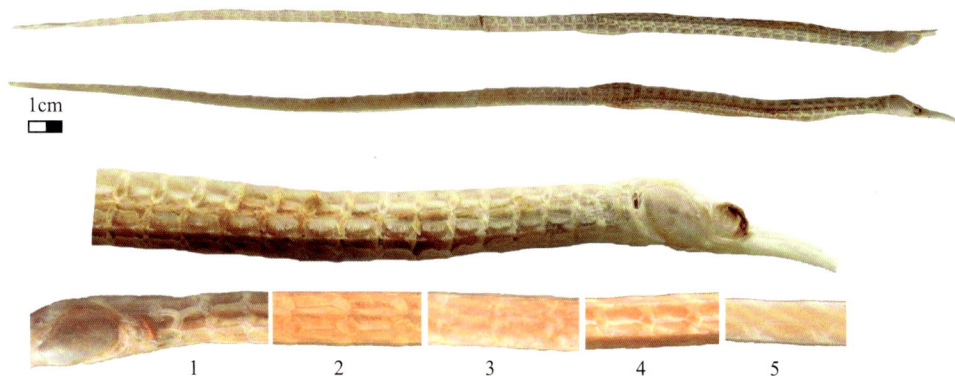

图 18-14　市售海龙及中部侧面放大（待定）

19. 海螵蛸 SEPIAE ENDOCONCHA

标准沿革

【来源】1963 年版《中国药典》以海螵蛸（乌贼骨）收载，为乌贼科动物乌贼 *Sepia esculenta* Hoyle。1977 年版《中国药典》以海螵蛸收载，删除乌贼骨副名，基原修订为无针乌贼 *Sepiella maindroni* de Roehebrune 或金乌贼 *Sepia esculenta* Hoyle。

【药用部位】1963 年版《中国药典》规定为"干燥内壳"。

【采收加工】1963 年版《中国药典》规定为"全年均产，以夏季为主，将漂浮在海边或积于海滩上的乌贼骨捞起，剔除杂质，以淡水漂洗，晒干；或将食用弃去乌贼骨收集后，洗净，晒干既得"。1977 年版《中国药典》简化为"收集乌贼鱼的骨状内科，洗净，干燥"。

【性状】1963 年版《中国药典》描述乌贼为"表面有密布的小疙瘩状突起，形成平行的半环状纹路；表面被一层薄而脆的膜；腹面偶有黄色透明薄膜附着，并有层纹或水波状纹。断面有明显微向背面弯曲平行的细纹……微有腥气，味微咸而涩"。1977 年版《中国药典》对其性状大幅度修订，描述为"表面疣点明显，略做层状排列；腹面的细波状横层纹占全体大部分，中间有纵向浅槽，断面显疏松层纹。尾部角质缘较宽，向腹面翘起，末端有 1 骨针。气微腥，味微咸"。

商品质量

【商品规格】早年产地分为大鱼古（金乌贼）和小鱼古（无针乌贼）。现时分为统货（大统、中统和小统）和进口选货（大螵蛸、小螵蛸）。

【品质论述】药材以色白、完整者为佳。

【产地】无针乌贼主产于浙江、福建，金乌贼主产于辽宁、山东、福建、广西和广东等地；亦从印度尼西亚、菲律宾等国进口。

【市场点评】20 世纪 70 年代在草海螵蛸标准时进行了资源调查，认为无针乌贼是我国沿海种群最密、产量最大的一种乌贼，故在 1977 年版《中国药典》的海螵蛸中增加曼氏无针乌贼；并认为商品海螵蛸中尚有针乌贼 *Sepia andreana* Steenstrup、白斑乌贼 *Sepia hcrculcs* Pilshry 和虎斑乌贼 *Sepia pharaonis* 等，因考虑产量不大，故暂不予考虑。说明 1977 年版《中国药典》仅收载了资源量最大的两种。

由于长期捕捞，我国无针乌贼、金乌贼野生资源量明显衰竭，近年大量进口，其他乌贼类随着食用开发而被收购利用，有关海螵蛸品种来源值得进一步调查和标准研究。

特征识别

【性状鉴定】（1）无针乌贼：[形状]呈扁长椭圆形，中间厚，边缘薄，尾部较宽平而薄，无骨针。[大小]长 9~14cm，宽 2.5~3.5cm，厚 1.2~1.5cm。[颜色]背面白色，两侧略显微红色。[表面]背面中央有 1 条明显隆起的纵肋，有略呈同心环排列的石灰质细小颗粒，细而密；腹面前部显著隆起，自尾部到中部有细密波状横层纹，略呈单峰型；角质缘半透明。[质地]体轻，质松，易折断。[断面]粉质，显疏松层纹。[气味]气微腥，味微咸。图19-1。

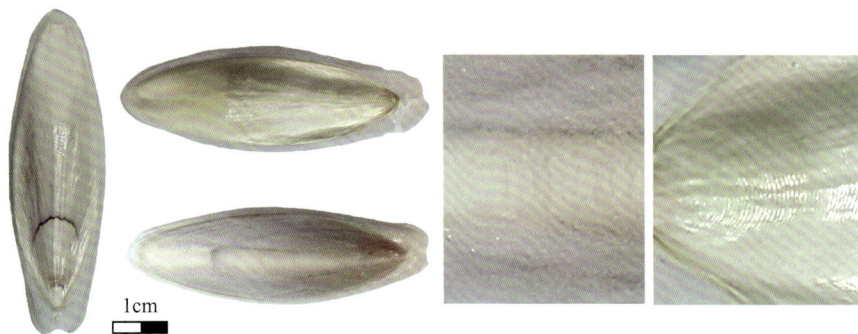

图 19-1　无针乌贼及局部放大（原动物加工样品）

（2）金乌贼：[形状]椭圆形，内壳末端有骨针，多已断落。[大小]长（7）13~23cm，宽（3）5~7cm，厚约1.3cm。[表面]背面有3条不甚明显隆起的纵肋，石灰质细小颗粒明显，略呈同心环状排列；腹面前部至中部微隆起，细密波状横层纹占全体大部分，略呈单峰型，中部到尾部中间有1条纵向沟槽；尾部角质缘渐宽，向腹面翘起。图19-2。

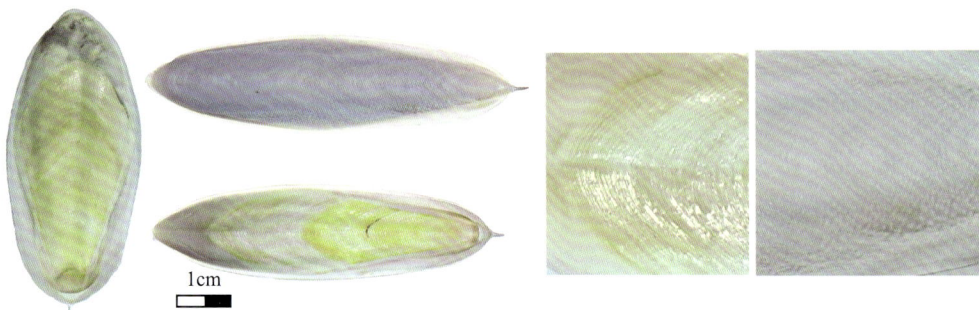

图 19-2　金乌贼及局部放大（原动物加工样品）

【鉴别歌诀】

无针乌贼椭圆形　最厚中部边透明
背面磁白呈拱形　腹面密集水波纹
细小疣点没骨针　断面粉质体较轻
金乌贼壳有骨针　腹面凹陷水波纹

【识别要点】海螵蛸来源比较复杂，完整内壳的形状、长宽比例、背面隆起的纵肋及细小颗粒、腹面的浅沟槽、波状层纹及峰型类别等是主要识别特征，对于饮片也是顺着这一思路进行排除法鉴别。

（1）无针乌贼：背面中央具1条明显隆起的纵肋，具同心环状排列的石灰质颗粒，细而密；腹面前部呈鼓起状，细密波状横层纹约占内壳的一半。尾部外圆锥体后端特宽而薄，最厚部分在内壳的中部。

（2）金乌贼：背面有3条不甚明显隆起的纵肋，略显同心环排列石灰质细小颗粒；腹面细密波状横层纹约占内壳一半以上，略呈单峰型，自中部到尾部有1条浅沟槽，尾端有骨针。

🌱 品种动态

【**品种概述**】国内各地称为"海螵蛸"约有 6 种乌贼科动物，均有商品流通，随着大量进口，市场流通的海螵蛸来源更为复杂。

目前，商品海螵蛸不仅品种混乱，个体普遍较小，混淆或误用难以避免。

【**混伪品**】（1）拟目乌贼：为乌贼科动物拟目乌贼 *Sepia ladmanus* 干燥内壳。主产于我国南海。

（2）虎斑乌贼：为乌贼科动物虎斑乌贼 *Sepia pharaonis* 干燥内壳。主产于广西、广东、福建、海南和台湾等地。

（3）白斑乌贼：为乌贼科动物白斑乌贼 *Sepia hrrculcs* Pilshry 干燥内壳。主产于我国东海各地。

（4）目乌贼：为乌贼科动物目乌贼 *Sepia aculcata* van Hassdt 干燥内壳。主产于福建、广东和海南。

（5）针乌贼：为乌贼科动物针乌贼 *Sepia andreana* Steenstrup 干燥内壳。主产于浙江。

🌱 图文辨析

【**性状鉴定**】（1）拟目乌贼：椭圆形，长 10~40cm，宽 5~19cm，厚 2~3cm。背面具同心环状排列的石灰质颗粒，背面的隆起纵肋不明显。腹面横纹面呈倒"V"形，呈单峰型，中央有 1 条浅沟槽。骨针粗壮。图 19-3。

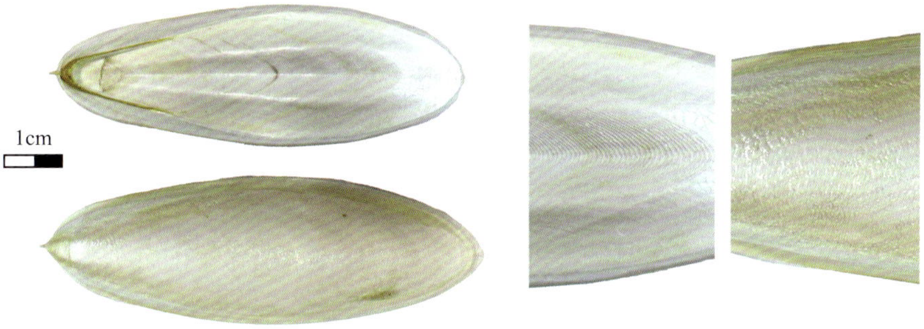

图 19-3　拟目乌贼及局部放大（原动物加工样品）

（2）虎斑乌贼：呈椭圆形，长 10~37cm，宽 5~16cm，厚 2~3cm。背面具同心环状排列的石灰颗粒，背面的隆起纵肋不明显。腹面横纹面呈倒"V"形，呈单峰型，线条略有不平，中央有 1 条浅沟槽。骨针粗壮。图 19-4。

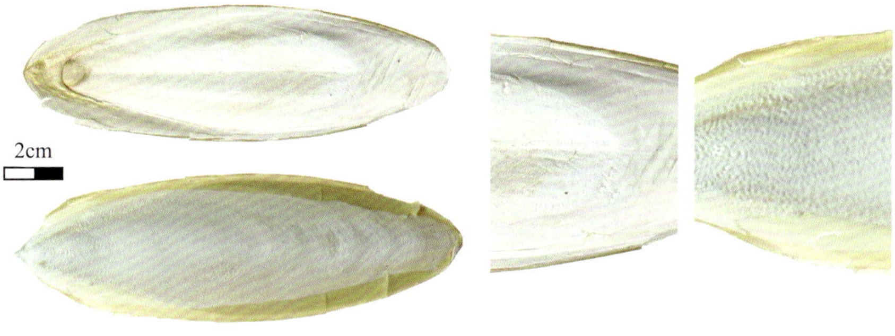

图 19-4　虎斑乌贼及局部放大（原动物加工样品）

（3）白斑乌贼：呈扁长椭圆形。长 10~32cm，宽 5~17cm，厚 2~3cm。背面的隆起纵肋不明显，四周有黄棕色角质缘，石灰质细小颗粒明显，略呈同心环状排列。腹面前端至中部略微隆起，中部到尾部有 1 条浅沟槽，可见细密波状横层纹，略呈单峰型，峰顶略圆。尾端有骨针。图 19-5。

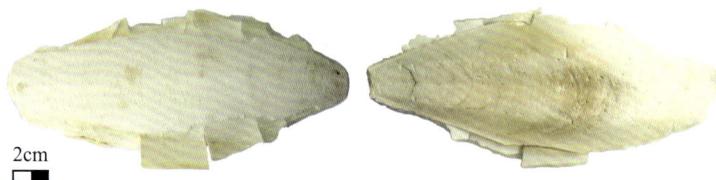

2cm

图 19-5　白斑乌贼

（4）目乌贼：呈扁长椭圆形。背面中央 3 条不甚明显的隆起纵肋，石灰质细小颗粒明显，略呈同心环状排列。腹面较平坦，两边微凸起，近尾部有 2 条不甚明显的浅沟槽，可见细密波状横层纹，略呈双峰型，峰顶微圆，峰底甚广。尾端有骨针。图 19-6。

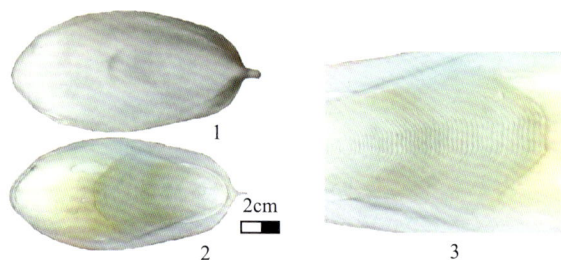

1

2cm

2

3

图 19-6　目乌贼

（原动物加工样品，1. 背面；2. 腹面；3. 腹面放大）

【市场速览】市场流通的海螵蛸品种复杂，同时多数个体较小，未在标准规定范围之内，一些个体较大者加工成碎块，增加了鉴定难度。图 19-7。

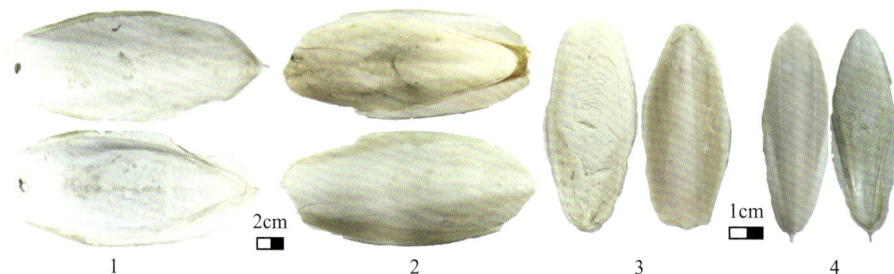

1

2cm

2

3

1cm

4

图 19-7　市售乌贼

（1. 疑似目乌贼；2. 金乌贼；3~4 待定）

🌿 20. 犀角　CORNU RHINOCERI ASIATICI

🌿 标准沿革

【来源】1963 年版《中国药典》收载为犀科动物印度犀 *Rhinoceros unicornis* L 、爪哇犀 *Bhinoceros sondaicus* Desmarest 或苏门犀 *Rhinoceros sumatrensis* Ouvier 。1985 年版《中国药典》中犀角列入"成方制剂中药典未收载的药材及炮制品"。1990 年版《中国药典》及后各年版药典删除了犀角标准。

🌿 商品质量

【品质论述】南北朝《本草经集注》记载"犀有二角，以额上者为胜"。宋《图经本草》记载"凡犀入药有黑白二种，以黑为胜，再尖又胜"。

药材以色乌黑、光亮、完整无裂纹、沙底色灰黑、鬃眼大、气清香者为佳。底盘色灰黑、特征不完全或不明显者质较次。

【产地】产于印度、尼泊尔、泰国、缅甸和印度尼西亚等国。

【市场点评】犀牛（Dicerorhinus）是奇蹄目犀科兽类的统称，全世界原有近 30 种犀牛，由于环境破坏和大量捕杀，野生犀牛品种和数量急剧下降。目前全世界仅存 5 种犀牛，分别是亚洲的印度犀牛 Rhinoceros unicomis、爪哇犀牛 Rhinoceros sondaicus、苏门答腊犀牛 Dicerorhinus sumatrensis（犀角）、非洲的非洲黑犀牛 Diceros bicornis 和非洲白犀牛 Ceratotherium simum（广角），这些物种均处于濒危状态。

犀牛及其制品已列入非法濒危物种贸易的范畴。1993 年我国发布《关于禁止犀牛角虎骨交易的通知》，我国完全禁止犀角制作的药材和雕刻品贸易。

本书所用犀角、广角图片均来网上公开资料图片，仅介绍现代收藏市场非犀角材质的相关资料及犀角的传统鉴别方法。

🌿 特征识别

【性状鉴定】（1）犀角：［形状］呈圆锥形，自底部向上渐细，略弯曲，上部稍扁，顶端钝圆且发亮；底盘呈长圆形，前窄后宽，形如龟背。［大小］高 10~30cm；底盘长 10~20cm，宽 5~9cm，底面中央凹入，习称"窝子"，深 3~6cm。［颜色］表面乌黑色或黑棕色，下部色渐浅；底盘呈灰黑色或黑棕色，向外逐渐变浅呈灰棕色或灰黄色。［纹饰］上部光滑，有纵向细条纹，中部有纵裂纹；底部周边有马牙状锯齿，习称"马牙边"，凹凸不平；马牙边向上至中部未去净的坚硬直刺，习称"刚毛"；角前面有一纵长凹沟，习称"天沟"；与"天沟"相对的底盘上有一脊状突起，习称"地岗"；底盘底部密布鬃眼状圆点，故习称"沙底"。［断面］纵面劈开，纹理纵直而较粗。［质地］坚硬，但可从纵面劈开。［气味］气微清香而不腥，味微咸。图 20-1。

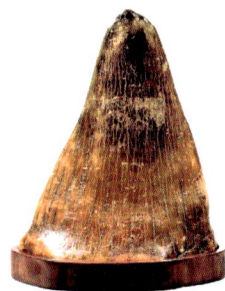

图 20-1　犀角

（2）镑片：多纵切与斜切，卷曲不平。呈灰黄色，可见暗棕色点或短浅纹，前者习称"芝麻点"。质脆易碎。犀角碎料不规则厚片，竹丝纹明显。图 20-2。

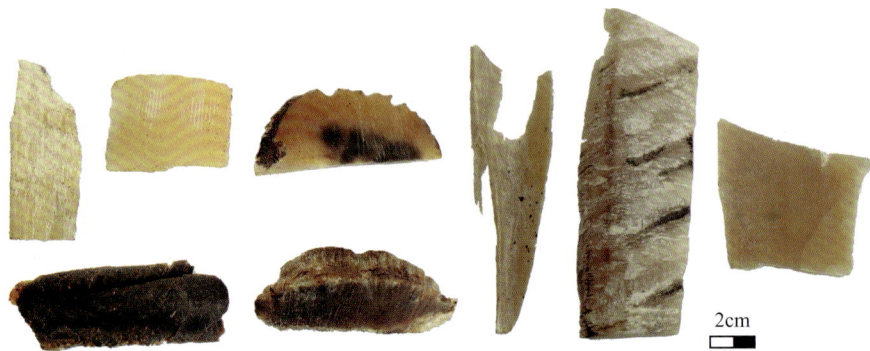

图 20-2　犀角碎料

【鉴别歌诀】

犀角较长圆锥形　天沟地岗马牙边
表面乌黑下色浅　底盘密布细鬃眼
质地坚硬易纵劈　粗丝清晰无绞连
镑片质脆芝麻点　气微清香味稍咸。

【识别要点】犀牛角的"天沟、地岗、马牙边、芝麻点、鱼籽纹"等特征显著，可与各种伪品、仿冒品进行比较鉴别。对于工艺品、碎料等需要采用显微鉴别。

🌱 本草探源

【混乱品种】古代犀牛不止一种，明《本草纲目》记载"犀出西番、滇南、交南、交州诸处，有山犀、水犀、凹三种，又有毛犀似之……，并有二角，鼻角长，额角短"。历史上的犀角品类较多，可能包括不同的动物来源，所述毛犀是否为现代藏品市场受到追捧的披毛犀角有待考证。

【伪造做假】清《伪药条辩》记载"用黑兕角及水牛角，雕琢形似，假造混售。锉便之粉，或锯便之屑，更难辨别"。民国《增订伪药条辩》记载"今市人多以云贵山中野牛野羊角伪之，其角黑而无花纹，且气膻耳，此等伪角，害人生命，不宜用之"。

🌱 品种动态

【品种概述】犀角具有极高的收藏价值或药用价值，历史上犀角货源奇缺，有人利用各种手段加以仿冒，仿犀角雕刻品和仿犀角材料层出不穷。传统的仿制品有牛角、驴蹄等。在 20 世纪 90 年代市场流通用现代高科技手段仿制的纤维聚合物；近年已灭绝的披毛犀角允许销售，成为犀角新的仿制品。

【混伪品】（1）广角：为犀科动物非洲黑犀牛 Diceros bicornis 和非洲白犀牛 Ceratotherium simum，非洲犀牛角冒充犀角（暹罗角）由来已久。

（2）牛角：牛角在动物分类学上属于洞角。明代就有用牛角仿冒犀牛角的现象，以牛角的实心部分冒充犀牛角，将牛角加工成雕刻品冒充犀角工艺品，现代市场"披毛犀角"多来自泰国等地的水牛角加工品。

（3）蹄匣：常见的蹄匣为马、驴、牛等动物的蹄匣（角质鞘）。

（4）纤维聚合物：根据有关研究，这类仿冒品是将动物鬃毛与人工树脂聚合一起，称之为"纤维聚合物"，在纵切面出现类似"竹丝纹"、横切面出现类似"鱼籽纹"特征，从而达到了仿冒犀牛角的目的。

（5）披毛犀：为犀科披毛犀 Coelodonta antiquitatis 等动物的角化石。又名长毛犀，约在 1 万年前灭绝，根据研究，披毛犀角的成分、药用价值与苏门答腊犀角非常接近，品相完好的披毛犀角可与传统犀角媲美。披毛犀角是应税商品，进口合法即能自由贸易，近年主要流向藏品市场。

🌱 图文辨析

【性状鉴定】广角：呈圆锥形或长圆锥形，稍向后弯曲，自底部向上渐细，中部较圆，上部稍弯，较光滑。体长 15~60cm，底盘直径 1020cm。表面灰黄色、灰黄色，灰色或乌黑色。底部较粗糙，有深浅不等的裂纹；底盘类圆形，稍向内凹陷，窝子较浅，有较小而细的网状鬃眼。质坚硬，不易劈开。纵劈裂面明显向顺直丝纹，常有裂丝牵连成纹丝状或撕翘起的毛刺。气微腥，味淡。图 20-3、图 20-4。

图 20-3　广角及碎料

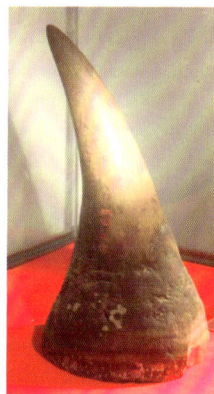

图 20-4　广角

【市场速览】（1）碎料：市场流通的"犀角"碎料，多来自混伪品，图 20-5。

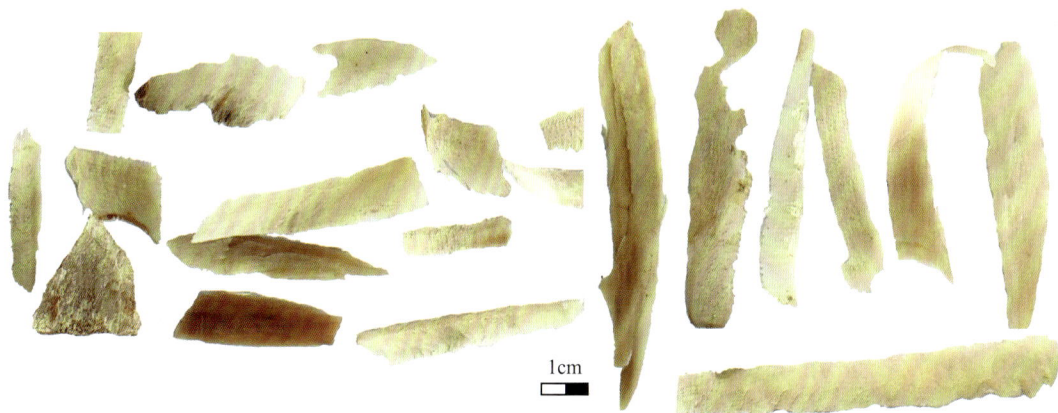

图 20-5　市售犀角（1982 年伪品犀角碎料）

（2）伪品：早年市场流通一种"犀角"碎料，疑似象牙化石，图 20-6。

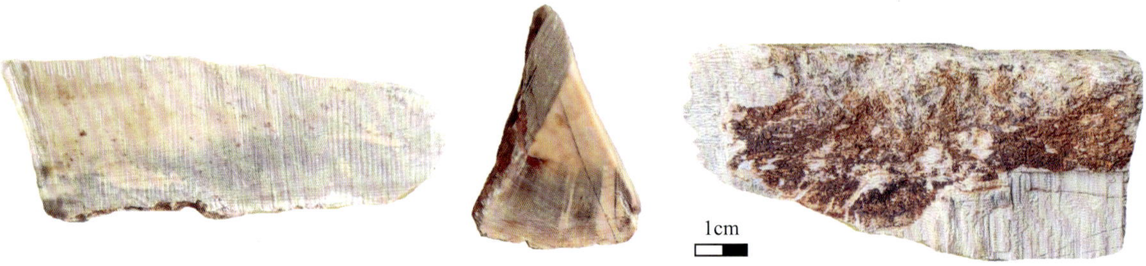

图 20-6　市售犀角（1985 年疑似象牙化石）

（3）工艺品：收集了市场流通的各种"犀角材质"雕刻工艺品，经鉴定实为水牛角等材质的仿制品。图 20-7。

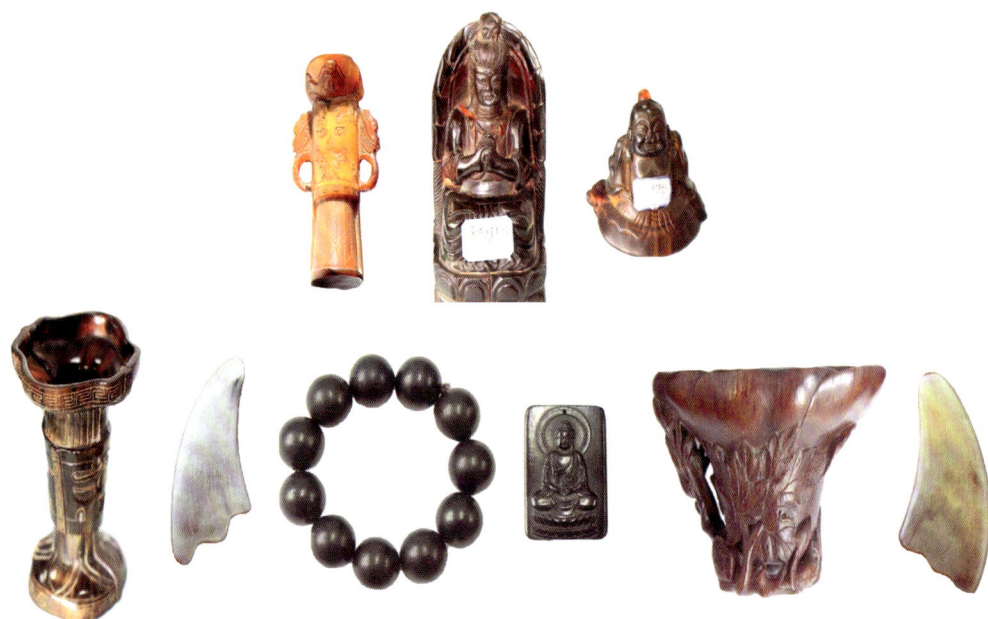

图 20-7　市售"犀角材质"工艺品

作者有幸查到了一篇明代《格古要论》中有关犀角藏品的鉴别方法的论述，全文摘录如下。

犀角出南蕃、西蕃，云南亦有。成株肥大花儿好及正透者价高，成株瘦小分两轻花儿不好者，但可入药用。其纹如鱼子相似谓之粟纹，每粟纹中有眼谓之粟明，此谓之山犀。器物要滋润，粟纹绽花儿好，其色黑如漆、黄如栗，上下相透云头雨脚分明者为佳，有通天花纹、犀备百物之形者最贵；有重透者（黑中有黄花黄中有黑花），有正透者（黑中黄花古云通犀）此二等亦贵；有倒透者（黄花有黑）此等次之；有花如椒豆斑者色深又次之；有黑犀无花纯黑者，但可车象棋等物，不甚直钱。

21. 羚羊角　SAIGAE TATARICAE CORNU

标准沿革

【来源】1963年版《中国药典》收载为洞角科动物赛加羚羊 *Saiga tatarica* L.。1985年版《中国药典》收载为牛科动物赛加羚羊 *Saiga tatarica* Linnaeus。

【药用部位】1963年版《中国药典》规定为角。

【采收加工】1963年版《中国药典》收载为"猎取后锯其角从头部下既得"。1985年版《中国药典》收载为"猎取后锯取其角，晒干"。

【性状】1963年版《中国药典》收载后，各年版《中国药典》描述相同，未修订。

商品质量

【品质论述】药材以丰满、质嫩、色白、光润、有血丝，无裂纹者为佳。

【产地】原产于新疆、内蒙古，现大部分从俄罗斯、哈萨克斯坦、蒙古国进口。

【市场点评】高鼻羚羊系国家一级保护野生动物，其羚羊角属国家明令禁止上市的重点保护野生动植物药材品种。原分布于俄罗斯南部、蒙古国及中国新疆北部，由于长期大量捕杀，现仅见于俄罗斯。据相关规定，非法买卖、走私濒危野生动物制品是严重的违法犯罪行为。

特征识别

【性状鉴定】（1）羚羊角：［形状］呈长圆锥形，上部渐细，略呈"弓形弯曲"。［大小］长15~33cm；基部直径3~4cm。［颜色］类白色或黄白色，基部稍呈青灰色，嫩者尖端呈黑棕色。［表面］除尖端部分外，有10~20个隆起环脊，向上渐不明显，用手握之，四指正好嵌入凹处；表面有突起的纵棱与其外面角鞘内的凹沟紧密嵌合；光润如玉，无裂纹，老枝则有细纵裂纹。［透视］全角呈半透明；嫩枝对光透视有"血丝"或紫黑色斑纹；上半段中央有一条隐约可辨的细孔道直通角尖，习称"通天眼"。［断面］角的基部内有坚硬质重的角柱，习称"骨塞"，其结合部呈锯齿状，约占全角长的1/2或1/3，除去"骨塞"后呈空洞状。［质地］质坚硬。［气味］气微，味淡。图21-1、图21-2。

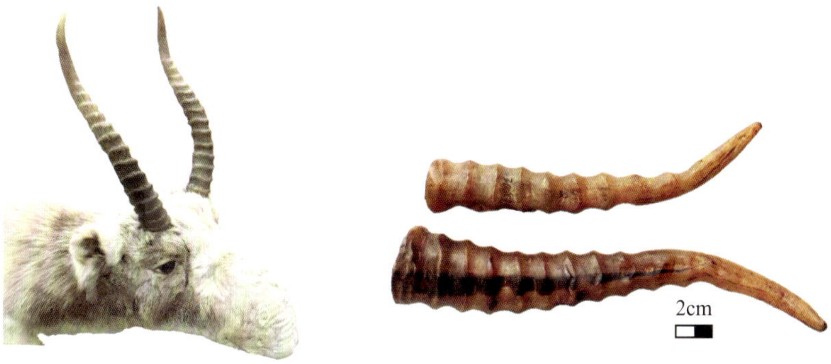

图 21-1　羚羊角（1980年，动物标本及其角）

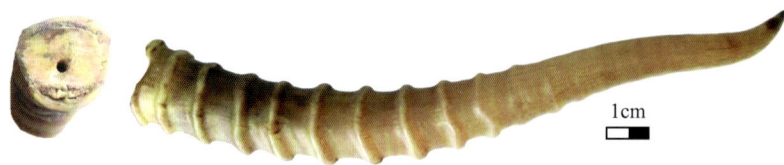

图 21-2　羚羊角（整支及骨塞）

（2）羚羊角纵镑片：[形状] 条状或不规则状的极薄片，长短和宽狭不一，稍卷曲。[颜色] 类白色。[透视] 半透明，有光泽；有黄棕色至棕褐色条状斑纹，自顶部至基部逐渐增多，具稀疏横向波浪状皱缩；或具裂隙；有时一侧有波状环节痕。[质地] 质柔韧，不易断。

【鉴别歌诀】

　　　　　　形似圆锥色黄白　　手握环脊正合来

　　　　　　光润如玉半透明　　又见血丝通天眼

　　　　　　外表细纹有骨塞　　气微味淡略弯曲

【识别要点】羚羊角识别点如下。（1）色泽：以长圆锥形、半透明、黄白色或白色，光润如玉为特征。（2）环脊：有 10~20 个隆起波状环脊，用手握之四指正好嵌入凹陷处，称谓"合手"。（3）通天眼：上部无角塞，中空，对光选视上半段可见一条细孔道直通角尖。（4）条影纹：嫩羚羊角的尖部（质嫩者明显）可见红色血丝或紫黑色斑纹。（5）骨塞：基部角鞘和角柱接合处呈不规则的锯齿状。

🌱 本草探源

【混乱品种】古代的羚羊角不止一种。清《本草求真》记载"若一边节而疏，乃山驴山羊，非羚羊也"。民国《增订伪药条辨》记载"羚羊角亦有黑白两种。近年以白者为重，故上市仅有白羚角，黑者多无觅"。

【伪造做假】清《伪药条辨》记载"用白兕角及白牛蹄，琢磨伪充，其现切之羚角丝，尤难辨知"。

🌱 品种动态

【品种概述】羚羊角因其疗效确切，药源一直紧缺，通常归类于贵重药材之列，由于价格不菲，市售品中假冒现象曾经一度猖獗。国内各地称为"羚羊角"的有牛科 10 种动物，常见的伪品有牛科动物黄羊角、藏羚羊角、绵羊角和山羊角等，在"羚羊丝"中掺假也屡见不鲜，此外，市场发现伪造的羚羊角流通。

　　羚羊角的平肝息风、清热镇惊功效显著，肆意冒充或误用，严重影响了中医药的临床疗效，中药材的监管任重道远。

【混伪品】（1）黄羊角：为牛科动物黄羊 *Procapra gutturosa* Pallas 的角。原卫生部 WS2-03（D-03）-88 标准收载；四川、青海和山东地方标准或炮制规范收载。该动物又名蒙古瞪羚、蒙古原羚。分布于内蒙古、新疆、甘肃等地。黄羊角在市场多冒充羚羊角使用，也是标准收载的珍贵药材，早年检验部门常提出以黄羊角入药的处理意见。

　　（2）鹅喉羚羊角：为牛科动物鹅喉羚羊 *Gazella subguttarosa* Guldenstacdt. 的角。原卫生部 WS2-

03（D-03）-88 标准收载；山东、青海炮制规范收载。该动物又名长尾黄羊、西藏瞪羚，在发情期雄性动物的喉部肿胀，故名鹅喉羚羊。分布于西藏、青海、甘肃等地。早年多误以为羚羊角使用，早年检验部门常提出以鹅喉羚羊角入药的处理意见。

（3）藏羚羊角：为牛科动物藏羚羊 *Pantholops hodgsoni* Abel. 的角。青海炮制规范收载。该动物又名西藏羚羊，分布于青藏高原。早年常冒充羚羊角使用，未见标准收载，早年检验部门常以伪品处理。

（4）山羊角：为牛科动物山羊 *Capra hircus* L. 的角。早年多冒充羚羊角使用。详见山羊角。

（5）绵羊角：为牛科动物绵羊 *Ovis aries* Linnaeus. 的角。市场曾发现冒充羚羊角。详见绵羊角。

（6）青羊角：为牛科动物青羊 *Naemorhedus goral* Hardwicke. 的角。市场曾发现冒充羚羊角。

（7）伪造品：地摊和网络销售"羚羊角"整枝用聚氯乙烯或塑料仿造加工雕刻而成，形似正品；也有以"羚羊角"碎料或下脚料做成挂件销售。

🌱 图文辨析

【性状鉴定】（1）黄羊角：呈长圆锥形而侧扁，自基部开始比较平直，逐渐向上向后弯曲，近尖端略向一侧斜升，全体形似"S"。长 20~25cm。表面灰褐色或浅棕色，较粗糙，不透明，无通天眼。自基部约向上 3/4 长度，有 10~17 个隆起波状环脊，环脊较密集，间距离 0.5~1cm，向上环脊间距离较宽，一些环脊呈不连续环，尖端平滑而色淡。基部断面呈椭圆形。图 21-3。

图 21-3　黄羊角（1988 年惠赠样品）

（2）鹅喉羚羊角：呈长圆锥形稍侧扁，角尖显著向内弯转（向一侧呈弧形弯曲）。长 20~30cm，直径约 3cm。外表面灰黑色，不透明，无通天眼，尖端较为平滑，下部粗糙，有明显的纵向丝纹（细小的裂纹）。有 5~10 个隆起波状的斜向环脊，环脊较疏，间距离 1~1.5cm，内侧环脊不明显。骨塞黄白色，边缘与外周角鞘连接处较平滑。基部断面呈类圆形。图 21-4。

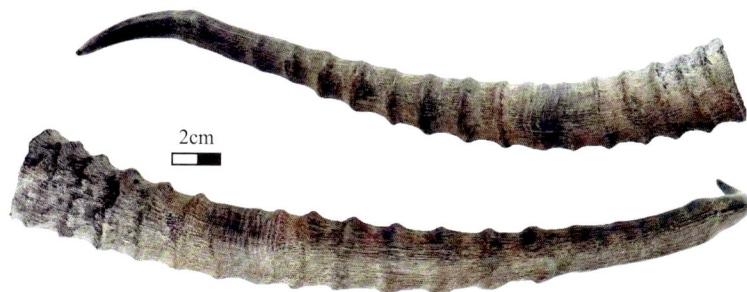

图 21-4　鹅喉羚羊角（1988 年惠赠样品）

（3）藏羚羊角：呈长圆锥形，平直向上伸，近角尖处稍向前内弯。长 50~70cm，基部呈椭圆形，长径 5cm，短径 4cm。外表面黑褐色，较平滑不透明，可见细微的纵裂隙及浅色纹理，有 10~16 个隆起环脊，环脊间距离约 2cm，环脊呈斜向弯曲。骨塞边缘与外周角鞘常呈脱离状。图 21-5。

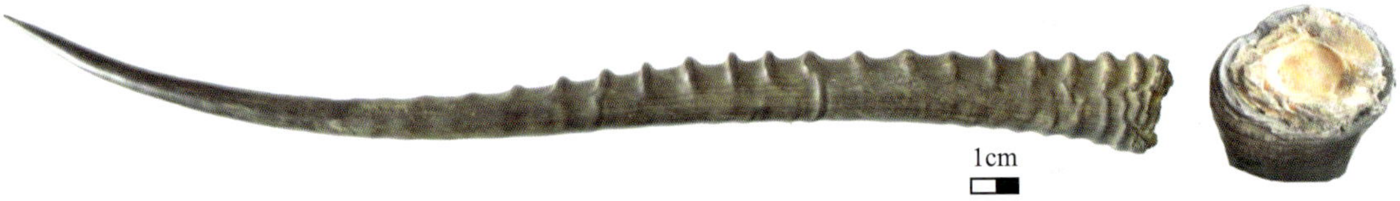

图 21-5　藏羚羊角（1975 年惠赠样品，整支及骨塞）

（4）伪造羚羊角：形状有一定差异，呈圆锥形较侧扁，有弓形或较直。外表呈黑褐色或棕褐色，上下颜色差异明显，不透明或微透明。隆起环脊少，环脊间距不太规则，用手握之不"合手"。火烧后冒黑烟，有较浓的塑料味。图 21-6。

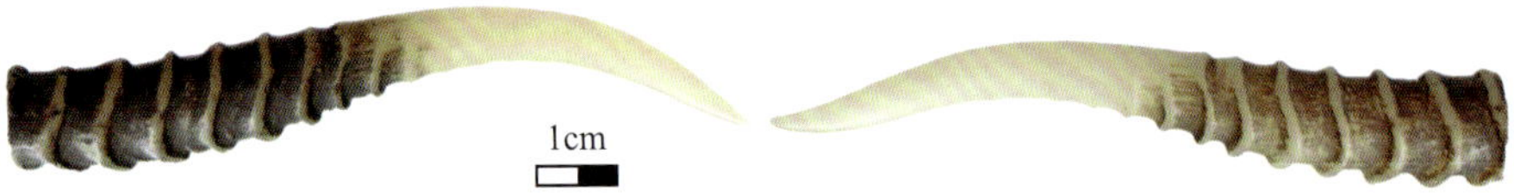

图 21-6　伪造羚羊角（1992 年市售样品）

【**市场速览**】市售羚羊角，图 21-7。市售羚羊角碎料多属其他动物角的伪造加工品，一般呈方块形、圆柱形。表面黄白色、污黄色。图 21-8。

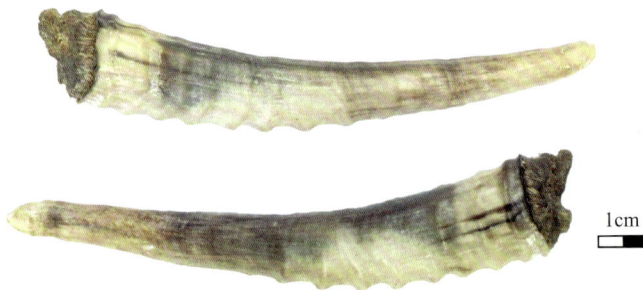

图 21-7　市售羚羊角

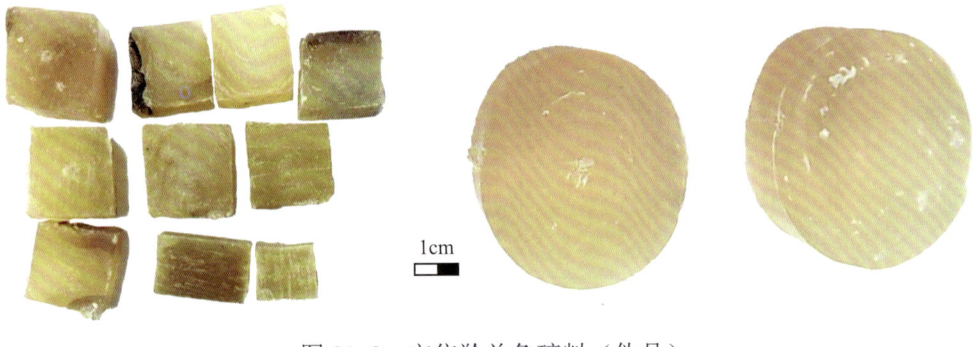

图 21-8　市售羚羊角碎料（伪品）

🌿 22. 蛤壳　MERETRICIS CONCHA CYCLINAE CONCHA

🌱 标准沿革

【来源】1963 年版《中国药典》收载为帘蛤科动物文蛤 *Meretrix meretrix* Linnaeus 或青蛤 *Cyclina sinensis* Gmelin。

【药用部位】1963 年版《中国药典》规定为"贝壳"。

【采收加工】1963 年版《中国药典》规定"夏、秋二季采收，去肉，洗净，晒干"。1977 年版《中国药典》将"采收"修订为"捕捞"。

【性状】1963 年版《中国药典》将文蛤与青蛤合并描述。1977 年版《中国药典》将文蛤与青蛤分列描述，主要修订了颜色，增加贝壳的铰合部主齿及侧齿描述。

🌱 商品质量

【品质论述】药材以光滑、色黄白、紫口者为佳。

【产地】主产于山东、江苏、浙江等地。商品来自野生或人工养殖。

🌱 特征识别

【性状鉴定】（1）文蛤：［形状］扇形或类圆形，背缘略呈三角形，腹缘呈圆弧形；壳顶突出，位于贝壳中部，壳顶尖端微向腹面弯曲。［大小］长 3~10cm，高 2~8cm。［外表面］具光泽，同心生长纹清晰，呈黄褐色环带；顶部常有锯齿状或波纹状褐色花纹，有的壳全为暗褐色，环带不明显。［内表面］白色，前后壳缘有时略带紫色，边缘光滑无齿纹。［铰合部］较宽，右壳有主齿 3 个及前侧齿 2 个；左壳有主齿 3 个及前侧齿 1 个。［质地］坚硬，断面有层纹。［气味］气微，味淡。图 22-1、图 22-2。

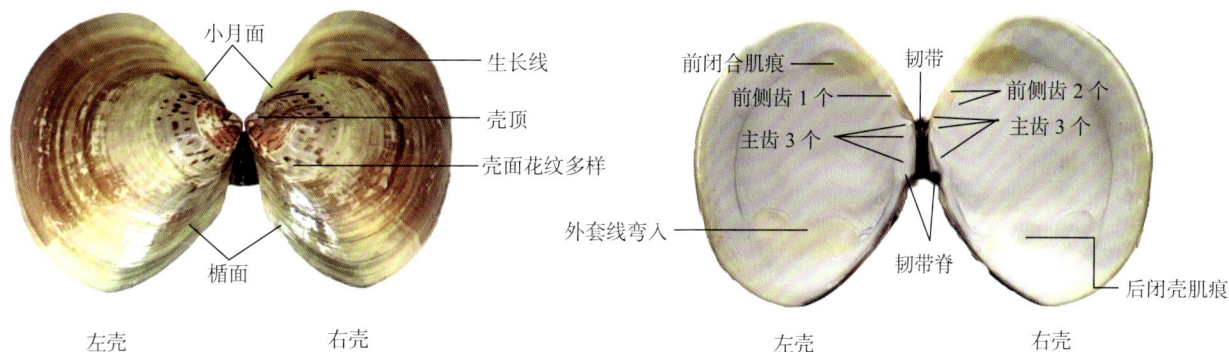

图 22-1　文蛤特征图注（背面与腹面）

图 22-2 文蛤
（1. 山东鲜品文蛤；2~3. 商品蛤壳）

（2）青蛤：[形状] 类圆形，长度与高度几乎相等；壳顶突出，位于背侧中部，前端向前方转曲。[外表面] 淡黄色、黄白色或浅棕色，亦有带紫色边，同心生长纹凸出壳面；无光泽、无放射肋。[内表面] 白色或淡红色，边缘常带紫色并有整齐的小齿纹。[铰合部] 左右两壳均具主齿 3 个，集中于铰合部前部，无侧齿。图 22-3、图 22-4、图 22-5。

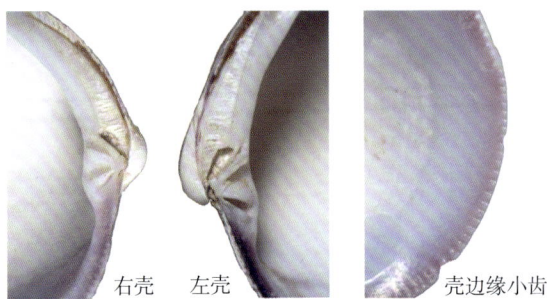

右壳　左壳　壳边缘小齿

图 22-3 青蛤

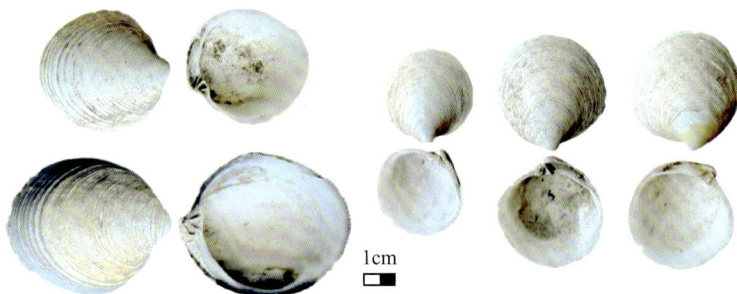

图 22-4 青蛤（1989 年）

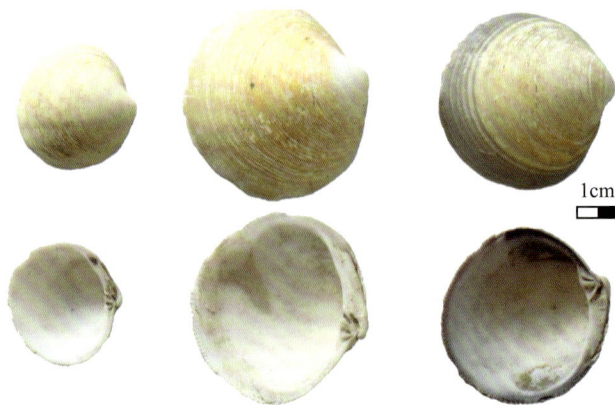

图 22-5 青蛤（2023 年）

【鉴别歌诀】　　　文蛤扇形类圆形　　同心环纹黄褐色

　　　　　　　　　左右壳内主齿三　　侧齿左一和右二

　　　　　　　　　青蛤类圆壳顶突　　主齿有三无侧齿

　　　　　　　　　壳内边缘小齿纹　　同心环纹淡黄色

【识别要点】通过形状、壳内外表面颜色及纹理、铰合部齿的个数及排列进行识别。贝壳方向的观察方法：手持贝壳，使壳顶向上，前端向前，后端朝向观察者，则左方为左壳，右方为右壳，壳顶的前方为前端，后方为后端。

🌱 品种动态

【品种概述】国内各地称为"蛤壳"的有 3 科 8 种动物，均存在商品流通，常以"蛤壳"销售。

【混伪品】为蛤蜊科动物四角蛤蜊 *Mactra veneriformis* Reeve（*Mactra quandrangularis* Deshayes）、西施舌 *Mactra antiguata* Spengler 和帘蛤科动物日本镜蛤 *Dosinia japonicn*（Reeve）的贝壳。是黄海和渤海南部重要的经济贝类。

🌱 图文辨析

【性状鉴定】（1）四角蛤蜊：贝壳略呈四角形，两壳极膨胀，贝壳长度与宽度几乎相等.高 3.4~4.6cm，壳长 3.6~4.1cm，壳宽 2.6~3.7cm。外表黄褐色，生长线明显，形成凸凹不平的同心环纹。铰合部宽大，左壳有一个呈"人"字形分叉的主齿，前侧齿和后侧齿各 1 个，成单片状；右壳有一个呈"八"字形的主齿，前侧齿和后侧齿各 2 个，成双片状。内表面类白色。壳略薄，质较脆。气微，味淡。图 22-6。

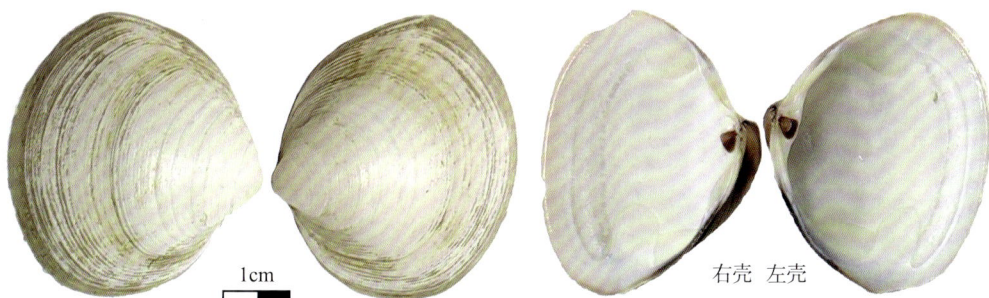

图 22-6　四角蛤蜊

（2）西施舌：贝壳呈近三角形，壳顶位于背缘中央稍偏前方，略高出背缘，两壳顶向内前方弯曲，距离近，但不接触。左壳有一个呈"人"字分叉的主齿，前侧齿和后侧齿各 1 个，成单片状；右壳有两个排列成"八"字形的主齿，前侧齿和后侧齿各 2 个。内表面淡紫色。图 22-7。本品与四角蛤蜊十分相近，唯壳内表面颜色区别明显。

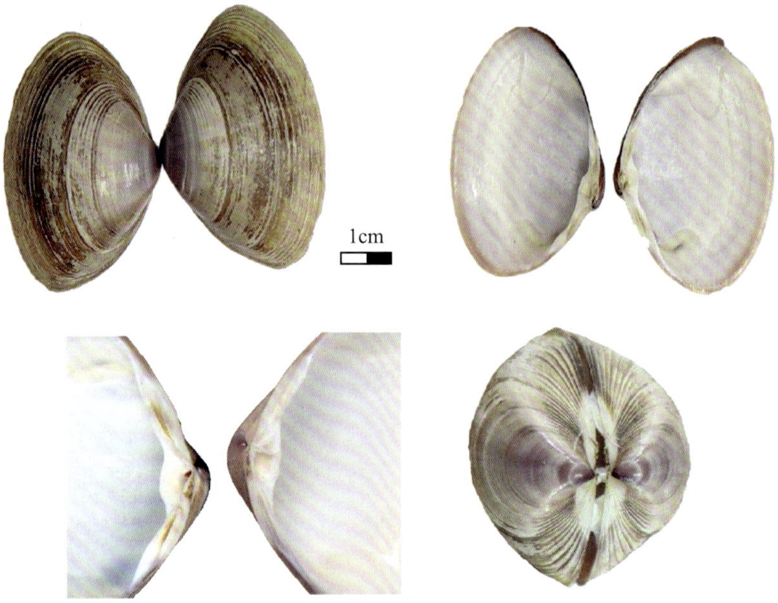

图 22-7　西施舌

（3）日本镜蛤：贝壳近圆形，较扁平，壳顶小，尖端向前弯曲，位于贝壳背面前方，由壳顶向前方的距离约占贝壳全长的 1/3。表面类白色，同心生轮极明显，轮脉间形成浅的沟纹。铰合部宽，左壳主齿 3 个，前主齿为一耸立的薄片，中主齿粗壮，后主齿长；右壳主齿 3 个，前端两个较小，呈"八"字形排列，与背缘垂直，后端的一个狭长，斜向后方。壳内面白色或淡黄色。壳质坚厚。气微，味淡。图 22-8。

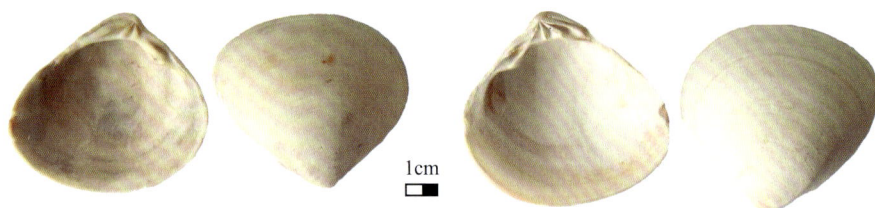

图 22-8　市售蛤壳（疑似日本镜蛤）

市售一种蛤壳，性状与日本镜蛤相近，唯表面具红色花纹。图 22-9。

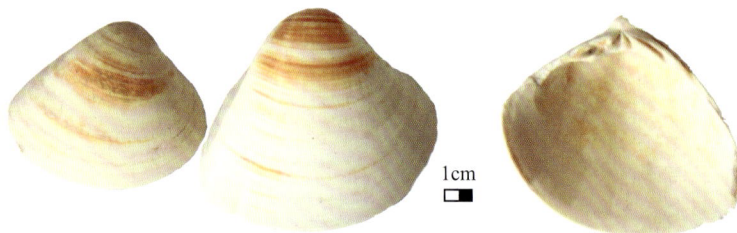

图 22-9　市售蛤壳（疑似日本镜蛤）

23. 蛤蚧　GECKO

标准沿革

【来源】1963 年版《中国药典》收载为守宫科动物蛤蚧 *Gekko gecko* L.。1977 年版《中国药典》修订为壁虎科动物蛤蚧 *Gekko gecko* Linnaeus。

【药用部位】1963 年版《中国药典》规定为"干燥体"。

【采收加工】1963 年版《中国药典》规定为"全年均可捕捉，击毙后剖开腹部，取出内脏，用布擦干，用竹片撑之，使蛤蚧身体及四肢顺直，用白色纸条缠尾使与竹片紧密附贴，以防其尾断落，然后用微火焙干，干后两只合成一对既得"。1977 年版《中国药典》修订为"全年均可捕捉，除去内脏，拭净，用竹片撑开，使全体扁平顺直，低温干燥"。

【性状】1963 年版《中国药典》描述为"四足头尾均撑之，呈扁片状；头大扁长；尾部细长而结实，与背部颜色相同"。 1977 年版《中国药典》将上述修订为"呈扁片状；头稍扁，略呈三角形；尾细而坚实，与背部颜色相同，有 7 个明显的银灰色环带"，并增加了腹背部形状的描述。1985 年版《中国药典》增加了鼻鳞、吻鳞、上唇鳞、上唇鳞的描述。2000 年版《中国药典》将"有 7 个明显的银灰色环带"修订为"有 6~7 个明显的银灰色环带"。2010 年版《中国药典》增加"橙红色斑点"描述。

商品质量

【商品规格】商品分为国产蛤蚧和进口蛤蚧，前者又称为"广西蛤蚧、灰斑蛤蚧"，为传统药用品种；后者称为"红斑蛤蚧、泰国蛤蚧"，据研究，两者拉丁学名相同，均为 *Gekko gecko* Linnaeus，而形态稍有差异。

【品质论述】药材以体大、肥厚、头尾全不碎者为佳。

【产地】主产于广西、云南、贵州等地。近年从越南、泰国、柬埔寨等国进口，成为商品的主要来源。

特征识别

【性状鉴定】[头部形状]头略呈扁三角状，吻部半圆形，两眼多凹陷成窟窿，口内有细齿。[背腹形状]腹背部呈椭圆形，腹薄；脊椎骨及两侧肋骨突起。[尾部形状]尾细而坚实，微现骨节。[足部形状]四足均具 5 趾；趾间仅具蹼迹，足趾底有吸盘。[大小]头颈部及躯干部

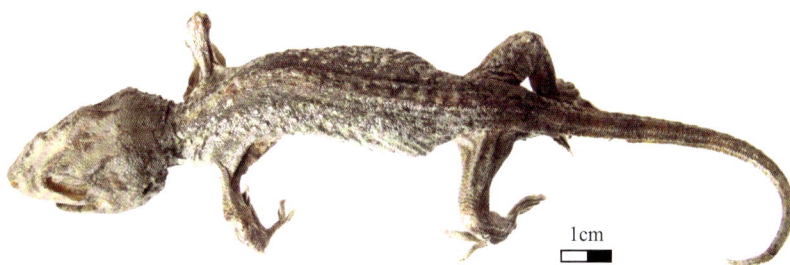

1cm

图 23-1　蛤蚧（灰斑蛤蚧原动物）

长 9~18cm，腹背部宽 6~11cm，尾长 6~12cm。［颜色］背部呈灰黑色或银灰色，有黄白色、橙红色或灰绿色斑点散在，或密集成不显著的斑纹。［纹饰］全身密被圆形或多角形微有光泽的细鳞。尾部有 6~7 条银灰色环带。［质地］质脆。［气味］气腥，味微咸。图 23-1、图 23-2。

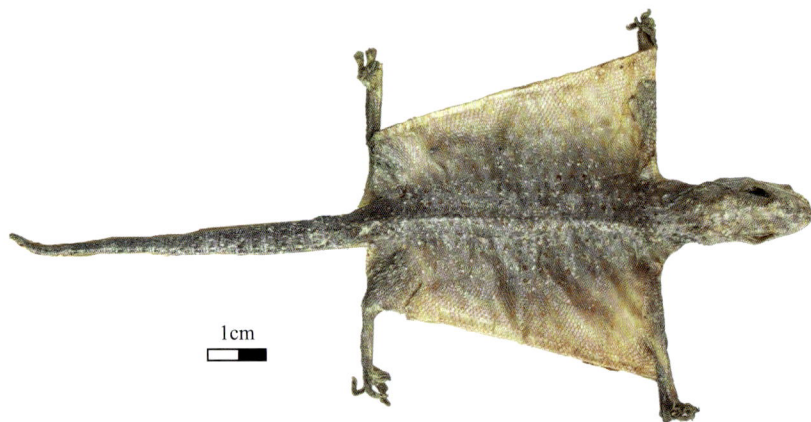

图 23-2 蛤蚧（红斑蛤蚧药材）

【鉴别歌诀】

头部扁平三角形　两眼凹陷成窟窿
背腹灰褐或银灰　黄白灰绿呈色斑
尾有数个银色环　足有蹼迹和吸盘

【识别要点】 应用动物分类特征结合药材性状特征对蛤蚧进行识别。（1）头部略呈三角形，眼大凹陷呈窟窿，口中有细牙无异型大牙。（2）吻鳞不切到鼻孔，上鼻鳞 2 片相间排列，上唇鳞 12 对，下唇鳞（包括颊鳞）21 片。（3）足四只，各五指趾，有蹼迹，指趾下瓣单行，除第一指趾外，均具钩状爪。（4）体型较大，一般全长 30cm 以上，头部和躯干长与尾长几乎相等。（5）背部有较大的疣鳞，粒鳞近似六边形，较小，排列整齐的；具黄白色、灰绿色或橙红色斑点。（6）尾上粗下细，微显骨节，具 6~7 条银色环带。图 23-3。

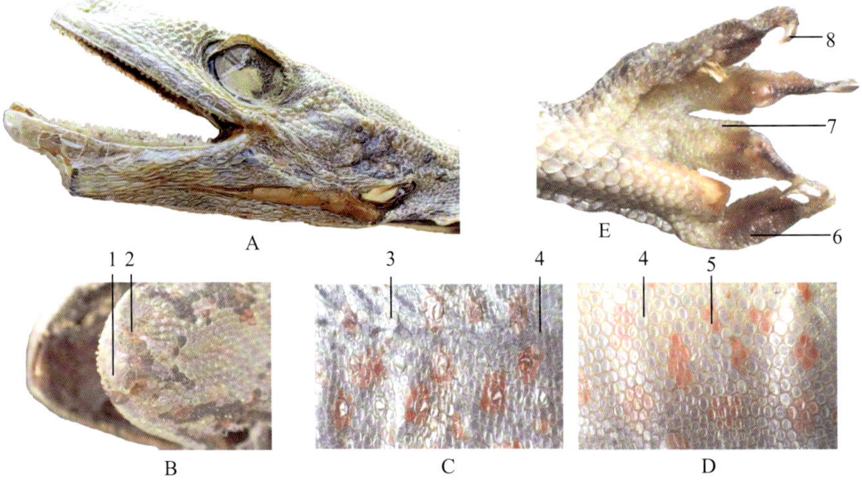

图 23-3 蛤蚧局部特征放大

（A. 头侧面，示头部鳞片及牙齿；B. 头顶面；C. 背部鳞片；D. 腹部鳞片；E. 足；1. 吻鳞；
2. 鼻孔；3. 疣鳞；4. 粒鳞；5. 橙红色斑点；6. 指趾；7. 蹼迹；8. 爪）

🌿 本草探源

【混乱品种】清《伪药条辨》记载"今市肆一种红点蛤蚧者，有大毒，万不可服。"民国《增订伪药条辨》认为上述所述应是活体蛤蚧。

🌿 品种动态

【品种概述】早年，蛤蚧主要依靠野生资源，市场需求量较大，出现很多混伪品。

【混伪品】据报道，有壁虎科动物中国壁虎 *Gekko chinensis* Gray、无蹼壁虎 *G. swinhonis* Gunther、多疣壁虎 *G. japonicus* Dumeril et Bibron、荔波壁虎 *G. liboensis* Zhou et Li 和睑虎 *Goniurosaurus lichtenfelderi* Mocquard，鬣蜥科动物喜山岩蜥 *Laudakia himalayana* Steindachner、变色树蜥 *Calotes versicolor* Daudin、蜡皮蜥 *Leiolepis reevesii* Gray、西藏沙蜥 *Phrynocephalus theobaldi* Blyth、青海沙蜥 *Phrynocephalus vlangalii* Strauch、中国石龙子 *Eumeces chinensis* Gray，蝾螈科动物中国蝾螈 *Paramesotriton chinensis* Gray、红凛蝾螈 *Tylototriton verrucosus* Nussbaum Brodie et Yang、贵州蝾螈 *Tylototriton kweichowensis* Fang et Chang 和东方蝾螈 *Cynops orientalis* David，小鲵科山溪鲵 *Batrachuperus pinchonii* David 等 17 种之多，这些动物外形相似，民间认为功效相近，故出现盲目代用或以假充真，导致蛤蚧来源非常复杂。

🌿 图文辨析

【性状鉴定】（1）多疣壁虎：头呈椭圆形，较扁，两眼凹成窟窿，两颌密生细齿，无大牙。吻鳞切鼻孔，鼻鳞 2 片，上唇鳞 10 对，下唇鳞（包括颏鳞）19 片。躯干呈扁片状，背部褐灰色，粒鳞类圆形，极小，镶嵌整齐排列，散有类圆形细小突起的疣状鳞片，黑褐色或灰色。腹部淡黄色，常与肋骨连。足 4 只，各五指趾，有蹼迹，具钩状爪。尾上粗下细，略短于躯干，具 5~6 条银色环带。图 23-4。

（2）中国石龙子：体长 20~30cm。体较粗壮，有上鼻鳞，无后鼻鳞，第二列下颌鳞楔形，后颏鳞 2 枚。常有 5 条浅色纵纹，背中部 1 条在头部不

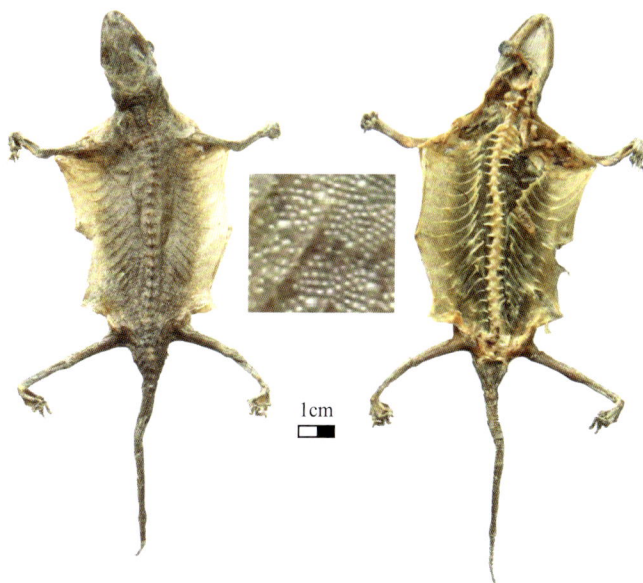

图 23-4 多疣壁虎及背部鳞片放大（示粒鳞与疣鳞）

分叉，侧纵纹由断续斑点缀连而成，背面和腹面散布浅色斑点，颈侧及体侧红棕色。图 23-5。

（3）伪品：头近圆形，较大而扁。头颈部和躯干部剥去外皮，呈条状或扁条状，背腹部黑色，全

身无鳞。前肢短，后肢较长，无蹼、无吸盘。图 23-6。

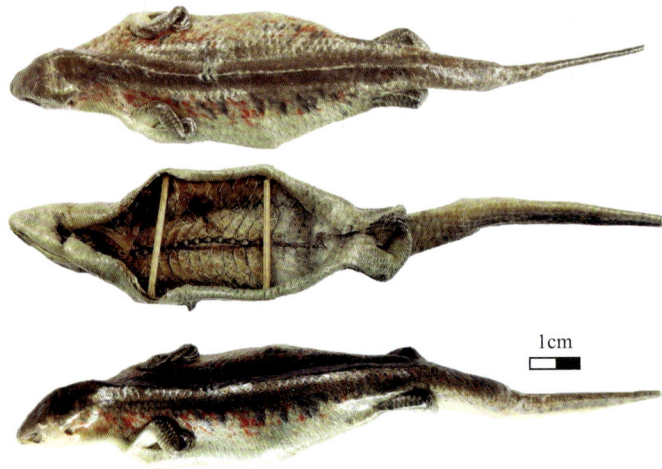

图 23-5　中国石龙子（市售蛤蚧）

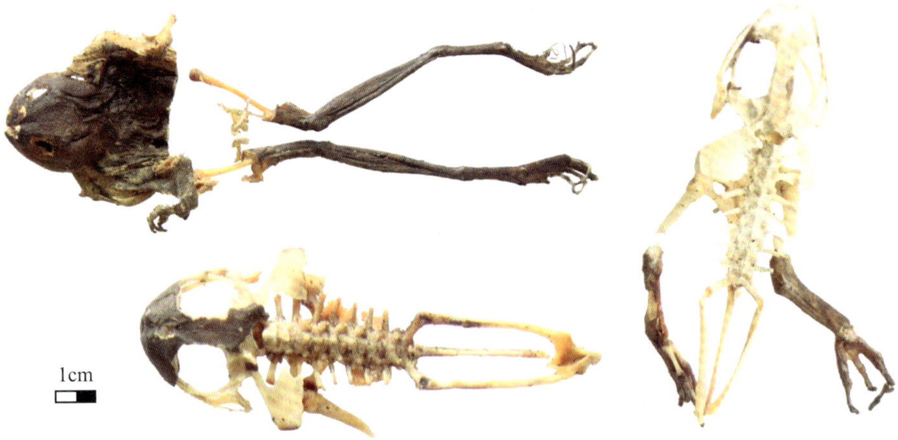

图 23-6　伪品（1992 年市售蛤蚧，疑似蛙科动物）

🌿 24. 绵羊角（羊角）OVIS CORNU

🌱 标准沿革

【来源】吉林、湖南、湖北、山东和上海地方标准或炮制规范收载的羊角，包括牛科动物山羊 *Capra hircus* Linnaeus 和绵羊 *Ovis aries* Linnaeus。本节介绍绵羊角。

【药用部位】标准规定为"角"。

【采收加工】标准规定"四季均可采收，屠宰羊时，锯取其角，晒干"。

【性状】标准对绵羊角性状描述差异较大，在轮廓、颜色、环棱和断面等方面或简略，或缺失。

🌱 特征识别

【性状鉴定】[形状]呈长锥形，呈螺旋状弯曲或半圆状弯曲，螺旋内侧较薄，一面呈凸起状，另一面凹下呈沟槽状。[大小]长15~50cm。[颜色]类白色、黄白色或灰黑色，有的具褐色条纹贯穿于全长1/3或至角顶。[纹饰]角尖钝扁平，具多数纵线纹或裂纹，约在角尖2/5以下具波状环脊20~35个，环脊间距从0.2~2cm不等，常呈密集状，环脊突起明显或隐约可见。[断面]基部锯口多呈四边形，骨塞被骨质薄片分隔成2至数个管腔。[质地]质坚硬。[气味]有羊膻味。味淡。图24-1、图24-2。

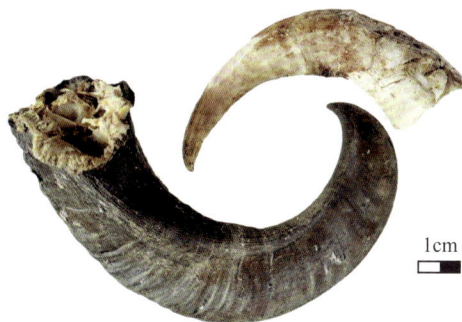

图 24-1 绵羊角（甘肃，角呈弯曲状）

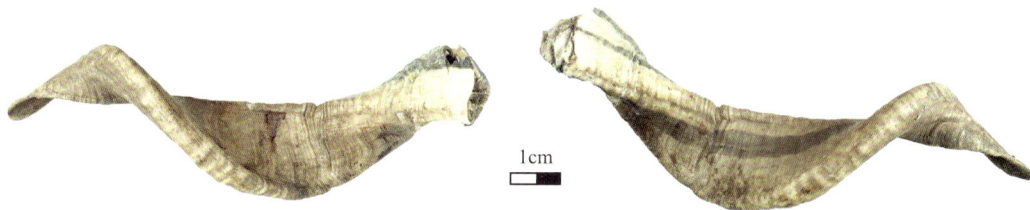

图 24-2 藏绵羊角（甘肃，角呈螺旋状弯曲）

【鉴别歌诀】　　　藏绵羊角多扭曲　蒙古羊角多弯曲
　　　　　　　　　黄白灰白又灰褐　环脊七至十五个

【识别要点】据《中国畜禽遗传资源志·羊志》（2011年）记载，我国有71种山羊品种，遍及全国各地。主要分为藏系绵羊 Tibetan group、蒙古系绵羊 Mogolian group 和哈萨克系绵羊 Kazak group。绵羊品种不同，角的生长情况差异也大，一些品种基本无角，即便有角也比较短小，而有些品种的角发达，雌雄都有角。

绵羊品种不同，现代杂交绵羊也较多，角的大小、颜色和波状环脊差异较大，形状不一，识别点主要为形状、环脊和基部横切面。图24-3至图24-6。

图 24-3 藏绵羊（甘肃）

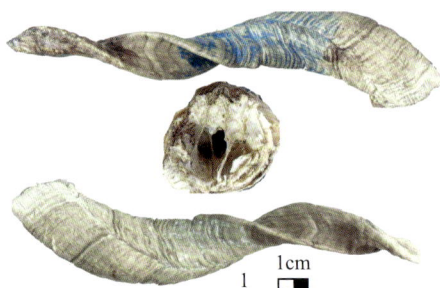

图 24-4 藏绵羊角（甘肃）

图 24-5 蒙古绵羊角（内蒙古）

图 24-6 绵羊

（1~2. 宁夏；3~4. 甘肃）

🌿 25.鹿茸　*CERVI CORNU PANTOTRICHUM*

🌿 标准沿革

【来源】1963 年版《中国药典》收载为鹿科动物梅花鹿 *Cervus nippon* Temminck 或马鹿 *Cervus elaphus* Linnaeus，前者习称"花鹿茸"，后者习称"马鹿茸"。

【药用部位】1963 年版《中国药典》规定为"雄鹿未骨化密生茸毛的幼角"。

【采收加工】1963 年版《中国药典》规定为"锯取鹿茸或连同头骨砍下后，多将其浸于沸水中略烫，捞出，稍晾后再烫，连续操作至积血排尽，晾干或烘干即得"。1977 年版《中国药典》修订为"夏、秋二季锯取鹿茸，经加工后，阴干或烘干"。

【性状】1963 年版《中国药典》描述花鹿茸"锯口洁白有细蜂窝，外围无骨质"，描述马鹿茸"断面外皮较厚，灰黑色，中央米黄色，有较细的蜂窝眼"。1977 年版《中国药典》分别修订为"锯口黄白色，有蜂窝细孔，外围无骨质"和"锯口面外皮较厚，灰黑色，中部有蜂窝状细孔"。删除砍茸规格。

🌿 商品质量

【商品规格】在《七十六种药材商品规格标准》（1984 年）中鹿茸划分"梅花鹿"四规格 10 个等级，"马鹿"两规格 8 个等级。现时鹿茸一般分为初生茸（头茬）、二茬茸和再生茸等规格；鹿茸片根据不同位置及骨化程度分为蜡片、白粉片、红粉片、血片和骨片五种规格，每个规格分为 2~4 等级。

【品质论述】鹿茸的商品规格众多，宋《本草图经》记载"以形如小紫茄子者为上，或云茄子茸太嫩，血气犹未具，不若分歧如马鞍形者有力"。对鹿茸原药材进行评价。

民国《增订伪药条辨》中详细记载了鹿茸片规格，有"茸之顶尖，最首层之白如蜡，油润如脂，名之曰蜡片；次层白中兼黄，纯系血液贯注其中，故名之曰'血片'；最次层片有蜂窝，色紫黑透孔，名曰'风片'，俗云'木通片'，如木通之空通也；最次则骨毗连，同角相仿，名曰'骨片'，效力最薄矣"。对其鹿茸饮片规格分类和质量评定。

现代鹿茸片的商品规格与古代基本相同，从茸的顶端到底端所切的鹿茸片，分别称为"蜡片""红粉片""血片""骨片"，有些商家又增加介于"蜡片"和"红粉片"之间的"半蜡片""白粉片"。价格以"蜡片"最贵，依次到"骨片"价格最低。图 25-1、图 25-2。

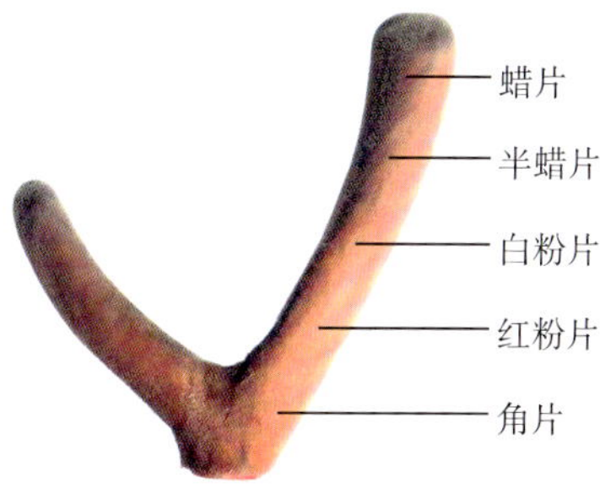

图 25-1　花鹿茸片规格

花鹿茸药材以粗大、挺圆、顶端丰满、质嫩、皮色红棕、油润光亮者为佳。马鹿茸药材以饱满、体轻、毛色灰褐、下部无棱线者为佳。

【产地】花鹿茸主产于吉林，辽宁、北京、河北等地亦产；马鹿茸主产于黑龙江、吉林、辽宁、甘肃、新疆、内蒙古和宁夏等地。商品来自人工养殖。

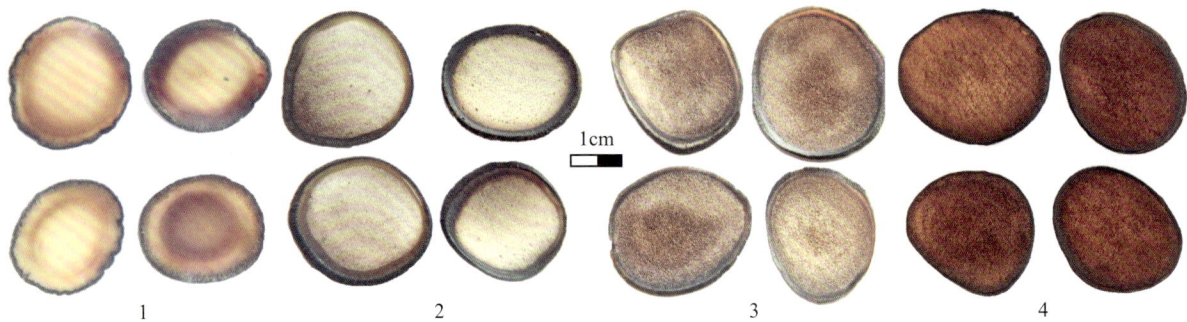

图 25-2　花鹿茸饮片规格

（1. 蜡片；2. 白粉片；3. 红粉片；4. 血片）

特征识别

【性状鉴定】（1）花鹿茸：[形状]呈圆柱状分枝，主枝习称"大挺"，具一个分枝者习称"二杠"，具二个分枝者，习称"三岔"，离锯口约1cm处分出侧枝，习称"门庄"。[大小]"大挺"长17~20~33cm，锯口直径4~5cm。"门庄"长9~15cm。[颜色]表面密生红黄色或棕黄色细茸毛，上端较密，下端较疏。外皮红棕色或棕色，多光润。质老的"大挺"皮红黄色，茸毛较稀而粗。[纹饰]质老的"大挺"下部多有纵棱筋及突起疙瘩。[质地]体轻。[断面]皮茸紧贴。锯口外围无骨质，中部密布细孔。[气味]气微腥，味微咸。图25-3至图25-5。

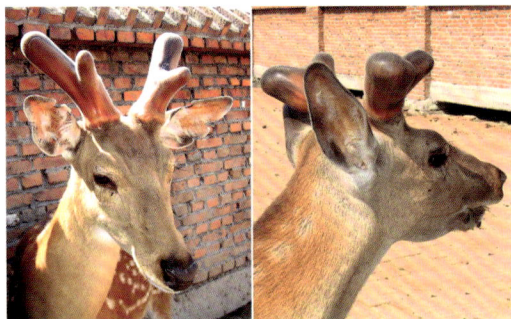

图 25-3　梅花鹿

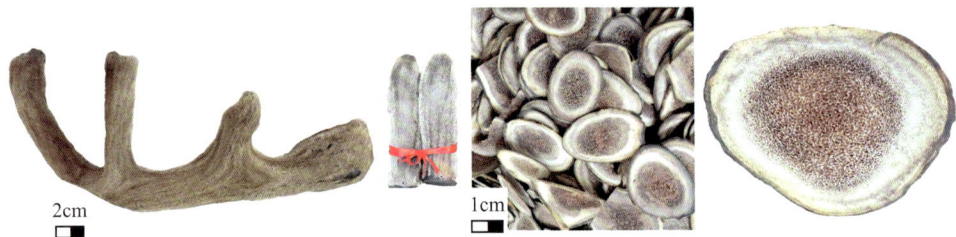

图 25-4　梅花鹿茸（商品）

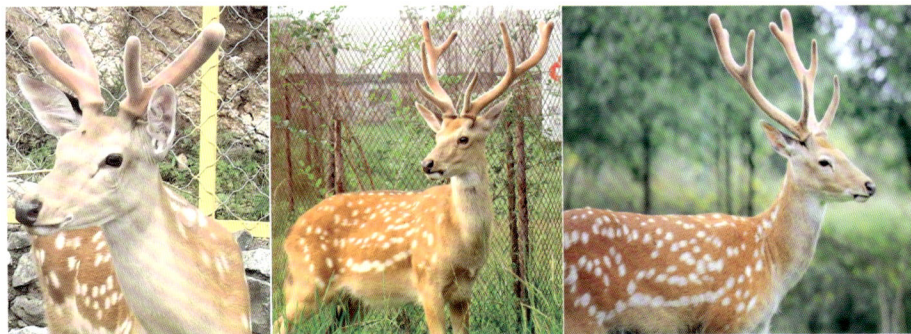

图 25-5　梅花鹿

二茬茸与头茬茸相似，但挺长而不圆或下粗上细，下部有纵棱筋。皮灰黄色，茸毛较粗糙，锯口外围多已骨化。体较重。图 25-6。

图 25-6　花鹿茸
（1. 鲜品头茬茸；2. 干品二茬茸；3. 干品三茬茸）

（2）马鹿茸：［形状］较花鹿茸粗大，分枝较多，侧枝一个者习称"单门"，二个者习称"莲花"，三个者习称"三岔"，四个者习称"四岔"或更多。

①东马鹿茸："单门"大挺长 25~27cm，直径约 3cm；外皮灰黑色，茸毛灰褐色或灰黄色，锯口面外皮较厚，灰黑色，中部密布细孔，质嫩。"莲花"大挺长可达 33cm，下部有棱筋，锯口面蜂窝状小孔稍大。"三岔"皮色深，质较老。"四岔"茸毛粗而稀，大挺下部具棱筋及疙瘩，分枝顶端多无毛，习称"捻头"。图 25-7。

图 25-7　马鹿茸

②西马鹿茸，大挺多不圆，顶端圆扁不一，长 30~100cm。表面有棱，多抽缩干瘪，分枝较长且弯曲，茸毛粗长，灰色或黑灰色。锯口色较深，常见骨质。气腥臭，味咸。图 25-8 至图 25-10。

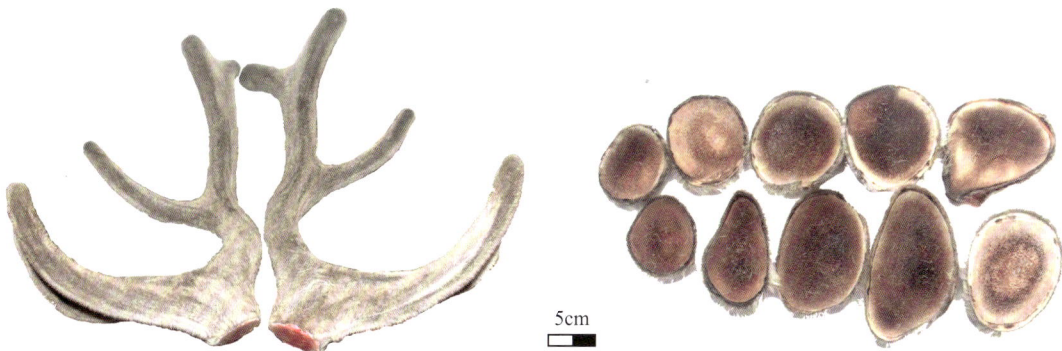

5cm

图 25-8　马鹿茸及饮片（2015 年甘肃）

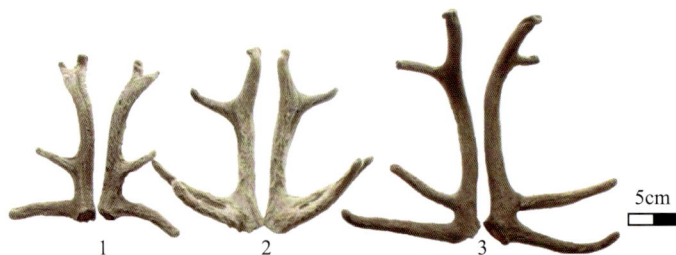

图 25-9　马鹿茸三种等级

（2015 年甘肃，1. 头茬茸；2. 二茬茸；3. 四茬茸）

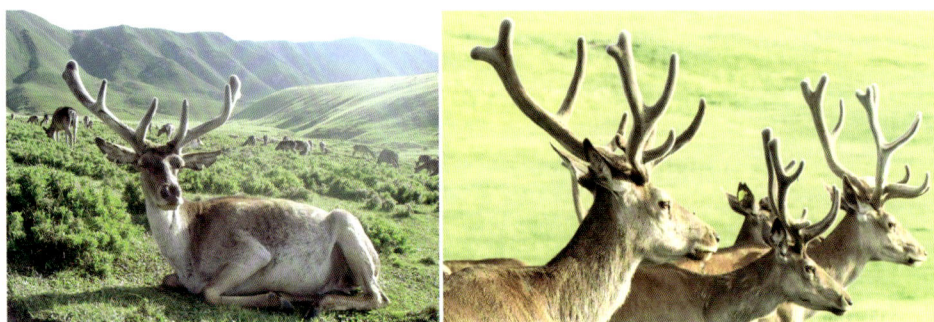

图 25-10　马鹿（2015 年甘肃）

（3）鹿茸片：①花鹿片：呈圆形或类圆形。厚 1~2mm。周边有细密的红棕色或棕色茸毛，去掉鹿皮可见数条纵棱。切面中央呈黄白色、浅红色、血红色、棕红色或褐红色，可见细密的蜂窝状小孔，边缘无骨质层。气微，味微咸。图 25-11。

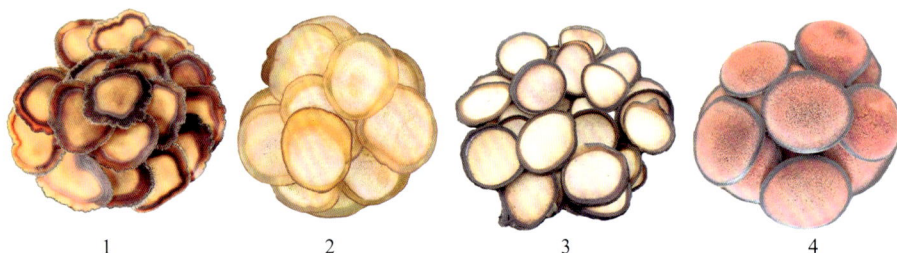

图 25-11　花鹿茸片

（1. 蜡片；2. 半蜡片；3. 白粉片；4. 血片）

②马鹿茸片：呈圆形或长圆形。周边生青灰色的毛茸。切面棕红色、褐红色等颜色，内层可见细密的蜂窝状小孔。气微，味咸。图 25-8。

【鉴别歌诀】

马鹿茸	大挺粗状分枝多	茸毛灰色灰褐色
	侧枝分出一二三	单门莲花和三岔
	棱筋疙瘩骨质重	东西马鹿形不同
花鹿茸	侧枝一个二杠茸	大挺粗短顶圆钝
	侧枝二个三岔茸	大挺粗长略弓形
	外具茸毛棕黄色	断面红棕蜂窝孔
鹿茸片	薄片体轻显透明	中间细密蜂窝孔
	周围茸毛无骨质	浅红血红褐红色

【识别要点】根据鹿茸特有的专业术语对鹿茸药材进行鉴定。鹿茸片根据骨化程度、色泽、光泽、质地和气味等进行识别。

🌿 本草探源

【混乱品种】清《本经逢原》记载"近世鹿茸与麋茸罕能辨别"。

【伪造做假】清《伪药条辨》记载"用猪尾或用小肠，和血掺以杂药假造"。

🌿 品种动态

【品种概述】我国有 15 种鹿科动物，国内各地称为"鹿茸"的有 12 种鹿科动物，品种十分混乱，我国商品鹿茸主要来自梅花鹿和马鹿，全国已有 20 省（区）养殖梅花鹿，马鹿也有近 10 省（区）养殖，人工养殖的鹿茸商品充足。随着新西兰、俄罗斯等国外鹿茸进入国内市场，市场流通的鹿茸来源复杂，以驯鹿、赤鹿和驼鹿多见。

【混伪品】（1）驯鹿茸：为鹿科动物驯鹿 *Rangifer tarandus* Linnaeus 雄鹿未骨化密生茸毛的幼角。在中俄边境或国内市场驯鹿茸常常冒充鹿茸销售。

（2）新西兰鹿茸：为鹿科动物欧洲赤鹿 *Cervus ealphus* L. 雄鹿未骨化密生茸毛的幼角。商品量很大，在我国药材市场冒充鹿茸和鹿茸片的情况较为严重。

（3）西茸：为鹿科动物白唇鹿 *Cervus albirostris* Przewalski 雄鹿未骨化密生茸毛的幼角。青海藏药材标准收载。商品很少。

（4）其他鹿茸：据报道，尚有鹿科动物鹿科黇鹿 *Cervus edama* L.、麋鹿 *Elaphodus avidianus* Milnes 等雄鹿未骨化密生茸毛的幼角。

【伪造品】（1）伪造的整枝鹿茸：采用鹿皮或其他动物皮包裹淀粉、动物肉粉等填充物伪造而成。

（2）伪造的鹿茸片：用蛋清、银耳、色素等加工制成的伪品鹿茸片。

🌿 图文辨析

【性状鉴定】（1）驯鹿茸：呈扁柱状、呈圆柱状，分枝较多，多分割成短段，"二杠""三杈"不易见到。全体被覆厚密的灰褐色、棕褐色，毛多形成"旋"状，茸的内侧色较深。锯口扁圆形、类圆形，内层外圈近 1/3 处呈完全骨质化状，剩余 2/3 处呈蜂窝状小孔。图 25-12。

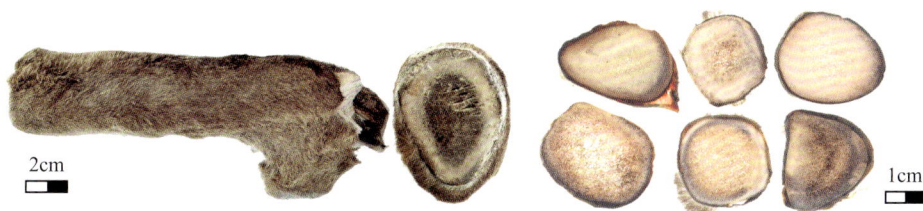

2cm　　　　1cm

图 25-12　驯鹿茸（2023 年俄罗斯）

（2）新西兰鹿茸：多分割成短段，呈扁柱状。全体被灰褐色、棕褐色。锯口扁圆形、类圆形或近三角形，骨化圈较薄，中部密布的细孔。图 25-13。

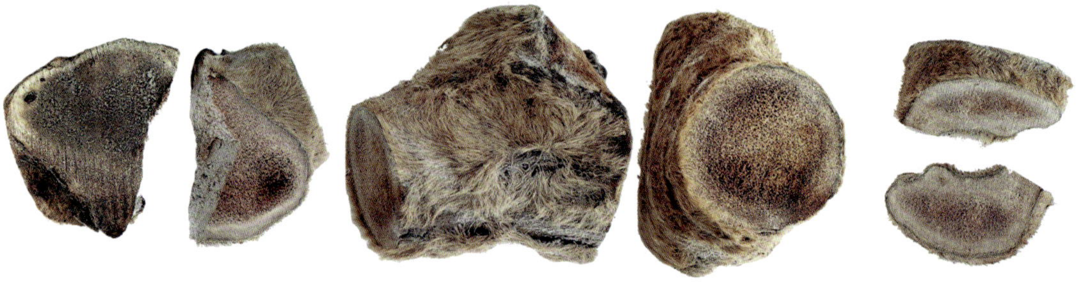

图 25-13　新西兰鹿茸（2023 年）

（3）伪造品鹿茸：呈圆柱形，分枝二杠。皮部多有接缝痕，中部颜色均一，外表毛茸灰黑色，较粗长，断面中部无密布的细孔。水煮后皮部与中部易分离。图 25-14、图 25-15。

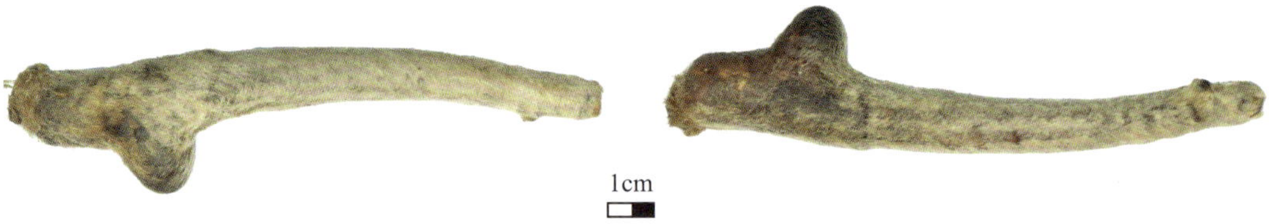

图 25-14　伪造鹿茸（2008 年）

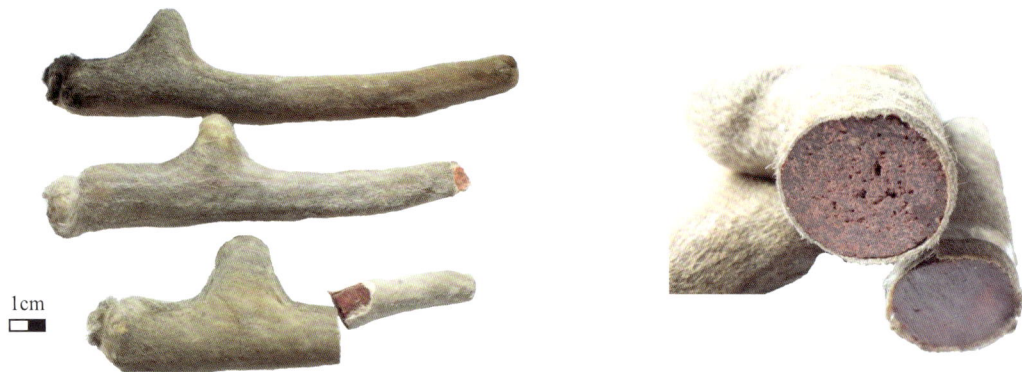

图 25-15　伪造鹿茸（1996 年）

（4）伪造"精制梅花鹿茸片"：其一外表面无毛茸，断面筋膜因系包裹，一般 3~5 层，中部为碎骨，分布不均匀，有筋膜隔开形成若干分瓣。其二鹿茸外层很薄，周边呈半透明状，中间呈棕褐色，蜂窝状小孔不明显，且容易碎裂。图 25-16。

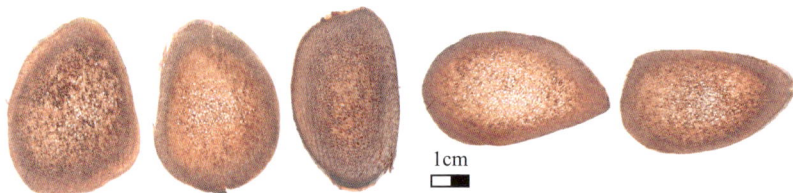

图 25-16　伪造鹿茸片

【市场速览】市售鹿茸片的外皮无鹿茸毛，多呈棕褐色，边缘骨化圈明显，疑似鹿角片染色加工品。图 25-17。

图 25-17　市售鹿茸片（2023 年，鹿角伪造）

市场上鹿角片常常冒充鹿茸片。图 25-18。

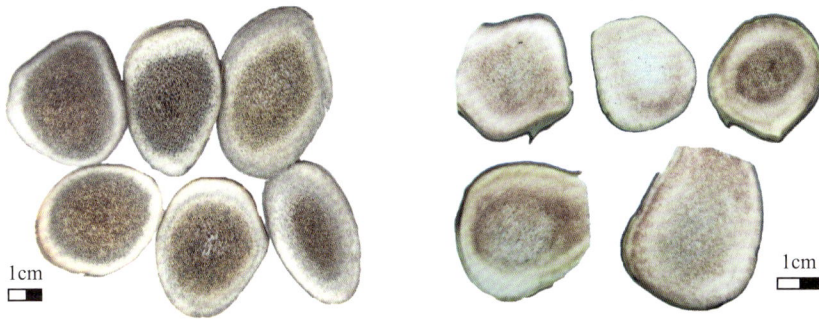

图 25-18　市售鹿茸片（2 批样品，为鹿角）

市售的马鹿茸。图 25-19。

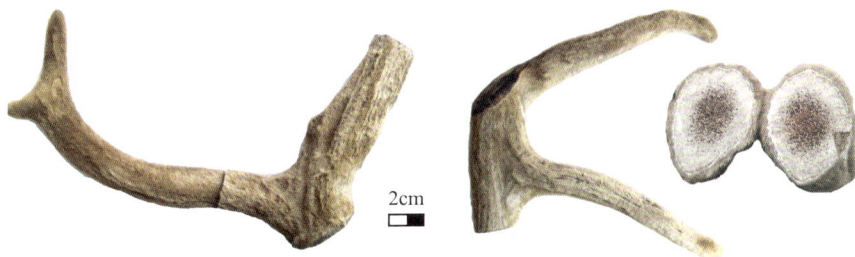

图 25-19　市售马鹿茸（药材及横切面）

早年市售假鹿茸片。图 25-20。

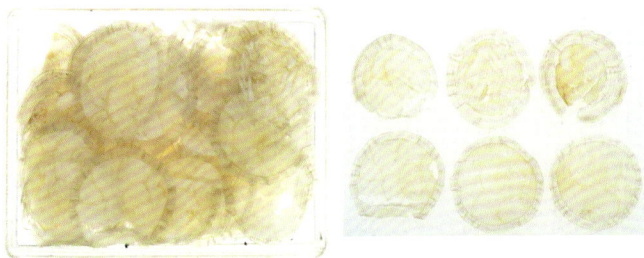

图 25-20　市售鹿茸片（假）

26. 鹿角　CERVI CORNU

标准沿革

【来源】1963 年版《中国药典》收载为鹿科动物梅花鹿 *Cervus nippon* Temminck 或马鹿 *Cervus elaphus* Linnaeus，前者习称"花鹿角"，后者习称"马鹿角"。1977 年版《中国药典》仅收载马鹿 *Cervus elaphus* Linnaeus。1985 年版《中国药典》恢复梅花鹿来源。

【药用部位】1963 年版《中国药典》规定为"雄鹿已成长骨化的角"。1977 年版《中国药典》修订为"已骨化的角"。1985 年版《中国药典》增加"锯茸后翌年春季脱落的角基"。

【采收加工】1963 年版《中国药典》规定为"砍角一般在冬季，将鹿杀死后，连脑骨劈下，风干即成。脱角多在春季拾取，除去泥土即得"。1977 年版《中国药典》修订为"多于春季拾取脱角，除去泥沙，风干"。

【性状】1963 年版《中国药典》分别描述花鹿角、马鹿角特征。1977 年版《中国药典》和 1985 年版《中国药典》中分别增加马鹿角和花鹿角的主枝、侧枝以及第一枝和第二枝描述，1985 年版《中国药典》中同时增加鹿角脱盘描述。

商品质量

【品质论述】明《本草纲目》记载"七月采角。以鹿年久者，其角更好。……鹿角要黄色紧重尖好者"。花鹿角以质坚、全体有骨钉、具光泽者为佳；马鹿角以粗壮、坚实、无枯朽者为佳。

【产地】花鹿角主产于吉林、辽宁、黑龙江、河北和北京等地；马鹿角主产黑龙江、甘肃、吉林、内蒙古、新疆和青海等地。商品来自人工养殖。

特征识别

【性状鉴定】（1）马鹿角：［形状］呈分枝状，主枝弯曲，通常分成 4~6 枝；侧枝多向一面伸展，第一枝（门庄、眉叉）与珍珠盘相距较近，与主干几成直角或钝角伸出，第二枝靠近第一枝伸出，习称"坐地分枝"，第二枝与第三枝相距较远；基部盘状。［大小］全长 50~120cm，主枝直径 3~6cm。［颜色］表面灰褐色或灰黄色，有光泽。［纹饰］角尖平滑，中、下部常具疣状突起，习称"骨钉"；并具长短不等的断续纵棱，习称"苦瓜棱"；基部具不规则瘤状突起，习称"珍珠盘"，周边常有稀疏细小的孔洞。［质地］质坚硬。［断面］外圈骨质，灰白色或微带淡褐色，中部多呈灰褐色或青灰色，具蜂窝状孔。［气味］气微腥，味微咸。图 26-1、图 26-2。

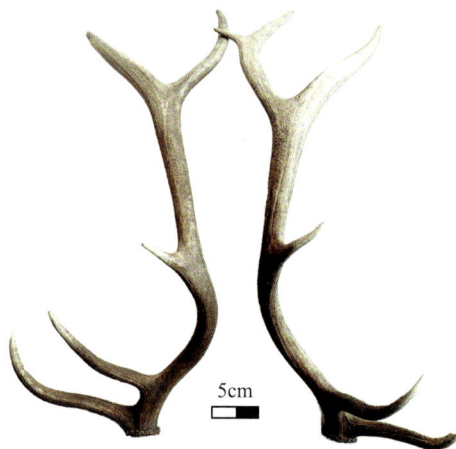

图 26-1　马鹿角（甘肃）

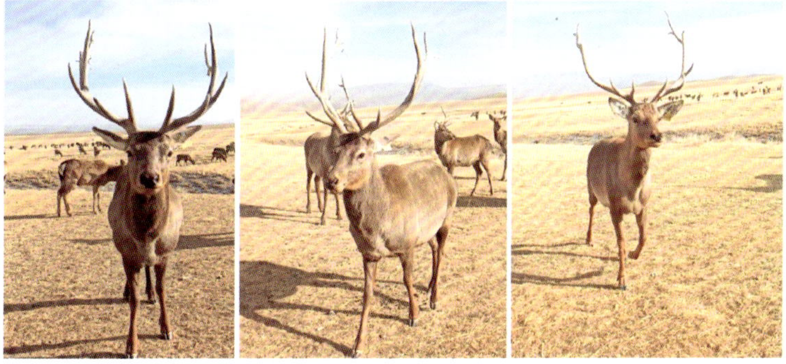

图 26-2 马鹿 （2015 年甘肃养殖）

（2）花鹿角：[形状]通常分成 3~4 枝；侧枝多向两旁伸展，第一枝与珍珠盘相距较近，第二枝与第一枝相距较远，主枝末端分成两小枝。[大小]全长 30~60cm，主枝直径 2.5~5cm。[颜色]表面黄棕色或灰棕色，枝端灰白色，顶部灰白色或灰黄色，有光泽。[纹饰]枝端以下具明显骨钉，纵向排成"苦瓜棱"。图 26-3。

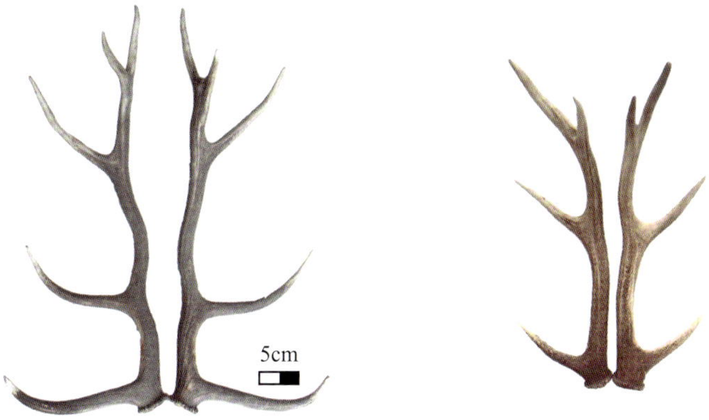

图 26-3　花鹿角

（3）鹿角脱盘：[形状]呈盔状或扁盔状；珍珠盘周边常有稀疏细小的孔洞，上面略平或呈不规则的半球形。[大小]直径 4.5~6.5cm，高 1.5~4cm。[颜色]表面灰褐色或灰黄色、有光泽；底面平蜂窝状，多呈黄白色或黄棕色。[断面]断面外圈骨质，灰白色或类白色。图 26-4、图 26-5。

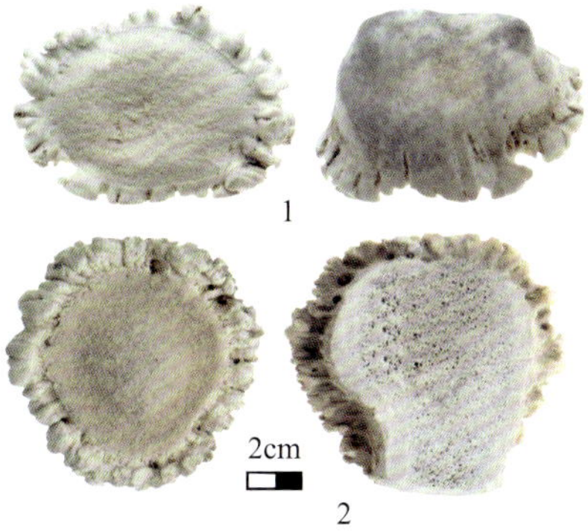

图 26-4　鹿角脱盘
（1.梅花鹿；2.马鹿）

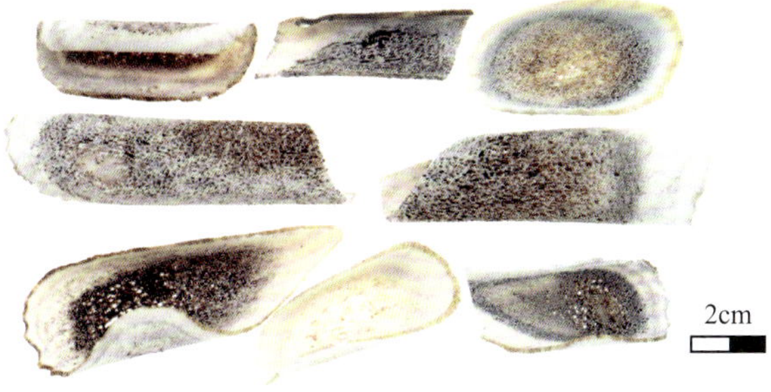

图 26-5　马鹿角饮片

【鉴别歌诀】　　三四分枝花鹿角　　黄棕灰棕灰白色
　　　　　　　　　四六分枝马鹿角　　灰褐或又灰黄色
　　　　　　　　　基部突出"珍珠盘"　中下部位有"骨钉"
　　　　　　　　　角尖平滑下纵棱　　断面常具蜂窝孔

【识别要点】鹿角是成年的角，其形态特征比较固定，主要从主枝的分枝程度、有无眉叉和坐地分叉以及分叉多少，结合断面蜂窝状的骨松质、表面骨钉等方面识别比较。

🌿 本草探源

【混乱品种】宋《本草衍义》记载"人今以麋角伪之，不可不察。"

🌿 品种动态

【品种概述】我国有 19 种鹿科动物，以及各种进口鹿角，国内各地称为"鹿角"的有 12 种鹿科动物，品种十分混乱，自 20 世纪 80 年代以来在商品中均有发现混淆或误用，尤其以饮片中掺假为常见。

目前，除正品马鹿角、梅花鹿角外；以水鹿角、驯鹿角冒充为多见。

【混伪品】（1）驯鹿角：为鹿科动物驯鹿 *Rangifer tarandus* Linnaeus 的骨化角。全世界有 17 个亚种，分布于欧亚大陆、北美，我国分布于黑龙江、内蒙古等地，国内已有饲养。药用记载于《中国药用动物志》。湖南地方标准以"老鹿角"收载。在中俄边境或国内部分地方，驯鹿的幼角充当鹿角销售较为常见。

（2）驼鹿角：为鹿科动物驼鹿 *Alces alces* Linnaeus 的骨化角。全世界有 8 个亚种，分布于北美，我国分布于黑龙江、内蒙古等地。湖南地方标准以"老鹿角"收载。

（3）水鹿角：为鹿科动物水鹿 *Cervus unicolor* Kerr 的骨化角。全世界有 10 个亚种，分布于东南亚各国，我国分布于西南、华南。习称春鹿角。

（4）狍鹿角：为鹿科动物狍 *Capreolus capreolus* Linnaeus 的骨化角。分布东北、西北地区。又称为小鹿角。

（5）白尾鹿角：为鹿科动物白尾鹿 *Odocoileus virginianus* 的骨化角。全世界有 38 个亚种，分布于北美、南美洲，美国等地种群数量过剩，属于无危保护级别。

（6）黑尾鹿角：为鹿科动物黑尾鹿 *Odocoileus hemionus* 的骨化角。分布于北美洲。

（7）麋鹿角：为鹿科动物麋鹿 *Elaphurus davidianus* 的骨化角。我国特有品种，江苏已有养殖基地。

（8）赤麂角：为鹿科动物赤麂 *Muntiacus muntjak*（Zimmermann）的骨化角。

（9）黄麂角：为鹿科动物黄麂 *Muntiacus reevesi*（Zimmermann）的骨化角。分布于我国西南、中南地区。又称小鹿角

（10）白唇鹿角：为鹿科动物白唇鹿 *Gervus albirostris* 的骨化角。青藏高原特有品种，分布于甘肃、青海、西藏、四川等地。

（11）坡鹿角：为鹿科动物坡鹿 *Cervus eldi* Thomas 的骨化角。全世界约有 3 个亚种，分布于南亚。我国分布于海南省，广东建立坡鹿自然保护区。

（12）豚鹿角：为鹿科动物豚鹿 *Cervus porcinus* 的骨化角。分布于南亚各国，我国在20世纪60年代后未见野生豚鹿，近年云南等地引进繁育。

🌱 图文辨析

【**性状鉴定**】（1）驯鹿角：呈扁条形，离眉杈不远处伸出第二杈，有坐地分枝，雄性成年角的眉杈有分枝，在第二杈以上一段距离前分成两杈或多数短枝，末端宽阔或呈铲状。表面灰白色或灰黄色，较平滑。图26-6、图26-7。

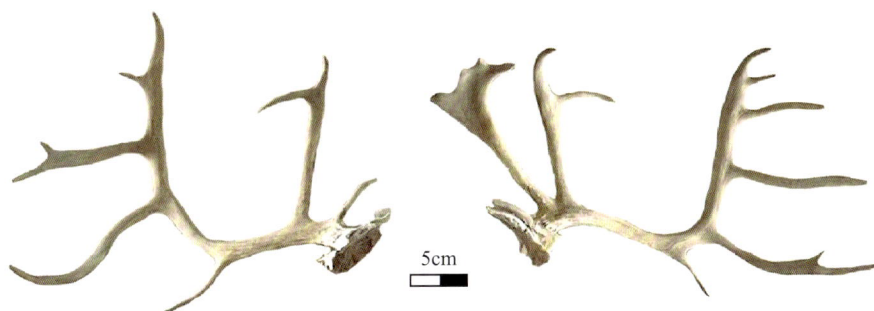

图26-6　驯鹿角（鹿场养殖品）

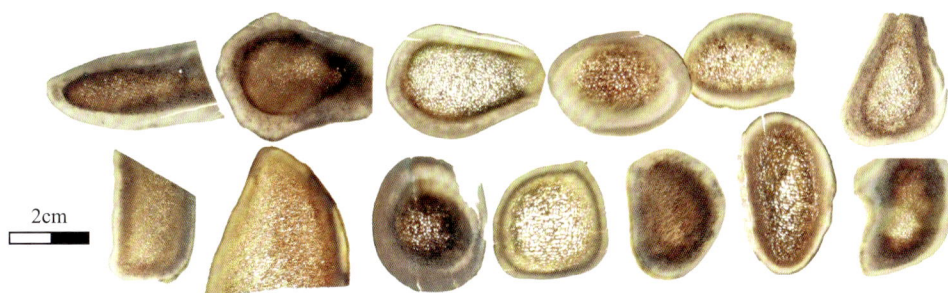

图26-7　驯鹿角片（鹿场养殖品）

（2）其他鹿角：驼鹿角（图26-8）、水鹿角（图26-9）、狍鹿角（图26-10）、白尾鹿角（图26-11）、黑尾鹿角（图26-12）和恬鹿角（图26-13）等15种鹿类动物整枝鹿角的性状鉴别特征见检索表。

表　鹿角及其混伪品性状检索表

　1. 角有分叉

　　2. 有眉叉

　　　3. 有坐地分叉

　　　　4. 坐地分叉上一般不再分叉

　　　　　5. 坐地分叉与主干几成直角，主干稍向后倾斜并略向内弯，第三叉与第二叉距离远，
　　　　　　主干末端复有分叉 ·· 马鹿角

　　　　　5. 坐地分叉与主干成锐角，第三叉与第四叉距离较远，从第三叉开始，分叉处显扁，
　　　　　　角尖向外白臀鹿角

　　　　4. 坐地分叉上一般有再分叉，并且眉叉上也多有分叉 ······························ 驯鹿角

3. 无坐地分叉

  6. 主干弧形伸展

   7. 眉叉与主干弯成虹，主干背部有小分叉，表面红棕色至暗棕色，表面有许多钉……坡鹿角

   7. 成年角眉叉有时分成两叉，主干伸展成宽掌状，上有 3 或 6 个弯形小尖，

    未成年角主干不分叉或仅二叉，眉叉无分叉 ……………………………………驼鹿角

  6. 主干较直立

   8. 除眉叉外主干不再分叉

    9. 角柄短，约 4cm，角冠长约 8cm，主干内侧有凹陷，角尖微向内弯，眉叉极短 小麂角

    9. 角柄长，约 11cm，角冠长约 9cm，主干略向侧扁，角尖向内向下弯转，眉叉稍长 赤麂角

   8. 除眉叉外，主干还有分叉

    10. 第二叉远离眉叉，几乎同向伸展

     11. 第三叉最长，主干在第三叉之上又分成两小叉 ………………………白唇鹿角

     11. 第三叉较第二叉短，主干一般不再分叉 ………………………………梅花鹿角

    10. 第二叉与眉叉几乎反向伸展

     12. 第二叉与主干约成 45° 角，苦瓜棱明显，骨钉密 ……………………水鹿角

     12. 第二叉与主干约成 90° 角，稍有浅纵纹 ………………………………豚鹿角

 2. 无眉叉

    13. 主干分前后两枝，前枝再分成二叉，后枝不再分叉 ……………………麋鹿角

    13. 主干分前后两枝，但前枝短而不分叉，后枝分两叉 ………………………狍角

1. 角无分叉

    14. 角短，仅数厘米，角尖微向后弯………………………………………毛冠鹿角

    14. 角长 5~12cm …………………………………………………………黑麂角

5cm

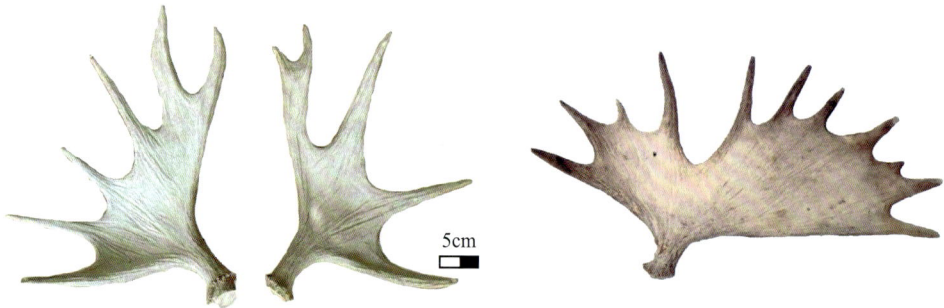

图 26-8 驼鹿角（鹿场养殖品）

2cm   2cm

图 26-9 水鹿角（鹿场养殖品） 图 26-10 狍鹿角（鹿场养殖品）

图 26-11　白尾鹿角（鹿场养殖品）

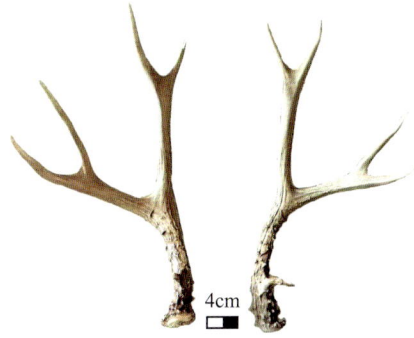

图 26-12　黑尾鹿角（鹿场养殖品）

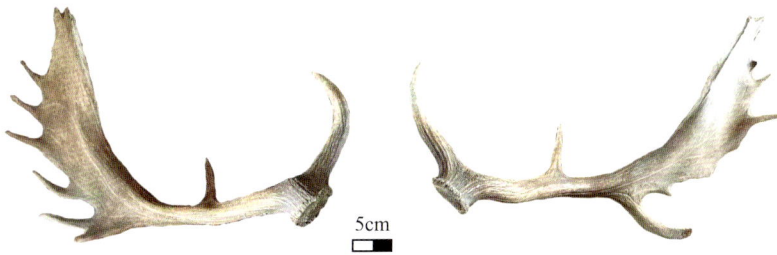

图 26-13　恬鹿角（鹿场养殖品）

【**市场速览**】市售鹿角品种混乱，来源复杂。其中一种呈类圆形、三角形或近长方形，多呈灰黄色，边缘骨化圈明显。疑似驯鹿角加工品。图 26-14。

图 26-14　市售鹿角片（2023 年，驯鹿角片）

27. 蜈蚣 SCOLOPENDRA

标准沿革

【来源】1963 年版《中国药典》收载为蜈蚣科动物少棘巨蜈蚣 *Scolopendra subspinipes* mutilans L.Koch。

【药用部位】1963 年版《中国药典》规定为"干燥体"。

【采收加工】1963 年版《中国药典》规定为"春、夏二季捕捉，将其用竹片绷直，晒干或炕干即得"。1977 年版《中国药典》修订为"春、夏二季捕捉，用竹片插入头尾，绷直，干燥"。

【性状】1963 年版《中国药典》收载蜈蚣后，1977 年版《中国药典》和1995 年版《中国药典》主要围绕增加动物分类特征对其性状进行了两次大幅度的修订，不再赘述。

商品质量

【商品规格】产地一般分为小条（12cm 以下）、中条（12~15cm）和大条（16cm 以上），也有更加细化的 10cm、11cm、12cm、13cm、14cm、15cm 和 16cm 以上等级划分。

【品质论述】药材以体长、头红、身黑绿色，头足全者为佳。

【产地】主产于湖北，浙江、湖南、江苏、安徽、河南和陕西等地亦产。

特征识别

【性状鉴定】[形状] 呈扁平长条形，全体共 22 个环节（包括头、身体）。[大小] 长 9~15cm，宽 0.5~1cm。[头部] 头板宽卵圆形，前端稍突出，两侧有触角 1 对；暗红色或红褐色。[躯干] 自第 4 背板至第 20 背板上常有两条纵沟线；躯干部第 1 背板与头板同色，其余 20 个背板为棕绿色或墨绿色，具光泽。腹部淡黄色或棕黄色，皱缩。[步足] 自第 2 节起，每节两侧有步足 1 对，呈弯钩形；呈污黄色或暗红色，或有黄白色。[质地] 质脆，断面有裂隙。[气味] 气微腥，有特殊刺鼻的臭气，味辛、微咸。图 27-1、图 27-2。

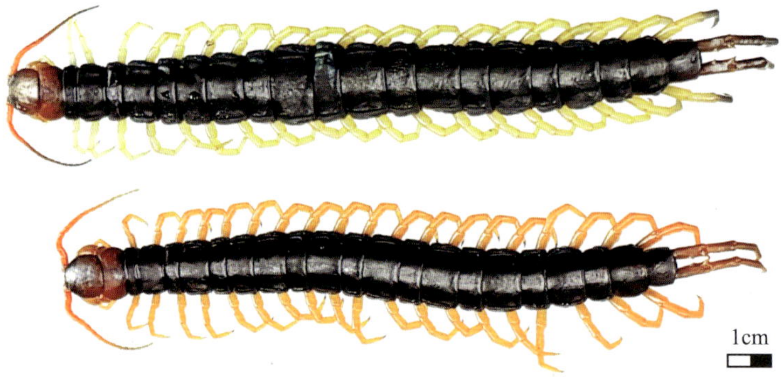

图 27-1　蜈蚣原动物（2023 年鲜品背面，为赤足与黄足）

图 27-2　蜈蚣原动物（2023 年鲜品腹面，为赤足与黄足）

【鉴别歌诀】　　　　扁平条形头红褐　二十二环节相连

背部墨绿有棱线　腹部棕黄足红褐

【识别要点】 应用蜈蚣属的触角、背板、步足及颜色动物分类特征识别，还可以与其混伪品区别。蜈蚣（少棘蜈蚣）主要特征如下。（1）尾足棘：第 21 步足（尾足）前股节腹面外侧有 2 棘，内侧有 1 棘，背面内侧有 1 棘，背面偶棘 2 小棘。（2）颜色：宋《本草衍义》记载蜈蚣的色泽"背光，黑绿色，足赤，腹黄"。头板及第 1 体节背板呈暗红色或红褐色，其他体节背板呈棕黑色或墨绿色；步足多为黄色。（3）跗刺：第 20 步足具跗刺。（4）触角：为 17~19 节。图 27-3、图 27-4。

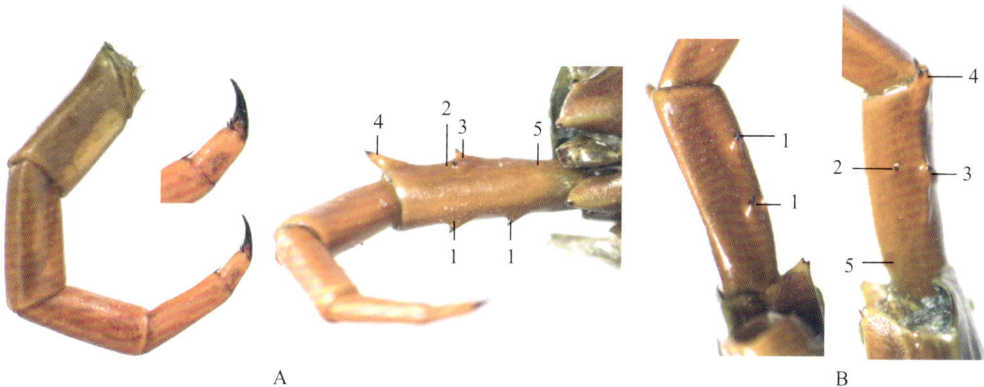

图 27-3　蜈蚣原动物主要特征（2023 年鲜品，A. 第 20 步足及放大；B. 第 21 步足）
（1. 腹面外侧有 2 棘；2. 腹面内侧有 1 棘；3. 背面内侧有 1 棘；4. 背面偶棘 2 小棘；5. 腹面 1 棘）

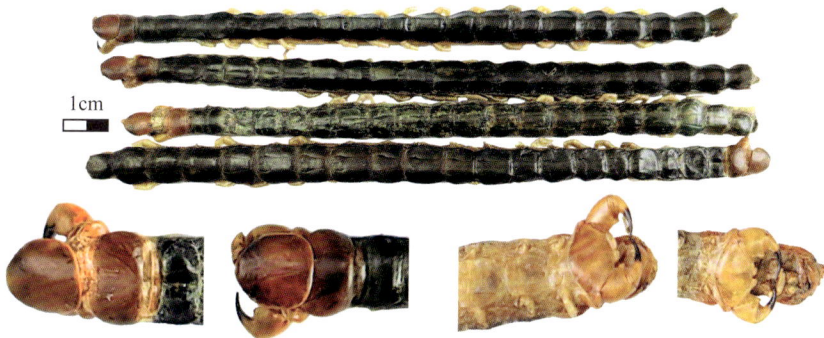

图 27-4　蜈蚣及局部放大（1986 年）

🌿 本草探源

【混乱品种】南北朝《雷公炮炙论》记载"凡使，勿用千足虫，真似，只是头上有白肉，面并嘴尖"。千足虫即圆马陆科马陆 *Spirobolus bungii*。

🌿 品种动态

【品种概述】我国蜈蚣科蜈蚣属（Scolopendra Linnaeus）动物 12 种，药用动物 7 种；在市场称为"蜈蚣"并有商品流通的约有 4 种。近年，从朝鲜、越南、缅甸等国外进口"蜈蚣"品种与我国蜈蚣不同，综合有关报道，国内市场约有 8 种动物称为"蜈蚣"，应予重视。

【混伪品】（1）多棘蜈蚣：为蜈蚣科动物多棘蜈蚣 *Scolopendra subspinipes* multidens 的干燥体。《中国药用动物志》收录，分布于广西、广东、云南和浙江等地，主产于广西，主要在西南市场流通，常冒充蜈蚣使用。

（2）墨江蜈蚣：为蜈蚣科动物墨江蜈蚣 *Scolopendra mojianjica* Zhang et Chi 的干燥体。云南地方标准收载。产于云南。

🌿 图文辨析

【性状鉴定】多棘蜈蚣：呈扁平长条形，长 13~25cm，宽 0.8~1.2cm。头部和第 1 体节背板呈红褐色、暗红色，体背部呈暗红色，两节之间呈棕褐色，略缢缩状，腹部黄棕色，足为棕红色。全体 22 节，第 20 步足无趾刺，最末步足前股节腹面外侧 2~3 棘，腹面内侧 2 棘，背面内侧 2 棘，背面角棘 3 小棘。触角为 18 节。有特殊刺鼻臭气，味辛、微咸。图 27-5、图 27-6。

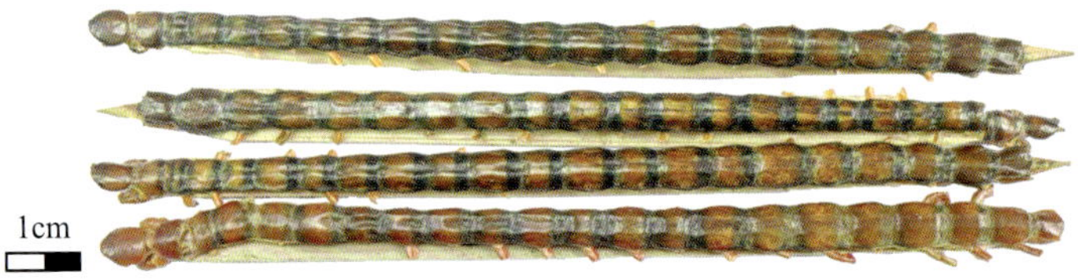

图 27-5 多棘蜈蚣（2023 年）

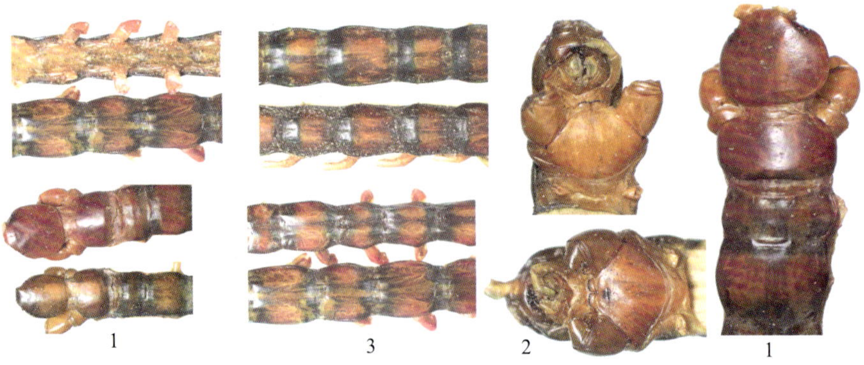

图 27-6 多棘蜈蚣（2023 年）

🌿 28. 蝉蜕 CICADAE PERIOSTRACUM

🌿 标准沿革

【来源】1963 年版《中国药典》收载为蝉科昆虫黑蚱 *Cryptotympana pustulata* Fabrieius。

【药用部位】1963 年版《中国药典》规定 "若虫羽化时脱落的皮壳"。

【采收加工】1963 年版《中国药典》规定 "夏、秋二季收集，除去泥土及杂质，晒干"。 1977 年版《中国药典》中加工方法修订为 "除去泥沙"。

【性状】1963 年版《中国药典》描述 "形似蝉"。1985 年版《中国药典》对形状修订为 "略呈椭圆形而弯曲"。其余药材特征各年版《中国药典》描述基本相同。

🌿 商品质量

【商品规格】产地采用未水洗与水洗两种规格（水洗次数越多，规格越高）。

【品质论述】药材以体轻、色黄发亮，完整者为佳。

【产地】主产于山东、河北、河南、江苏、甘肃和安徽等地。

【质量评价】2019 年全国蝉蜕中药饮片评价性检验，抽样 254 批，不合格率 41%，不合格项目主要增重引起的 "性状、总灰分"。

🌿 特征识别

【性状鉴定】[形状] 略呈椭圆形而弯曲；头部略窄于胸部，触角 1 对，8 节，多已断落，复眼突出；额部先端突出，口吻发达，上唇宽短，下唇伸长成管状；胸部背面呈十字形裂开，裂口向内卷曲，脊背两旁具小翅 2 对；腹面有足 3 对，腹部钝圆，共 9 节。尾部钝尖。[大小] 长 3~4cm，宽 1.5~2cm。[颜色] 黄棕色。[表面] 半透明，有光泽；被黄棕色细毛。[质地] 体轻，中空，易碎。[气味] 气微，味淡。图 28-1。

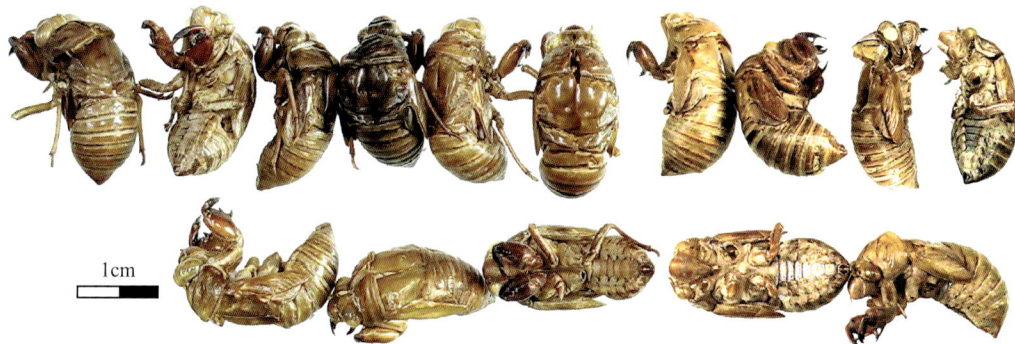

图 28-1 蝉蜕

【鉴别歌诀】 椭圆形状有光泽　全体黄棕半透明
触角1对复眼突　足3翅2常成对
全体九节腹部空　背部裂开十字形

【识别要点】各种"蝉蜕"原昆虫的形态特征差异明显，做为药材特征的差异较小，识别时应该综合判断，主要特征如下。（1）大小：蝉科昆虫个体差异较大，若虫羽化时脱落的皮壳也会存在差异，正品蝉蜕整体粗壮肥胖，长3~4cm，宽1.5~2cm，伪品山蝉、华南蚱蝉大小与之相近，体型略有不同。（2）环纹：腹部呈棕褐色与黑色相间双线环纹，伪品双或单线环纹。（3）腹部：露出部分呈长三角形，伪品呈多长条形。（4）裂口：背部呈十字形裂开（少有一字形裂开），裂口常向内卷曲，伪品多一字形裂开。（5）尾端：呈钝尖，无刺；伪品钝尖或刺尖。图28-2、图28-3。

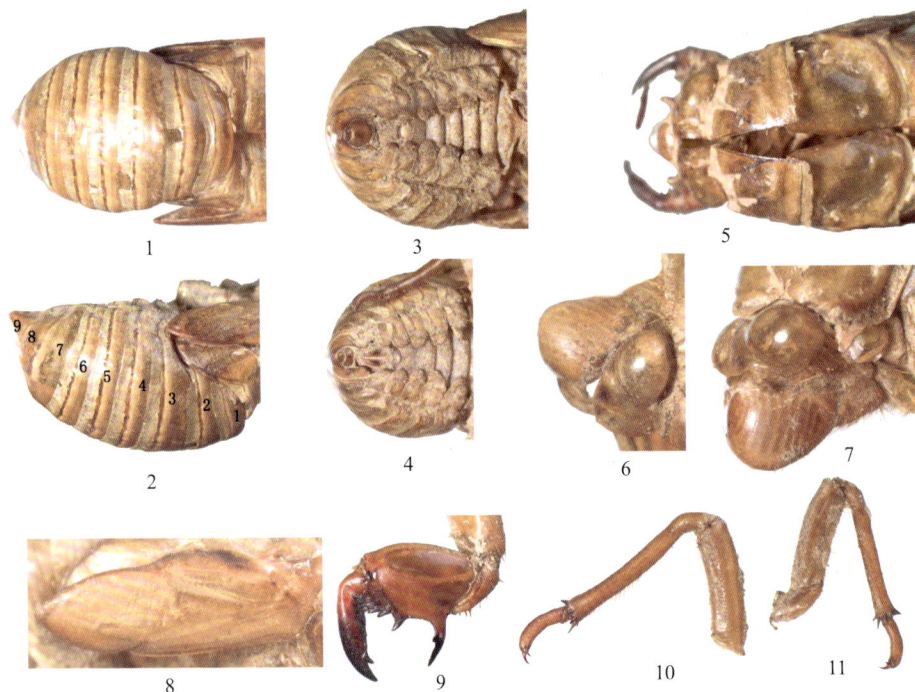

图28-2　蝉蜕特征图注
（1.双线环纹；2.腹部9节；3、4.尾端钝尖；5.十字裂开；6、7.复眼突出；8.外翅；
9、10、11.腹面有足3对）

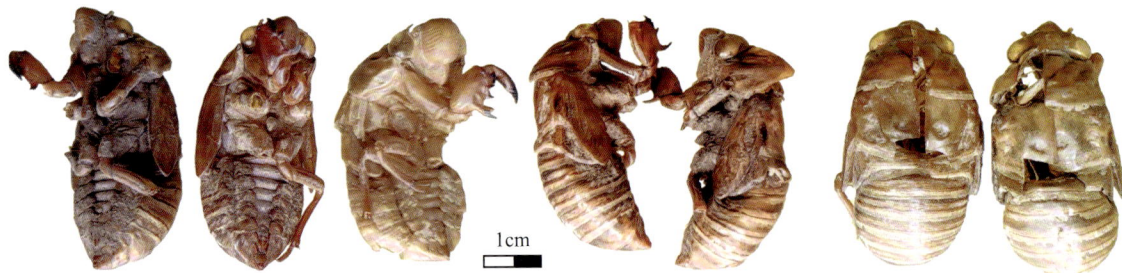

图28-3　蝉蜕（甘肃）

🌿 本草探源

【混乱品种】宋《图经本草》记载"蝉类甚多…，本草所谓蚱蝉，其实一种蝉类。虽众而为时用者，独此一种耳"。《本草纲目》记载多种蝉蜕的类似品种，认为"蚱蝉、蟾蜍、胡蝉"可入药用，而"娘蜍、茅蜍、嬉姑、寒蝉、哑蝉"并不入药。可见，自古蝉蜕不止一种来源。

🌿 品种动态

【品种概述】蝉科（Cicadidae）多种蝉类的若虫羽化时都会脱落皮壳，国内各地称为"蝉蜕"的有 9 属 14 种，商品来源比较复杂，除正品昆虫黑蚱外，商品中发现蟪蛄、山蝉等 10 种昆虫动物，这些"蝉蜕"亦为民间药，多见西南、华南地区市场流通。此外，采用黄泥土增重现象比较突出。

有关文献中记载蝉蜕的基原差异较大《中国药用动物志》(1977) 中收载的蝉蜕的基原有黑蚱蝉 *C. pustulata*、蟪蛄 *Platypleura kaempferi* Fabricius 和鸣蝉 *Oncotympana maculaticollis* Motsch；而《中国药用动物志》(2013) 修订为黑蚱 *C. pustulata*、黄蚱蝉 *C. mandarina* Distant 和鸣蝉 *O. maculaticollis*。《中国重要药用昆虫》中记载蝉蜕的基原有黑蚱蝉 *C. pustulata*、黄蚱蝉 *C. mandarina*、山蝉 *Cicada flammata* Distt 和鸣蝉 *O. maculaticolli*。

目前，主流商品蝉蜕来自正品蝉蜕；市场上混伪品较多。

【混伪品】（1）蟪蛄：为蝉科昆虫蟪蛄（褐斑蝉）*Platypleura kaempferi* Fahricius 的若虫羽化时脱落的皮壳。国内分布较广，商品量较大，产于浙江、江苏、河北、河南等地。个体明显小，又称为"小蝉衣"。

（2）山蝉：为蝉科昆虫山蝉 *Auritibicen flammatus* 的若虫羽化时脱落的皮壳。主产于浙江、安徽、四川等地，药用历史已久，常年外销出口。外表面亮棕黄色，故名"金蝉衣"。

（3）鸣蝉：为蝉科昆虫鸣蝉 *Oncotypana maculaticollis* 的若虫羽化时脱落的皮壳。分布东北、华北、华中等地，商品称"蝉蜕"流通。

🌿 图文辨析

【性状鉴定】（1）蟪蛄：呈腹背弯曲的椭圆形。长 1.5~1.7cm，宽 0.8~1.1cm。表面灰棕色，半透明或不透明，微有光泽。头部较小，触角 1 对 8 节，多以脱落，复眼突出。胸部背面呈"十"字形裂开，但裂口不向内卷曲，被黄棕色细毛。腹部扁圆，环纹单线，共 8 节。尾端无刺。图 28-4。

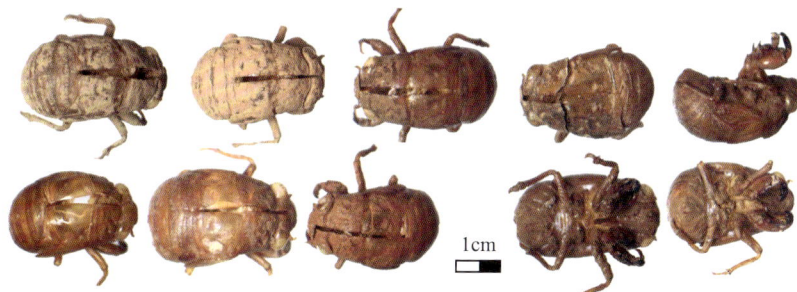

图 28-4 蟪蛄（表面黏附胶状物及泥土）

（2）山蝉：呈长椭圆形，体型较瘦。长 3.5~4.3cm，宽 1.5~2cm。表面棕黄色，半透明或不透明。额部稍窄，头部触角 1 对 7~8 节，多以脱落，复眼突出。胸部背面亦呈"十"字形裂开或是"1"字形，但裂口不向内卷曲。被黄棕色细毛。腹部扁圆，环纹单线，共 8 节。尾端有刺，长约 1mm。图 28-5、图 28-6。

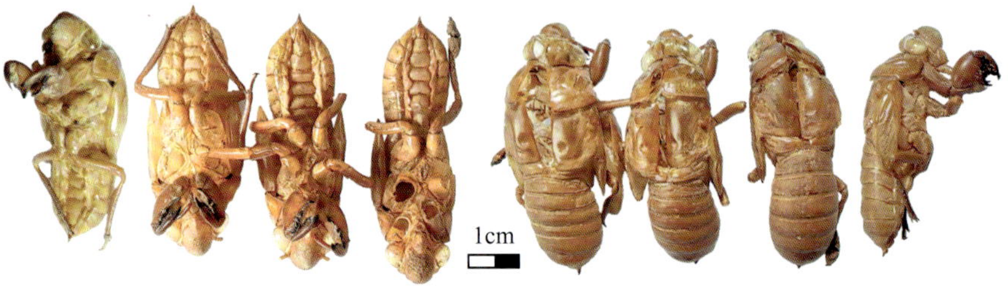

图 28-5　山蝉

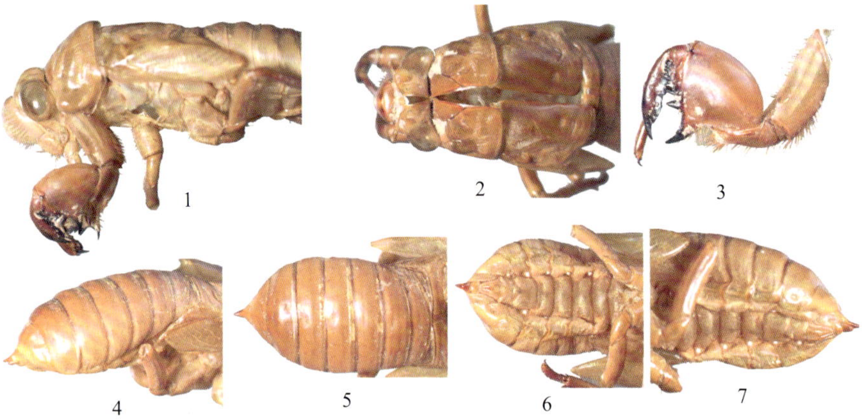

图 28-6　山蝉局部特征

（1. 侧面；2. 十字裂开；3. 腹面足；4、5. 腹部 9 节和单纹线；6、7. 尾端刺尖）

（3）鸣蝉：呈长椭圆形而弯曲，体型较胖。长 1.7~2.6cm，宽 1~1.3cm。表面浅黄棕色，半透明，具光泽。头部略窄于胸部。胸部背面呈十字形裂开，但裂口不向内卷曲。腹部扁圆，环纹单线，共 8 节。尾部略尖。图 28-7。

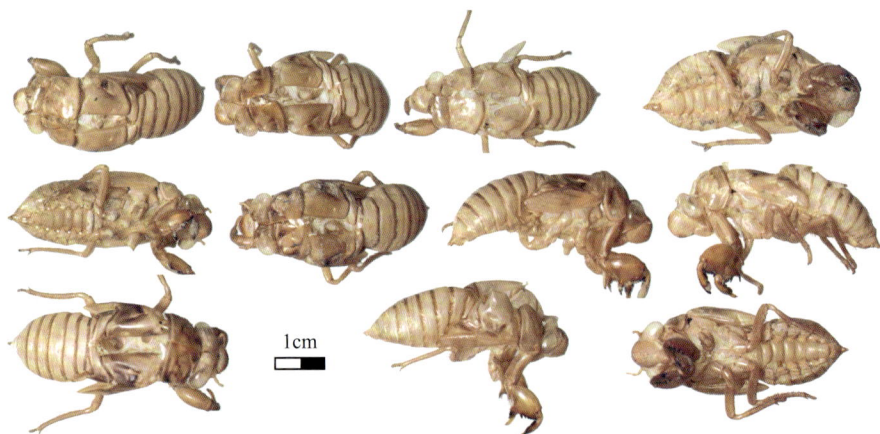

图 28-7　鸣蝉

【市场速览】市场常常发现以泥土、水泥等物质增重的蝉蜕，增加的重量超过蝉蜕自身的 2~7 倍，

图 28-8。市售提取过的蝉蜕，图 28-9。

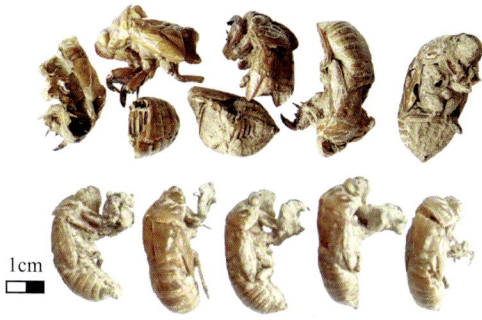

图 28-8　市售蝉蜕（2 批灌浆货，增重）　　　　图 28-9　市售蝉蜕（提取货）

在市场收集一种称为"朝鲜黑背蝉"，原动物不详。图 28-10。

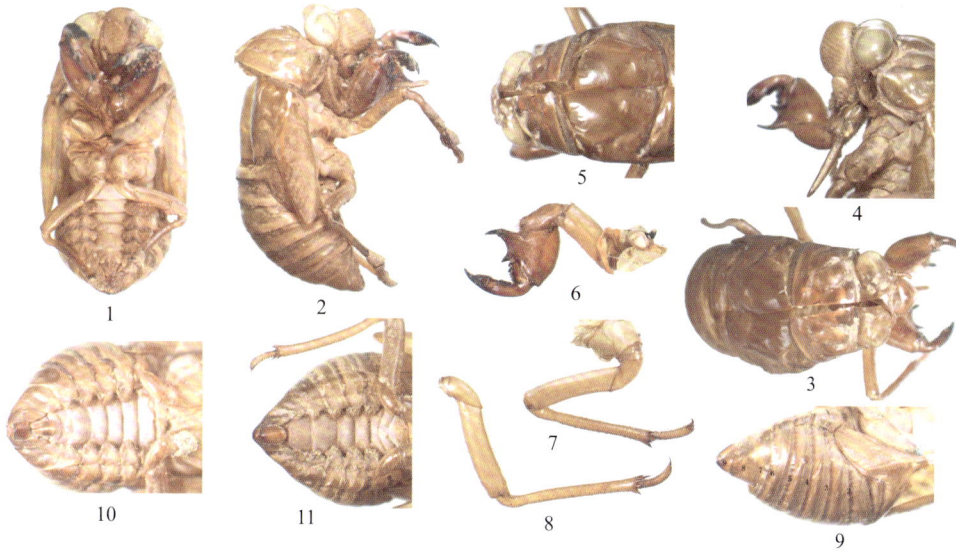

图 28-10　朝鲜黑背蝉局部特征

（1. 腹面；2. 侧面；3. 背面；4. 复眼；5. 十字裂开；6、7、8. 腹面足；9. 单纹线；10、11. 尾端钝尖）

🌿 29. 紫贝齿　CYPRAEAE CONCHA

🌿 标准沿革

【来源】1963 年版《中国药典》收载为宝贝科动物蛇首眼球贝 *Erosaria*（*Ravitrona*）*caputserpentis*（L.）、山猫宝贝 *Cypraea*（*Lyncina*）lynx（L.）或绶贝 *Mauritia arabica*（L.）。1977 年版《中国药典》收载为宝贝科动物阿拉伯绶贝 *Mauritia Arabica arabica*（L.）。1992 年版卫生部中药材标准（第一册）收载，阿拉伯绶贝的拉丁学名修订为阿文绶贝 *Mauritia arabica*（Linnaeus.）。

白贝齿收载于上海、天津和河北地方炮制规范。

【药用部位】1963 年版《中国药典》规定为"贝壳"。

【采收加工】1963 年版《中国药典》规定"5~6 月间捕捉，挖去贝肉，洗净既得"。

【性状】1963 年版《中国药典》对三种动物合并描述，规定"背部隆起，底部较平，中间有沟，向内凹入，边缘向内卷，并有锯齿，两端各有一个圆口。壳表面紫色、棕色，上有许多暗紫棕色与白色交错的斑纹或圆形小点，壳内蓝白色。"1977 年版《中国药典》对颜色、花纹，特别对形状特征进行大幅度修订，不再赘述。

🌿 商品质量

【品质论述】药材以壳厚、有光泽者为佳。

【产地】主产于广东、福建、海南、河北和台湾等地。

🌿 特征识别

【性状鉴定】［形状］呈长卵形或椭圆形，背部隆起，腹部较平，两端下部渐收缩，边缘稍厚，均凹入呈口状。［大小］长 3~6cm，宽 1.5~3cm，高约 2cm。［颜色］背部呈淡褐色、黄褐色、褐色、紫红色或灰蓝色，腹部黄白色、粉红色或淡青色；唇齿紫褐色；壳内蓝紫色。［表面］全为珐琅质，具光泽。［纹饰］背部密布纵横交错不连续的颜色条纹及星状纹，背部扩展部分散在紫褐色斑点；唇齿细密，各有 22~34 枚齿。［质地］硬而脆。［气味］气微，味淡。图 29-1、图 29-2。

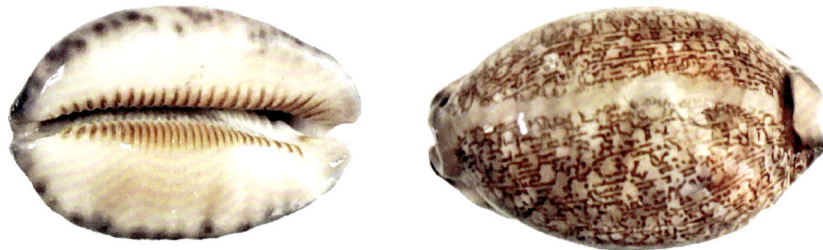

图 29-1　紫贝齿（阿文绶贝）

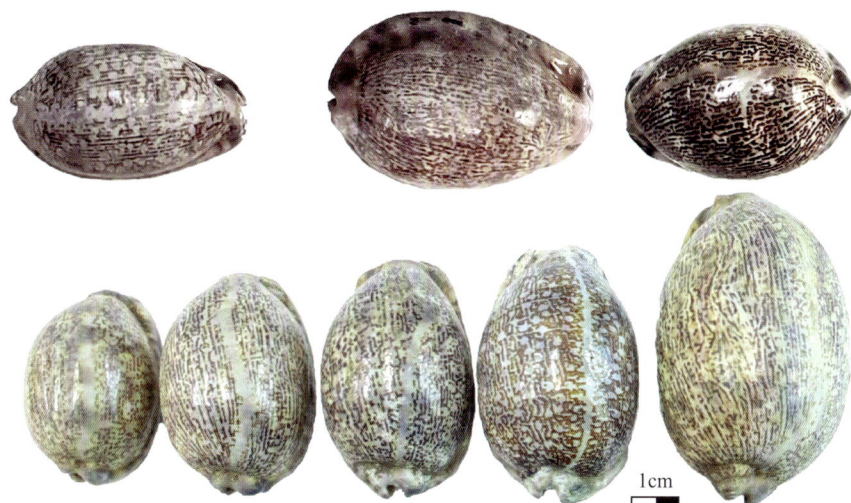

图 29-2　紫贝齿（阿文绶贝）

【鉴别歌诀】　　贝壳光亮长卵形　背部隆起呈花纹
　　　　　　　　腹部较平有色斑　唇齿细密紫褐色

【识别要点】 紫贝齿易于和同类贝壳区别。（1）形状：卵圆形或椭圆形，背部边缘明显扩展，两端下部渐收缩，边缘稍厚。（2）纹饰：背部具纵横交错不连续的暗棕色、紫褐色条纹或星状纹；腹部较平，有紫褐色斑点。（3）唇齿：细密，有 22~34 枚齿。

🌱 本草探源

【混乱品种】 贝子始载于《神农本草经》，列为下品；紫贝始载于唐《新修本草》，在古代并非一种来源。《雷公炮炙论》记载"凡使，勿用花虫壳，其味相似，只是用之无效"。清《本草求真》记账"但与贝子相类甚多，如砾赢之类皆能相混，分别用之"。

🌱 品种动态

【品种概述】 贝齿有白贝齿与紫贝齿之分，市场流通称为"贝齿"的共计 2 科 16 种动物的贝壳，药用以紫贝齿为主。紫贝齿的原动物主要有蛇首眼球贝 *Erosari caputserpentis*（Linnaeus.）、山猫眼宝贝 *Cypraea lynx*（Linnaeus.）、虎斑宝贝 *Cyoraea tigris* Linnaeus.、绶贝 *Mauritia mauritiana*（Linnaeus.）和黎斑眼球贝 *Erosaria miliaris*（Gmelin）。白贝齿的原动物有环纹货贝 *Monetaria annulus*（Linnaeus.）、货贝 *Monetaria moneta*（Linnaeus.）和拟枣贝 *Erronea erronea*（Linnaeus.）。

目前，商品紫贝齿以阿文绶贝 *Mauritia arabica*（Linnaeus.）为主；紫贝齿主要的混淆品是虎斑宝贝、蛇首眼球贝和山猫眼宝贝，白贝齿主要是环纹货贝。

🌱 图文辨析

【性状鉴定】（1）蛇首眼球贝：呈卵圆形。背部光滑有美丽光泽，呈黄褐色，有不同大小白色斑点，两端为紫褐色，腹面周缘呈灰青色。唇齿较粗而稀疏，各 14~17 枚齿，壳面呈乳白色，背部中部有一条宽褐色带。图 29-3。

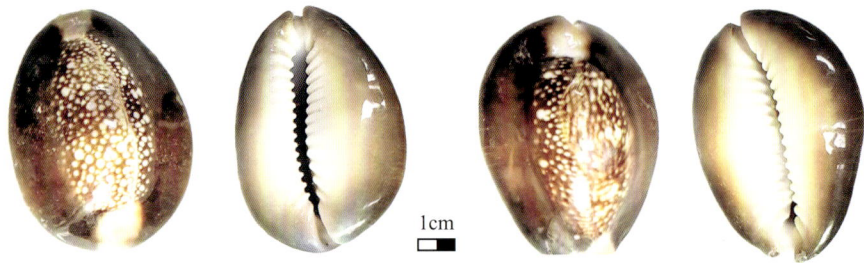

图 29-3　蛇首眼球贝

（2）虎斑宝贝：呈卵圆形。背部膨胀圆，无向外扩展的边缘，通常白色、淡黄色，散布大小不一黑褐色、灰蓝色圆形斑点，形似虎豹皮，壳口狭长，唇齿细密，各有 22~30 枚齿。图 29-4。

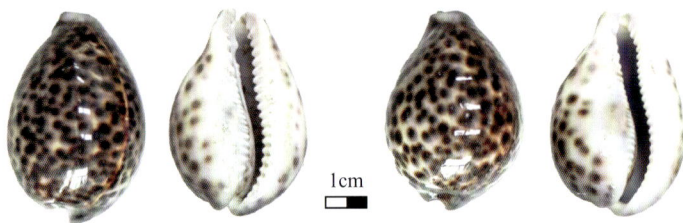

图 29-4　虎斑宝贝

（3）山猫眼宝贝：呈卵圆形。背部膨胀圆，无向外扩展的边缘，呈灰白色，上有不规则散布的深褐色或淡蓝色斑点，周缘及底部呈白色，有淡褐色斑。壳口狭长，唇齿细密，各有 26~29 枚齿。图 29-5。

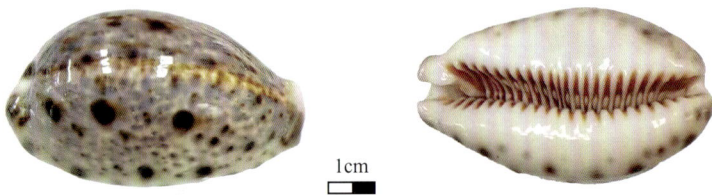

图 29-5　山猫眼宝贝

（4）蛇目鼹贝：呈宽圆柱形。背部浅红色，有四条宽大的深色的浅带，散落在大小不等的褐色圆环。腹部淡褐色，有两条暗色带横贯。壳口狭长，两唇很厚，向内卷，边缘具有 36~39 枚齿。图 29-6。

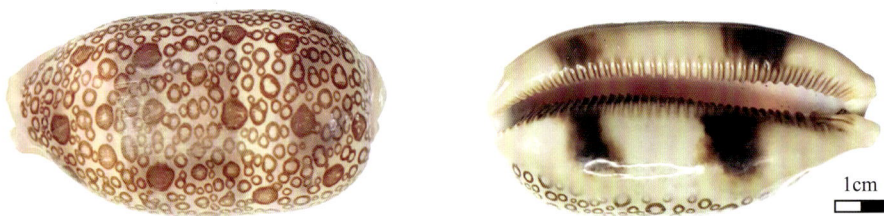

图 29-6　蛇目鼹贝

（5）伪品1：呈椭圆形。背部浅绿色、浅灰色，散在大小不等的褐色点，并散在有浅黄色小点，在两侧的基部基本呈红褐色。腹部呈红褐色，壳口狭长，两唇向内卷，唇缘厚，边缘具有15~18枚齿。图29-7。

图 29-7　伪品 1

（6）伪品2：呈椭圆形。背部污黄色、浅黄绿色，散在较密集的大小相近的黄色点。腹部淡黄色，有暗色斑。壳口狭长，两唇较薄向内卷，边缘具有15~18枚齿。图29-8。

图 29-8　伪品 2

（7）伪品3：呈长卵形。背部淡红色，由大小不等的褐色、灰褐色的点组成一椭圆形环，中央填充形状不定浅褐色点或色斑，常有三条暗色斑纹。腹部淡红色，壳口狭长，两唇很厚向内卷，边缘具有21~25枚齿。图29-9。

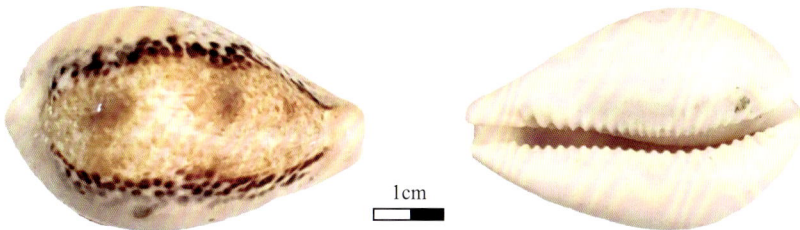

图 29-9　伪品 3

（8）伪品4：呈宽卵形。背部淡红色，具纵横交错不连续的浅棕色条纹，背中央有一条特大的分枝状的浅红色条纹，近腹部散在浅褐色斑。腹部浅红色，两唇很厚向内卷，边缘具有38~43枚齿。图29-10。

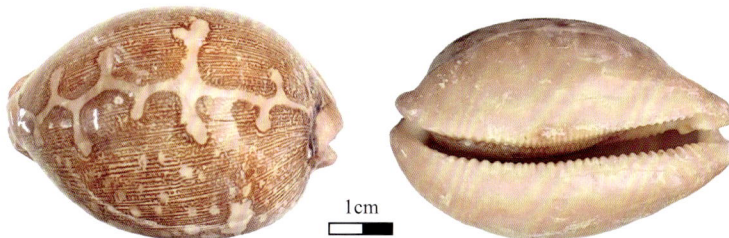

图 29-10　伪品 4

（9）卵黄宝贝：呈宽卵形。背部中央浅黄色，靠外侧的两边呈浅褐色，或整个背面浅褐色，散在大小不等的白色点，两侧有细密的线纹。腹部类白色，两唇很厚向内卷，边缘具有 27~31 枚齿。图 29-11。

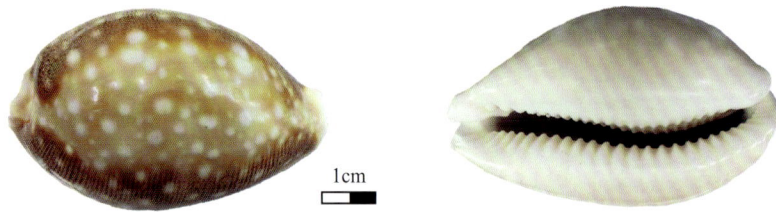

图 29-11　卵黄宝贝

（10）货贝：呈卵圆形，两端下部明显收缩，背部边缘扩展呈帽沿状，背部隆起，呈黄色、黄白色或稍带灰绿色，无斑点，有 2~3 条灰绿色横带，有的具不甚明显的橘黄色环纹，两侧边缘色较淡。底部白色或黄白色，壳口狭长，两唇齿白色，各有 12~14 枚。图 29-12。

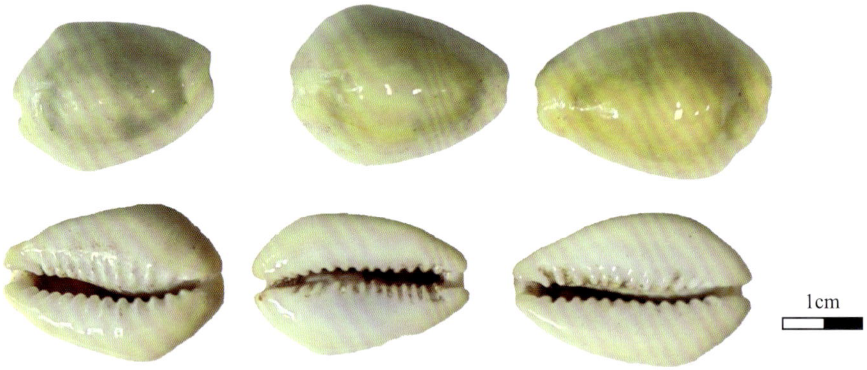

图 29-12　货贝

（10）环纹货贝：基本同货贝。背部无横带，有一橙黄色的环纹，环纹内常为淡灰蓝色或淡褐色。图 29-13。

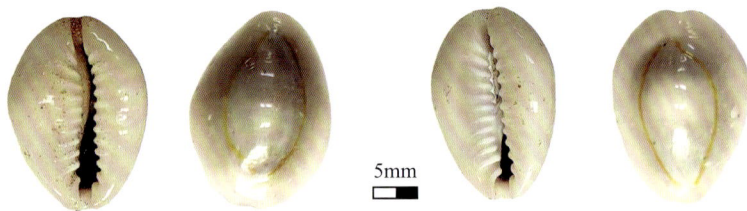

图 29-13　环纹货贝

30. 蕲蛇　AGKISTRODON

标准沿革

【来源】1963 年版《中国药典》以白花蛇（蕲蛇）收载，为蝮科动物五步蛇 *Agkistrodon acutus* Guenther。1977 年版《中国药典》中文名修订为蕲蛇，五步蛇拉丁学名修订为 *Agkistrodon acutus* （Güenther）。1985 年版《中国药典》修订为蝰科动物。

【药用部位】1963 年版《中国药典》规定为"干燥体"。

【采收加工】1963 年版《中国药典》规定为"多于夏季捕捉，剖开蛇腹，除去内脏，洗净，盘成圆盘状，用竹片撑开腹部，烘干既得，或不用竹片撑，烘干亦可"。 1977 年版《中国药典》增加秋季采收和修改了加工方法。

【性状】1963 年版《中国药典》描述主要特征，1995 年版《中国药典》增加"上腭有管状毒牙，中空尖锐。脊椎骨的棘突较高，呈刀片状上突，前后椎体下突基本同形，多为弯刀状，向后倾斜，尖端明显超过椎体后隆面"。其后各年版《中国药典》延续。

商品质量

【品质论述】清《本经逢原》记载"产蕲州者良，肋有方胜，尾上有指者真"。药材以头尾齐全、条大、花纹斑块明显，腹腔内洁净者为佳。

【产地】主产于江西、浙江、福建、湖南和广西等地。

特征识别

【性状鉴定】［头形状］卷呈圆盘状；头在中间稍向上，呈三角形而扁平，吻端向上，习称"翘鼻头"。［体形状］脊椎骨的棘突较高，呈刀片状上突，前后椎体下突基本同形，多为弯刀状，向后倾斜，尖端明显超过椎体后隆面。［尾形状］尾部骤细，末端有三角形深灰色的角质鳞片 1 枚。［大小］盘径 17~34cm，体长可达 2m。［背部］背部两侧各有黑褐色与浅棕色组成的"V"形斑纹 17~25 个，其"V"形的两上端在背中线上相接，习称"方胜纹"，有的左右不相接，呈交错排列。［腹部］腹部撑开或不撑开，灰白色，鳞片较大，有黑色类圆形的斑点，习称"连珠斑"；腹内壁黄白色。［气味］气腥，味微咸。图 30-1。

【鉴别歌诀】

三角头形翘鼻尖　背部两侧方胜纹

腹部可见连珠斑　尾部骤细佛指甲

【识别要点】蕲蛇具有"翘鼻尖、方胜纹、连珠斑和佛指甲"四个独特的形态特征，区别于其他混乱品种。此外，蕲蛇"头呈三角形而扁平、上唇鳞 7、头背具对称大鳞片、背鳞中段 21 行和脊椎显著突起"分类特征也是与混伪品的重要区别点。

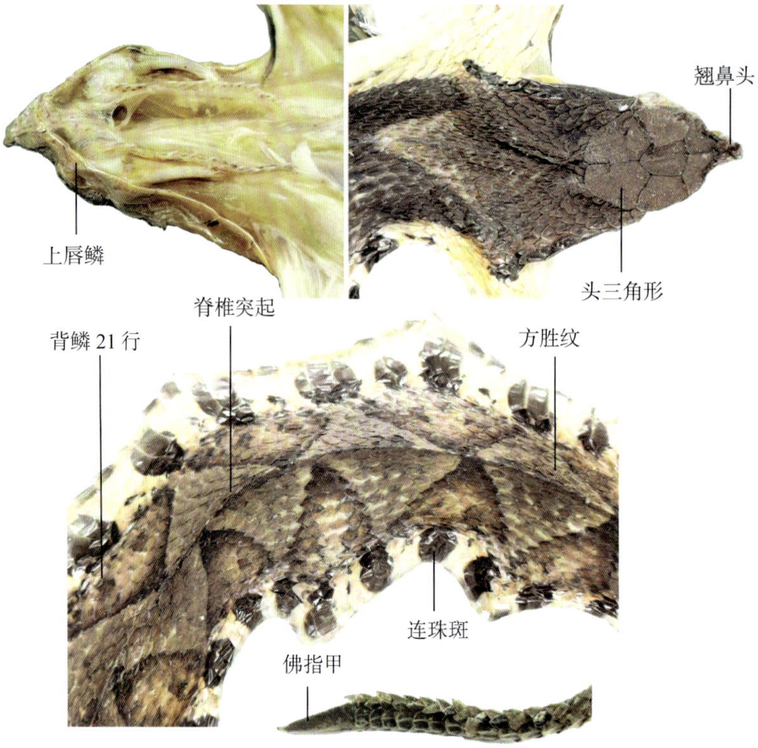

图 30-1　蕲蛇特征图注

品种动态

【**品种概述**】蕲蛇的本草原名"白花蛇"，历史上少见混乱品种。21世纪中后期以来，随着蕲蛇野生资源的枯竭，多种蛇类被发掘充当"蕲蛇、白花蛇"，现时各地称为"蕲蛇、白花蛇"的有3科12种动物，有蝰科动物蝰蛇 *Voperarusselli siamensis* Smith、中介腹 *Agkistrodon intermedius*（Strauch）、草原蝰蛇 *Vopera ursine* renardi（Christoph）、山烙铁头 *Ttimeresurus monticola* Guenther，游蛇科动物百花锦蛇 *Elaphe moellendorffi*（Borttger）、玉斑锦蛇 *Elaphe mandarin*（Cantor）、滑鼠蛇 *Ptyas mucosus*（Linnaeus）、颈棱蛇 *Macropisthodon rudis* Boulenger 和中国水蛇 *Enhydris chinensis*（Cray），眼镜蛇科动物眼镜蛇 *Naja naja*（Linnaeus）、银环蛇 *Bungarus multicinctus* Blyth、金环蛇 *Bungarus fasciatus*（Schneider）的蛇体冒充和掺假，均存在商品流通，以百花锦蛇为常见。

【**混伪品**】（1）百花锦蛇：为游蛇科动物百花锦蛇 *Elaphe moellendorffi*（Boettger）的干燥体。广西地方标准以白花蛇收载，广东、湖南等地亦以白花蛇药用。

（2）玉斑锦蛇：为游蛇科动物玉斑锦蛇 *Elaphe mandarina*（Cantor）的干燥体。分布于在中国的南部和中部。又名美女蛇、神皮花蛇。

（3）蝰蛇：为蝰科动物蝰蛇 *Voperarusselli siamensis* Smith 的干燥体。福建、广东、广西和台湾等地分布，我国南方常用于炮制蛇酒。

（4）圆斑蝰蛇：为蝰科动物圆斑蝰蛇 *Daboia russelii siamensis* 的干燥体。分布于广西、广东、福建和台湾等地。又名金钱豹、百步金钱豹、金钱斑。

【**伪造品**】市场经常发现做假的蕲蛇。一是填充增重，在蕲蛇新鲜时，在脊椎两侧黏上其他杂蛇肉、淀粉类、水泥、铁物类或其他矿物质增加重量。二是剥皮换身，将蕲蛇的外皮及头部剥离后，包裹在其他蛇体上来冒充，主要来自餐饮蕲蛇的回收伪造。三是废品回收，曾有报道，将泡过酒的蕲蛇经特殊处理后，以废品充当正品出售。

🌱 图文辨析

【**性状鉴定**】（1）玉斑锦蛇：头略呈三角形，背部黄色，有典型的黑色倒"V"字形套叠斑纹。背面紫灰、灰褐色或浅棕黄色，正背有一行约等距排列的黑色大菱斑，菱斑中心黄色；腹面灰白色，散有长短不一、交互排列的黑斑；尾长约为全长的1/5。图30-2。

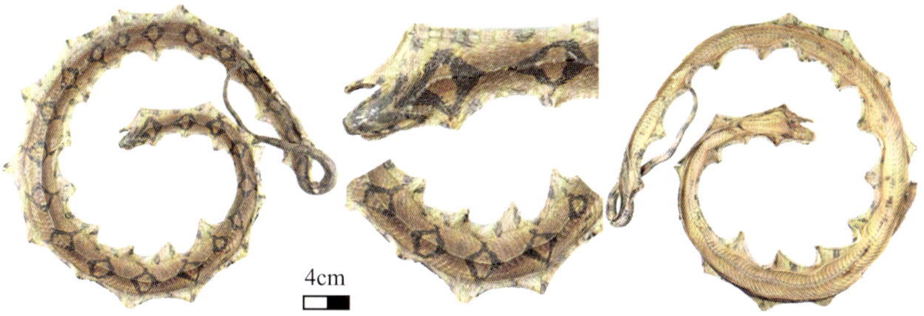

图 30-2　玉斑锦蛇

（2）蝮蛇：头略呈三角形，与颈部区分明显。体粗壮而尾短，鼻孔大，位于头背侧。体背呈棕灰色，有3纵行呈紫黑色或深棕色大圆斑，最外侧有不规则的黑褐色斑纹；腹部为灰白色，散有粗大的深棕色斑。图30-3。

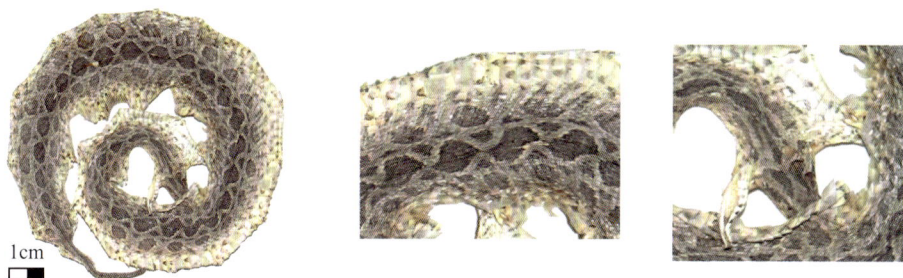

图 30-3　蝮蛇

（3）圆斑魁蛇：头略呈三角形。头背面为起棱的小鳞片，吻端钝圆，吻棱明显，吻鳞与鼻鳞之间的吻鼻鳞呈半圆形。背面棕褐色，有3行圆斑，中央一行圆斑比较大，前后两个圆斑之间有1对近三角形的黑斑，圆斑中央色较浅，边缘为深褐色或紫褐色；背鳞27~33行。图30-4。

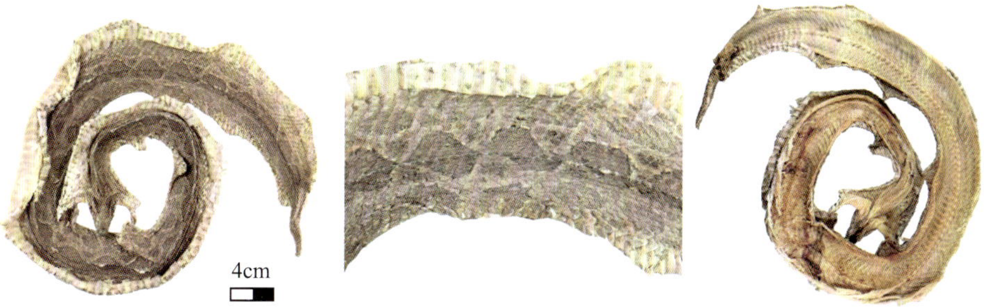

图 30-4　圆斑魁蛇

🌿 31. 鳖甲 TRIONYCIS CARAPAX

🌿 标准沿革

【来源】1963 年版《中国药典》收载为鳖科动物鳖 *Trionyx sinensis* Wiegmann。

【药用部位】1963 年版《中国药典》规定为"背甲"。

【采收加工】1963 年版《中国药典》规定为"全年均可捕捉，砍去鳖头，将鳖身置沸水煮 1~2 小时，至背甲上的硬皮能剥落时，取出，刮净残肉，晒干既得"。1977 年版《中国药典》修订为"全年均可捕捉，以秋、冬二季为多，捕捉后杀死，置沸水中烫至背甲上的硬皮能剥落时，取出，剥取背甲，除去残肉，晒干"。

【性状】1963 年版《中国药典》主要描述为"背面布满皱纹。中央有一条纵直线，上有节状缝线，左右各有八条明显横向的锯齿状的衔接缝，左右边缘可见由八对白色牙齿状突起。中央有突起的一条脊椎骨，两侧各有八条肋骨，头骨向内卷曲"。1977 年版《中国药典》将上述修订为"细网状皱纹。中央有一条纵棱，两侧各有左右对称的横凹纹 8 条，外皮脱落后可见锯齿状的嵌接缝。中央有突起的脊椎骨，颈骨向内卷曲，两侧各有肋骨 8 条，伸出边缘"。

🌿 商品质量

【商品规格】产地分为统货与选货（特级、一级或二级），也有按年限划分规格或加工方法划分（血鳖甲、煮鳖甲）。

【品质论述】南北朝《本草经集注》记载"生取甲，剔去肉为好，不用煮脱者"，古人特别重视加工方法对质量的影响。《雷公炮炙论》记载"凡使，要绿色、九肋、多裙、重七两者为上"，五代《蜀本草》亦有相同记载，传统认为鳖甲以个大、甲厚者为佳。宋《本草图经》记载"鳖，其甲有九肋者为胜"，提出另一质量解释。《药材资料汇编》（1959 年）记载"原货不分等级，以大甲、无裙边黏着者为优，活杀取甲者更佳。以身干，只大，甲厚，无残肉者为佳"，为现代鳖甲的品质要求。

现时药材以个大、甲厚、完整者为佳。

【产地】主产于湖北、湖南、安徽、江苏和四川等地。湖北、湖南、江西等地人工养殖鳖为主要的商品来源。

🌿 特征识别

【性状鉴定】[形状] 呈椭圆形；背面隆起，颈板 1 块，椎板微隆起，两侧各有左右对称的肋板 8 块；内面颈骨向内卷曲，脊椎骨突起，两侧各有肋骨 8 条，多不伸出边缘；残留肉组织或血迹。[大小] 长 10~15cm，宽 9~14cm。[颜色] 背面黑褐色或墨绿色；内面黄白色。[纹饰] 外表面略有光泽，具不规则、大小不均的蠕虫状或洞穴状的雕纹，或有灰黄色或灰白色斑点。[质地] 质较重，不易敲碎。[气味] 气微腥，味淡。图 31-1。

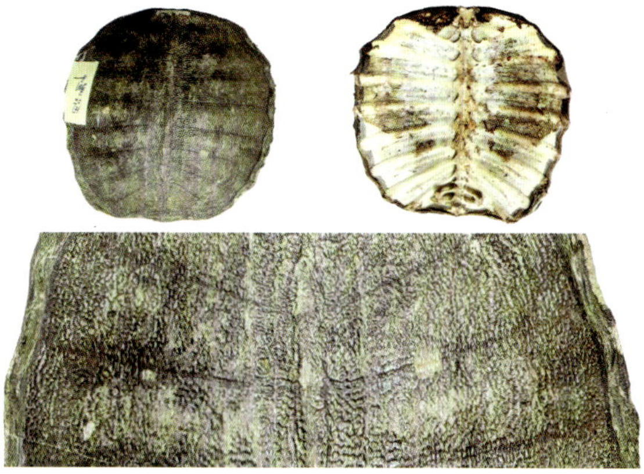

图 31-1 鳖甲背面、腹面及背面放大

【鉴别歌诀】　　　　　边缘枯肉椭圆形　长宽相近背隆起
　　　　　　　　　　　　　雕纹细密黑褐色　肋骨 8 条不出边

【识别要点】（1）骨骼：背面颈板 1 块，椎板 7~8 块，两侧各有肋板 8 块，其中第一肋板为 1 块；无缘板，第七、第八肋板或仅第八肋板于背脊部彼此相连；内面颈骨 1 块，呈翼状，椎骨 7~8 块，肋骨 8 对分列于椎骨两侧，不伸出或伸出肋板边缘。（2）纹饰：外表面密布不规则的蠕虫状或洞穴状雕纹。（3）残留物：肋板边缘残留肌肉或甲壳可见血迹（为血鳖甲，食用后的煮鳖甲无此特征）。图 31-2、图 31-3。

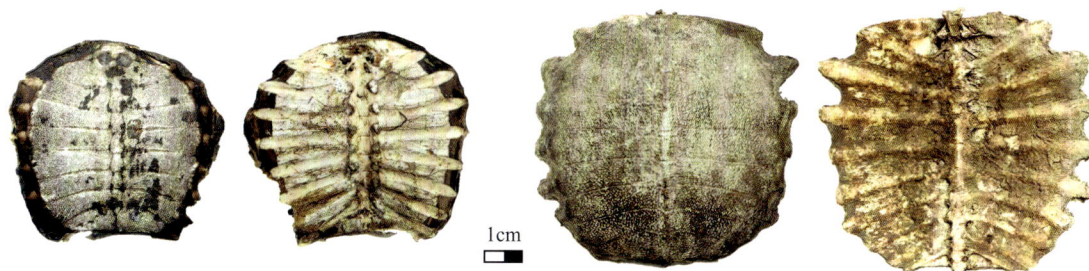

图 31-2 鳖甲

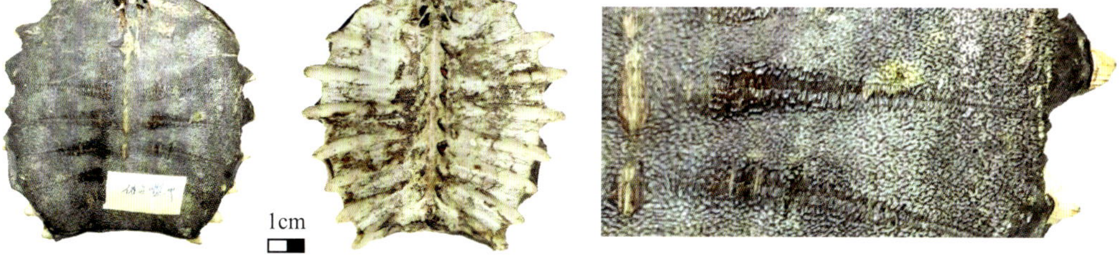

图 31-3 鳖甲及背面放大

🌱 品种动态

【品种概述】历史上，鳖甲鲜见混乱品种，20 世纪 80 年代以来，随着市场需求的增加以及大量进口，不少鳖甲的同类品种被发掘利用，国内各地称为"鳖甲"的有 2 科 8 种动物。

目前，人工养殖鳖成为商品鳖甲的主要来源，市场少有混乱品种。

【混伪品】（1）山瑞鳖甲：为鳖科动物山瑞鳖 *Trionyx steindachneri* Siebrnrock 的背甲。《中国药用动物志》收载。分布于海南、广东、广西、贵州和云南等地。

（2）缘板鳖甲：为鳖科动物印度缘板鳖 *Lissemys punctata punctata*（Schoepff）或缅甸缘板鳖 *Lissemys scutata*（Schoepff）的背甲。分布于印度或缅甸等地。

（3）佛罗里达鳖甲：为鳖科动物佛罗里达鳖 *Apalone ferox* 的背甲。分布于美国；我国南方不少地区人工养殖。

（4）鼋甲：为鳖科动物鼋 *Pelochelys bibroni*（Owen）的背甲。又名绿团鱼、癞头鼋。宋《图经本草》记载药用。分布于江苏、浙江、安徽、福建、广东和广西等地。

🌱 图文辨析

【性状鉴定】（1）山瑞鳖甲：呈椭圆形。长 7~30cm，宽 5~21cm。外表面呈黑褐色，背部中央有一条纵向的凹沟；有不规则、大小不均的蠕虫状或洞穴状的雕纹；颈板呈拱形突起，第一对肋板间具1块椎板；无缘板。内表面呈污黄色；肋骨 8 块。图 31-4。

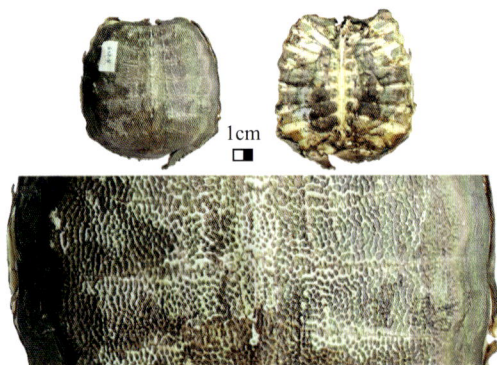

图 31-4　山瑞鳖甲（山瑞鳖甲及背面放大）

（2）缘板鳖甲：呈椭圆形或卵圆形，上端较宽，下端较窄。长 9~26cm，宽 5~18cm。背面呈棕褐色、棕绿色，背部中央圆弧状隆起；有不规则、大小不均、散在的疣状突起。内面呈污黄色；肋骨 8 块。完整者有前、后缘板。图 31-5。

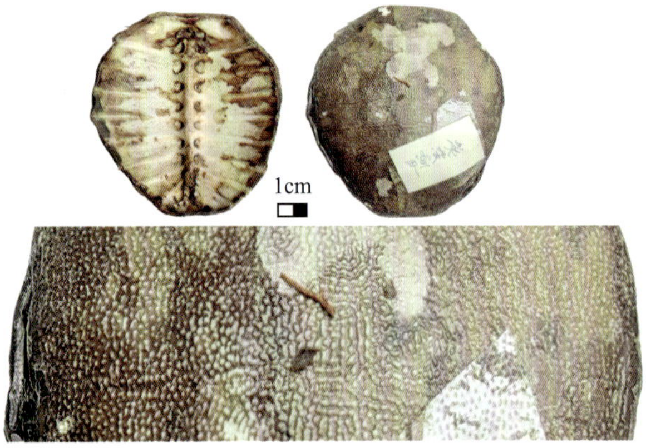

图 31-5　缘板鳖甲（缘板鳖甲及背面放大）

（3）佛罗里达鳖甲：呈椭圆形。外表面呈棕褐色、灰褐色，有不规则、大小不均的类圆形穴状雕纹，椎板和肋板中缝与间缝线明显。内表面呈污黄色；肋骨7（8）块，长度约占背甲的1/2，显著突出肋板边缘。气微腥。图31-6。

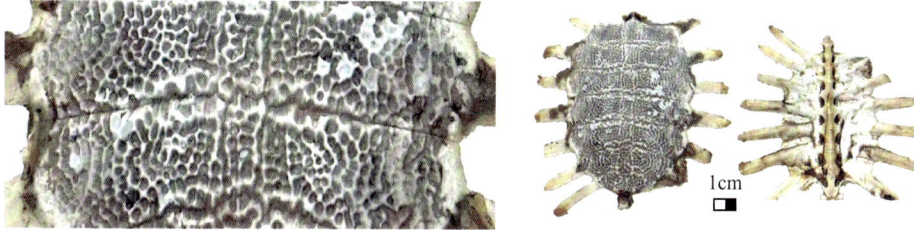

图 31-6　佛罗里达鳖甲背面放大

【**市场速览**】市场大量流通非传统加工的鳖甲（煮鳖甲）。骨骼色泽泛白色，边缘没有残留肌肉组织或甲壳没有血迹。质较轻，易敲碎。图31-7。

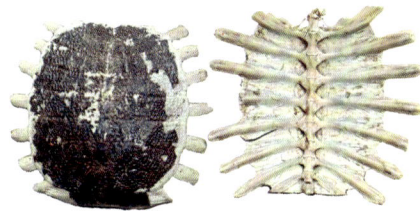

图 31-7　市售鳖甲（煮鳖甲，又称烫甲）　　　图 31-8　市售鳖甲（伪品）

市售伪品鳖甲，图31-9。

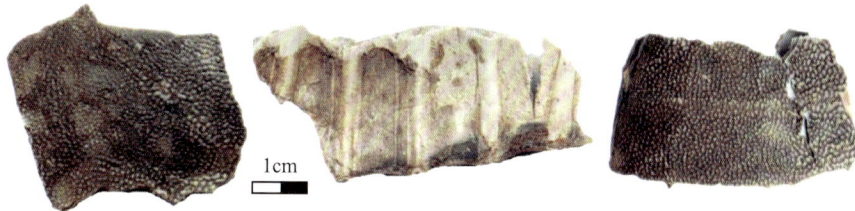

图 31-9　市售鳖甲（为缘板鳖甲）

32. 麝香 MOSCHUS

标准沿革

【来源】1963 年版《中国药典》收载为鹿科动物麝 *Moschus moschiferus* Linnaeus。1977 年版《中国药典》增加了林麝 *Moschus berezovskii* Flerov 和马麝 *Moschus sifanicus* Przewalski，麝的中文名修订为原麝 *Moschus moschiferus* Linnaeus。

【药用部位】1963 年版《中国药典》规定为"成熟雄体香囊中的干燥分泌物"。

【采收加工】1963 年版《中国药典》规定为"多在冬、春二季猎取，猎获后，立即割取香囊，去掉多余的皮肉，阴干。或由囊孔放入纸捻吸去水分，悬置阴凉通风处晾干，再修边剪毛即成"。1977 年版《中国药典》修订了野麝香采收加工，为"野麝多在冬季至次春猎取，猎获后，割取香囊，阴干，习称'毛壳麝香'；剖开香囊，除去囊壳，习称'麝香仁'"。增加了人工养殖麝香采收，为"家麝直接从其香囊中取出麝香仁，阴干或用干燥器密闭干燥"。

【性状】1963 年版《中国药典》按整麝香和毛麝香描述，整麝香"呈球形、椭圆形或扁圆形。……内层皮膜呈棕红色，习称'里衣子'。"1977 年版《中国药典》按毛壳麝香和麝香仁描述，前者形状修订为"扁圆形或类椭圆形的囊状体"，删除"习称'里衣子'"的称谓。1977 年版《中国药典》的麝香仁分别以野生和饲养进行描述，并删除了 1963 年版《中国药典》毛麝香中的水试、火试的经验鉴别。

商品质量

【商品规格】历史上麝香商品规格较为复杂。（1）按产地：分为西麝香（产于甘肃、青海、陕西、西藏）、川麝香（产于四川、贵州及云南）和口麝香（产于内蒙古、东北兴安岭等地）。（2）按采收部位：分为毛货和净货两种，毛货按外皮又分为蛋皮麝香（外仅一层薄银皮）、柿蒂麝香（外有一层后银皮）和毛壳麝香（银皮之外有坚硬的毛壳）；净货又分为粒香（又称当门子香，油黑而光亮，品质佳）、元寸香（为加工后去皮去毛之净货，粉末状）、油香（为油质泥状物，气浓烈）和硬结香（多呈一块或数个团块，质地坚实）。（3）按采集时间：分泥香（为夏春货，含水较多，色深）、末香（为秋冬货，含水较少，色淡），或存放较久的称为脱油香。（4）按年龄：老龄或体强的雄麝多产豆香（颗粒状），质优量多，或产粉末状面香或称花香，质量稍次于豆香，全部呈褐色；年幼雄麝多产"水香"，呈糜乳状或"面香"，质量较差。（5）按自然方式：过去尚有遗香（为麝自行遗出）、死香（为麝老死或天敌食后遗留者）。

【品质论述】麝香《神农本草经》中列为上品，历代医药学家把麝香视为药中珍品。南北朝《名医别录》有"春分取之，生者益良"记载，以采收季节评价质量。《本草经集注》以"烧当门沸良久即好。"宋《图经本草》收录三种不同的取香途径，从其取得方式分别为生香、脐香和心结香，并以生香为上。明《本草纲目》对不同产地质量评价时称"麝出西北者香结实，生东南者谓之土麝，亦可用，而力次之"。古人从品种、产地和采收等多方面评价麝香质量。

现时商品中净货以当门子多、色紫黑、油黑光亮、香气浓烈者为佳；毛货以饱满、皮薄、捏之有弹性、香气浓烈者为佳。

【产地】主产于西藏、甘肃、青海、四川和陕西等地。商品来自野生和人工养殖。甘肃养殖马麝、陕西和四川养殖的林麝，成为商品主要来源。图32-1。

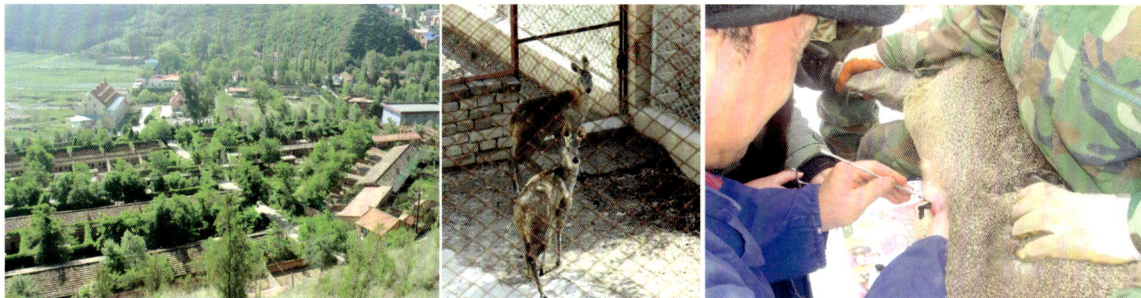

图32-1　人工养殖马麝
（甘肃，1.养殖场外景；2.马麝；3.人工取麝香）

🌱 特征识别

【性状鉴定】（1）毛壳麝香：〔形状〕呈扁圆形或类椭圆形的囊状体，开口面皮革质，中间有1小囊孔。〔大小〕直径3~7cm，厚2~4cm。〔颜色〕开口面棕褐色；另一面为棕褐色略带紫色的皮膜。〔纹饰〕开口面密生白色或灰棕色短毛；皮膜微皱缩。〔质地〕略有弹性。〔断面〕剖开后内层皮膜，内含颗粒状、粉末状的麝香仁，少量细毛及脱落的内层皮膜（习称"银皮"）。〔气味〕气香浓烈而特异，味微辣、微苦带咸。图32-2。

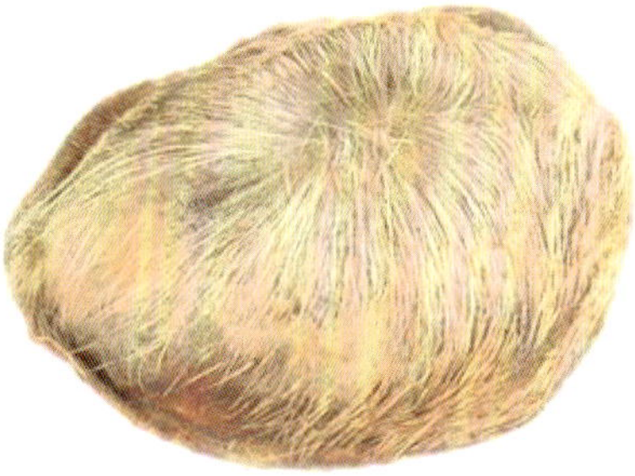

图32-2　毛壳麝香

（2）麝香仁：①野生者：粉末状者表面呈棕褐色或黄棕色；呈不规则圆球形或颗粒状者习称"当门子"，表面呈紫黑色，断面深棕色或黄棕色。质软，油润，疏松，油润光亮。并有少量脱落的内层皮膜和细毛。气香浓烈而特异，味微辣、微苦带咸。图32-3至图32-5。

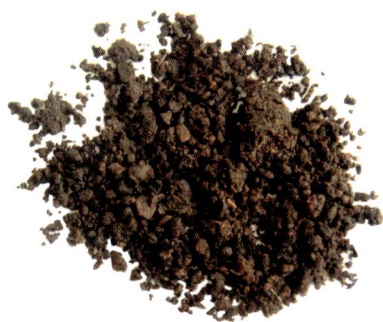

图32-3　野麝香仁

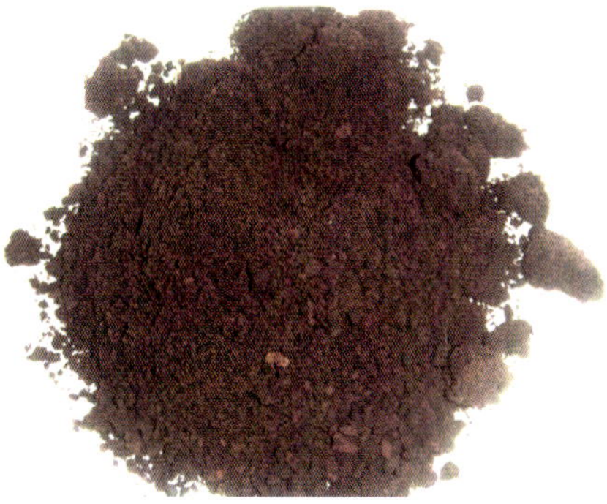

图32-4　人工麝香仁（甘肃）

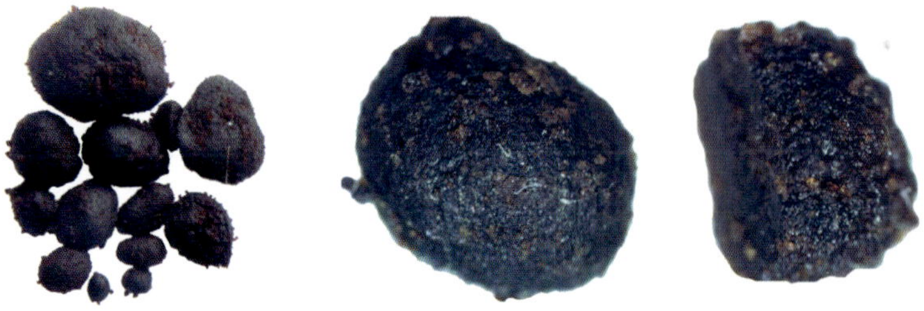

图 32-5　麝香仁（当门子）放大
（1. 解剖镜；2. 显微镜）

②饲养者：呈颗粒状、短条形或不规则的团块。表面紫黑色或深棕色，显油性，微有光泽，并有少量毛和脱落的内层皮膜。图 32-4。

【鉴别歌诀】

毛壳麝香	扁圆形状有弹性	短毛白色灰棕色
	皮膜棕褐略带紫	内含颗粒粉末状
野生麝香仁	粉末棕褐黄棕色	"当门子"呈紫黑色
	质软油润显光亮	香气浓烈而特异
养殖麝香仁	颗粒团块短条形	表面紫黑深棕色

【识别要点】麝香为名贵中药材，自古就有伪品和掺假存在，古人对其真伪鉴别尤为重视，总结和形成一套简便实用的经验鉴别方法，作者在实际检验中多有应用，经验方法的选择因人而异，有些并不具备专属性，仅供参考。

（1）手捏：用手捏毛壳麝香，松软而有弹力，松手有回手感，若不恢复原状者或手感有异样时，可能有掺杂；麝香仁搓之成团，轻柔即散，不黏手，搓之结块成片则有掺假。

（2）眼看：毛壳麝香的囊孔被破坏者可能掺假；麝香仁颗粒不规则、不自然、干枯、无油润光泽者则有掺假；麝香仁呈褐黄色有光泽、当门子多者为优，颜色暗黑，质硬为次。

（3）鼻闻：有一种特异的香气，其香芳烈，经久不散；有经验的老药工还总结了麝香具有"三香一致"特征，就是远、近和多次鼻闻，香味一致。

（4）口尝：取少许口尝先苦后甜，刺舌，并有一种清凉之感直达舌根。

（5）火烧法：张介宾《景岳全书》中记载"欲辨真假但置些须於火炭上，有油滚出而成焦黑炭者肉类也，此即香之本体；若燃火而化白灰者水类也，是即假掺"。一般取少许麝香，置铝箔上隔火烧热，先迸裂，紧接着融化膨胀起包，香气四溢，后即灰化，残渣为白色或灰白色；若有毛、肉焦臭或灰烬呈棕黑色者，则有掺假。

（6）探针法：采用特制的槽针从囊孔插入，转动槽针后摄取麝香仁，槽内的麝香仁会逐渐膨胀高出槽面，习称"冒槽"。

（7）葱试法：最早见于 13 世纪伊利汗国大学者纳昔剌丁·徒昔《伊利汗之珍宝书》中记载。将棉线浸入浓葱汁内，穿上缝针，然后穿过麝香囊，来回穿几次，葱气消失者真。

（8）水试法：麝香仁撒入盛有水的玻璃杯中，应多数浮于水面，水液呈澄清的微黄色，香气四溢，若见水液浑浊或出现沉淀者，可能有掺假。

（9）分墨法：将少许麝香仁撒入磨好的墨汁砚台中，即可见墨汁分开，分开后可见砚底无墨汁。

（10）纸压法：将少许麝香仁放入易吸水洁净纸上，再用纸压之，纸上不留水迹或油迹，不染色；若纸被染色或有水迹、油痕，则含水量过高或掺油等。

【**显微鉴别**】取麝香仁粉末少许，用水合氯醛装片，置显微镜下观察。呈淡黄色或淡棕色的不定形团块，边缘和色泽深浅自然，形似"白云"，半透明或透明，团块中包埋或散在有方形、柱形、八面体或不规则的晶体，并可见圆形油滴，偶见毛及脱落的内层皮膜组织。图 32-6。

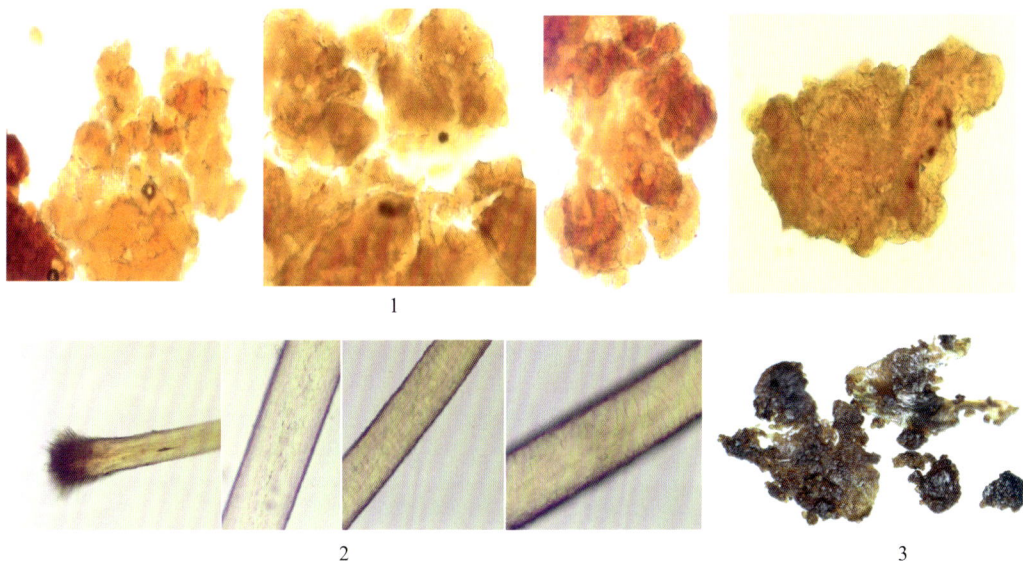

图 32-6　麝香显微特征
（1. 麝香仁；2. 麝毛；3. 银皮）

本草探源

【**混乱品种**】麝香是古代的"四香"之一（其他三种是沉香、檀香和龙脑香），历史上亦存在混乱品种，《雷公炮炙论》就有"麝香多有伪者"的记载。

【**伪造做假**】古代麝香掺伪做假的复杂性、严重性和手段技术也不亚于现代，作者查阅相关文献，今全文转摘，以飨读者。

宋《图经本草》记载"一子真香分揉作三、四子，刮取血膜当以余物"。古人伪造"当门子"。明《本草蒙筌》记载"市家但绿脐囊，每研荔挽卖。并谓当门子粒，亦系造成"。明《本草原始》记载"市者有以真香些须，杂以荔枝末，或炒鸡子黄为末，或炮枣肉，或酒制大黄等物挽入，裹以四足膝皮充卖。用者宜辨"。清《古今医统》记载"未五灵脂掺入麝香"。清《伪药条辨》记载"今货者又多伪，闻土人多以香猫肾伪充，用杂兽血膜伪造麝香，贻害不浅，又曰：近世作伪者，将少许蝙蝠香，今以多数之香料屑末掺入"。清《本经逢原》记载"今人以荔枝核烧灰，入烧洒拌和混充，不可不察"。《本草求真》记载"叙辨假，须于碳上有油滚出而也焦黑色者，即肉类，属真。若假则化白灰而为木类也"。

作者翻阅《丝路文化研究》（第5辑）时，发现一则有趣的关于麝香造假的记载。12世纪阿拉伯人阿布尔·法德尔·贾法尔在其《鉴别好坏商品和伪造仿制商品须知书》中记载"在那些药品中，最常见的伪造或仿造品是麝香"。并告诫"麝香造假严重。只有亲自造假的人自己知道其中的秘密，而卖家只知道假麝香与真麝香外表上的区别"。另一部肯迪所作《香料之书》中记载了10种麝香掺假的配方，力求最大限度接近真麝香的颜色、质地和气味。

综上可见，明清以来，市售的麝香质量不容乐观。中药材是用于治病救人的特殊商品，在缺失诚信生产经营情况下，中药可能会变成了害人的"毒药"。

品种动态

【**品种概述**】商品麝香的质量问题主要来自掺伪做假，常见的有牛血、鸡血、羊血（血干燥后磨粉）、肝脏粉、蛋黄粉等动物组织，姜黄、锁阳、肉苁蓉、豆类、地黄等植物，赤石脂、红泥土和雄黄等矿物。

图文辨析

【**性状鉴定**】伪造品：无浓香袭人的气味，或有腥气、臭气。口尝不刺舌、不爽口、有异物感觉。手捏无弹性和回手感，或黏手、结块。火烧后若冒烟、出现火星，灰烬为黑色者，即掺有植物性杂质；灰烬呈赭红色者，即为掺入矿物性杂质。用滤纸包裹轻压，若滤纸上有油迹，则表明有油脂掺入。图 32-7。

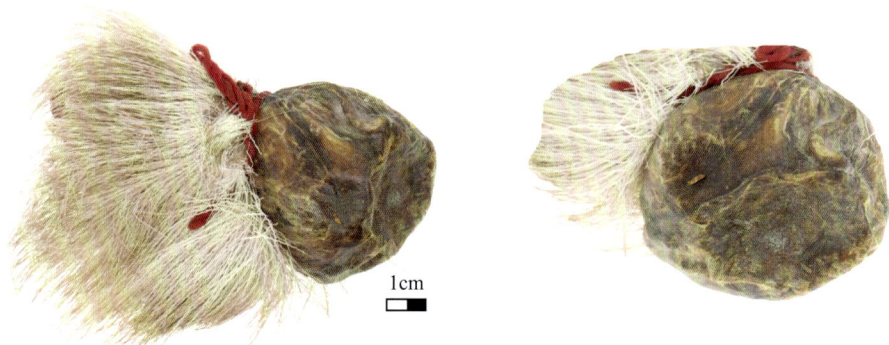

图 32-7　伪造麝香

33. 熊胆　FEL URSI

标准沿革

【来源】1963 年版《中国药典》收载为熊科动物黑熊 *Selenarctos thibetanus* Cuvier 或棕熊 *Ursus arctos* L.。1985 年版《中国药典》中熊胆列入 "成方制剂中药典未收载的药材及炮制品"，自 1990 年版《中国药典》后未再收载熊胆。

《卫生部药品标准》[WS3-09-（B-09）-96-Z] 收载熊胆粉，为黑熊 *Selenarctos thibetanus* Cuvier 经胆囊手术引流胆汁而得的干燥品。

【药用部位】1963 年版《中国药典》规定为 "干燥胆"。

【采收加工】1963 年版《中国药典》规定为 "猎取动物后，立即割取胆囊，扎紧囊口，剥去油脂，悬挂通风处阴干，或用夹板将胆囊夹扁，阴干或置石灰缸中干燥"。

【性状】1963 年版《中国药典》描述为 "呈囊状，上部狭细中空，下部膨大，长 10~20cm，宽 5~10cm；有的呈扁卵圆形，厚 0.5~1.5cm。表面灰褐色、黑褐色或棕黄色，有皱摺或微有皱摺。囊皮纤维性。干燥胆汁习称 '胆仁'，呈不规则的块状或硬膏状，色泽深浅不一；金黄色、有光泽、半透明、质松脆者，习称 '铜胆' 或 '金胆'；黑褐色或黑绿色、质硬脆或呈硬膏状者，习称 '铁胆' 或 '墨胆'；黄绿色、质脆者，习称 '菜花胆'。气清香，味苦、清凉回甜，有钻舌感"。

商品质量

【商品规格】熊胆的传统商品分类有三种。（1）猎取方法：带膜皮的熊胆为毛熊胆，不带膜皮的为熊胆仁。（2）产地：按产地分为东胆（东北）和南胆（西南等）。（3）干燥方法：吊胆加工方式为用线绳扎住胆管口，悬挂于阴凉通风处阴干，形态似北方 "吊烟袋"；扁胆加工方式为用 2 块比熊胆略大的木板加扁扎住，吊于通风处阴干，形态似南方 "素火腿"。

1963 年版《中国药典》收载 "铜胆（金胆）" "铁胆（墨胆）" "菜花胆" 规格。

【品质论述】春季猎取加工者多为 "菜花胆"，夏季猎取加工者多为 "铁胆（墨胆）"，秋、冬两季猎取加工者多为 "铜胆（金胆）"。

药材以个大、胆仁多、色金黄、半透明、质松脆、味苦回甜者为佳。

【产地】熊胆的原动物为国家一类重点保护动物，禁止捕猎。历史上主产于云南、四川、西藏、贵州、吉林和辽宁等地。

特征识别

【性状鉴定】[形状] 呈囊状，上部狭细中空，下部膨大，有的呈扁卵圆形。[大小] 长 8~20cm，宽 3~10cm。[囊皮] 灰褐色、黑褐色或棕黄色，微有皱摺，有光泽或不明显。[胆仁] 呈块状或硬膏状，色泽深浅不一；金黄色、有光泽、半透明、质松脆者，习称 "铜胆" 或 "金胆"；黑褐色或黑绿色、质硬脆或呈硬膏状者，习称 "铁胆" 或 "墨胆"；黄绿色、质脆者，习称 "菜花胆"。[气味] 气清香，味苦、清凉回甜，有钻舌感。图 33-1 至图 33-4。

图 33-1　熊胆（1983 年存留鲜品）　　图 33-2　熊胆（1985 年存留鲜品）

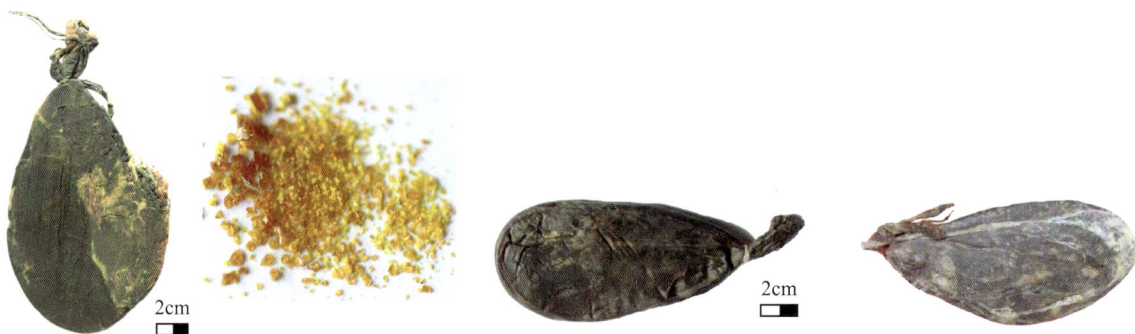

图 33-3　熊胆（1984 年存留样品）　　　图 33-4　熊胆（1989 年存留样品）

【鉴别歌诀】

云胆形似"素火腿"	东胆囊状似"烟袋"
胆仁块状硬膏状	色泽质地呈多样
金黄色样半透明	称之"金胆"或"铜胆"
黑褐黑绿硬膏状	习称"铁胆"或"墨胆"
黄绿质脆"菜花胆"	味苦清凉后回甜

【识别要点】熊胆的经验鉴别简单实用，主要用于判断是否掺伪做假，胆仁是检验的重点。以下方法仅供参考。（1）眼看：胆囊的形状和胆囊扎口处是否正常，若见囊皮过厚、过于饱满者和过重者要注意是否掺假。（2）口尝：取胆仁一小粒，放入口内应迅速溶化不黏牙，味苦凉后回甜，苦味很快扩散至咽喉部，有窜喉感。（3）水试：宋《本草图经》记载了水试法，为"胆阴干用，然亦多伪，欲试之，取粟颗许滴水中，一道若线不散者为真"。一般取熊胆仁一小粒投入于盛水杯中，即在水面旋转，并形成一条金丝样黄线下垂至底而不扩散（习称"金丝熊胆"），最后完全溶解。（4）火试：取胆仁粉末少许，置铁皮上，用火加热，应只起白泡，无明显的腥气。（5）驱尘法：明《本草蒙筌》记载另一种鉴别方法，"取尘先封水皮，将末继投尘上，尘竟两边分裂，末则一线迅行，如线不散，此品极优"。（6）荧光：胆仁细粉在紫外线灯下显黄白色荧光，伪品显棕黄色荧光。

🌿 本草探源

【**混乱品种**】关于熊胆的动物来源，明《本草纲目》记载"熊、罴、魋三种一类也"，包括黑熊、棕熊和马来熊三种动物，后者近代未见使用报道。

熊胆自古有伪品，古人总结了多种实用的鉴别方法就是判断真伪品。宋《图经本草》采用水试法鉴别，"胆阴干用，然亦多伪，欲试之，取粟颗许滴水中，一道若线不散者为真"。清《串雅补》采用墨试验法，"猪胆……能分墨解尘，以伪熊胆"。

🌿 品种动态

【**品种概述**】熊胆因来源稀少，价格昂贵，市场常有伪品和掺伪做假。

【**伪造品**】常见的伪造"熊胆"方法如下。（1）正品熊胆中添加猪、牛和羊胆，增加重量。（2）直接以猪、牛和羊胆加工冒充。（3）将黄柏、黄连等药材的水煎煮浓缩制成稠膏，再以蔗糖、色素调和，灌进动物的胆囊、肠衣或膀胱中伪造而成。

🌿 图文辨析

【**性状鉴定**】伪造品：呈长椭圆形、长卵圆形，多已压扁，也有加工呈囊状。长 10~17cm，宽 4~9cm，厚 1~5cm。表面灰黄棕色至黑褐色，可见灰黄色至棕黄色的脂肪样覆盖物，有不规则的皱摺。囊皮革质样，略有光泽。内容物稠膏状黄棕色至棕褐色有光泽，充满整个囊腔。气微腥臭，味苦。图 33-5 至图 33-8。

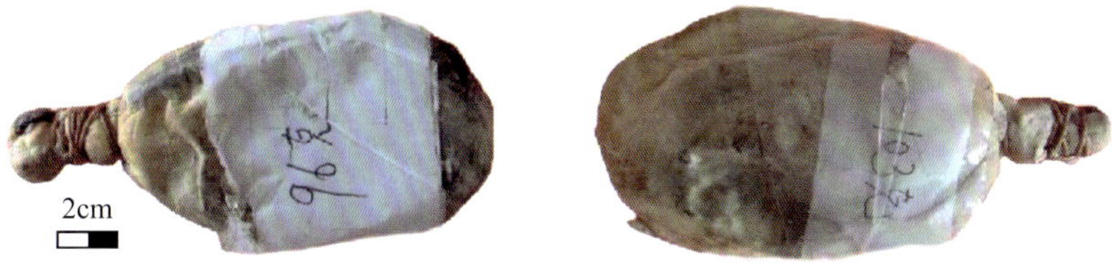

图 33-5　伪造熊胆（1989 年存留样品）
（TLC 检出胆酸、鹅去氧胆酸和猪去氧胆酸）

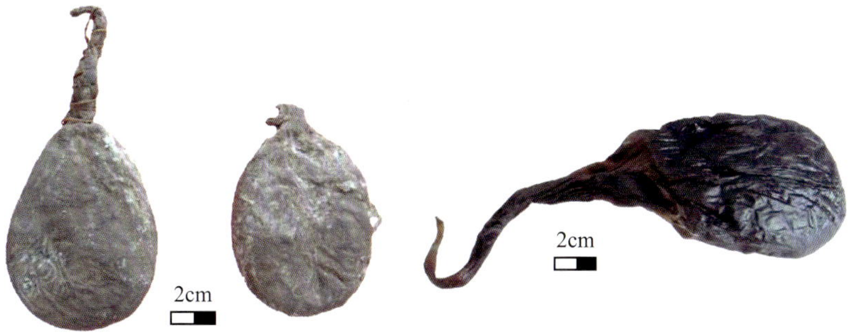

图 33-6　伪造熊胆
（1989 年存留样品，无熊胆特征成分，检出猪胆、牛胆成分）

图 33-7　伪造熊胆（4 批样品）
（1997 年存留样品，无熊胆特征成分，检出猪胆、牛胆成分）

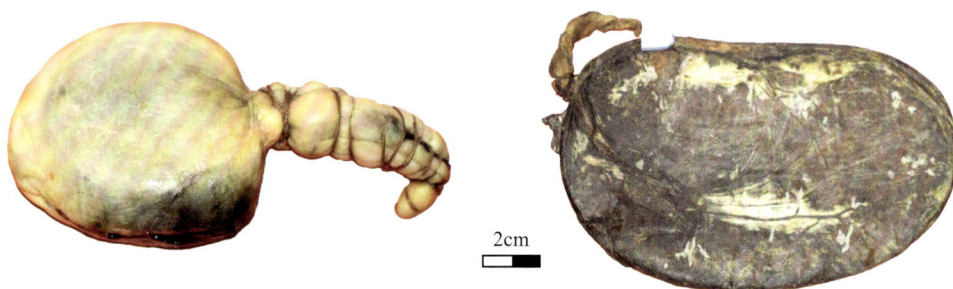

图 33-8　伪造熊胆
（1985 存留样品，无熊胆特征成分、检出猪胆、牛胆成分和植物提取物）

【**薄层色谱**】参考有关文献，以异辛烷 – 异戊醚 – 冰醋酸 – 正丁醇 – 水 (10:5:5:3:1) 上层溶液为展开剂，喷 10% 硫酸溶液，以胆酸、猪去氧胆酸、熊去氧胆酸、鹅去氧胆酸和去氧胆酸为对照品溶液，点样后展开，在 105 烘烤至斑点清晰。图 33-9。

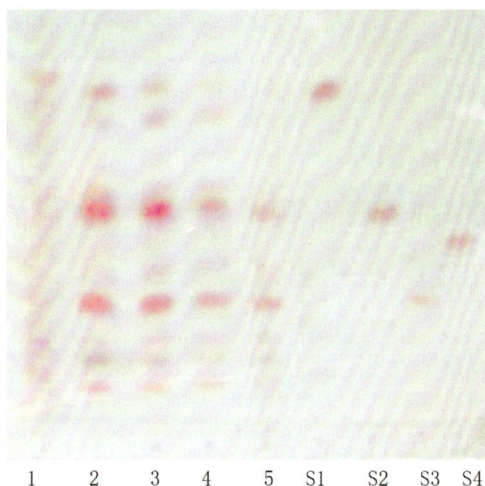

图 33-9　熊胆样品薄层色谱图
（1~5 号分别为图 33-7 和图 33-8 的 5 批样品，S1 胆酸，S2 猪去氧胆酸，S3 鹅去氧胆酸，S4 熊去氧胆酸）

三、矿物类药材

1. 云母石 MUSCOVITUM

标准沿革

【来源】1963 年版《中国药典》收载为天然白云母矿石。1977 年版《中国药典》修订为单斜晶系白云母的矿石，主含含水硅铝酸钾。1977 年版《中国药典》以后各年版正文未收载。1992 年版卫生部药品标准中药材（第一册）修订为硅酸盐类矿物云母族白云母，主含含水硅铝酸钾铝 $KAl(AlSiO_{10})(OH)_2$。

【药用部位】1963 年版《中国药典》规定为矿石。

【采收加工】1963 年版《中国药典》规定"采挖后，除净泥土和杂质即得"。1977 年版《中国药典》修订为"采挖后，除去杂质"。

【性状】1963 年版《中国药典》描述为"不规则的片状，大小不一，为多数薄片叠成；无色透明或呈白色，具玻璃样光泽；质柔韧，不易折断，但可片片剥离，薄片表面平滑，透明如玻璃纸，有弹性，能曲折，断面不平坦，有土腥气，无味"。1977 年版《中国药典》重点修订了颜色、光泽和质地，为"无色或略带浅黄棕色、浅绿色、浅灰色，具珍珠样或玻璃样光泽；质韧；薄片光滑透明，具弹性"。

商品质量

【品质论述】药材以片大、易剥离、无色透明者为佳。

【产地】主产于内蒙古、辽宁、吉林、河北、山东、云南、浙江和江苏等地。

特征识别

【性状鉴定】[形状] 不规则板片状或鳞片状。[颜色] 无色或白色，有时略带浅黄、浅绿或浅灰色调。[表面] 具珍珠样光泽；透明或半透明。[条痕] 无色，或有极浅色调。[质地] 质韧，具弹性。[断面] 不平坦，可层层剥离。[火试] 置铁片上加热后，略呈层状分离，无膨胀现象。[气味] 气微，味淡。图 1-1 至图 1-4。

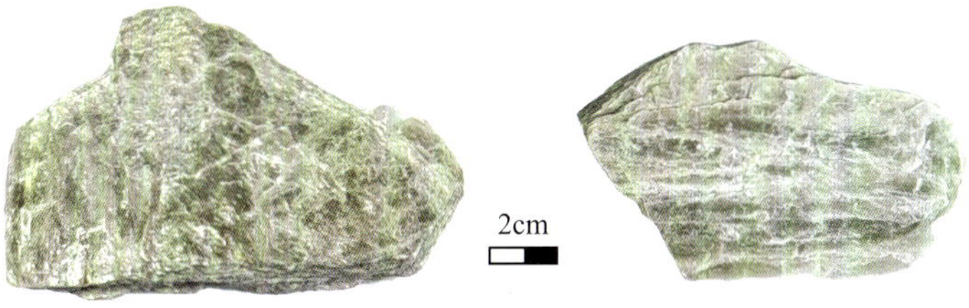

2cm

图 1-1　云母石原矿

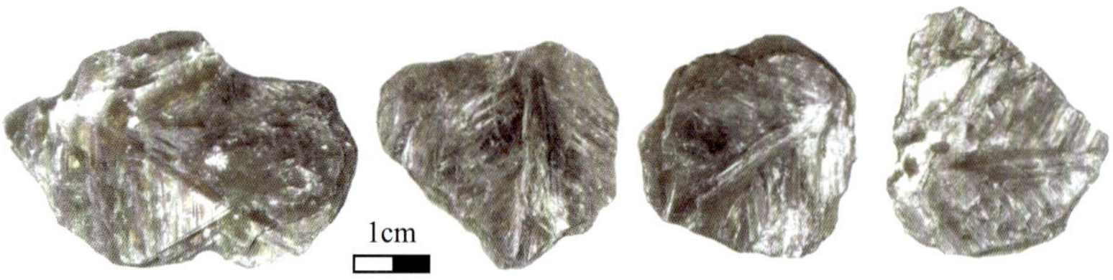

图 1-2 云母石（图 1-1 样品的多层鳞片状）

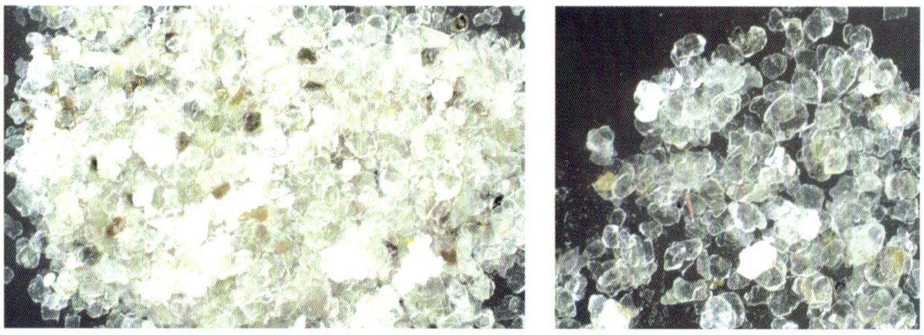

图 1-3 云母石（2023 年河南，1. 黑底；2. 白底，单层鳞片状）

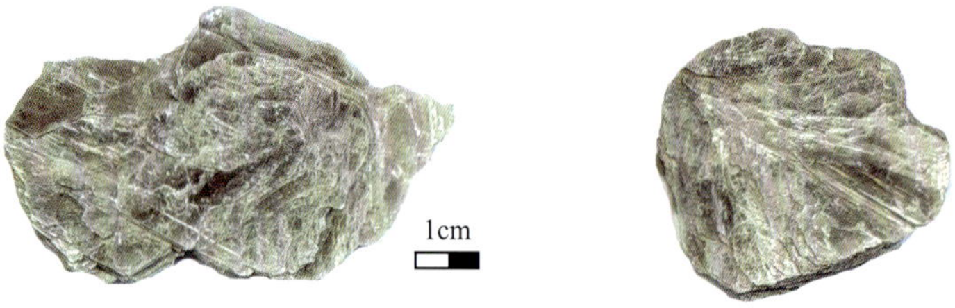

图 1-4 云母石（饮片，不同层数）

【鉴别歌诀】　厚板片或薄鳞片　无色白色或带色
　　　　　　　珍珠光泽透明状　层层剥离具弹性

【识别要点】（1）颜色：云母石具有多种颜色，常以白、金、黑等色命名，中药云母石以无色或白色入药，又称为白云母，单层时呈无色透明、表面平滑的鳞片状。（2）层状结构：云母石为复杂的层状结构，呈层层叠加的板片状，又称千层纸，具良好的解离性。（3）弹性：薄片柔软具弹性。图 1-5。

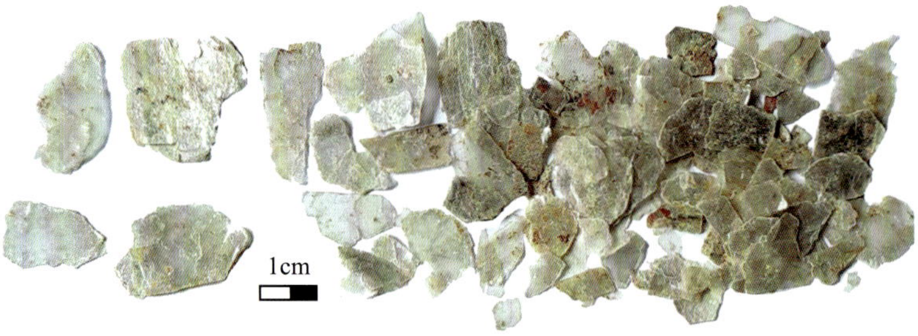

图 1-5 云母石（2023 年河北）

【红外光谱】云母石红外光谱（图 1-1 样品）在位于 3626、1026、826、798、750、698、530 和 473cm^{-1} 波数处有特征吸收峰。图 1-6。

云母石红外光谱（图 1-3、图 1-4 和图 1-5 样品）在位于 3626、3441、1639、1026、826、801、749、691、531 和 471cm^{-1} 波数处有特征吸收峰。图 1-7。

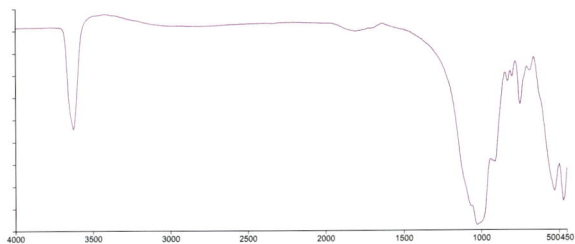

图 1-6　云母石红外光谱图

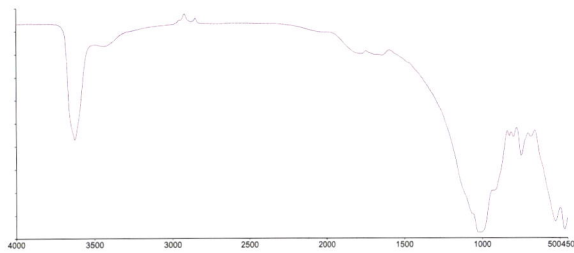

图 1-7　云母石红外光谱图

本草探源

【混乱品种】《本草经集注》记载"云母有八种，向日视之，色青白多黑者名云母"。《图经本草》记载"云母生土石间，作片成层可析，明滑光白者为上，江南生者多青黑，不堪入药"。古代的云母矿物不止一种，药用以白云母为佳。

品种动态

【品种概述】云母石中所含铝、镁、铁、锂或钠等元素的不同，形成不同颜色，可分为白云母（无色透明，含铝元素）、金云母（黄色，含镁元素）、黑云母（暗绿、暗红褐色，含铁、镁元素，含铁越多，颜色愈深）、锂云母（红褐色，含锂元素）和绢云母（具丝绢光泽），均在历史上和现代商品中作为云母石药用。

20 世纪初的药材市场上，甲香、海月等动物的掩厌或贝壳也称为云母石。

【混伪品】（1）金云母：为硅酸盐类矿物云母族金云母，主含含水硅铝酸钾镁［$KMg_3(AlSi_3O_{10})(F，OH)_2$］，属于含钾、镁、铝的硅酸盐矿物。主产于西藏、青海等地。

（2）黑云母：为硅酸盐类矿物云母族黑云母，主含含水硅铝酸铁镁［$K(Mg,Fe)_3(AlSi_3O_{10})(OH)_2$］，属于含铁、镁、铝和钾的硅酸盐矿物。主产于内蒙古、甘肃、西藏、青海等地。

（3）甲香：为蝾螺科动物蝾螺 *Turbo cornutus* Solander 或近缘动物的掩厌。民间有水云母称谓，20 世纪 50 年代被视为云母石药用，一些地区仍保留药用习惯。

（4）海月：为不等蛤科动物海月 *Placuna placenta*（L.）的贝壳。20 世纪 50 年代就发现冒充云母石药用，至今在部分地方流通或使用。

目前，市场流通的云母石主要为白云母；尚存在黑云母和甲香混淆情况。

图文辨析

【性状鉴定】（1）金云母：呈不规则板片状，或解离成叶片状、鳞片状。表面浅棕黄色、淡黄色，亦有浅黄绿色。层层剥离，薄片呈金黄色；具玻璃光泽，薄片有弹性，能弯曲。图 1-8。

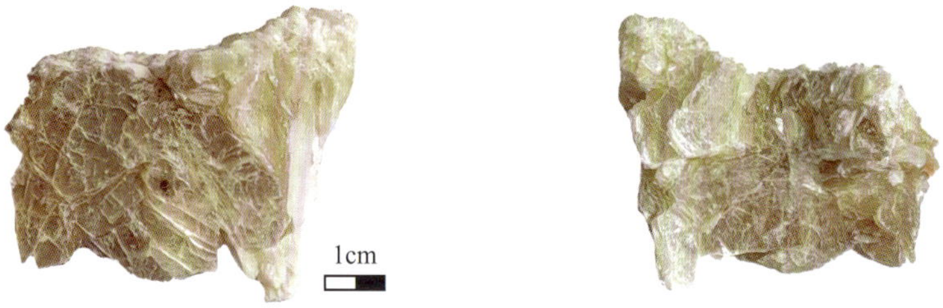

图1-8　金云母

（2）黑云母：呈不规则片状或不规则块状。表面黑褐色、棕褐色。透明至不透明，具玻璃光泽，层状结构明显，解离完全。图1-9、图1-10。

（3）市售云母石1（非正品）：呈块状，表面灰绿色，层层剥离，碎片呈条片状，大小2～10mm，具光泽，图1-11。

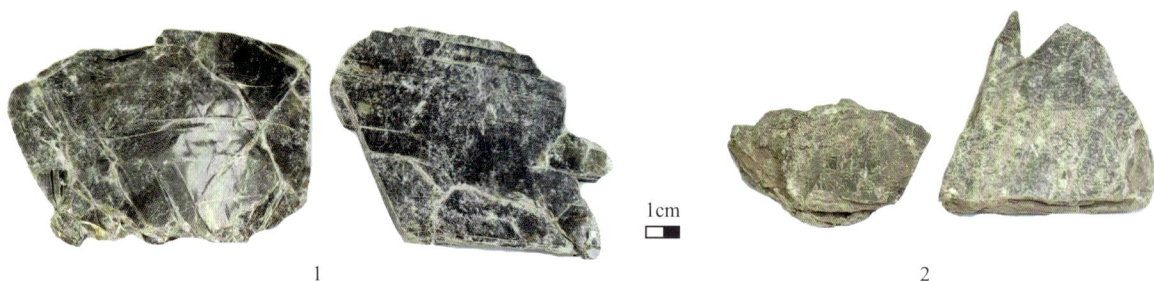

1

2

图1-9　黑云母（1. 内蒙古；2. 甘肃）

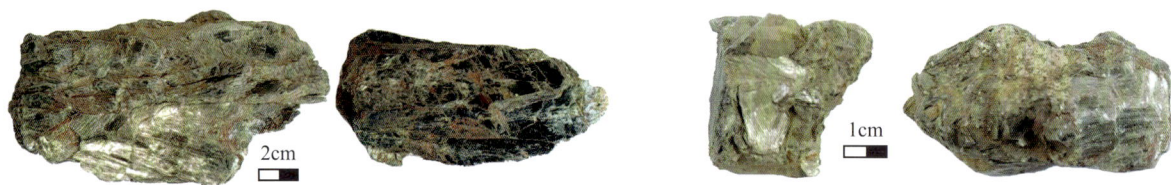

图1-10　黑云母原矿（1990年，市售云母石）　　　　图1-11　市售云母石1（1989年）

（4）市售云母石2（非正品）：呈不规则厚片状，表面灰绿色，层层剥离，碎片呈不规则圆片、多边状，大小5～40mm，具光泽。图1-12。

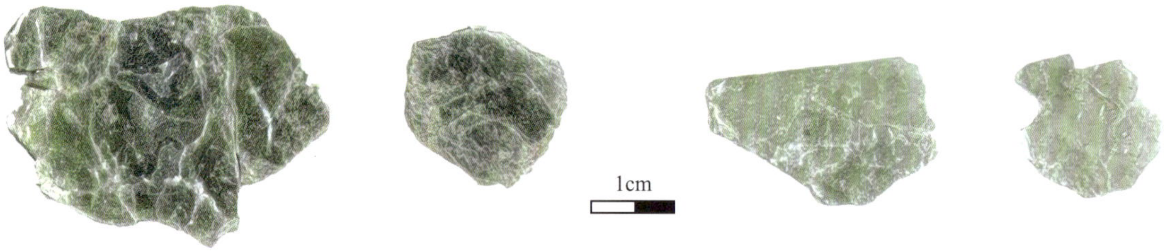

图1-12　市售云母石2（1989年）

（5）市售云母石3（非正品）：呈不规则块状，表面灰绿色，不明显层状结构，具光泽，碎片呈小圆片，大小2～5mm。图1-13。

（6）市售云母石4（非正品）：呈不规则片状，表面浅黄绿色，显层状，具光泽。图1-14。

（7）市售云母石5（非正品）：呈不规则片状，表面棕褐色，显层状，具光泽。图1-15。

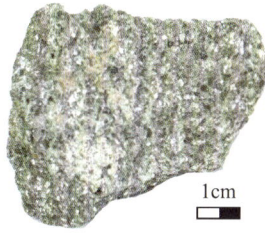

图1-13 市售云母石3　　图1-14 市售云母石4　　图1-15 市售云母石5

（8）市售云母石6（非正品）：呈不规则块状，表面银白色，层状结构不明显，碎片呈不规则的块状或片状，具光泽。图1-16。

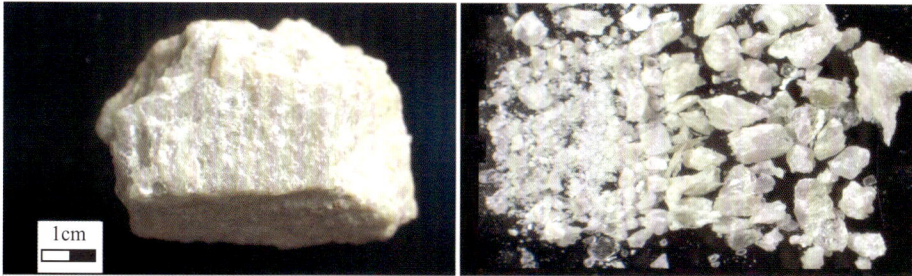

图1-16 市售云母石6

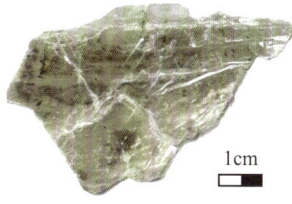

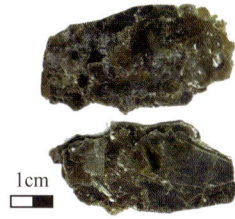

（9）锂云母：呈不规则片状或不规则块状。表面浅褐色。透明至微透明，具玻璃光泽，层状结构明显，解离完全。图1-17。

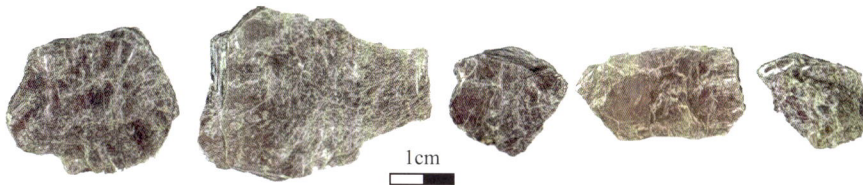

图1-17 锂云母

（10）甲香：为圆形片状物，直径1~4cm，厚0.2~1cm。内面略平坦，多呈棕褐色，显螺旋纹；外面隆起，呈灰白色、灰绿色或棕黄色，具珍珠样光泽，有显著或不显著的螺旋状隆脊，密被小点状突起。质坚硬。气微，味咸。图1-18。

图1-18 甲香（广西，市售云母）

【红外光谱】（1）金云母：红外光谱（图1-8样品）在位于3626、1824、987、803、751、535和474cm^{-1}波数处有特征吸收峰。图1-19。

（2）黑云母：红外光谱（图1-9内蒙古样品）在位于3709、3425、1425、1000、799、712、693和463cm^{-1}波数处有特征吸收峰。图1-20。

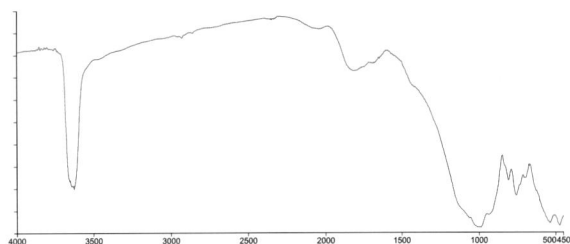

图 1-19　金云母红外光谱图

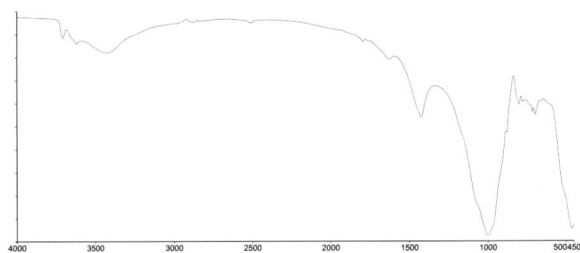

图 1-20　黑云母石红外光谱图

（3）黑云母：红外光谱（图 1-9 甘肃样品）在位于 3539、1636、1012、727、680 和 463cm^{-1} 波数处有特征吸收峰。图 1-21。

（4）市售云母 1：红外光谱在位于 3698、3594、3474、1782、1123、1030、979、934、904、866、784、703、563 和 491cm^{-1} 波数处有特征吸收峰。图 1-22。

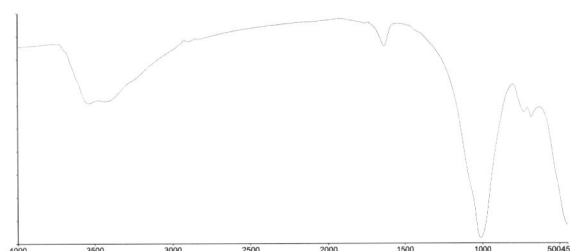

图 1-21　黑云母石红外光谱图

图 1-22　市售云母 1 红外光谱图

（5）市售云母 2：红外光谱在位于 3603、1785、1085、1005、976、935、825、805、719、697、559、518 和 468cm^{-1} 波数处有特征吸收峰。图 1-23。

（6）市售云母 3：红外光谱在位于 3621、1012、776、693 和 527cm^{-1} 波数处有特征吸收峰。图 1-24。

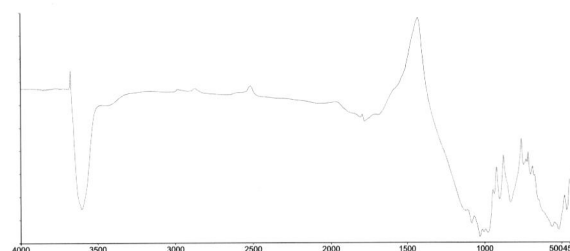

图 1-23　市售云母 2 红外光谱图

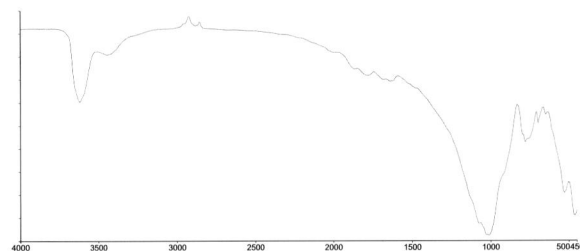

图 1-24　市售云母 3 红外光谱图

（7）市售云母 6：红外光谱在位于 3696、3651、3620、1115、1031、912、796、753、693、536 和 468cm^{-1} 波数处有特征吸收峰。图 1-25。

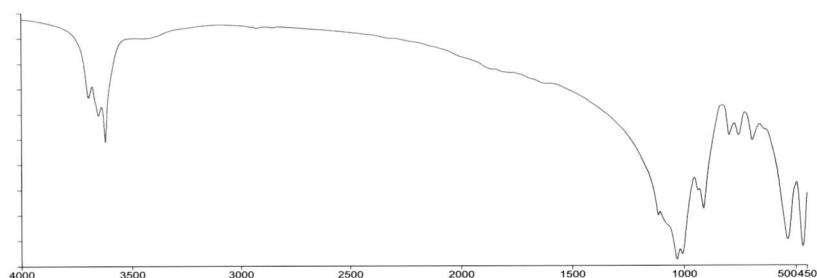

图 1-25　市售云母 6 红外光谱图

2. 石膏 GYPSUM FIBROSUM

标准沿革

【来源】1963 年版《中国药典》收载为含水硫酸钙的矿石。1977 年版《中国药典》收载为单斜晶系石膏矿石，主含含水硫酸钙。1985 年版《中国药典》收载为硫酸盐类矿物硬石膏族石膏，主含含水硫酸钙（$CaSO_4 \cdot 2H_2O$）。

【药用部位】1963 年版《中国药典》规定为矿石。

【采收加工】1963 年版《中国药典》规定为"挖出后，除去泥沙及杂石"。

【性状】1963 年版《中国药典》描述"为长块状或不规则形的纤维状的结晶聚合体，全体白色，常附有青灰色、或灰黄色片状杂质，体重质松，易分成小块。纵断面具纤维状的纹理，并有绢丝样的光泽。无臭，味淡"。1977 年版《中国药典》主要对颜色和质地修订，为"白色，灰白色或灰黄色。体重，质脆，易纵向断裂，手捻能碎"。增加"有的半透明"描述。

商品质量

【品质论述】药材以色白、块大、纤维状、呈绢丝样光泽者为佳。

【产地】主产于湖北、山东，湖南、甘肃、山西和四川等地亦产；或从国外进口。

特征识别

【性状鉴定】［形状］为纤维状的集合体，呈长块状、板块状或不规则块状。［颜色］白色或灰白色。［表面］有的半透明；具纤维状纹理，显绢丝样光泽。［条痕］白色。［质地］体重，质软，易分成小块。［断面］呈纤维状。［气味］气微，味淡。图 2-1。

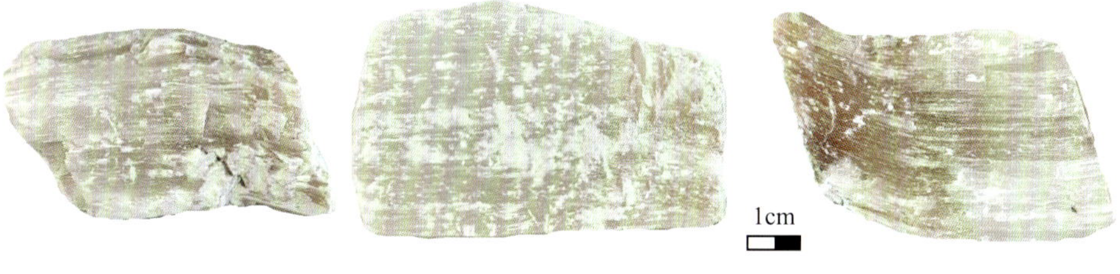

图 2-1　石膏（甘肃，纤维状石膏）

【鉴别歌诀】
　　　　条块形状不相同　纯净色白或灰白
　　　　绢丝光泽微透明　体重质脆易捻碎

【识别要点】石膏的集合体有块状、片状、纤维状或粉末状，中药石膏为纤维状集合体，又称纤维石膏。（1）颜色：石膏矿通常为白色，有时含有矿物杂质呈肉红色、青灰色或灰黄色，药用石膏呈白色或灰白色；多数不透明或微透明。（2）质地：质软，手捻易纵向断裂，用指甲即可刻划成粉，古人称为"软石膏"。（3）纹理：药用石膏为石膏矿中纤维状的类型，纵面具纤维状纹理，古人以"其纹理细密，故名细理石"，显丝绢样光泽。（4）硬度：用指甲可划动。图2-2、图2-3。

图2-2　石膏（甘肃，纤维石膏，具绢丝样光泽）

图2-3　石膏
（1. 药材；2. 饮片）

根据石膏中含水硫酸钙（$CaSO_4 \cdot 2H_2O$）的含量不同，工业石膏分为五级，一级中含量在95%以上，也是药用石膏的来源。其他级别的含量较低，往往含有杂质，含量低于60%的石膏应用价值不大。

【红外光谱】石膏红外光谱（图2-2样品）在位于3548、3404、2239、2116、1686、1621、1145、1115、669和601cm-1波数处有特征吸收峰。图2-4。

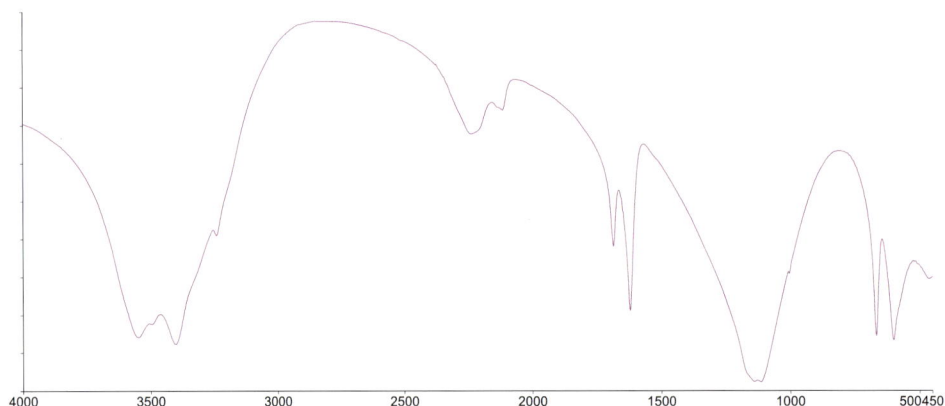

图2-4　石膏红外光谱图

本草探源

【混乱品种】历史上石膏与理石、长石、方解石和寒水石混淆误用情况。唐《新修本草》记载"方解石今人以此为石膏，疗风去热虽同，而解肌发汗不如真者"。明《本草纲目》记载"石膏有软硬二种…，红白二色，红者不可服"。所述软石膏即石膏，硬石膏主要为方解石。

🌱 品种动态

【品种概述】20 世纪 50~80 年代，国内多地多次报道，服用"石膏"引起的中毒事件，经鉴定发现误将中药砒石（白信石）当作石膏使用，后又发现误将铅丹当成"石膏"销售；近年市场流通的"石膏粉"中存在掺假滑石粉情况，更有甚者以化学试剂磷酸氢二钠掺假或冒充石膏。误用和掺假是影响中药材质量有效性、安全性主要隐患，各方面应予高度重视。

近年，市售主流石膏为纤维石膏；有时透明石膏、红石膏混淆误用。

【混伪品】（1）透明石膏：矿物学称为"透石膏"，是石膏晶体发育良好的一种，呈透明状。化学组成与石膏相同，为含水硫酸钙（$CaSO_4 \cdot 2H_2O$）。市场流通透明石膏，多来自进口。有打碎与纤维石膏混淆，应不作石膏药用。

（2）红石膏：化学组成与石膏相同，主含含水硫酸钙（$CaSO_4 \cdot 2H_2O$），含有微量的氧化铁等杂质成分。主产于河北、广西等地。此与本草记载不做药用的"红石膏"相符，现代主要以北寒水石药用。

（3）硬石膏：为硫酸盐类矿物硬石膏族石膏，成分为无水硫酸钙（$CaSO_4$）。古代有长石、直石等称谓。在自然界中硬石膏与软石膏互为伴生矿，在自然水化后转化石膏。根据本草所载中药石膏，硬石膏不作药用石膏入药。

（4）方解石：详见南寒水石。

🌱 图文辨析

【性状鉴定】（1）透明石膏：呈不规则的块状、片状。表面白色，透明，光滑。质地致密，断面略显层状分离。图 2-5、图 2-6。

图 2-5　市售石膏（2021 年广西，透明石膏）　　图 2-6　市售片状石膏（1989 年透明石膏）

（2）红石膏：呈不规则的条块状。表面粉红色或肉红色，侧面有纵向纹理。质软，手捻能碎。断面呈纤维状纹理，并显丝绢样光泽。图 2-7。

【市场速览】市场流的劣质品，图 2-8。

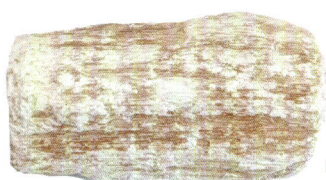

图 2-7　市售红石膏（红石膏）　　　　　图 2-8　市售石膏（劣质石膏）

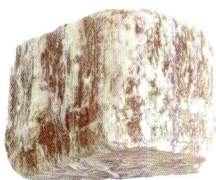

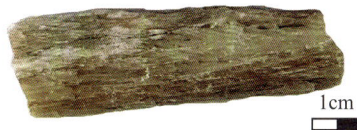

3. 玄精石 SELENTIUM

标准沿革

【来源】1963 年版《中国药典》收载为年久所结的小形片状石膏矿石，其后历版药典未收载。四川、上海、宁夏、山东、北京、湖北和甘肃地方标准收载，在矿物来源的表述上存在差异，均为石膏类。地方标准收载为硫酸盐类石膏族矿物玄精石，主含含水硫酸钙（$CaSO_4 \cdot 2H_2O$）。

【药用部位】1963 年版《中国药典》规定为矿石。

【采收加工】1963 年版《中国药典》规定"挖出后，除去泥土既得"。

【性状】1963 年版《中国药典》规定"呈椭圆形、菱形或不规则片状，多边缘薄中厚。青白色、灰白色、灰绿色或略带浅灰棕色，有的中间显灰黑色，形似'龟背'，半透明；质硬而脆，易碎呈不整齐的菱形或柱状小块。略带土腥气，味微咸"。各地方标准描述的颜色、气味方面存在差异。

商品质量

【品质论述】药材以片块整齐、青白色、片薄中间有黑色者为佳。

【产地】主产于陕西、四川、青海和甘肃等地。

特征识别

【性状鉴定】[形状]不规则的条片状或圆片，常边缘薄中间厚，有时碎块状。[颜色]青白色、浅灰黄色、浅黄色或浅棕色，有的中间显灰黑色。[表面]具玻璃光泽，半透明。[条痕]白色。[质地]质硬而脆。[断面]易碎呈不规则的菱形或柱状小块。[气味]略带土腥气，味微咸。图 3-1 至图 3-3。

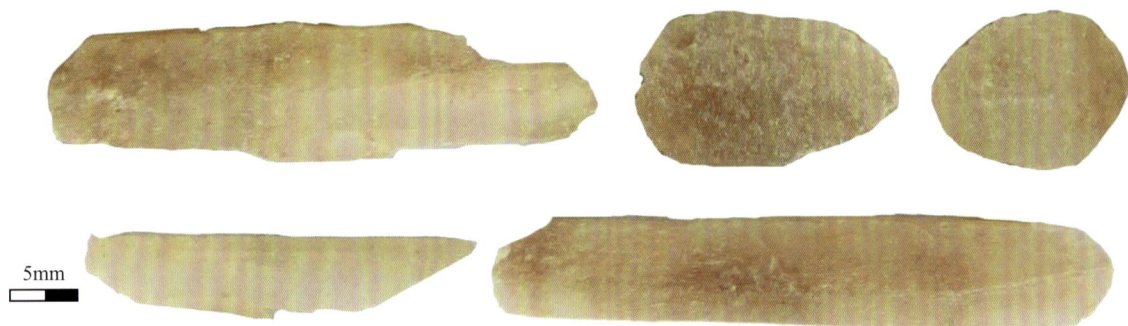

5mm

图 3-1　玄精石（1987 年）

【鉴别歌诀】　　　　　边薄中厚龟背形　青白灰白灰绿色
　　　　　　　　　　　玻璃光泽半透明　菱形碎片味微咸

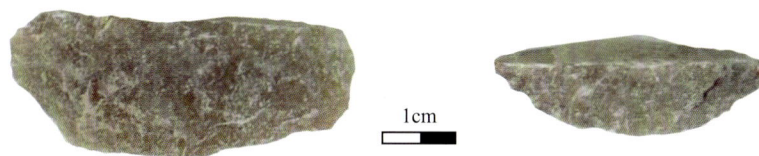

图 3-2　玄精石（2023 年安徽）

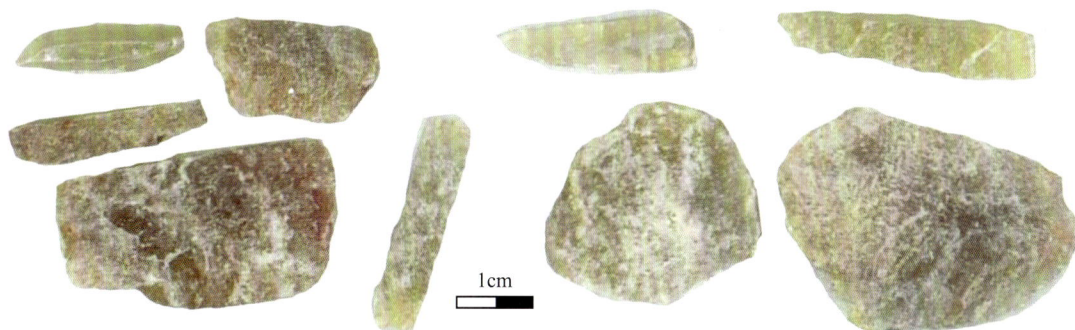

图 3-3　玄精石（2023 年安徽）

【识别要点】玄精石的形状、颜色和气味较为特殊。（1）形状：常呈菱形、椭圆形或不规则片状，常边缘薄中央厚。（2）颜色：颜色变化幅度较大，近年以青白色，浅灰色为常见；一种边缘色浅，中间常显灰黑色，形似"龟背"，商品有龟背玄精石称谓。（3）气味：味微咸。

【红外光谱】石膏玄晶石红外光谱（图 3-3 样品）在位于 3548 、3404 、2239、2116、1686、1621、1145、1115、669 和 601cm^{-1} 波数处有特征吸收峰。图 3-4。

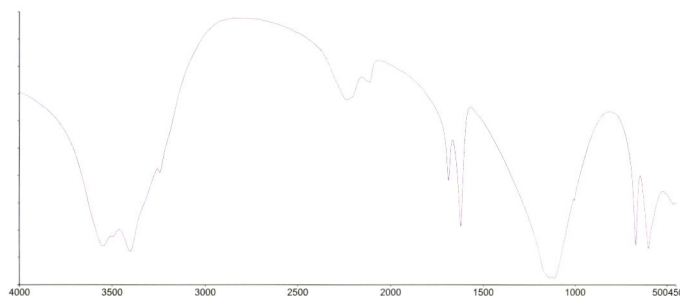

图 3-4　玄晶石红外光谱图

🌱 本草探源

【混乱品种】玄精石在《新修本草》中记载 "色赤青白，片大不佳"。北宋沈括所著《梦溪笔谈》中，尽管对太阴玄精石有非常详细的描述，后来的学者有石膏或钙芒硝不同的考证结果。通过实际调查和矿物性质结构分析，认为上述就是现代中药玄精石。

🌱 品种动态

【品种概述】目前，商品玄精石为石膏族矿物玄精石，主含含水硫酸钙（$CaSO_4 \cdot 2H_2O$）；市场曾经发现硬石膏（$CaSO_4$）作为玄精石。

4. 白矾 ALUMEN

标准沿革

【来源】1963 年版《中国药典》以白矾（明矾）收载，为天然的明矾石经过加工提炼而成的结晶体。1977 版《中国药典》修订为三方晶系矾石或其他铝矿石经过加工提炼而成的硫酸铝钾结晶。1985 版《中国药典》修订为硫酸盐类矿物明矾石经加工提炼制成，主含硫酸铝钾 $[KAl(SO_4)_2 \cdot 12H_2O]$。1990 版《中国药典》以白矾收载。2000 年版《中国药典》修订为主含含水硫酸铝钾 $[KAl(SO_4)_2 \cdot 12H_2O]$。

【药用部位】1963 年版《中国药典》规定为结晶体。

【采收加工】1963 年版《中国药典》规定"明矾石经加工提炼而成"。1977 年版为《中国药典》修订为"矾石或其他铝矿石经加工提炼而成"。1985 年版《中国药典》修订为"明矾石经加工提炼制成"。

【性状】1963 年版《中国药典》描述为"结晶形的块状物，无色，半透明，有光泽，表面常附有白色粉末；可溶于水；无臭，味极涩"。1977 年版《中国药典》对其形状、颜色、表面和断面及气味均进行修订，为"不规则的块状或粒状，大小不一；无色或淡黄白色，透明或半透明；表面略平滑或凹凸不平，具细密纵棱，有玻璃样光泽；质硬而脆；气微，味酸、微甘而极涩"。

商品质量

【品质论述】药材以无色、透明者为佳。

【产地】主产于安徽、湖北、浙江、山西等地。

【质量分析】2017 年、2019 年全国白矾专项检验，分别抽验 119 批、388 批，不合格率分别为76%、34%，不合格项目是"性状、检查（钾盐、铵盐、铁盐、重金属）"，不合格主要原因是铵矾混用或掺假。

特征识别

【性状鉴定】［形状］不规则块状或粒状。［颜色］白色或淡黄白色；透明或半透明。［表面］略平滑或凹凸不平，不具明显的边棱。［质地］质硬而脆。［断面］有玻璃样光泽。［气味］气微，味酸、微甘而极涩。图 4-1。

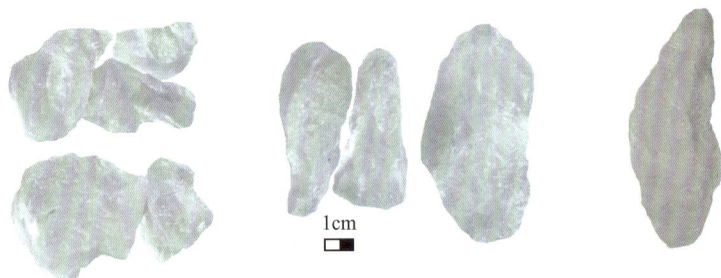

图 4-1　白矾（浙江，两批样品）

【鉴别歌诀】　　　　　　块状粒状半透明　表面不平呈白色
　　　　　　　　　　　　质硬而脆具光泽　味酸微甘而极涩

【识别要点】外观颜色、透明度和气味是白矾的主要识别点。图4-2、图4-3。

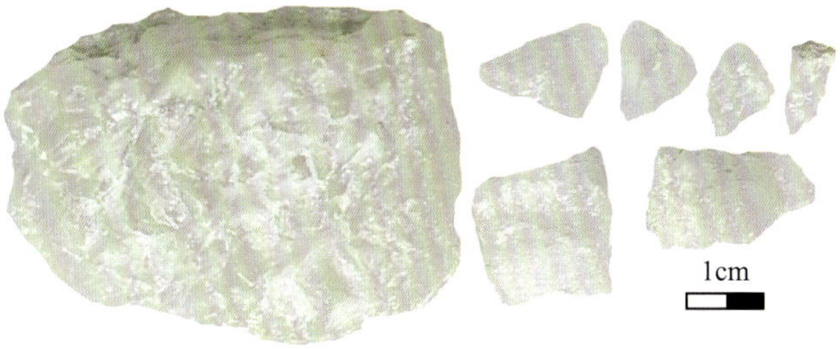

图4-2　白矾（山东）　　　　　　图4-3　白矾（甘肃）

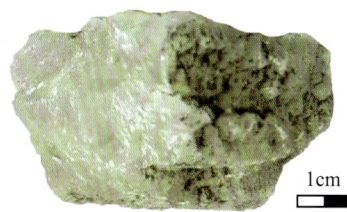

【红外光谱】白矾红外光谱（图4-2样品）在位于3368、2979、2482、1641、1192、1096、921、694和595cm⁻¹波数处有特征吸收峰，与硫酸铝钾分析纯红外光谱一致，相应吸收峰位置的波数相差±6cm⁻¹。图4-4。

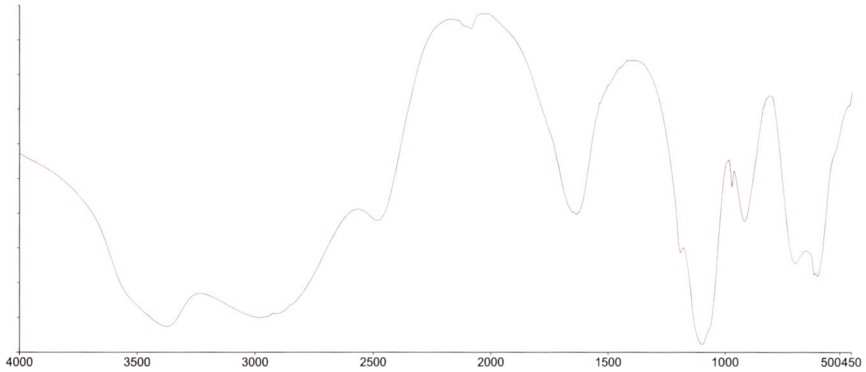

图4-4　白矾红外光谱图

🌿 品种动态

【品种概述】早年，国内多次报道使用白矾引起的中毒事件，经调查是误将白砒霜当作"白矾"使用。近年，市售白矾质量问题比较突出，由于白矾（天然钾明矾，习称钾矾）与铵明矾（主要成分是十二水硫酸铝铵，习称铵矾）的生产工艺不同，其价格差异较大，导致市场以铵明矾冒充或掺伪白矾的现象较为突出。

白矾质量问题较为严重，曾有芒硝冒充白矾的报道。

🌿 图文辨析

【性状鉴定】（1）铵矾：不规则块状或粒状。白色或淡黄白色；透明或半透明。表面略平滑或凹凸不平，不具明显的边棱。质硬而脆。断面有玻璃样光泽。气微，味酸、微甘而极涩。图4-5。

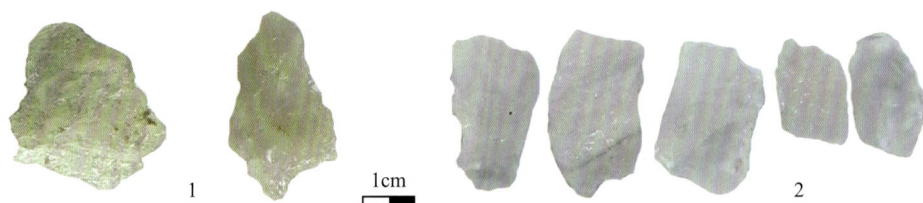

图 4-5　铵矾（1. 安徽；2. 市场）

（2）伪品白矾：疑似大青盐。不规则方块状，完全透明。味咸。图 4-6。

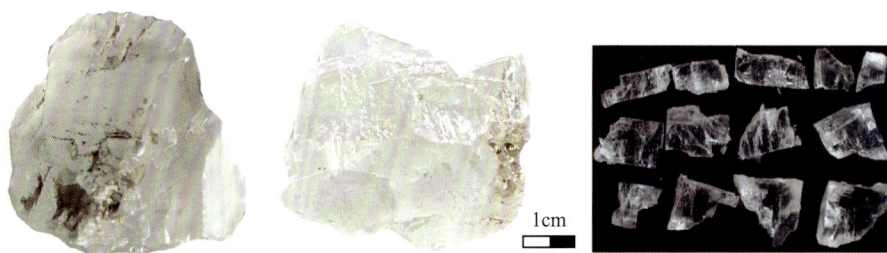

图 4-6　伪品白矾（原药材及碎片放大，疑似大青盐）

【红外光谱】（1）铵矾：与白矾的红外光谱相近，但铵矾在 1435cm^{-1} 处有较强度的 N—H 键振动吸收峰，为铵矾的特征峰（白矾无此峰）。铵矾红外光谱（图 4-5 样品）如图 4-7 所示。

（2）伪品白矾：红外光谱（图 4-6 样品）与氯化钠分析纯红外光谱图一致，进一步说明该市售白矾为大青盐。图 4-8。

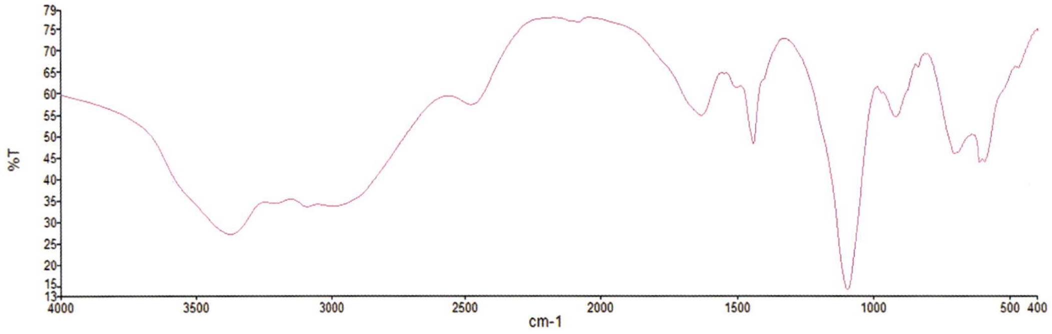

图 4-7　铵矾 1 中检院

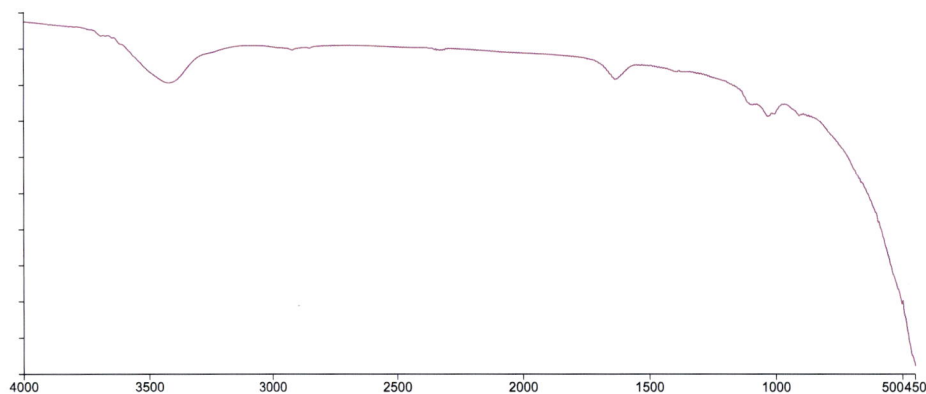

图 4-8　伪品白矾红外光谱图

5. 白石脂 HALLOYSITUM ALBUM

标准沿革

【来源】1989 年《卫生部药品标准中药成方制剂》（第一册）收载为硅酸盐类多水高岭石族矿物多水高岭石，主含含水硅酸铝 $[Al_4(Si_4O_{10})(OH)_8]$。上海、山西、甘肃、山东、广西和宁夏地方标准收载。

【药用部位】标准规定为矿石。

【采收加工】标准规定为"采挖后，除去杂质、泥土"，或进一步规定"挑选白色者"。

【性状】1989 年卫生部标准中药成方制剂（第一册）描述是类白色的纯矿石。由于采收的矿石往往不纯，地方标准描述呈类白色矿石，有的微带浅黄色、粉红色斑，允许有铁、锰等杂质颜色。质地方面有"体重、较坚硬"或"质较软、易破碎"差异描述。

商品质量

【品质论述】药材以色白、细腻、吸水性强者为佳。

【产地】主产山西、河南、江苏、河北和山东等地。

特征识别

【性状鉴定】[形状]不规则土块状。[颜色]白色或类白色，间有粉红色或浅黄色斑纹。[表面]不透明，无光泽或土样光泽。[条痕]白色。[质地]体较轻，质细腻，手摸有滑润感，指甲能划刻，轻敲可碎。[断面]显颗粒性。[吸湿性]较强，舔之黏舌。[气味]具土腥气，味淡。图 5-1、图5-2。

1cm

1　　　　　　　图 5-1　白石脂（河北）　　　　　　2
（1. 药材稍有杂质及断面；2. 纯度高）

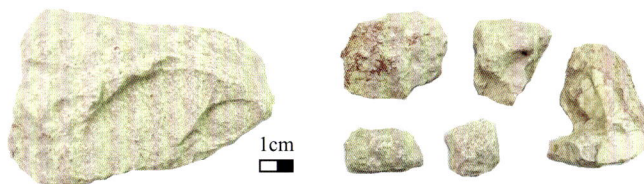

1cm

图 5-2　白石脂（安徽）

【鉴别歌诀】　　　块状不一易敲碎　表面类白有色斑
　　　　　　　　　　体重细腻滑润感　断面颗粒黏舌性

【识别要点】白石脂是以多水高岭石为主要成分的黏土类矿物。白石脂以"白色细腻"而得名，表面类白色、间有花斑、不透明、无光泽、质细腻和手摸有滑润感为其识别要点。有的白石脂含有杂质，表面颜色不纯而显黄斑，似土样，质次。图5-3。

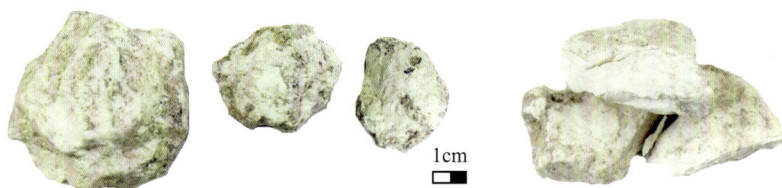

图5-3　白石脂（山西，两种不同纯度）

【红外光谱】白石脂红外光谱（图5-1样品）主要位于3696、3620、3486、1649、1090、1031、907、764、746、695、601、538和470cm^{-1}波数处有特征吸收峰。两份样品在相同峰位的波数相差±6cm^{-1}。图5-4。

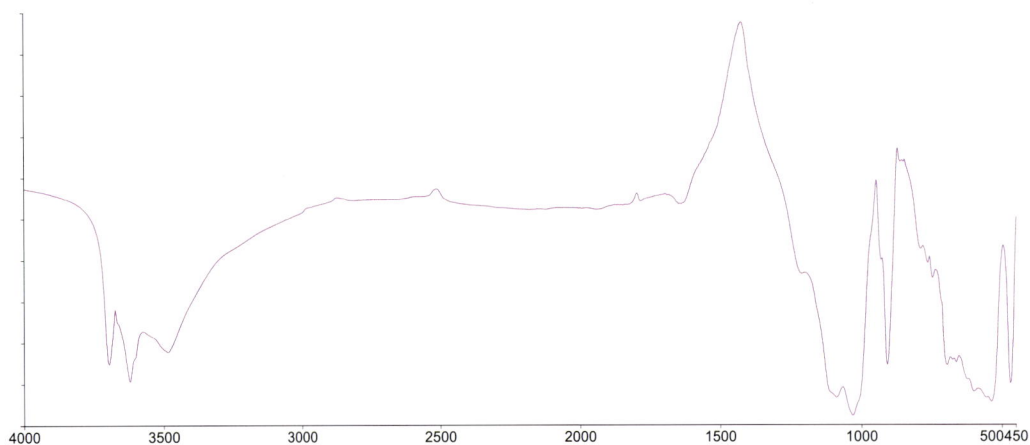

图5-4　白石脂红外光谱图

🌱 品种动态

【品种概述】市售白石脂是含有多种高岭土（多水高岭石、高岭石或伊利石）矿物，并含有少量滑石、石英等矿物。市场陆续发现多种伪品。

市场流通的白石脂主要来自黄白色高岭土，也有以高岭石为主的红白相间的层状高岭土。

🌱 图文辨析

【性状鉴定】（1）伪品1：不规则块状。呈灰白色，表面凹凸不平，质地较细腻，无蜡样光泽，无滑润感；断面具不明显红白相间花纹，舔之微黏舌感。味淡。图5-5。

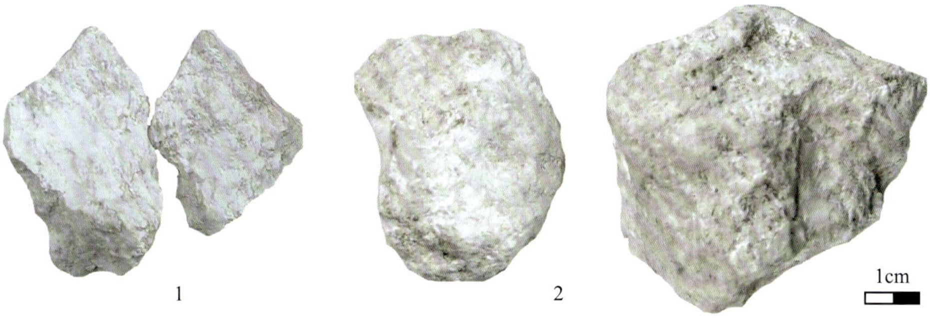

图 5-5　伪品 1（四川，市售白石脂）

（2）伪品 2：不规则块状。表面具明显白色粉状物附着，手摸之黏有白粉，无滑润感，舔之黏舌感不明显。质地较脆，易掰碎，断面较细腻，呈暗灰色、灰褐色或类白色，无红白相间花纹。味淡。图 5-6。

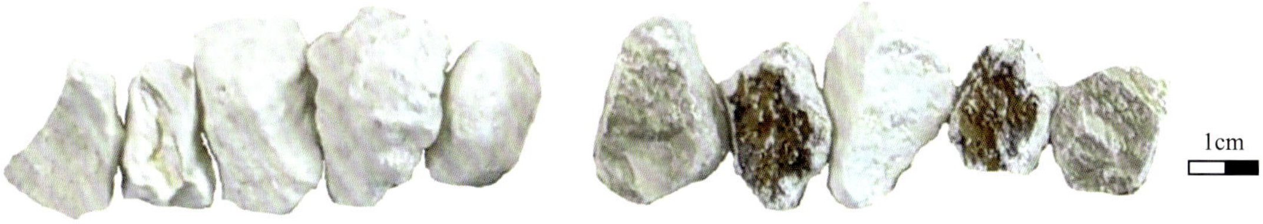

图 5-6　伪品 2（山西，市售白石脂）

【市场速览】各地所产白石脂中所含杂质不同，形状有差异，图 5-7 至图 5-9。

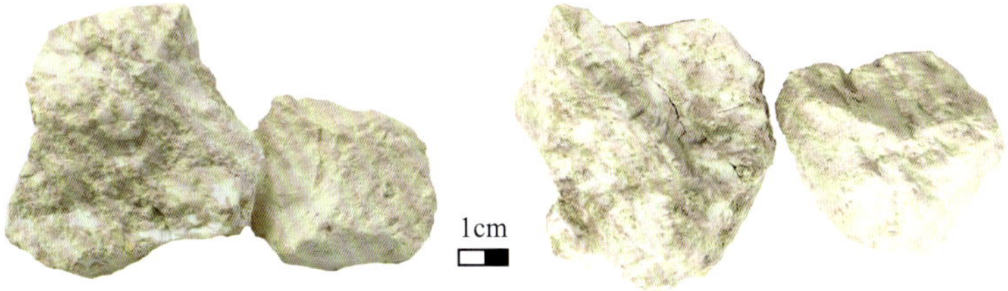

图 5-7　市售白石脂 1（江苏，白石脂）

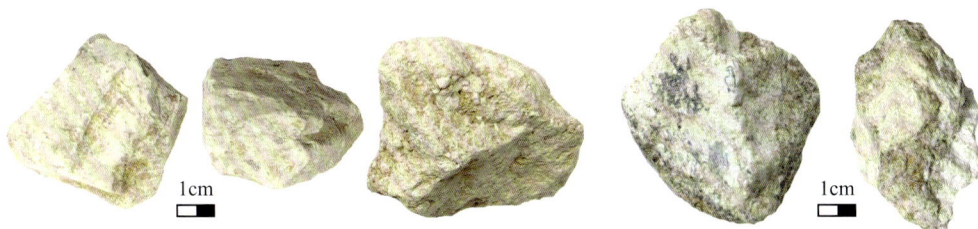

图 5-8　市售白石脂 2（甘肃，白石脂）　　图 5-9　市售白石脂 3（陕西，劣质白石脂）

【红外光谱】（1）伪品 1、2：两种伪品红外光谱（图 5-5、图 5-6 样品）特征相近。也与正品相似，表明矿物组成相近，同属硅酸盐类。图 5-10、图 5-11。

图 5-10　伪品 1 红外光谱图

图 5-11　伪品 2 红外光谱图

（3）市售白石脂：对上述市售三批样品（图 5-7、图 5-8 和图 5-9）进行红外光谱扫描，结果红外光谱主要吸收峰波数一致，也存在一定波数位的差异。白石脂类药材红外光谱变化较大，与其出产的地质环境有关。图 5-12 至图 5-14。

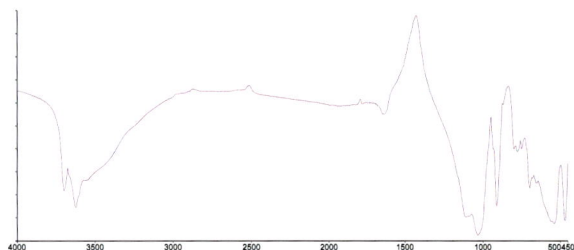

图 5-12　市售白石脂 1 红外光谱图

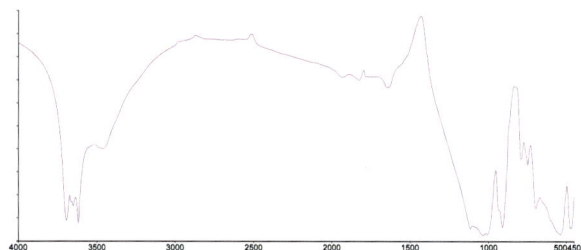

图 5-13　市售白石脂 2 红外光谱图

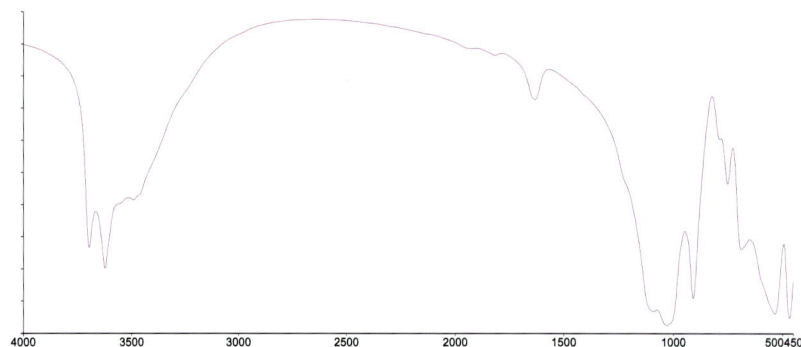

图 5-14　市售白石脂 3 红外光谱图

【X 射线衍射】白石脂（图 5-1 样品）X 射线衍射特征，主要由高岭石和伊利石组成的黏土土矿物。图 5-15。

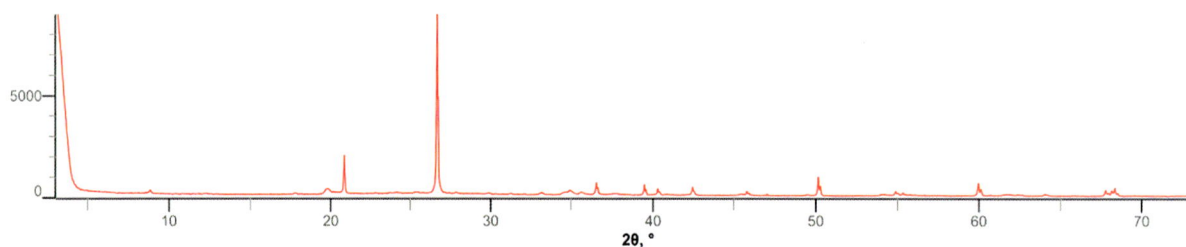

图 5-15　白石脂 X 射线衍射图

6. 白石英 QUARTZ ALBUM

标准沿革

【来源】上海、山东、山西、江苏、湖北和甘肃地方标准收载，为氧化物类矿物石英，主含二氧化硅（SiO_2）。

【药用部位】标准规定为矿石。

【采收加工】标准规定"采挖后，除去泥沙等杂质"或进一步"挑选纯白色的石英块"。

【性状】标准描述的颜色以"白色、乳白色或淡灰白色"为主，有些标准增加"有的微带黄色"描述；光泽以"玻璃样"为主，也有"具玻璃样或脂肪样"；气味方面以"气微，味淡"为主，也有"气味均无"描述。

商品质量

【品质论述】药材以色白、明洁，无杂色、杂质者为佳。

【产地】主产于山东、河北、江苏、广东、湖北、福建和陕西等地。

特征识别

【性状鉴定】[形状]呈不规则块状，多具锋利的棱角。[颜色]白色、乳白色或灰白色。[表面]不平坦而光滑，具脂肪样光泽；半透明或微透明。[条痕]白色。[质地]体重而坚硬，不易打碎。[断面]有锐利的边缘。[硬度]可刻划玻璃，并留下划痕。[气味]气微，味淡。图6-1。

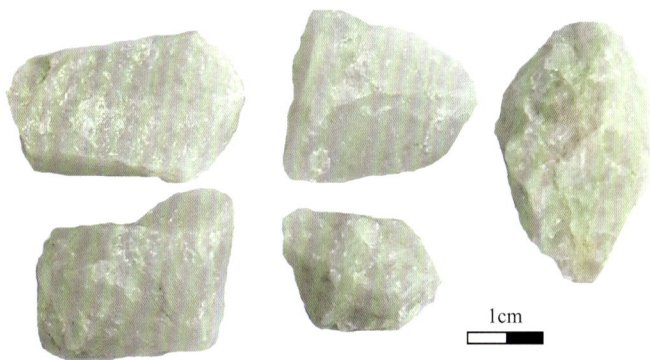

1cm

图6-1　白石英（1988年甘肃）

【鉴别歌诀】
多具棱角呈块状　白色乳白灰白色
玻璃光泽半透明　刻划玻璃质坚硬

【识别要点】（1）形状：不规则块状，具锋利的棱角。（2）颜色：呈白色、乳白色或灰白色，含杂质时微带黄色、浅红色甚至紫色。（3）硬度：硬度为7，可刻划玻璃，并留下划痕，而一般物品划不动。图6-2至图6-4。

图 6-2　白石英（1986 年甘肃，杂质较多）

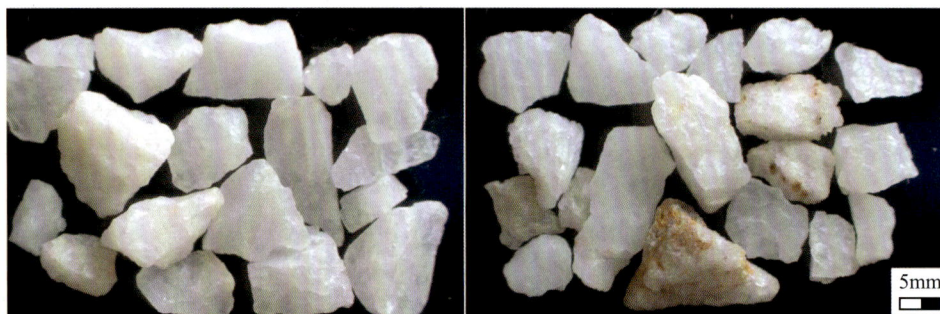

图 6-3　白石英（2022 年）

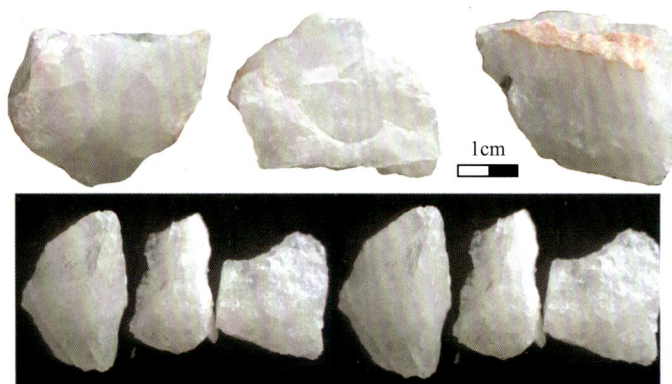

图 6-4　白石英

【**红外光谱**】白石英红外光谱（图 6-2、图 6-3 样品）在位于 1877、1166、1082、796、778、693 和 459cm⁻¹ 波数处有特征吸收峰，两份样品在相同峰位波数处相差 ±3cm⁻¹。图 6-5。

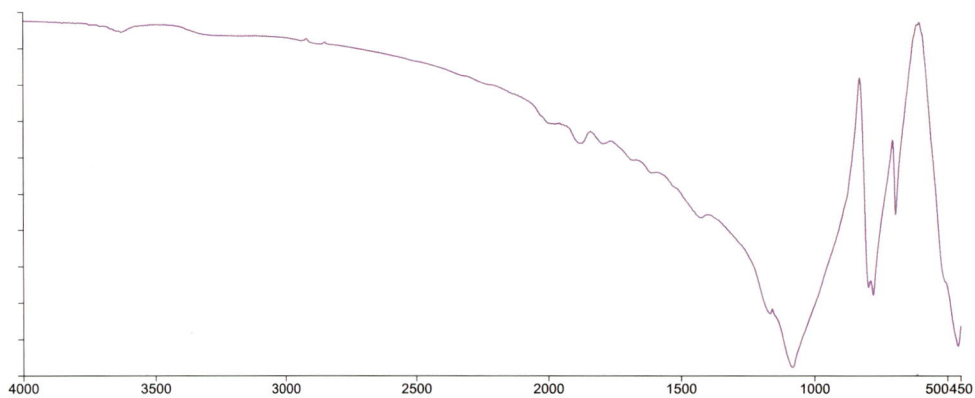

图 6-5　白石英红外光谱图

🌱 本草探源

【混乱品种】自本草记载以来，白石英常与紫石英比喻描述，对其性状描述含糊不清。《吴普本草》记载"白石英生太山，形如紫石英"。《本草衍义》记载"白石英状如紫石英，白色如水精"。《本草崇原》记载"紫、白石英，品类相同"。《本草从新》记载"白石英紫石英之属是也，白如水晶者良"。

古人所述白石英可能包括现代矿物学的白色萤石（CaF_2）、石英（SiO_2），甚至是白色的方解石（$CaCO_3$）。

🌱 品种动态

【品种概述】白石英在临床中很少应用，市场上关注度较低，历史上曾经发现水晶、白云石和方解石与其混淆。作者收集和鉴定了市场流通的"白石英"样品，其矿物来源比较混乱，尤其是白云石常被误认为白石英，并有方解石、北寒水石掺假现象。

🌱 图文辨析

【性状鉴定】（1）伪品 1：呈不规则的块状。表面白色，可见鳞片状结晶，有玻璃样光泽，半透明至不透明。易砸碎，断面整齐而光滑，碎块呈方形、长方形，可划刻玻璃。图 6-6。

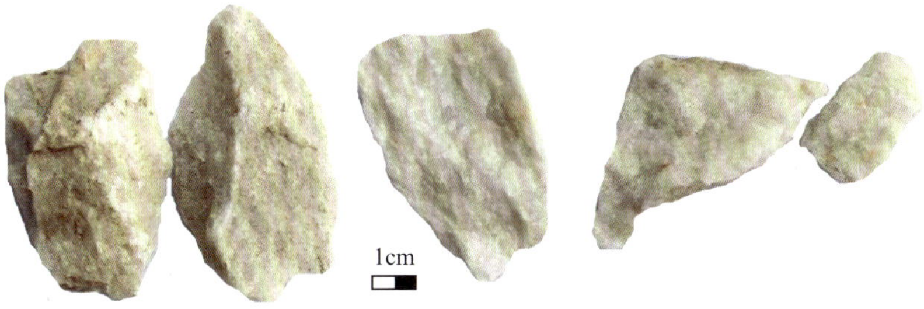

1cm

图 6-6 伪品 1（疑似方解石）

（2）伪品 2：呈不规则的块状。表面白色，略显颗粒性。不透明，微有玻璃样光泽。体重，坚硬，不易砸碎。断面较平坦，边棱较明显。图 6-7。

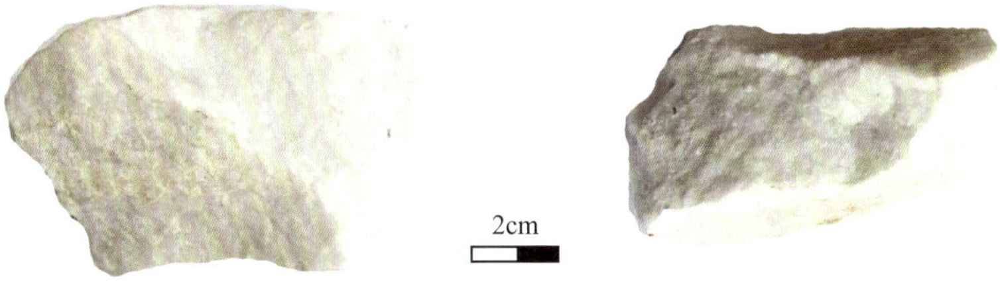

2cm

图 6-7 伪品 2（白云石类）

（3）伪品 3：呈不规则的方块状。表面白色，透明，具玻璃样光泽。体重，坚硬，易砸碎，呈小方块。断面较平坦，边棱较明显。图6-8。

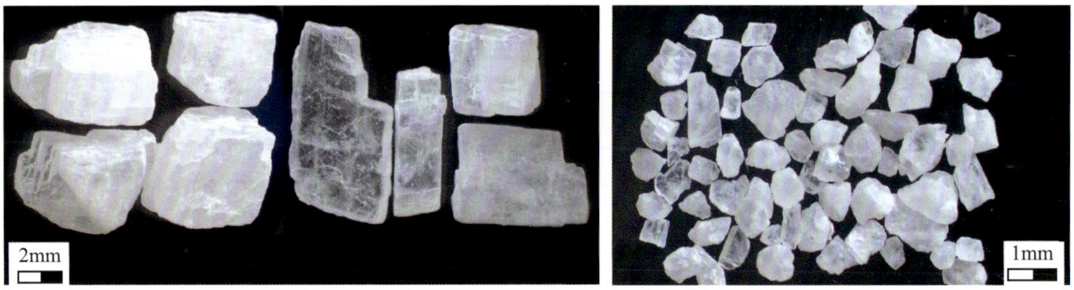

图6-8　伪品3（2021年2批市售白石英，疑似透明方解石）

（4）伪品4：呈不规则的条状、片状或颗粒状。表面白色，被大量白粉，无光泽，不透明。体重，较坚硬，易砸碎。图6-9。

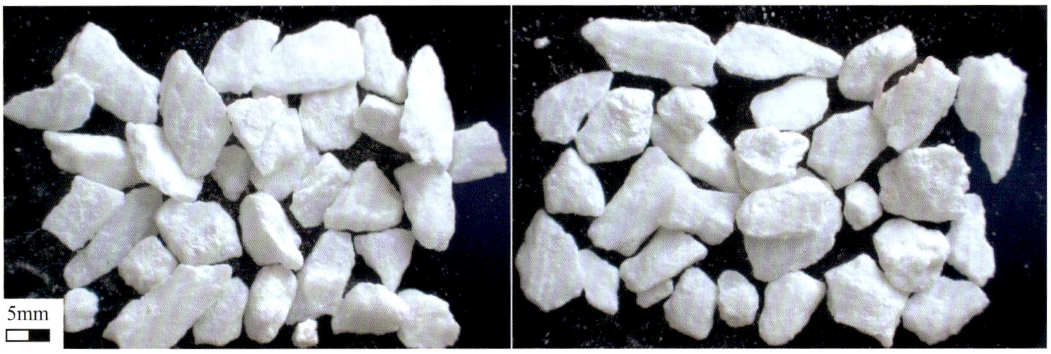

图6-9　伪品4（2021年河南，疑似滑石为主的多种矿物）

（5）伪品5：呈不规则的条状块状。表面白色，具断裂纹，半透明。体重，较坚硬，可砸碎。图6-10。

【**市场速览**】（1）白石英（劣质品）：呈不规则的块状。表面灰白色，常有浅黄色杂质，略显颗粒性。不透明，微有玻璃样光泽。体重，坚硬，不易砸碎。断面较平坦，棱边较明显。图6-11。

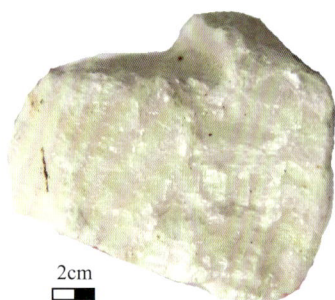

图6-10　伪品5 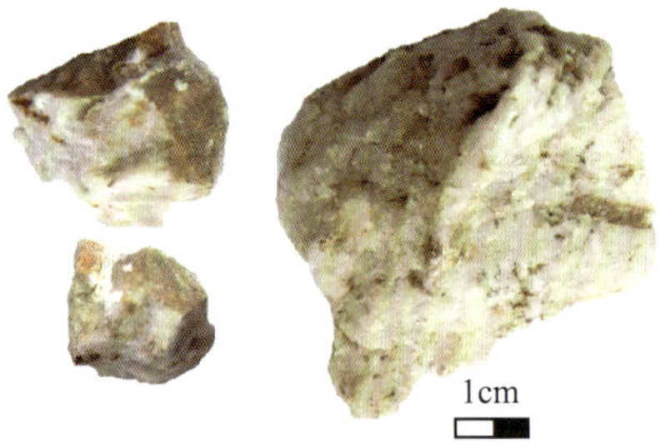　　　　图6-11　白石英（劣质品）

（2）掺假白石英：呈不规则的碎块状。表面白色，或夹杂浅黄色，半透明，有玻璃样光泽，棱边较明显。图6-12。

【**红外光谱**】（1）伪品1：红外光谱（图6-6样品）在位于2983、2874、2513、1799、1420、875和712cm^{-1}波数处有特征吸收峰。图6-13。

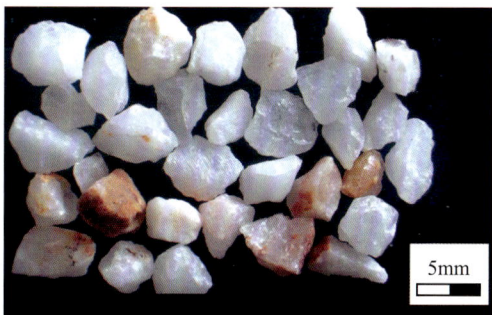

图 6-12　市售白石英（掺假白石英）

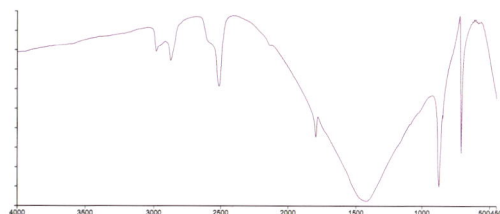

图 6-13　伪品 1 红外光谱图

（2）伪品 3：红外光谱（图 6-8 样品）在位于 2982、2874、2513、1799、1415、970、933、874、712 和 490cm⁻¹ 波数处有特征吸收峰。图 6-14。

（3）伪品 4：红外光谱（图 6-9 样品）在位于 3675、3020、2896、2627、2526、1823、1439、1024、881、728 和 667cm⁻¹ 波数处有特征吸收峰。图 6-15。

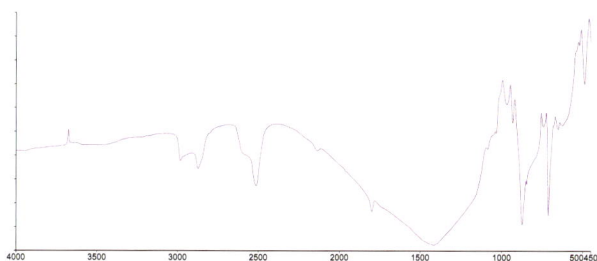

图 6-14　伪品 3 红外光谱图（存在杂质）

图 6-15　伪品 4 红外光谱图

（4）伪品 5：红外光谱（图 6-10 样品）在位于 3550、3406、2238、2116、1686、1621、1139、1113、668 和 601cm⁻¹ 波数处有特征吸收峰。图 6-16。

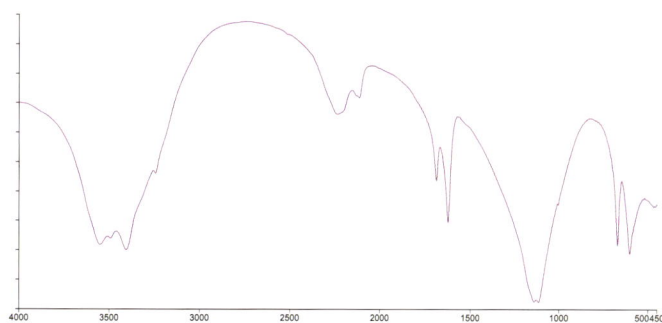

图 6-16　伪品 5 红外光谱图

7. 白硇砂 SAL AMMONIACUM

标准沿革

【来源】1963年版《中国药典》以硇砂（白硇砂），之后历版《中国药典》均未收载。卫生部药品标准（藏药第一册，1995年）收载。河南、甘肃等地方标准收载，为卤化物类卤砂族矿物硇砂矿石，主含氯化铵（NH_4Cl）。

【药用部位】标准规定为矿石。

【采收加工】标准规定"全年可采，除去杂质和泥土"。

【性状】1963年版《中国药典》描述"为不规则块状结晶体，大小不一。全体白色，有的稍带淡黄色。质脆，易碎，用指甲即可刮下白色粉末，断面显束针状纹理，有光泽。可溶于水。臭微，用舌舔之，味咸苦而刺舌"。

商品质量

【商品规格】白硇砂有原矿石，现时商品多为人工合成品。

【品质论述】药材以块大、色白、不含杂质块者为佳。

【产地】主产于青海、甘肃和新疆等地。

特征识别

【性状鉴定】（1）白硇砂：[形状]呈不规则块状，大小不一。[颜色]白色，有的稍带淡黄色，陈货呈深黄色。[表面]微有光泽。[条痕]白色。[质地]较脆，易碎，用指甲轻刮有白色粉末。[断面]略显束针状纹理。[气味]气微臭，味咸苦而刺舌。图7-1。

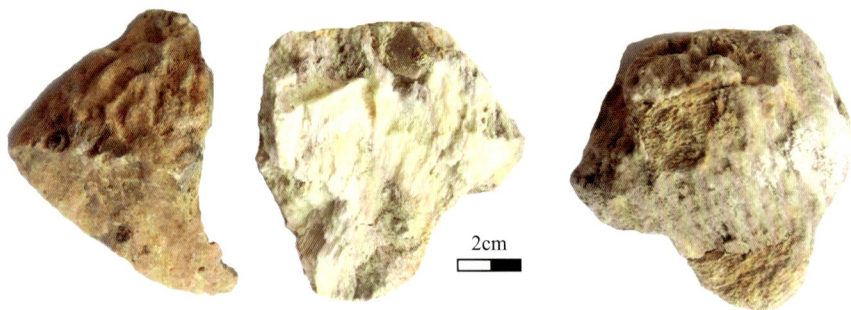

2cm

图7-1　白硇砂（1989年甘肃，表面风化）

（2）人工合成白硇砂：[形状]呈粒状、粉状。[颜色]白色或稍带淡黄色。[质地]较脆易碎。图7-2。

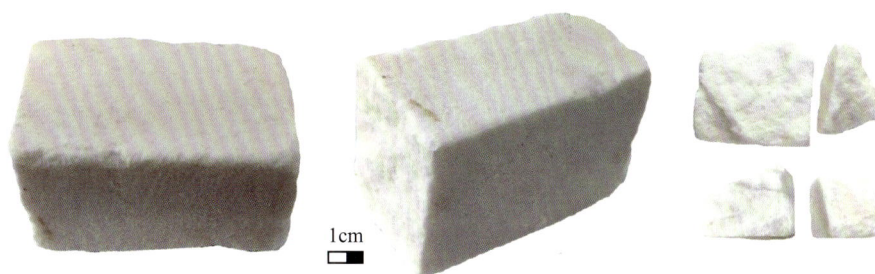

图 7-2　人工合成白硇砂（2023 年青海）

【鉴别歌诀】　块状结晶色类白　质硬稍脆有光泽

燃烧火焰蓝绿色　味咸后苦又刺舌

【识别要点】白硇砂的形状、颜色和气味是识别点。

【红外光谱】白硇砂红外光谱（图 7-2 样品）在位于 3434、1715、1515、1452、1272、1121 和 721cm⁻¹ 波数处具有特征峰。图 7-3。

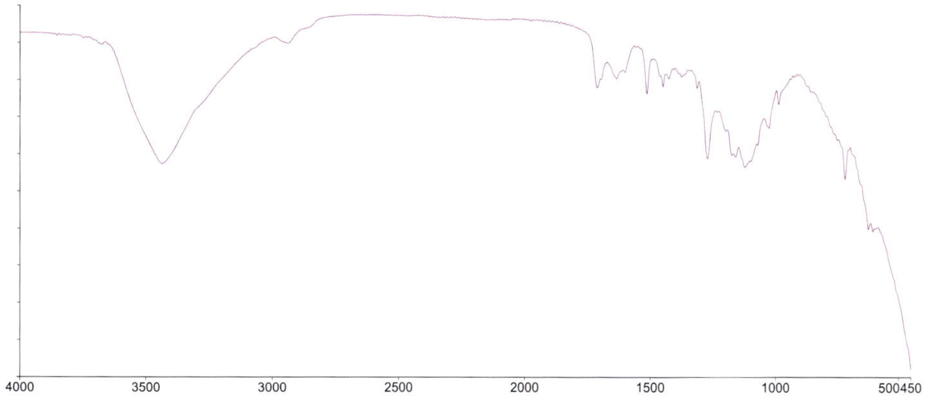

图 7-3　人工合成白硇砂红外光谱图

本草探源

【混乱品种】硇砂始载于唐《新修本草》。明《本草纲目》记载"硇砂亦消石之类，乃卤液所结，出于青海……状如盐块，以白净者良"。可知古代药用的硇砂为白硇砂。

品种动态

【品种概述】市售硇砂分为紫硇砂与白硇砂，前者为卤化物类矿物紫色石盐晶体，主要成分为氯化钠，后者为氯化物类卤砂族矿物卤砂的晶体或工业合成品，主要成分为氯化铵。

目前，商品白硇砂为正品白硇砂，多为人工合成品。

8. 北寒水石 GYPSUM RUBRUM

标准沿革

【来源】1992年版《卫生部药品标准中药材》（第一册）收载为硫酸盐类矿物硬石膏族红石膏，主含含水硫酸钙（$CaSO_4 \cdot 2H_2O$）。黑龙江、青海地方标准收载。

【药用部位】标准规定为矿石。

【采收加工】标准规定"采挖后，除去泥沙及杂石"。

【性状】标准描述基本相同，尚有"半透明，具星状针状玻璃样"描述。

商品质量

【品质论述】药材以片状、色粉红、微有光泽、质硬而脆者为佳。

【产地】主产于山西、河北、湖北、辽宁、吉林、甘肃等地。

特征识别

【性状鉴定】［形状］呈不规则的扁平斜板状、片状；商品常呈不规则柱状、条状或片块状。［颜色］类白色或粉红色。［表面］凹凸不平，微有光泽，侧面可见纤维状纹理。［条痕］白色。［质地］质硬而脆。［断面］纤维略呈斜状纵纹理。［气味］气微，味淡。图8-1。

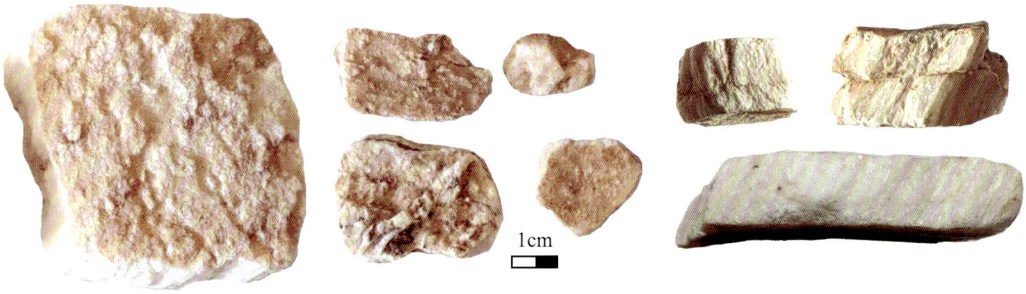

图8-1　北寒水石（2023年山东）

【鉴别歌诀】　　　　柱状条状片块状　微有光泽粉红色
　　　　　　　　　　断面纤维呈纵纹　条痕白色硬而脆

【红外光谱】北寒水石红外光谱（图8-1样品）在位于3548、3404、2239、2116、1686、1621、1145、1115、669和601cm^{-1}波数处有特征吸收峰。图8-2。

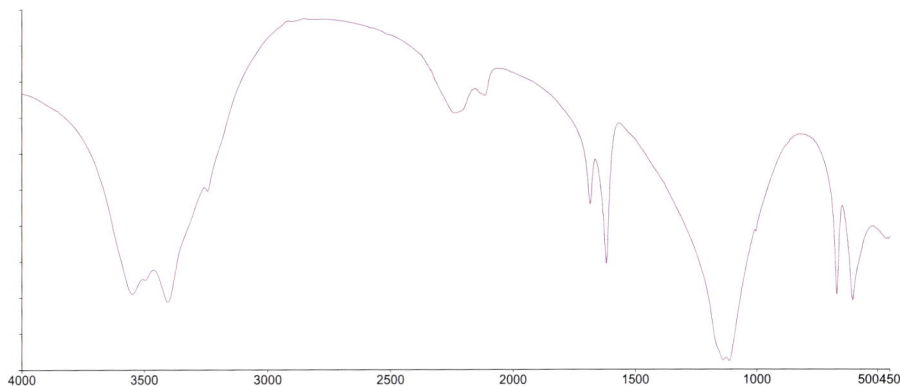

图 8-2　北寒水石红外光谱图

🌿 本草探源

【混乱品种】寒水石首见于《名医别录》，本草列于石膏和凝水石名下，未单独收载，古代的凝水石、石膏、寒水石、理石、长石和方解石存在"同物异名"和"同名异物"情况。唐宋以来，石膏与方解石又分别以寒水石为名入药。明代《本草纲目》则认为寒水石是"盐根或盐精石；而以石膏、方解石为注，误矣"。清《本草求真》直言"真者绝少"。寒水石的来源无论在中药领域还是地质矿产领域都存在争议。有学者对《本草纲目》所述的"盐根或盐精石"进行考证，认为是矿物学白钠镁矾，化学组成是 $Na_2SO_4 \cdot MgSO_4 \cdot 4H_2O$，存附待研究。

清代以来，南方所用寒水石为方解石，北方以则以纤维石膏作寒水石。

🌿 品种动态

【品种概述】市场流通的寒水石包括两种矿物来源，一是方解石，商品称为南寒水石，二是为粉红色块状或纤维状的石膏，商品称为北寒水石。早年市场曾经发现北寒水石为石英岩、石灰岩与红石膏的集合体，也有钟乳石误用的报道。

🌿 图文辨析

【市场速览】北寒水石与石膏的化学组成相同，市场流通纤维状的北寒水石。图 8-3。

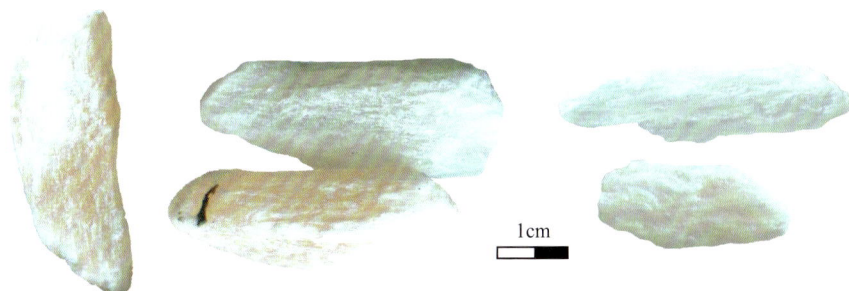

图 8-3　市售北寒水石（2023 年湖北）

9. 朱砂 CINNABARIS

标准沿革

【来源】1963 年版《中国药典》收载为天然的硫化汞矿石。1977 版《中国药典》修订为六方晶系辰砂的矿石，主含硫化汞。1985 版《中国药典》修订为硫化物类矿物辰砂族辰砂，主含硫化汞（HgS）。

【药用部位】1963 年版《中国药典》规定为矿石。

【采收加工】1963 年版《中国药典》规定"挖出矿石后，选取纯净者用水淘洗掉杂石与泥沙，并用磁铁吸净含铁的杂质，既得"。1985 版《中国药典》调整了加工顺序，为"用磁铁吸净含铁的杂质，再用水淘去杂石和泥沙"。

【性状】1963 年版《中国药典》描述为"呈大小不一的块状或细小颗粒状；无臭，无味"。1977 年版《中国药典》修订为"呈大小不一的块片状、颗粒状或粉末状"，删除了"镜面砂""豆瓣砂""朱宝砂"描述。1985 版《中国药典》增加"本品为粒状或块状集合体；条痕红色或暗红色"描述。

商品质量

【品质论述】朱砂有诸多的异名，以形状命名的云母砂、马齿砂、豆砂、芙蓉砂等，以颜色命名的丹砂、镜面砂、光明砂等，还有以性质命名的土砂、面砂和末砂等，反映出质量的差异；药材以色鲜红、有光泽、体重、质脆者为佳。

【产地】主产于湖南、湖北、贵州、河南和四川等地。

【质量分析】2013 年、2015 年全国朱砂专项检验，分别抽验 50 批、210 批，不合格率分别为50%、24%，不合格项目是"性状、鉴别、含量测定"，不合格主要原因是 808 猩红染色。

特征识别

【性状鉴定】［形状］为三方晶系，集合体呈颗粒状、块片状或呈粉末状。［颜色］鲜红色、暗红色或浅红色。［表面］具金刚光泽或金属光泽；薄片半透明。［条痕］红色至褐红色。［质地］体重，质脆，片状者易破碎。［断面］具闪烁的光泽。［气味］气微，无味。图 9-1。

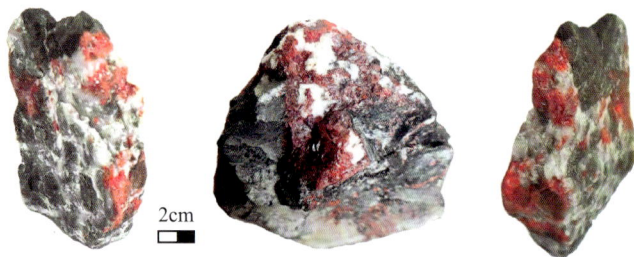

2cm

图 9-1　朱砂矿石（2021 年湖南）

【鉴别歌诀】　　　颗粒片块粉末状　　表面鲜红或暗红

　　　　　　　　　　　质脆易碎具光泽　　手捻体重不染手

【识别要点】（1）形状：药用朱砂有片状者称为"镜面砂"，块状者称为"豆瓣砂"，颗粒状或碎末者称为"朱宝砂"。（2）颜色：从暗红色、鲜红色或浅红色不等。（3）光泽：鲜艳者金刚光泽，暗淡者金属、半金属光泽。（4）手试：用手指甲挤压小颗粒，即成鲜红色粉末，触之不染手。图 9-2、图 9-3。

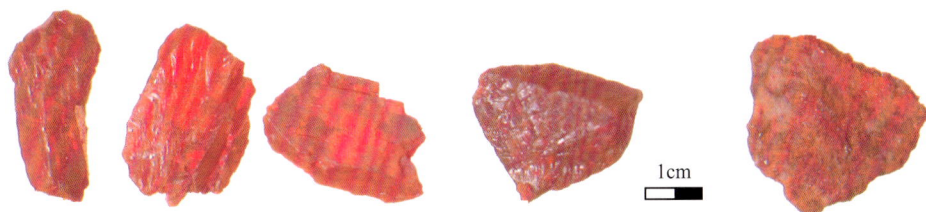

图 9-2　朱砂（2022 年湖南，豆瓣砂）

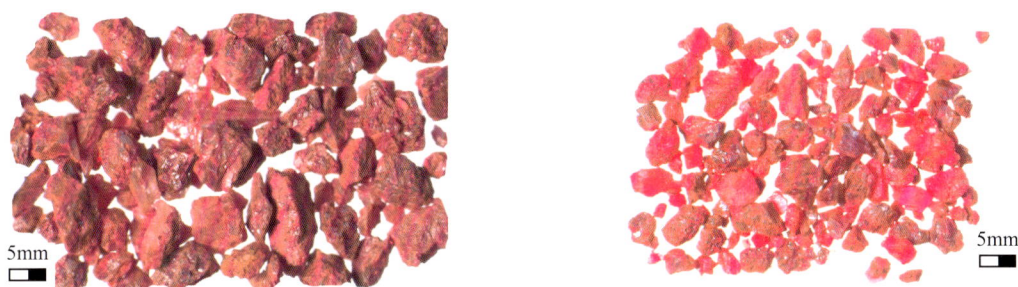

图 9-3　朱砂（2022 年湖南）

此外，经验鉴别采用火试法：取少许粉末置于白纸上，在纸下加热，由原来的鲜红色变为黑色，离开火焰后，又恢复原色，白纸不被染色。

【红外光谱】朱砂没有红外光谱特征收峰。

🌿 本草探源

【混乱品种】明《本草纲目》记载"各有数种，清浊体异，真伪不同"。清《本草求真》记载"后人不明辰砂即属丹砂，混以灵砂入元散内（即滑石六两、甘草一两、加辰砂），以代辰砂甘寒之味耳。市肆与医，妄用如斯，附记以俟高明并参"。古代天然朱砂与人工合成朱砂严格的区别药用。

【伪造做假】清《伪药条辩》记载"今市肆有以铅丹搀入朱砂，又用代赭石搀入辰砂"。

🌿 品种动态

【品种概述】长期以来，人工合成朱砂、银朱常混淆为朱砂（朱砂粉、水飞朱砂）。近年，发现用 808 猩红染色朱砂比较突出，在朱砂颗粒中掺假代赭石、方解石、雄黄、红粉等矿物也屡见不鲜。市场还发现两种做假的朱砂，一是用灰黑色颗粒状矿物拌有红色细粉冒充朱砂，曾发现染色的雄黄矿石冒充朱砂销售；二是灰白色粉状矿物用水溶性或脂溶性染料染色的人工朱砂粉冒充"水飞朱砂、水飞辰砂"，这两种都可以检出朱砂成分。

【混伪品】（1）灵砂：为水银与硫黄经人工炼制而成的汞制剂，主要成分为硫化汞（HgS）。1992年卫生部药品标准中药材（第一册）以灵砂（辰砂）收载。始载于宋《证类本草》，清《本草求真》又名神砂。清《医学衷中参西录》记载"然须用天然产朱砂方效，若人工所造朱砂（色紫成大块作锭形者，为人工所造朱砂）止可做颜料用，不堪入药"。古代认为两者的功效不尽相同。

（2）银朱：为水银与石亭脂经人工炼制而成，现代制法与古代大同小异，主要成分为硫化汞（HgS）。上海、四川、湖南等地方标准或省级炮制规范收载。始载于《升丹炼药秘诀》。主产于湖南、湖北、四川和广东等地。

🌿 图文辨析

【性状鉴定】（1）灵砂：完整者呈盆状，两面平坦，或一面平坦，另一面粗糙；常断裂呈不规则块状或颗粒状。呈暗红色、鲜红色或紫红色，前者两端常平整而光滑，具光泽。体重，质脆，断面纤维状（有明显的层次不齐的平直纵条纹），图9-4、图9-5。

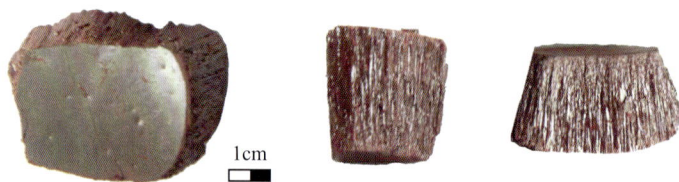

图9-4　灵砂

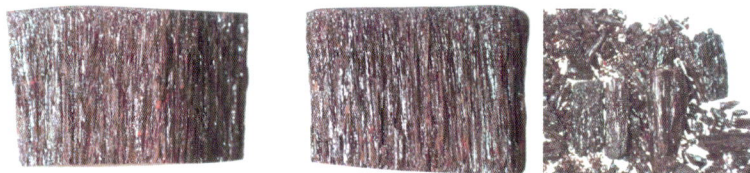

图9-5　灵砂（断面及碎片放大）

（2）银朱：呈鲜红色或朱红色粉末。体重，细腻，手捻之亦染指。图9-6。

【市场速览】（1）掺假朱砂1：用未知矿物染色掺假。呈不规则颗粒状，多为小方块，大小1~6mm。外表面附着暗红色细粉，整体呈红色，可见类白色底色，触之手被染成红色。质较脆，易碎。图9-7。

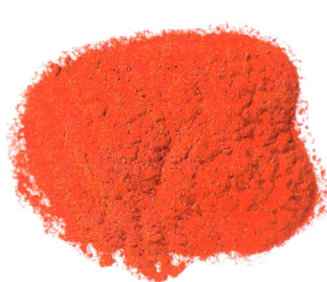

图9-6　银朱（湖南）

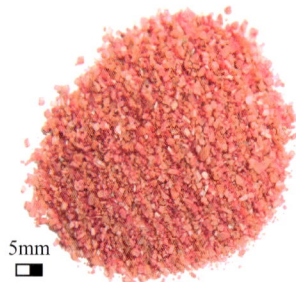

图9-7　掺假朱砂1

（2）掺假朱砂2：呈细粉末。呈棕红色、暗棕色，手触之染成浅红色，可见亮晶。大量掺假未知矿物粉末，图9-8。

（3）掺假朱砂3：呈细小颗粒。呈红棕色，手触之手有颗粒感，可见亮晶、褐色细小颗粒。少量掺假未知矿物颗粒。图9-9。

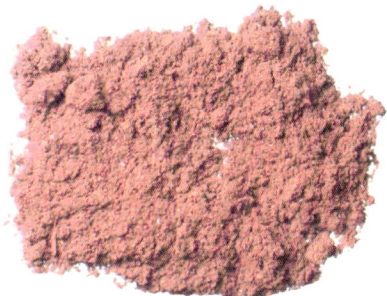

图9-8　掺假朱砂2

图9-9　掺假朱砂3

（4）提炼品：呈不规则的块状。表面紫红色或橙红色，常有"熔融、冷凝"过程留下的特征，形状整体不平坦，有细小空隙。图9-10。

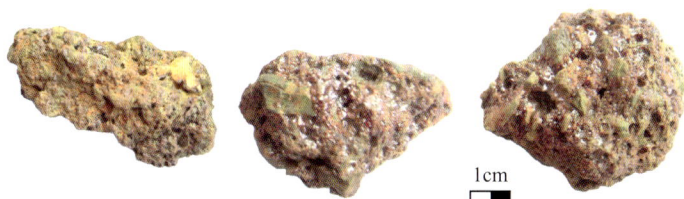

图9-10　市售朱砂（提炼品）

【红外光谱】掺假朱砂（图9-8、图9-9样品）的红外光谱中含有大量的矿物杂质。图9-11、图9-12。

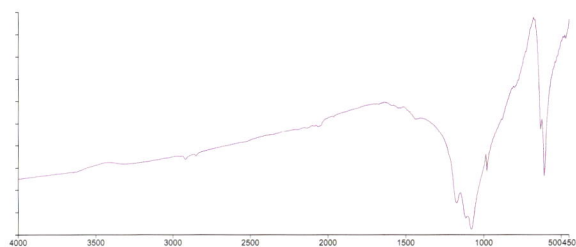

图9-11　掺假朱砂2红外光谱图

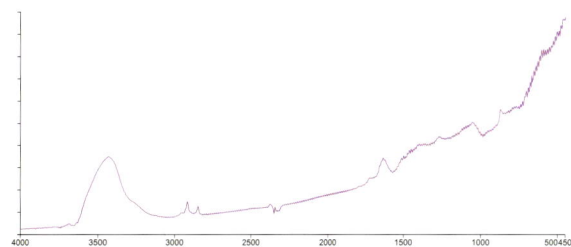

图9-12　掺假朱砂3红外光谱图

10. 花蕊石 OPHICALCITUM

标准沿革

【来源】1963 年版《中国药典》收载为一种含蛇纹石大理岩石。1977 年版《中国药典》修订为蛇纹大理岩的岩石。1985 年版《中国药典》修订为变质岩类岩石蛇纹大理岩。2015 年版《中国药典》增加"主含碳酸钙（$CaCO_3$）"的化学成分描述。

【药用部位】1963 年版《中国药典》规定为矿石。

【采收加工】1963 年版《中国药典》规定"采挖后，除去泥土及杂石"。1977 年版《中国药典》修订为"采挖后，除去杂石及泥沙"。

【性状】1963 年版《中国药典》描述为"不规则的块状物，形扁斜多具棱角，大小不一；表面不平坦，灰白色，有黄色或黄绿色花纹相夹其间，对光照之有闪星状亮光；体重，质坚硬，击碎后断面不整齐；无臭，无味"。1977 年版《中国药典》主要修订了表面和颜色，为"表面较粗糙，类白色或黄白色，有黄色或黄绿色花纹相夹其间，习称'彩晕'"。1990 年版《中国药典》增加"粒状或致密块状的集合体"描述，颜色修订为"白色或浅灰白色，其中夹有点状或条状的蛇纹石，呈浅绿色或淡黄色，习称'彩晕'"，增加"蛇纹石具蜡质样光泽；体重，两者硬度均较小（3~3.5）"描述。2000 年版《中国药典》删除上述光泽和硬度的描述，气味修订为"无臭，味淡"。2005 年版《中国药典》中气味再次修订为"气微，味淡"。

商品质量

【品质论述】药材以质坚硬、色白带"彩晕"者为佳。

【产地】主产于河南、河北、陕西、山西、广西、四川等地。

特征识别

【性状鉴定】[形状]粒状或致密块状的集合体；呈不规则块状，具棱角。[颜色]类白色或浅黄白色，常夹杂淡黄色或淡黄绿色花纹，习称为"彩晕"。[表面]微显粗糙，略具脂肪样光泽，有滑腻感；对光观察可见闪烁的亮晶。[条痕]白色。[质地]体重，硬，坚不易破碎。[断面]粗糙。[气味]气微腥，味淡。图 10-1、图 10-2。

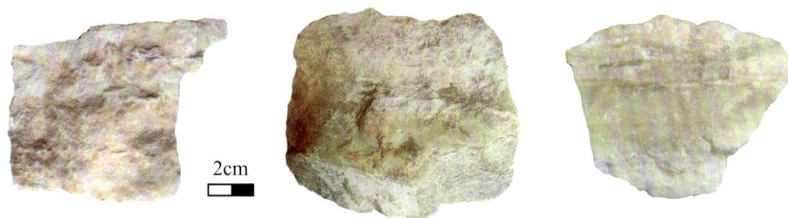

图 10-1 花蕊石（1986 年）

图 10-2　花蕊石（1995 年，三种断面观）

【鉴别歌诀】　　　　　　　　　形状不定有棱角　　表面类白有"彩晕"
　　　　　　　　　　　　　　　对光观察闪亮晶　　体重坚硬显粗糙

【识别要点】花蕊石是蛇纹石大理岩，常为无色或白色，由于夹杂铁等元素形成黄白、浅红、黄绿、浅绿或黑绿等各种颜色的花蕊石。大块状花蕊石样品容易见到"彩晕"特征，敲碎具边棱角；市售品多为碎块，具脂肪样光泽，有滑腻感。图 10-3、图 10-4。

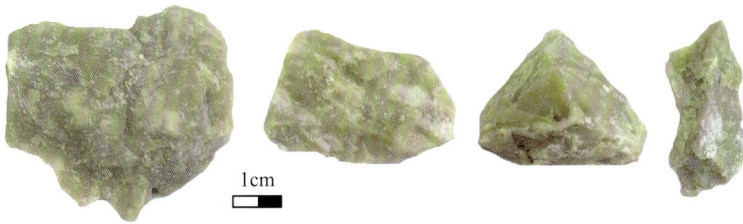

图 10-3　花蕊石（2016）

图 10-4　花蕊石（2022 年，河南）磨片

【红外光谱】碳酸钙红外光谱位于 3842、2981、2843、2512、1798、1420、875 和 609cm^{-1} 波数处有特征吸收峰。图 10-5。

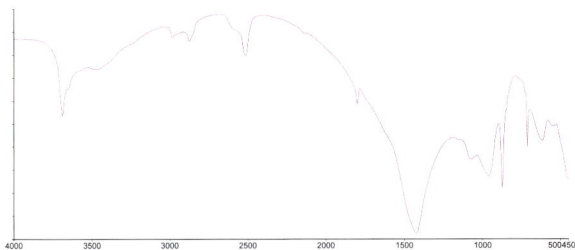

图 10-5　碳酸钙红外光谱

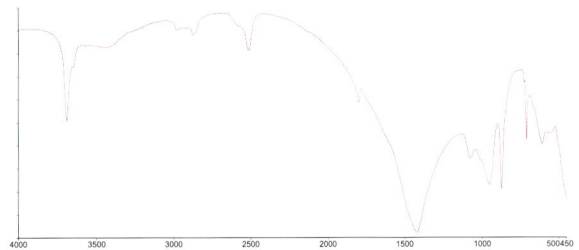

图 10-6　花蕊石红外光谱

花蕊石红外光谱（图 10-1 样品）在位于 3690、2875、2516、1799、1423、1081、955、875、712 和 609cm^{-1} 波数处有特征吸收峰，图 10-6；其余两种样品（图 10-3、图 10-4 样品）特征吸收峰与上述一致。

【X 射线衍射】X 射线衍射仪分析发现，花蕊石（图 10-4 样品）主要以方解石为主，含有少量蛇纹石，有的含有少量白云石和橄榄石。图10-7。

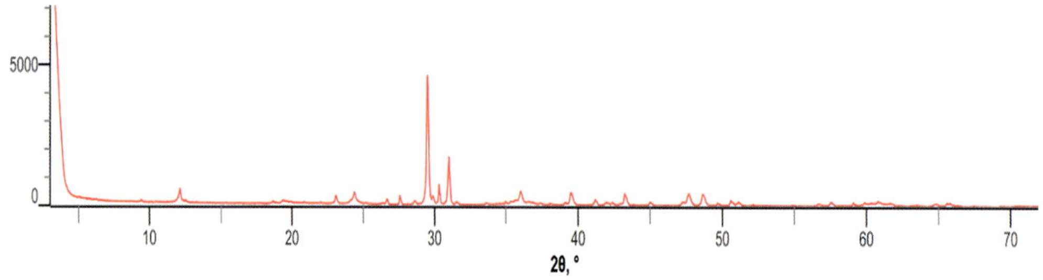

图 10-7　花蕊石 X 射线衍射

【显微鉴别】花蕊石（图10-4样品）显微特征，主要为碳酸盐类方解石族方解石（85%），少量硅酸岩类蛇纹石（15%），方解石为碳酸钙 $GaCO_3$，蛇纹石为镁质硅酸盐 $Mg_6[Si_4O_{10}](OH)_8$。图10-8。

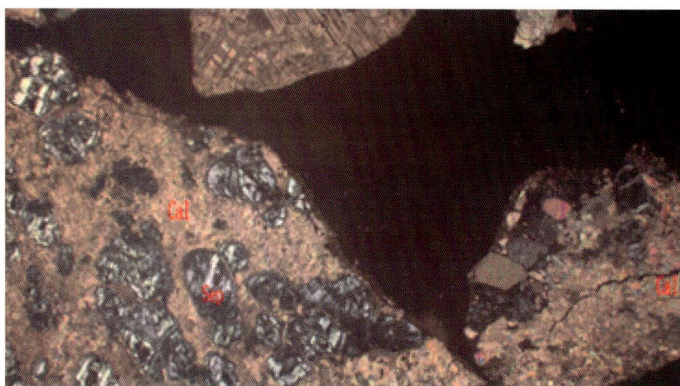

图 10-8 花蕊石显微图（正交）
（方解石 Cal 和蛇纹石 Sep）

🌱 本草探源

【混乱品种】宋《嘉佑本草》首载花蕊石。明《本草品汇精要》记载"体至坚重，色如硫黄，形块有大小，方圆无定。陕人用琢为器"。《本草蒙荃》记载"颜色仿佛硫黄，黄中间有白点，因名花蕊，最难求真"。与现代花蕊石相符。

🌱 品种动态

【品种概述】市场流通的花蕊石主要来自变质岩类蛇纹大理石岩（为正品花蕊石，含有蛇纹石的方解石），部分销售品为白云石（白云岩）、白石英（SiO_2）或方解石（$CaCO_3$），曾有将钟乳石的基部误做为花蕊石使用的报道。

🌱 图文辨析

【性状鉴定】（1）伪品1：呈不规则块状，多具锋利的棱角。表面浅棕色或灰棕色，不平坦，微具光泽，微透明。坚硬而重，易敲碎。断面可见小片状或柱状结晶，具玻璃样光泽。可刻划玻璃。气微，味淡。图10-9、图10-10。

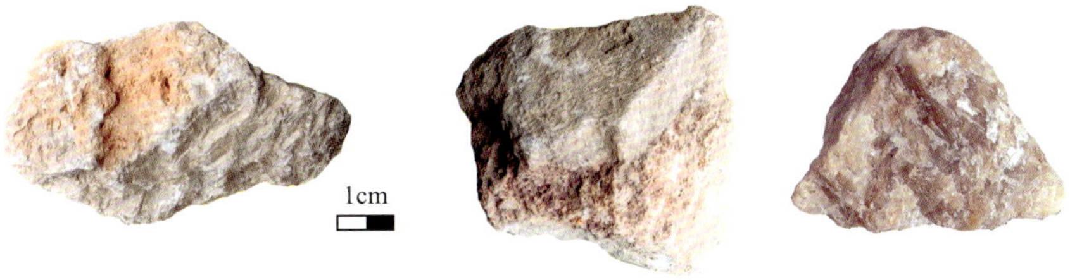

图 10-9 伪品 1（市售花蕊石 1，1. 表面；2. 断面）

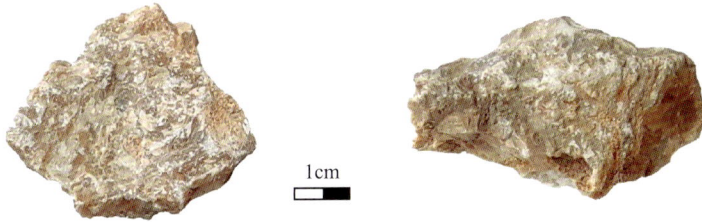

图 10-10 伪品 1（市售花蕊石 1）

（2）伪品 2：呈不规则碎块状，多具锋利的棱角。表面灰绿色或浅蓝绿色，具类白色花斑，无光泽，不透明。坚硬而重，易敲碎。可刻划玻璃，并留下划痕。气微，味淡。图10-11。

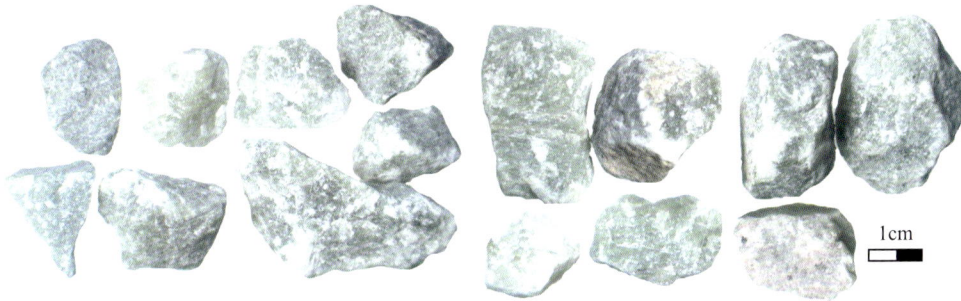

图 10-11 伪品 2（市售花蕊石 2）

（3）伪品 3：呈不规则碎块状，多具锋利的棱角。表面灰白色或浅灰绿色，具深浅不同的色斑，微有光泽，不透明。坚硬而重，易敲碎。图10-12。

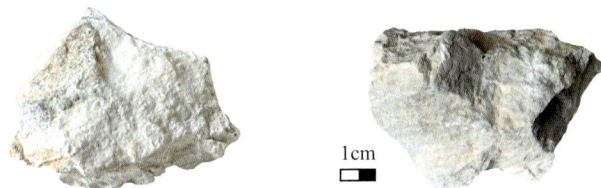

图 10-12 伪品 3（市售花蕊石 3）

【市场速览】市场流通的花蕊石品种来源较复杂，今收集一种流通量较大"花蕊石"，图10-13。另一种是从花蕊石中挑选出来的掺伪品，图10-14。

图 10-13　市售花蕊石（2024 年）

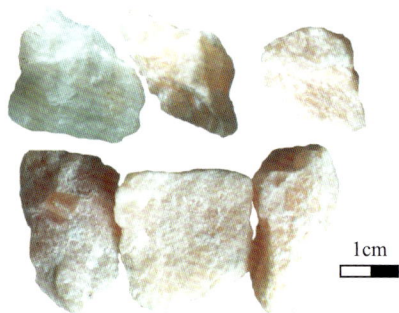

图 10-14　花蕊石掺伪品（2022 年山东）

【红外光谱】（1）伪品 1：红外光谱（图 10-10 样品）在位于 3455、2983、2874、2513、1799、1419、875 和 712cm^{-1} 波数处有特征吸收峰。图 10-15。

（2）伪品 2：红外光谱（图 10-11 样品）在位于 3566、2982、2873、2512、1798、1420、875、712 和 636cm^{-1} 波数处有特征吸收峰。图 10-16。

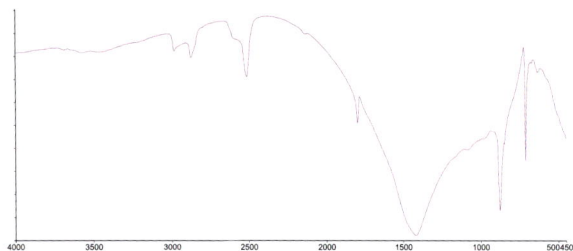

图 10-15　伪品 1 红外光谱图

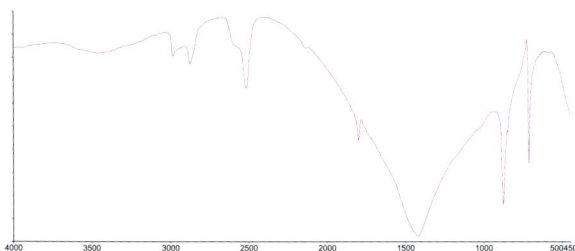

图 10-16　伪品 2 红外光谱图

两批市售花蕊石伪品的红外光谱图与正品花蕊石不同，具有碳酸钙特征峰。

（3）伪品 3：红外光谱（图 10-12 样品）在位于 3675、1099、1014、948、919、756、669 和 507cm^{-1} 波数处有特征吸收峰。图 10-17。

（4）市售花蕊石：红外光谱（图 10-13 样品）在位于 3628、2983、2513、1799、1419、874 和 712cm^{-1} 波数处有特征吸收峰，与正品花蕊石有差异（图 10-18）。

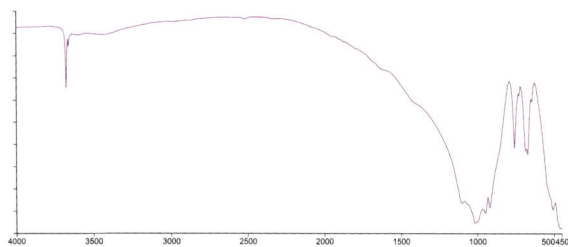

图 10-17　伪品 3 红外光谱图

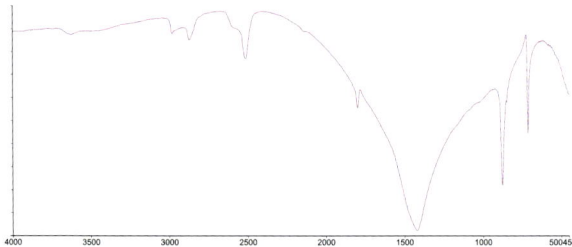

图 10-18　花蕊石掺伪品 4 红外光谱图

【显微鉴别】（1）市售花蕊石：样品（图 10-13）显微特征，矿物组成为 83% 方解石、12% 石榴石和 5% 透辉石。矿物为透辉石石榴石大理岩，无蛇纹石，属于伪品。图 10-19。

图 10-19　花蕊石显微图（A. 正交；B. 单偏光）
（方解石 Cal、石榴石 Gr 和透辉石 Di）

（2）花蕊石掺伪品：样品（图 10-14 样品）显微特征，岩石的组成为 98% 方解石和 2% 石英。矿物属于大理岩。属于伪品。图 10-20。

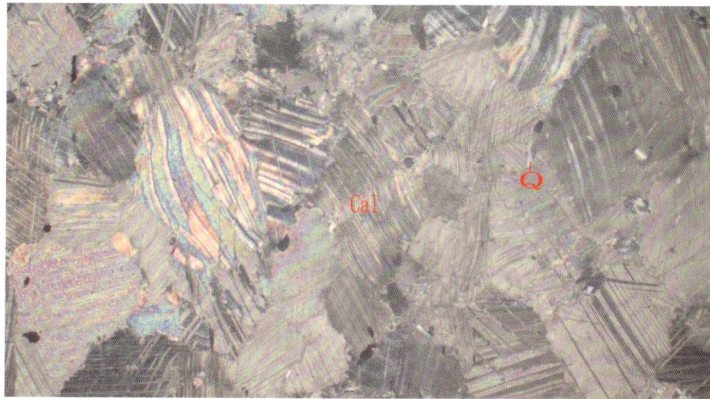

图 10-20 花蕊石掺伪品显微图（正交）
（方解石 Cal 和石英 Q）

🌿 11. 自然铜 PYRITUM

🌿 标准沿革

【来源】1963 年版《中国药典》收载为天然硫化铁矿石。1977 年版《中国药典》修订为等轴晶系黄铁矿的矿石，主含硫化铁。1985 年版《中国药典》修订为硫化物类矿物黄铁矿族黄铁矿，主含二硫化铁（FeS_2）。

【药用部位】1963 年版《中国药典》规定为矿石。

【采收加工】1963 年版《中国药典》规定"采挖后，去尽杂石"。1977 年版《中国药典》修订为"采挖后，除去杂质"。

【性状】1963 年版《中国药典》描述为"多呈规则的方块状，大小不一；表面亮黄色，有金属光泽，酷似黄铜块，有的表面呈棕褐色；质坚硬，但易砸碎，断面亮黄白色，仍有金属光泽；无臭，无味"。1977 年版《中国药典》表面修订为"表面亮黄色，有金属光泽，有的黄棕色或棕褐色，无金属光泽，具棕褐色或墨绿色细条纹及砂眼"；断面修订为"黄白色，有金属光泽，或断面棕褐色，可见银白色亮星"特征描述。1985 年版《中国药典》增加"晶形多为立方体，集合体呈致密块状；条痕绿黑色"描述。1990 年版《中国药典》修订为"条痕绿黑色或棕红色"，同时删除了气味描述。

🌿 商品质量

【品质论述】药材以块整齐、色黄而光亮、断面有金属光泽者为佳。

【产地】主产于四川、湖南、湖北、安徽、云南和辽宁等地。

🌿 特征识别

【性状鉴定】[形状] 等轴晶系，多呈立方体和十二面体、少有八面体；集合体呈块状、粒状。[颜色] 亮黄色，或呈黄棕色、棕褐色。[表面] 有金属光泽，或有氧化层而无金属光泽，具棕黑色或墨绿色细条纹及砂眼。[条痕] 绿黑色或棕红色。[质地] 质坚硬或稍脆，易砸碎。[断面] 黄白色者有金属光泽，棕褐色者可见银白色亮星。[气味] 气微，味淡。图 11-1、图 11-2。

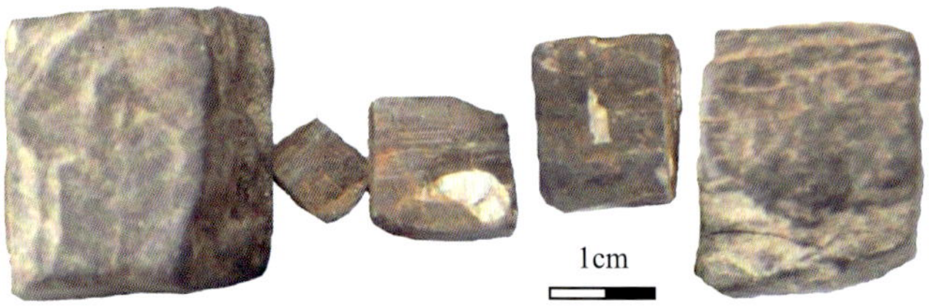

1cm

图 11-1 自然铜（表面形成氧化层）

【鉴别歌诀】
方块形状自然铜　表面亮黄具光泽
氧化表面色较深　沙眼条纹体较重

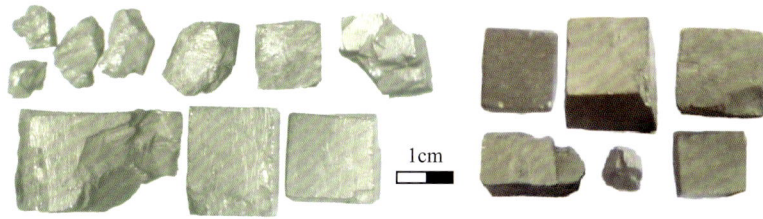

图 11-2　自然铜（1986 年，表面黄色）

【识别要点】黄铁矿原矿的晶形为等轴晶系，多为立方体，集合体呈致密块状，反射光下呈浅黄铜色，显金属光泽。图 11-3、图 11-4。

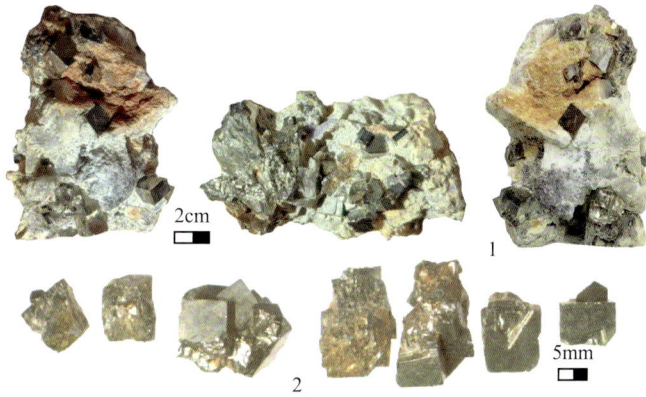

图 11-3　黄铁矿原矿

（2023 年湖南，1. 原矿石；2. 晶形）

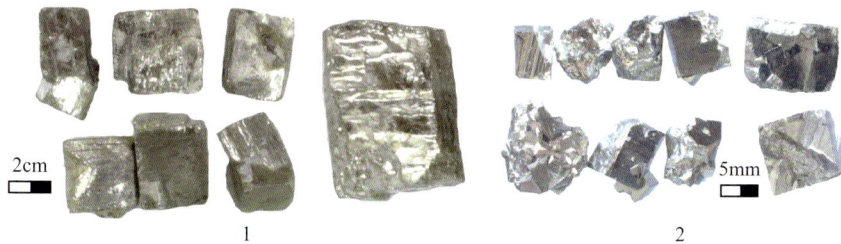

图 11-4　黄铁矿晶形

（2023 年，1. 原矿；2. 碎粒）

药材多呈方块为特征，表面常呈黄棕色、棕褐色，微有光泽。图 11-5。

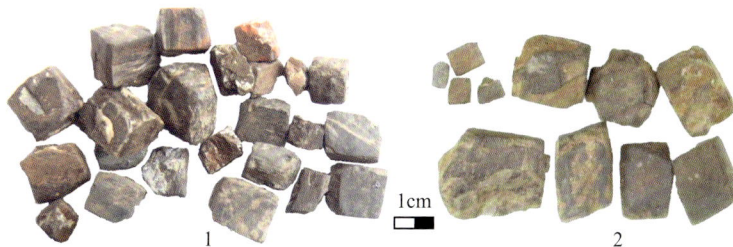

图 11-5　自然铜（表面形成氧化层，1.1990 年；2.2023 年）

【性状探微】黄铁矿在潮湿而富氧环境长久暴露，表面氧化呈黄棕色、棕褐色而无光泽，成为褐铁矿化的黄铁矿。因此，市场流通的自然铜大多数情况下不是单一的矿物，是以黄铁矿为主，同时夹杂或附着其他矿物的复合体。

自然铜也有不规则块（结核状），商品中少见。图 11-6。

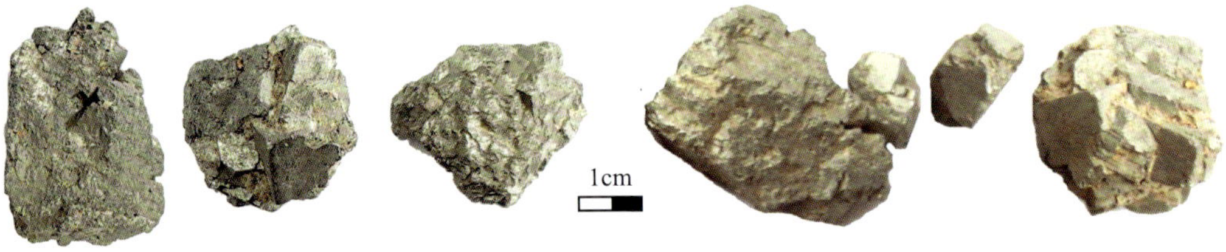

图 11-6　自然铜（结核状药材，1. 2021 年；2. 1993 年）

🌿 本草探源

【混乱品种】自然铜始载于宋《开宝本草》，谓"其色青黄如铜，从不矿链，故号自然铜"。明《本草纲目》将前人的"自然铜"总结为五类，涵盖了现代矿物学中的铜族矿物。中药自然铜本身存在演变，由最初的矿物自然铜（铜矿石，Cu），逐渐向黄铜矿（主要成分 $CuFeS_2$）、辉铜矿（主要成分 Cu_2S）和黄铁矿（主要成分 FeS_2）等方向发展，最终形成以黄铁矿为主的药用的事实。古今对自然铜的争论不休，反映了自然铜药用品种的复杂性。

🌿 本草探源

【品种概述】国内各地称为"自然铜"包括多种来源，主要来自黄铁矿（主要成分 FeS_2）；黄铁矿氧化形成褐铁矿、赤铁矿或磁黄铁矿次级产物，产地多数也视为自然铜一同采收，市场流通褐铁矿化的黄铁矿比较多。历史上黄铜矿（主要成分 $CuFeS_2$）作为自然铜使用，国内部分地方亦发现使用情况。

🌿 图文辨析

【性状鉴定】（1）黄铜矿：属四方晶系，多呈致密块状、粒状集合体。具金属光泽。表面黄铜色，常有斑状条纹。条痕绿黑色。图 11-7。

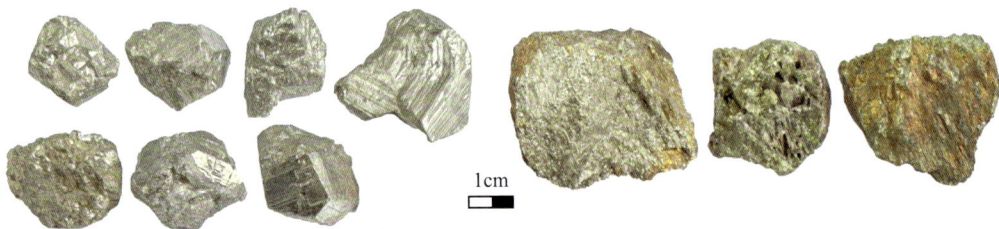

图 11-7　黄铜矿（2022 年湖南 2 种样品）

（2）矿物铜：属等轴晶系，晶体呈立方体，常呈不规则树枝状集合体。具金属光泽。表面铜红色，常因氧化而呈棕黑色。条痕铜红色。图 11-8。

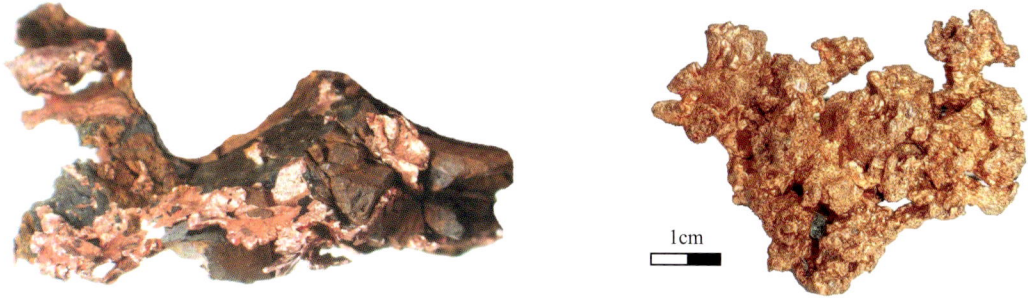

图 11-8　矿物铜（2022 年辽宁）

【市场速览】自然铜中未除净的伴生小石头，或掺假不明来源矿石。图 11-9。近年，市场流通颗粒状的自然铜比较普遍，为黄铜矿。图 11-10。

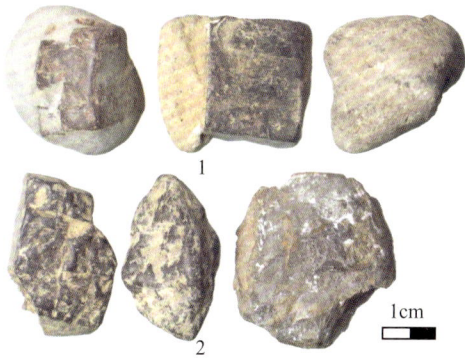

图 11-9　市售自然铜中掺假物
（1. 自然铜与石头伴生；2. 掺假不明矿物）

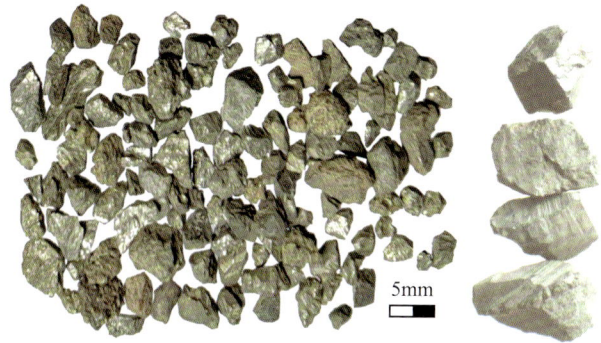

图 11-10　市售自然铜（2022 年山西统货，药材碎粒及放大）

在市售的碎粒自然铜商品中掺假黄铜矿等杂矿的情况。图 11-11。市场销售的煅自然铜也存在掺假未知矿物的情况。图 11-12。

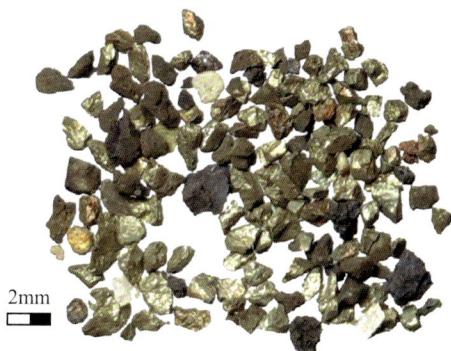

图 11-11　市售自然铜（2021 年掺假）

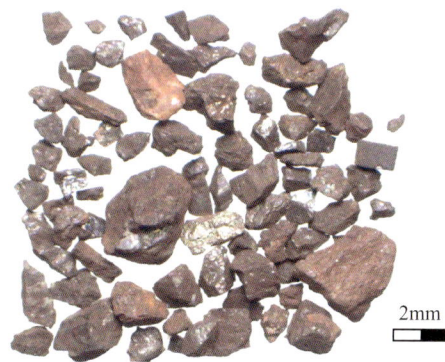

图 11-12　市售煅自然铜（2021 年）

一种市售自然铜表面呈灰褐色、棕褐色，洗净后呈污黄色。图 11-13。

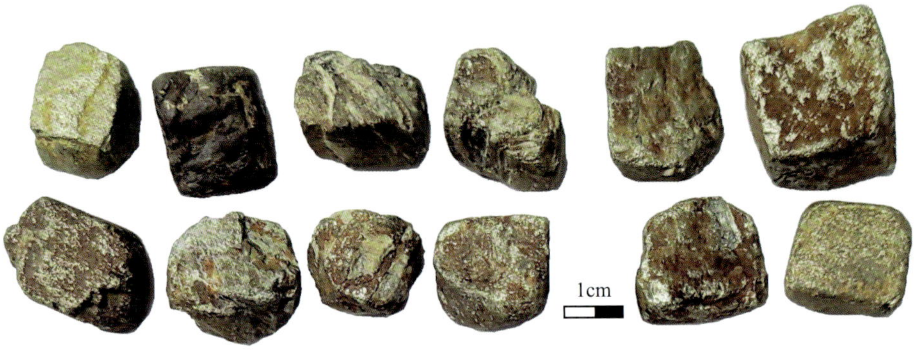

图 11-13　市售自然铜（2022 年四川，为自然铜）

【显微鉴别】市售自然铜（图 11-10 和图 11-13 样品）显微特征均为单一的硫化物（FeS_2）黄铁矿，成不规则状的碎块（图 11-10 样品）和结晶程度很好的单晶体（图 11-13 样品）。图 11-14。

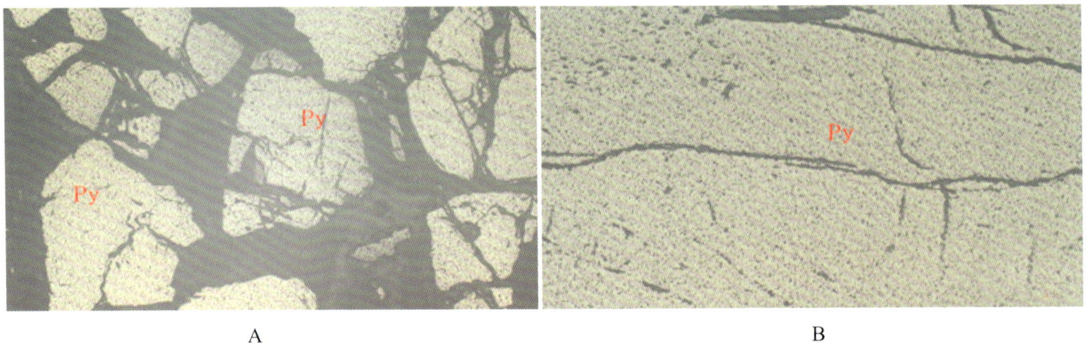

A

B

图 11-14　市售自然铜显微特征图

（黄铁矿 Py 碎块；A. 图 11-10 样品；B. 图 11-13 样品）

12. 赤石脂 HALLOYSITUM RUBRUM

标准沿革

【来源】1963 年版《中国药典》收载为天然产的一种红色多水高岭土。1977 年版《中国药典》收载为三斜晶系多水高岭土。1985 年版《中国药典》收载为硅酸盐类矿物多水高岭石族多水高岭石，主含含水硅酸铝 $[Al_4(Si_4O_{10})(OH)_8 \cdot 4H_2O]$。2005 年版《中国药典》将化学式中文名修订，主含四水硅酸铝 $[Al_4(Si_4O_{10})(OH)_8 \cdot 4H_2O]$。

【药用部位】1963 年版《中国药典》规定为矿石。

【采收加工】1963 年版《中国药典》规定"选择红色滑腻如脂的块状体，除去杂石、泥土既得"。1977 年版《中国药典》简化为"采挖后，除去杂质"。

【性状】1963 年版《中国药典》描述为"表面粉红色、红色至紫红色，或有红白相间的花纹；吸水性强，用舌舔之粘舌；有泥土气味，嚼之无沙石感"。1977 年版《中国药典》将气味修订为"气微，嚼之无沙粒感"。1985 年版《中国药典》将气味修订为"具粘土气，味淡，嚼之无沙粒感"。2000 年版《中国药典》将"具粘土气"修订为"具黏土气"。

商品质量

【品质论述】宋《本草衍义》记载"以色如桃花，理腻粘舌缀唇者为上"。药材以块大、色红、光滑细腻、吸水强者为佳。

【产地】主产于山西、江西、河南、安徽、湖北、陕西和江苏等地。

特征识别

【性状鉴定】[形状] 集合体呈不规则的块状。[颜色] 粉红色、红色至紫红色，或有红白相间的大理石样花纹。[表面] 光滑如脂，滑腻感明显。[质地] 质细腻，易碎。[断面] 具蜡样的光泽。[吸水性] 较强，舔之黏舌。[气味] 微具土腥气，味淡，嚼之无沙粒感。图 12-1。

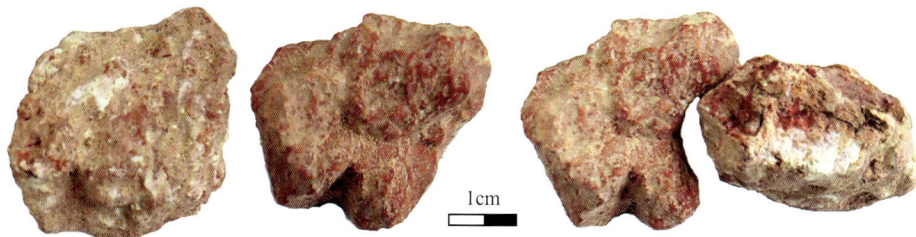

图 12-1 赤石脂（福建）

【鉴别歌诀】
大小不一呈块状　粉红深红至紫红
质软易碎滑腻感　吸水较强嚼无渣

【识别要点】赤石脂因"色红如膏脂"而得名，为一种红色的多水高岭土，故有红高岭、赤石土或红土等俗名，表面光滑细腻如脂、常有红白相间的花纹和吸水性强是其重要识别特征。不同产地的颜色存在差异。图12-2、图12-3。

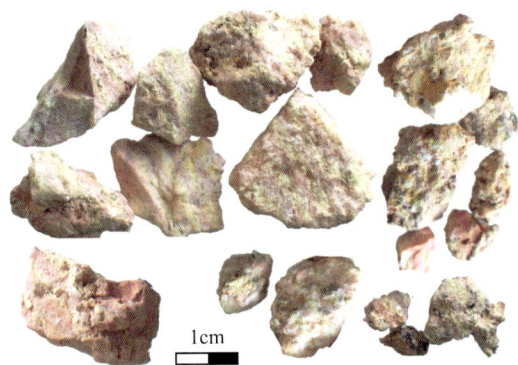

图12-2　赤石脂（山西）　　　　图12-3　赤石脂（安徽）

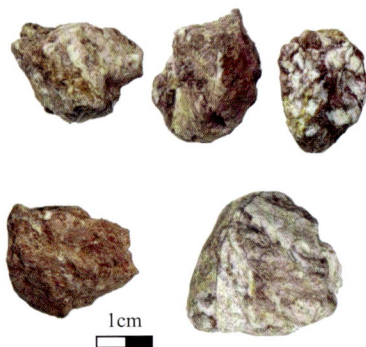

【性状探微】赤石脂是一种组成较复杂的黏土类矿物，是以多水高岭石为主，伴有少量高岭石、褐铁矿、方解石、白云母或石英等近10种共生矿物的天然集合体，不同产地的赤石脂中矿物组合不同，在光泽、断面花纹和质地方面也存在差异，主要是所含褐铁矿的差异而染成红、黄、褐不同色调。而符合药用的断面呈蜡样光泽，商品也有疏松多孔，呈土状不作药用。

【红外光谱】赤石脂红外光谱（图12-2、图12-3样品）在位于3697、3621、3650、1636、1106、1009、910、793、754、694、538和468cm^{-1}波数处有特征吸收峰，两批样品在相同峰位的波数相差±7cm^{-1}，红外光谱特征峰明显。图12-4。

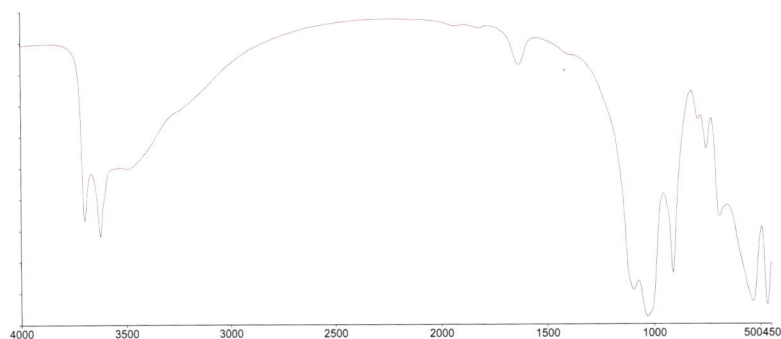

图12-4　赤石脂红外光谱图

【X射线衍射】赤石脂（图12-2样品）进行X射线衍射分析，矿物组成主要为高岭石（含埃洛石）和石英，还有少量蒙脱石、云母等矿物。图12-5。

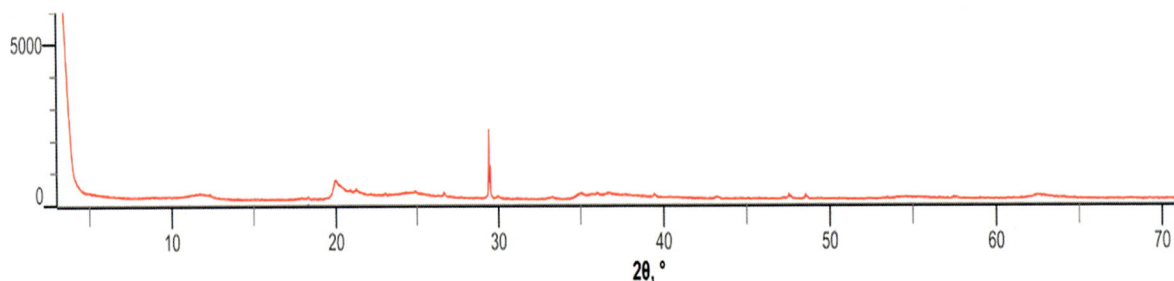

图12-5　X射线衍射（山西）

🌿 本草探源

【混乱品种】清《伪药条辨》记载"近有伪品，即黄土冒充，色粗不能粘舌，勿用为要"。民国《增订伪药条辨》记载"近有新式石脂，色赤质粗，不细滑，不知何种土质，其次无疑，不可入药"。

🌿 本草探源

【品种概述】赤石脂是一种组成较复杂的黏土类矿物，是以高岭石、褐铁矿、方解石、白云母或石英等近 10 种共生矿物的天然集合体。市场流通的赤石脂比较混乱，以多水高岭石为主，尚有高岭石、蒙脱石、褐铁矿和黄石脂等，以及"黏土矿物赤石脂"流通，不作药用。

（1）高岭石：为一种黄褐色、褐色或白色的黏土，质松易碎。使用与湖北、江苏、湖南、贵州等地。

（2）市售赤石脂 1：市场流通的不规则块状，质较硬。早年江苏、安徽等地使用一种采自矿山附近的黏土，名为"新式赤石脂"，不详有待进一步调查。

（3）市售赤石脂 2：近年市场流通的块状、粉末状，或加工呈柱状的赤石脂，捻之易成粉末．

上述（2）、（3）样品经红外光谱和 X 射线衍射分析，属于伪品。

🌿 图文辨析

【性状鉴定】（1）高岭石：呈不规则块状。表面白色，无滑腻感，手摸黏白粉。质酥易碎。图 12-6。

（2）伪品 1：呈不规则块状、片状。表面棕红色，无滑腻感，手摸粘暗红粉。断面可见少量白色细点或无色斑。质较硬。有土腥气，味淡，无黏舌性。图 12-7。

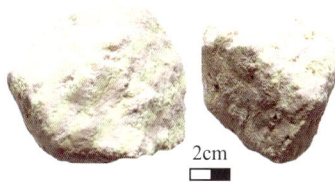

图 12-6　高岭石

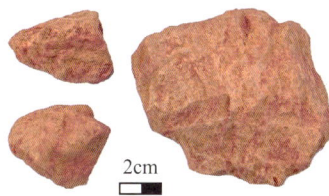

图 12-7　伪品 1（安徽）

（3）伪品 2：呈不规则颗粒状，质酥易碎。其余与上相同。图 12-8。

（4）伪品 3：呈圆柱状、碎块或碎末状。呈棕红色，手摸黏暗红粉。有土腥气，味淡。图 12-9。

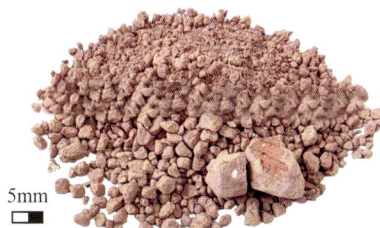

图 12-8　伪品 2（安徽）

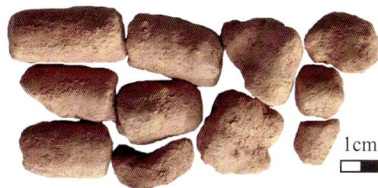

图 12-9　伪品 3（河南）

【**市场速览**】市售赤石脂（次品）：呈不规则碎块或碎末。表面凹凸不平，土黄色或浅黄棕色，断面可见深浅不等的不同矿物组成。质地稍硬，可掰碎。味淡，黏舌性不明显。图 12-10。

【**红外光谱**】（1）高岭石：红外光谱（图 12-6 样品）在位于 3695、3620、3454、1115、1031、1010、796、754、694、539 和 471cm^{-1} 波数处有特征吸峰。图 12-11。

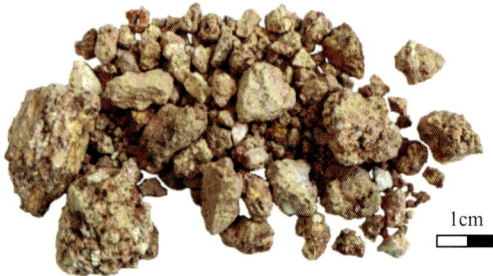

图 12-10　赤石脂（山西，次品）

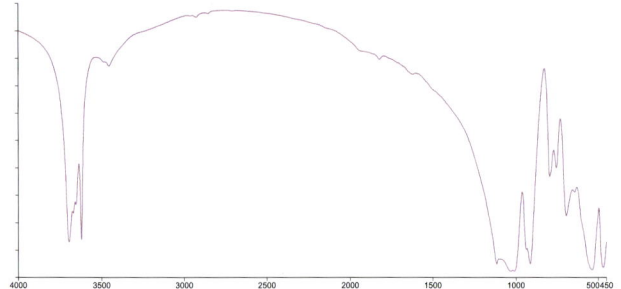

图 12-11　高岭石红外光谱图

（2）伪品 1：红外光谱（图 12-7 样品）在位于 3761、3023、2926、1031、911、797、778、694、530 和 468cm^{-1} 波数处有特征吸峰。图 12-12。

（3）伪品 2：红外光谱（图 12-8 样品）在位于 3614、1164、1089、1028、908、798、695、515 和 467cm^{-1} 波数处有特征吸收峰。图 12-13。

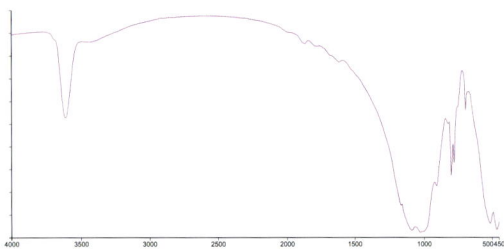

图 12-12　伪品 1 红外光谱图

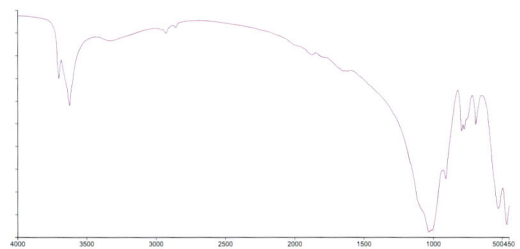

图 12-13　伪品 2 红外光谱图

（3）伪品 3：红外光谱（图 12-9 样品）在位于 3617、1870、1164、1095、1031、908、798、778、695、521 和 462cm^{-1} 波数处有特征吸峰。图 12-14。

（4）市售赤石脂（次品）：红外光谱（图 12-10 样品）在位于 3620、3527、1630、1028、910、793、754、693、536 和 468cm^{-1} 波数处有特征吸收峰。与前面正品基本一致。图 12-15。

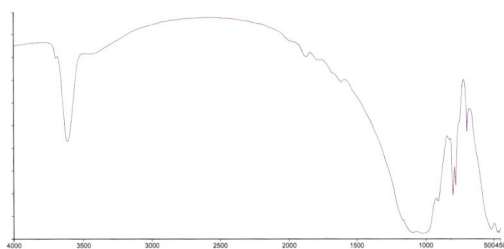

图 12-14　伪品 3 红外光谱图

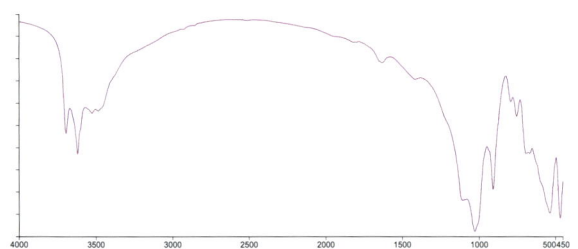

图 12-15　市售赤石脂红外光谱图

【**X 射线衍射**】伪品 1（图 12-7 样品）进行 X 射线衍射分析，矿物组成主要为方沸石和高岭石，还有少量褐铁矿、蒙脱石等矿物。图 12-16。

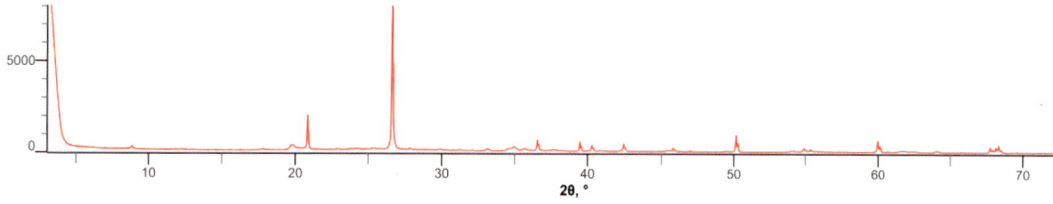

图 12-16　伪品 1 的 X 射线衍射图

伪品 2（图 12-8 样品）进行 X 衍射分析，矿物组成主要为方沸石和高岭石，还有少量褐铁矿、蒙脱石、云母和石英等矿物。图 12-17。

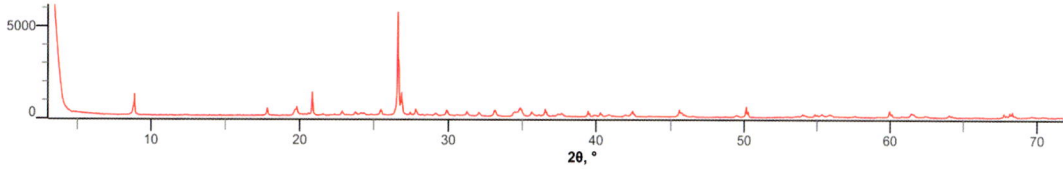

图 12-17　伪品 2 的 X 射线衍射图

【附注】　对 1994 年存留与现在市场流通的赤石脂进行比较，早年以纯色多见，呈浅紫红色（舔之黏舌）、浅红色（舔之黏舌较强），表面没有杂色。前者红外光谱在位于 3695、3623、3484、1636、1079、1029、910、751、683、597、532、和 467cm^{-1} 波数处有特征吸。后者红外光谱在位于 3695、3621、1649、1094、1036、911、792、753、691、534、和 438cm^{-1} 波数处有特征吸。图 12-18、图 12-19。

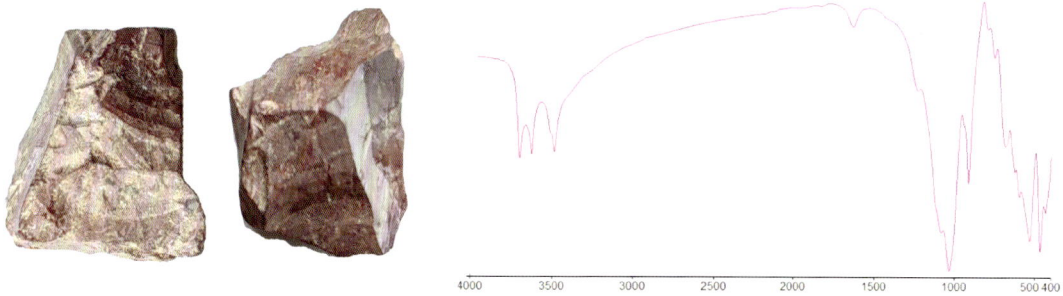

图 12-18　赤石脂（1994 年商品，浅紫红色）

图 12-19　赤石脂（1994 年商品，浅红色）

🔥 13. 阳起石 TREMOLITUM

🌱 标准沿革

【来源】1963年版《中国药典》收载为一类含硅酸镁的石棉类矿石。1977年版《中国药典》修订为单斜晶系透闪石或透闪石石棉的矿石，主含含水硅酸钙镁。1992年版卫生部药品标准中药材（第一册）修订为硅酸盐类矿物角闪石族透闪石，主含含水硅酸钙 $[Ca_2Mg_5(Si_4O_{11})_2(OH)_2]$。

【药用部位】1963年版《中国药典》规定为矿石。

【采收加工】1963年版《中国药典》规定"挖出后，除去泥土与杂石"。

【性状】1963年版《中国药典》描述为"长条形、扁长条形或不规则形，大小不一。全体乳白色、青白色至青灰色，或形成青白色与青灰色相间的条纹，具光泽。柔软而光滑，捻碎后，其丝状结晶粘着皮肤上则发痒，且不易除去。无臭，味淡"。1977年版《中国药典》修订为"呈不规则柱状或块状。灰白色、暗灰色或浅绿色，多夹有浅黄棕色条纹或条纹，具丝样光泽。体重，质较松软"。1992年版卫生部药品标准中药材（第一册）增加"呈不规则的柱状、针状、纤维状的集合体；纵面呈纤维状或细柱状"描述，将质地修订为"体较重，质较硬脆，有的略松软"。

🌱 商品质量

【品质论述】药材以色白、有光泽、质松软者为佳。

【产地】主产于湖北、山东、河南、安徽和山西等地。

🌱 特征识别

【性状鉴定】［形状］不规则块状、扁长条状或短柱状。［颜色］白色、浅灰白色或浅绿白色。［表面］显纤维状的纹理，具光泽。［条痕］淡青白色。［纹饰］具丝绢样光泽。［质地］体较重，质较硬脆，有的略松软，手捻呈丝状碎末。［断面］呈纤维状或细柱状；易纵向裂开。［气味］气微，味淡。图13-1、图13-2。

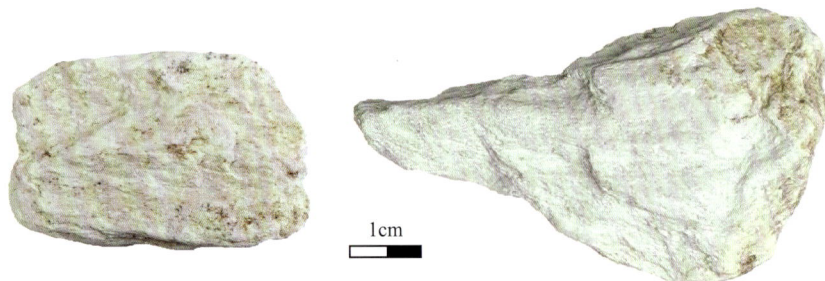

图13-1 阳起石（2023年，河南）

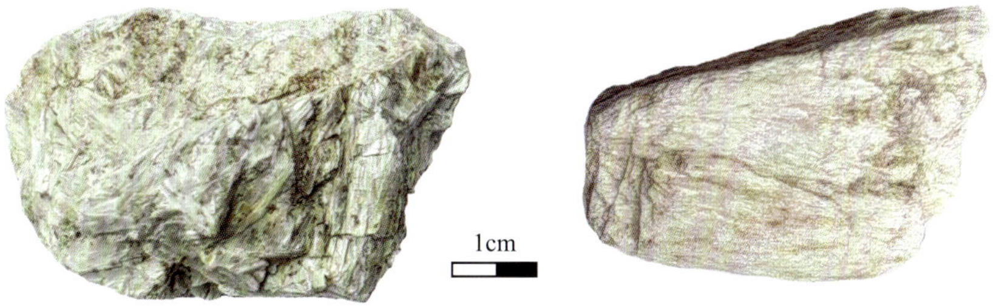

图 13-2　阳起石（2023 年河南，药材、表面放大纤维丝及粉末）

【鉴别歌诀】　　　块状条状体较重　白色灰白浅绿白
　　　　　　　　　纵向纤维显光泽　接触皮肤就发痒

【识别要点】（1）颜色：纯净的透闪石呈白色，随着杂质的增加，呈灰白色、青灰色、浅绿色或深绿色，表面常有深浅相间的花纹。（2）表面：具丝绢样光泽，并显纤维状纹理。（3）触摸：手接触后皮肤有发痒感觉。图 13-3。

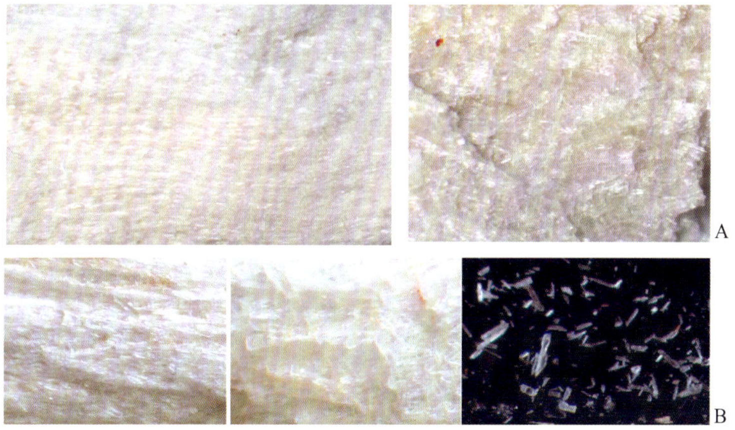

图 13-3　阳起石局部特征
（A. 图 13-1 表面纤维及断面纤维状；B. 图 13-2 表面放大纤维丝及粉末）

【性状探微】市售阳起石有三种不同基原，透闪石呈白色、灰白色或浅绿色，为中药阳起石；阳起石呈浅绿色或深绿色；普通角闪石呈暗绿色、绿褐色或黑色。经 X 射线衍射分析，前者阳起石主含透闪石，含少量滑石、云母或绿泥石，因矿物组成不同而呈不同色调。图 13-4、图 13-5。

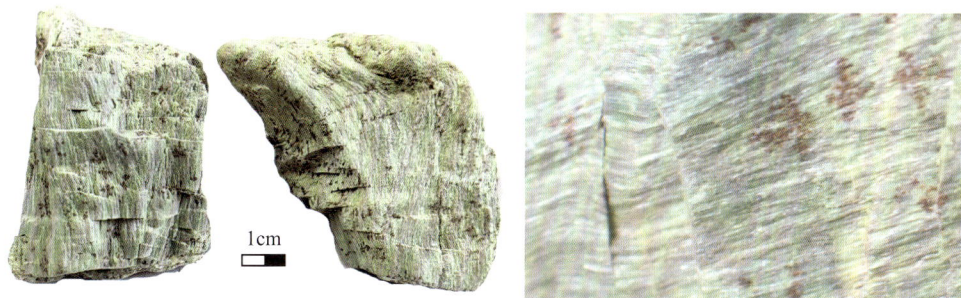

图 13-4　阳起石（市售阴起石及表面放大）

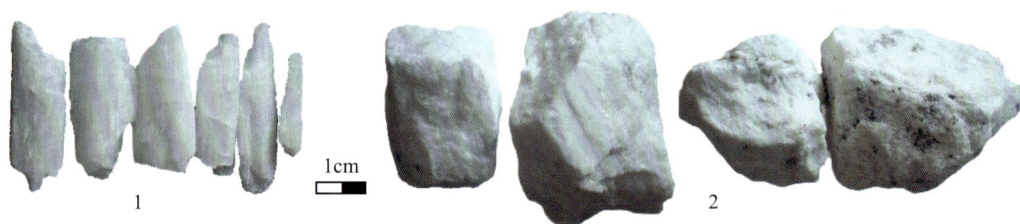

图 13-5　阳起石
（1. 优质阳起石；2. 普通阳起石）

【X 射线衍射】X 射线衍射仪分析发现（图 13-1 样品），主要成分以透闪石（在 d=9.01、8.36、4.06、4.20、3.37、3.26、3.11、3.02、2.94、2.80、2.58、2.52、2.40、2.28、2.04、1.85 和 1.75 各有一峰）为主处，含量较高，杂质较少，物相组成较纯。图 13-6。

图 13-6　阳起石 X 射线衍射图

【红外光谱】阳起石红外光谱（图 13-1 样品）在位于 3673、1697、1612、1115、1039、992、954、914、863、754、683、662、543 和 507cm^{-1} 波数处有特征吸收峰，图 13-7。另一份（图 13-2 样品）与上述红外光谱相同，相同峰位吸收峰的波数相差 ±10cm^{-1}。

图 13-7　阳起石红外光谱图

【显微鉴别】阳起石（图 13-1 样品）显微特征，大小不等的透闪石基本均匀分布，彼此的接触面多平直，长轴明显定向，结果为透闪石岩（透闪石＞99%）。图 13-8。

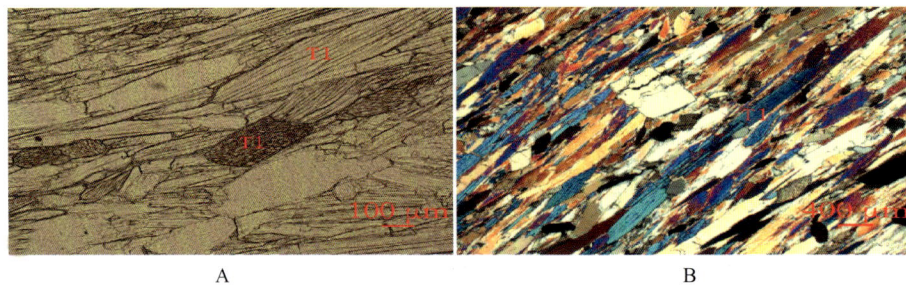

A   B

图 13-8　阳起石显微磨片图（A. 单偏光；B. 正交，透闪石 TI）

阳起石（图 13-4 样品）显微特征为透闪石岩（透闪石＞ 99%），市场误以为阴起石销售。阳起石（图 13-5 样品）显微特征 1 号样为透闪石岩（透闪石 98% 和方解石 2%），2 号样品为含方解石透闪石岩（透闪石 94% 和方解石 6%）。

🌱 本草探源

【混乱品种】本草记载的阳起石不止一种，唐《新修本草》记载"此石以白色肌理似殷蘖，仍杂带云母，绿润者良；今用药黑如炭者误矣。"所述前者与今透闪石相近，后者来源不详，属伪品。

现代文献记载的阳起石基原非常混乱，除国家标准规定的透闪石（Tremolite）外，《中药材手册》为阳起石（Actinolite），《中国中药资源志要》为透闪石或阳起石，《中药大辞典》为阳起石（Actinolite）及阳起石石棉（Actinolite asbestus），尚有《矿物本草学》等记载为阳起石石棉或普通透闪石（Homblende），所述均来自硅酸盐类角透闪石族矿物。

有研究认为，矿物阳起石与透闪石为过渡态矿物，两者常共生，难以界定其归属，透闪石可转变为矿物阳起石。还有学者认为透闪石石棉（透闪石的晶态变种）和阳起石石棉（阳起石的晶态变种）不能作为阳起石药用，附于此供进一步研究参考。

🌱 品种动态

【品种概述】阳起石来源十分混乱，有学者通过偏光显微镜研究，发现有透闪石、透闪石石棉、直闪石石棉、阳起石、滑石、蛇纹石石棉和蛇纹石 7 种矿物，市场以透闪石、透闪石石棉为主，其次是蛇纹石石棉和蛇纹石。

通过 X 射线衍射分析发现，中药阳起石是以透闪石为主（矿物阳起石与透闪石的结构和晶型相似），尚有少量绿泥石、滑石、石英伴生矿物的透闪石，个别含有少量方解石（$CaCO_3$）。

【混伪品】（1）阴起石：原矿物主要是滑石片岩，也有绿泥石化阳起石片岩，前者组成是滑石，包括石英、绿泥石、阳起石等矿物。阴起石是多种矿物的集合体，其性状差异较大。阴起石误作阳起石使用由来已久。

（2）其他：市售阳起石中主要使用透闪石石棉、阳起石石棉和滑石片岩；新近有硅灰石矿物冒充阳起石的报道。

🌱 图文辨析

【性状鉴定】（1）阴起石：呈不规则的片状块状，表面呈浅绿色、青白色，有时夹杂黄褐色斑纹；光滑而不平坦。条痕白色。断面层状，解离面呈珍珠样光泽。质柔易碎，具滑腻感。图 13-9。

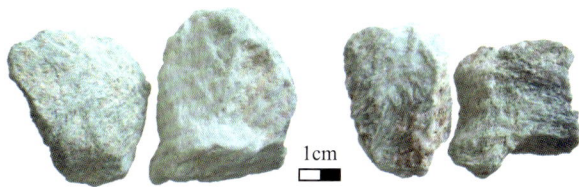

图 13-9　阴起石（2023 年河南，市售绿阳起石）

（2）市售阳起石（伪品1）：不规则块状、长条状。呈灰绿色或浅绿色，显粗壮纤维状的纹理，无光泽。条痕淡青白色。体较重，质较硬。断面呈纤维状，易纵向裂开。气微，味淡。图13-10。

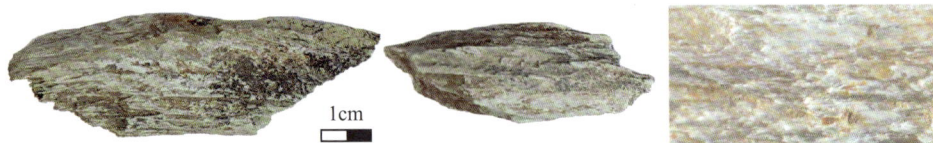

图13-10 市售阳起石（伪品1）

（4）市售阳起石（伪品2）：不规则片块状。呈深灰色或灰白色，表面粗糙而显颗粒状，略呈深浅不等的色调，无光泽。条痕淡青白色。体较重，质较硬而脆。断面呈颗粒状。气微，味淡。图13-11。

图13-11 市售阳起石（伪品2）

（5）市售阳起石（伪品3）：不规则片块状。呈浅灰色或灰白色，表面粗糙而显纤维状，无光泽。条痕灰白色。体较重，质较硬。断面呈颗粒状。图13-12。

（6）市售阳起石（伪品4）：不规则片块状。呈浅灰色或灰白色，表面粗糙而显纤维状，无光泽。条痕灰白色。体较重，质较硬。断面呈颗粒状。图13-13。

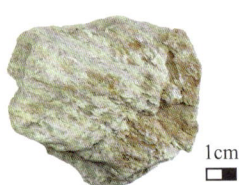

图13-12 市售阳起石（伪品3）

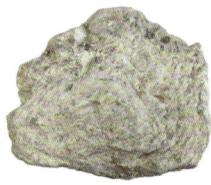

图13-13 市售阳起石（伪品4）

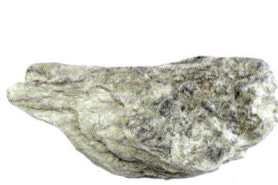

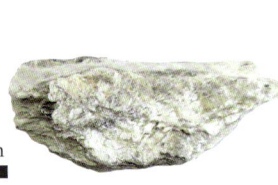

（7）市售阳起石（伪品5）伪品5：云母岩类。不规则小片状。呈暗灰色、灰白色或灰黄色，表面粗糙而显鳞片状，有光泽。条痕灰白色。体较重，质较脆。图13-14。

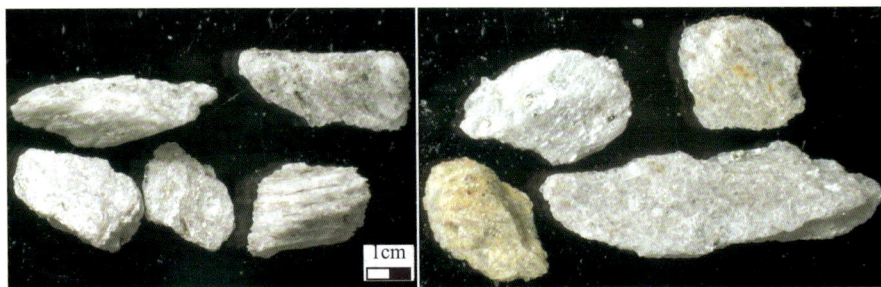

图13-14 市售阳起石（伪品5）

（8）市售阳起石（伪品6）：不规则小块状。呈白色、灰白色，表面附着白粉，无光泽。条痕白色。体较重，质较硬。图13-15。

图 13-15　市售阳起石（伪品 6）

（9）市售阳起石（伪品 7）：不规则条块状。呈白色、灰白色，表面具较粗的纤维条纹，有光泽。条痕白色。体较重，质较硬。断面呈纤维状。图 13-16。

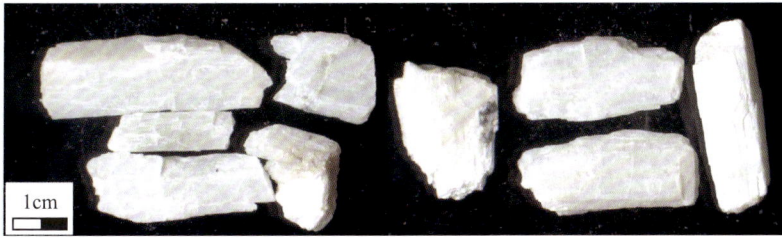

图 13-16　市售阳起石（伪品 7）

【红外光谱】（1）市售阳起石（伪品 1）：红外光谱（图 13-10 样品）在位于 3673、1079、992、646、618 和 565cm⁻¹ 波数处有特征吸收峰。图 13-17。

（2）市售阳起石（伪品 2）：红外光谱（图 13-11 样品）在位于 3677、3658、1427、1016、668、和 484cm⁻¹ 波数处有特征吸收峰。图 13-18。

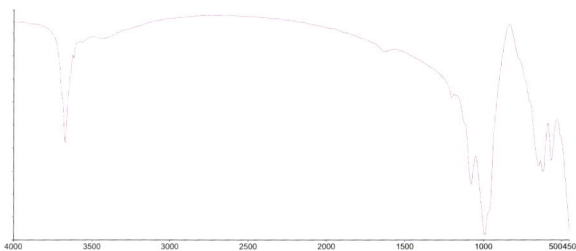

图 13-17　伪品 1 红外光谱图

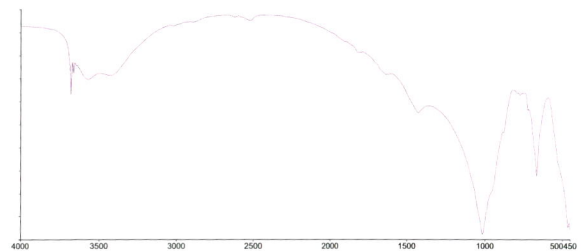

图 13-18　伪品 2 红外光谱图

（3）市售阳起石（伪品 3）：红外光谱（图 13-12 样品）在位于 3675、2898、2627、2523、1433、1019、881、728、689 和 465cm⁻¹ 波数处有特征吸收峰。图 13-19。

（4）市售阳起石（伪品 4）：红外光谱（图 13-13 样品）在位于 36756、3660、1014、919、756、668、503 和 465cm⁻¹ 波数处有特征吸收峰。图 13-20。

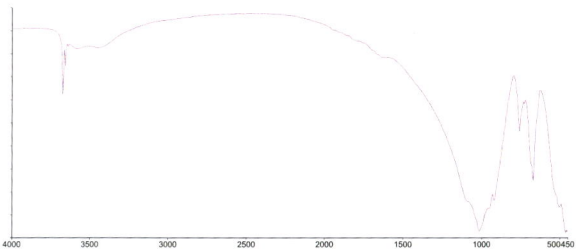

图 13-19　伪品 3 红外光谱图

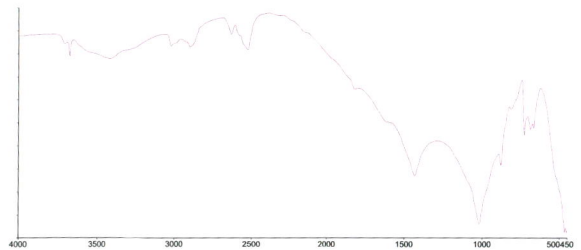

图 13-20　伪品 3 红外光谱图

（5）市售阳起石（伪品5）：红外光谱（图13-14样品）主要位于3621、1163、1085、971、933、891、780、720、677和492cm⁻¹波数处有特征吸收峰。图13-21。

（6）市售阳起石（伪品6）：红外光谱（图13-15样品）主要位于3675、2876、2520、1799、1416、1108、1065、946、875、757、712、686和503cm⁻¹波数处有特征吸收峰。图13-22。

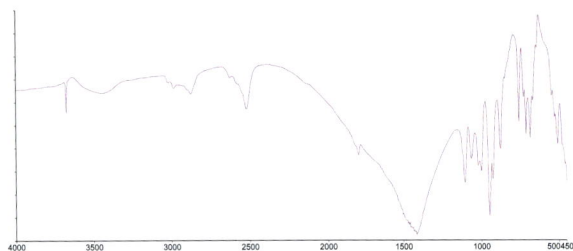

图13-21　伪品5红外光谱图　　　　　　　　图13-22　伪品6红外光谱图

（7）市售阳起石（伪品7）：红外光谱（图13-16样品）主要位于3448、1916、1159、1085、1059、1032、966、930、898、644、569和490cm⁻¹波数处有特征吸收峰。图13-23。

图13-23　伪品7红外光谱图

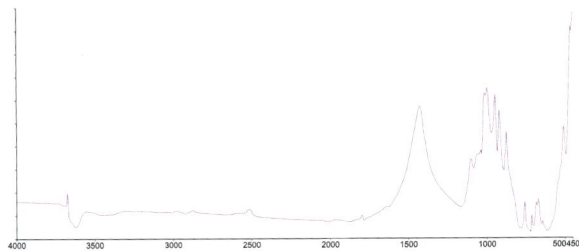

【显微鉴别】阴起石（图13-9样品）显微特征，阳起石为短柱状和杆状，方解石多近等轴粒状，结果为含方解石阳起石岩（阳起石92%、方解石8%），为中药阴起石。图13-24。

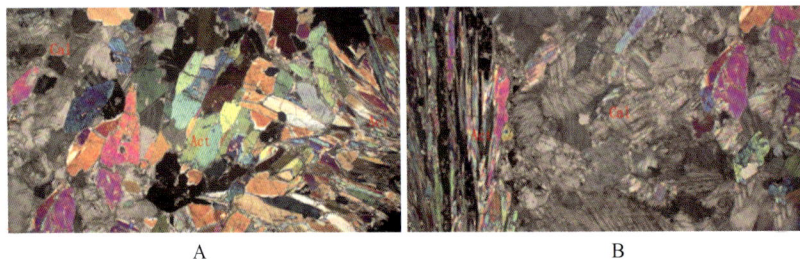

A　　　　　　　　　　　　　　　　B

图13-24　阴起石显微磨片图（A、B. 正交，阳起石Act，方解石Cal）

【X射线衍射】阴起石（图13-9样品）X射线衍射主要成分以阳起石为主，杂质方解石较少。属于矿物阳起石岩，为中药材阴起石。图13-25。

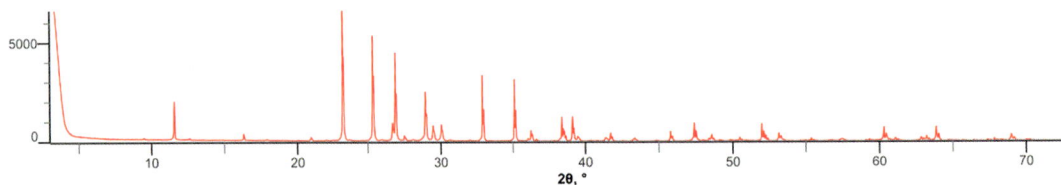

图13-25　阴起石射线衍射图

14. 青礞石　CHLORITI LAPIS

标准沿革

【来源】1963 年版《中国药典》收载为一种绿泥石片岩。1977 年版《中国药典》修订为绿泥石片岩岩石。1985 年版《中国药典》修订为变质岩类黑云母片岩或绿泥石化云母碳酸盐片岩。

【药用部位】1977 年版《中国药典》规定为岩石。

【采收加工】1963 年版《中国药典》规定"采挖后，除净杂石和泥土即得"。1977 年版《中国药典》修订为"采挖后，除去泥沙和杂石"。

【性状】1963 年版《中国药典》描述为"不规则的扁斜块状，或斜棱状的小碎块，大小不一；全体青灰色或灰绿色，微带珍珠样光泽；体重，质软，易碎，用指甲即可划下碎粉末，断面呈层片状，可见闪闪发光的星点；无臭，味淡"。1977 年版《中国药典》将颜色修订为"黑绿色或灰绿色"。1985 年版《中国药典》分别按黑云母片岩和绿泥石化云母碳酸盐片岩进行描述，不再赘述。2000 年版《中国药典》增加绿泥石化云母碳酸盐片岩"为鳞片状或粒状集合体"的描述。

商品质量

【品质论述】黑云母片岩药材以色黑绿、质松软、破开面有星点者为佳；绿泥石化云母碳酸盐片岩药材以灰绿色、断面有星点、光泽明显者为佳。

【产地】主产于河南、山东、河北、浙江、湖北、湖南、四川等地。

特征识别

【性状鉴定】（1）黑云母片岩：［形状］不规则扁块状或长斜块状。［颜色］整体呈褐黑色或黑灰色，夹杂绿黑色鳞片（黑云母片）。［表面］微带玻璃样光泽，凹凸不平，触摸有光滑感。［质地］质松软，易碎。［断面］呈较明显的层片状，碎后为绿黑色鳞片（黑云母），有似星点样闪光。［气味］气微，味淡。图 14-1。

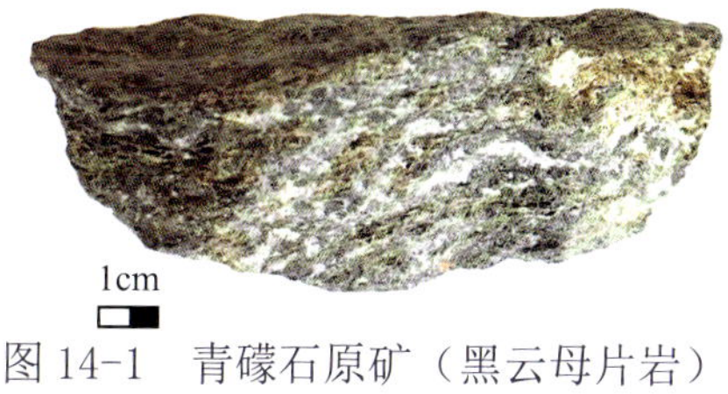

图 14-1　青礞石原矿（黑云母片岩）

（2）绿泥石化云母碳酸盐片岩：［形状］呈不规则扁块状。［颜色］整体呈青灰色或绿灰色，夹有银色或淡黄色鳞片、灰绿鳞片（绿泥石化云母片）。［表面］微带玻璃样光泽，显粗糙。［质地］质松软，易碎。［断面］粉后为灰绿色鳞片（绿泥石化云母片）和颗粒状（主为碳酸盐），片状者具星点样闪光。［气味］气微，味淡。图 14-2。

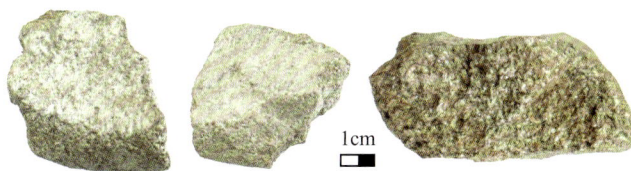

图 14-2　青礞石原矿（绿泥石化云母碳酸盐片岩）

【鉴别歌诀】　　　　　长斜块状扁块状　褐黑色或青灰色
　　　　　　　　　　　玻璃光泽质松软　碎后片片颗粒状

【识别要点】两种来源的青礞石药材无论是颜色、光泽和断面构造等差异较大，碎后的类型和颜色也是重要识别点。黑云母片岩呈黑褐色、碎粒呈片状、具玻璃样光泽、质松脆。图 14-3。

图 14-3　青礞石（黑云母片岩碎粒放大）

绿泥石化云母碳酸盐片岩呈不规则块状，灰绿色，断面呈不明显的颗粒状。图 14-4。

图 14-4　青礞石（绿泥石化云母碳酸盐片岩）

此外，绿泥石化云母碳酸盐片岩加稀盐酸产生气泡（方解石），加热后泡沸激烈（白云石），黑云母片岩无上述反应。

【X 射线衍射】X 射线衍射分析发现，黑云母片岩（图 14-3 样品）的矿物组成是以黑云母（d=9.94、3.35 和 2.62）、绿泥石（d=14.12、7.06 和 3.53）为主，含有少量石英（d=4.25、3.31 和 1.82）、钠长石（d=4.02 和 3.17）。图 14-5。

而绿泥石化云母碳酸盐片岩（图 14-4 样品）的矿物组成则以绿泥石（d=14.56、7.28 和 3.55）为主，含有金云母、方解石、绢云母和少量石英。图 14-6。

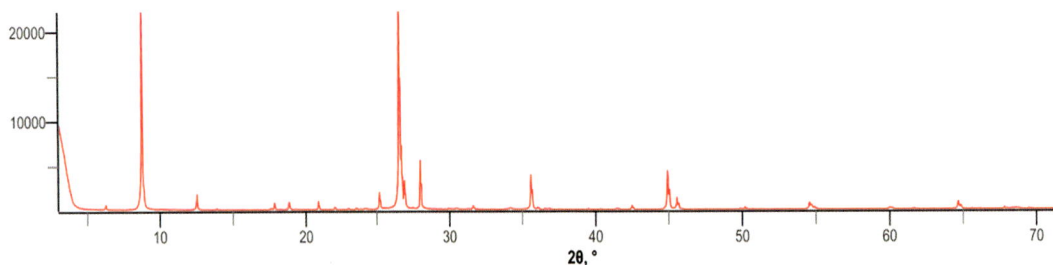

图 14-5　青礞石 X 射线衍射图（黑云母片岩）

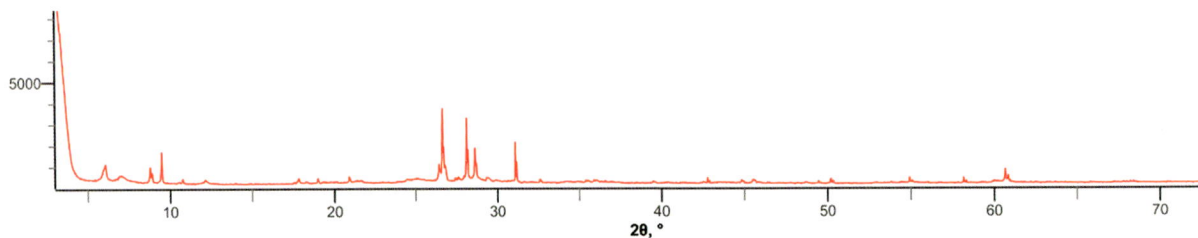

图 14-6　青礞石 X 射线衍射图（绿泥石化云母碳酸盐片岩）

【红外光谱】（1）黑云母片岩：红外光谱（图 14-3 样品）在位于 3673、1632、1062、994、920、756、684 和 505cm^{-1} 波数处有特征吸收峰。图 14-7。

（2）绿泥石化云母碳酸盐片岩：红外光谱（图 14-4 样品）在位于 3677、3430、2522、1432、1017、881、798、728 和 668cm^{-1} 波数处有特征吸收峰。图 14-8。

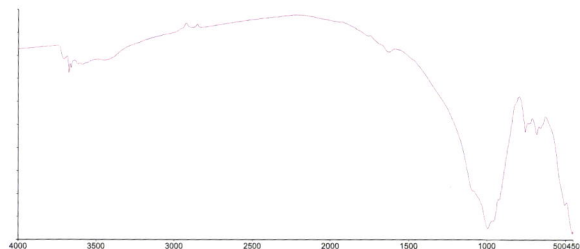

图 14-7　青礞石红外光谱图（黑云母片岩）　　图 14-8　青礞石红外光谱图（绿泥石化云母碳酸盐片岩）

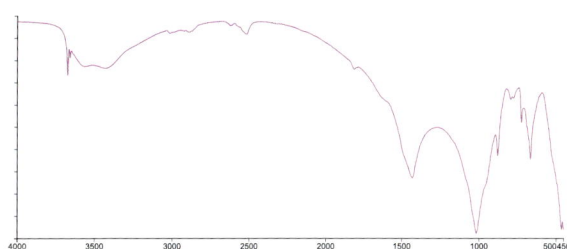

两种不同基原的青礞石其红外光谱特征吸收峰有明显差异。

本草探源

【混乱品种】礞石始载于《嘉佑本草》，别称"青礞石"。《本草纲目》记载"有青、白二种，以青者为佳。坚细而青黑，打开中有白星点，煅后则星黄如麸金。其无星点者，不入药用"。青者与今青礞石相符，白者不详，从煅后颜色描述似与金礞石吻合。古代青礞石不止一种。

品种动态

【品种概述】青礞石来源较为复杂，不少外观颜色相近的不同矿石被视为"青礞石"。有学者通过 X 射线衍射进行矿物组成分析，有黑云母片岩、绿泥片岩、绿泥片岩与水化黑云母混合品、绿泥石化云母石英片岩、绿色云母片岩、白云母片岩、闪角石片岩等使用的报道。此外，青礞石与金礞石时有混用误用情况。

目前，商品青礞石以黑云母片岩为主，绿泥石化云母碳酸盐片岩少见。

图文辨析

【性状鉴定】（1）伪品 1：呈不规则碎块状，小碎片呈小鳞片状。整体呈灰绿色、黄绿色，夹杂灰绿色、褐绿色鳞片（河南）或夹杂浅黄色鳞片（山西）。边棱较锋利。坚硬。图 14-9。

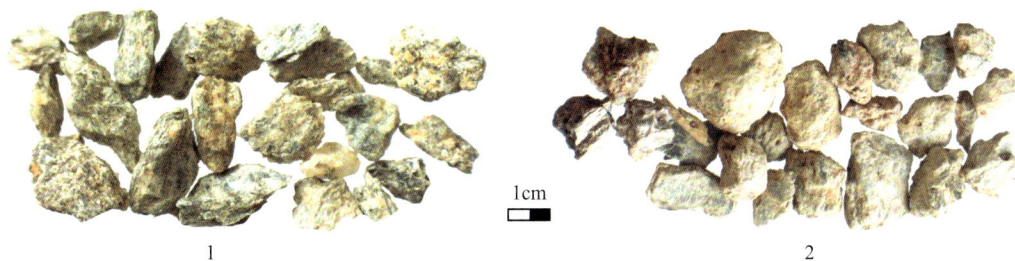

1cm

图 14-9　伪品 1

（市售青礞石，1. 河南；2. 山西）

（2）伪品2：呈不规则碎块状，碎片略呈鳞片状。整体呈灰褐色、棕褐色，夹杂灰白色，具光泽。图14-10。

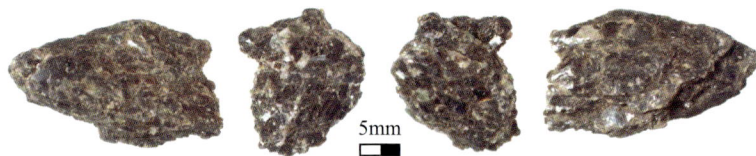

图14-10 伪品2（市售青礞石，甘肃）

（3）伪品3：呈不规则碎块状，呈黄棕色、灰棕色，无光泽。图14-11。

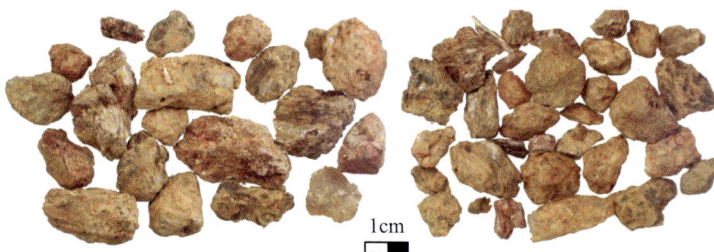

图14-11 伪品（市售青礞石，山西）

【红外光谱】（1）伪品1：①红外光谱（图14-9河南样品）在位于3433、1636、1006、746、667和508cm^{-1}波数处有特征吸收峰。图14-12。

②红外光谱（图14-9山西样品）主要位于3676、3620、1633、1016、796、669和532cm^{-1}波数处有特征吸收峰。图14-13。

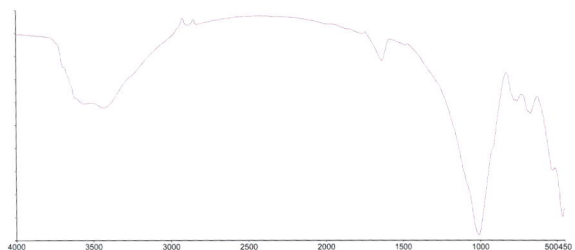

图14-12 伪品1红外光谱图

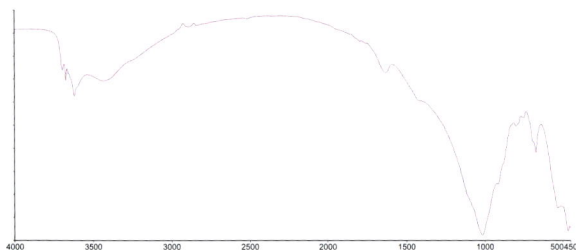

图14-13 市售青礞石1红外光谱图

（2）伪品2：红外光谱（图14-10样品）在位于3709、3438、1629、998和726cm^{-1}波数处有特征吸收峰。图14-14。

（3）伪品3：红外光谱（图14-11样品）在位于3697、3676、3620、1633、1016、796、669和532cm^{-1}波数处有特征吸收峰。图14-15。

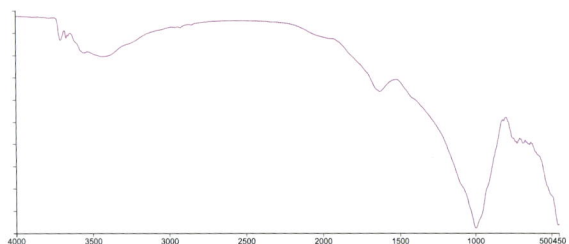

图14-14 伪品2红外光谱图

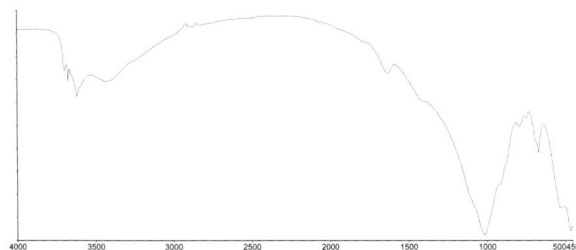

图14-15 伪品3红外光谱图

15. 金精石　VERMICULITUM

标准沿革

【来源】1992 年《卫生部药品标准中药材》（第一册）收载为硅酸盐类矿物蛭石簇蛭石，主含含水硅铝酸铁镁 $\{(Mg, Fe, Al)_3[(Si, Al)_4O_{10}](OH)_2 \cdot 4H_2O\}$。

【药用部位】1992 年《卫生部药品标准中药材》（第一册）规定为矿石。

【采收加工】1992 年《卫生部药品标准中药材》（第一册）规定"采挖后，除去泥沙及杂石"。

【性状】1992 年《卫生部药品标准中药材》（第一册）描述为"片状集合体；多呈不规则板状或扁块状，有的呈近六方形板状；厚 0.2~1.2cm；褐黄色至暗棕色，具玻璃样光泽而较弱；质较柔软，易切开，断面呈明显层片状，无光泽，可层层剥离，薄片光滑不透明；具挠性；比重大于水，气微，味淡"。

商品质量

【品质论述】药材以块大、色金黄、质柔软者为佳。

【产地】主产于湖南、内蒙古、河南、山东、山西和四川等地。

特征识别

【性状鉴定】［形状］呈不规则板状或片状，有的呈近六方形板状，系多数薄片叠成。［颜色］呈金黄色、褐黄色或暗棕色，常多种颜色交织成不同色调。［表面］光滑，具金属样光泽，具网状纹理。［质地］质较柔软，有韧性。［断面］显层片状，易层层剥离。［火试］置铁片加热后迅速膨胀，片裂或碎裂，有的卷曲，色泽呈银白色、金黄色。［气味］气微，味淡。图 15-1、图 15-2。

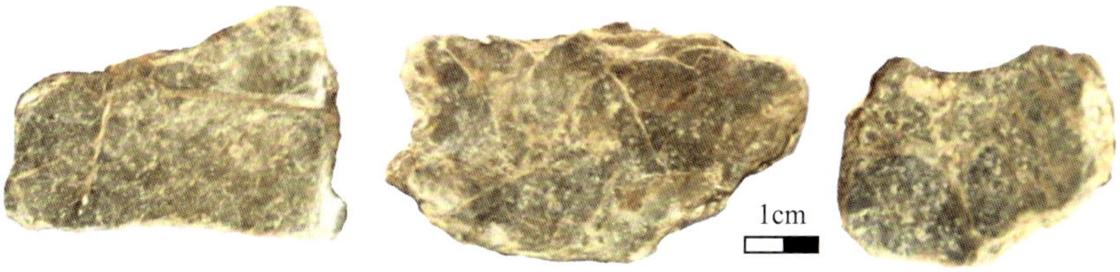

图 15-1　金精石

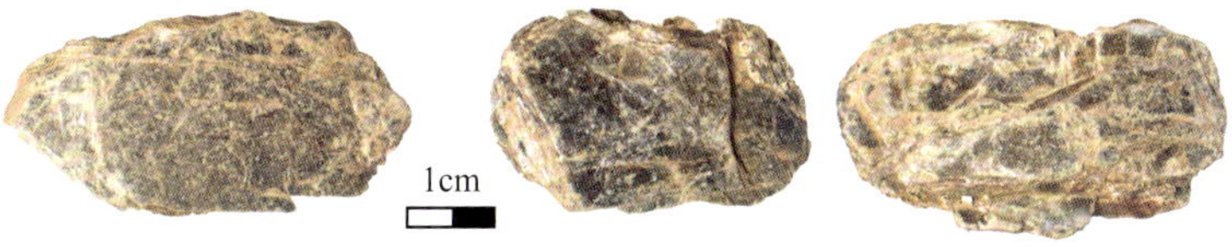

图 15-2　金精石

【鉴别歌诀】

薄片叠成片块形　金黄褐黄色光滑

玻璃光泽质柔软　断面层状可剥离

【识别要点】金精石碎片呈金黄色，叠加厚着呈暗棕褐色；表面光滑有网纹，具金属光泽，质柔软，可用指甲刻划痕迹；断面层状，易剥离成薄片，灼热后迅速膨胀。特征明显易于识别。图15-3、图15-4。

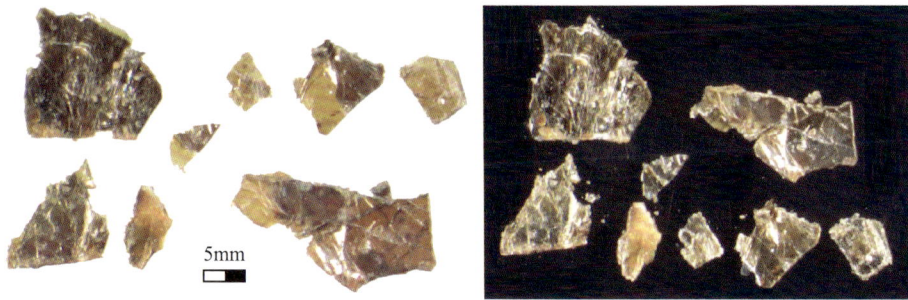

图15-3　金精石（图15-2样品碎片）

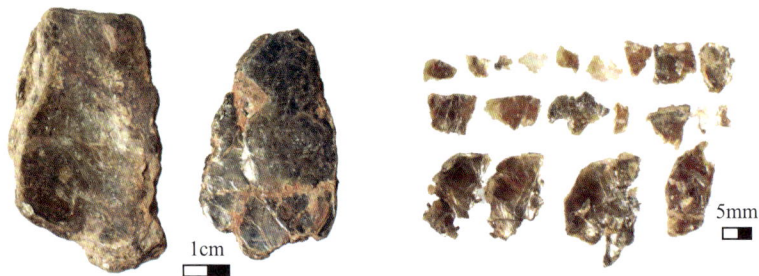

图15-4　金精石及碎片

金精石是硅酸盐类矿物云母族水金云母（又名蛭石），是黑云母和金云母岩石的变化产物，原矿呈褐色、黄褐色或金黄色。

【红外光谱】金精石红外光谱（图15-2样品）在位于3697、3618、3410、1637、1007、910、678和463cm^{-1}波数处有特征吸收峰。图15-5。

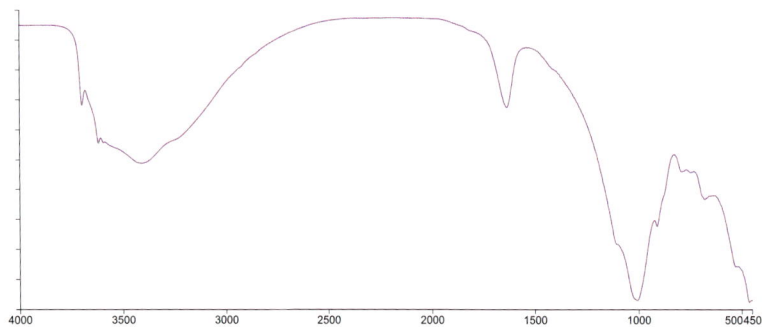

图15-5　金精石红外光谱图

金精石红外光谱（图15-4样品）在位于3700、3625、3420、1638、1010、918、684和463cm^{-1}波数处有特征吸收峰，与上述在相同吸收峰处的波数波差 ±8cm^{-1}。

🌿 品种动态

【品种概述】市场流通的金精石（又名金晶石）主要来自水金云母（蛭石）。

　　云母石、青礞石、金礞石及金精石均来自云母族矿物，常有混淆使用的情况。在市场流通和临床使用中，银精石常与金精石混淆。

图文辨析

【性状鉴定】（1）银精石（疑似品）：呈厚片状，大小与薄厚不等。厚片呈灰褐色，薄片银白色。断面层状，易剥离成薄片。图 15-6。

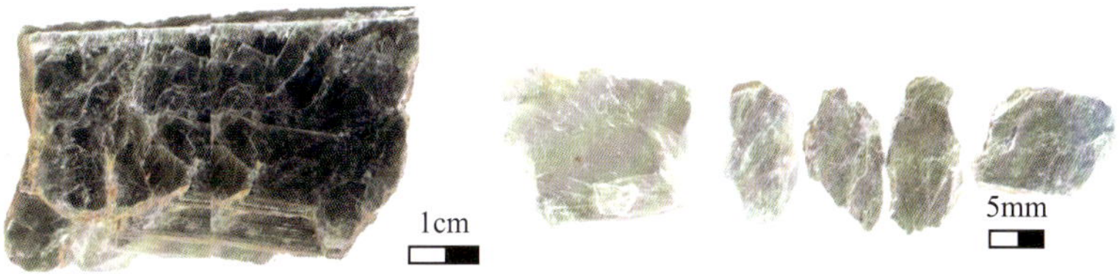

图 15-6　银精石及碎片（1985 年市售金精石，1 至数层叠成）

（2）黑云母：呈厚片状，大小与薄厚不等。厚片呈棕褐色，薄片灰黄色。断面层状，易剥离成薄片。图 15-7。

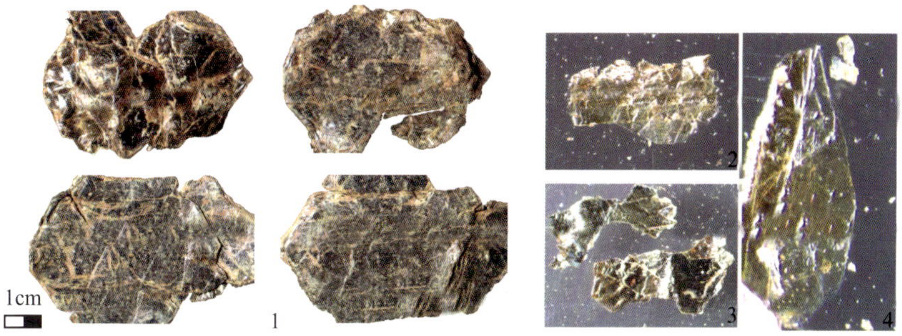

图 15-7　黑云母
（1981 年，1. 厚 20 余层；2. 厚 2~3 层；3. 厚 4~5 层；4. 厚 1 层）

（3）伪品 1：呈厚片状。厚片棕褐色，薄片浅棕色。断面层状。图 15-8。

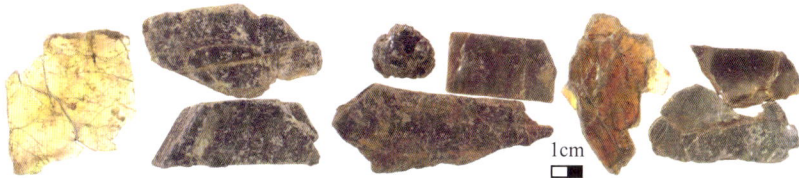

图 15-8　伪品 1（2023 年）

（4）伪品 2：呈不规则碎片，红棕色。断面层状。图 15-9。

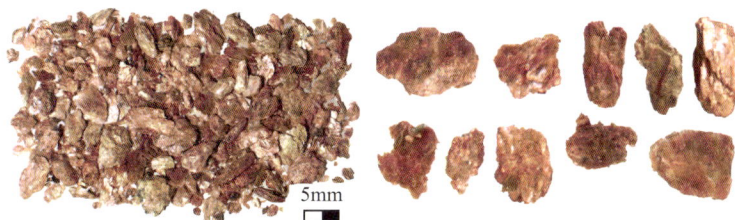

图 15-9　伪品 2（1985 年）

（5）伪品3：呈不规则厚片状。厚片棕褐色，薄片浅棕色。断面层状。图15-10。

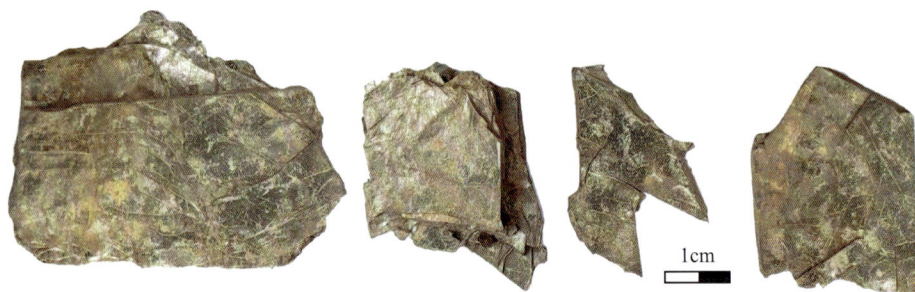

图15-10　伪品3（2023年湖南）

【市场速览】（1）市售煅金精石：呈膨胀的片块状，层状明显，浅橘黄色。图15-11。

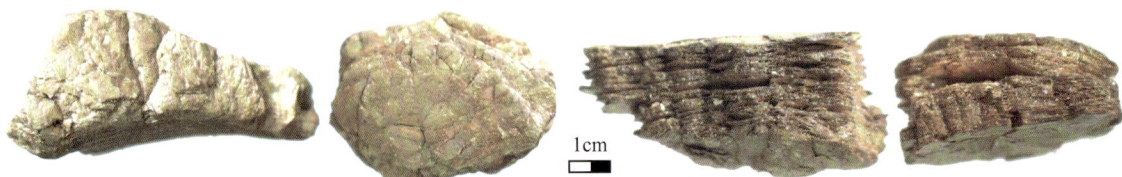

图15-11　市售煅金精石（河南，煅制饮片）

（2）市售金精石1：呈厚片状，棕褐色或砖红色。断面层状。图15-12。

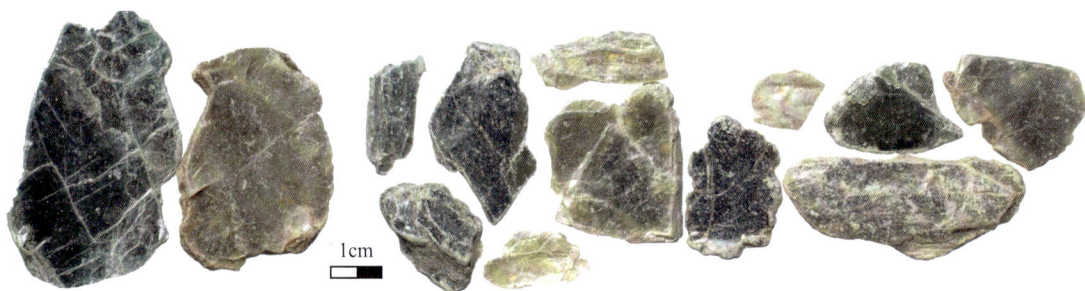

图15-12　市售金精石1（2023年，金精石与黑云母混合品）

（3）市售金精石2：呈片状块状，呈棕红色、棕褐色或白色，部分透明。图15-13。

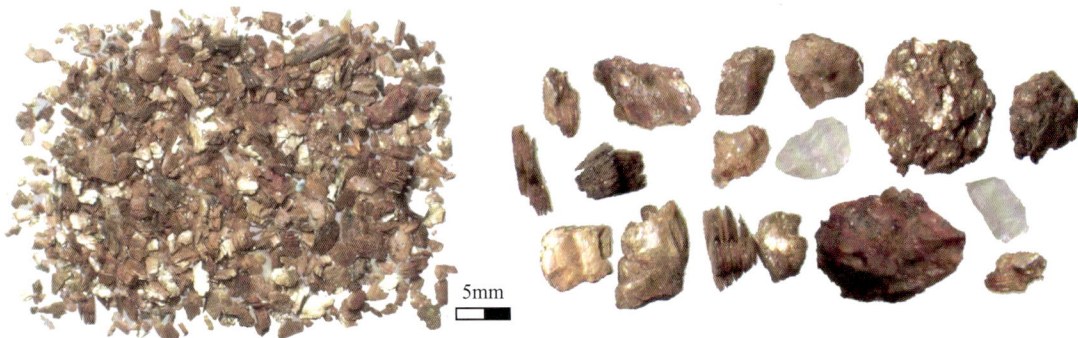

图15-13　市售金精石4（2023年，掺假三种矿物）

【红外光谱】（1）银精石（疑似品）：红外光谱（图15-6样品）在位于3626、1477、1026、799、749、534和471cm^{-1}波数处有特征吸收峰。图15-14。

（2）黑云母：红外光谱（图15-7样品）在位于3709、3425、1425、1000、799、712、693和

463cm^{-1} 波数处有特征吸收峰。图 15-15。

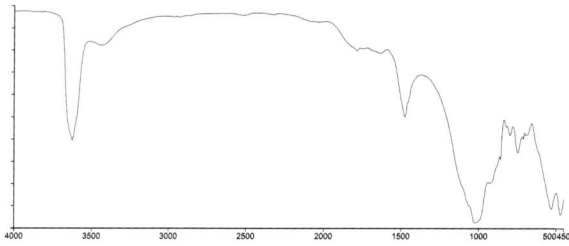

图 15-14　银精石（疑似品）红外光谱图

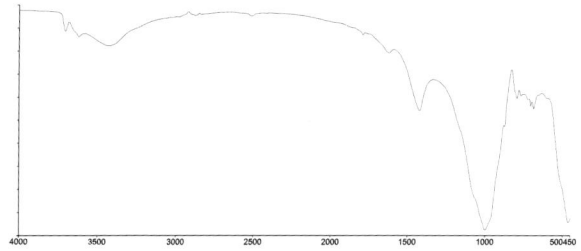

图 15-15　黑云母红外光谱图

（3）伪品 1：红外光谱（图 15-8 样品）在位于 3697、3566、1162、1032、977、933、892、776、720、650 和 492cm^{-1} 波数处有特征吸收峰。图 15-16。

（4）伪品 2：红外光谱（图 15-9 样品）在位于 3418、1638、1008、728 和 682cm^{-1} 波数处有特征吸收峰。图 15-17。

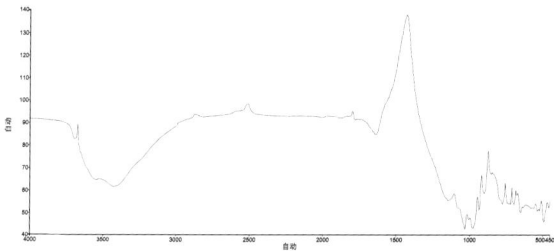

图 15-16　伪品 1 红外光谱图

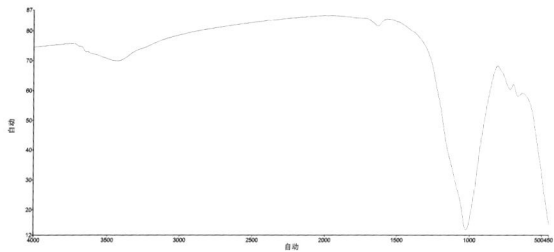

图 15-17　伪品 2 红外光谱图

（5）伪品 3：红外光谱（图 15-10 样品）在位于 3543、1636、1418、1015、724 和 683cm^{-1} 波数处有特征吸收峰。图 15-18。

（6）市售煅金精石：红外光谱（图 15-11 样品）在位于 3433、1635、1023、726 和 682cm^{-1} 波数处有特征吸收峰。图 15-19。

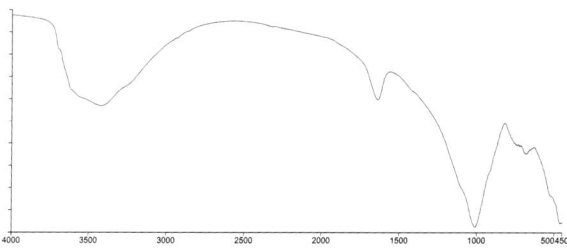

图 15-18　伪品 3 红外光谱图

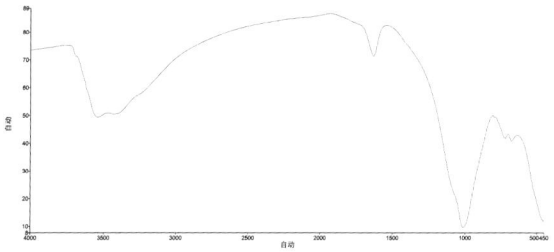

图 15-19　市售煅金精石红外光谱图

16. 金礞石 MICAE LAPIS AUREUS

标准沿革

【来源】1963 年版《中国药典》收载为一种云母片岩。1977 年版《中国药典》修订为云母片岩的岩石。1985 年版《中国药典》修订为变质岩类云母片岩的风化物。1990 年版《中国药典》修订为变质岩类蛭石片岩或水黑云母片岩。

【药用部位】1963 年版《中国药典》规定为矿石。

【采收加工】1963 年版《中国药典》规定"采挖后，除去杂石及泥土即得"。1977 年版《中国药典》修订为"采挖后，除去杂石及泥沙"。

【性状】1963 年版《中国药典》描述为"呈不规则形的块状或碎粒状，大小不一；全体呈棕黄色，带有耀眼的金黄色光泽；质脆，易碎成小碎片；臭微，味淡"。1977 年版《中国药典》修订为"呈不规则块状、粒状或碎片状。棕黄色，带有闪烁的金黄色光泽；易碎；气微"。1985 年版《中国药典》修订为"主为鳞片状集合体；呈不规则块状或碎片，块状者无明显棱角；棕黄色或黄褐色，带有金黄色或银白色光泽，质脆，用手捻之，易碎成金黄色闪光小片（水黑云母或蛭石）；具滑腻感"。1990 年版《中国药典》修订为去掉括号内部分，增加了碎片和块状者直径与厚度。

商品质量

【品质论述】药材以块整齐、色金黄者为佳。

【产地】主产于河南、陕西、山西和河北等地。

特征识别

【性状鉴定】[形状] 集合体呈不规则块状或碎片。[颜色] 棕黄色、金黄色或黄褐色。[表面] 有金黄色或银白色光泽。[条痕] 黄棕色。[质地] 质较脆，易碎，具滑腻感，手捻之易碎成金黄色闪光小片。[断面] 具金黄色闪光小片。[火试] 置铁片加热后迅速膨胀，层裂或散裂，有的成弯曲的蛭虫状，色泽变浅。[气味] 气微，味淡。图 16-1、图 16-2。

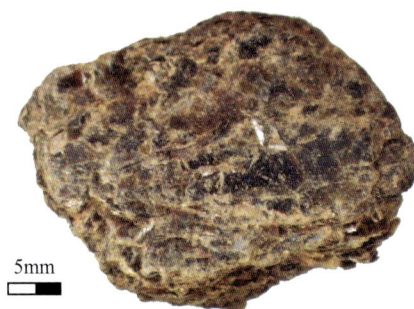

5mm

图 16-1 金礞石（蛭石化黑云母片岩）

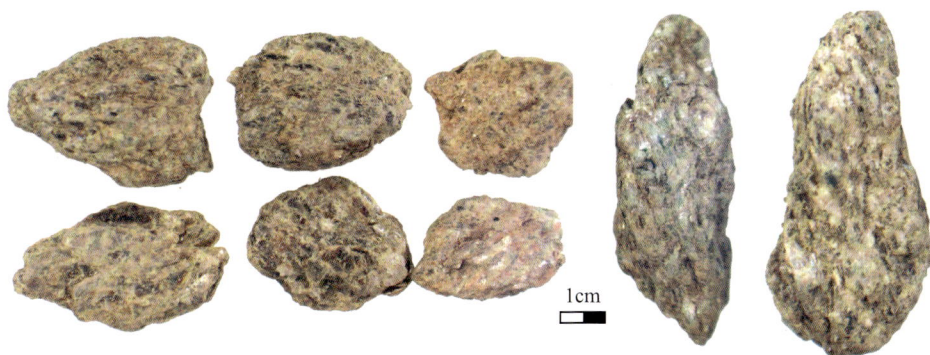

图 16-2　金礞石（蛭石化黑云母片岩）

【鉴别歌诀】　　　　块状片状形不一　表面棕黄又黄褐

光泽金黄或银白　质脆松软易捻碎

【识别要点】金礞石的颜色、光泽和质地是其识别特征。药材呈碎块碎末状，手捻碎成金黄色、银白色的闪光小鳞片，具滑腻感。图 16-3。

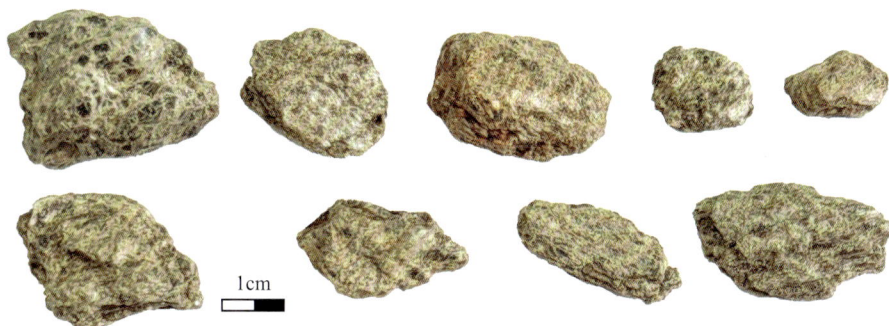

图 16-3　金礞石（河南，蛭石化黑云母片岩）

【X 射线衍射】金礞石包括蛭石片岩或水黑云母片岩两种来源，经 X 射线衍射分析，两种所含蛭石、蛭石化黑云母和黑云母不同而已，都是由黑云母或金云母蚀化而来，风化程度强的多转化为蛭石，风化程度低的多转化为水黑云母。

样品（图 16-2）在 d=12.10、d=4.96 处各有一峰，为蛭石化黑云母特征峰，含量较高；在 d=14.27 有峰，为蛭石的特征峰；在 d=3.34、d=2.61 有峰，为黑云母的特征峰。并含少量有石英、长石等矿物。属于优质金礞石。图 16-4。

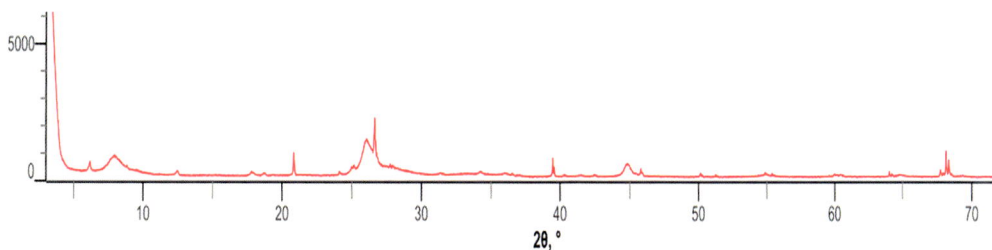

图 16-4　金礞石 X 射线衍射图

【红外光谱】金礞石红外光谱（图 16-2 样品）在位于 3428、1635、1006、776、693 和 462cm^{-1} 波数处有特征吸收峰。图 16-5。

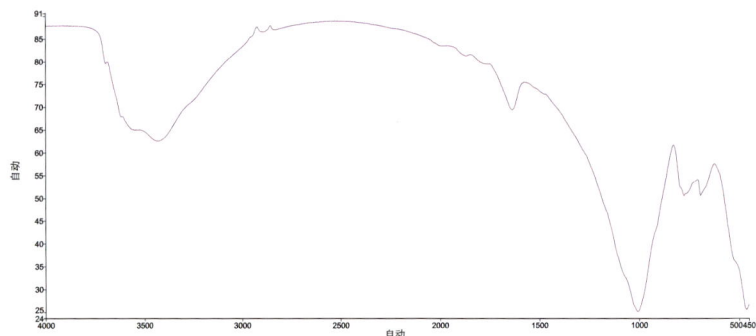

图 16-5 金礞石红外光谱图

金礞石红外光谱（图 16-3 样品）在位于 3429、1637、1004、756、683 和 464cm⁻¹ 波数处有特征吸收峰。上述两种不同产地的金蒙石红外光谱特征吸收峰完全一致。

本草探源

【混乱品种】礞石收载于宋《嘉佑本草》，金礞石在清代本草有已明确的药用记载，与药用历史悠久的青礞石基原相近，现代《药材学》单独收载。青礞石与金礞石古今存在混用情况。

品种动态

【品种概述】据报道，商品金蒙石包括有绿泥石 – 黑云母片岩（青礞石与金礞石的过度态）、蛭石化黑云母片岩中含有较多长石、石英和闪石杂质（劣质品）流通。金云母、金精石和金礞石同属云母类矿物，曾经发现前两种冒充或误作金礞石使用。近年市场发现一种伪品，经 X 射线分析，是以绿泥石和石英为主，不含蛭石或水黑云母片岩的矿物。

图文辨析

【性状鉴定】（1）金精石：呈不规则板片状，多数薄片叠成，或颗粒状。表面呈金黄色、褐黄色或暗棕色，常多种颜色交织。光滑，具珍珠样光泽，具网纹。质较柔软。显层片状，易层层剥离。气微，味淡。图 16-6。

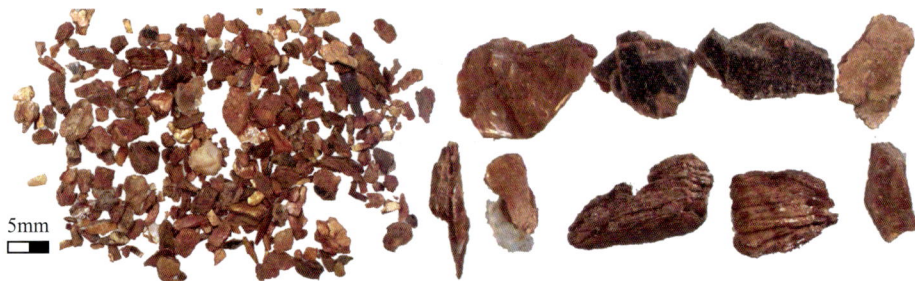

图 16-6 金精石（山东，市售金礞石饮片及表面、断面放大）

（2）青礞石：呈不规则碎片状或鳞片状。表面褐黑色或绿黑色。具玻璃样光泽。质松软，易碎。断面呈较明显的层片状。图 16-7。

图 16-7　青礞石（山西）

【**市场速览**】（1）市售金礞石 1：不规则块状，大小 5~12cm。表面棕黄色、灰黄色，呈黄色与黑色交错的斑纹，具光泽。断面显层状。图 16-8。

图 16-8　市售金礞石 1
（1. 药材；2、3. 碎片断面；4. 表面；5. 表面放大）

（2）市售金礞石 2：呈不规则碎片，大小 3~18mm。表面棕黄色、灰黄色，呈黄色与黑色交错的斑纹，具光泽。断面无明显层状结构。图 16-9。

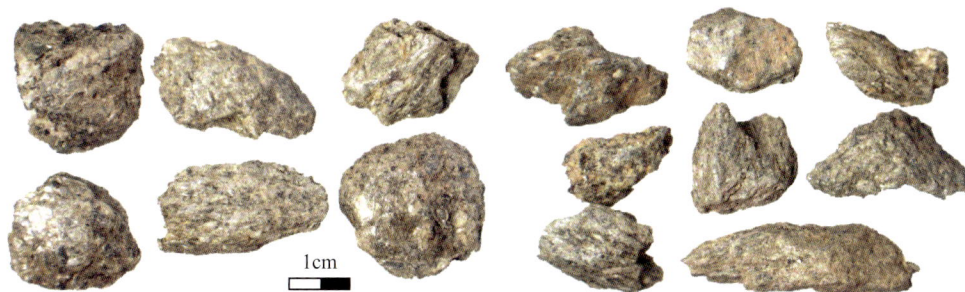

图 16-9　市售金礞石 2

【**红外光谱**】（1）金精石：红外光谱（图 16-6 样品）在位于 3698、3620、3427、1635、1007、747、692、574 和 465cm^{-1} 波数处有特征吸收峰。图 16-10。

（2）青礞石：红外光谱（图 16-7 山西样品）在位于 3659、1632、1062、993、920、756、684 和 506cm^{-1} 波数处有特征吸收峰。图 16-11。

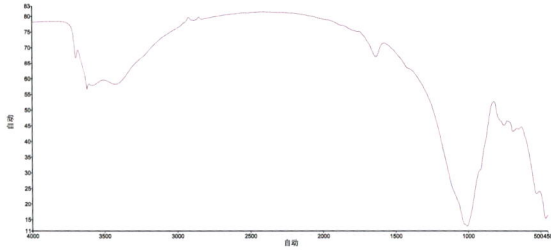

图 16-10 金精石红外光谱图

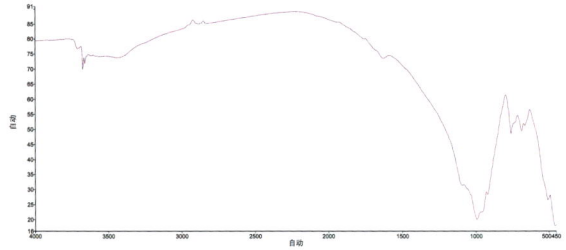

图 16-11 青礞石红外光谱图

（3）市售金礞石 1：红外光谱（图 16-8 样品）在位于 3620、3584、3428、1639、1031、983、909、747、654 和 456cm^{-1} 波数处有特征吸收峰。图 16-12。

（4）市售金礞石 2：红外光谱（图 16-9 样品）在位于 3696、3555、3429、1640、1031、1007、936、908、865、776、720、656、523 和 471cm^{-1} 波数处有特征吸收峰。图 16-13。

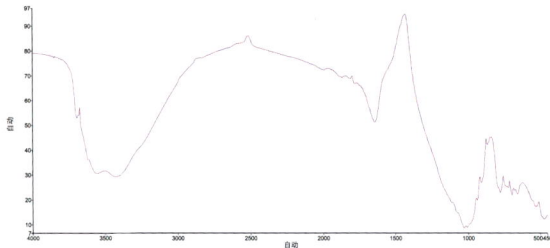

图 16-12 市售金礞石 1 红外光谱图

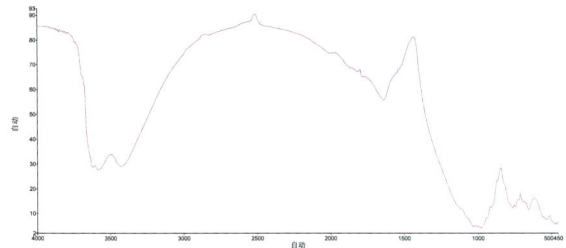

图 16-13 市售金礞石 2 红外光谱图

【X 射线衍射】市售金礞石 1（图 16-8 样品）X 射线衍射图，在 d =10~11 有一宽而钝的峰，弥散严重，d=3.33 处有最强峰，金云母特征峰的峰型宽而钝且弥散严重，说明金云母水化程度高，该样品中的石英含量较多。属次品金礞石。图 16-14。

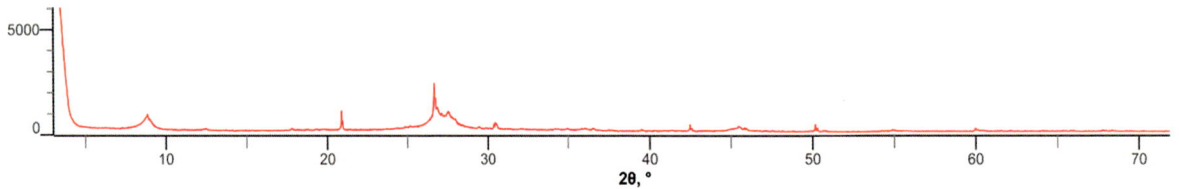

图 16-14 市售金礞石 1 的 X 射线衍射图

市售金礞石 2（图 16-9 样品）X 射线衍射图，主要含长石及石英，亦含少量闪石，来源为变质岩类蛭石片岩的金礞石，但杂质较多。品质较差金礞石。图 16-15。

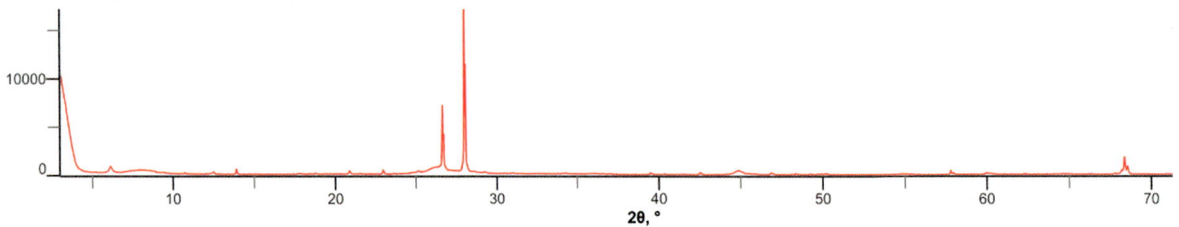

图 16-15 市售金礞石 2 的 X 射线衍射图

17. 炉甘石　CALAMINA

标准沿革

【来源】1963 年版《中国药典》收载，为一种主含碳酸锌的天然矿石。1977 年版药典修订为三方晶系菱锌矿的矿石，主含碳酸锌。1985 年版《中国药典》修订为碳酸盐类矿物方解石族菱锌矿，主含碳酸锌（$ZnCO_3$）。

【药用部位】1963 年版《中国药典》规定为矿石。

【采收加工】1963 年版《中国药典》规定"挖出后，除去杂石即得。"1977 年版药典修订为"采挖后，洗净，晒干，除去杂石"。

【性状】1963 年版《中国药典》描述为"呈不规则的块状，圆形或扁平形，大小不一。表面白色或淡红色，有凹陷和小孔眼，显粉性；体轻而质松，易碎，断面白色或淡红色，呈颗粒状，并有细小孔隙，有吸湿性；无臭，味微涩"。1977 年版《中国药典》修订为"略呈圆形或扁平形，表面白色、淡红色或黄褐色，凹凸不平，多孔，似蜂窝状；体轻、质松、易碎，断面灰白色或淡棕色，颗粒性"。1985 年版《中国药典》又将颜色修订为"灰白色或淡红色"，增加"为块状集合体，表面粉性，无光泽"描述。

商品质量

【品质论述】药材以体轻、质松、色白者为佳。

【产地】主产于广西，云南、贵州、四川、湖南、山西和辽宁等地亦产。

特征识别

【性状鉴定】［形状］不规则土块状。［颜色］白色、灰白色或微粉红色。［表面］微有粉，凹凸不平，多具蜂窝状孔隙，无光泽。［条痕］白色。［质地］体轻，质较硬，不易碎。［断面］不平坦，略呈灰白色与粉红色相间的海绵状，具孔隙。［气味］气微，味微涩，嚼之有砂砾感。

未收集到符合来源规定的炉甘石样品，图片从略。

【鉴别歌诀】　　　　　性状块状不规则　灰白暗灰微浅红
　　　　　　　　　　　凹凸不平蜂窝孔　断面颗粒体较轻

【识别特征】正品炉甘石应具备标准规定锌盐的鉴别反应，加亚铁氰化钾试液有大量白色沉淀；同时，同时符合菱锌矿（主含碳酸锌 $ZnCO_3$）的红外光谱特征。作者收集的十余批炉甘石样品没有上述沉淀反应。

纯炉甘石呈白色，常含各种金属元素而被染成浅黄色、浅黄绿色、粉红色甚至黄褐色，药用以白色为主。

【性状探微】炉甘石的原矿物是菱锌矿，常伴生水锌矿等，故市售炉甘石中混有不同比例的水锌矿。一种市售炉甘石呈不规则块状，表面蜂窝状孔隙少，质较硬。属于水锌矿中伴生菱锌矿。图 17–1。

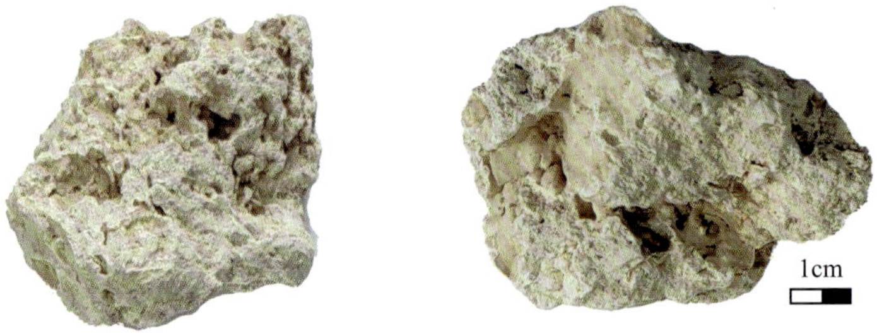

图 17-1　市售炉甘石（主含水锌矿）

【红外光谱】炉甘石的化学组成是碳酸锌（$ZnCO_3$），其红外光谱特征应具碳酸锌的特征吸收峰（主要是 1420、868 和 725 cm^{-1} 波数）。今收集的十余批炉甘石样品的红外光谱符合其他碳酸盐特征，与碳酸锌红外光谱差异明显。

市售炉甘石（图 17-1 样品）红外光谱在位于 3301、2897、2527、1821、1495、1437、1046、951、880、835、728、708 和 465cm^{-1} 波数处有特征吸收峰。具有菱锌矿与伴生水锌矿的红外光谱特征。图 17-2。

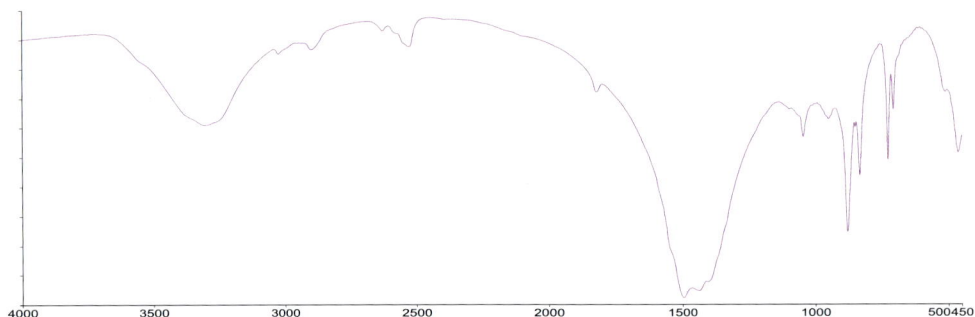

图 17-2　市售炉甘石红外光谱图

菱锌矿与水锌矿的化学组成不同，水锌矿化学组成是碱式碳酸锌，其红外光谱也不同，测定红外光谱有助于判定炉甘石的原矿物组成。

🌱 本草探源

【混乱品种】明《本草纲目》记载"炉甘石产于金坑者，其色微黄为上，产于银坑者，其色白，或带青，或带绿，或粉红。"古代使用的炉甘石包括多种颜色，这与现代炉甘石以白色为主，常被染成多种颜色的炉甘石相同。

🌱 品种动态

【品种概述】市售炉甘石来源较为复杂，除菱锌矿外，水锌矿较为多见，也有红锌矿误做炉甘石使用的报道。近年，作者收集了几批来源不明的矿物冒充炉甘石。值得注意的 3 家编写单位存留的 20 世纪 80 年代的炉甘石样品，经过鉴定为水锌矿，炉甘石的来源值得商榷，建议进行调研和修订来源。

目前，商品炉甘石来自水锌矿，劣质水锌矿较多（氧化锌含量较低）。

【混伪品】（1）水锌矿：主含碱式碳酸锌〔$Zn_5(CO_3)_2 \cdot (OH)_6$〕，《中国药材学》《中华本草》

等文献将其收载为炉甘石的来源之一。目前市场销售的炉甘石多来自水锌矿。菱锌矿与水锌矿常伴生，均为铅锌矿的次生氧化矿物，水锌矿能否做为炉甘石的法定基原有待系统研究。

（2）白云石矿物：市场曾多次发现以炉甘石销售。

（3）碳酸盐类矿：近年市售的炉甘石主要伪品，X 射线分析主要是碳酸钙成分。加亚铁氰化钾试液呈蓝色溶液，有微量蓝色沉淀。

🌱 图文辨析

【**性状鉴定**】（1）水锌矿：呈不规则块状。外表面呈类白色、灰白色或淡黄色，有的夹杂深灰色。表面稍平坦而无明显空隙，或凹凸不平具孔隙，光泽暗淡，不透明。条痕显白色。体轻，易碎，手摸粘灰白色粉。断面较平坦无空隙或稍有空隙。气微，味微涩。加亚铁氰化钾试液有大量白色沉淀。图17-3 至图 17-6。

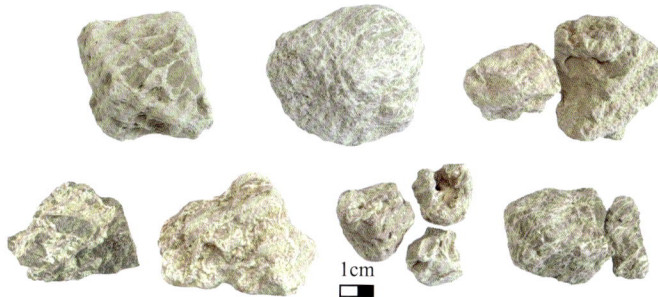

图 17-3　水锌矿（广西，同批炉甘石样品中挑出 7 种形状）

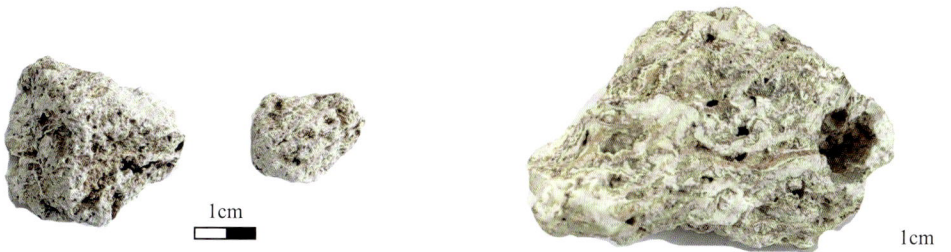

17-4　市售炉甘石（北京，为水锌矿）　　　图 17-5　市售炉甘石（陕西，为水锌矿）

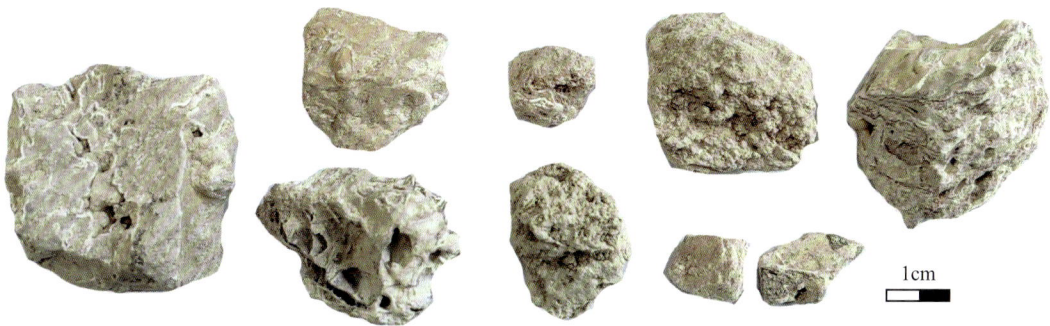

图 17-6　市售炉甘石（2024 年河北商品，为水锌矿）

（2）伪品 1：呈不规则块状，具锐利的棱边，形成几何形状。呈灰白色、灰黄色或微青灰色。表面较平坦，略有粉，几无光泽，不透明。条痕显白色。体重，坚硬。断面不整齐，边棱较锋利。气微，味微涩。图 17-7。

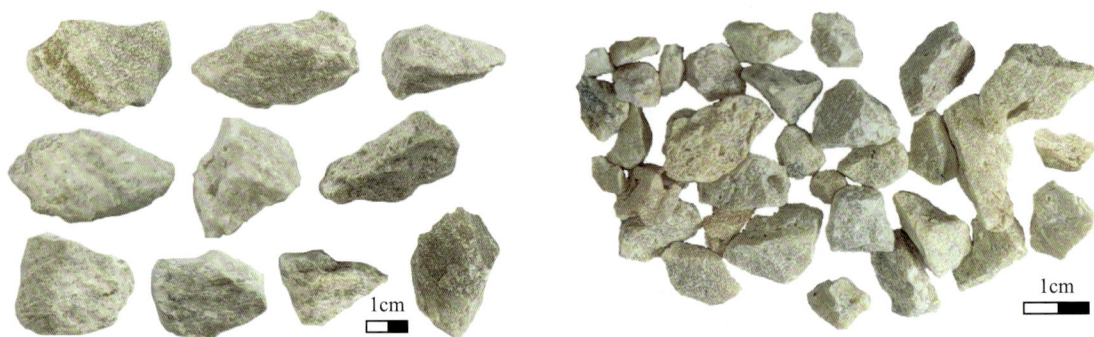

图 17-7　伪品 1（2 批市售炉甘石，为方解石类）

（3）伪品 2：不规则块状。外表面呈白色、灰白色。表面凹凸不平，附着白粉。体轻，易碎。断面粉质，颗粒状。气微，味淡。图 17-8。

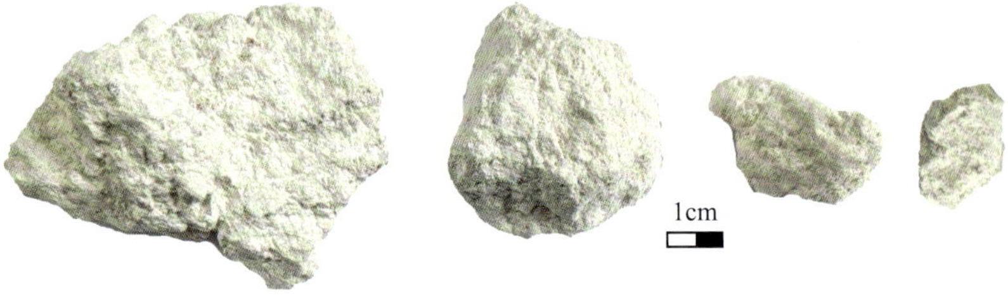

图 17-8　伪品 2（2023 年市售炉甘石）

（4）伪品 3：不规则团块状。外表面呈白色、灰白色。表面凹凸不平，具明显空隙，附着白粉。体轻，易碎。断面具空隙。气微，味淡。图 17-9。

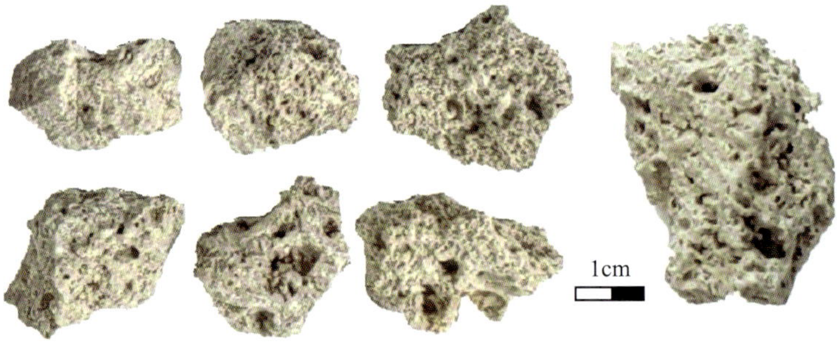

图 17-9　伪品 3（2023 年市售炉甘石，加亚铁氰化钾有微量蓝色沉淀）

【市场速览】（1）市售炉甘石粉：呈浅棕红色细粉。加亚铁氰化钾试液呈蓝色溶液，有微量蓝色沉淀。图 17-10。

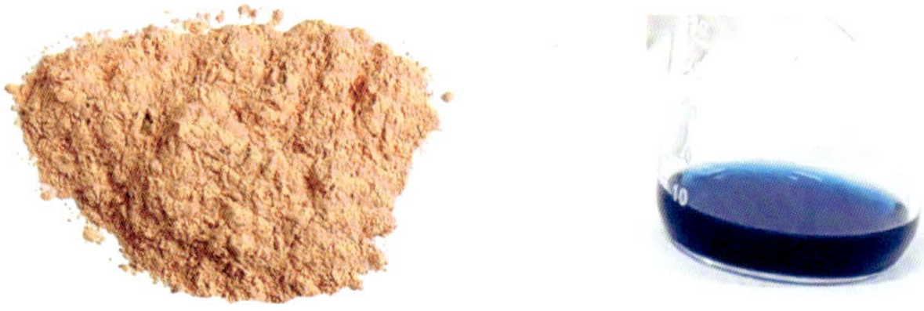

图 17-10　炉甘石粉（市售炉甘石加工品）

（2）市售炉甘石：呈不规则块状或柱状。呈灰白色或淡灰黄色。表面多具细小孔隙，不透明。加亚铁氰化钾试液呈蓝色溶液，1 号无沉淀，2 号有微量沉淀图。17-11。

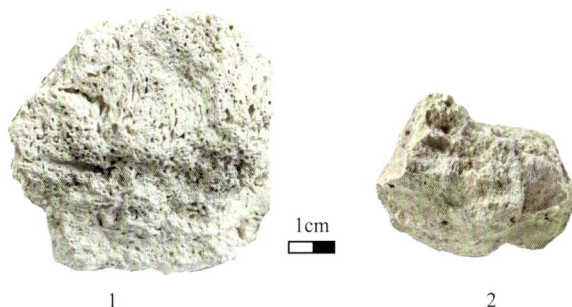

1　　　　　　　　　　　　2

图 17-11　炉甘石粉（2024 年 2 批市售炉甘石）

【红外光谱】（1）水锌矿：红外光谱（图 17-5 样品）在位于 3239、2394、2103、1502、1385、1047、951、880、835、736、709、515 和 466cm^{-1} 波数处有特征吸收峰。图 17-12。

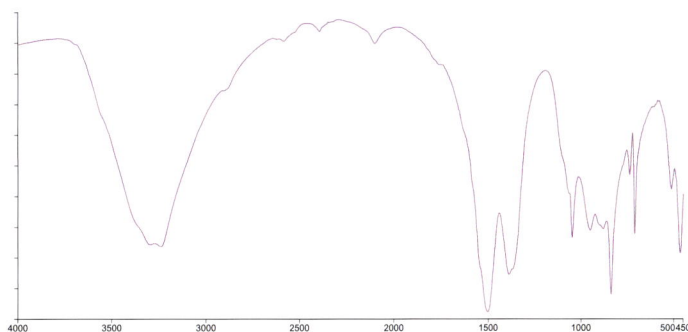

图 17-12　水锌矿红外光谱图

（2）伪品 1：红外光谱（图 17-6 样品）在位于 3443、2983、2874、1798、1427、1034、874 和 712cm^{-1} 波数处有特征吸收峰。图 17-13。

（3）伪品 2：红外光谱（图 17-7 样品）在位于 3420、2512、1796、1424、873 和 712 cm^{-1} 波数处有特征吸收峰。图 17-14。

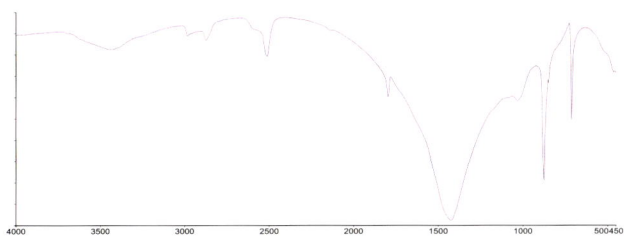

图 17-13　伪品 1 红外光谱图　　　　　　图 17-14　伪品 2 红外光谱图　4 号样品

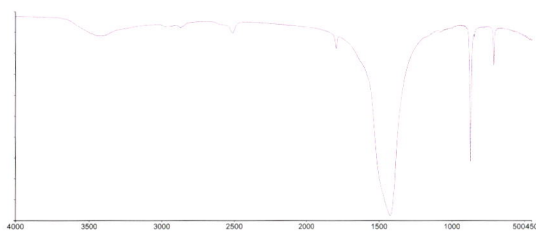

（3）伪品 3：炉甘石红外光谱（图 17-8 样品）在位于 3441、2874、2513、1798、1423、874 和 712 cm^{-1} 波数处有特征吸收峰。图 17-15。

（5）炉甘石粉：红外光谱（图 17-10 样品）在位于 3896、3622、3441、2874、2512、1798、1424、1166、1087、1036、875、797、712 和 469cm^{-1} 波数处有特征吸收峰。图 17-16。

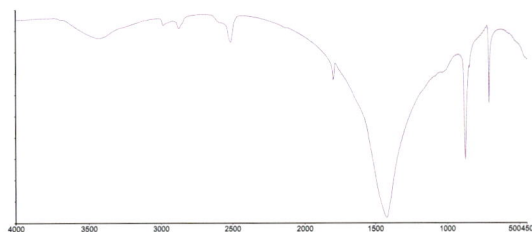

图 17-15　伪品 2 红外光谱图

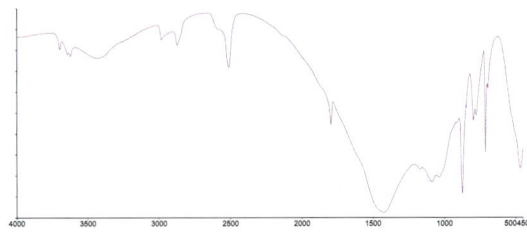

图 17-16　炉甘石粉红外光谱图

【X 射线衍射】炉甘石（图 17-1 样品）X 射线衍射分析，符合炉甘石（水锌矿）的 X 射线衍射特征，图 17-17。

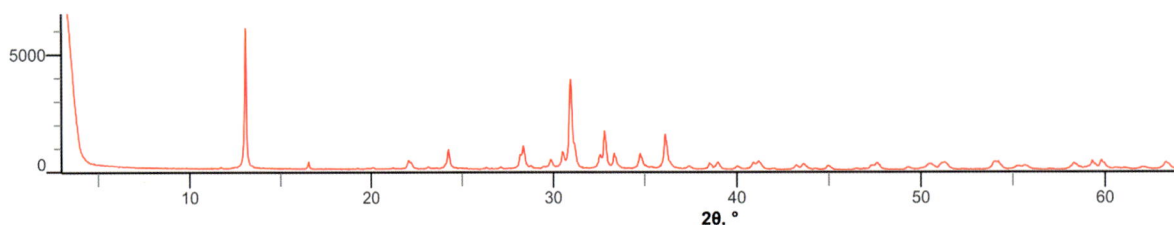

图 17-17　炉甘石 X 射线衍射图

（2）伪品 3：伪品炉甘石（图 17-9 样品）X 射线衍射分析，主要成分为碳酸钙，图 17-18。

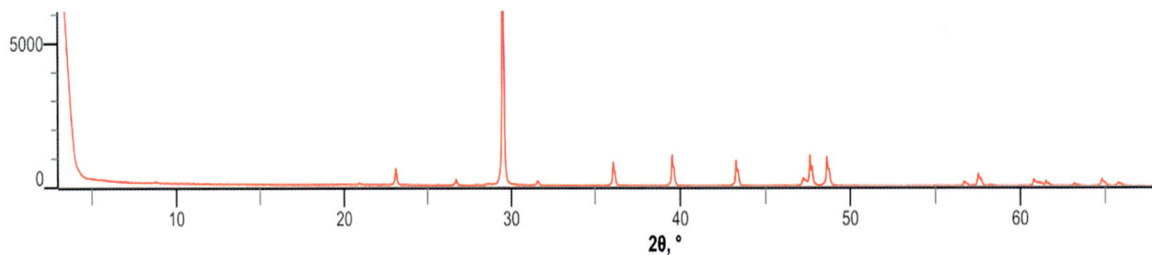

图 17-18　炉甘石 X 射线衍射图

【显微鉴别】炉甘石伪品 1（图 17-7 样品）显微特征，矿物为不等粒灰岩，为碳酸盐类方解石族方解石，含方解石（$CaCO_3$）＞99%。图 17-19。

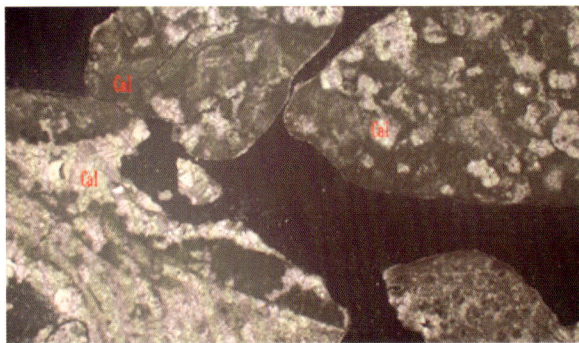

图 17-19　炉甘石伪品 1 显微特征图（方解石 Cal）（正交）

18. 浮海石　OS COSTAZAE

标准沿革

【来源】1977 年版《中国药典》收载的浮海石为胞孔科动物脊突苔虫 *Costazia aculeata* Canu et Bassler；以后各版《中国药典》均未收载。《卫生部药品标准·中药材》（1992 年）收载。另外，1977 年版《中国药典》收载的浮石为火成岩类岩石。

【药用部位】1977 年版《中国药典》规定为骨骼。

【采收加工】1977 年版《中国药典》规定"多于春、秋二季收集，洗净，晒干"。

【性状】1977 年《中国药典》描述后未见修订。

商品质量

【品质论述】药材以体轻、灰白色、浮水者为佳。

【产地】主产于浙江、福建，广东、山东、江苏和海南等地。

特征识别

【性状鉴定】[形状] 呈珊瑚样不规则块状，略作扁圆形或长圆形，大小不一。[颜色] 灰白色或深灰色。[表面] 多突起呈叉状分枝，中部交织如网状，具多数细小孔道。[质地] 体轻，质硬而松脆，易砸碎。[断面] 具多数细小孔道。[气味] 气微腥，味微咸。图 18-1。

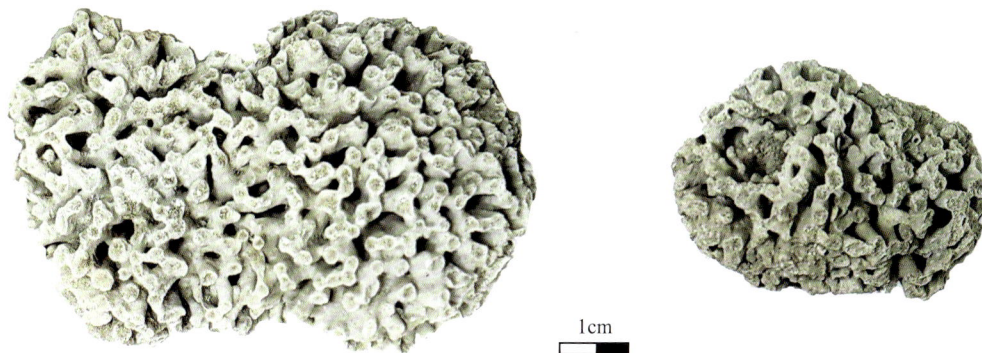

图 18-1　浮海石（浙江）

【鉴别歌诀】　珊瑚形状具小孔　体轻易碎灰白色
　　　　　　　叉状突起常分枝　中部交织如网状

【识别要点】浮海石为动物的骨骼，常称为海石花，又称为石花、海石或海浮石，具有珊瑚样的性状特征，易于识别。图 18-2。

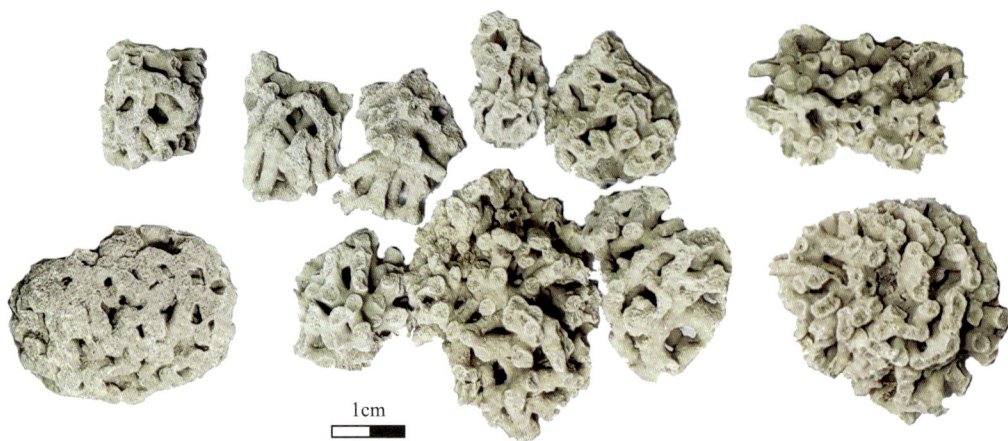

图 18-2　浮海石（浙江）

🌱 本草探源

【混乱品种】浮海石早期本草称谓较多，唐《本草拾遗》称水花，唐《千金翼方》和宋《日华子本草》称浮石，元《丹溪心法》称为海石，《玉楸药解》称为浮海石，清《本草从新》称为海浮石。

宋《本草衍义》记载"石花，白色，圆如覆大马杓，上有百十枝，每枝各搓牙，分枝如鹿角，上有细纹起，以指撩之，铮铮然有声，此石花也……多生海中石"。明《本草纲目》记载"浮石乃江间细砂，水沫凝聚，日久结成有细孔如蛀巢，白色，体虚而轻……海中者味咸入药更良"。

古代的浮海石存在同物异名和同名异物情况，包括多种来源。

🌱 品种动态

【品种概述】浮海石和浮石是两种不同来源的药材，在市场流通和使用中常混淆。此外，浮海石在现代文献多称为海浮石。

【混伪品】（1）瘤苔虫骨骼：水生苔藓动物胞孔科瘤苔虫 Costazia costazii Audouin 的干燥骨骼。产于浙江等地，商品较少见。

（2）浮石：为火山喷出的岩浆凝固形成的多孔状石块，1977 年版《中国药典》收载。现代文献多称为海浮石。

🌱 图文辨析

【性状鉴定】（1）瘤苔虫骨骼：为不规则块状，直径 1~3cm，多为碎块。表面灰黄色或灰黑色。珊瑚状分枝短而较粗，直径约 4mm。先端钝圆，极少折断。图 18-3。

（2）浮石：呈不规则的块状、类圆形或椭圆形，大小不等。表面稍粗糙，呈灰白色、灰绿色或灰褐色，具无数细小孔，形成多孔性的结构。体轻，质硬而松脆。断面疏松，粗糙，有小孔。气微，味微咸。图 18-4。

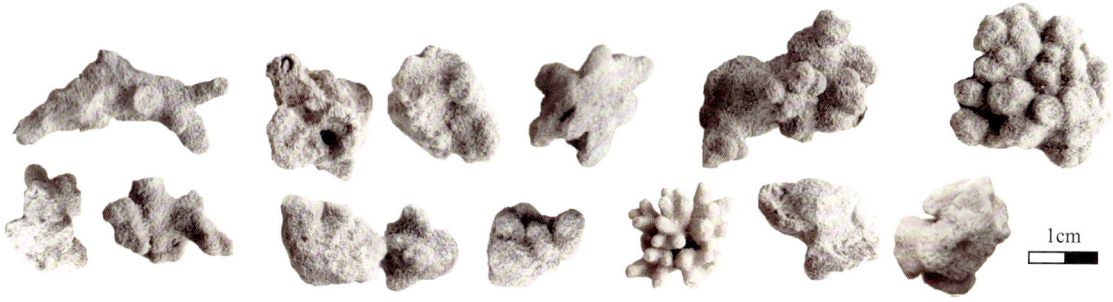

图 18-3　瘤苔虫骨胳（浮海石商品）

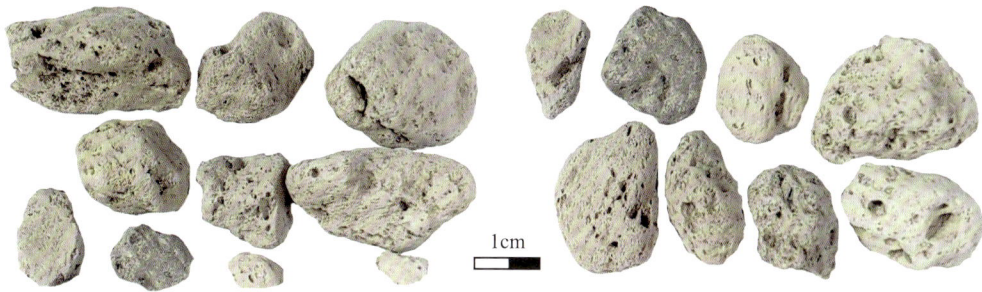

图 18-4　浮石

【**市场速览**】市场流通的浮海石来源不详。图 18-5、图 18-6。

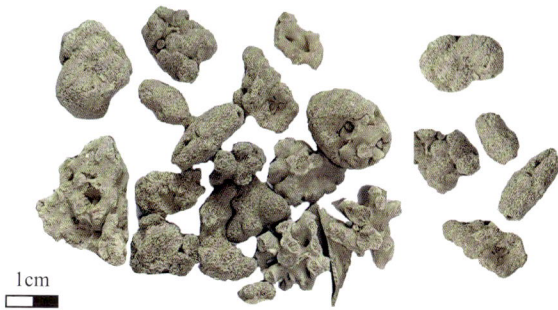

图 18-5　市售浮海石（福建，海石花）

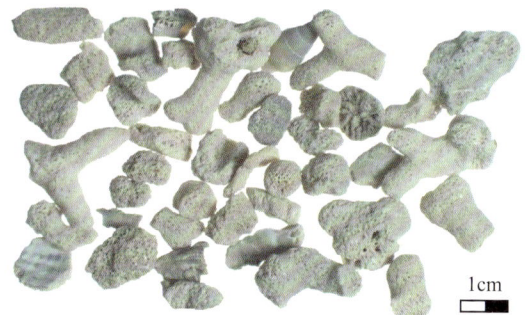

图 18-6　市售浮海石（山东）

19. 胆矾 CHALCANTHITUM

标准沿革

【来源】1963 年版《中国药典》收载为一种含水硫酸铜的结晶体。1977 年版《中国药典》收载为三斜晶系胆矾的矿石。以后各版《中国药典》均未收载。1985 年版《中国药典》列入"成分制剂中本《中国药典》未收载的药材及炮制品"。北京、上海、四川、山东和河南等地方标准收载为三斜晶系胆矾的矿石，主含含水硫酸铜（$CuSO_4 \cdot 5H_2O$）。

【药用部位】1963 年版《中国药典》规定为矿石或结晶体。

【采收加工】1963 年版《中国药典》规定"天然产者可与开采铜矿时，选择蓝色玻璃状有光泽的结晶，或用化学方法制得"。1977 年版《中国药典》修订为"开采铜、铅、锌等矿时选取或用化学方法制得"。各标准收载原矿和人工合成品两种。

【性状】1963 年版《中国药典》描述为"不规则的块状结晶体；深蓝色或淡蓝色，半透明；质脆，易碎，碎块呈棱柱形，断面光亮；无臭，味涩；能溶于水，加热烧之变成白色，遇水则又变蓝"。1977 年版《中国药典》将"不规则的块状结晶体"修订为"不规则块状，大小不一"，将"断面光亮"修订为"有玻璃样光泽"。将物理鉴别反应归入"鉴别"项。

商品质量

【品质论述】药材以块大、深蓝色、半透明、无杂质者为佳。

【产地】主产于云南、四川、山西、陕西和广东等地。

特征识别

【性状鉴定】［形状］不规则的棱柱状、方块状或片块状，大小不一。［颜色］深蓝或浅蓝色。［表面］半透明，有玻璃样光泽。［条痕］白色或浅蓝色。［质地］质脆，易碎。［断面］光亮。［气味］气微，味涩，能令人作呕。图 19-1。

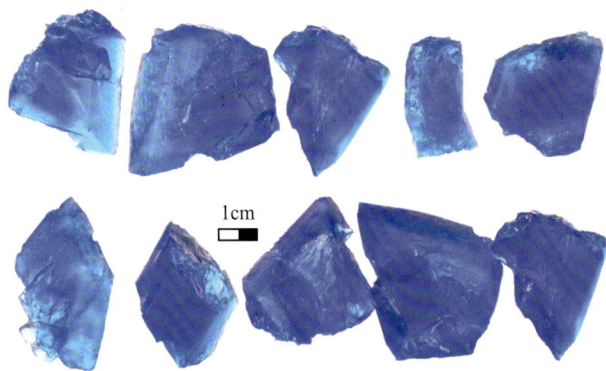

图 19-1 胆矾原矿结晶（2023 年广西）

【鉴别歌诀】　　　　　大小不一呈块状　　深蓝浅蓝半透明
　　　　　　　　　　　碎块多呈棱柱形　　质脆易碎有光亮

【识别要点】胆矾为三斜晶系，呈不规则斜方形棱柱状结晶体。露置空气缓缓风化，加热烧之，则失去结晶水，变成白色，遇水则又变蓝色。图19-2、图19-3、图19-4。

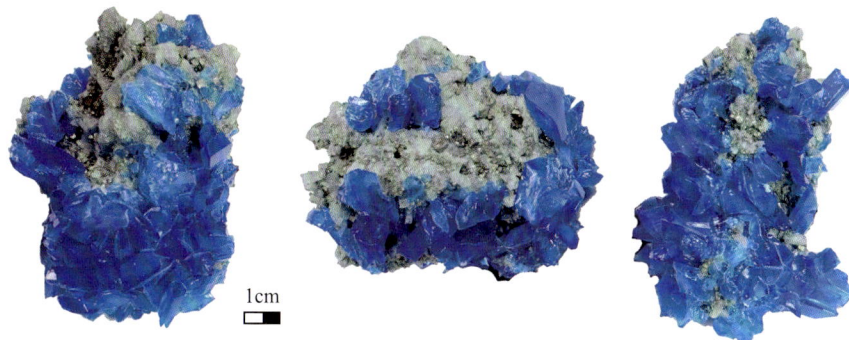

图 19-2　胆矾原矿（2023 年广西）

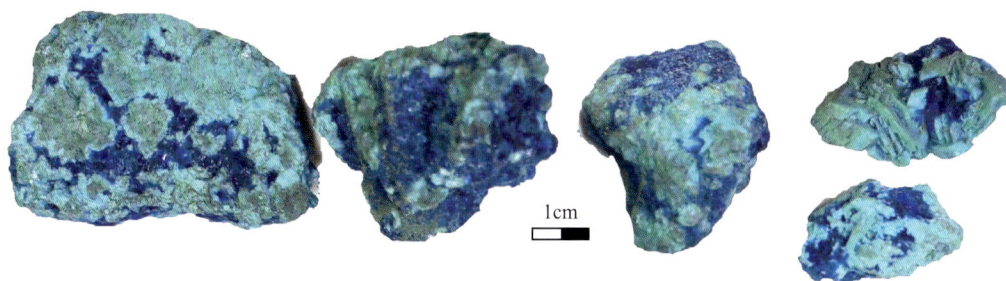

图 19-3　胆矾（2023 年陕西，表面风化）

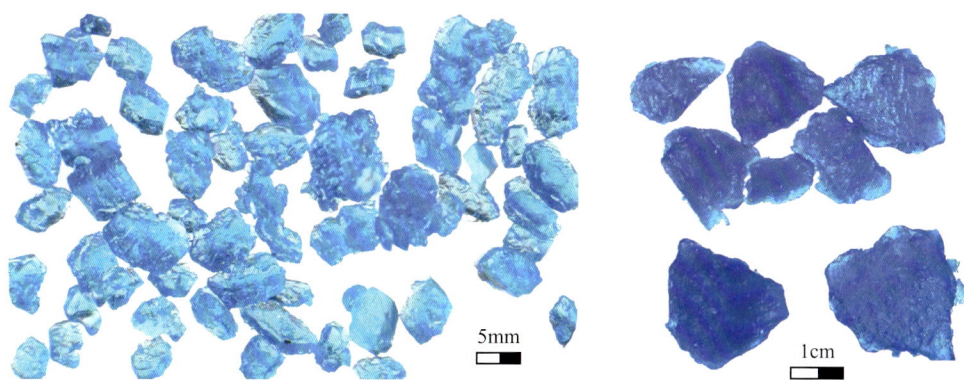

图 19-4　胆矾（2023 年河北，其中 1 批风化）

【红外光谱】胆矾（图 19-3 样品）红外光谱位于 3748、3399、3467、1784、1625、1198、1158、994、961、933、889、784、720、703、659、519 和 493cm^{-1} 处有特征吸收峰。图 19-5。

胆矾（图 19-4）红外光谱位于 3434、1633、1196、1161、1058、994、961、934、888、775、719、660、603、585、518 和 494cm^{-1} 处有特征吸收峰。图 19-6。

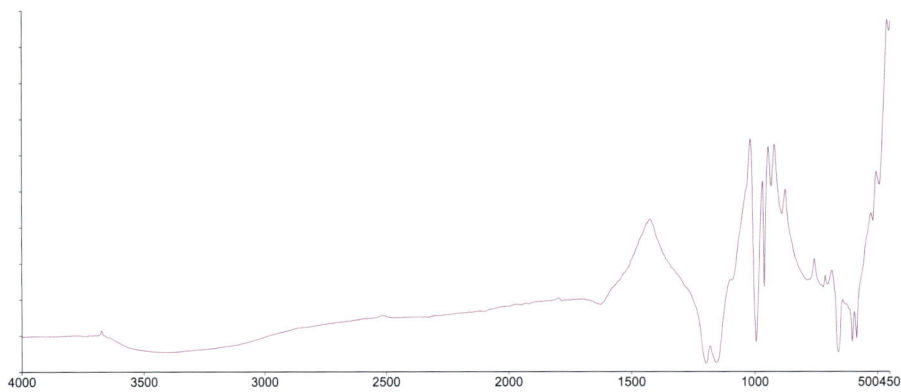

图 19-5　胆矾红外光谱图（陕西）

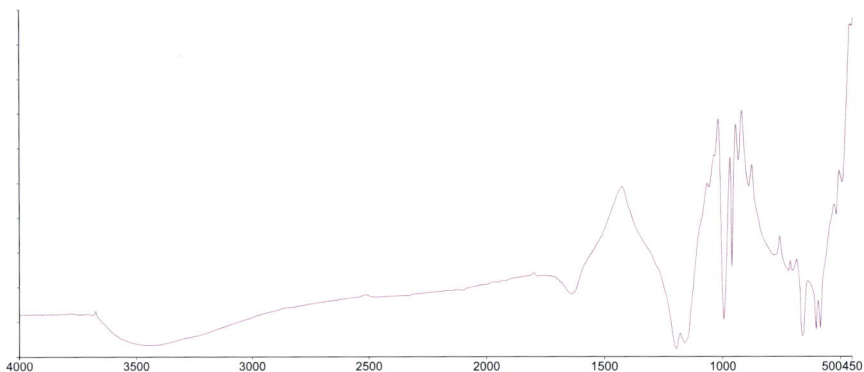

图 19-6　胆矾红外光谱图（河北）

品种动态

【**品种概述**】早年在市场发现皂矾混淆为胆矾，详见皂矾（绿矾）。

图文辨析

【**市场速览**】胆矾风化后，表面有灰绿粉状物。图 19-7。商品胆矾饮片。图 19-8。

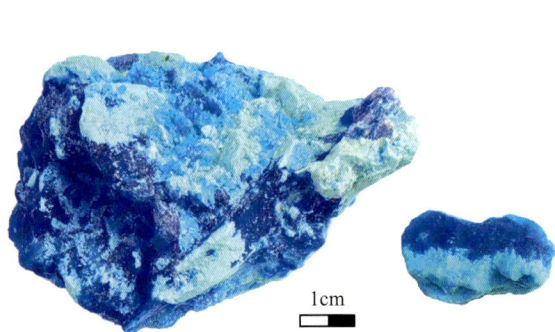

1cm

图 19-7　胆矾（表面风化）

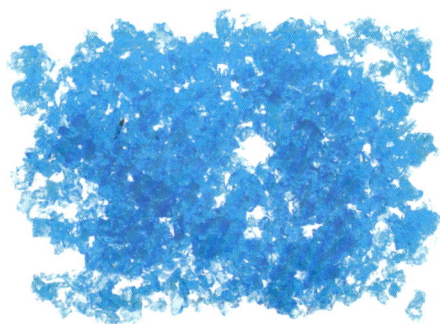

图 19-8　胆矾（饮片）

20. 钟乳石　STALACTITUM

标准沿革

【来源】1963 年版《中国药典》收载为主含碳酸钙的钟乳状石块。1977 年版《中国药典》收载为钟乳状的岩石，主含碳酸钙。1985 年版《中国药典》收载为碳酸盐类矿物方解石族方解石，主含碳酸钙（$CaCO_3$）。

【药用部位】1977 年版《中国药典》规定为矿石。

【采收加工】1963 年版《中国药典》规定"自石灰岩山洞中采集凝积的石乳，洗净，晒干既得"。1977 年版《中国药典》修订为"采收后，除去杂石，洗净，晒干"。

【性状】1963 年版《中国药典》描述"体重，质坚，难折断，中心多有一圆孔，圆孔周围呈多数圈层。无臭，味微咸"。1977 年版《中国药典》删除"难折断"，将"中心多有一圆孔"修订为"中心带有 1 圆孔"。1985 年版《中国药典》将"质坚"修订为"质硬"。1990 年版《中国药典》增加"断面较平整，白色至灰白色"，将"中心带有 1 圆孔"修订为"中心常有 1 圆孔"，将"圆孔周围呈多数圈层"修订为"圆孔周围有多数浅橙黄色的同心环层"。2000 年版《中国药典》将"中心常有 1 圆孔"修订为"中心常有一圆孔"。 2005 年版《中国药典》中修订为"气微，味微咸"。

商品质量

【品质论述】药材以圆锥形、色白或灰白、断面光亮者为佳。

【产地】主产于广西、广东、四川和湖北等地。

特征识别

【性状鉴定】[形状] 呈钟乳状集合体，略呈圆锥体或圆柱形；常呈不规则的碎块。[颜色] 白色、灰白色或棕黄色。[表面] 粗糙，凹凸不平，具光泽。[质地] 体重，质硬。[断面] 较平整，白色至浅灰白色；对光可见闪烁的星状亮光；中心常有一圆孔，周围隐见多数浅橙黄色或黄白色同心环层。[气味] 气微，味微咸。图 20-1、图 20-2。

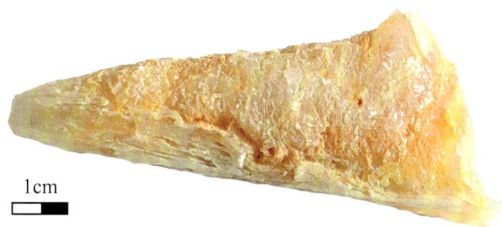

图 20-1　钟乳石（广西）

【鉴别歌诀】

多呈圆锥体质硬　凹凸不平色灰白
断面平整闪亮光　圆孔周围数层圈

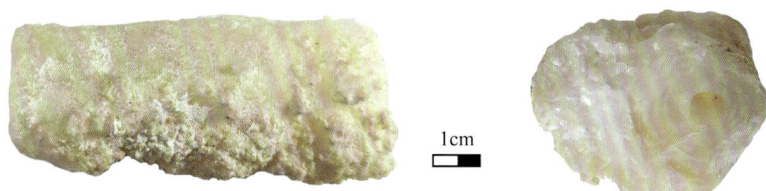

图 20-2　钟乳石（河北）

【识别要点】钟乳石是在特定自然条件下，碳酸钙水溶液流经岩石裂隙，失水后沉淀而成，年久形成下垂状的沉淀物，外观呈上粗下细的似钟似乳形态（钟乳状集合体），因其形状而得名。钟乳石的断面中心或偏斜中心有一圆孔，其周围有色调差异的数圈层，微有咸味，是药材的重要特征。图20-3、图20-4。

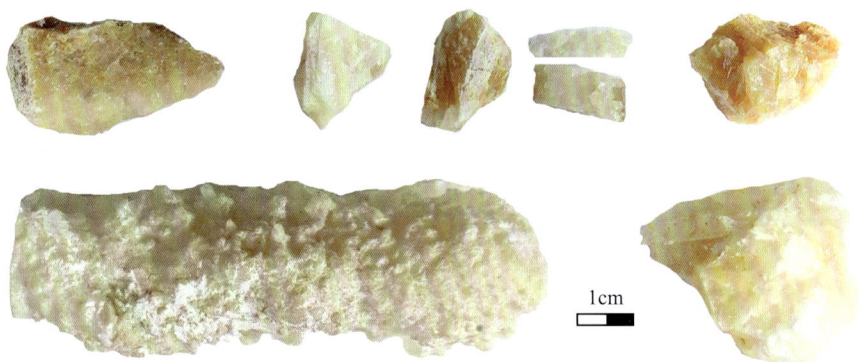

图 20-3　钟乳石（河北）

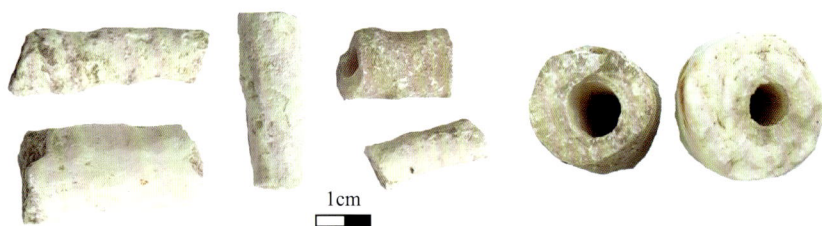

图 20-4　钟乳石

🌿 品种动态

【品种概述】近年，市场销售的钟乳石来自不明矿物碎块状，或钟乳石碎块中掺假其他矿物质。

🌿 图文辨析

【性状鉴定】（1）伪品1：不规则的碎块状，边棱明显而锐利。呈灰白色、灰绿色与浅红色交错。表面较平坦，微具光泽，碎片微透明。图20-5。

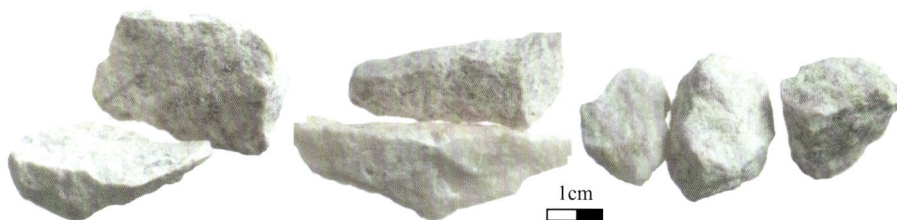

图 20-5　伪品 1 （河南，市售钟乳石）

（2）伪品 2：不规则的碎块状，边棱明显而锐利。呈灰棕色、灰绿色。表面略粗糙，无光泽，不透明。图 20-6。

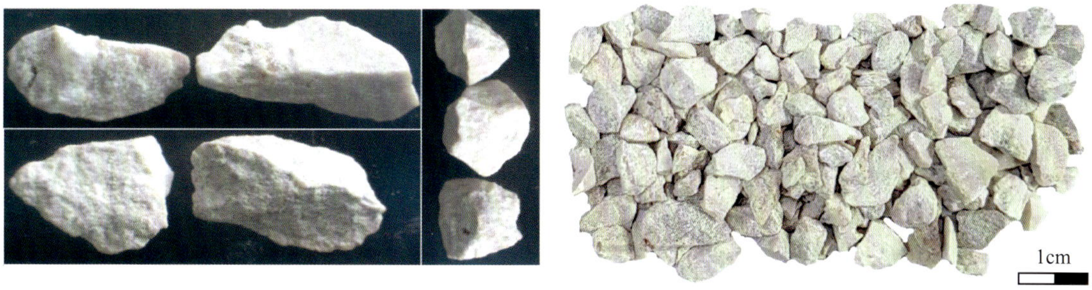

图 20-6　伪品 2（河南，市售钟乳石）

（3）伪品 3：不规则的碎块状，具光泽，半透明，边棱明显而钝。呈灰黄色、黄白色或类白色。图 20-7。

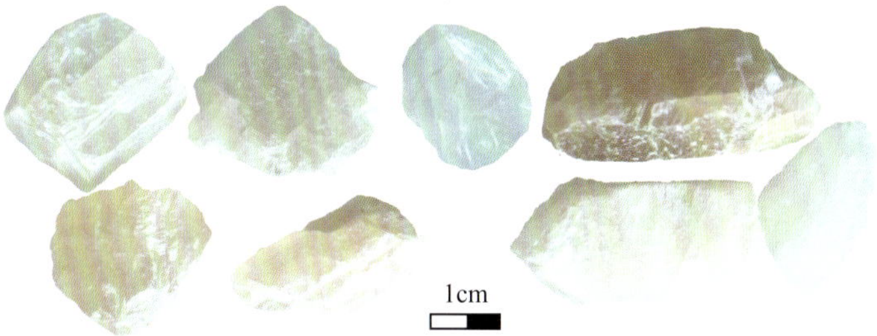

图 20-7　伪品 3（市售钟乳石中有掺假样品）

【**市场速览**】市售钟乳石呈多个圆锥形联合体、不规则土块状，表面粗糙，具众多乳头状突起或节子突起。表面灰白色，断面中央空洞。图 20-8。

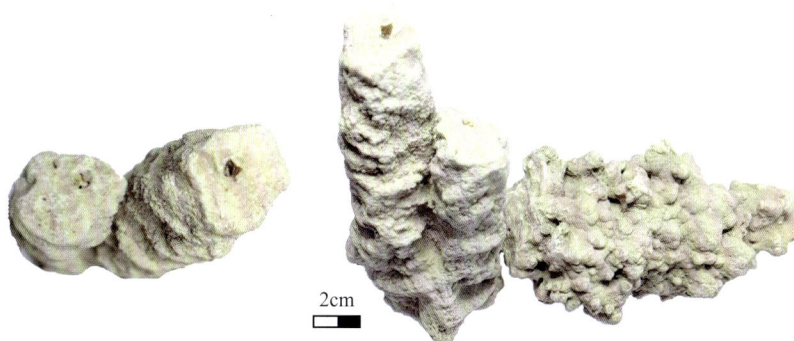

图 20-8　市售钟乳石（正品）

【红外光谱】（1）伪品2：红外光谱（图20-6样品）在位于2983、2875、2514、1798、1428、1026、874和712cm^{-1}波数处有特征吸收峰。主要特征具碳酸盐的红外光谱特征。图20-9。

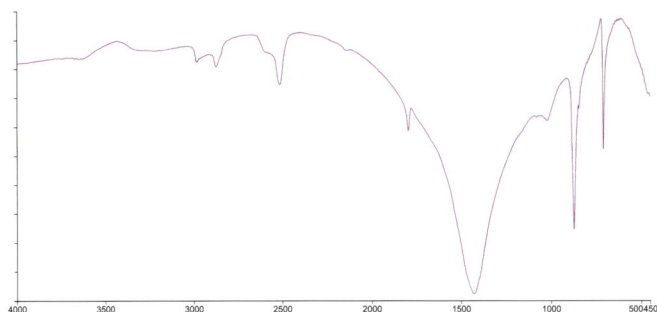

图20-9　伪品2红外光谱图

（2）伪品3：红外光谱（图20-7样品）与伪品2相同，在相同位置处特征吸收峰波数相差±6cm^{-1}。

【显微鉴别】（1）伪品2（图20-6样品）显微特征图。由单一的碳酸盐类方解石族方解石组成，与钟乳石的组成相同，均为碳酸钙（CaCO$_3$）。按照成因分类，样品属亮晶粒屑灰岩。图20-10。

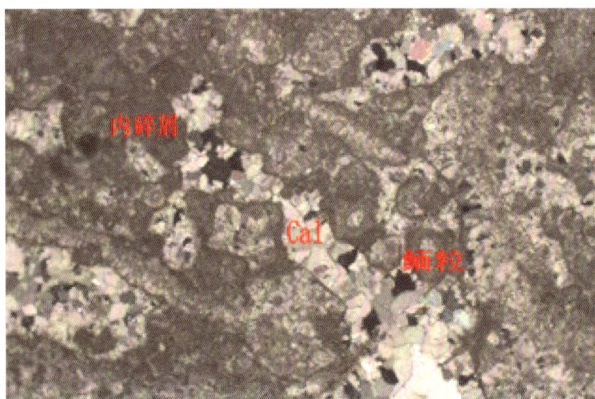

图20-10　伪品2显微特征图（单偏光，方解石Cal）

（2）市售钟乳石（图20-8样品）显微特征图。方解石纤柱状为主，少量粒状，泥质物富集成环带状。图20-11。

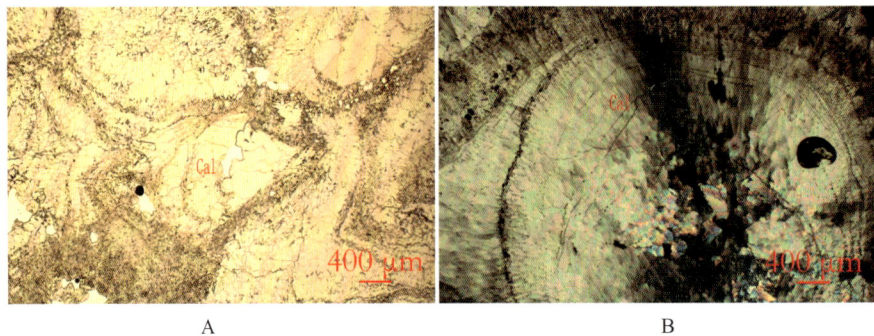

图20-11　市售钟乳石显微特征图（A. 单偏光　方解石Cal；B. 正交　方解石Cal）

21. 姜石 CALCARIBUS LOESS NODUS

标准沿革

【来源】甘肃、陕西地方标准收载，为黄土层或风化红土层的钙质结核，主要由方解石与黏土矿物组成，主含碳酸钙（$CaCO_3$）。

【药用部位】标准规定为矿石。

【采收加工】标准规定为"全年可采，从深层黄土中挖出，去尽表面泥土，洗净，晒干"。

【性状】标准描述的颜色和表面特征方面存在细微差异。

商品质量

【产地】主产于甘肃、陕西和山西等地。

特征识别

【性状鉴定】［形状］呈不规则的圆柱形、略分枝而似姜形。［大小］长 4~15cm，直径 1.5~10cm。［颜色］浅灰色、土黄色或浅棕黄色。［表面］凹凸不平，具颗粒状突起；手触摸稍有掉粉。［质地］体重，质坚硬，难断。［断面］略呈颗粒状或蜡质状，色较深，具有结核状圆形迹痕或灰白色结晶，有的具空隙。［气味］气弱，味淡，嚼之沙粒感。图 21-1。

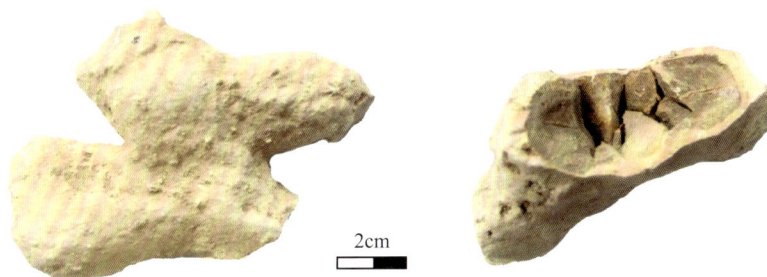

2cm

图 21-1 姜石（2005 年甘肃）

【鉴别歌诀】　　　　　　形似姜形有分枝　　表面土黄颗粒状
　　　　　　　　　　　　体重质硬难敲断　　断面颗粒或蜡状

【识别要点】姜石有"姜石猴、姜疙瘩、姜狗子"诸多名称，反映了其形状特征，以圆柱形的姜块状为主，亦有近似圆锥状、不规则的块状；坚硬难断，断面有的具裂隙，近似颗粒状或蜡质状。图 21-2。

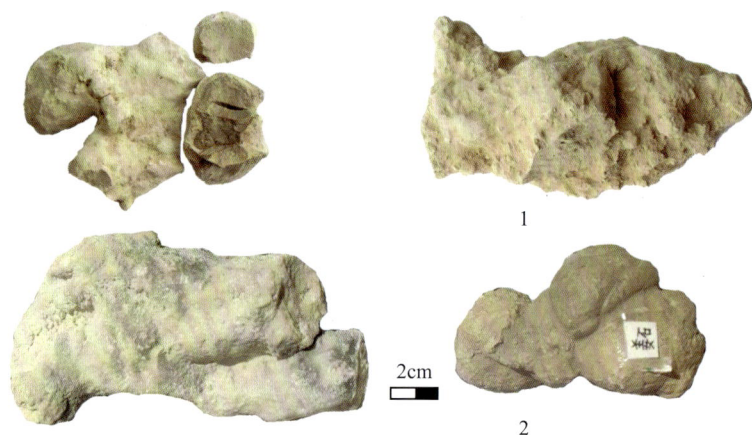

图 21-2　姜石（甘肃，1. 2005 年；2. 1989 年）

【红外光谱】姜石红外光谱（图 21-1 样品）在位于 3418、2873、2513、1799、1426、1026、874、779、712、521 和 470cm^{-1} 波数处有特征吸收峰。图 21-3。

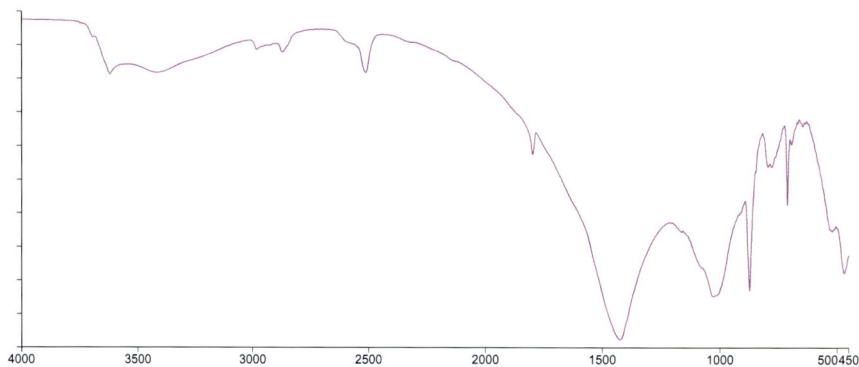

图 21-3　姜石红外光谱图

🌿 本草探源

【混乱品种】姜石始载于《新修本草》，记载"姜石所在有之，生土石间，状如姜，以色白而烂不碌者良，采无时"。《本草拾遗》记载"所在皆有，微白者佳"。现代所用与本草记载相符。

🌿 品种动态

【品种概述】据报道，姜石有风化带中的钙质结核与黄土层中的结核两种来源，均由方解石、石英和黏土等组成，各矿物比例不同。

姜石在临床上药用很少，鲜见混乱品种报道。近年在药材市场发现一种伪品，与姜石差异较大。

🌿 图文辨析

【性状鉴定】（1）伪品 1：呈不规则的块状，大小不一。土黄色、灰白色。表面粉质很重，手触摸很容易掉粉。质稍硬，很容易断裂。图 21-4。

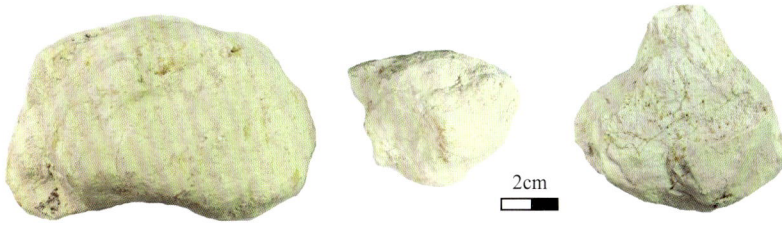

图 21-4 伪姜石 1（安徽）

（2）伪品 2：呈不规则的块状，大小不一。表面浅棕色，较平坦。断面粗糙，可见深浅交织的斑纹。体重，质坚硬，难敲碎。图 21-5。

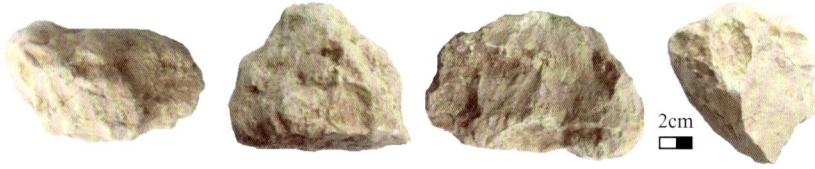

图 21-5 伪姜石 2（甘肃，非正品）

【市场速览】（1）市售姜石 1：呈不规则块状，大小不一。表面灰黄色，凹凸不平，呈乳头状突起。断面有深浅色斑纹。体重，质坚硬，难敲碎。图 21-6。

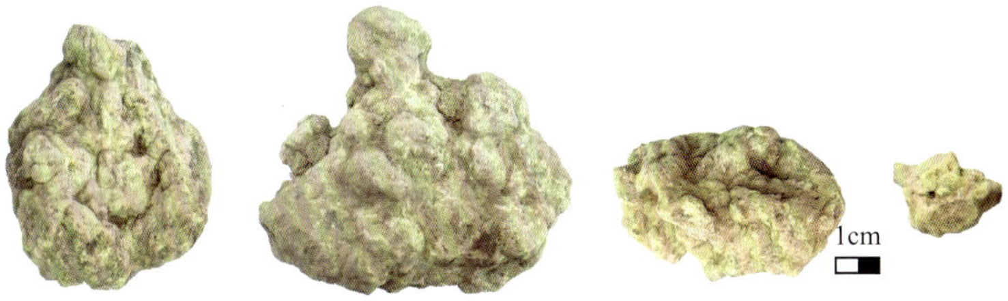

图 21-6 市售姜石 1（安徽，为姜石）

（2）市售姜石 2：呈不规则块状，大小不一。表面灰白色，凹凸不平，多有小孔。断面粗糙。体重，质坚硬，难敲碎。图 21-7。

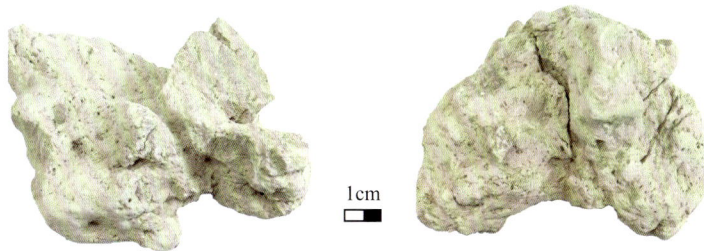

图 21-7 市售姜石 2（安徽，为姜石）

【红外光谱】（1）伪品 1：样品（图 21-4）红外光谱主要位于 3626、1875、1614、1165、1031、796、777、694 和 467cm^{-1} 波数处有特征吸收峰。图 21-8。

（2）伪品 2：样品（图 21-5）红外光谱主要位于 3547、2983、2875、2513、1797、1432、1033、988、874、712 和 472cm^{-1} 波数处有特征吸收峰。图 21-9。

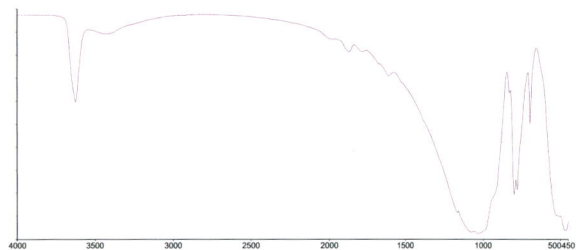

图 21-8　伪品 1 红外光谱图

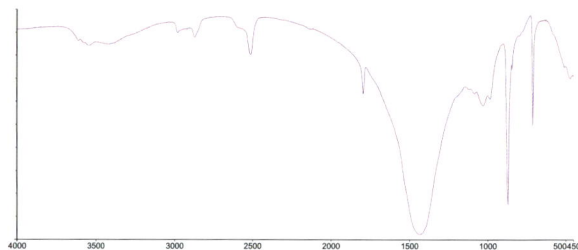

图 21-9　伪品 2 红外光谱图

（3）市售姜石 1：样品（图 21-6）红外光谱位于 3621、3422、2983、2874、2513、1799、1423、1029、874、775、712、694、527 和 470cm^{-1} 波数处有特征吸收峰，图 21-10。

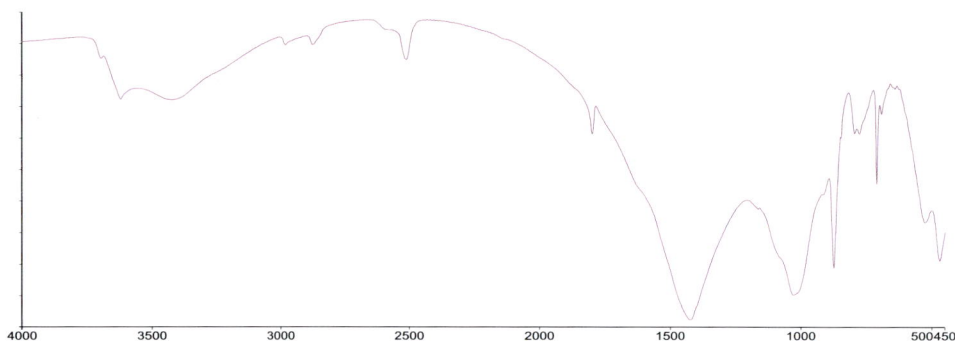

图 21-10　市售姜石 1 红外光谱图（为姜石）

市售姜石 2 与此相同，相同吸收峰处波数相差 ±5cm^{-1}。

【显微鉴别】市售姜石 1 矿物组成是 95% 方解石、3% 石英和铁泥质 2%，图 21-11。市售姜石 2 矿物组成是 94% 方解石、5% 石英和微量白云母，图 21-12。两种均属于含粉砂泥微晶灰岩。

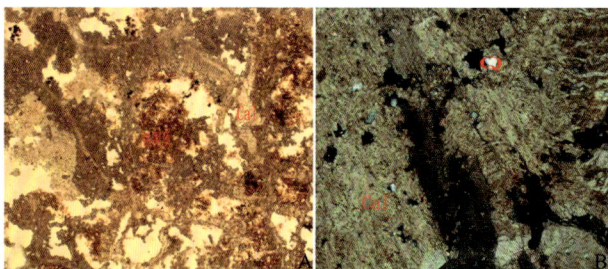

图 21-11　市售姜石 1 显鉴别图（A. 单偏光；B. 正交）
（方解石 Cal、石英 Q、铁泥质）

图 21-12　市售姜石 2 显鉴别图
（方解石 Cal、石英 Q、白云母 Mu）

22. 南寒水石 CALCITUM

标准沿革

【来源】1992 年《卫生部药品标准中药材》（第一册）收载为碳酸盐类矿物方解石族方解石，主含碳酸钙（$CaCO_3$）。江苏地方标准收载。

【药用部位】标准规定为矿石。

【采收加工】标准规定"采挖后，除去泥沙及杂石"。

【性状】标准描述为"呈斜方块状、斜方板或不规则块状，大小不等。无色、白色、黄白色或灰色，透明、半透明或不透明，表面平滑，具玻璃样光泽；质坚硬，敲之多碎成斜方体小块，断面平坦，有的断面可见棱柱状或板状不规则交互排列组成的层纹；用小刀可以刻划，无臭，无味"。地方标准增加"主为菱面状或六方柱状集合体"。

商品质量

【品质论述】药材以无色、透明，具玻璃样光泽者为佳。

【产地】主产于中南、西南、华东等地区。

特征识别

【性状鉴定】［形状］为菱面状或六方柱状集合体；呈斜方块状、斜方板或不规则块状。［颜色］白色、黄白色或灰白色。［表面］光滑，具玻璃样光泽；透明、半透明或不透明。［条痕］白色。［质地］质坚硬。［断面］平坦，有的断面可见棱柱状或板状不规则交互排列组成的层纹；敲碎多呈斜方块。［气味］气微，味淡。图 22-1 至图 22-4。

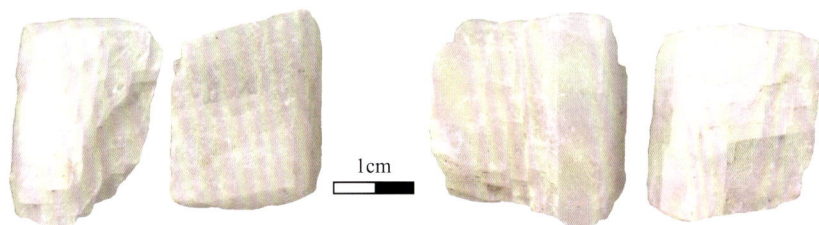

图 22-1　南寒水石（河南）

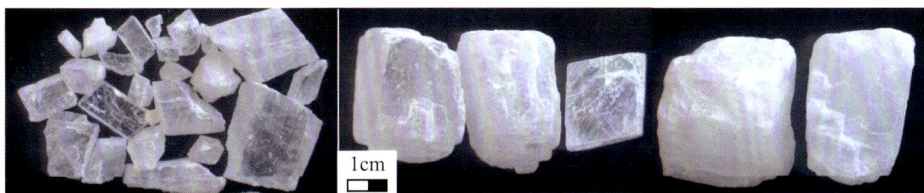

图 22-2　南寒水石（河南）

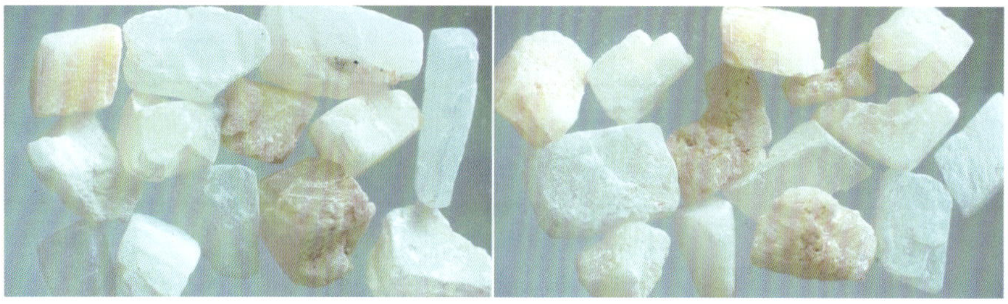

图 22-3　南寒水石（云南）

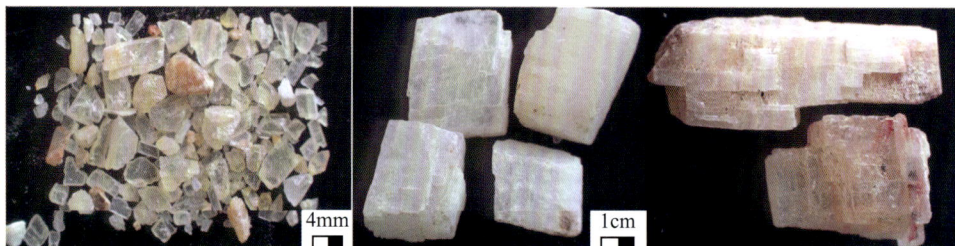

图 22-4　南寒水石（湖北）

【鉴别歌诀】　　　　　六方柱状集合体　白色黄白半透明
　　　　　　　　　　　玻璃光泽又光滑　敲碎多呈斜方块

【识别要点】南北朝《本草经集注》方解石条谓"又名黄石，敲破块块方解，故以为名"。方解石沿三个不同方向的菱面体碎裂成块，故敲击时多呈小块斜方体碎裂。用指甲划不动，坚硬的钥匙可划动。

【红外光谱】南寒水石（图22-2、图22-3和图22-4样品）红外光谱特征峰相同，主要位于2982、2874、2512、1799、1421、876和712cm^{-1}波数处有特征吸收峰。图22-5。

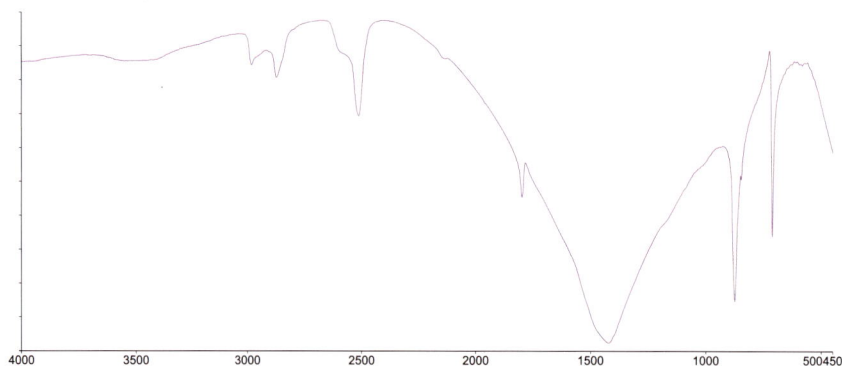

图 22-5　南寒水石红外光谱图（云南）

🌿 本草探源

【混乱品种】据报道，日本奈良正仓院收藏的我国唐代的"寒水石"，鉴定为现代的方解石。唐代方解石已称为"寒水石"药用，《本草纲目》认为方解石不是"寒水石"，而是认为是"盐根或盐精石"。目前，我国标准将"寒水石"分为南寒水石与北寒水石，"寒水石"基原问题存在争议，有待进一步研究。

🌿 品种动态

【品种概述】 市场流通的寒水石主要来自方解石（今南寒水石），部分销售品为粉红色块状或纤维状的石膏（今北寒水石），或石英岩、石灰岩与红石膏的集合体。

🌿 图文辨析

【形状鉴定】 北寒水石：呈长条状或不规则块状。白色或灰白色，半透明；具纤维状纹理。体重，质软，易分成小块。断面呈纤维状。图22-6。

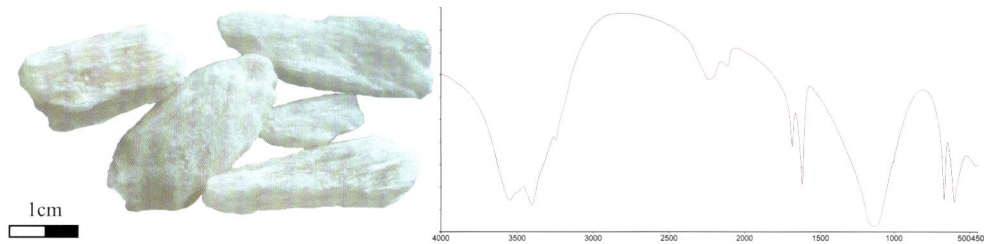

图22-6　北寒水石及红外光谱图（湖北）

【市场速览】 市场流通各种形状、颜色的观赏方解石，图22-7。

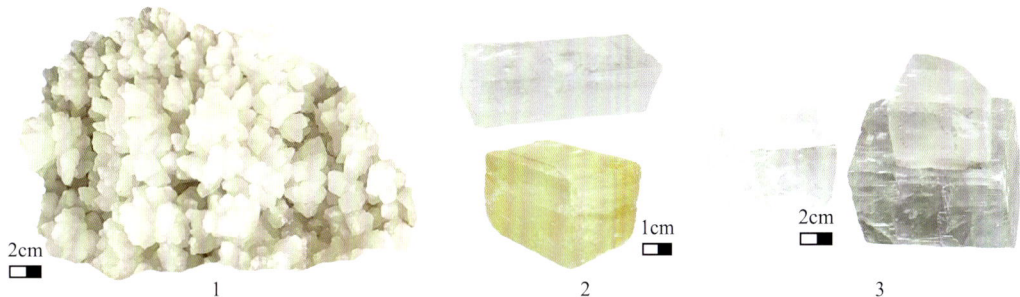

图22-7　观赏方解石
（1. 菊花石；2. 方解玉石；3. 冰州石）

商品南寒水石方块大小不一，白色或浅红色。图22-8。

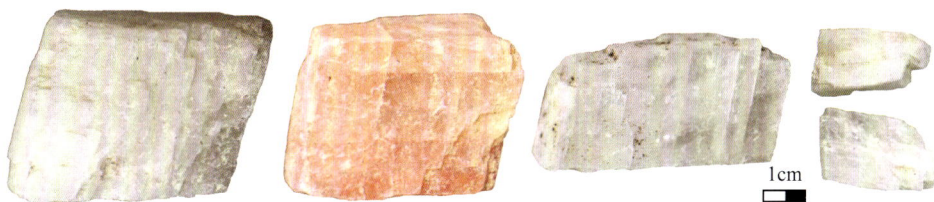

图22-8　市售南寒水石（方解石）

23. 雄黄 REALGAR

标准沿革

【来源】1963 年版《中国药典》收载为硫化砷的矿物。1977 年版《中国药典》收载为单斜晶系雄黄的矿石，主含硫化砷。1985 年版《中国药典》修订为硫化物类矿物雄黄族雄黄，主含二硫化二砷（As_2S_2）。

【药用部位】1963 年版《中国药典》规定为矿石。

【采收加工】1963 年版《中国药典》规定为"采挖后，剔除杂质和泥土既得"。1977 年版《中国药典》修订为"采挖后，除去杂质"。1990 年版《中国药典》增加"或又低品位的矿石浮选产生的精矿粉"。

【性状】1963 年版《中国药典》描述为"不规则的块状，全体呈深红色或橙红色；体重，质松而易碎；断面红色，明亮；燃之易熔融成红紫色液体，并生黄白色烟，有强烈的蒜臭气"。1977 年版《中国药典》修订了形状、质地和气味，为"不规则的块或粉末；体较重，质脆，易碎；微有特异的臭气，味淡"。增加"断面具树脂样光泽，晶面有金刚石样光泽，或断面暗红色，具细砂孔"。删除了火试反应。1985 年版《中国药典》增加"块状或粒状集合体"和"条痕淡橘红色"描述，删除形状中"粉末"和"或断面暗红色，具细砂孔"描述。1990 年版《中国药典》增加"精矿粉"描述。

商品质量

【品质论述】药材以色红、块大、质松、有光泽者为佳。

【产地】主产于湖南，云南、贵州、湖北和甘肃等地亦产。

特征识别

【性状鉴定】[形状]为块状或粒状集合体，呈不规则块状。[颜色]深红色或橘红色。[表面]常附者橙黄色粉末，手接触被染成黄色；具金刚石样光泽，半透明或不透明。[条痕]淡橘红色。[质地]体较重，质脆易碎或较硬。[断面]具树脂样光泽，色泽更鲜艳。[火试]燃之易熔融成红紫色液体，并生黄白色烟。[气味]微有特异的臭气，味淡。图 23-1、图 23-2。

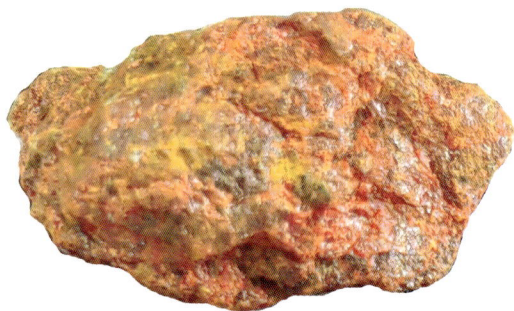

图 23-1　雄黄原矿（2023 年）

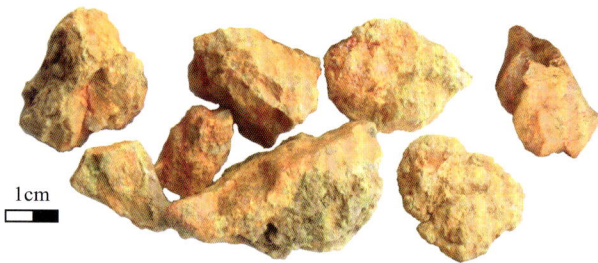

1cm

图 23-2　雄黄原矿（1978 年甘肃）

【鉴别歌诀】　　　　常呈块状有光泽　质脆易碎色橙红

外具黄粉断面亮　燃烧黄烟蒜臭气

【识别要点】（1）颜色：天然雄黄呈深红色或橘红色，民间称为"鸡冠石"，在空气中长时间光照，表面氧化形成一层橙黄色粉末（类似于雌黄颜色），雄黄表面颜色存在差异。（2）质地：半透明者质脆易碎，而不透明者较硬。（3）断面及透光性：优质雄黄的断面红色、明亮，显金刚石样光泽，透光性强；一般品质雄黄断面呈树脂样光泽，透光性差或没有透光性。图 23-3、图 23-4。

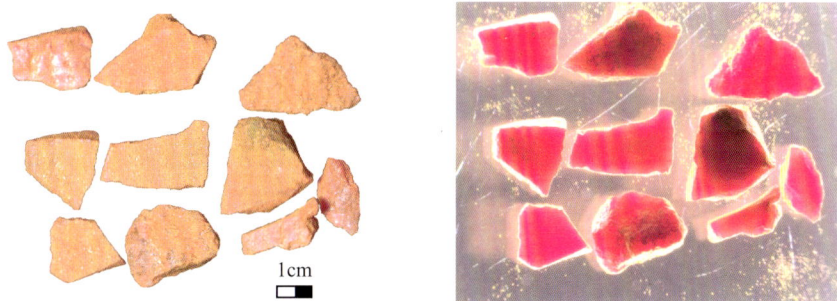

图 23-3　雄黄（明雄黄，贵州）

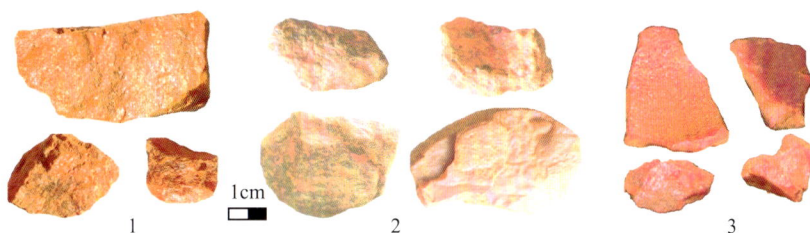

图 23-4　雄黄（明雄黄，1. 湖南；2. 云南；3. 江苏）

【性状探微】天然雄黄中颜色鲜艳、半透明、有光泽的较少，商品流通的雄黄多为质较硬，含较多矿物杂质而透明性差。

【拉曼光谱】雄黄的拉曼光谱具有鉴别意义，主要位于 375、354、342、182、221、183 和 144cm⁻¹ 波数位置有特征吸收峰。图 23-5。

【红外光谱】雄黄的红外光谱没有特征吸收峰。图 23-6。

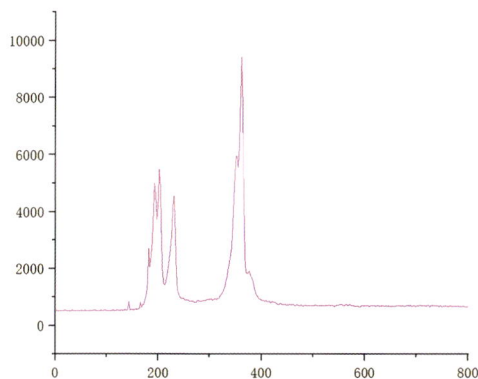

图 23-5　雄黄拉曼光谱图

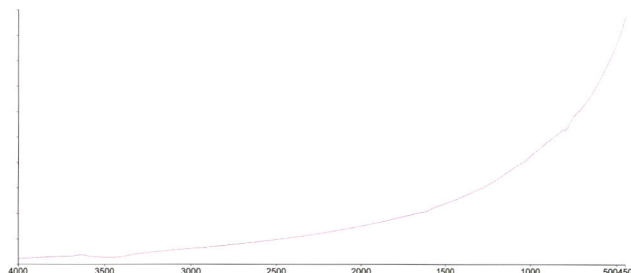

图 23-6　雄黄红外光谱图

🌿 本草探源

【混乱品种】雄黄《神农本草经》收载。《本草经集注》记载"好者作鸡冠色，不臭而坚实，若黯黑而虚软者不好也"。《本草图经》尚记载"今阶州山中有之，形块如丹砂，明澈不夹石，其色如鸡冠者为真；又阶州接西戎界，出一种水窟雄黄，生于山岩中有水泉流处"。刚开采出来的雄黄是暗红色，在空气中氧化后形成一层黄色粉末，据古人的描述雄黄存在品质差异。

🌿 品种动态

【品种概述】天然的雄黄结晶夹杂在矿石中，形成雄黄矿石，直接挑选出来的根据形状、大小称为明黄、雄腰黄或鸡冠石；人工提炼品称为烧雄黄、刀黄。

【混伪品】（1）铅丹粉：铅丹主要成分为四氧化三铅（Pb_3O_4），又名黄丹、红丹。湖南、贵州和山东地方标准收载，市场发现将铅丹误作雄黄粉使用情况。

（2）雌黄：雌黄主含三硫化二砷（As_2S_3），收载于地方标准。雄黄与雌黄是共生同矿，所含化学成分相似。雄黄曝露日久表面或局部会转变为雌黄，二者性状较相近，在流通和临床应用中雌黄容易混淆为雄黄，或有意冒充雄黄情况。

🌿 图文辨析

【性状鉴定】（1）铅丹粉：呈橙红色或橙黄色粉末，光泽暗淡，不透明。质重，手捻之有细腻感，被染成橙红色。气微，味辛。图23-7。

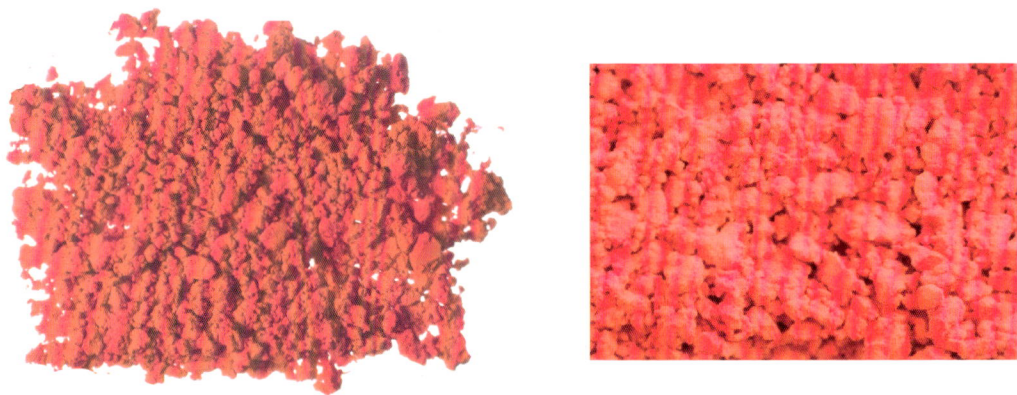

图 23-7　红丹粉

置于坩埚内燃之不熔，无火焰、不冒烟，亦无特异臭气。

（2）伪品雄黄粉：呈红色或橙红色粉末，光泽暗淡，不透明。质重，手捻之有细腻感，被染成橙红色。气微，味辛。图23-8。

红外光谱主要在3621、3406、1621、1426、1085、1034、797、694 和 473cm^{-1} 波数处有特征吸收峰。图 23-8。

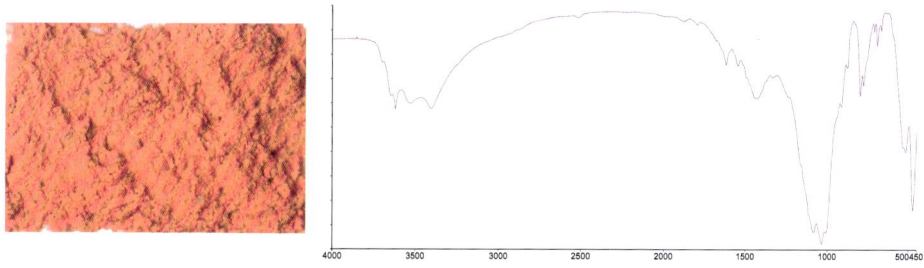

图 23-8　伪品雄黄及红外光谱图（2023 年伪品）

【**市场速览**】市场流通正品雄黄粉，图 23-9。

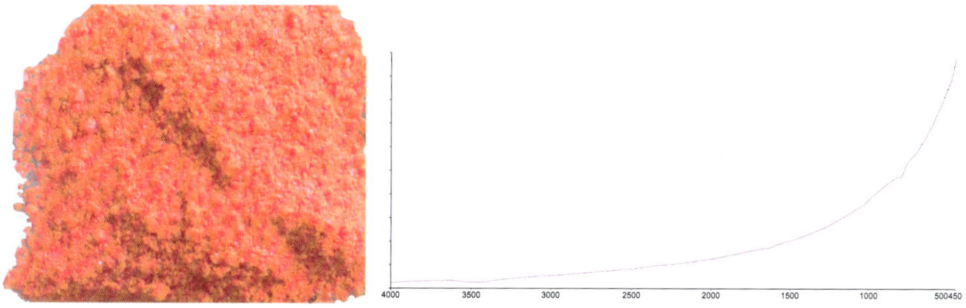

图 23-9　雄黄粉及红外光谱图

雄黄常与方解石伴生，雄黄原矿长期在空气中放置，表面氧化成黄色粉。图 23-10。

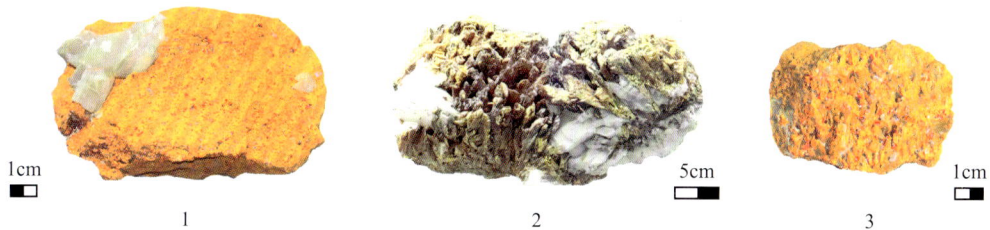

1cm　　　　　　　　　　5cm　　　　　　　　1cm

1　　　　　　　　　2　　　　　　　　3

图 23-10　雄黄原矿及伴生矿

（1、2. 雄黄与方解石；3. 雄黄）

24. 禹余粮 LIMONITUM

标准沿革

【来源】1963年版《中国药典》以禹粮石（禹余粮）收载，为一种含氧化铁的矿石。1977年版《中国药典》名称修订为禹粮石，为褐铁矿的矿石，主含三氧化二铁。1990年版《中国药典》修订名称为禹余粮，为氢氧化物类矿物褐铁矿，主含碱式氧化铁［FeO（OH）］。

【药用部位】1963年版《中国药典》规定为矿石。

【采收加工】1963年版《中国药典》规定"采挖后，去尽杂石"。1977年版《中国药典》修订为"采挖后，除去泥沙"。1990年版药典修订为"采挖时，除去杂石"。

【性状】1963年版《中国药典》描述为"不规则的斜方块状，大小厚薄不一；表面呈红黄色或红棕色，亦有灰棕色者，多凹凸不平，或附有黄色粉末；质略硬，易击碎而成粉性，断面显层次，红棕色与灰棕色相间，有的质松，用指甲可以划动；无臭，无味，嚼之无沙粒感"。1977年版《中国药典》描述与1963年版《中国药典》基本相同，删除"嚼之无沙粒感"。1990年版《中国药典》重点修订颜色，为"表面红棕色、灰棕色或浅棕色，多凹凸不平或附有黄色粉末；断面多显深棕色与淡棕色或浅黄色相间的层纹，各层硬度不同，质松部分指甲可划动"。2005年版《中国药典》对气味修订为"气微，无味，嚼之无沙粒感"。2010年版《中国药典》再次修订为"气微，味淡"。

商品质量

【品质论述】药材以深棕色或淡棕色相间、质硬易击碎成粉、断面显层次、无杂石者为佳。

【产地】主产于河南、山东、河北、湖北、山西、浙江和四川等地。

特征识别

【性状鉴定】［形状］为块状集合体，呈不规则的斜方块状，具明显的边棱。［颜色］红棕色、灰棕色或暗棕色。［表面］凹凸不平，或有细小孔隙，常附有黄色粉末。［条痕］黄褐色。［质地］体重，质硬。［断面］有深棕色与淡棕色或浅黄色相间的花纹，各层硬度不同，质松部分指甲可划动。［气味］气微，味淡，嚼之无沙粒感。图24-1。

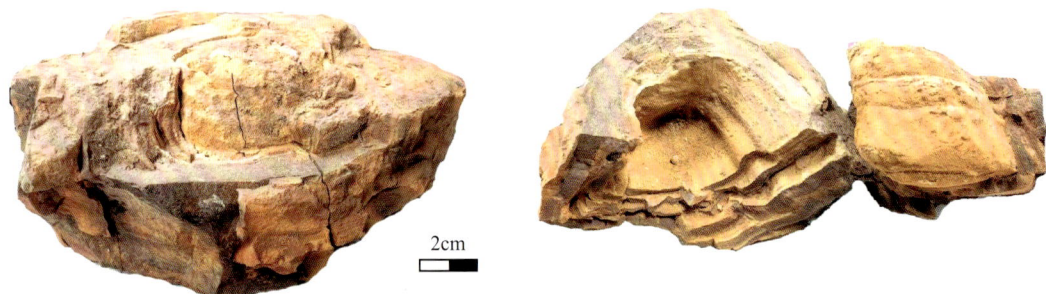

2cm

图24-1 禹余粮（河南）

【鉴别歌诀】　　　　片状块状不规则　　红棕灰棕浅棕色
　　　　　　　　　　　　体重坚实边明显　　断面色调显层次

【识别要点】禹余粮是褐铁矿的一种，有沉积型的壳状褐铁矿和风化型的褐铁矿，前者多呈结核状或钟乳状，外有硬壳似卵壳，断面呈色泽不同的壳层构造，壳内有黄粉；后者多呈不规则状片块，表面有时呈多孔状，断面有层纹而无空洞，属于普通褐铁矿，为市场常见商品。图24-2。

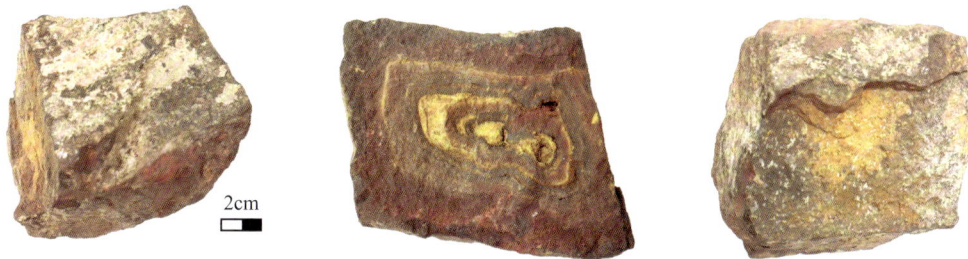

图24-2　禹余粮（安徽）

【显微鉴别】禹余粮样品（图24-2）的显微特征，矿物组成主要为金属矿物褐铁矿，其次为粘土矿物集合体和微量石英等。矿物为环带状褐铁矿矿石。图24-3。

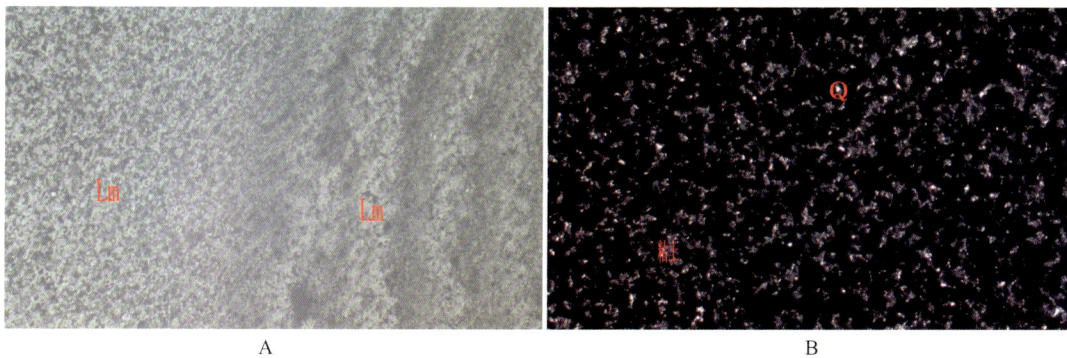

A　　　　　　　　　　　　　　　　B

图24-3　禹余粮显微特征图
（A. 单偏光；B. 正交，褐铁矿 Lm，石英 Q）

【红外光谱】禹余粮红外光谱（图24-1、图24-2样品）在位于3695、3620、3426、1619、1033、912、797、694、535 和 470cm^{-1} 波数处有特征吸收峰，两种样品相同位置波数相差 ±10cm^{-1}。图24-4。

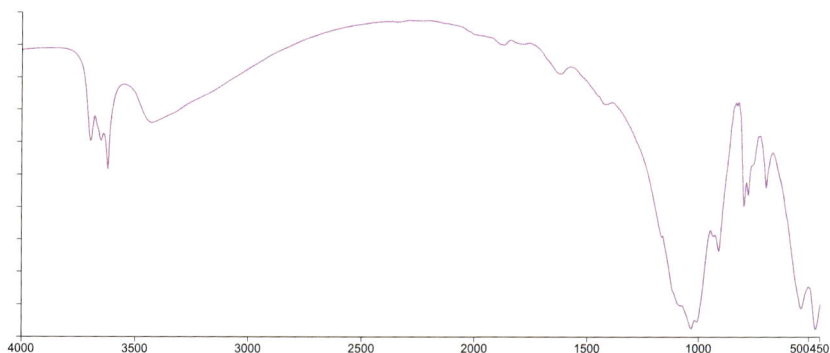

图24-4　禹余粮红外光谱图

🌱 本草探源

【混乱品种】古代的禹余粮有多种来源。《名医别录》记载"形如鹅鸭卵，外有壳重叠，中有黄细粉"。已考证为现代褐铁矿结核（内含黄粉）。《雷公炮炙论》记载"凡使，勿误用石中黄并卵石黄，此二名石真似太一禹余粮也。其石中黄向里赤黑黄，味淡。卵石黄味酸，个个如卵，内有子一块，不堪用也。若误饵之，令人肠干"。指出石中黄和卵石黄是与禹余粮不同的矿物药。宋《图经本草》记载的是山石状的禹余粮，现代的禹余粮（普通褐铁矿）与其基本相符。

🌱 品种动态

【品种概述】市场流通的禹余粮药材来源比较复杂，由于生产加工、采购等环节专业知识薄弱、矿物外观相近等原因，导致了高岭石、煌斑岩、硅质岩、赭石、黏土岩及黏黄土等诸多的矿物误以为禹余粮或有意冒充。

目前，市场流通的正品禹余粮很少，商品禹余粮主要来自不同的伪品。

🌱 图文辨析

【性状鉴定】（1）市售禹余粮1（伪品1）：呈不规则片块状。表面土黄色，少有黄粉状；表面放大呈颗粒状粗糙，夹杂灰色或灰褐色矿物。坚硬难碎，棱边锋利。图24-5。

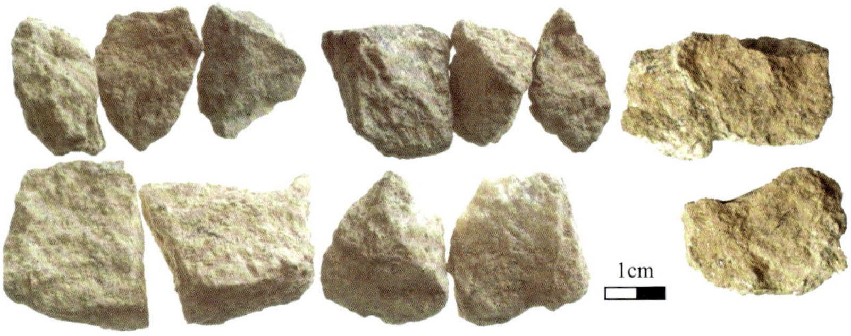

图 24-5　市售禹余粮 1（河北，伪品 1）

（2）市售禹余粮2（伪品2）：呈不规则块状。表面浅红色或橘红色，少有黄粉物，较平坦。坚硬难碎，棱边锋利，断面呈灰黄色、浅红色或灰绿色。图24-6。

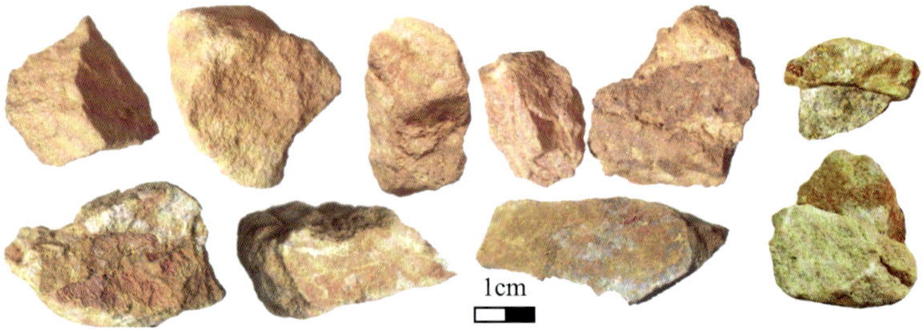

图 24-6　市售禹余粮 2（云南，伪品 2）

（3）市售禹余粮 3（伪品 3）：呈不规则块状。表面暗棕色或铁黑色。坚硬难碎，棱边锋利，断面呈浅黄色、土黄色。图 24-7。

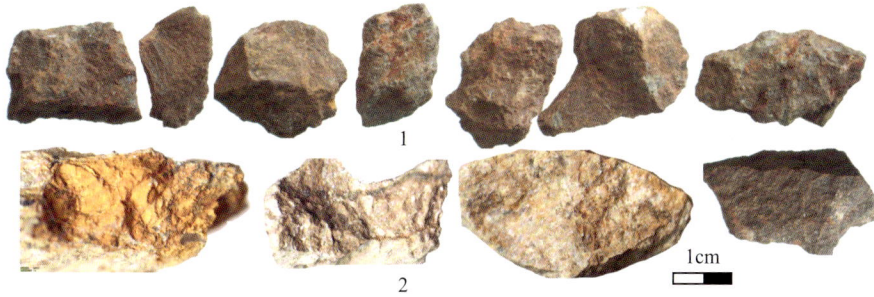

图 24-7　市售禹余粮 3（河南，伪品 3，1、2. 示两种样品）

（4）市售禹余粮 4（伪品 4）：饮片不规则片块状。表面暗棕色、浅棕色，稍粗糙，可见灰色矿物质。坚硬，边棱锋利。图 24-8。

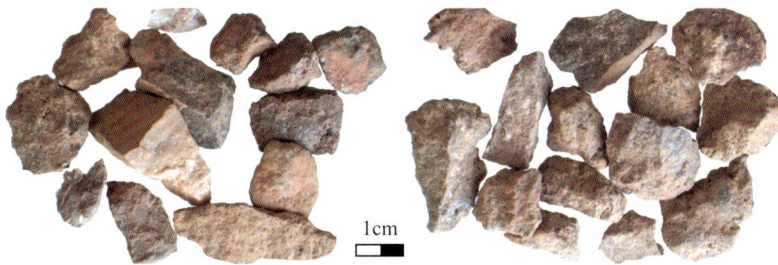

图 24-8　市售禹余粮 4（广东，伪品 4）

（5）市售禹余粮 5（伪品 5）：不规则块状。表面浅黄色，有黄粉。质稍硬，脆易碎，断面浅黄色、浅棕黄色，夹杂亮晶颗粒。嚼易碎化渣声，有沙粒感。图 24-9。

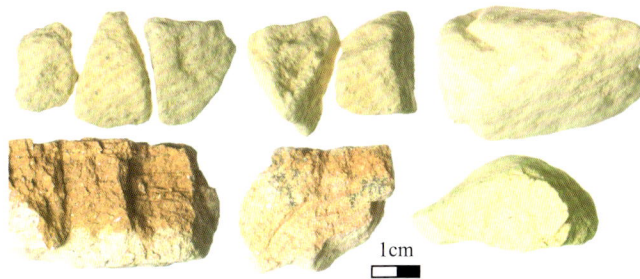

图 24-9　市售禹余粮 5（山东，伪品 5）

（6）禹粮土：不规则片状。表面橘黄色，有黄粉。质脆易碎，断面橘黄色，粉质。气微，味微苦，有特异药味，入口化渣。图 24-10。

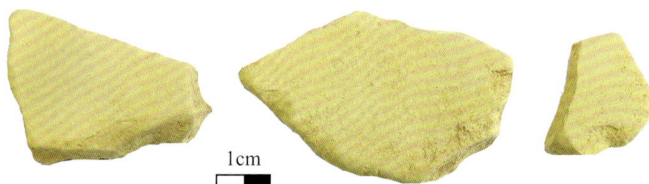

图 24-10　市售禹余粮

【红外光谱】（1）伪品1：红外光谱（图24-5样品）在位于3620、2875、2512、1798、1422、1027、910、875、798、751、693、523和471cm^{-1}波数处有特征吸收峰，图24-11。

图24-11　伪品1红外光谱图

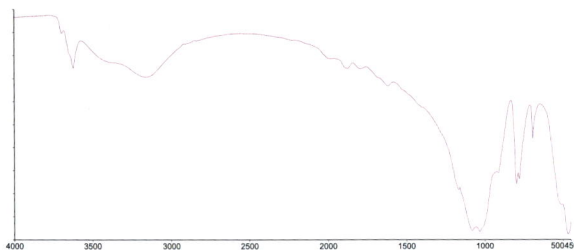

图24-12　伪品2红外光谱图

（2）伪品2：红外光谱（图24-6样品）在位于3621、3163、1873、1618、1165、1080、1032、791、694和469cm^{-1}波数处有特征吸收峰，图24-12。

（3）伪品3：红外光谱（图24-7样品）在位于3695、3116、1882、1616、1165、1081、903、796、693和521cm^{-1}波数处有特征吸收峰，图24-13。

图24-13　伪品3红外光谱图

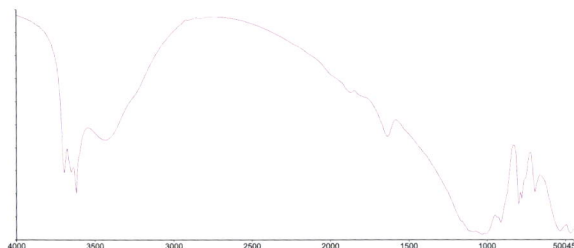

图24-14　伪品4红外光谱图

（4）伪品5：红外光谱（图24-9）样品在位于3697、3652、3621、3433、1636、1091、1031、1006、798、778、694和534cm^{-1}波数处有特征吸收峰，图24-14。

（5）禹粮土：红外光谱（图24-10样品）在位于3622、2511、1799、1423、1031、914、798、711、694、538和475cm^{-1}波数处有特征吸收峰。图24-15。

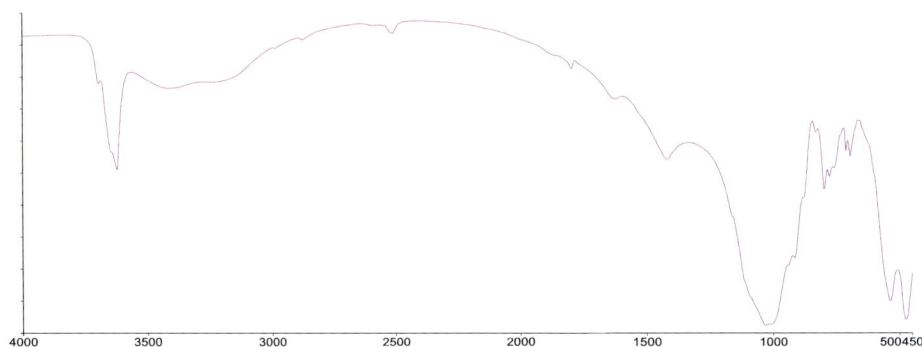

图24-15　禹粮土红外光谱图

【显微鉴别】（1）市售禹余粮1：样品（图24-5，伪品1）的显微特征，矿物组成65%方解石、30%石英和隐晶状铁质5%。矿物属于含铁中细粒石英砂岩。图24-16。

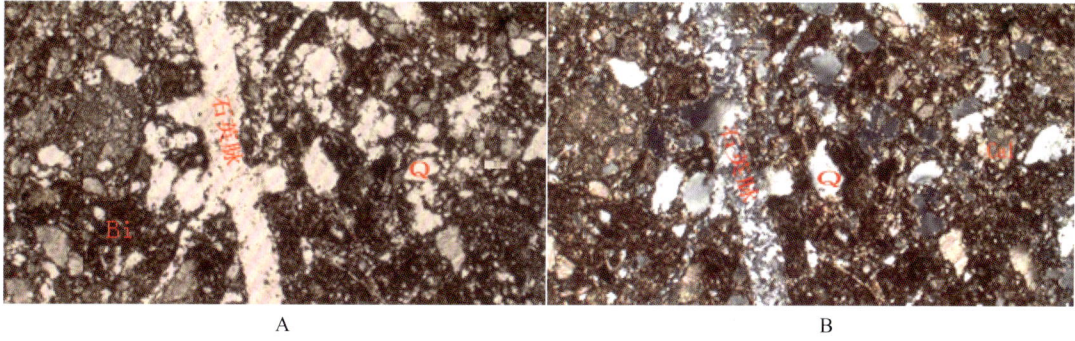

图 24-16　市售禹余粮 1 显微特征图
（A. 单偏光；B. 正交，石英 Q、方解石 Bi 和铁质）

（2）市售禹余粮 2：样品（图 24-6，伪品 2）的显微特征，矿物组成 90% 石英、2% 斜长石、7% 泥质 + 铁质和白云母微量及电气石微量。矿物属于含铁中细粒石英砂岩。图 24-17。

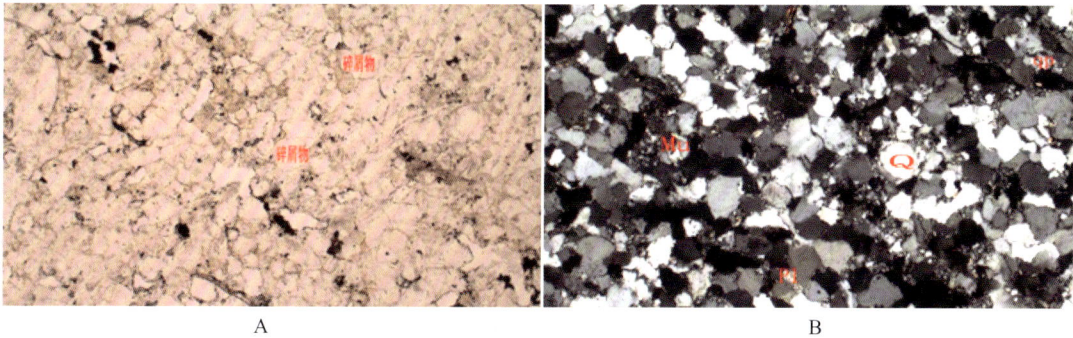

图 24-17　市售禹余粮 2 显微特征图
（A. 单偏光；B. 正交，石英 Q、斜长石 Pl、白云母 Mu 和岩屑石英岩 qp）

25. 皂矾（绿矾）MELANTERITUM

标准沿革

【来源】2010 年版《中国药典》以皂矾为正名，绿矾为副名收载，为硫酸盐类矿物水绿矾的矿石，主含含水硫酸亚铁（$FeSO_4 \cdot 7H_2O$）。地方标准尚收载化学合成品。

【药用部位】2010 年版《中国药典》规定矿石。

【采收加工】2010 年版《中国药典》规定"采挖后，除去杂石"。地方标准规定采挖矿石后"打碎，加水加热熔化，蒸去部分水分，放冷待自然结晶"。

【性状】各年版《中国药典》描述相同。

商品质量

【品质论述】药材以块大、色黄绿者为佳。

【产地】主产于山东、河南、浙江、陕西、湖南、甘肃和新疆等地。

特征识别

【性状鉴定】［形状］为不规则碎块或颗粒状。［颜色］浅绿色或黄绿色。［表面］不平坦，透明或半透明，具玻璃样光泽。［条痕］白色。［质地］质硬而脆，易敲碎。［断面］具玻璃样光泽。［气味］有铁锈气，味先涩后微甜。图 25-1。

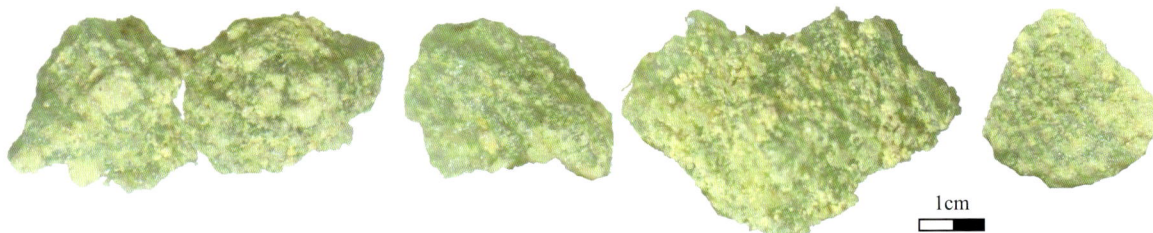

图 25-1　绿矾（河北）

【鉴别歌诀】　　　　　碎块颗粒质硬脆　绿色主调有差异
　　　　　　　　　　　多具光泽半透明　味涩后甜铁锈气

【识别要点】绿矾从形状、颜色、表面和质地方面进行识别。天然绿矾常呈不规则碎块，浅绿色或黄绿色（又名青矾），半透明或透明，具光泽；人工合成呈颗粒状或粉末状，呈浅黄色。

【性状探微】市场销售的绿矾包括天然矿物、产地二次加工以及人工合成品，商品绿矾性状存在一定差异。干燥条件下绿矾表面风化，形成无水硫酸铁，常附有黄色粉粒，或褪色成为白粉状。在潮湿空气中易被氧化，表面生成黄棕色的碱式硫酸铁。图 25-2。

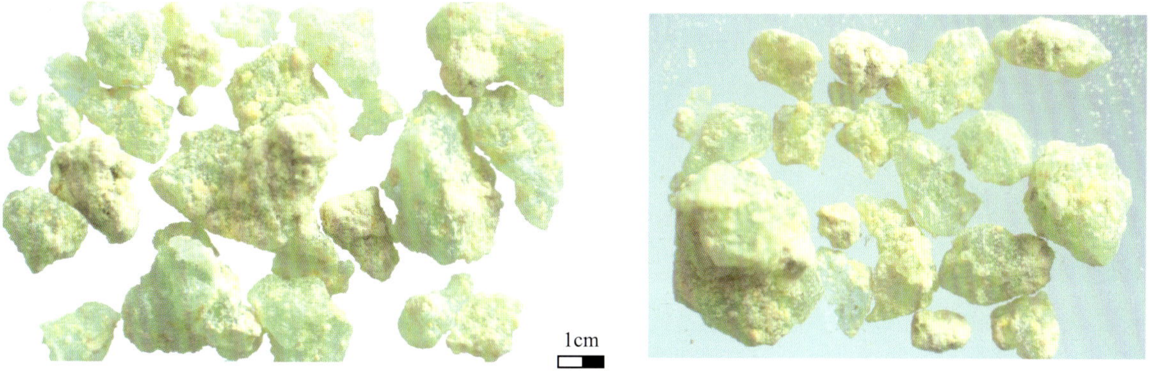

图 25-2　绿矾（河北，风化附有暗黄色粉状物）

【**红外光谱**】绿矾（图 25-2 样品）红外光谱主要位于 3465、3250、2139、1623、1101、988、610 和 505cm^{-1} 波数处有特征吸收峰。图 25-3。

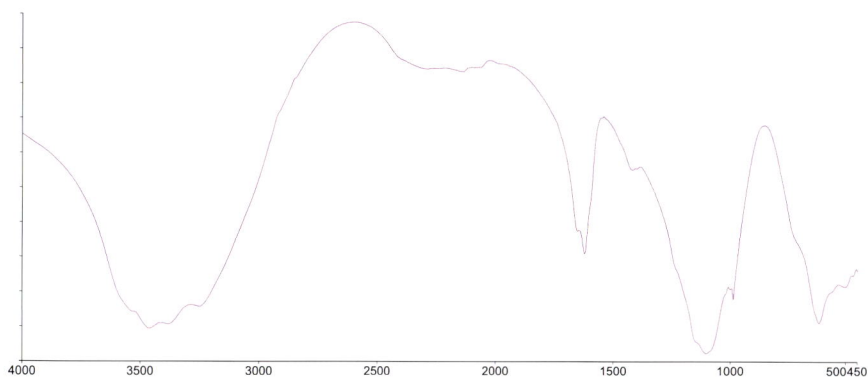

图 25-3　绿矾红外光谱图（河北）

🌱 图文辨析

【**市场速览**】（1）绿矾（块状风化物）：呈不规则的小块状。表面浅黄绿色、灰绿色或局部灰白色；表面有粉状物。体轻，质稍硬，捏之碎成粉末。图 25-4。

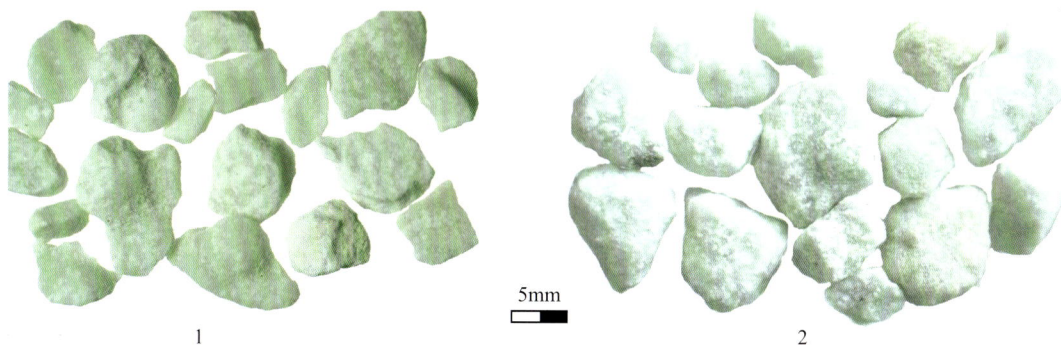

图 25-4　绿矾
（1. 山西；2. 山东）

（2）绿矾（粉末状风化物）：呈细小颗粒。表面浅绿色、浅蓝绿色或类白色；久置表面泛白色。图 25-5。

图 25-5　绿矾

（河北，1. 为绿矾；2. 掺假绿矾）

（3）绿矾（次品）：属于完全风化或氧化产物。呈不规则条状、块状。表面灰绿色、灰白色或浅黄绿色，深浅不同，凹凸不平；可见泛白色粉物。无光泽，不透明。图 25-6。

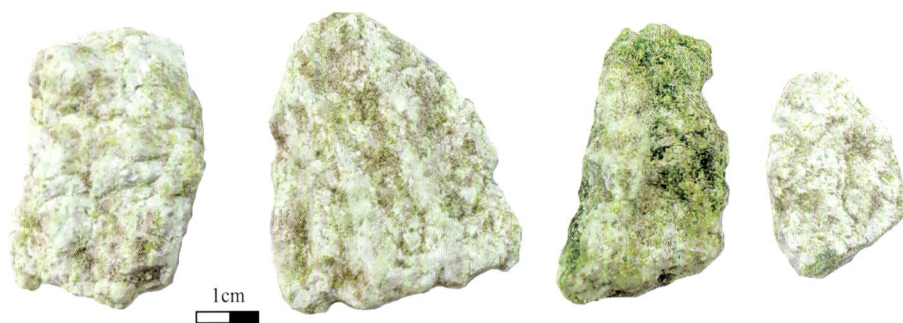

图 25-6　市售绿矾（河北，红外光谱图与绿矾一致）

【红外光谱】（1）绿矾（块状物）：3 批样品（图 25-4 山西、山东及图 25-5-1 河北浅蓝绿色）红外光谱相同，主要位于 3460、3254、2139、1655、1622、1103、988 和 614cm^{-1} 波数处有特征吸收峰，波数差异 ±8cm^{-1}。图 25-7。

（2）绿矾（粉末）：样品（图 25-5-2 河北黄绿色）红外光谱主要位于 3366、3250、1623、1495、1143、1016、989、823、666、603 和 536cm^{-1} 波数处有特征吸收峰。图谱与绿矾红外光谱图有差异，样品中检出掺假。图 25-8。

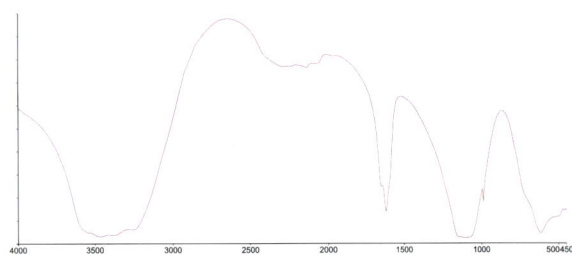

图 25-7　绿矾红外光谱图（山西）

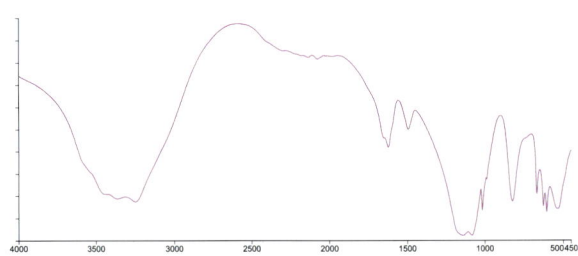

图 25-8　绿矾红外光谱图（河北）

🌿 26. 滑石 TALCUM

🌱 标准沿革

【来源】1963 年版《中国药典》收载为天然矿石。1977 年版《中国药典》收载为单斜晶系滑石的矿石，主含含水硅酸镁。1985 年版《中国药典》收载为硅酸盐类矿物滑石族滑石，主含含水硅酸镁 [Mg_3（Si_4O_{10}）（OH）$_2$]。

【药用部位】1963 年版《中国药典》规定为矿石。

【采收加工】1963 年版《中国药典》规定"采挖后，除去泥沙及杂石"。

【性状】1963 年版《中国药典》描述为"扁平形、斜方形，或不规则块状。全体白色、蛋青色或黄白色，微有蜡样光泽。半透明或微透明。质软而细致，手摸有华润感。用指甲即可刮下白粉用块书写，见有白色条痕。无臭，无味"。1977 年版《中国药典》中颜色修订为"白色、黄白色或浅蓝灰色"，删除透光性的描述，增加"无吸湿性，置水中不崩散"。1985 年版《中国药典》中形状修订为"多为块状的集合体，呈不规则块状"，恢复"有蜡样光泽"描述。2005 年版《中国药典》中气味修订为"气微，无味"。2010 年版《中国药典》中气味再次修订为"气微，味淡"。

🌱 商品质量

【品质论述】药材以色白、滑润者为佳。

【产地】主产于山东、江苏、广西、云南、四川、山西和辽宁等地。

🌱 特征识别

【性状鉴定】[形状]多为块状集合体；呈不规则的扁平块状或斜方形。[颜色]白色、黄白色或淡蓝灰色。[表面]有蜡样光泽；手摸有滑润感；微透明或不透明。[质地]体较重，质软易破碎；用指甲即可刮下白粉。[断面]略显层状结构，手掰可成片状解离。[水试]无吸湿性，置水中不崩解。[气味]气微，味淡。图 26-1、图 26-2。

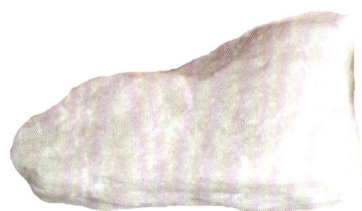

图 26-1　滑石（饮片）

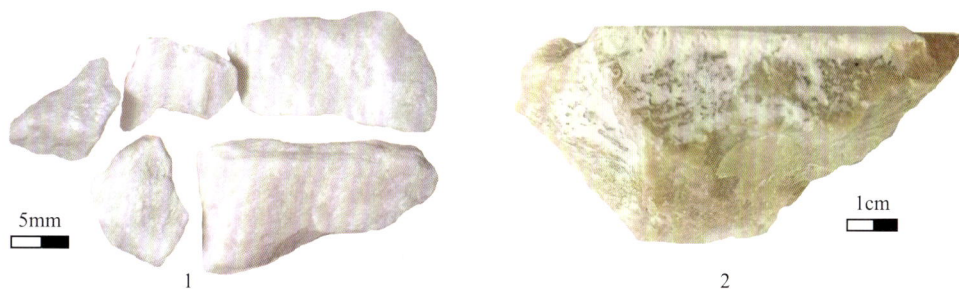

图 26-2　滑石（1. 饮片；2. 药材）

【鉴别歌诀】　　　　条块形状常不等　　白色黄白或蛋清

　　　　　　　　　　蜡样光泽刮掉粉　　手摸滑腻体质重

【识别要点】滑石手捏摸有明显的滑腻感，正所谓闻其名知其性，具蜡样光泽，用指甲轻轻可以划动，这些是其重要的识别要点。滑石饮片呈不规则小条块，略显纤维状构造，有时呈层片状，其余同药材特征。图 26-3。

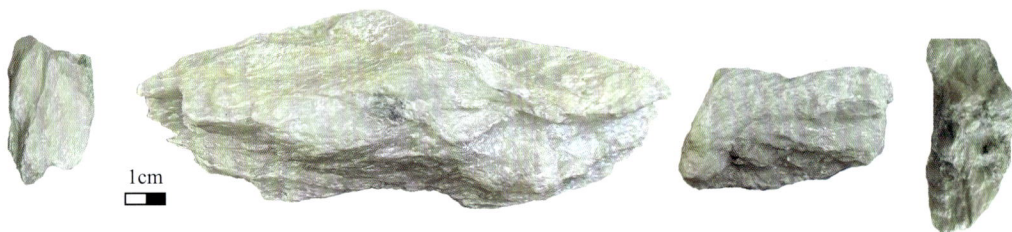

图 26-3　滑石原矿（四川，白色、黄白色和浅蓝灰色）

【性状探微】滑石的矿物组成是滑石，色泽纯白，或以滑石为主，含有少量的绿泥石、透闪石、白云石、菱铁矿和石英等矿物伴生，呈现一定的色调差异。

【显微鉴别】滑石（图 26-2 样品）显微特征为组成矿物为单一滑石，呈细微鳞片状，构成较致密的集合体；薄片中无色，正低突起，干涉色鲜艳，近于平行消光。为单一的硅酸岩类滑石族滑石，滑石＞99%。图 26-4。

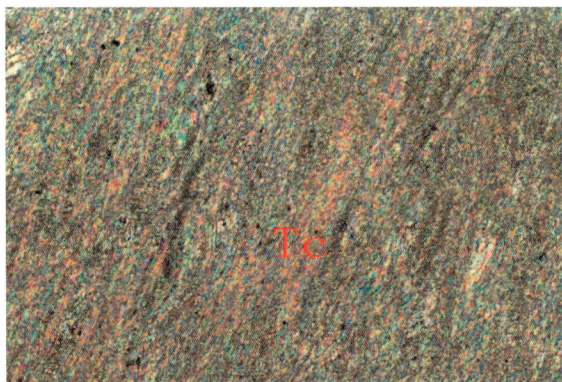

图 26-4　滑石显微特征图

【红外光谱】滑石红外光谱（图 26-2、图 26-3 样品）相同，主要位于 3676、3423、1820、1672、1016、669、465、451 和 423cm^{-1} 波数处有特征吸收峰。图 26-5。

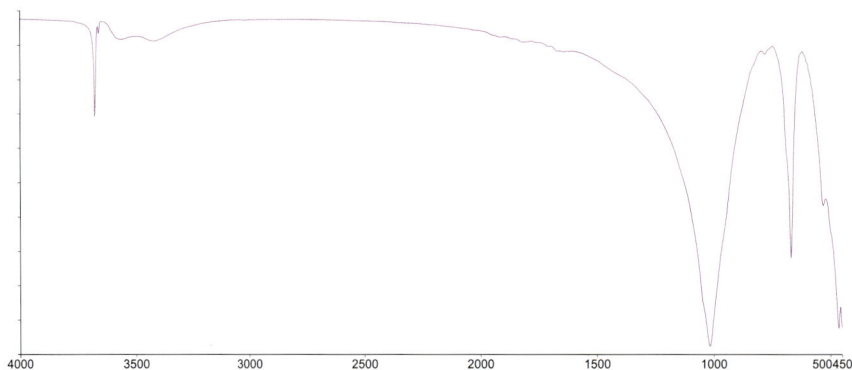

图 26-5　滑石红外光谱图

🌿 本草探源

【**混乱品种**】《雷公炮炙论》记载"同使，有名般，勿误使之，有白滑石、绿滑石、乌滑石、冷滑石、黄滑石。"表明古代的滑石来源复杂，所述不知何物，有待进一步考证。

🌿 品种动态

【**品种概述**】市场流通的滑石有硬滑石和软滑石之分，前者是国家标准收载的正品滑石，后者是四川等地方标准收载，在局部地区使用，市场多有流通。

20 世纪中期，国内多次发生服用滑石后中毒甚至死亡的个案现象，后调查是误把白砒霜（信石）当作"滑石"使用。近年，市场流通的滑石粉质量不容乐观，作者收集市售的 9 批"滑石粉"检验，结果 2 批存在掺假情况，市售"滑石粉"中掺假大白粉或白石脂粉，应予高度重视。

另据报道，我国每年大量出口滑石，由于滑石矿脉中存在绿泥石、石英、菱镁石等伴生矿，出口滑石中含有伴生矿石，导致贸易纠纷经常发生。

【**混伪品**】（1）软滑石：硅酸盐类矿物高岭石的块状物，主含含水硅酸铝 $[Al_4(Si_4O_{10})(OH)_8]$ 或 $[Al_2O_3 \cdot 2SiO_2 \cdot 2H_2O]$，又称为高岭土、白陶土。四川、贵州、上海和重庆地方习用药材，主要在西南地区作为"滑石"使用，市场多以软滑石销售。

（2）掺假滑石粉：近几年，发现滑石粉中掺假钛白粉（大白粉、腻子粉）。

（3）伪品滑石：近年发现多种伪品滑石、白石脂、白石英等常见矿物外，未知物经 X 射线相鉴定，主要有透闪石、白石脂、白石英和白云石等。

🌿 图文辨析

【**性状鉴定**】（1）软滑石：呈不规则块状，大小不一。表面浅褐色纹理，白色或类白色，常夹杂灰色、浅红色或浅棕色；无光泽或微有光泽，手摸有滑腻感并染指。体轻，质松软，断面显粉性，手捻之易成粉末。气味，微有泥土味。图 26-6、图 26-7。

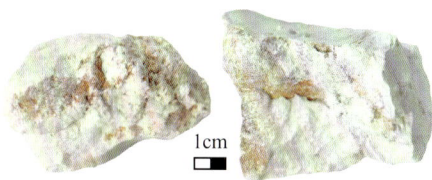

图 26-6　软滑石（四川）

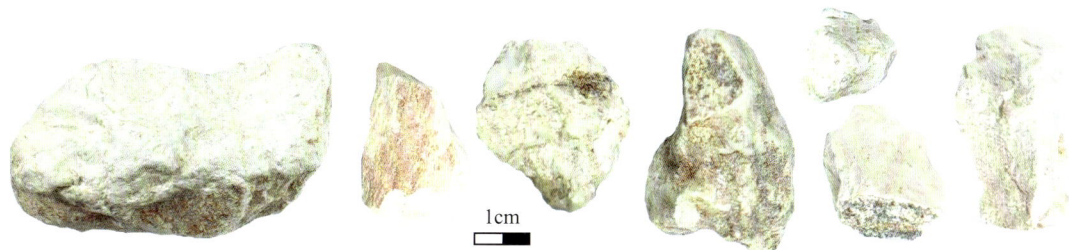

图 26-7　软滑石（四川）

（2）白石脂：呈不规则块状。表面灰白色，局部灰黄色，凹凸不平，手摸稍有滑润感，显脂肪样光泽。质较脆。断面白色，粉质。气微，味淡。图 26-8。

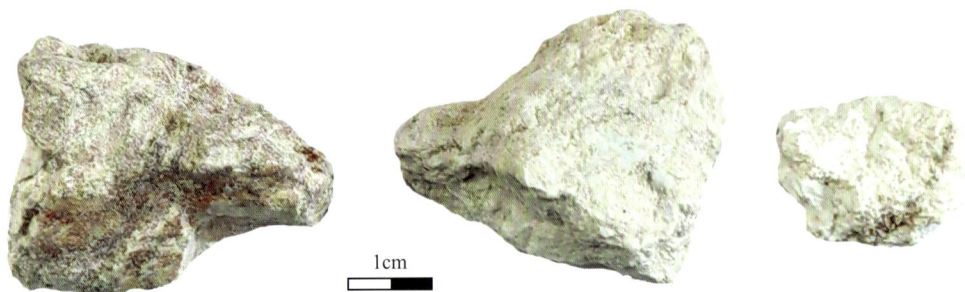

图 26-8 白石脂（四川，市售滑石）

（3）白石英：呈不规则碎块、碎片，边棱较锋利。表面白色，手摸无滑润感，显脂肪样光泽。质坚硬。断面白色。气微，味淡。图 26-9。

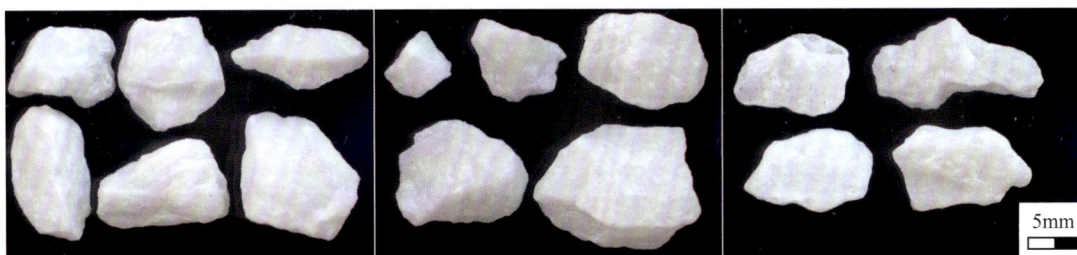

图 26-9 白石英（四川，市售滑石）

（4）市售滑石（伪品 1）：呈不规则块状。表面灰白色，表面嵌有暗灰色晶体，凹凸不平，手摸有不明显的滑润感，具脂肪样光泽。质坚硬，用指甲划不动。断面呈灰绿色与灰色斑纹。气微，味淡。图 26-10。

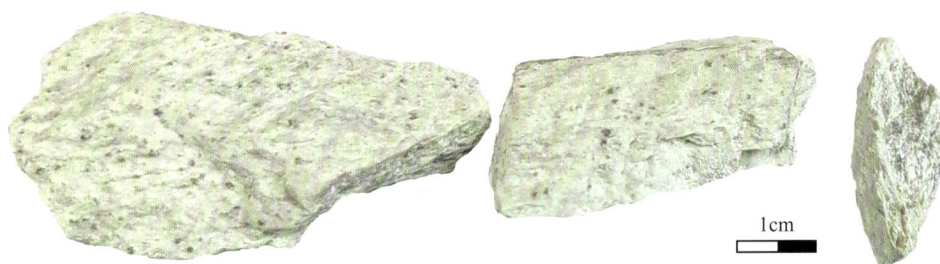

图 26-10 伪品 1（市售滑石，显微鉴别为白云母石英片岩）

（5）市售滑石（伪品 2）：呈不规则块状。表面灰白色、浅绿白色，手摸无滑润感，微具脂肪样光泽。质坚硬，用指甲划不动。断面略显层纹结构。气微，味淡。图 26-11。

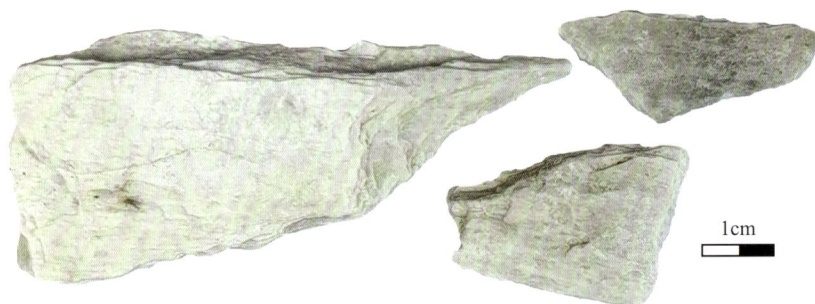

图 26-11 伪品 2（市售滑石，显微鉴别为透闪石大理岩）

（6）市售滑石（伪品3）：呈不规则块状。表面灰绿色、浅绿色，略显纵向纤维状纹理，手摸有滑润感，具脂肪样光泽。质坚硬，用指甲可以划动。断面略显层状结构。气微，味淡。图26-12。

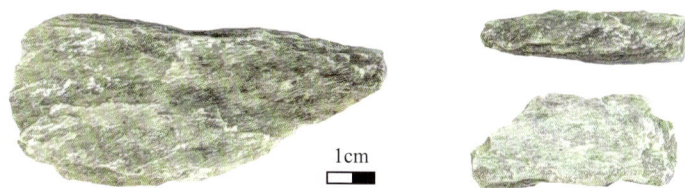

图 26-12　伪品 3（市售滑石）

（7）市售滑石（伪品5）：呈不规则块状。表面浅黄白色，表面平滑，手摸有滑润感，具脂肪样光泽。质坚硬，用指甲划不动。断面略显层状结构。图26-13。

（8）市售滑石（伪品6）：一种与伪品5近似的碎块状。图26-14。

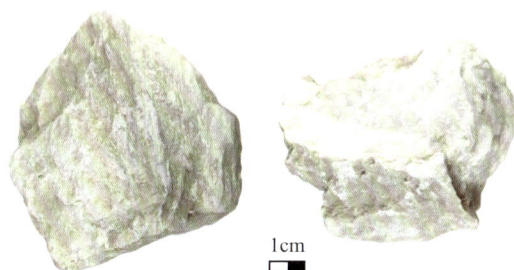

图 26-13　伪品 5（市售滑石）

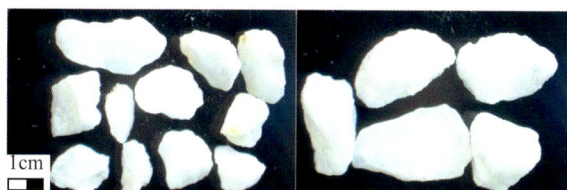

图 26-14　伪品 6（市售滑石）

（9）市售滑石（劣质品）：呈不规则块状。长达15cm。表面淡绿色，手摸具强的滑感，具珍珠光泽，微透明，硬度低，指甲能刻画。图26-15。

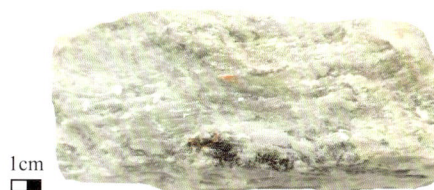

图 26-15　劣质品（市售滑石）

【红外光谱】（1）软滑石：软滑石红外光谱（图26-6样品）在位于3694、3667、3621、2211、1638、1218、1095、1031、911、790、690、530 和 470cm^{-1} 波数处有特征吸收峰。图26-16。

（2）白石脂：白石脂红外光谱（图26-8样品）在位于3697、3621、1638、1111、1031、907、748、697、541 和 468cm^{-1} 波数处有特征吸收峰。图26-17。

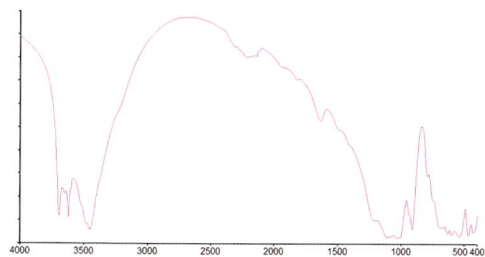

图 26-16　软滑石红外光谱图

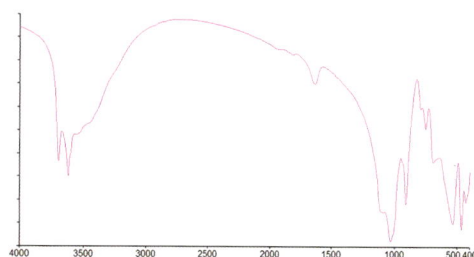

图 26-17　白石脂红外光谱图

（3）白石英：白石英红外光谱（图 26-9 样品）在位于 3020、2896、2532、1825、1499、1033、968、932、881、728、654 和 491cm^{-1} 波数处有特征吸收峰。图 26-18。

（4）伪品 1：伪品 1 红外光谱（图 26-10 样品）在位于 3622、1026、908、831、688 和 527cm^{-1} 波数处有特征吸收峰。图 26-19。

图 26-18　白石英红外光谱图

图 26-19　伪品 1 红外光谱图

（5）伪品 2：伪品 2 红外光谱（图 26-11 样品）在位于 3674、2876、2521、1799、1419、996、950、756、712、684 和 507cm^{-1} 波数处有特征吸收峰。图 26-20。

（6）伪品 3、伪品 4：2 批红外光谱（图 26-12、图 26-13 样品）相同，在位于 3677、3661、1015、668、和 464cm^{-1} 波数处有特征吸收峰。具滑石特征吸收峰。图 26-21。

图 26-20　伪品 2 红外光谱图

图 26-21　伪品 3 红外光谱图

【显微鉴别】（1）市售滑石（伪品 1，图 26-10 样品）显微特征，组成矿物为石英和白云母，石英以近等轴粒状和糖粒状为主，白云母鳞片的长轴以 0.04-0.3mm 为主，部分晶体微斜列。矿物为白云母石英片岩，属于伪品。图 26-22。

（2）市售滑石（伪品 2，图 26-11 样品）显微特征，组成矿物为 53% 方解石和 47% 透闪石。矿物为透闪石大理岩，属于伪品。图 26-23。

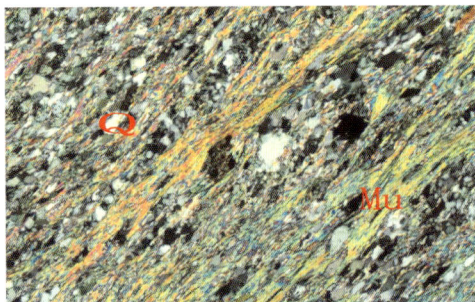

图 26-22　市售滑石（伪品 1）显微图
（石英 Q 和白云母 Mu）（正交）

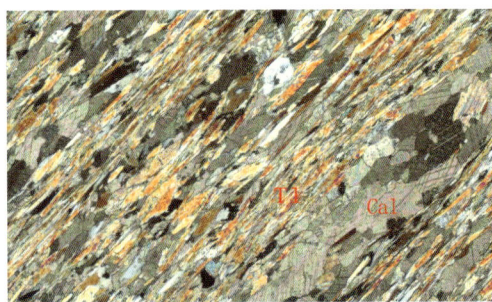

图 26-23　市售滑石（伪品 2）显微图
（石英 Q 和白云母 Mu）（正交）

（3）市售滑石（伪品 5，图 26-13 样品）显微特征，组成矿物 65% 石英、30% 白云石和 5% 白云母。矿物为条带状含白云母白云石石英岩，属于伪品。图 26-24。

（4）市售滑石（伪品6，图26-14样品）显微特征，组成矿物82%白云石和18% 石英。矿物为石英白云石大理岩，属于伪品。图26-25。

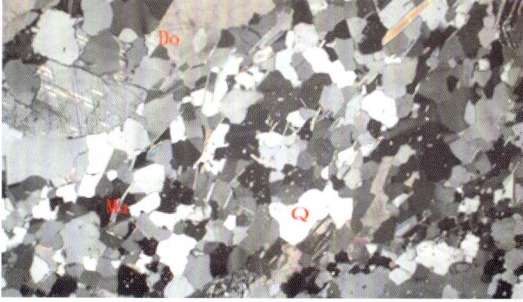 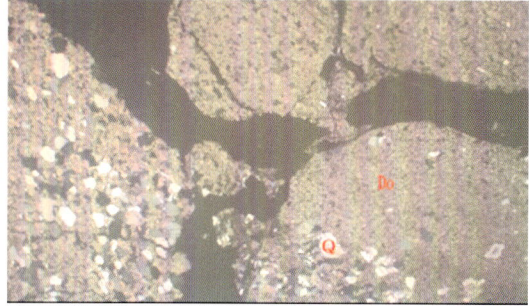

图26-24　市售滑石（伪品5）显微图（正交）　　　图26-25　市售滑石（伪品6）显微图（正交）
（石英Q、白云石Do和白云母Mu）　　　　　　　　（白云石Do和石英Q）

（5）市售滑石（劣质品，图26-15样品）显微特征，组成矿物为85%滑石、14%菱镁矿和1%石英。矿物为含菱镁矿滑石岩。图26-26。

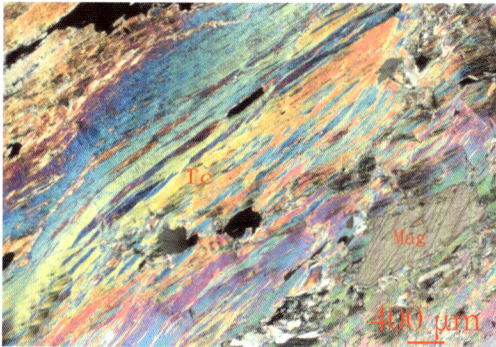 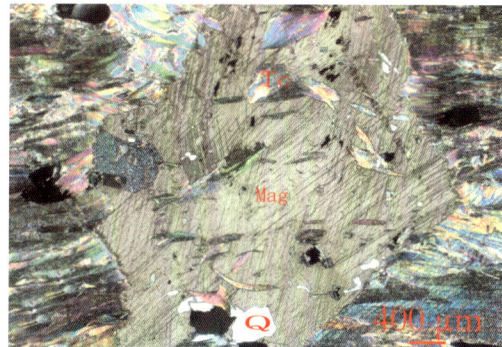

A　　　　　　　　　　　　　　　　B

图26-26　市售滑石（劣质品）显微图（滑石Tc，菱镁矿Mag等）（A、B. 正交）

27. 银精石 VERMICULITUM

标准沿革

【来源】上海市、北京市饮片炮制规范收载。为硅酸盐类矿物白云母的矿石。

【药用部位】标准规定为矿石。

【采收加工】标准规定为"洗净泥土，除去杂石"。

【性状】标准对颜色标准有不同的描述，早期为"银白色或淡绿色"，后修订为"无色或白色，略带浅黄棕色、浅黄绿色或灰绿色"。

商品质量

【品质论述】药材以片大、透明、易剥离者为佳。

【产地】主产于山东、吉林、辽宁、内蒙古和江苏等地。

特征识别

【性状鉴定】［形状］不规则的片状。［颜色］银白色，或带浅绿色、浅黄棕色或淡灰色。［表面］具珍珠样光泽，薄片透明。［条痕］白色。［质地］质韧，具弹性。［断面］不平坦，可层层剥离。［火试］置铁片上加热后，无明显变化。［气味］气微，味淡。图 27-1 至图 27-3。

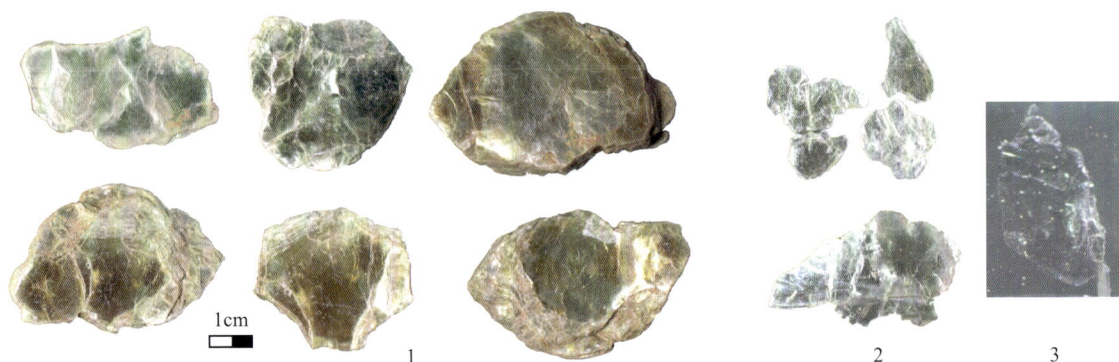

图 27-1 银精石（1987 年，1. 原药材；2. 厚 3~5 层；3. 厚 1 层）

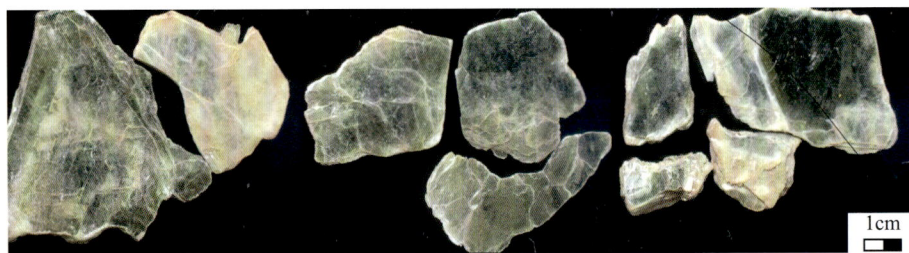

图 27-2 银精石（1987 年）

【鉴别歌诀】　　　不规则厚片鳞片　呈银白色主色调
　　　　　　　　　珍珠光泽透明状　层层剥离具弹性

【识别要点】银精石属于云母石，主要识别点是比较颜色、条痕和火试。

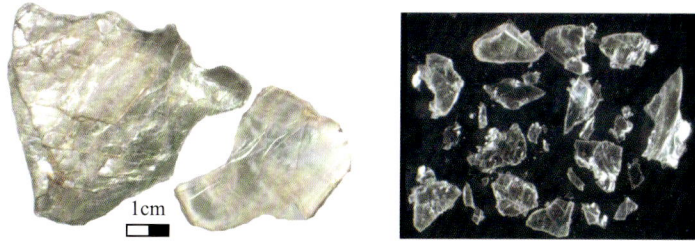

图 27-3　银精石（1987 年）

【红外光谱】银精石（图 27-3 样品）红外光谱主要位于 3400、1640、995、684 和 463cm^{-1} 处有特征吸收峰。图 27-4。

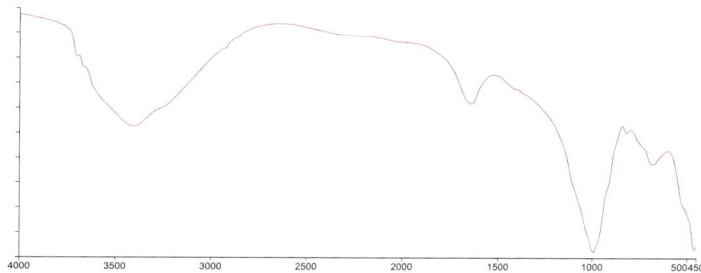

图 27-4　银精石红外光谱图

🌱 品种动态

【品种概述】银精石在临床中很少使用，有关标准的规定不清晰，现代认为银精石与云母石和金精石同属硅酸盐类矿物云母族。在市场中发现，云母石、金精石作银精石使用的情况多见。

目前，市场流通银精石红外光谱特征与云母石一致，而与早年银精石有一定差异，现代市场流通的银精石多数为云母石。

🌱 图文辨析

【性状鉴定】（1）云母类：呈类圆形的极薄片（1~4 层），直径 2~6mm，透明。图 27-5。

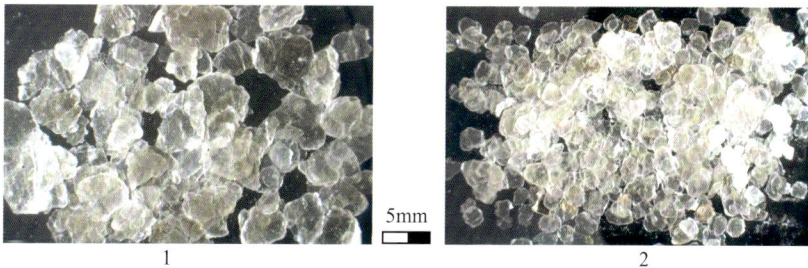

图 27-5　云母石类（2023 年市售银精石，1. 河南；2. 西藏）

（2）金精石：呈不规则片状。呈金黄色或褐黄色，常多种颜色交织成不同色调。具金属样光泽，具网状纹理。质较柔软，有韧性。断面显层片状。图 27-6。

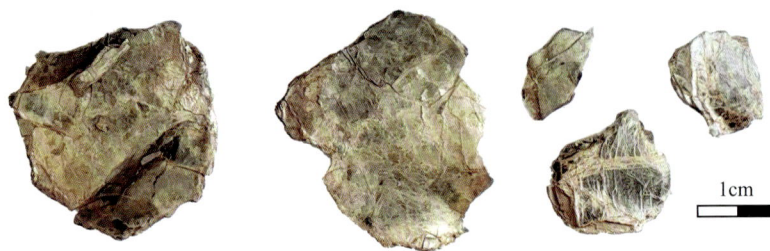

图 27-6　金精石（1989 年，市售银精石）

【**市场速览**】市场流通的银精石外观、色泽有差异。图 27-7。

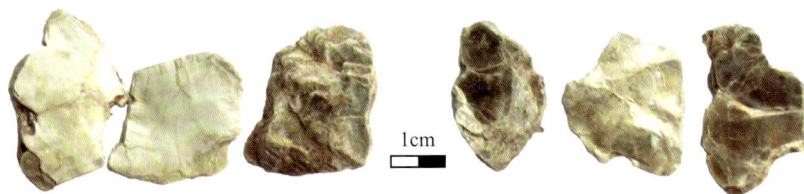

图 27-7　市售银精石（1987 年，为银精石）

【**红外光谱**】云母石红外光谱（图 27-5 样品）主要位于 3624、3440、1634、1026、825、749、691、529 和 474cm^{-1} 波数处有特征吸收峰，与早年的银精石红外光谱有一定的差异。图 27-8。

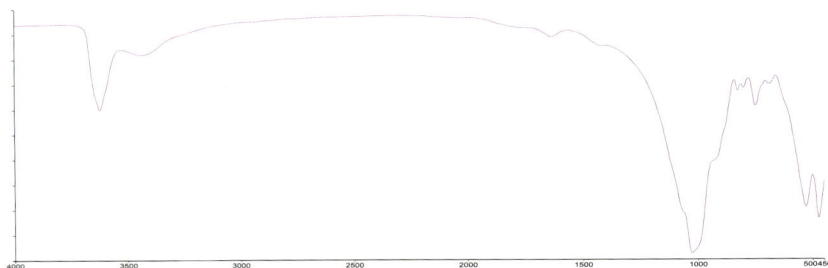

图 27-8　云母石红外光谱图

28. 磁石 MAGNETITUM

标准沿革

【来源】1963 年版《中国药典》以收载为具磁性的铁矿石。1977 年版《中国药典》修订为等轴晶系磁铁矿的矿石，主含四氧化三铁。1985 年版《中国药典》修订为氧化物类矿物尖晶石族磁铁矿，主含四氧化三铁（Fe_3O_4）。

【药用部位】1963 年版《中国药典》规定为矿石。

【采收加工】1963 年版《中国药典》规定"采挖后，除去杂质"。1977 年版《中国药典》修订为"采挖后，除去杂石"。

【性状】1963 年版《中国药典》描述为"不规则的块状，略带方形，多具棱角，大小不一；外表面铁黑色或棕褐色，不透明，有金属光泽；体重，质坚实，致密，断面不整齐，颜色与外表面相同；有土腥气，无味；有吸铁能力，铁粉附着其上，则成毛状直立，习称'活磁石'，日久失去磁性者，习称'死磁石'"。1977 年版《中国药典》对颜色、质地和磁性修订为"灰黑色或棕褐色；质坚硬；具磁性，日久磁性减弱"。 1985 年版《中国药典》增加"块状集合体"和"条痕黑色"描述，将质地修订为"质硬"。1990 年版《中国药典》将质地修订为"质坚硬"。

商品质量

【品质论述】药材以灰黑色、断面致密有金属光泽、吸铁能力强者为佳。

【产地】主产于河北、山东、江苏、湖北、广东、福建、四川和云南等地。

特征识别

【性状鉴定】（1）磁石：[形状]为块状集合体，呈不规则块状，有的略呈方形，多具棱角。[颜色]铁黑色、棕褐色或灰黑色。[表面]较平坦或有针眼状的孔隙，微具半金属光泽；或无光泽覆有少量毛刷状褐色粉；具磁性。[条痕]黑色。[质地]质坚硬，难破碎。[断面]不整齐，黑色，微具金属光泽。[气味]有土腥气，味淡。图 28-1、图 28-2。

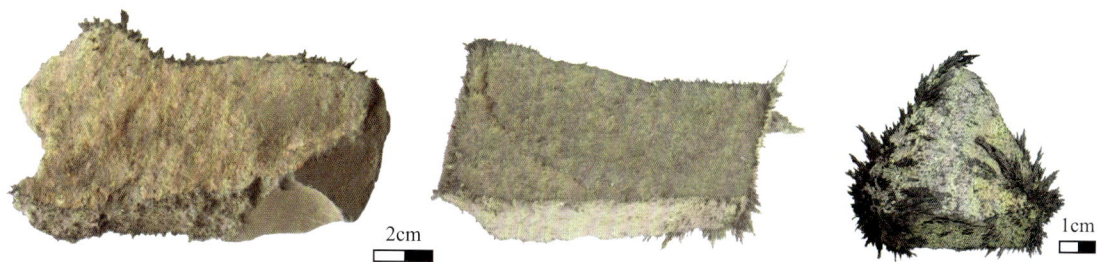

图 28-1　磁石

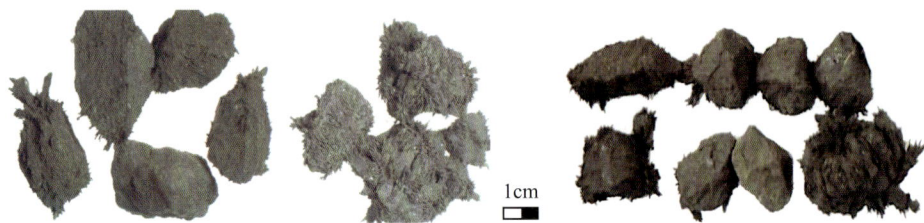

图 28-2　磁石（两批不同性状的磁石）

（2）煅磁石：［形状］呈不规则团块状、颗粒状或粉末状。［颜色］棕褐色、黑褐色或灰黑色。［表面］有的覆有少量毛刷状棕褐粉（微弱磁性）。［质地］质较硬。［气味］微有醋臭。图 28-3。

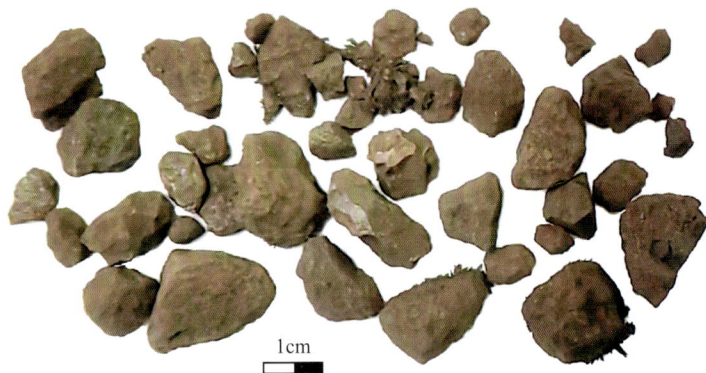

图 28-3　煅磁石（棕褐色，微有磁性）

【鉴别歌诀】　　　磁石方形长方形　大小不一具棱边
　　　　　　　　　灰黑棕褐较平坦　体重坚硬具磁性

【识别要点】磁石因具磁性而得名，无论是块状还是粗颗粒都有磁性（覆有毛刷状的灰褐色粉）为识别特征，磁石日久后磁性减弱。早年商品分为灵磁石和铁磁石，前者呈铁黑色，磁性强，后者呈棕褐色、断面铁黑色，磁性较弱。

🌱 品种动态

【品种概述】磁铁矿见于岩浆岩和变质岩中，是一种分布较广的铁矿物，市售磁石常常混有杂石、劣质磁石（磁性弱或基本无磁性，又称呆磁石、铁磁石），此外，早年尚有铁辉石、褐铁矿冒充磁石的报道。

🌱 图文辨析

【性状鉴定】（1）呆磁石：呈不规则块状或多边形，有锐利的棱边。表面棕褐色、铁灰色，较平坦，具黄褐色秀色斑。断面较平整，棕褐色，微具金属样光泽。质坚硬，难破碎。无磁性。有土腥气。图 28-4。

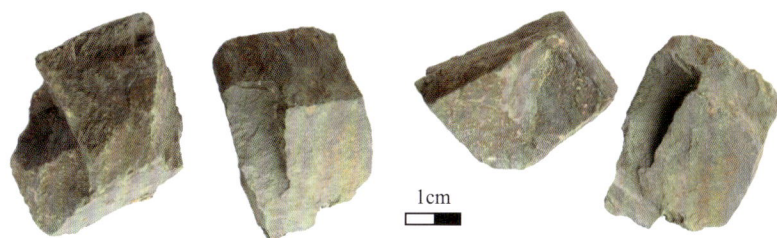

图 28-4　市售磁石（呆磁石）

（2）铁辉石：呈不规则块状，有锐利棱边。表面灰黑色、灰褐色。微具金属样光泽。断面灰黑色，有浅色花斑。质硬，无磁性。图 28-5。

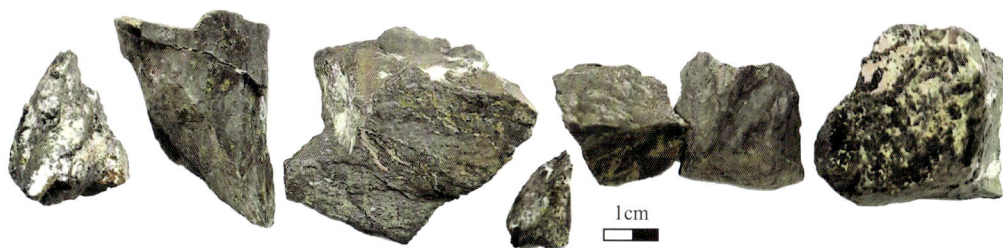

图 28-5　铁辉石（市售磁石）

（3）伪品：呈不规则团块状，有的边棱不明显。表面灰黑色、铁灰色，有的覆有棕粉末。断面略呈颗粒状，暗黑色，有黄棕色斑块，微具金属样光泽。质色坚硬，难破碎。无磁性。有铁锈气，味淡。图 28-6。

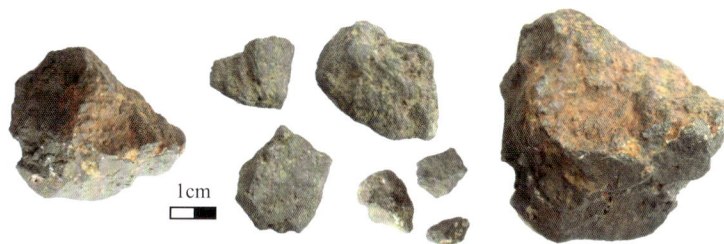

图 28-6　伪品（市售磁石，疑似褐铁矿类）

🌿 29. 雌黄 ORPIMENTUM

🌿 标准沿革

【来源】上海、山东、甘肃等地方标准收载为硫化物类矿物雌黄族雌黄，主含三硫化二砷（As_2S_3）。

【药用部位】标准规定为矿物。

【采收加工】标准规定为"采挖后，除去泥土、砂石等杂质"。市场尚有人工提炼的雌黄，习称"炮黄"。

【性状】标准描述的颜色有"黄色""桔黄色""金黄色"差异，光泽有"树脂样"与"珍珠样"区别，有的尚描述"半透明"和"断面可层状剥离"特征。

🌿 商品质量

【品质论述】药材以透明、质脆、金黄色、有树脂样光泽者为佳。

【产地】主产于湖南、贵州、云南、湖北和甘肃等地。

🌿 特征识别

【性状鉴定】天然雌黄：[形状]呈不规则的块状、片状或粒状。[颜色]金黄色、黄色或有时黄绿色。[表面]常有黄粉；微有光泽，半透明。[条痕]鲜黄色。[质地]体较重，质脆易碎。[断面]有树脂样光泽；略显层状，可层层剥离。[气味]具特异臭气，味淡。图29-1。

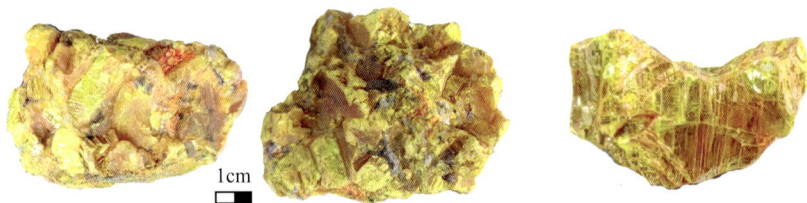

1cm

图 29-1　雌黄原矿

【鉴别歌诀】　　　　块状大小不规则　质脆易碎金黄色
　　　　　　　　　　断面层状树脂光　蒜样臭气最特异

【识别要点】雌黄的颜色、条痕以及断面略显层状是主要的识别特征。图29-2。

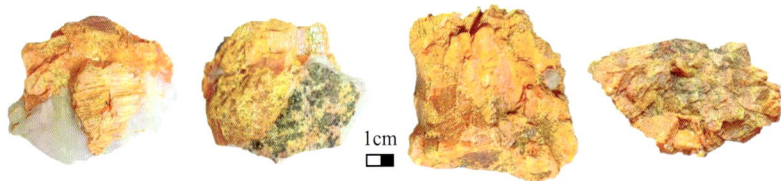

1cm

图 29-2　雌黄原矿（贵州）

雌黄与雄黄常容易混淆，火试法是一种简单有效的识别方法。取少许粉末于铝片上，用酒精灯外火焰加热，雌黄的烟雾多为青烟、白烟，而雄黄的烟雾为橙黄色或黄色，烟雾浓烈而持久。

【**红外光谱**】雌黄红外光谱（图 29-1 样品）在 1676cm^{-1} 处有一特征吸收峰。图 29-3。

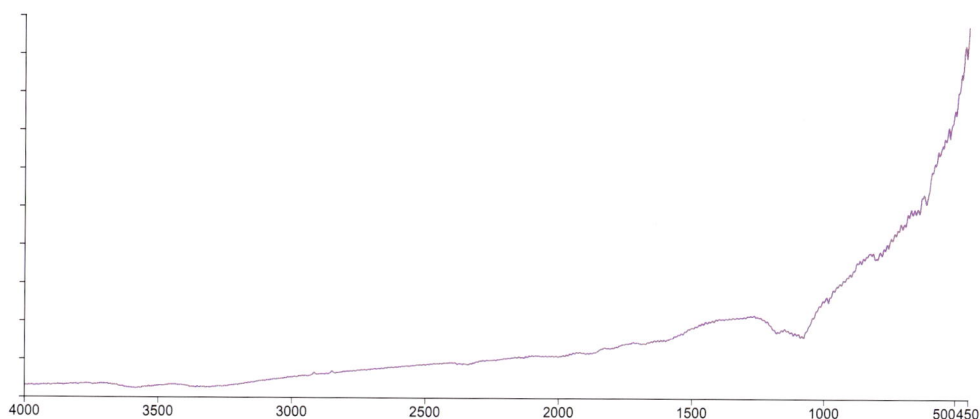

图 29-3　雌黄红外光谱图

🌱 品种动态

【**品种概述**】雌黄有天然和提炼品，对于不纯或细小的雌黄矿石通过人工提炼，称为炮黄。在市场流通和使用中常发生雌黄与雄黄混淆情况。

🌱 图文辨析

【**性状鉴定**】炮黄：呈不规则的块状，表面较平坦。棕褐色，或有橘红色，微有光泽。表面具有多数细小空隙（气泡孔）。断面有玻璃样光泽；粉末呈橘黄色。图 29-4。

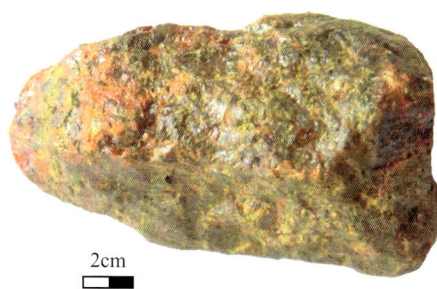

2cm

图 29-4　雌黄（疑似炮黄）

🌿 30. 赭石 HAEMATITUM

🌿 标准沿革

【来源】1963 年版《中国药典》收载为一种赤铁矿的矿石。1977 年版《中国药典》收载为三方晶系赤铁矿的矿石。1985 年版《中国药典》收载为氧化物类矿物刚玉族赤铁矿，主含三氧化二铁（Fe_2O_3）。

【药用部位】1963 年版《中国药典》规定为矿石。

【采收加工】1963 年版《中国药典》规定"开采后，选取表面有乳头状突起（习称钉头）的部分，除去杂石既得"。1977 年版《中国药典》修订为"采矿后，除去杂石"。

【性状】1963 年版《中国药典》描述为"不规则的扁平块状，大小不一；全体棕红色或铁青色，用手抚摸，则有红棕色粉末粘手，表面有圆形乳头状的'钉头'，另一面与突起相对应处有同样大小的凹窝；体重，质坚硬，不易砸碎，断面显层叠状，且每层均依钉头而呈波涛状弯曲；无臭，无味；在砖地上擦磨显红色"。1977 年版《中国药典》对颜色、气味修订为"暗棕红色或灰黑色；气微，味淡"，增加"有的有金属光泽"。1985 年版《中国药典》增加"鲕状、豆状、肾状集合体；条痕樱红色或红棕色"描述。

🌿 商品质量

【品质论述】药材以色棕红、断面显层状、有"钉头"者为佳。

【产地】主产于山西、河北、河南、山东、江西、湖北和四川等地。

🌿 特征识别

【性状鉴定】［形状］为鲕状、豆状和肾状集合体，多呈不规则的扁平块状。［颜色］暗棕红色、棕褐色或灰黑色。［表面］有的具金属光泽；一面多有圆形的瘤状突起，习称"钉头"，另一面与突起相对应处有同样大小的凹窝，或表面呈豆状、颗粒状突起；手摸着有棕红色粉末。［条痕］樱红色或红棕色。［质地］体重，质坚硬，不易砸碎。［断面］砸碎后断面显层叠状。［气味］气微，味淡。图30-1、图 30-2。

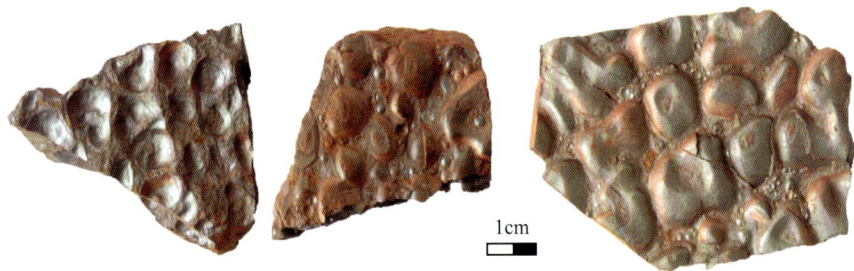

1cm

图 30-1　赭石（肾状集合体，钉头面与凹窝面）

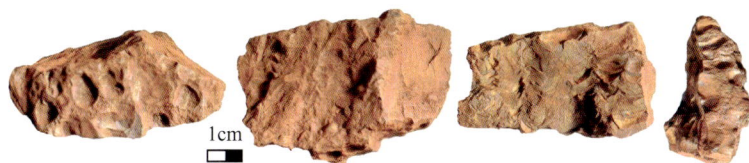

图 30-2　赭石（河北）

【鉴别歌诀】　　　　扁平条块显光泽　　　　体重质硬暗棕红

　　　　　　　　　　　　"钉头"凹窝呈对应　　　断面可见层叠状

【识别要点】由于赭石的成因矿床不同，赭石矿物形成鲕状、豆状或肾状集合体，药用赭石多取自其矿石具有圆形突起的"钉头"部分。"钉头"是其主要的识别特征，加工成片块状后，有的"钉头"特征不易见到，而断面、颜色特征依然明显。图 30-3、图 30-4。

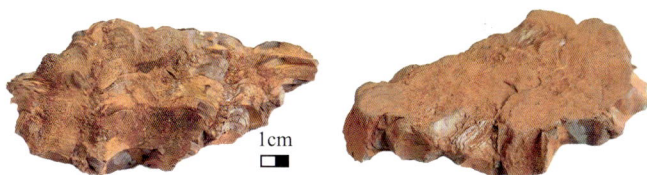

图 30-3　赭石（2022 年河北）

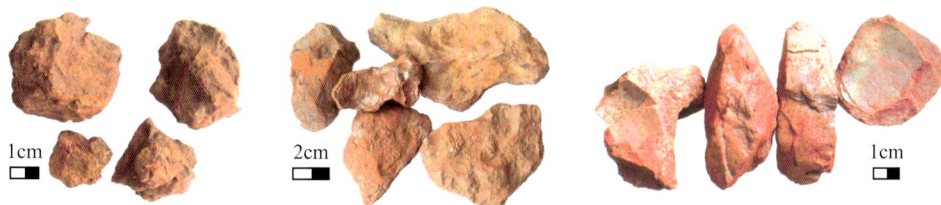

图 30-4　赭石（三批不同时期样品）

【红外光谱】赭石红外光谱（图 30-4 最左面样品）主要位于 3619、1022、797、644、527 和 444cm⁻¹ 波数处有特征吸收峰。图 30-5。

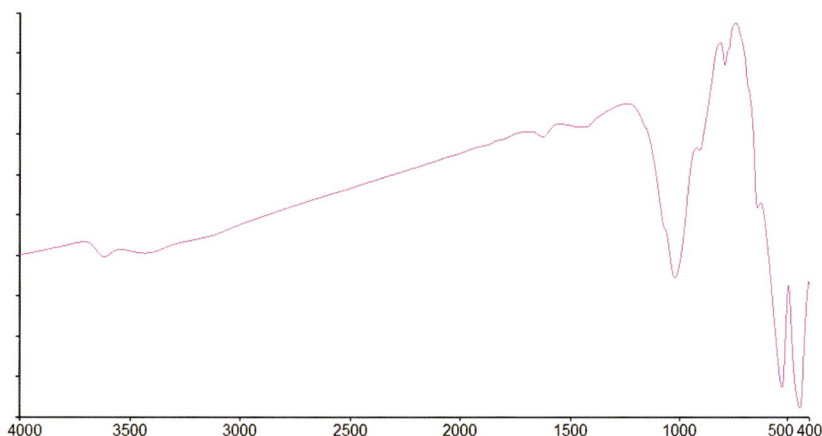

图 30-5　赭石红外光谱图

【性状探微】市场流通的赭石取材于赭石原矿不同部位，药材性状存在差异，有"钉头"状的丁赭石、无"钉头"不规则的块状赭石以及风化型赭土。对于产地直接加工成碎块、粗颗粒或粗粉，已失去了赭石鉴别特征的商品规格，建立新的鉴别方法尤为重要，也要关注是否掺假情况。

品种动态

【品种概述】20 世纪 50 年代曾经以辉铁石或镜铁矿冒充赭石使用。近年有红矿（Hematite）（主含 Fe_2O_3）冒充赭石的报道。

图文辨析

【市场速览】商品流通的赭石多为不规则的块片状，仍然可以发现"钉头"和断面层叠状特征。图 30-6、图 30-7。

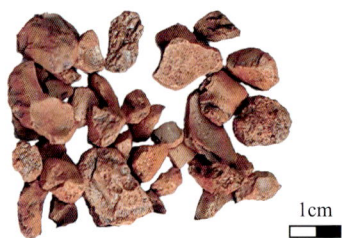

图 30-6　市售赭石（河北）

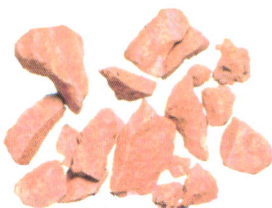

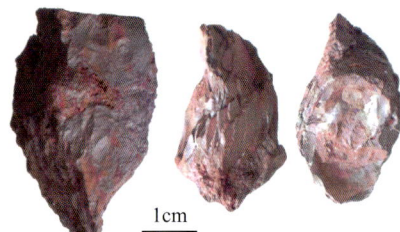

图 30-7　市售赭石

今收集一种"赭石"，呈不规则块状，暗棕色或棕褐色。质较硬，断面显颗粒性，图 30-8。经矿物磨片显微鉴定，为含铁不等粒石英杂砂岩，由 70% 石英、30% 泥质及铁质组成，图 30-9。

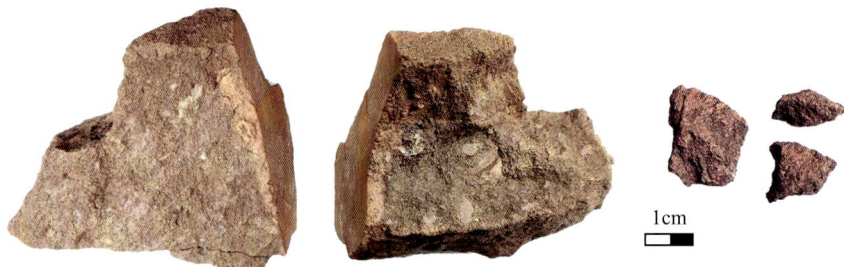

图 30-8　市售赭石（伪品）

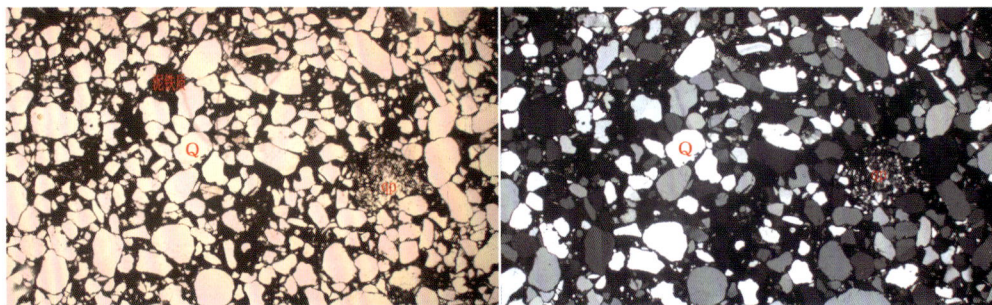

A　　　　　　　　　　　　　　　　　　　　　B

图 30-9　市售赭石显微特征图
（A. 单偏光；B. 正交，石英 Q，岩屑及铁泥质 qp）

🌿 31. 紫石英　FLUORITUM

🌿 标准沿革

【来源】1963 年版《中国药典》收载为含氟化钙的天然矿石。1977 年版《中国药典》修订为立方晶系萤石的矿石，主含氟化钙。1985 年版《中国药典》修订为氟化物类矿物萤石族萤石，主含氟化钙（CaF_2）。

【药用部位】1963 年版《中国药典》规定为矿石。

【采收加工】1963 年版《中国药典》规定"采挖后，去尽外附的沙砾及粘土"。1977 年版《中国药典》修订为"采挖后，除去杂石"。

【性状】1963 年版《中国药典》描述为"不规则的块状，多具棱角；全体呈紫色或浅绿色，色深浅不均，半透明至透明，有玻璃样光泽，表面常有裂纹；体较重而质坚硬，不易击碎，断面多不平齐；无臭，味淡"。1977 年版《中国药典》将质地修订为"体重，质坚硬，但用小刀可刻划，易击碎"。1985 年版《中国药典》进一步修订质地为"体重，质硬，易击碎"。1990 年版《中国药典》增加"块状或粒状集合体；条痕白色"描述；质地修订为"质坚脆，易击碎"。2010 年版《中国药典》将气味修订为"气微，味淡"。

🌿 商品质量

【品质论述】药材以色紫、质坚、具玻璃光泽，无杂石者为佳。

【产地】主产于山西、河北、浙江、湖南、云南等地。

🌿 特征识别

【性状鉴定】[形状] 常呈致密的粒状或块状，具棱角。[颜色] 呈紫色或绿色，深浅不一，亦有紫黑色、浅蓝色、白色或浅黄色。[表面] 常有裂纹，具玻璃样光泽；透明或半透明。[条痕] 白色。[质地] 质坚脆，易击碎。[断面] 较平坦。[气味] 气微，味淡。图 31-1、图 31-2。

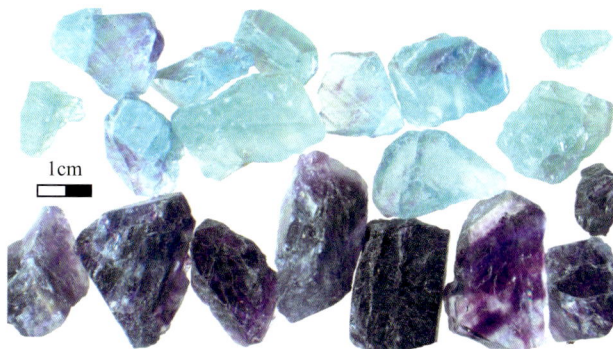

图 31-1　紫石英（2023 年）

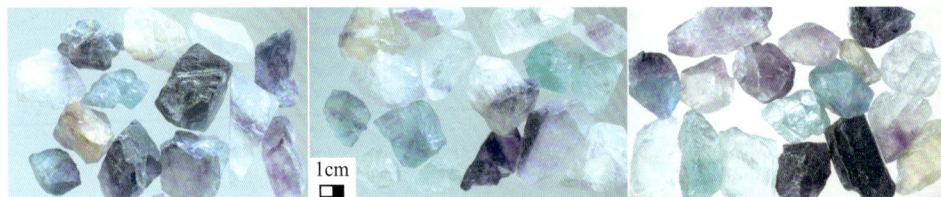

图 31-2　紫石英（2022 年河南）

【鉴别歌诀】　　　　块状棱角有裂纹　绿色紫色多种色

玻璃光泽半透明　质坚较脆易击碎

【识别要点】（1）形状：属等轴晶系，呈立方体、八面体或菱形；集合体（药材）呈不规则块状或粒状。（2）颜色：萤石是纯净无色，因含其他杂质元素染成各种色调，以紫色和绿色多见，亦有紫黑色、浅蓝色、浅紫红色、浅黄色或类白色，很少是无色，药用紫石英以前两种为主，并呈深浅不同的过度色调。（3）透明度：透明或半透明，以透明居多。（4）荧光：紫石英属于萤石，被紫外线照射会发出荧光，而水晶、石英没有荧光现象。图 31-3 至图 31-6。

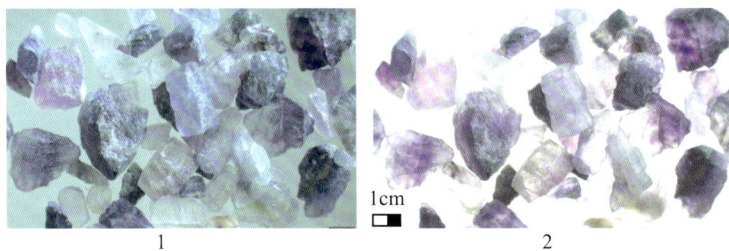

图 31-3　紫石英（2022 年同一批样品，1. 照射光；2. 反射光）

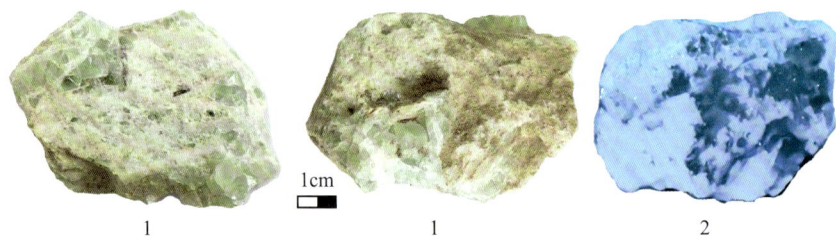

图 31-4　紫石英原矿（1989 年，1. 原矿自然光；2. 在 365nm 蓝色荧光，阴影为表面泥土）

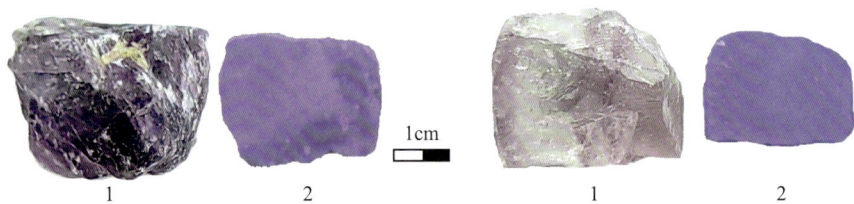

图 31-5　紫石英原矿（1989 年，1. 原矿自然光；2. 原矿在 365nm 浅紫色荧光）

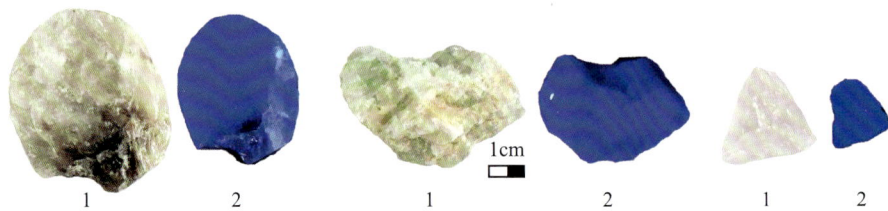

图 31-6　紫石英原矿（1989 年，1. 原矿自然光；2. 在 365nm 深蓝色荧光）

【**性状探微**】市场流通的药用紫石英包括了多种颜色，以紫色和绿色为主外，尚包括紫黑色、浅蓝色和类白色，甚至同一个矿石上存在过度色。关于紫石英的颜色描述实际上排除了紫色和绿色以外的颜色，而现实商品并非如此，值得关注和思考。

利用紫石英具有荧光的特征，可以对是否有伴生矿物（非药用部位）进行检测。图 31-7。

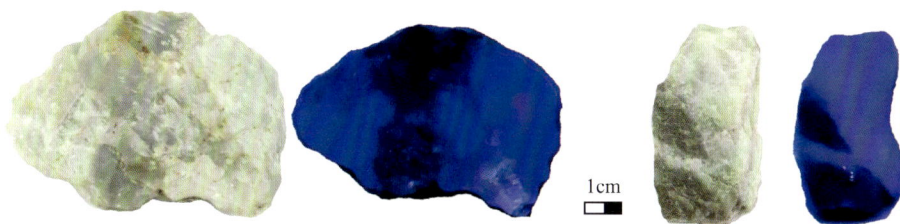

图 31-7　紫石英原矿（2023 年，在 365nm 深蓝色荧光，无荧光部分为伴生的矿物）

【**X 射线衍射**】对紫石英进行 X 射线衍射研究，主要成分是萤石。图 31-8。

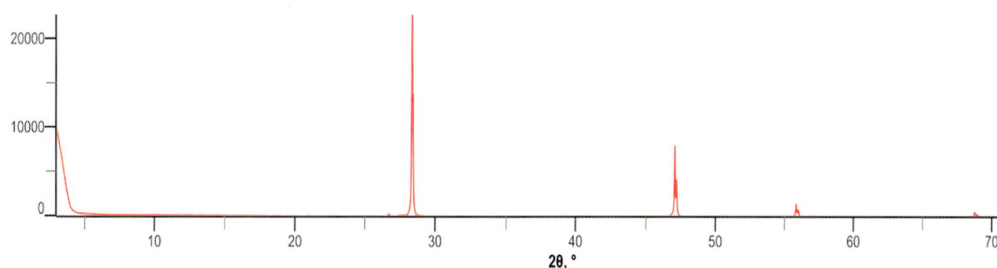

图 31-8　紫石英 X 射线衍射图

【**红外光谱**】氟化钙（CaF_2）分析纯红外光谱仅在 1082 和 667 波数处有特征吸收峰。图 31-9。紫色、绿色和白色三种颜色（图 31-2 样品）的紫石英红外光谱相同，并与氟化钙（CaF_2）分析纯的红外光谱一致。图 31-10。

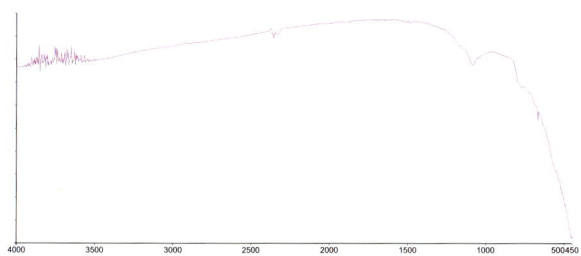

图 31-9　氟化钙红外光谱图　　　　图 31-10　紫石英（紫色）红外光谱图

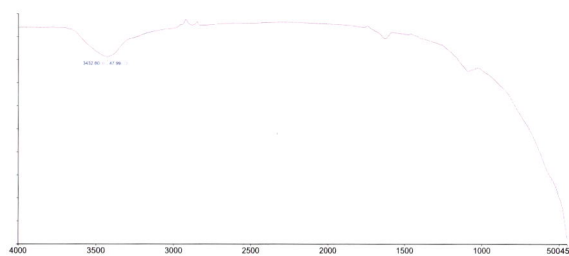

🌱 **本草探源**

【**混乱品种**】古代紫石英不止一种，《吴普本草》记载"紫石英、青石英、赤石英、黄石英、白石英和黑石英"。《新修本草》在紫石英项下记载"又有青绵石，色亦重黑，不明澈"，这与前期所述紫石英不同。

现代学者普遍认为，古代紫石英与石英族石英（呈紫色者）相符合，在历史上很长一段时间作为紫石英药用。现代紫石英来源于萤石，始于何时，历史是如何演变有待进一步考证。

🌿 品种动态

【品种概述】市场流通的紫石英有多种来源，包括萤石族萤石（CaF_2）、石英族石英（SiO_2）以及方解石族方解石（$CaCO_3$）。近年市场流通小颗粒或粉末状的紫石英，氟化钙的含量不达标，存在掺假嫌疑，应予重视。

【混伪品】（1）石英：主含二氧化硅（SiO_2）。石英为古代药用紫石英，现代市场发现其碎块常充当紫石英。水晶属于宝石类的稀有矿物（为二氧化硅结晶发育完美的石英），曾发现加工后的脚料冒充或误用紫石英。

（2）方解石：主要成分是碳酸钙（$CaCO_3$）。因含不同杂质形成浅黄色、浅红色、浅紫色或棕褐色。市场发现浅红色和浅紫色的方解石冒充紫石英。

（3）伪品及掺假：市场上紫石英碎块的问题比较突出，一是以不明矿物冒充，二是不明矿物掺假。作者在收集的 14 批样品，其中 2 批属伪品，4 批中有掺假，其中一批掺假 3 种不同矿物。

🌿 图文辨析

【性状鉴定】（1）石英（白石英）：呈不规则块状。白色或黄白色，或具深色斑，光滑，具脂肪样光泽，坚硬划不动，半透明。断面有锐利的边缘。图 31-11。

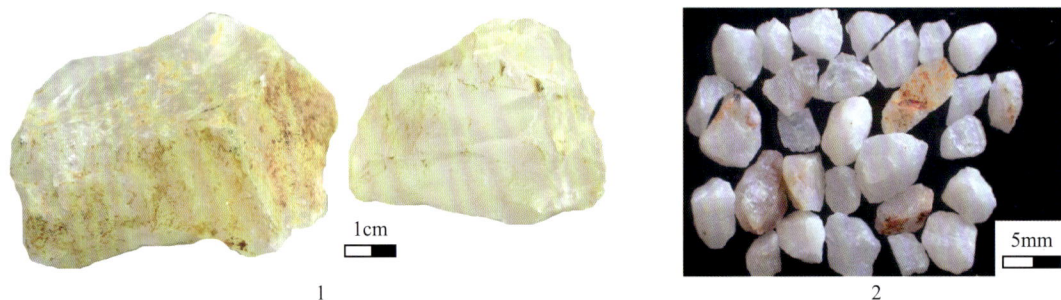

1cm

5mm

1

2

图 31-11　石英

（1. 石英矿；2. 紫石英中掺假白石英）

（2）水晶石：呈不规则块状。浅紫色、绿色、紫黑色、紫褐色、粉红色和白色，光滑，透明或半透明，物品划不动，有锐利的边缘。图 31-12。

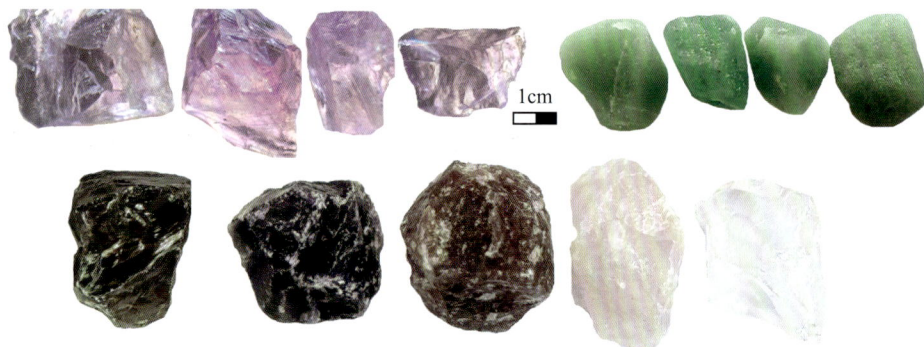

1cm

图 31-12　水晶石（市售品，4 种样品红外光谱相同、无荧光）

（3）蓝色方解石：形如方解石，呈浅蓝色、灰蓝色或蓝色。图 31-13。

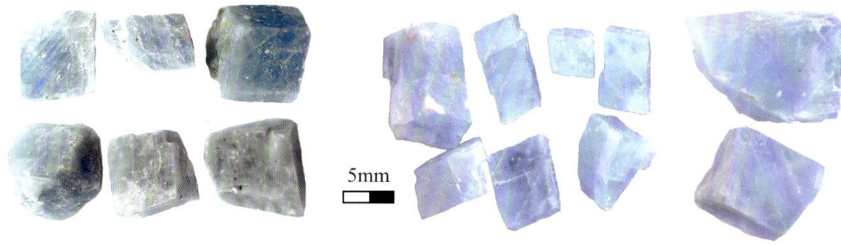

图 31-13 蓝色方解石

（4）伪品 1：呈不规则块状。呈灰褐色，少数呈灰白色或浅紫色相间，表面常显不同色调。较光滑，不透明，有锐利的边缘。图 31-14。

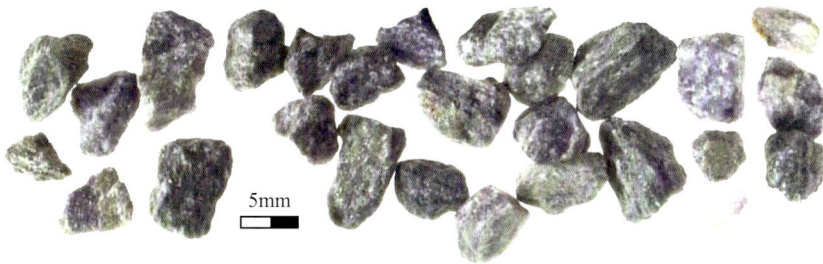

图 31-14 伪品 1（市售紫石英，无荧光）

【市场速览】（1）市售紫石英 1：收集一批市售紫石英，由四种不同颜色紫石英并有掺假，该样品存在人为勾兑嫌疑。图 31-15。

（2）市售紫石英 2：市售半透明的绿色、紫色紫石英。图 31-16。

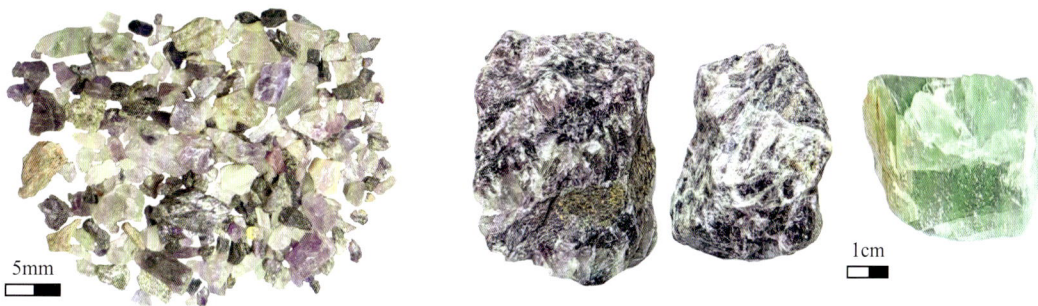

图 31-15 市售紫石英 1（掺假）

图 31-16 市售紫石英 2（河南）

（3）市售紫石英 3：市场流通半透明、存在过渡色调紫石英。图 31-17。

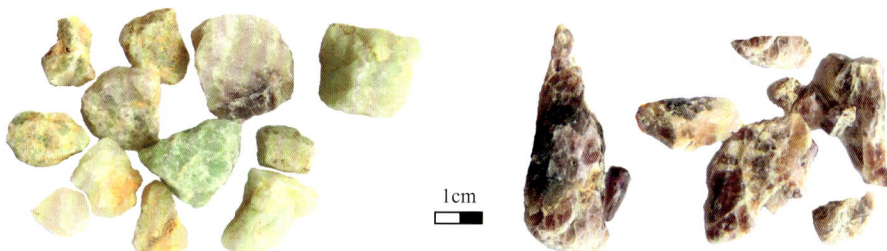

图 31-17 市售紫石英 3（1989 年，半透明，多色调）

（4）市售紫石英4：紫石英中大部分为紫石英伴生矿物，属非药用部位或整块是伪品。图31-18。

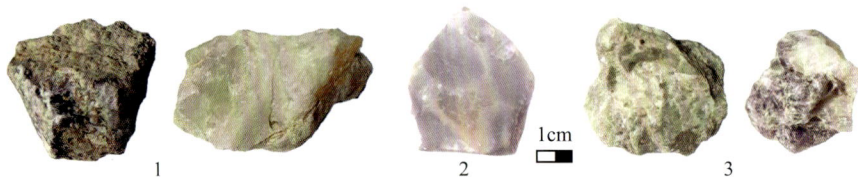

图31-18　市售紫石英4（2023年）

（1、2. 为伪品矿物；3. 紫石英伴有伪品矿物）

【红外光谱】（1）石英（白石英）：红外光谱（图31-11样品）在位于1874、1167、1080、795、778、694和457cm⁻¹波数处有特征吸收峰。图31-19。

（2）水晶石：红外光谱（图31-12样品）五种颜色的水晶石相同，在位于1168、1081、795、778、693和458cm⁻¹波数处有特征吸收峰，五种样品同一吸收峰处波数相差 ±5cm⁻¹。图31-20。

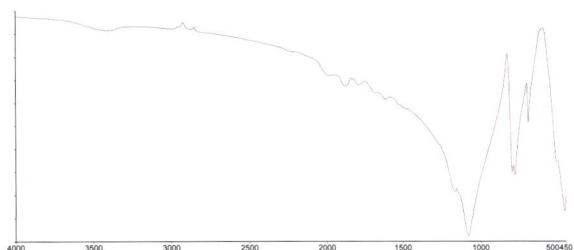

图31-19　石英红外光谱图

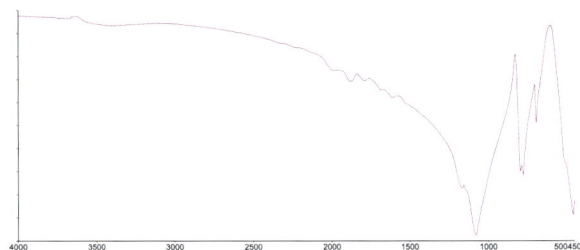

图31-20　水晶石红外光谱图（绿色样品）

（3）伪品1：红外光谱（图31-14样品）在位于3620、1425、1081、1005、824、750和674cm⁻¹处有特征吸收峰。图31-21。

（4）市售紫石英2：红外光谱（图31-16两种样品）具有紫石英红外光谱特征。图31-22。

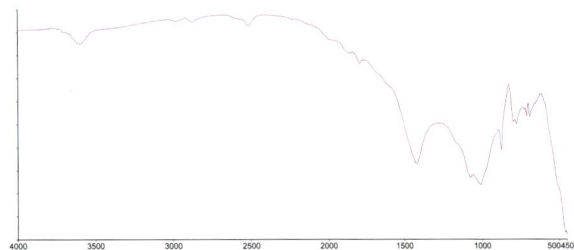

图31-21　伪品1红外光谱图

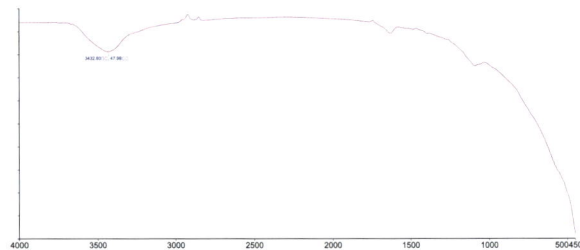

图31-22　市售紫石英2红外光谱图

（5）市售紫石英4：紫石英大多数有伴生矿物，主要有石英，其次是云母、方解石和白云石。红外光谱（图31-18样品）紫色部分具有紫石英红外光谱特征，白色部分在位于3483、1082、778、692和457cm⁻¹处有特征吸收峰，具石英的红外光谱特征。图31-23。

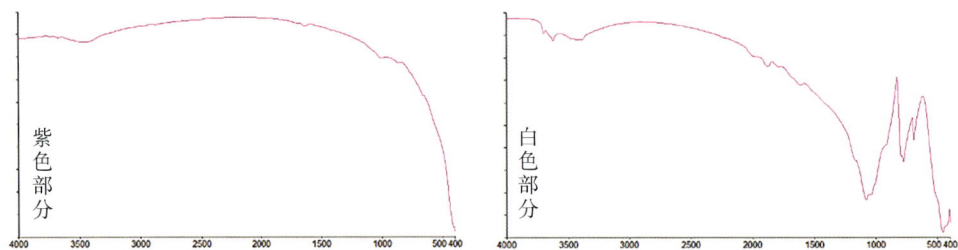

图31-23　市售紫石英4两种伴生矿（颜色）红外光谱图

32. 紫硇砂　SAL AMMONIACUM

标准沿革

【来源】1995 年版《中国药典》附录收载硇砂，所述为紫硇砂。1995 年版《卫生部藏药标准》收载为紫硇砂。一些地方炮制规范中收载紫硇砂。为卤化物类矿物石盐中的紫色石盐，主含氯化钠（NaCl）。

【药用部位】标准规定为矿石。

商品质量

【商品规格】硇砂分为紫硇砂与白硇砂，现时商品所说硇砂通常是紫硇砂。

【品质论述】药材以块大、色紫红、断面明亮者为佳。

【产地】产于青海、甘肃、西藏和新疆等地，亦从印度、巴基斯坦等国进口。

特征识别

【性状鉴定】[形状] 呈不规则块状、粒状，有明显边棱。[颜色] 呈暗红色、紫红色或紫黑色。[表面] 平坦或稍粗糙，半透明，有玻璃光泽。[条痕] 暗红色。[质地] 质较硬而脆。[断面] 平坦，光亮。[气味] 气微臭，味咸。图 32-1。

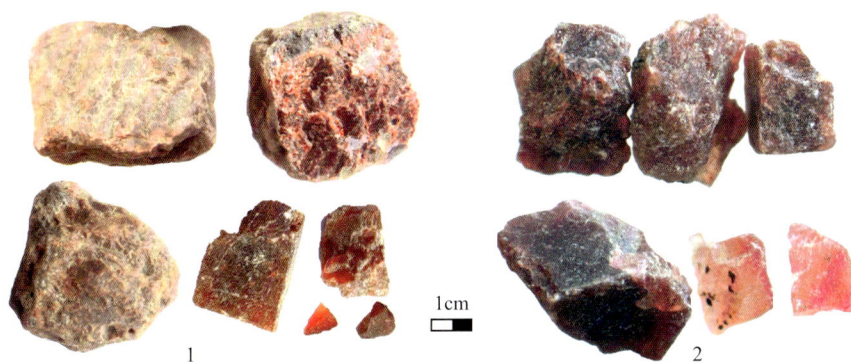

图 32-1　紫硇砂（1.1986 年甘肃，2.2022 年巴基斯坦）

【鉴别歌诀】
多呈块状有边棱　表面暗红或紫红
黄色火焰有白烟　气臭味咸是特征

【识别要点】在矿物药材中，紫硇砂的形状和颜色较为突出，易于识别。

【形状探微】石盐是无色透明或白色，含有不同杂质成为紫硇砂。有研究报道，紫硇砂除氯化钠（NaCl）外，尚有铁、锂、硫等十余种元素，含有少量的硫和锂元素时现暗红色，含 Fe_2O_3 呈红色，含有机质的呈黑色。商品中同一块紫硇砂上颜色呈深浅不同的过渡。图 32-2。

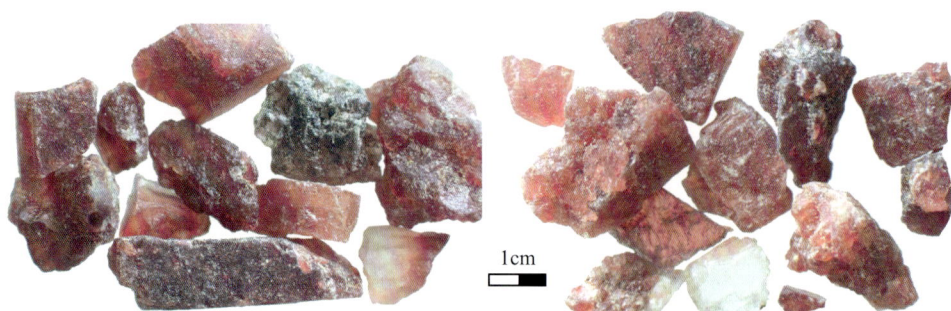

图 32-2　紫硇砂（2022 年巴基斯坦）

【红外光谱】紫硇砂红外光谱特征峰不明显，除在 5300~5000cm^{-1} 出现一水峰，其他区域未见明显特征吸收峰。

【X 射线衍射】紫硇砂（图 32-2 样品）进行 X 射线衍射分析，矿物组成主含氯化钠（NaCl）。图 32-3。

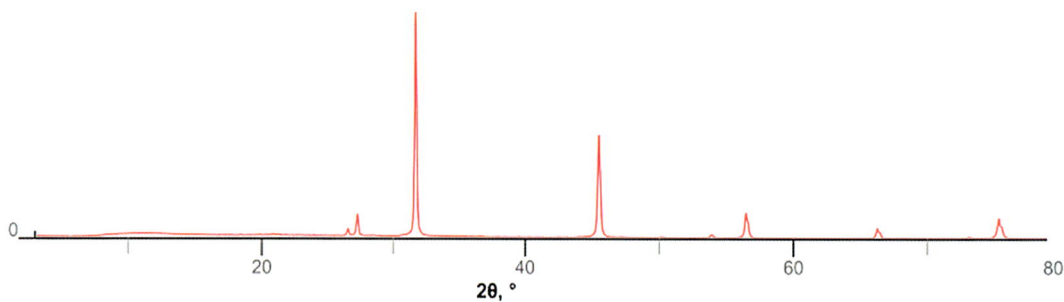

图 32-3　紫硇砂 X 射线衍射图

🌱 本草探源

【混乱品种】紫硇砂首见于《中药志》，在大青盐项下记载"有时石盐因含有少量的硫和锂元素而现暗红色，即商品中药紫硇砂"。

清《伪药条辨》记载"近有一种如秋石，味咸；又一种如猪肝色，有星点，不知是何所石冒充，皆为赝品，不用为上"。民国《增订伪药条辨》记载"今近所通行者，皆咸硇、石硇，不为道地"。

🌱 品种动态

【品种概述】市售硇砂分为紫硇砂与白硇砂，前者为卤化物类矿物紫色石盐晶体，主要成分为氯化钠，后者为卤化物类卤砂族矿物硇砂矿石或工业合成品，主要成分为氯化铵。20 世纪初期市场流通一种"番硇砂"，系碳酸盐结晶。

目前，商品硇砂为正品紫硇砂，多为天然结晶。由于所含杂质元素不同等原因，色泽差异较大。

四、其他类

🌿 1. 天竺黄 BAMBUSAE CONCRETIO SILICEA

🌿 标准沿革

【来源】1985 年版《中国药典》以天竺黄（竺黄）收载，为禾本科植物青皮竹 *Bambusa textilis* McClure 或华思劳竹 *Schizostachyum，chinense* Rendle。

【药用部位】1985 年版《中国药典》规定 "杆内的分泌液干燥后的块状物"。

【采收加工】1985 年版《中国药典》规定为 "秋、冬二季采收"。

【性状】1985 年版《中国药典》描述后，各年版《中国药典》描述相同。

🌿 商品质量

【品质论述】药材以块大、淡黄白色、光亮、吸水力强者为佳。

【产地】主产于云南、广东、广西等地；亦从印度尼西亚、印度等国进口。

🌿 特征识别

【性状鉴定】［形状］不规则的小柱状、块状或颗粒状。［颜色］灰黄色、灰白色或青灰色，少有黄白色。［表面］略粗糙或较平坦，后者稍显光泽。［质地］体轻，质较脆，易碎成粉末。［断面］显细小颗粒状，或稍显光泽，灰白色或青灰色。［吸湿性］较强，有黏舌感。［水试］投入水中产生小气泡，质变软。［气味］气微，味淡，嚼之稍有砂砾感。图 1-1。

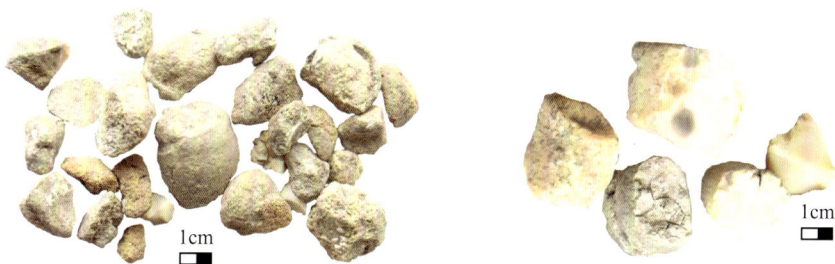

图 1-1 天竺黄（1984 年，1. 表面粗糙；2. 表面平坦）

【鉴别歌诀】　　　　　　　　片状颗粒天竺黄　　灰蓝灰白又灰黄
　　　　　　　　　　　　　　体轻易碎稍粗糙　　舐之黏舌气味淡

【识别要点】天竺黄是皮竹或华思劳竹的竹节间贮积的分泌液经干润、凝结而成的块状物，也有火烧方法使竹子受暴热后分泌液在节间凝固而得。由于形成过程不同，天竺黄的形状、颜色和表面特征变化较大。形状有圆柱状、半圆柱形、不规则碎块或颗粒状，前者可见竹节痕；颜色呈灰黄色、灰白色或青灰色；表面微粗糙或较细腻，稍显光泽；表面粗糙者断面常呈细微颗粒状；嚼之稍有砂砾感，有一种特殊"药"味，稍有清凉感；天竺黄的吸湿性和吸水量是其优劣的重要鉴别点。

【红外光谱】天竺黄（图1–1样品）的红外光谱主要位于1112、970、933、891、798、720、703、650、586和478cm^{-1}波数处有特征吸收峰。图1–2。

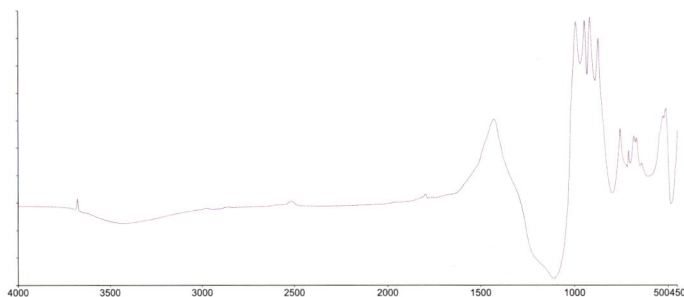

图1-2　天竺黄红外光谱图（灰白色粗糙者）

🌿 品种动态

【品种概述】市场流通的"竹黄"包括天竺黄和真菌竺黄，前者包括天然品和人工合成品，三种均有较大的商品量，在流通和使用中多有混淆。

市场多次发现人工合成天竺黄中掺假颜色、形状相近的矿物碎块。

【混伪品】（1）人工天竺黄：上海、四川等炮制规范收载人工天竺黄，是以硅酸盐凝胶体，含少量的钠、钾、钙、铝、铁等金属离子，并吸附有鲜竹沥。

（2）真菌竺黄：为肉座菌科真菌竹黄 *Shiraia bambusicola* P. Henn. 的干燥子座。《中华本草》以"竹黄"收载。市场常以"天竺黄"销售。

（3）掺假品：近年市场多次发现人工天竺黄中掺假一些矿物碎块，主要有方解石、白石英或白矾等，更有甚者整个商品来自掺假的矿物质。

🌿 图文辨析

【性状鉴定】（1）人工天竺黄1：不规则的小块状、片状，多具棱角。表面类白色、黄白色或淡黄色。平坦，显光泽。体轻，质稍硬而脆，易破碎。吸湿性强，有黏舌感。投入水中产生小气泡，质变硬。气微，味淡，嚼之有明显的砂砾感，具一种特殊"药"味，后稍有辛、涩感。图1–3。

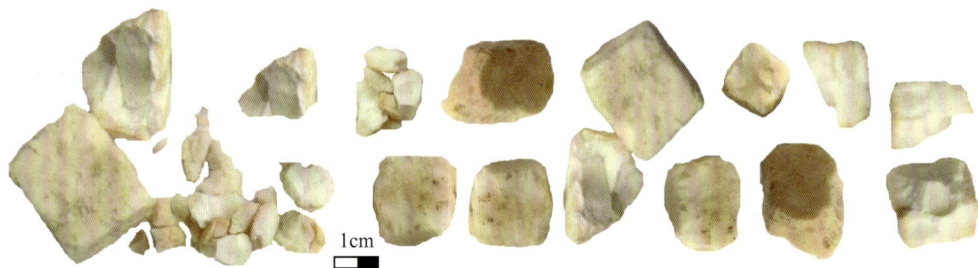

1cm

图1-3　人工天竺黄1（1987年上海）

不同时期的国产人工天竺黄的形状、颜色、质地、味觉和吸湿性等方面存在一定差异。图1-4、图1-5。

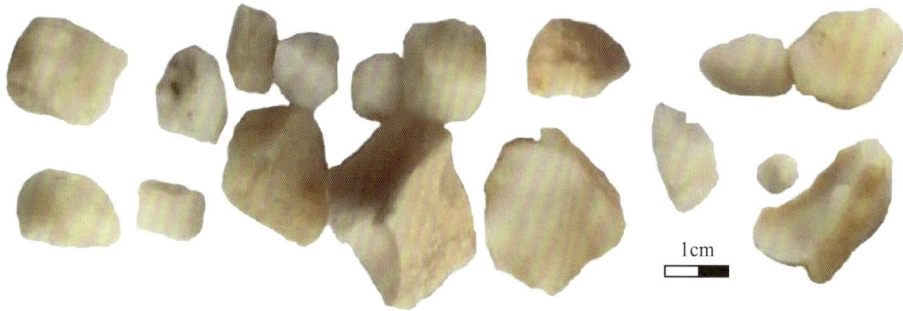

图1-4 人工天竺黄2（1994年）

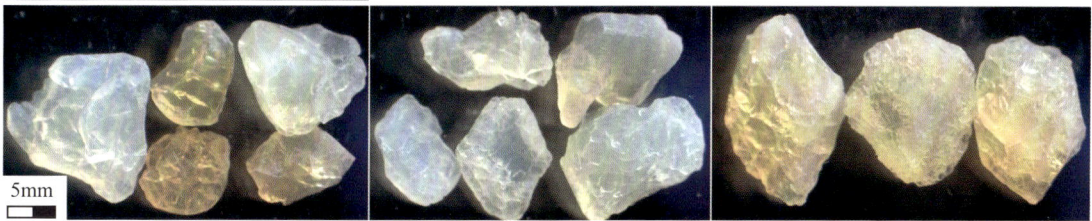

图1-5 人工天竺黄3（2013年）

同一批人工天竺黄的色泽、透明度和质地等也有所不同。图1-6、图1-7。

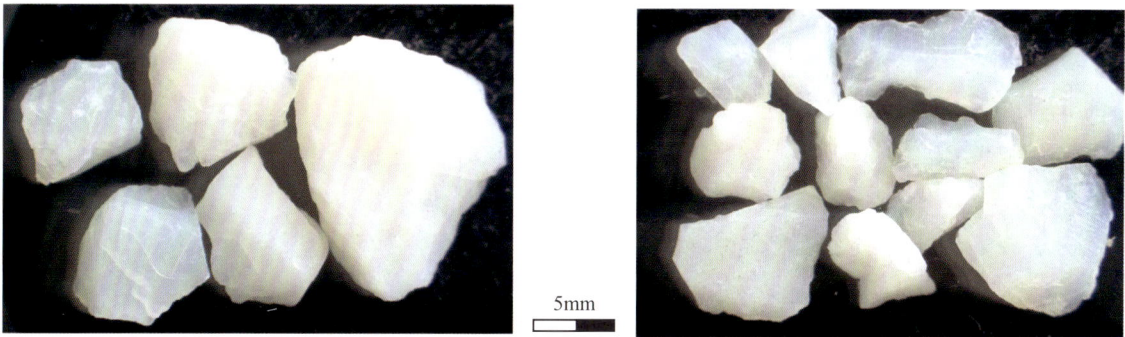

图1-6 人工天竺黄4（2023年，较硬、透明）

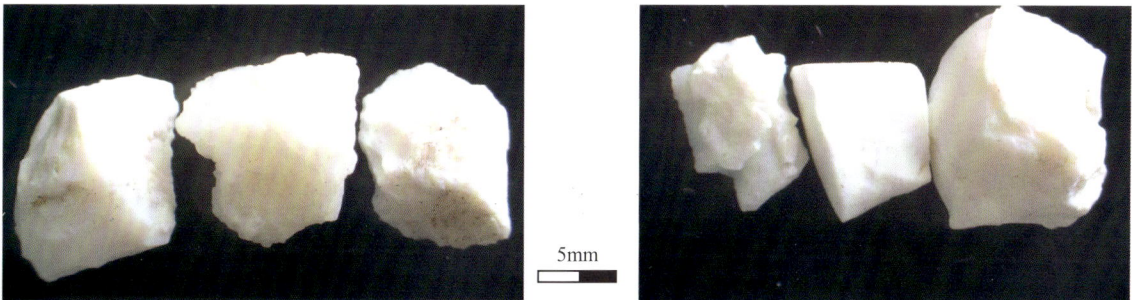

图1-7 人工天竺黄5（2023年，较脆、不透明）

（2）真菌竺黄：略呈椭圆形或纺锤形，背部隆起，有不规则的横沟，基部凹陷，常有竹的残留枝竿。长1~4cm，直径1~2cm。表面粉红色，有细密纹理及细小的灰色斑点。质疏松，易折断。断面略呈扇形，外层粉红色，内层及基部色浅，可见竹的枝竿断面。气特异，味淡。图1-8。

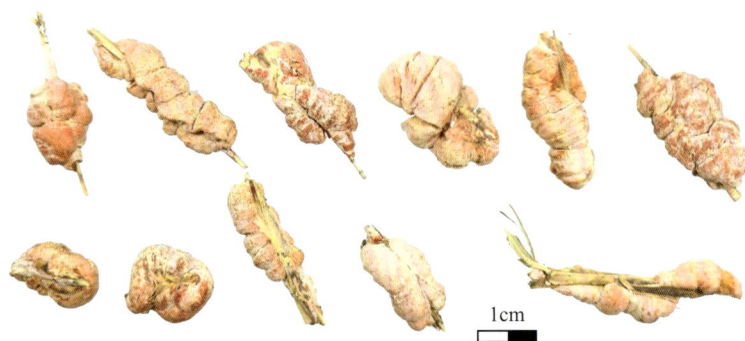

图 1-8　真菌竺黄

（3）市售人工天竺黄（掺假白石英）：掺假矿物呈不规则块状。类白色，光滑而具光泽。坚硬，难碎。人工天竺黄质脆。图 1-9。

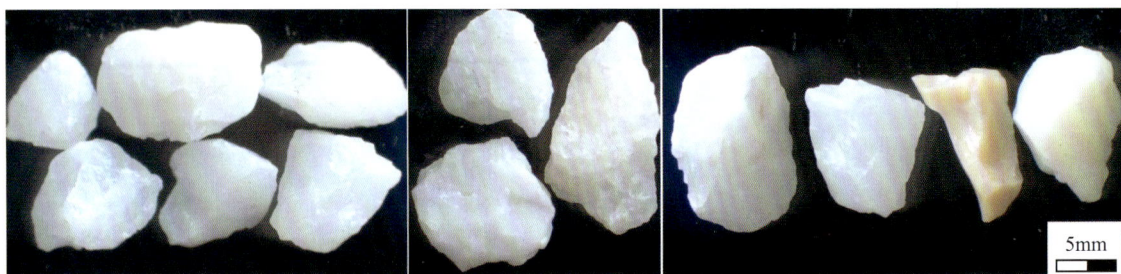

图 1-9　市售人工天竺黄（掺假白石英及最右边两粒人工天竺黄）

【市场速览】（1）进口天竺黄：呈不规则块状。浅黄色或灰黄色，细嫩而稍具光泽。嚼之有明显的砂砾感，具一种特殊"药"味。图 1-10。

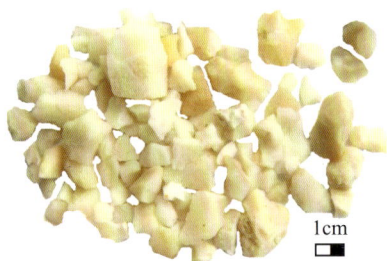

图 1-10　进口天竺黄（1988 年）

（2）人工天竺黄 6：呈不规则块状。黄白色或浅黄色，细嫩而稍具光泽。嚼之有明显的砂砾感，具一种特殊"药"味，后稍有辛、涩感。图 1-11。

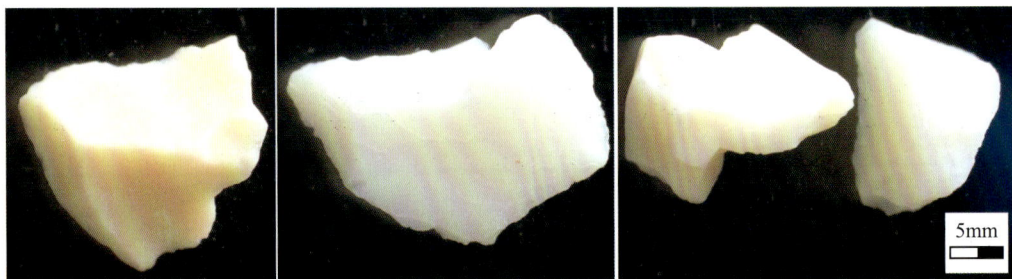

图 1-11　人工天竺黄 6（2022 年）

（3）天竺黄：呈不规则块状、颗粒状。深灰色或白色，粗糙或细嫩。嚼之有明显的砂砾感，具一种特殊"药"味，后稍有辛、涩感。图1-12。

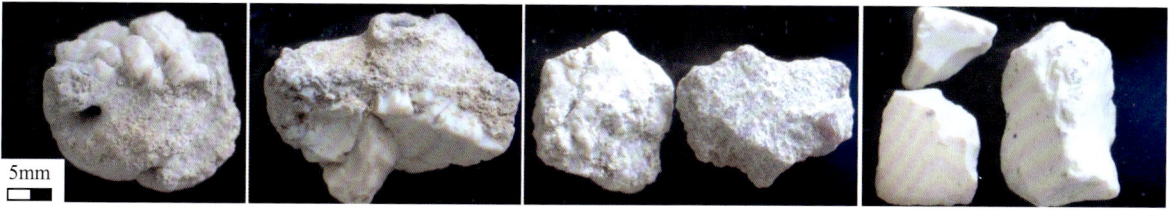

图1-12　天竺黄（2008年）

【红外光谱】（1）人工天竺黄1：样品（图1-3）的红外光谱主要位于1636、1095、934、899、798、720、705、815和574cm⁻¹波数处有特征吸收。图1-13。

（2）人工天竺黄3：样品（图1-5）的红外光谱主要位于1785、1174、967、933、892、795、720、703、650、615和489cm⁻¹波数处有特征吸收。图1-14。

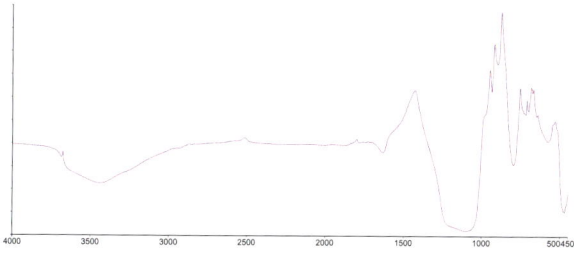

图1-13　人工天竺黄1红外光谱图

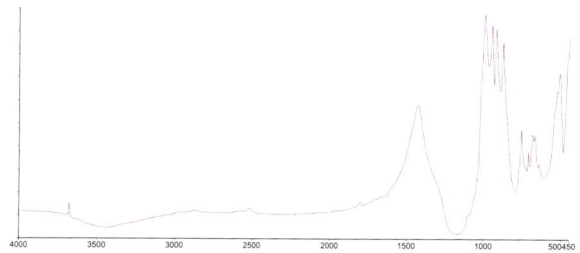

图1-14　人工天竺黄3红外光谱图

（3）人工天竺黄4：样品（图1-6）的红外光谱与人工天竺黄3号一致。

（4）进口天竺黄：样品（图1-10）的红外光谱主要位于3433、1631、1098、800、和469cm⁻¹波数处有特征吸收。图1-15。

（5）人工天竺黄6：样品（图1-11）的红外光谱主要位于1632、1099、969、935、907、799、732、676、574、和474cm⁻¹波数处有特征吸收。图1-16。

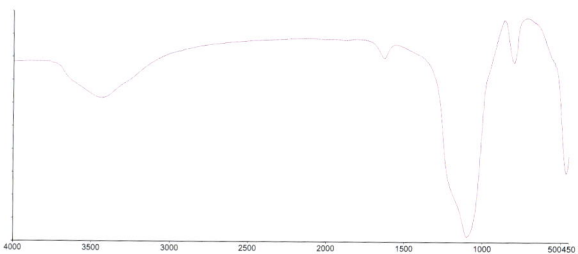

图1-15　进口天竺黄红外光谱图

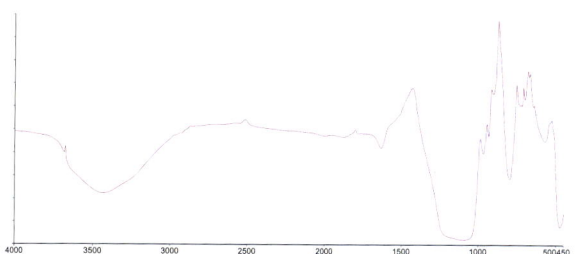

图1-16　人工天竺黄6红外光谱图

（6）市售人工天竺黄（掺假白石英）：样品（图1-9）中检出白石英红外光谱1082、796、693和459cm⁻¹波数处特征吸收峰。图1-17。

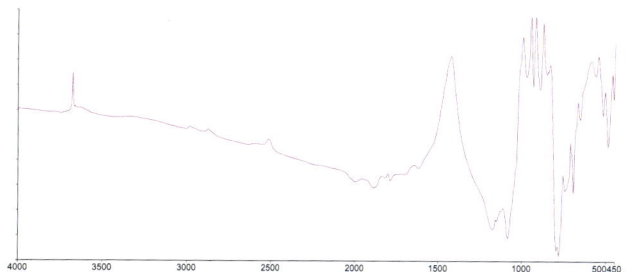

图1-17　市售人工天竺黄红外光谱图

🌿 2. 龙齿 DENS DRACONIS

🌿 标准沿革

【来源】1963 年版《中国药典》收载为古代哺乳动物如象类、犀牛类、三趾马等的牙齿化石。1977 年版《中国药典》修订为如三趾马、犀类、鹿类、牛类、象类等的牙齿化石。

【药用部位】1963 年版《中国药典》规定为化石。

【采收加工】1963 年版《中国药典》规定"挖出后，除去泥土，敲去牙床即得"。1977 年版《中国药典》修订为"采挖后，除去泥沙及牙床"。

【性状】1963 年版《中国药典》描述为"完整的齿状或破碎成不规则的块状，可分为犬齿和臼齿；犬齿呈圆锥形或方柱形，略弯曲，一端较细，一般长一至数寸，直径约 1 寸，多有深浅不同的沟棱，其中呈青灰色或暗棕色者，习称'青龙齿'，质地较坚硬，呈黄白色者习称'白龙齿'，质地坚硬；有的表面尚可见具光泽的珐琅质；断面粗糙，凹凸不平，或有不规则的凸起棱线；有吸湿性；无臭，无味"。1977 年版《中国药典》除修订犬齿的描述外，增加臼齿特征描述。

🌿 商品质量

【商品规格】依据部位分为臼齿、犬齿、五花龙齿和土龙齿（混合牙齿的碎块混合品）或大盘齿；依颜色分为青龙齿和白龙齿。

【品质论述】药材以牙釉质性强、暗青色条纹明显、吸湿性强者为佳。断面无吸湿性、烧之发烟有异臭者，不可供药用。

【产地】产于内蒙古、山西、陕西、甘肃、青海和河南等地。

🌿 特征识别

【性状鉴定】［形状］呈完整的齿状、具深浅不等的棱线，破碎成不规则的块状。［颜色］青灰色、灰白色、黄棕色、棕灰色或黑褐色。［质地］坚硬。［断面］凹凸不平，常具蓝灰色或红棕色纹理和斑点。［吸湿性］较强。［气味］气微，味淡。图 2-1、图 2-2。

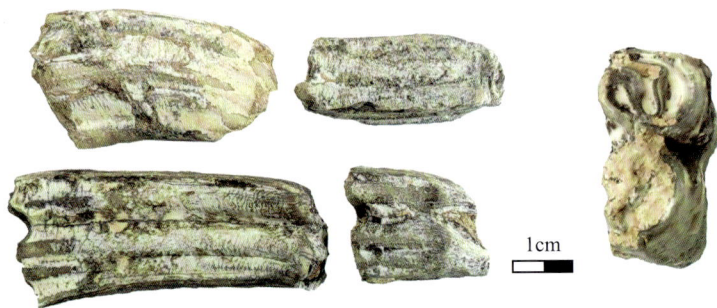

1cm

图 2-1　青龙齿

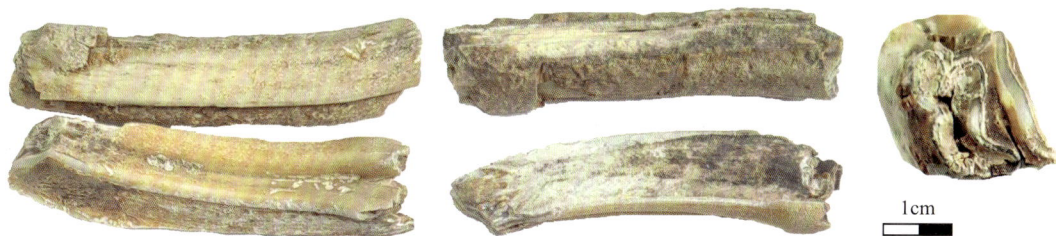

图 2-2　白龙齿

【鉴别歌诀】　　　　　完整龙齿呈齿状　常有不等纵沟棱
　　　　　　　　　　　　青龙白龙显光泽　饮片破碎成块状

【识别要点】（1）性状：分为门齿、犬齿和臼齿，门齿一般呈倒锥状，先端平截，扁而宽，向下渐细稍弯曲；犬齿呈圆锥形，先端较细或略弯曲，近尖端处常中空；臼齿呈圆柱形或方柱形，略弯曲，常有深浅不等的棱线。（2）颜色：牙釉色明显，呈青灰色或暗棕色者习称"青龙齿"，呈黄白色者习称"白龙齿"，具花斑的习称"五花龙齿"。（3）表面：常有深浅不等的棱，有的具纵纹裂隙、青灰色条纹和斑点（龙齿斑），或具光泽。（4）质地：坚硬。（5）吸湿性：有吸湿性，清《本经逢原》谓"舐之粘舌为真"。图 2-3 至图 2-7。

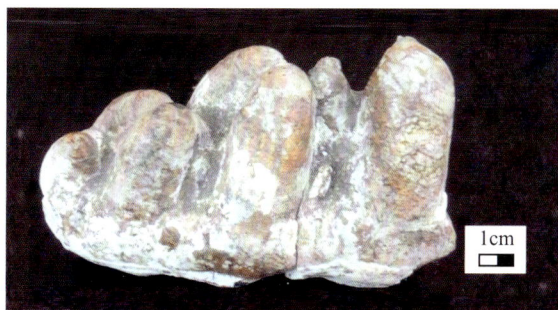

图 2-3　龙齿（大盘齿，带牙床）

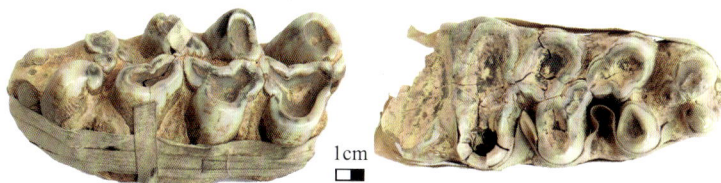

图 2-4　龙齿（大盘齿，标本）

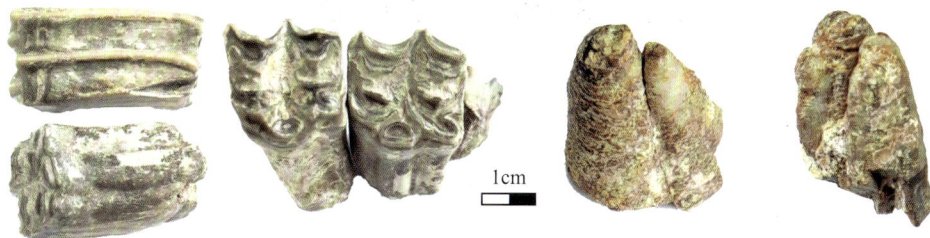

图 2-5　龙齿（青龙齿）

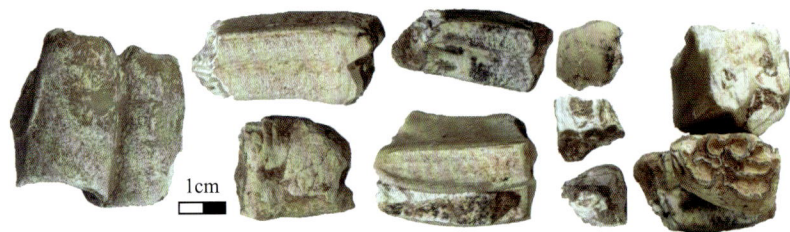

图 2-6　龙齿（白龙齿）

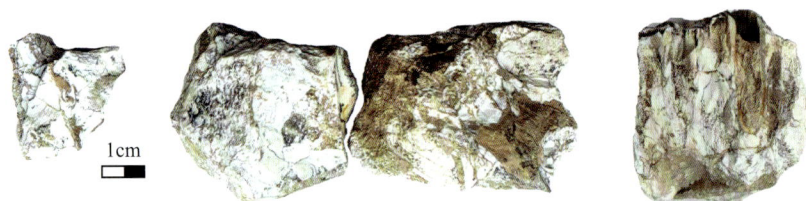

图 2-7　五花龙齿

火试法是实用性较高的经验鉴别方法，正品灼烧后颜色未发生变化，也无臭味，伪品（现代动物牙齿加工品）含有一定的有机物，火试时会冒烟，能闻到焦肉臭气，灼烧后颜色变黑。

【性状探微】文献有关龙齿来源的记载有差异，从实际情况分析，龙齿应该是除象类门齿（即象牙）外的所有牙齿化石，象牙（门齿）化石已归入龙骨类。

龙齿按齿式分为臼齿和犬齿，商品多来自臼齿，有的带牙床或碎块，后者商品中少见。图 2-8、图 2-9。

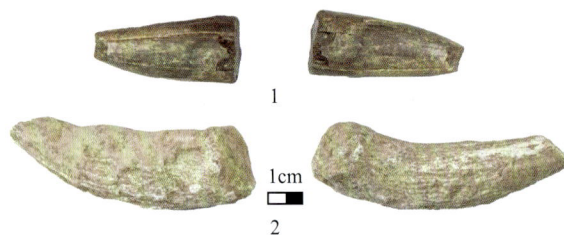

图 2-8　龙齿
（犬齿，1. 青龙齿；2. 白龙齿）

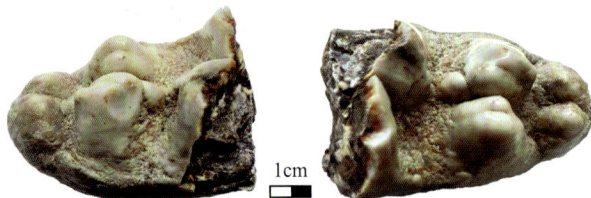

图 2-9　龙齿（白齿）

一般说白龙齿出自土中，青龙齿出自青石夹层中，习惯认为青龙齿质量较佳。

【红外光谱】龙齿的红外光谱特征主要是碳酸盐、磷酸盐特征，通过比对正品、伪品龙齿的红外光谱，确定特征谱段及吸收强度等，建立真伪龙齿定性鉴别模型，可以快速鉴别龙齿的真伪。青龙齿红外光谱在 3432、1457、1414、1039、865、603、564 和 469cm^{-1} 波数处有特征峰。图 2-10。

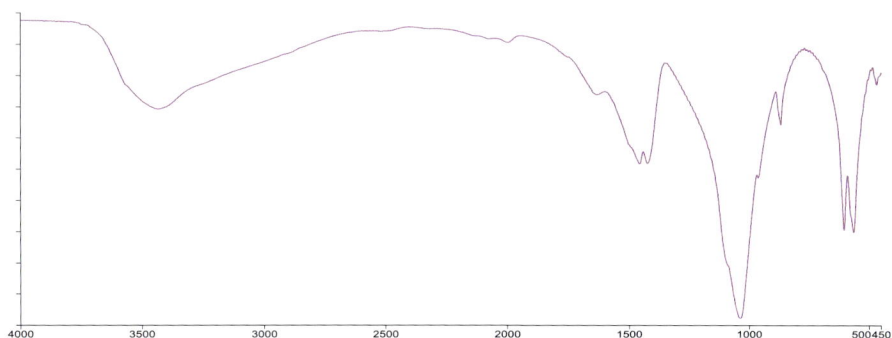

图 2-10　青龙齿红外光谱图

白龙齿红外光谱与青龙齿红外光谱特征峰一致，在相同峰位处波数相差小于 ± 3nm。

品种动态

【品种概述】正品龙齿是古地质时期（主要是第三纪后期和第四纪初期）各种脊椎动物牙齿，经过长时期矿物化作用形成化石，主为无机成分，不含或少含微量有机成分；龙齿次品也为古代脊椎动物牙齿的化石，可能因埋藏时间较短，石化不完全。

由于临床应用广泛以及来源的特殊性，市售存在伪造冒充、掺伪掺假现象。

【混伪品】（1）石化不完全龙齿：在采集龙齿中常会发现石化不完全的现代马、牛的牙齿。

（2）伪造加工龙齿：近年人为伪造加工品冒充和掺假情况比较严重，一般将现代马、牛齿等哺乳动物的牙齿经用酸腐蚀、土埋处理或石灰窖埋后，再打碎成细小碎块或粉末后充"白龙齿"出售

（3）掺假非药用部位：龙齿不带龙齿墩（俗称牙床），有时后者也混入龙齿商品或敲碎掺假；或次品龙骨碎块混合，有的附带一些未除净的矿物质。

【性状鉴定】（1）次品龙齿：属于年代近者，尚存有白色珐琅质，石化不完全。形状多样，一般呈类方柱形或碎块，或具牙床。表面类白色，无蓝青色的条纹或斑点。质坚硬，不易打碎，断裂面呈骨刺状，呈类白色、浅棕色。无吸湿性。烧之无明显变化。图 2-11。

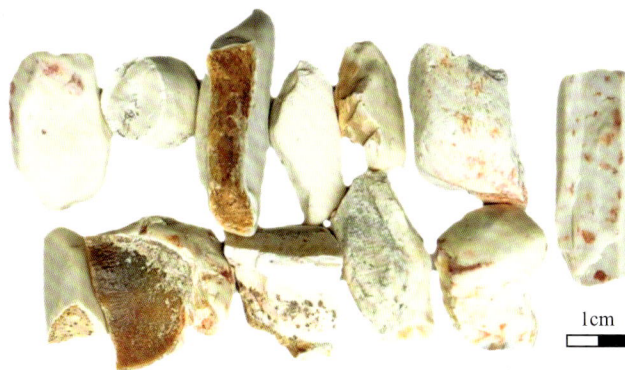

图 2-11　次品龙齿（市售龙齿）

（2）伪造龙齿：呈类方柱形、半圆柱形或碎块。表面类白色、灰黄色。具明显的牙髓或呈凹槽状，有的呈层状脱落。质较坚硬，易打碎，断裂面呈骨刺状。无吸湿性。略有腥气，有的烧之发烟，变黑色，有焦臭味。图 2-12。

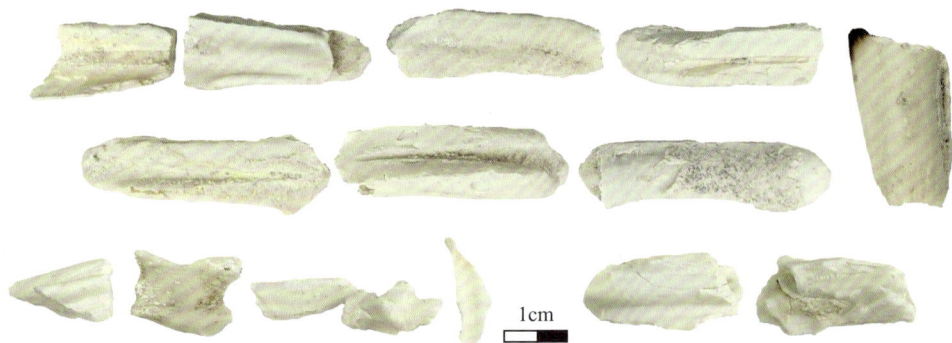

图 2-12 伪造龙齿（3 批现代牛、羊等动物的牙齿）

（3）掺假龙齿：多为龙齿、龙骨加工的碎块，含有非药用部位。呈不规则碎块。表面灰白色、灰棕色或棕褐色，光滑或粗糙，有的具蜂窝孔隙，填充矿物质。龙齿墩碎块可见龙齿脱落处有明显凹痕。质坚硬，断面粗糙，有吸湿性。图 2-13。

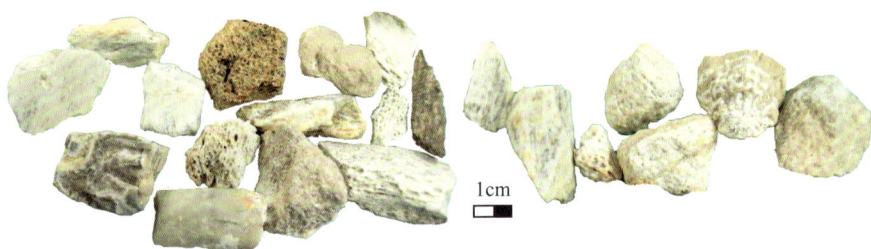

图 2-13 掺假龙齿（市售龙齿）

【市场速览】龙齿的来源复杂，部位也不同，市场流通的龙齿形状各异。图 2-14。

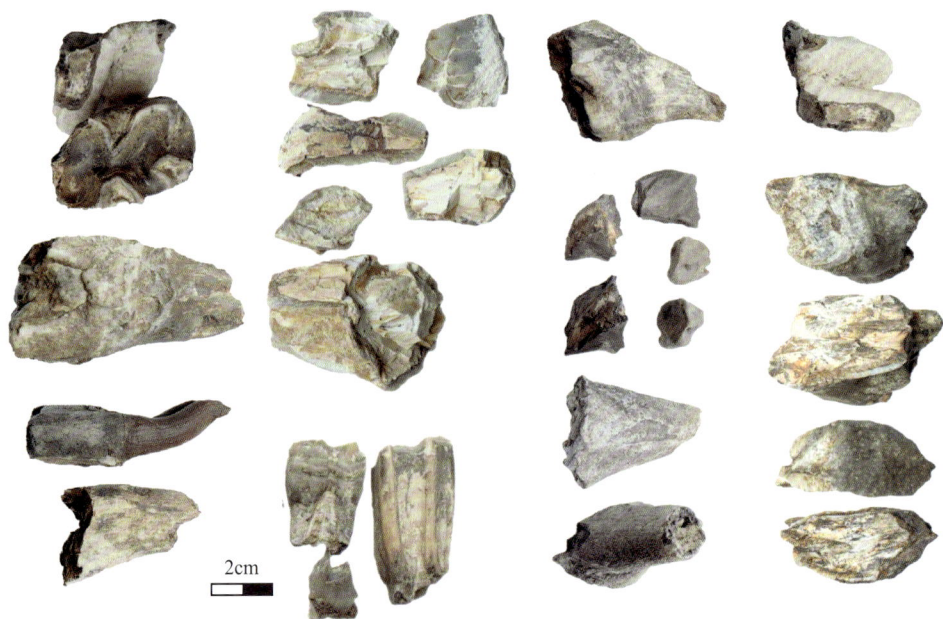

图 2-14 市售龙齿（各种形状、颜色的正品龙齿）

【红外光谱】（1）次品龙齿（石化不完全）：红外光谱（图 2-11 样品）位于 3433、1460、1427、1039、865、603、564 和 465cm^{-1} 波数处有特征吸收峰。与青龙齿合格品（图 2-10）一致，图 2-15。

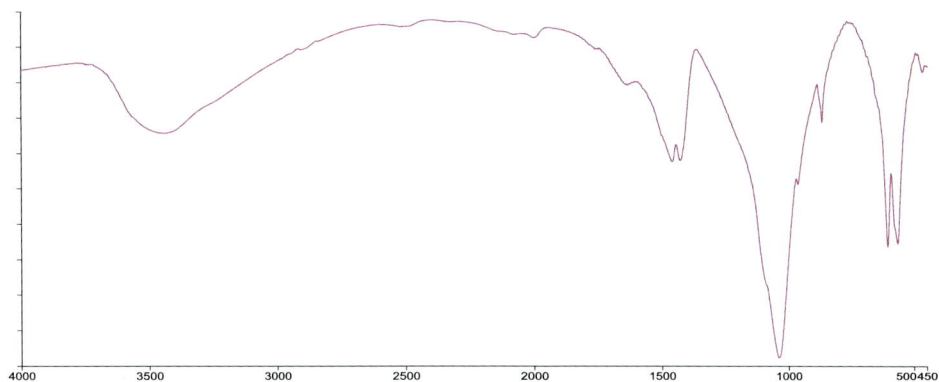

图 2-15　次品龙齿红外光谱图

（2）伪造龙齿：红外光谱（图 2-12 样品）位于 3397、1649、1456、1419、1033、960、872、603、563 和 470cm^{-1} 波数处有特征吸收峰。图 2-16、图 2-17。

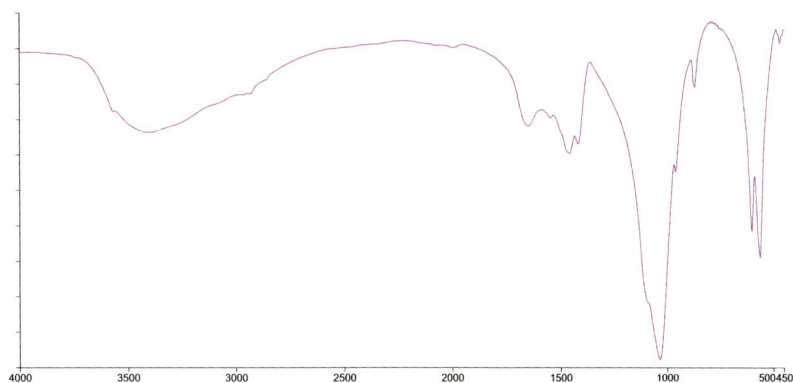

图 2-16　伪造龙齿红外光谱图（白色样品）

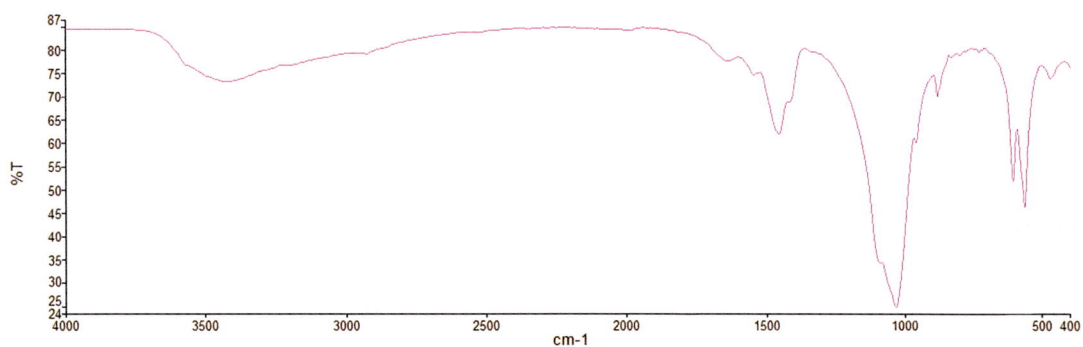

图 2-17　伪造龙齿红外光谱图（黄白色样品）

3. 龙骨 OS DRACONIS

标准沿革

【来源】1963 年版《中国药典》收载为古代哺乳动物如象类、犀牛类、三趾马等的骨骼化石。1977 年版《中国药典》修订为古代哺乳动物如三趾马、犀类、鹿类、牛类、象类等的骨骼化石或象类门齿的化石，前者习称"龙骨"，后者习称"五花龙骨"。山西、宁夏、上海、北京、山东、河南、广东、湖南和甘肃地方标准收载。

【药用部位】1963 年版《中国药典》规定为化石。

【采收加工】1963 年版《中国药典》规定"挖出后除去泥土及杂质即得，五花龙骨质酥脆，出土后，露置空气中极易破碎，常用毛边纸粘贴"。1977 年版《中国药典》修订为"挖出后，除去泥沙及杂质；五花龙骨极易破碎，常用毛边纸粘贴"。

【性状】1963 年版《中国药典》按五花龙骨和龙骨分别描述，前者为"呈不规则块状，大小不一；全体淡黄白色，夹有蓝灰色及红棕色的花纹，深浅粗细不同；质硬而脆，易片片剥落而散落；吸湿性强，以舌舐之有吸力；无臭，无味"。后者为"呈不规则的块状，大小不一；表面白色、灰白色或黄白色，有的具纹理与裂隙，或具棕色条纹和斑点，质硬，断面不平坦，色白、细腻如粉质；在关节处有多数蜂窝状小孔；吸湿力亦强"。1977 年版《中国药典》对其颜色、形状分别进行了修订，龙骨为"有的呈骨骼状或已破碎呈不规则的块状；表面白色、灰白色或淡棕色，有的具纹理与裂隙或棕色条纹和斑点；吸湿性强"。五花龙骨"有的呈圆柱状，长短不一，直径 5~25cm，淡灰白色、淡黄白色或淡黄棕色，夹有蓝灰色及红棕色深浅粗细不同的花纹，偶有不具花纹者；质硬，较酥脆"。

商品质量

【商品规格】依据部位、颜色、年代等分为五花龙骨（黄化龙骨、青化龙骨、白龙骨）、龙骨（粉龙骨）和土龙骨（青龙骨、黄龙骨、头骨化石等）。

【品质论述】龙骨药材以质硬、色白、吸湿性强者为佳。五花龙骨以体较轻、质酥脆、分层、有花纹、吸湿性强者为佳。1977 年版《中国药典》规定龙骨、龙齿"断面无吸湿性，烧之发烟有异臭者不可供药用"是指尚未化石的其他动物的新骨骼或牙齿。

【产地】主产于河南、山东、甘肃、山西和陕西等地。

特征识别

【性状鉴定】（1）五花龙骨：[形状] 不规则块状或片状，亦有半圆柱状或圆锥状。[颜色] 类白色、淡黄白色或淡棕黄色，夹有蓝灰色、花青色、红棕色花纹，少有无花纹者。[表面] 具深色的龙骨斑，较光滑，多具纵向小裂隙。[质地] 体稍重，质酥脆，露置空气中极易破碎。[断面] 不平坦，具条状或不规则花纹，断面同心性层纹明显，易成片状剥落。[吸湿性] 强或较强。[气味] 气微，味淡。图 3-1 至图 3-4。

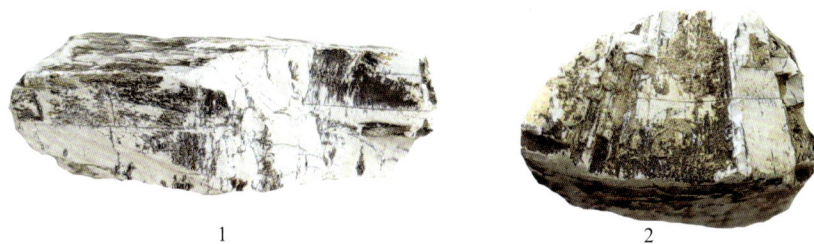

图 3-1　五花龙骨

（1. 侧面；2. 断面）

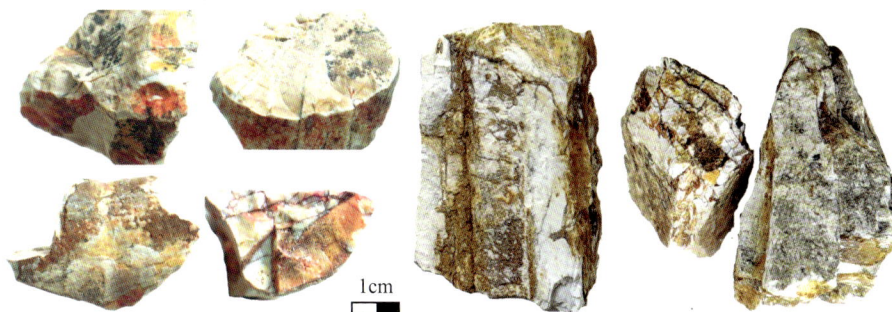

图 3-2　五花龙骨（黄化龙骨，吸湿性强，酥脆，化渣）

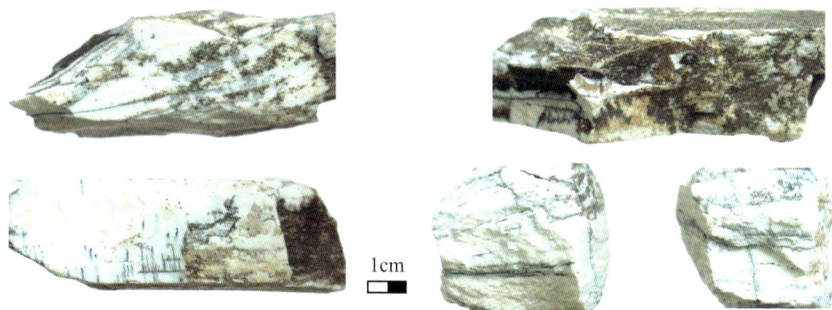

图 3-3　五花龙骨（青化龙骨，吸湿性强，酥脆，化渣）

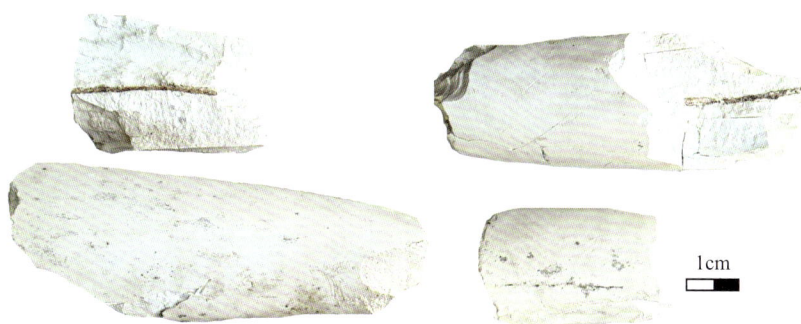

图 3-4　白龙骨（吸湿性较强、具牙髓腔）

（2）龙骨：［形状］呈不规则的条状、块状及枯骨状。［颜色］外表面灰白色、浅黄白色或浅棕黄色；断面灰白色。［表面］多较平滑，具纹理与裂隙，有的具蓝灰色条纹和斑点（龙骨斑）。［质地］体较重，质硬。［断面］较平坦，充实，髓腔中填充岩石黏土；关节处膨大，可见蜂窝状的小孔。［吸湿性］较强。［气味］气微，味淡或有土腥特异味。图 3-5、图 3-6。

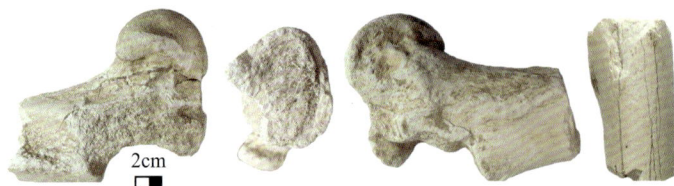

图 3-5　龙骨（吸湿性较强，断面充满结晶石）

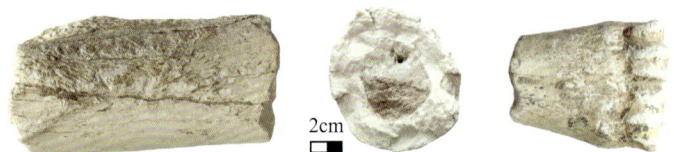

图 3-6　龙骨（吸湿性较强，断面充满结晶石）

【鉴别歌诀】	五花龙骨	半圆柱状块片状	灰白黄白淡棕黄
		蓝青红棕显花纹	同心环层质酥脆
	龙骨	条状块状枯骨状	纹理裂隙龙骨斑
		体重质硬吸湿性	关节可见蜂窝孔

【识别要点】（1）性状：龙骨的动物来源较广泛，为骨骼化石，以骨骼状（髓腔充满结晶石）、龙骨斑和纵裂纹为特征，按部位不同有骨密质与骨松质；五花龙骨专指来源于象类门齿化石，而非骨骼化石。（2）颜色：五花龙骨有蓝、灰、黄、白、棕红色花纹，又分为青化龙骨、五花龙骨、黄化龙骨，以及颜色单一的白龙骨，具较强的吸湿性；龙骨大多呈灰白色、浅黄白色；古人以为"色青白者良"也是特征标志；而纯白色的多属伪造品。（3）质地：五花龙骨稍重，质酥脆；龙骨体较重，质硬。（4）气味：五花龙骨入口全部化渣并很快，味淡；龙骨入口大部分化渣，较慢并残留，微有土腥特异味；伪品久爵难以化渣，并有嚼碎沙沙声。（5）吸湿性：古人以"舔之着舌者良"判断优劣，五花龙骨均有此特性；龙骨绝大多数具吸湿性，可能石化过程差异也影响强弱程度，有些正品吸湿性很弱；伪品用舌舔之则无吸湿性。（6）火试：正品用火烧之泛红、无焦臭气，烧后无变化；伪品用烧之有焦臭气，表面形成黑色灰渍，手擦不易掉色。图 3-7、图 3-8。

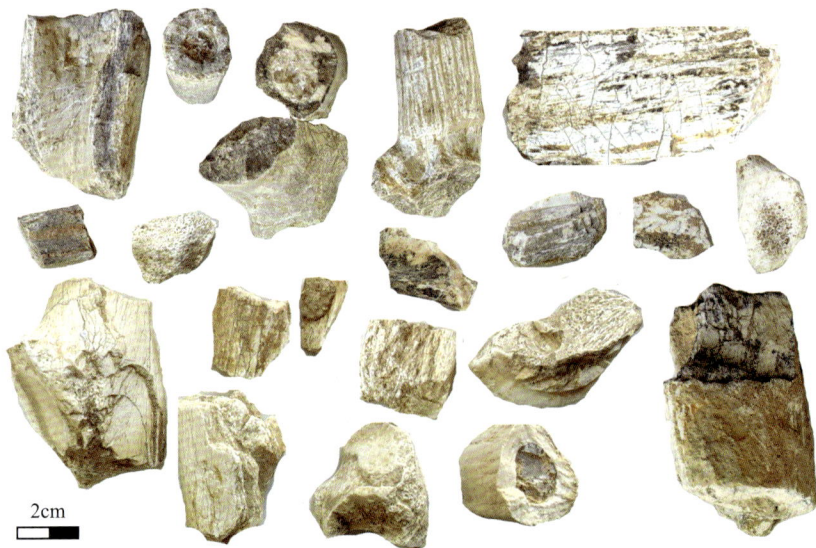

图 3-7　龙骨（1989 年商品）

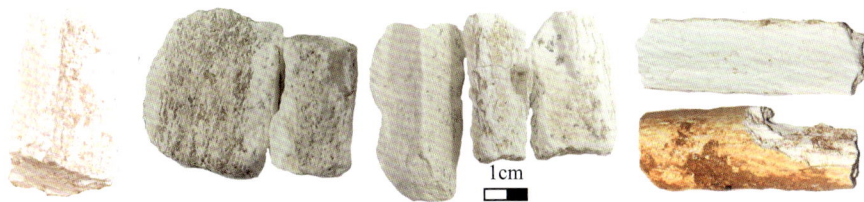

图 3-8　龙骨（4 批现代商品龙骨）

【红外光谱】青化龙骨红外光谱（图 3-3 样品）主要位于 3427、2001、1639、1458、1429、1035、964、866、603、563 和 470cm^{-1} 波数处有特征吸收峰。位于 3427、1639、1458、1429、1035 和 866cm^{-1} 为碳酸根的特征吸收峰；位于 866、603 和 470cm^{-1} 为磷酸根的特征吸收峰。图 3-9。

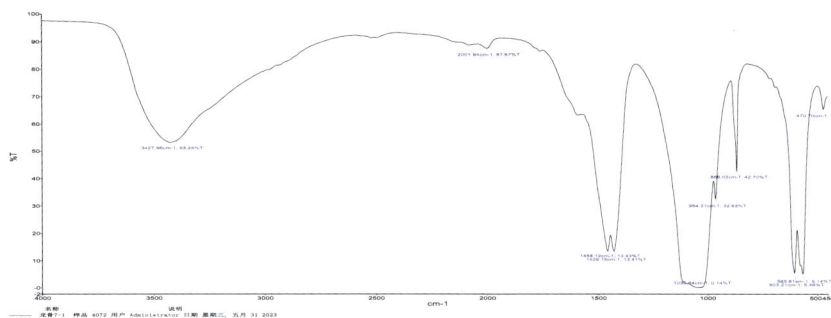

图 3-9　青花龙骨红外光谱图

龙骨红外光谱（图 3-6 样品，不含结晶）主要位于 3422、1997、1639、1456、1423、1035、961、871、603、563 和 470cm^{-1} 波数处有特征吸收峰，与青化龙骨相同峰位波数相差 ±8cm^{-1} 的。图 3-10。

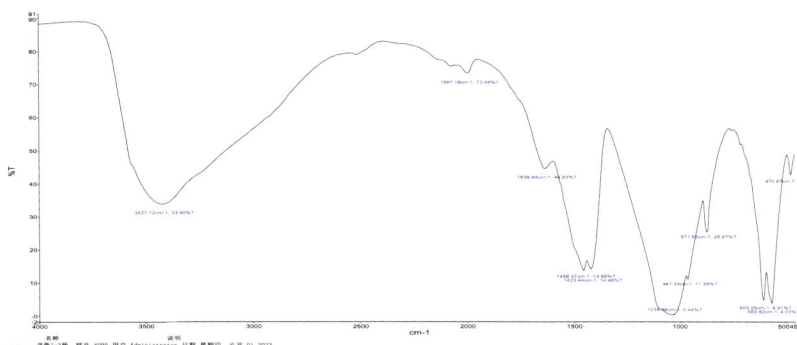

图 3-10　龙骨红外光谱图

通过对 13 批正品龙骨的红外光谱特征吸收峰的比较，均有上述 11 个峰，部分样品为 12 个峰，多出 712cm^{-1}，龙骨红外光谱特征吸收峰较为稳定。

【性状探微】据调查，不同年代、不同土层环境中的龙骨的表面颜色、质地和吸湿性存在差异。龙骨的石化过程，骨骼有机物完全被无机物取代，矿物学研究表明，龙骨主要由磷灰石、方解石和石英及黏土矿物组成，前者是骨骼主体，中间来自髓腔填充物，后者依附于表面层。

🌿 本草探源

【混乱品种】龙骨主要来自中生代、新生代哺乳类动物骨骼及牙齿的化石，以犀类、三趾马、乳齿象、牛类、鹿类和羚羊类等最多，属于不可再生资源。由于龙齿与龙骨临床应用广泛以及来源的特殊性，市场一直存在伪品、掺伪掺假，近年甚至还有人为造假、掺假矿物的现象。

🌱 品种动态

【品种概述】龙骨为古代多种脊椎动物的骨骼化石，商品来源比较复杂，质量问题比较突出。市场长期流通不作药用的"土龙骨"，细分为"青硬龙骨""青软龙骨""黄硬龙骨""头骨龙骨""土龙骨""石龙骨"等；常有未除净杂质而附着黏土、方解石等矿物质的"劣质龙骨"等销售。

近年，市场出现了用现代动物的骨骼经土深埋或腐蚀处理后加工而成"龙骨"，也发现用黄泥土加入黏合剂、龙骨碎片加工伪制而成的"龙骨"。打碎后掺进龙骨碎片中，碎片状的龙骨中掺假的成分很高。新近发现一种伪品龙骨，主要含高岭土与钠矾石。

目前，商品龙骨的伪造加工和碎片块的掺假现象非常严重。

🌱 图文辨析

【性状鉴定】（1）青硬龙骨：不规则碎块状、短柱状。外表面青色、灰色，具条纹色斑。体重。吸湿性很弱。图 3-11。

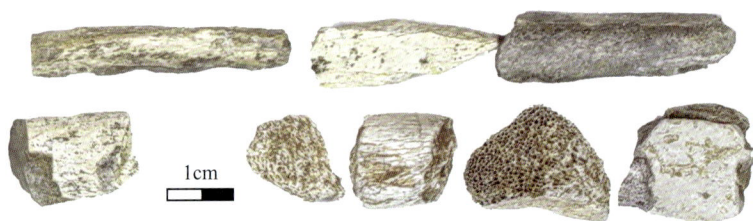

图 3-11　青硬龙骨

（2）青软龙骨：不规则碎块状。外表灰白色，断面白色。体较轻。图 3-12。

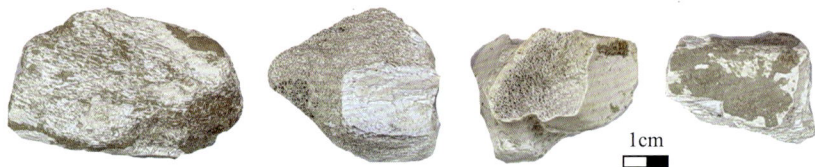

图 3-12　青软龙骨

（3）黄硬龙骨：不规则碎块状。外表棕黄色，多具蜂窝孔隙。体重。无吸湿性很。图 3-13。

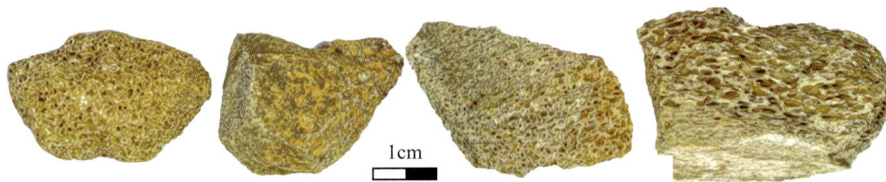

图 3-13　黄硬龙骨

（4）土（石）龙骨：不规则碎块状、片状。外表面灰黄色、灰白色或灰色。多有土质黏附，有的具蜂窝孔隙。体重或较轻。无吸湿性或很弱。图3-14、图3-15。

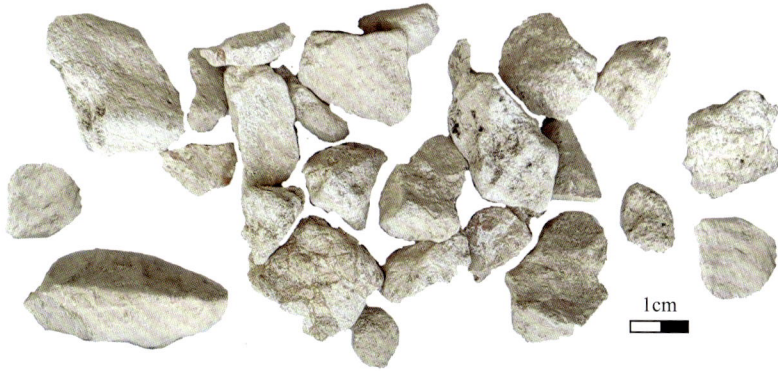

图 3-14　土龙骨（未石化、质轻）

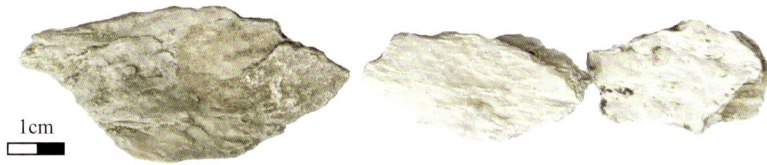

图 3-15　石龙骨（石化矿物、质重，骨骼少、泥土多）

（5）伪品龙骨1：属人造龙骨。呈不规则碎片、碎块，多为不同程度的厚片。表面黄白色、白色，有的具凹陷网纹，有的呈蜂窝孔隙。质轻，稍硬或脆，无石化现象。断面角质或粉质，多呈断裂的刺状。无吸湿性或微弱。图3-16、图3-17。

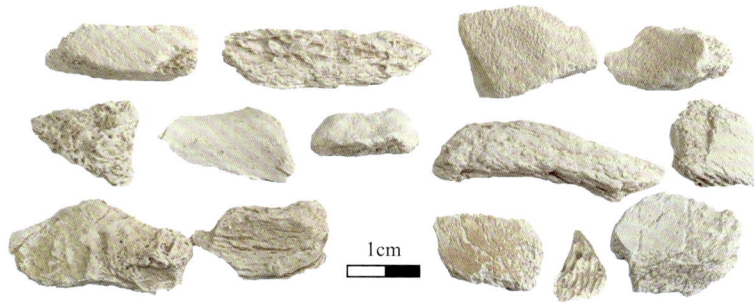

图 3-16　伪造品龙骨 1

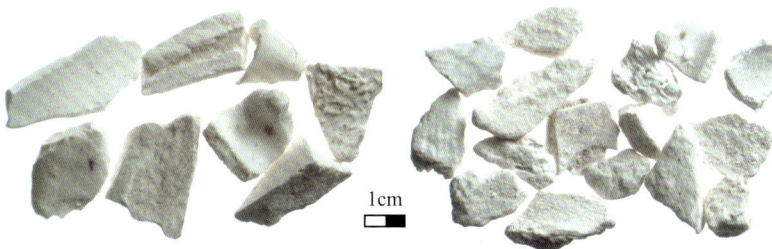

图 3-17　伪造品龙骨 1

（6）伪品龙骨2：属人造龙骨。呈不规则的条状、半圆柱形的槽状，个体普遍较大。表面灰白色、黄白色，表面平滑，可见裂开层纹，有的具条斑。质重而坚实。断面呈瓷质状，白色。无吸湿性或微弱。图3-18。

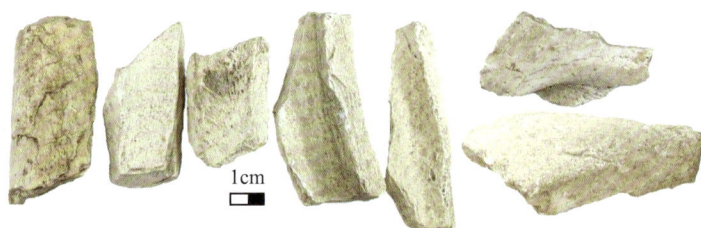

图3-18 伪品龙骨2

（7）伪品龙骨3：属人造龙骨。呈不规则的碎片、碎块，有的呈条状厚片，一般大小在1cm以内。表面呈灰白色、磁白色。表面较平滑或粗糙，多具蜂窝状小孔。质稍硬而脆。气微，味淡。微有吸湿性或无吸湿性。图3-19。

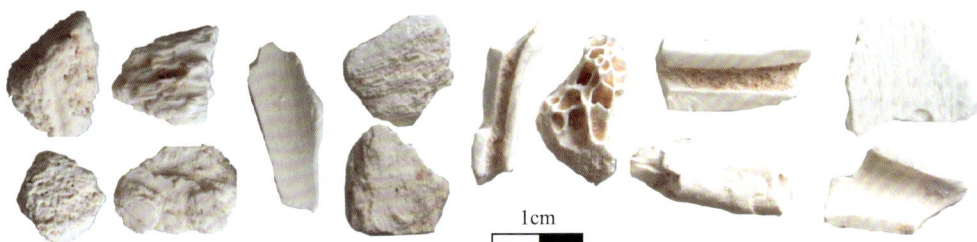

图3-19 伪品龙骨3

（8）市售龙骨（次品）：呈不规则碎块。表面呈灰白色、黄褐色。表面较平滑或粗糙，多具蜂窝状小孔，里面充满矿物结晶。质硬而脆。图3-20。

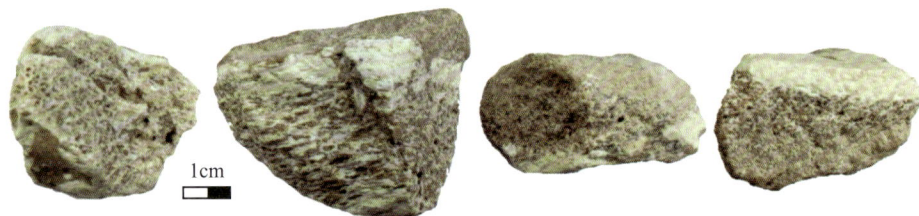

图3-20 市售龙骨（矿物结晶多，次品）

（9）市售龙骨（伪品）：呈不规则碎块、片状。表面白色、灰白色。表面平滑或具浅沟，有的具蜂窝孔隙或显层状。质硬而脆。无吸湿性。图3-21、图3-22。

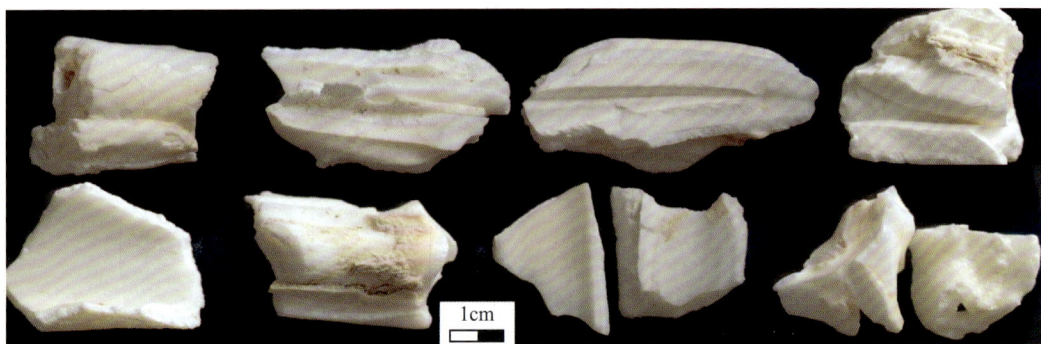

图3-21 市售龙骨（伪品）

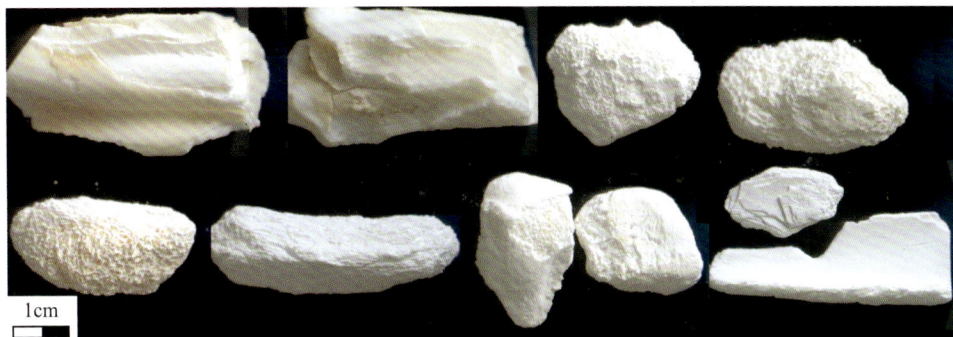

图 3-22 市售龙骨（伪品）

（10）市售煅龙骨：呈不规则碎块或半圆柱状。表面黄白色、灰白色，断面青色、灰青色（有的部位显黄白色），有的具蜂窝孔隙，里面填充泥土。质硬而脆。断面有吸湿性。图 3-23。

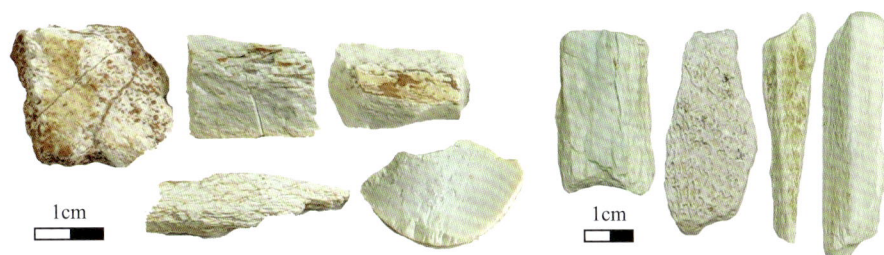

图 3-23 市售煅龙骨（2 批正品）

（11）市售龙骨（次品）：呈不规则碎块。表面黄白色，具瓷器样光滑，略有光泽。质硬。断面无吸湿性。图 3-24。

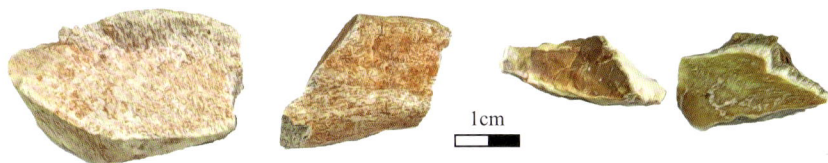

图 3-24 市售煅龙骨（次品，无吸湿性）

【红外光谱】（1）土龙骨：红外光谱（图 3-14）主要位于 3619、2896、2524、1821、1448、1029、880、728、519 和 470cm⁻¹ 波数处有特征吸收峰，样品含黏土较多，与青化龙骨、龙骨有明显差异。图 3-25。

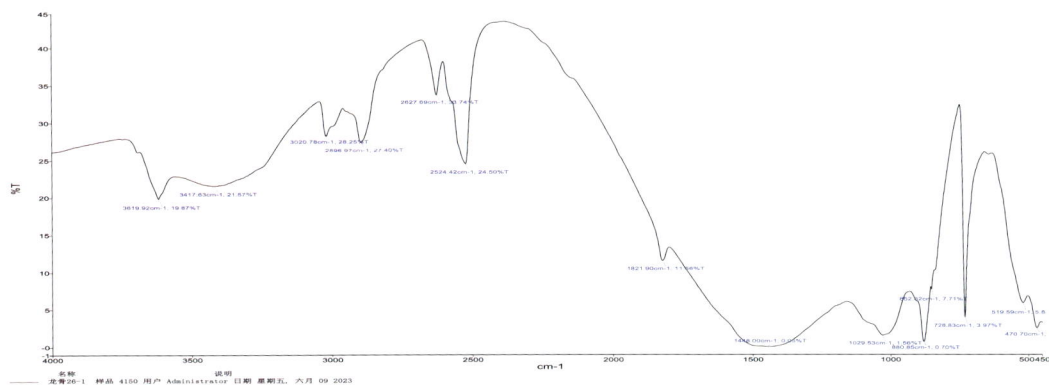

图 3-25 土龙骨红外光谱图

（2）土龙骨：红外光谱（图 3-15 样品）主要位于 3465、2980、2512、2143、1798、1634、1422、1020、875、847、785、712、670、604 和 465cm^{-1} 波数处有特征吸收峰，样品矿物质多，与正品龙骨峰位差异较大。图 3-26。

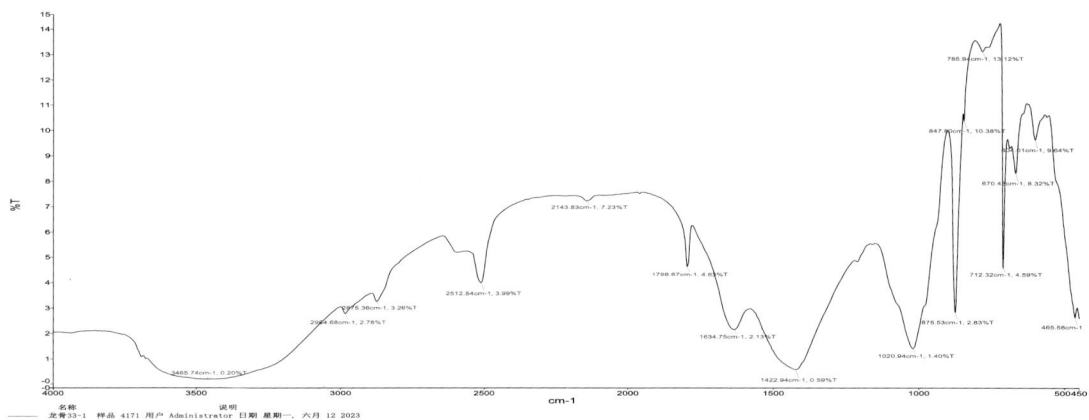

图 3-26　土龙骨红外光谱图

（3）伪品龙骨 2：红外光谱（图 3-18 样品）主要位于 3385、2963、2930、1992、1655、1547、1455、1416、1051、960、872、603、563 和 470cm^{-1} 波数处有特征吸收峰，属现代人造龙骨，与正品龙骨峰位有一定差异，多出 2963、2930 和 1547cm^{-1} 三个峰位。图 3-27。

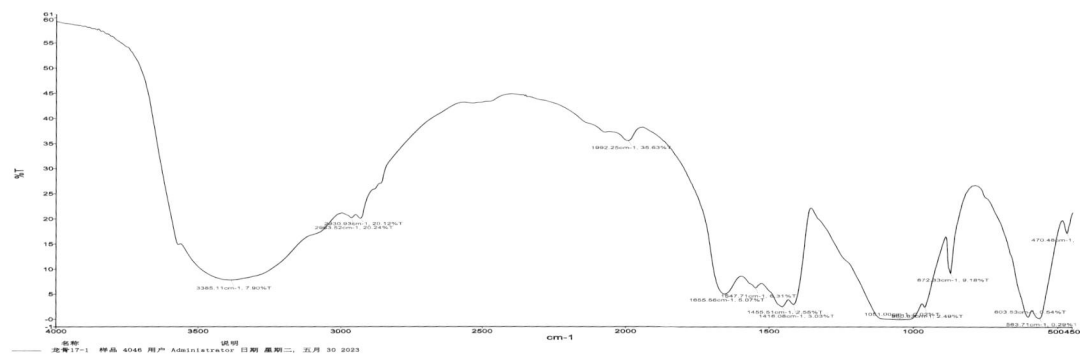

图 3-27　伪品龙骨 2 红外光谱图

（4）伪品龙骨 3：红外光谱（图 3-19）主要位于 3694、3571、2077、1989、1458、1424、1090、961、632、602、569 和 472cm^{-1} 波数处有特征吸收峰，属于不合格样品，与正品龙骨峰位有一定差异，多出 3694、2077cm^{-1} 和 632cm^{-1} 三个峰位。图 3-28。

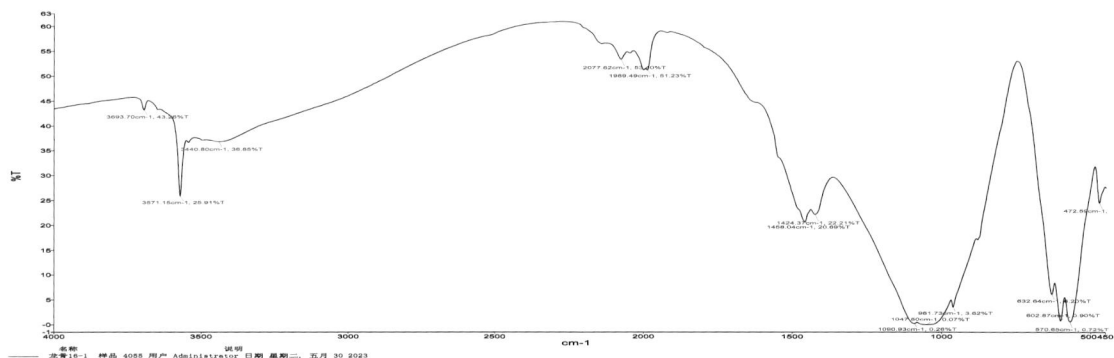

图 3-28　伪品龙骨 3 红外光谱图

（5）市售龙骨：红外光谱（图 3-20 样品）主要位于 3440、2983、2875、1798、1427、874、712、603、565 和 469cm^{-1} 波数处有特征吸收峰，样品与正品龙骨峰位有一定差异，多出 2983、2875、1798、962 和 1547cm^{-1} 五个峰位。图 3-29。

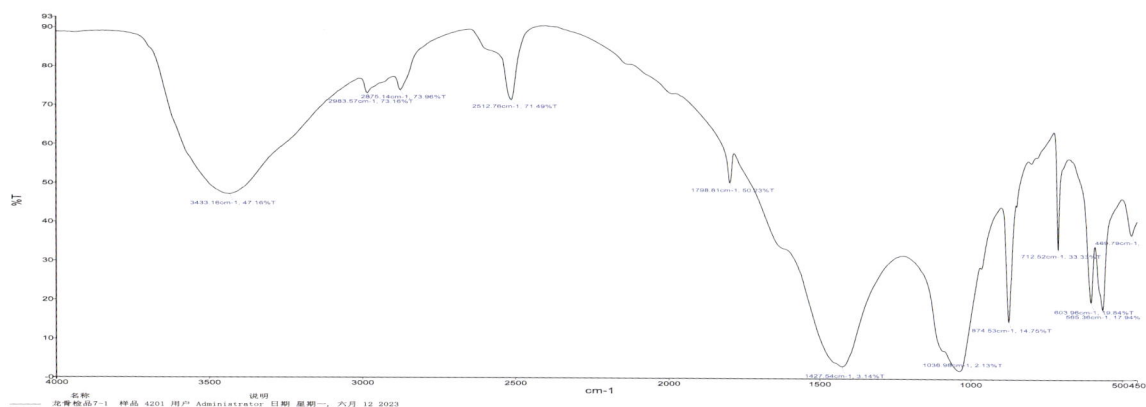

图 3-29　市售龙骨 2 红外光谱图

附：古生物化石

　　古生物化石是重塑地球历史的最重要证据，在研究地球环境演变规律、生物进化等方面具有不可估量的价值，属于不可再生的自然资源。我国制定了《古生物化石保护管理规定》，对珍贵、稀有和其他具有重要科学、社会价值的古生物化石实行重点保护。作者拍摄了甘肃和政古生物化石博物馆的标本附此，以增加对古生物化石的了解和保护意识，以飨读者。图 3-30 至图 3-38。

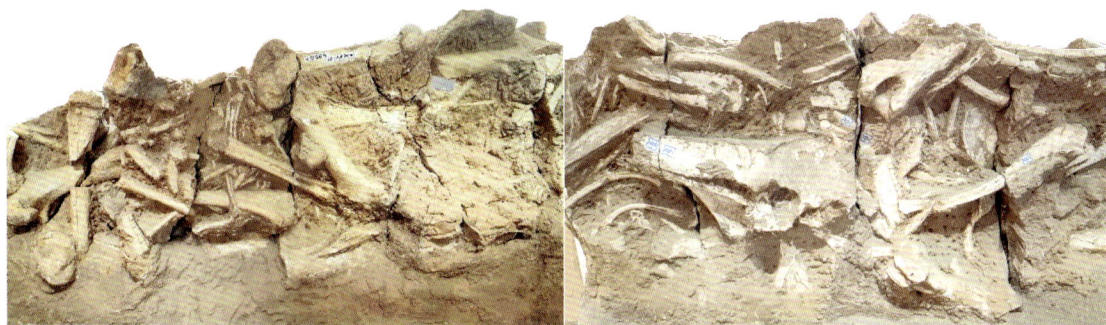

图 3-30　古生物群化石

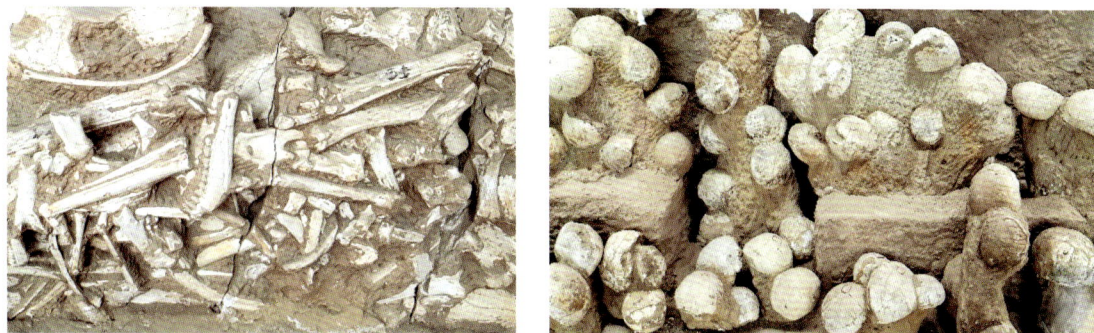

图 3-31　古生物群及陆龟化石

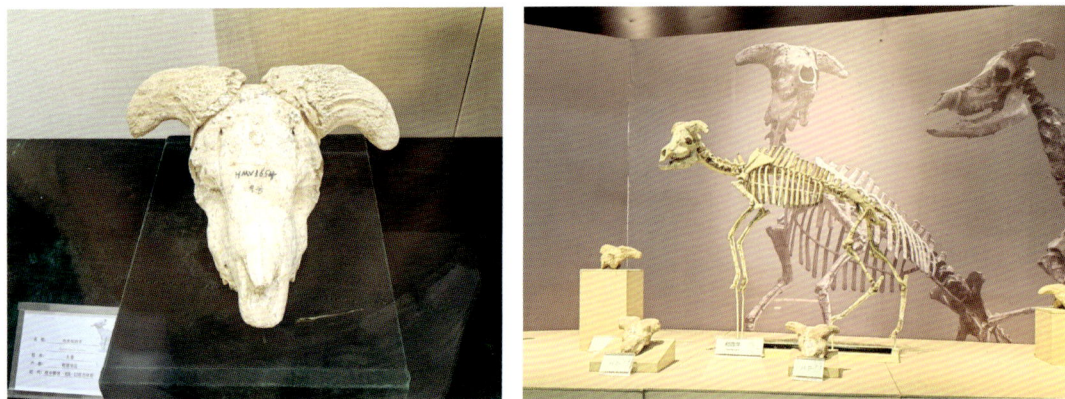

图 3-32　和政羊化石

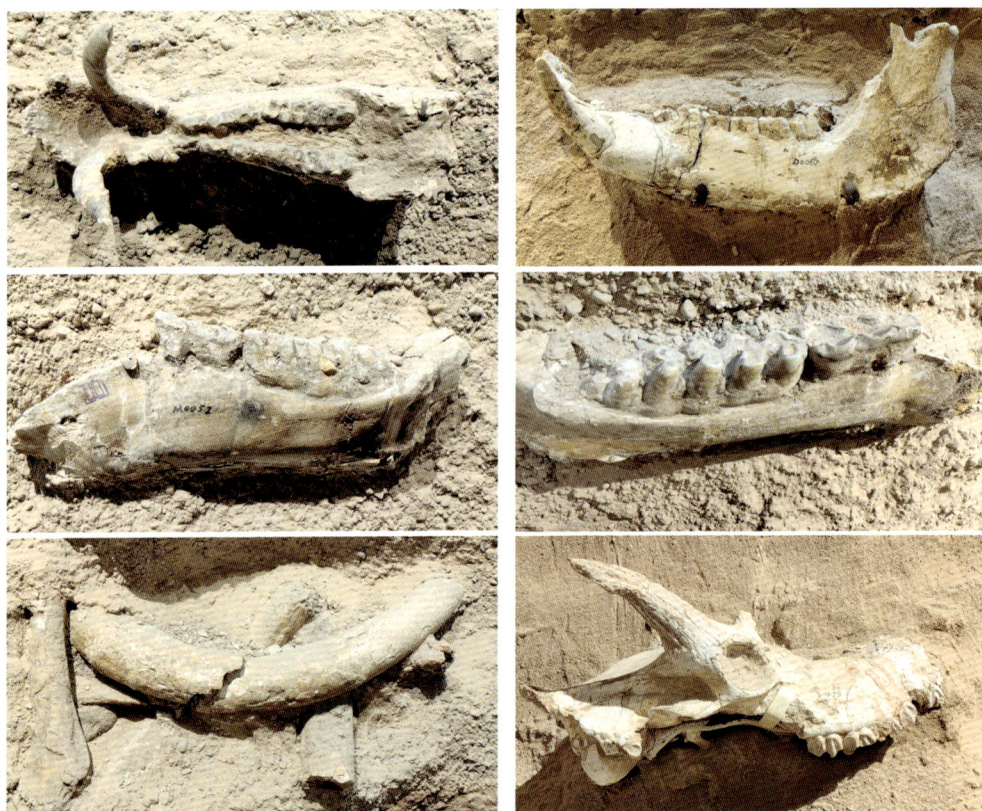

图 3-33　古生物头骨及门齿化石

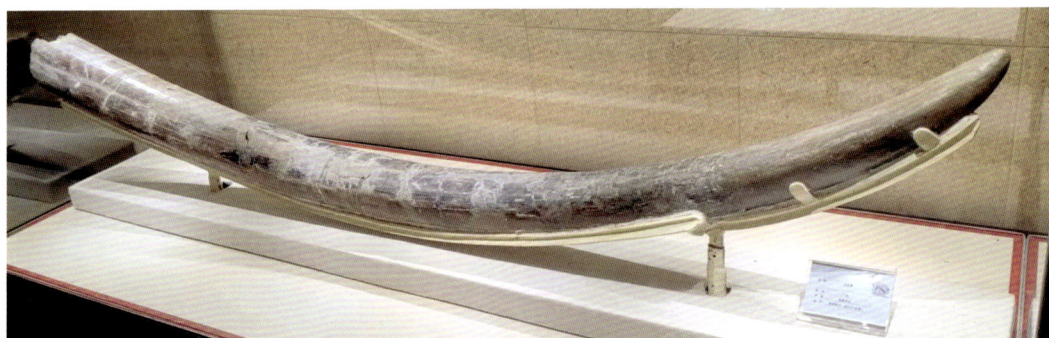

图 3-34　大象门齿化石

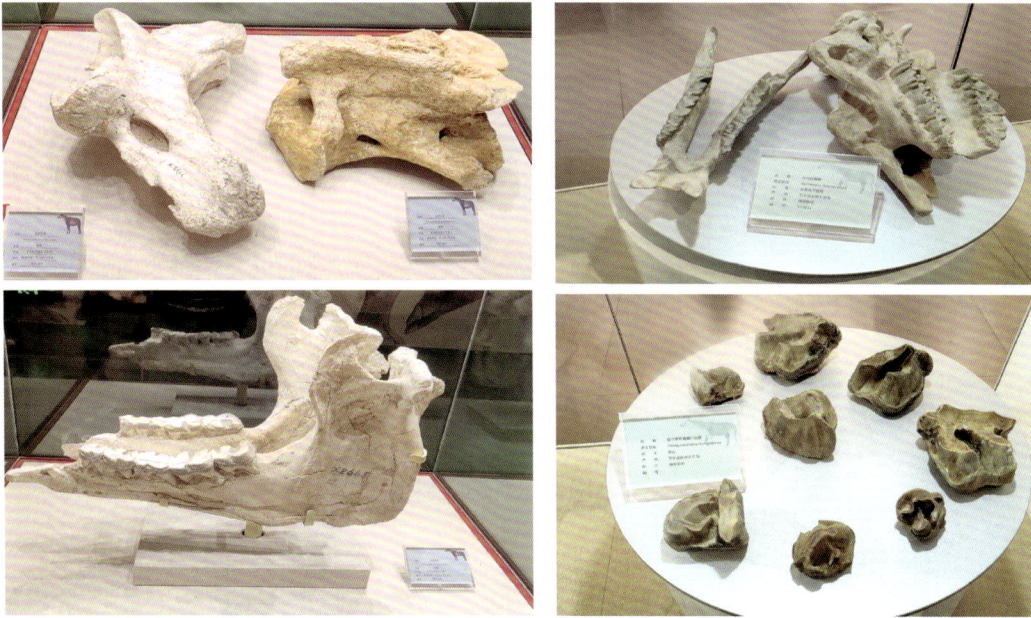

图 3-35 巨犀化石（临夏巨犀、兰州巨猿犀和霍尔果斯准噶尔巨犀）

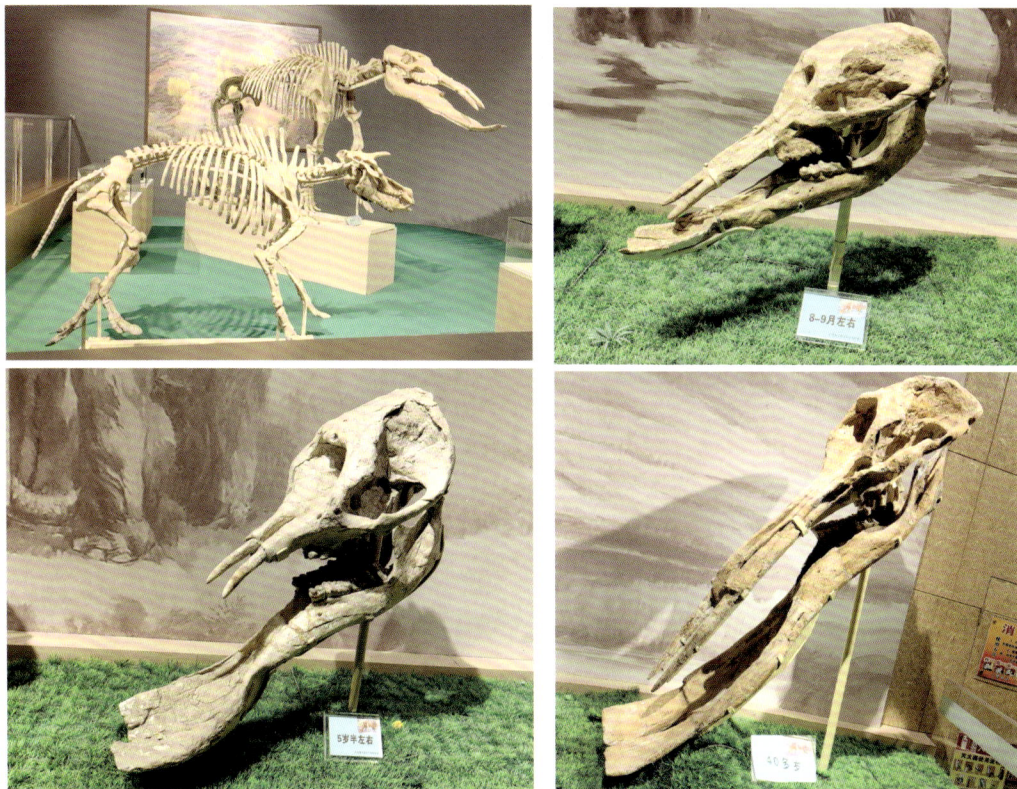

图 3-36 铲齿象化石（全体骨骼及头骨）

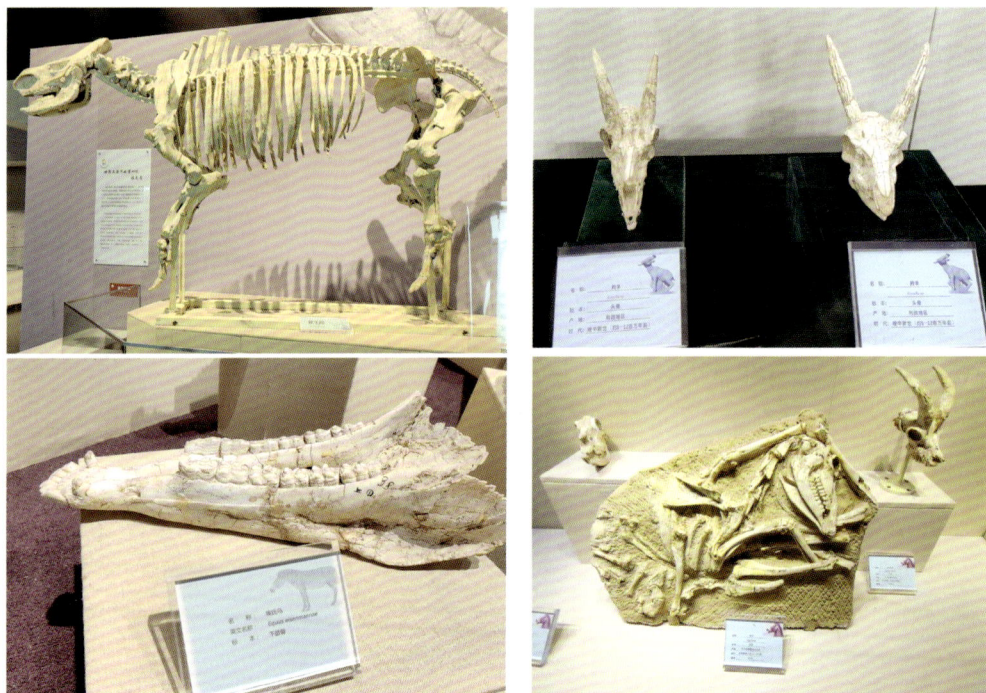

图 3-37　古生物化石（披毛犀、羚羊和埃氏马）

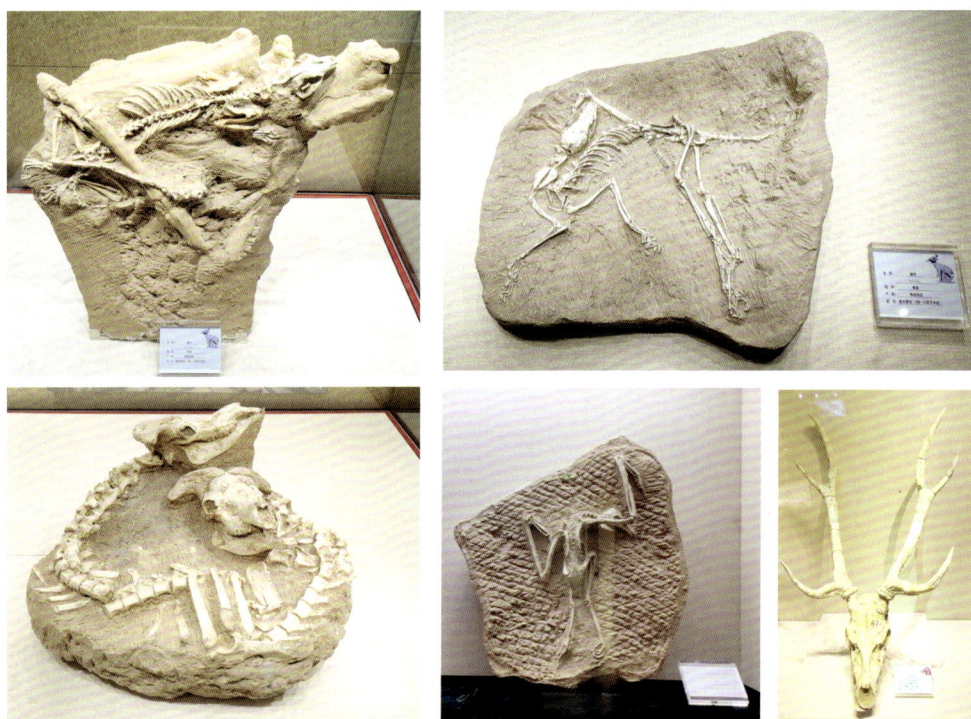

图 3-38　古生物化石（鼬、羊、秃鹫和龙担日本鹿）

4. 琥珀　SUCCINUM

标准沿革

【来源】1963 年版《中国药典》收载为松科松属植物的树脂埋藏地下经久成为化石状的物质，其后各年版《中国药典》亦收载。四川、重庆、湖南、广东、辽宁、河南、山东、甘肃和宁夏等地方标准收载。

【药用部位】1963 年版《中国药典》规定为树脂化石。

【采收加工】1963 年版《中国药典》规定"从地层下挖出，除净砂石、泥土等杂质既得"。1977 年版《中国药典》修订为"从地层下挖出的称'琥珀'或从煤中选出来称'煤珀'，除净泥沙及煤靴"。

【性状】1963 年《中国药典》按一种药材规格描述，1977 年版《中国药典》分别按"琥珀""煤珀"描述，各标准在形状、颜色、质地和气味方面描述稍有差异。

商品质量

【商品规格】药用琥珀包括琥珀、煤珀和土琥珀（含杂质较多的琥珀），商品以前者为主。

【品质论述】药材以块整齐、色血红、质脆、明亮和易碎者为佳。

【产地】主产于辽宁、云南、广西、河南、福建和贵州等地。亦从缅甸、越南、印度尼西亚等国进口。

特征识别

【性状鉴定】（1）琥珀：[形状] 呈不规则的块状、粒状或多角形的块状。[颜色] 黄色、黄棕色、血红色或黑褐色，常深浅不一。[表面] 具玻璃样光泽，半透明。[质地] 质稍硬或质松脆，断面光亮。[火试] 燃之易熔而膨胀，稍冒黑烟，熄灭时冒白烟，微有松香气。[气味] 气微，味淡。嚼之易碎无砂质感，略带松香味。图 4-1、图 4-2。

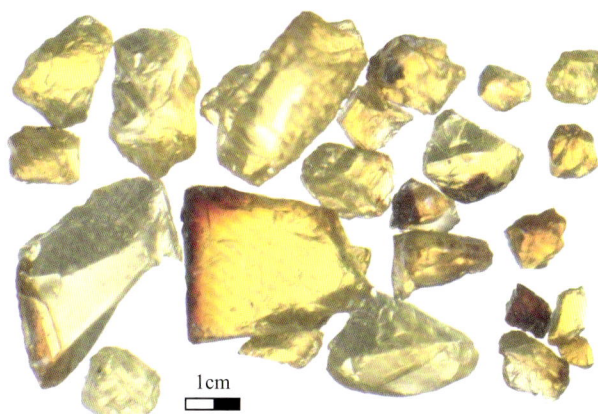

图 4-1　琥珀（广西）

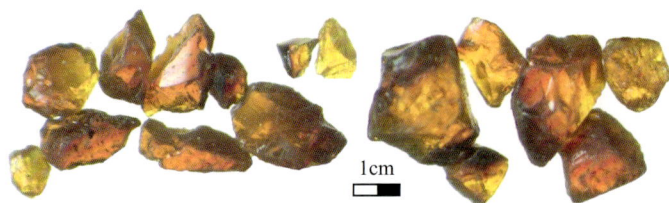

图 4-2 琥珀（辽宁）

（2）煤珀：[形状] 不规则多角形块状或颗粒状，少数滴乳状。[颜色] 棕色、红褐色或黑褐色。[表面] 具玻璃样光泽。[火试] 燃之冒黑烟，刚熄灭时冒白烟，有似煤油的臭气。图 4-3。

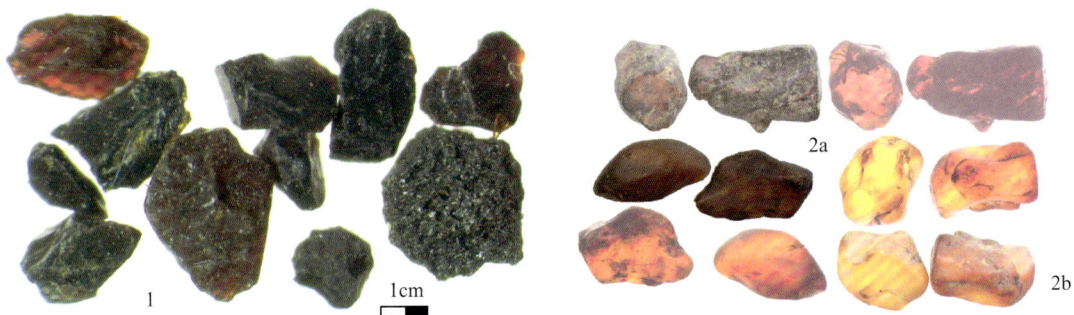

图 4-3 煤珀（广西）

【鉴别歌诀】 　　　　琥珀形状常多样　黄棕血红黑褐色
　　　　　　　　　　质硬而脆半透明　火试微有松香气

【识别要点】琥珀是一种树脂类化石，可从"形、色、质、气、味"方面直接识别。（1）形状：呈不规则、多边立体的块状，少有片状、颗粒状。（2）颜色：为黄、棕、红、蓝、绿以及黑色系列等；药材常呈金黄色、棕黄色、棕色和黑褐色等颜色。（3）表面：半透明或微透明，具玻璃样光泽。（4）气味：用手揉搓后可以闻到淡淡的特殊香气。（5）口嚼：用口嚼之会发出沙沙声，没有砂质感。（6）断面：可见条纹状、贝壳状纹理。（7）质地：以手搓之成粉末，指尖有涩感。（8）荧光：在紫外光下（365nm）呈浅黄色、黄白色，也有浅蓝白色荧光。

【红外光谱】琥珀富含有机化合物，具明显的红外光谱特征峰，不同产地的存在差异。广西（图4-1样品）的主要位于 2927、2869、1669、1455、1376、1260、1181、1031、976、812 和 575cm^{-1} 波数处有明显的振动峰。图 4-4。

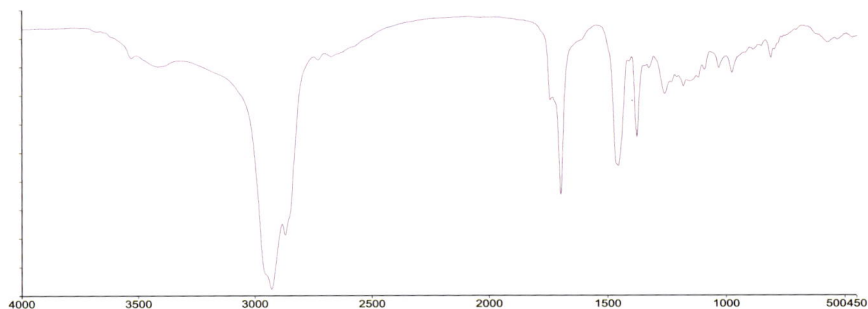

图 4-4 琥珀红外光谱图（广西）

辽宁（图4-2样品）的主要位于 3425、2929、1697、1453、1377、1226、1153、1031、886、707 和 564cm^{-1} 波数处有明显的振动峰。图 4-5。

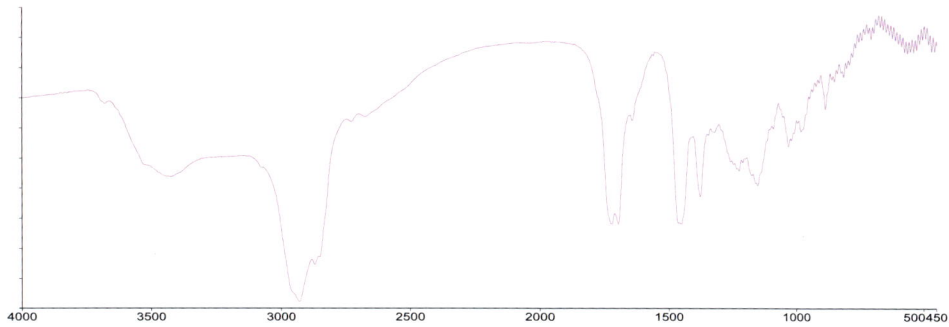

图 4-5 琥珀红外光谱图（辽宁）

煤珀形成于煤层中，化石程度更高，有机物成分相对较少，红外光谱特征较少或吸收较弱。主要位于 1696、1454、1376、1031、976 和 812cm^{-1} 波数处有明显的振动峰，其中 1696cm^{-1} 左侧有向上的肩峰，是煤珀的主要红外光谱特征。图 4-6。

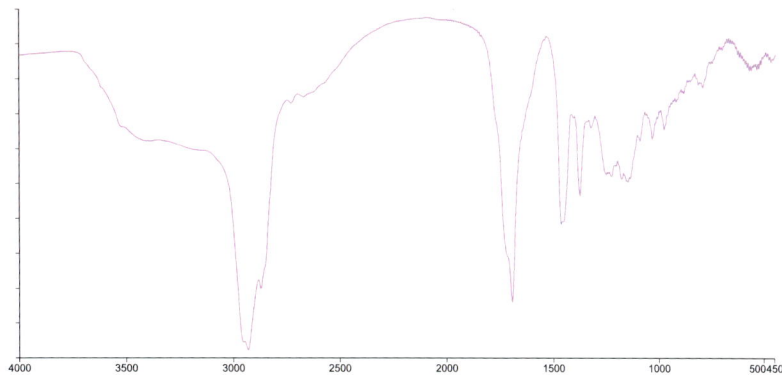

图 4-6　煤珀红外光谱图

在琥珀的真伪鉴定中，在性状鉴定的基础上，结合红外光谱，能够很好地鉴别琥珀和混伪品。

【理化鉴别】分别取琥珀和松香粉末 0.5g，加无水乙醇 10ml 振摇后过滤，滤液水浴蒸干，加醋酐 10ml，振摇使其溶解，沿管壁加硫酸 2 滴。结果琥珀由无色渐变为浅棕黄色，或无明显的颜色变化（煤珀）；松香由浅棕黄色渐变为棕褐色；橄榄树脂由浅棕黄色渐变为棕褐色；柯巴树脂由无色渐变为浅棕黄色。

本草探源

【伪造做假】南北朝时期已有假琥珀，《雷公炮炙论》记载"琥珀如血色，熟于布上试，吸得只子者，真也。"明《本草蒙筌》记载"今市家多煮鸡蛋及青鱼枕造成"。清《古今医统》记载"有枫香脂、松脂冒充"。清《本草求真》谓"以消透甲，烧灰不变色者为佳。药肆伪造甚多，真者绝少。有用松香叶药染成，有以海母乱真"。

品种动态

【品种概述】琥珀属于天然有机宝石，珠宝市场销售的高仿品较多，常见仿制品有树脂、玻璃和松香等，树脂包括人造树脂类（塑料）和天然树脂类（柯巴树脂等）。

市场上流通量较大的中药琥珀混乱品种来自橄榄树脂，也有柯巴树脂。

【混伪品】（1）橄榄树脂：为橄榄科橄榄属植物的树脂。

（2）松香：松香则是一种未经地质作用的树脂，化学组成主要为树脂酸，少量脂肪酸、松香酸等不饱和脂肪酸。松香是琥珀常见的伪品，两者外观形状非常相似，可以根据松香中含有松香酸，而琥珀中不含松香酸进行相关鉴别。

（3）柯巴树脂：柯巴树脂是一种地质年代（约100万年）相对比较近的树脂，是琥珀的前身，属于半石化树脂，主要含有萜烯类挥发性组分和树脂素等。柯巴树脂与琥珀都是不同地质条件和不同时期的天然树脂产物，外观非常相近。

（4）土珀：琥珀树脂随溪流而下，掩埋于土层下的琥珀，含较多的杂质。

🌿 图文辨析

【性状鉴定】（1）市售血琥珀：呈不规则条块状。表面灰黄色、灰绿色，多具棱纹或不规则突起状。质硬而脆。断面平滑，棕褐色，呈玻璃样光泽，半透明。图 4-7。

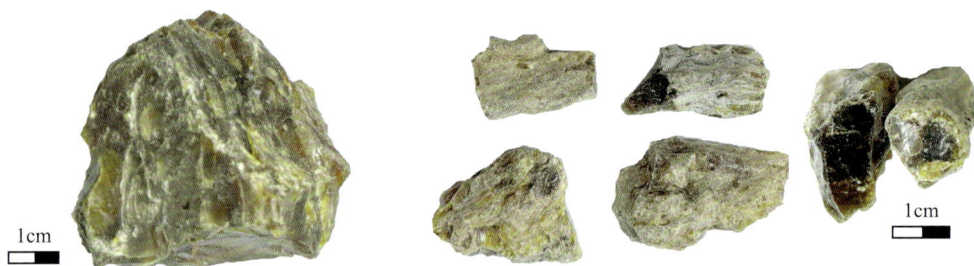

图 4-7　市售血琥珀（2 种橄榄树脂样品，表面及断面观）

（2）市售琥珀：呈不规则条块状。表面淡黄色、浅黄棕色或绿褐色，显粗糙，多具棱纹或不规则突起状。质硬而脆。断面平滑，与表面颜色相近，具玻璃样光泽，半透明或不透明，有的断面粗糙，无光泽，不透明，呈黄棕色与棕色相间。图 4-8。

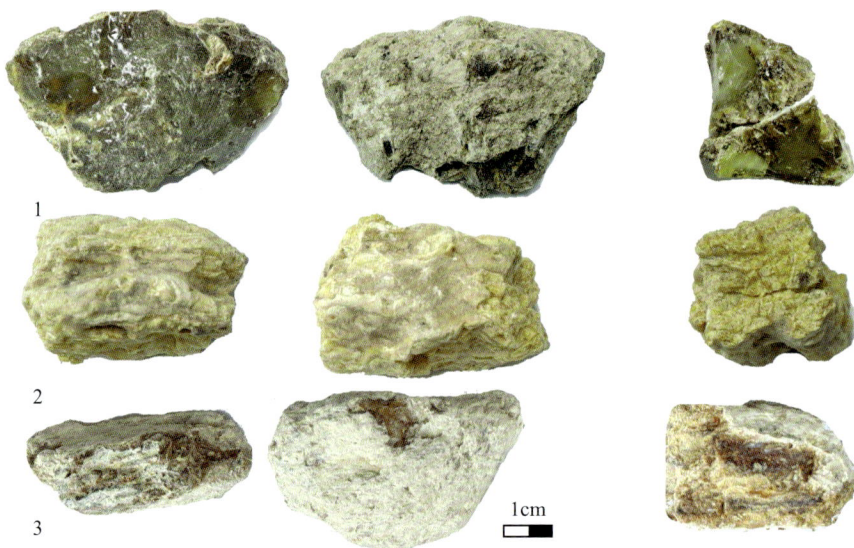

图 4-8　市售琥珀（3 种橄榄树脂样品，表面及断面观）

（3）松香：不规则块状、颗粒状。呈黄色、浅棕黄色，透明，具树脂光泽。质脆，用手搓揉可成粉末状，有发黏感。在紫外光下呈黄绿色荧光（蓝白色荧光）。

松香遇热立刻熔化滴落，冒黑烟，有松香味。图 4-9。

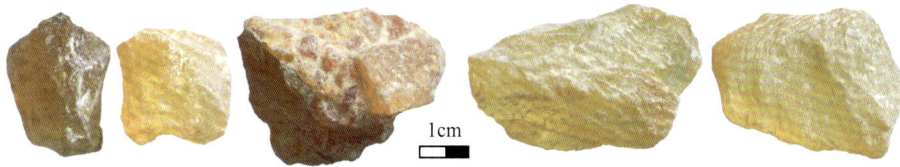

图 4-9　松香

（4）柯巴树脂：不规则块状、片状或颗粒状。呈浅黄色、黄色和浅棕红色，透明或微透明，具树脂光泽。在表面滴乙醇后，慢慢发黏甚至变得不透明。在紫外光下呈蓝白色荧光。图 4-10、图 4-11。

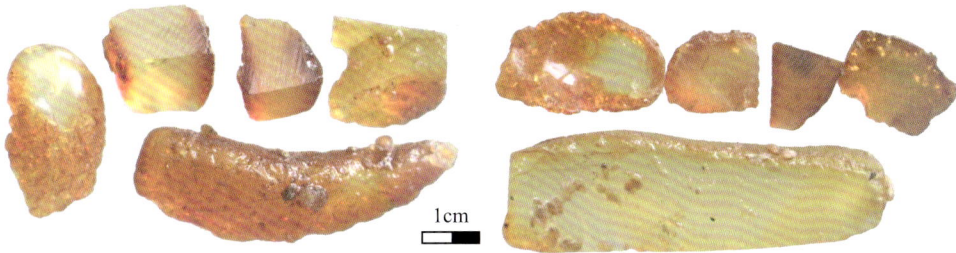

图 4-10　柯巴树脂

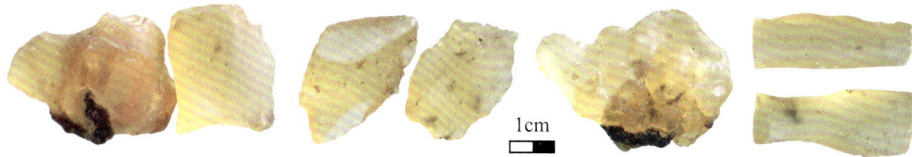

图 4-11　柯巴树脂

【市场速览】市售琥珀多为碎料，呈不规则颗粒，浅黄色、黄色、棕褐色或黑褐色。其中常有中掺假。图 4-12。

市场亦有专门销售煤珀，打磨呈不规则块状，呈黑褐色，半透明。图 4-13。

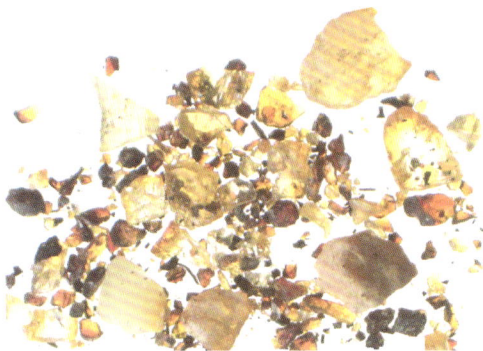

图 4-12　市售琥珀（越南，掺假柯巴树脂）

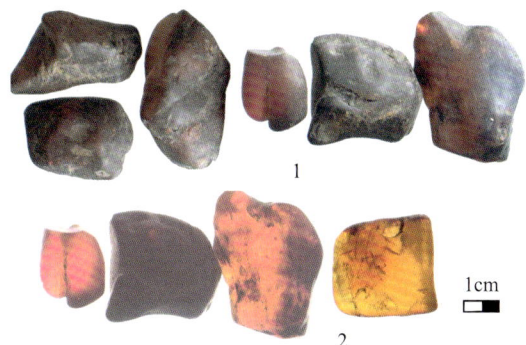

图 4-13　市售煤珀
（1. 照射光；2. 反射光）

【红外光谱】（1）橄榄树脂：红外光谱（图4-8样品1）主要位于3422、2956、2869、1707、1455、1384、1244、1184、1032、996、886、826和660cm^{-1}波数处有明显的振动峰。图4-14。

红外光谱（图4-8样品2）主要位于3420、2956、2870、1693、1463、1385、1368、1314、1242、1187、1045、886、771和660cm^{-1}波数处有明显的振动峰。图4-15。

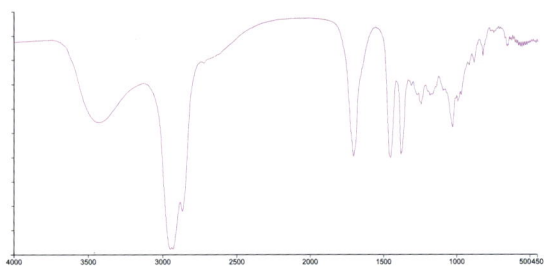

图4-14　橄榄树脂红外光谱图

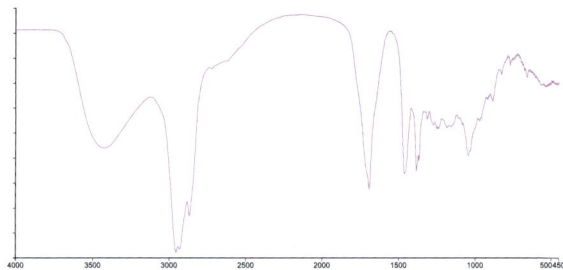

图4-15　橄榄树脂红外光谱图

（2）松香：红外光谱（图4-9样品）主要位于2934、2869、2650、1694、1460、1386、1275、1183、1152、1028、950、895、830、710、653和540cm^{-1}波数处有明显的振动峰。图4-16。

（3）柯巴树脂：红外光谱（图4-11样品）主要位于3080、2936、2847、1693、1644、1468、1448、1411、1330、1316、1238、1177、1148、1092、1030、888、795、697、559和520cm^{-1}波数处有明显的振动峰。图4-17。

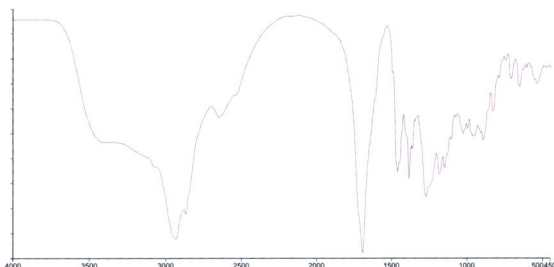

图4-16　松香红外光谱图

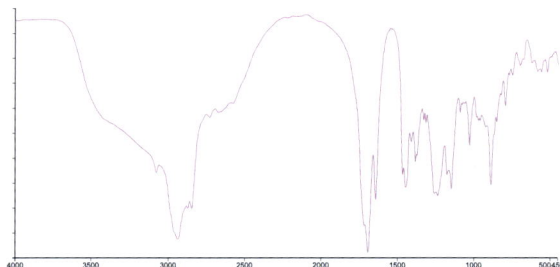

图4-17　9柯巴树脂红外光谱图

不同产地的橄榄树脂、松香和柯巴树脂红外光谱有明显的差异，两批橄榄树脂样品性状差异较大，两者的红外光谱在低波长处也存在差异。

参考文献

［1］ 谢宗万. 中药材品种论述（上、中册）［M］. 上海：上海科学技术出版社，1984、1990.

［2］ 北京药品生物制品检定所，中国科学院植物研究所. 中药鉴别手册（第一、第二和第三册）［M］. 北京：科学出版社，1972、1979.

［3］ 马双成，魏锋. 实用中药材传统鉴别手册（第一册、第二册）［M］. 北京：人民卫生出版社，2019、2022.

［4］ 马双成. 探秘三七［M］. 北京：人民卫生出版社，2019.

［5］ 马双成，王淑红，康帅. 探秘冬虫夏草［M］. 北京：人民卫生出版社，2020.

［6］ 魏锋，盖聪. 实用中草药彩色图鉴（上中下，全三卷）［M］. 北京：华龄出版社，2011.

［7］ 魏锋，路军章. 新版国家药典中药材彩色图集［M］. 北京：华龄出版社，2012.

［8］ 魏锋，盖聪. 常用中药饮片识别与应用图谱［M］. 北京：华龄出版社，2012.

［9］ 魏锋. 神农本草经（药物彩色图本）［M］. 北京：人民卫生出版社，2017.

［10］魏锋. 名贵中草药快速识别图本［M］. 北京：人民卫生出版社，2017.

［11］林瑞超. 中国药材标准名录［M］. 北京：科学出版社，2011.

［12］中国药品生物制品检定所，广东省药品检验所. 中国中药材真伪鉴别图典（1~4）［M］. 广州：广东科技出版社，2007.

［13］宋平顺，杨平荣，魏锋. 甘肃中药材商品志［M］. 兰州：兰州大学出版社，2021.

［14］陈代贤，郭月秋. 中药真伪质量快速影像检定（上、下册）［M］. 北京：人民卫生出版社，2012、2018.

［15］吴兴亮，戴玉成. 中国灵芝图鉴［M］. 北京：科学出版社，2005.

［16］曹晖，邵鹏柱，毕培曦. 中药分子鉴定技术与应用［M］. 北京：人民卫生出版社，2016.

［17］孙静均，李舜贤. 中国矿物药研究［M］. 山东：山东科学技术出版社，1992.

［18］李鸿超. 中国矿物药［M］. 北京：地质出版社，1988.

［19］孙素琴，周群，陈建波. 中药红外光谱分析与鉴定［M］. 北京：化学工业出版社，2010.

［20］罗霄，文永盛. 常用中药材及混伪品品种整理［M］. 成都：四川科技出版社，2020.

［21］黎跃成. 中药材真伪鉴别彩色图谱大全［M］. 成都：四川科技出版社，1994.

后记

编写《中药材品鉴精要》策划于 2017 年中国食品药品检定研究院和甘肃省药品检验研究院共建"中藏药质量控制与安全评价联合实验室"成立之际。主要创作于 2019 年两院分别承担国家药品监督管理局"中药质量分析重点实验室"和"中药材及饮片质量控制重点实验室"建设期间。是两院科研合作的重要学术成果之一。

本书在编著过程中得到了中国食品药品检定研究院和甘肃省药品监督管理局领导的热忱关怀和支持，由中国食品药品检定研究院和甘肃省药品检验研究院联合共同完成，编委会中还有中药产业链各行的知名专家。

2024 年立夏之时我们完成了本书的校样，深深感觉到编写这部书是多么的艰辛，陪伴了七年难以忘怀的春夏秋冬，现在付诸印刷了，喜悦之情溢于言表。在本书收尾之时想把创作过程或感悟写出来让读者有深层次的理解，也算是和同行之间的一次心灵交流。

1986 年作者分配到甘肃省药品检验所中药室工作，领导要求专攻药用植物分类学方向，碍于自己大学的专业背景，起初自己不太情愿，在从事中药检验工作后不知不觉走向中药研究之路。时光斗转星移，特别是省局领导提出从单位科研能力提升和本省中药产业需求出发，开展中药材全产业链技术标准和质量研究的要求，激励了自己的工作热情，全身投入一生中难以忘怀的科研工作中，领导的支持和关怀让我终生难忘。

2017 年首次编委会筹划并让我牵头编写这部专著时，我兴奋不已，深知任务艰巨，这不仅需要深厚的专业背景和丰富的研究阅历，更需要一种科学严谨的精神，持之以恒和直面困难的思想准备。2018 年带着草拟的编写提纲直奔北京和中检院马双成所长、魏锋主任讨论，最终定调了"六纲二十一目"编写体例。2019 年魏锋主任来甘肃指导中药产业发展之时，为本书敲定了《中药材品鉴精要》最终名称，感觉高雅而精准。

本书的编写已有相关说明，还有几个方面值得介绍。一是品种收集系统而全面，作者多次深入中药材市场调查和收集样品，通过各种渠道直接从药材产地采集以及多年存留样品，共计 300 余味 3100 余份药材及饮片样品和标本，鉴定出 2200 余种来源，反映中药材复杂现状，一些中药材收集的混伪品突破了现有的记载，如灵芝、淫羊藿、红景天、骨碎补、山慈菇、石韦、刺五加、贯众等植物药材；龟甲、鱼脑石、海马、九香虫、珍珠母等动物药材；而矿物药材中阳起石、滑石、赤石脂、云母石等 10 余种更是填补了国内空白。二是中药材鉴定方法和技术应用，突出了实用性和专属性，在应用传统性状鉴别基础上，视具体品种，应用了显微鉴别、色谱技术和分子生物学（基因测序、DNA 扩增），以便准确快速识别真伪；矿物药采用了磨片显微鉴别、X 射线衍射进行矿物基原鉴定，又采用红外光谱技术进行真伪鉴别。三是史料性方面，20 年前作者就整理出本草医籍中记录的中药材混乱品种，苦于没法公之于众，所幸本书采纳，既圆梦又成为其中的一个亮点，读者阅读后对中药材混伪品有了历史归属感。四是书中尽可能介绍混伪品的标准收载或市场流通情况，突出时效性与资料性。当然书中更多的细节还有待读者观察和评价。

虽然本书算不上鸿篇巨著，但是承载了中药历史长河中一小片段的研究与探索，更是编委会丰富而宝贵经验的总结与凝练，七年来特别是近两年夜以继日的勤劳耕耘历历在目。在茫茫的药海中收集混伪品可不是容易的事，真伪鉴定技术难点更不可小觑，每味药材每个品种都要认真对待，不断发现又有所进步，枯燥的编写工作中找到了乐趣，深刻体会到中药检定是多门重要的工作，行行需要工匠。完成本书是出于对中药的热爱和所坚持的"中国药检"精神，坚持一路走过来，是伟人毛主席"世上无难事，只要肯登攀"的豪迈所鼓舞、是"天若有情天亦老，人间正道是沧桑"的胸怀所激励，在短暂的人生旅程中做出有益的工作。本书的出版如能够为同行有所裨益，我和编委会深感荣幸。

本书编写过程中，承蒙兰州大学植物分类学蒲训教授鉴定或复核植物标本、甘肃省地矿局珠宝矿物研究中心魏学平研究员鉴定部分矿物、海南医学院曾念开教授鉴定部分灵芝；海军药科大学张成中教授（提供海马样品）、云南中医药大学尹子丽教授（提供骨碎补样品）、安徽中医药大学谢冬梅教授（提供苍耳子样品），内蒙古、吉林、辽宁和广东省（自治区）药检机构，以及国内一些中药材企业的专家同行惠赠或提供样品；还有甘肃省药检机构的张宏伟、付光毅、李魁、张继军、苏学秀、薛金龙、辛敏、张耀邦、陶耀武等早年提供一些样品及研究生参与；特别一提的是药典会副秘书长马双成研究员和杨平荣正高级工程师百忙之中对本书进行审稿，马双成研究员为本书作序并给予高度的评价；还有，一直默默站在身后的家人的鼓励和支持。给予工作支持帮助的人很多，虽不能一一列举，但铭记在心，在此向你们衷心感谢。

2024 年 6 月 6 日